简明血液病学

牛占恩　等/编著

吉林科学技术出版社

图书在版编目（CIP）数据

简明血液病学 / 牛占恩等编著. —— 长春：吉林科
学技术出版社, 2018.4
ISBN 978-7-5578-3845-4

Ⅰ.①简… Ⅱ.①牛… Ⅲ.①血液病—诊疗 Ⅳ.①R552

中国版本图书馆CIP数据核字(2018)第075535号

简明血液病学

出 版 人　李　梁
责任编辑　孟　波　孙　默
装帧设计　孙　梅
开　　本　787mm×1092mm　1/16
字　　数　876千字
印　　张　36.5
印　　数　1-3000册
版　　次　2019年5月第1版
印　　次　2019年5月第1次印刷

出　　版　吉林出版集团
　　　　　吉林科学技术出版社
发　　行　吉林科学技术出版社
地　　址　长春市人民大街4646号
邮　　编　130021
发行部电话/传真　0431-85635177　85651759　85651628
　　　　　　　　　　85677817　85600611　85670016
储运部电话　0431-84612872
编辑部电话　0431-85635186
网　　址　www.jlstp.net
印　　刷　三河市天润建兴印务有限公司

书　　号　ISBN 978-7-5578-3845-4
定　　价　198.00元
如有印装质量问题　可寄出版社调换

前　言

　　血液病的发病率近年呈逐渐升高的趋势，在严重威胁人类健康和生命的同时加重了家庭和社会的负担。许多血液系统顽疾得益于广大科研与临床工作者的努力，得到了显著地缓解或治愈。但纵观全国，血液科临床医生的业务水平参差不齐。因此，为了让广大医务工作者更全面地了解血液病最新的诊疗技术，我们特组织专家编写了此书。

　　本书详细介绍了血液科常见病的流行病学、病因、诊断、鉴别诊断、治疗等方面的内容，并简单介绍了血液的采集、输血的程序及输血过程中可能出现的问题。本书重点突出了血液科常见病诊断与治疗的内容，同时适当写入了国内外最新的诊疗技术。本书具有系统性、科学性、实用性的特点，适用于医学院校师生、临床医生阅读与参考。

　　本书限于编者们的水平和有限的时间，遗漏和不足之处恐在所难免。对此恳请各位专家、医学界同仁批评指正，以便今后再版时修正完善。

目　　录

第一章　血液科常用诊断技术

第一节　出血与血栓性疾病常用筛选试验

包括毛细血管脆性试验(CFT)、出血时间(BT)、血小板计数(PLT)、血块收缩时间(CRT)、凝血时间测定(CT)、血浆凝血酶原时间测定(PT)、活化部分凝血活酶时间(APTT)、凝血酶时间(TT)、纤维蛋白原含量测定(PT)、纤维蛋白(原)降解产物(FDP)和 D-二聚体(DD)测定。这些试验中,前 4 项试验主要反映血管壁和血小板在止血与血栓形成中的作用。其中,最常用的是 PLT 和 BT 两项;在反映凝血机制方面,PT 是唯一代表外源性凝血途径的试验;APTT 和 CT 则检查内源性凝血途径有无异常;TT 主要反映是否存在纤溶亢进和抗凝物质;最后 2 项则反映血栓形成前后纤溶系统是否亢进。

一、毛细血管脆性试验

【参考值】

阴性　出血点<10 个

可疑　出血点 10~20 个

阳性　出血点>20 个

【临床意义】

CFT 主要用于反映毛细血管或血小板质和量有无缺陷。由于 CTF 在少数正常人(尤其女性)可呈阳性,因此临床价值不大。阳性常见于以下疾病。

1.毛细血管壁缺陷性疾病　本试验在遗传性毛细血管扩张症较有价值;其他如 VC 缺乏病、过敏性紫癜、老年性紫癜等。

2.血小板有缺陷的疾病　原发性血小板减少性紫癜、血小板无力症、血管性血友病。

3.其他疾病　偶见于严重凝血异常疾病和毛细血管损伤性疾病,如败血症、尿毒症、肝病、血栓性血小板减少性紫癜。

二、出血时间测定

【参考值】

TBT法:1~6分,是目前推荐的方法。

Ivy法:2~6分。

【临床意义】

出血时间延长见于以下疾病。

1.微血管结构或功能异常　如坏血病、遗传性毛细血管扩张症、血管性血友病等。

2.血小板数量和功能异常　如血小板明显减低($<50 \times 10^9/L$)的特发性血小板减少性紫癜和原发性血小板增多症、先天性与获得性血小板无力症、巨大血小板综合征。

3.某些凝血因子缺乏　如低(无)纤维蛋白原血症和DIC等。

三、血块收缩试验(CRT)

【参考值】

定性法:37℃,于0.5~1小时开始收缩,24小时内完全收缩。

定量法:血块收缩率48%~64%(37℃ 1小时)。

【临床意义】

1.血块收缩率$<40\%$　表明收缩不良或不收缩,见于血小板无力症、血小板减少症、低或无纤维蛋白原血症、严重凝血障碍、异常球蛋白血症、原发或继发性红细胞增多症、药物如羧苄西林引起等。

2.血块过度收缩　见于先天性或获得性因子ⅩⅢ缺乏症、严重贫血。

3.血块收缩正常　见于巨血小板综合征、贮存池病及阿司匹林样缺陷。

四、凝血时间测定(CT)

【参考值】

玻璃试管法:4~12分钟,本法不敏感,目前趋于淘汰。

塑料试管法:10~19分钟。

硅化试管法:15~32分钟。

活化凝血时间法:1.1~2.1分钟。

【临床意义】

1.CT延长　除外FX和FⅩⅢ,所有其他因子缺乏,CT均可延长。①较显著的因子Ⅷ、Ⅸ减低的血友病甲、乙因子Ⅺ缺乏症;②先天性凝血酶原缺乏症、先天性蛋白原血症、重症肝病等;③纤维蛋白溶解活性增强,如继发性与原发性纤溶亢进,以及循环血中有大量的纤维蛋白

（原）降解产物,常见于 DIC;④血循环中有抗凝物质,如抗因子Ⅷ的抗体或抗 FⅨ抗体、SLE 抗体。

2.缩短　见于血栓前状态及血栓性疾病,如 DIC 的高凝期、心肌梗死、不稳定型心绞痛、脑血栓形成、糖尿病血管病变、肺梗死、深静脉血栓形成、妊娠高血压综合征、肾病综合征及高血糖、高血脂等。

3.其他　监测肝素抗凝治疗的用量。

五、凝血酶原时间测定(PT)

【标本的采集与处理】

1.患者的准备　应停用影响止血试验的药物至少1周。

2.抗凝剂　国际血液学标准化委员会推荐用于止、凝血试验的抗凝剂为 0.109M 枸橼酸钠,其与血液的容积比为1∶9。当 Ht<25％或 Tt>55％时,应用以下公式矫正抗凝剂用量:抗凝剂用量＝0.00185×血量(ml)×(100－患者 Ht)。

3.采血与处理　①止血带使用时间要短;②容器应使用高质量的真空带盖采血管或硅化管或塑料管;③采血时必须顺利否则可激活凝血因子,"一针见血",避免溶血和凝血;④离心时凝血检测用的血标本应单独采集,立即分离血浆,按规定的离心力除去血小板;⑤取标本时创伤性或留置导管的血标本以及溶血、凝血不适宜做凝血试验。

4.储存温度和测定时间　用于 PT 和 APTT 测定的血浆储存温度和时间:4℃时,PT 24h、APTT 6h;20℃时,PT 6h、APTT 6h;≥30℃时,PT 4h、APTT 2h;－80℃时,PT、APTT 均可保存 30 天以上。

【参考值】

成人:11～15 秒。

新生儿:延长 2～3 秒。

早产儿:延长 3～5 秒(3～4 天后达成人水平)。

PTR:0.85～1.15;INR:0.8～1.2,口服抗凝剂治疗不同的疾病,需不同的 INR。

【临床意义】

1.延长　见于:①Ⅱ、Ⅴ、Ⅶ、Ⅹ因子缺乏和低纤维蛋白原血症(Fg<0.5g/L),或无纤维蛋白原血症、异常纤维蛋白原血症;②DIC 的低凝期及继发纤溶亢进期、原发纤溶亢进症、肝病阻塞性黄疸和维生素 K 缺乏,血液循环中抗凝物质增多,FDP 增多;③香豆素治疗(注意:药物如氨基水杨酸、头孢菌素等可增强口服抗凝剂的药效,而巴比妥盐、苯妥英钠等可减弱口服抗凝剂的药效)时,当因子Ⅱ、Ⅴ、Ⅶ、Ⅹ浓度低于正常人水平 40％时,PT 即延长。

2.缩短　见于先天性因子Ⅴ增多、DIC 早期、其他血栓前状态或血栓性疾病、口服避孕药等。

3.口服抗凝剂的监测　新近美国胸科医师学会与抗血栓治疗委员会推荐口服抗凝剂治疗时,PT 监测指标有二:①较小抗凝强度范围,用于深部静脉血栓、肺栓塞、心肌梗死、瓣膜型心脏病、心房纤颤与组织型心瓣膜置换术等患者,INR 2.0～3.0,PTR 1.33～1.58(ISI 2.4);②常规抗凝强度范围,用于心源性血管栓塞与机械心瓣膜置换术等患者,INR 3.0～4.5,PTR 1.58～1.87(ISI2.4)。

4.WHO　规定应用口服抗凝剂治疗时,INR 的允许范围如下。①预防静脉血栓形成,非髋部手术 1.5～2.5;髋部手术 2～3;②深静脉血栓形成,2～3;③活动性或反复发生的静脉血栓、肺栓塞及预防,2～4;④预防动脉血栓形成,3～4;⑤人工瓣膜手术,3～4.5。

六、活化部分凝血活酶时间测定（APTT）

【参考值】

24～36.9 秒。

【临床意义】

1.APTT 延长　结果超过正常对照 10 秒以上即为延长。①主要用于发现轻型血友病。可检出 FⅧ活性低于 15％血友病甲,对 FⅧ超过 30％和血友病携带者灵敏度欠佳。在轻、中度因子Ⅷ、Ⅸ、Ⅺ缺乏时,APTT 可正常。APTT 延长也见于血友病乙,因子Ⅸ、Ⅺ缺乏症;②血中抗凝物如凝血因子抑制物、狼疮抗凝物、华法林或肝素水平升高;③严重的因子Ⅱ、Ⅰ、Ⅴ、Ⅹ缺乏,以及其他疾病如肝病、DIC、大量输入库血等;④纤溶活性增强如继发、原发性纤溶亢进症。

2.APTT 缩短　见于 DIC 早期、血栓前状态及血栓样疾病。

3.监测肝素治疗　一般在肝素治疗期间,APTT 维持在正常对照的 1.5～2.5 倍为宜(75～100 秒)。

4.APTT 的混合试验　PT、APTT 和 PLT 结果的组合分析。

(1)PT 延长、APTT 正常、PLT 正常。①常见疾病:获得性因子Ⅶ缺乏(早期肝病、维生素 K 缺乏、口服华法林);②罕见疾病:因子Ⅶ抑制物、异常纤维蛋白原血症、遗传性纤维蛋白原缺乏、某些 FⅩ变易体。

(2)PT 正常、APTT 延长、PLT 正常。①常见疾病:因子Ⅷ、Ⅸ、Ⅺ缺乏或抑制物,vWD 或肝素治疗;②罕见疾病:狼疮抗凝物、FⅫ变易体。

(3)PT 延长、APTT 延长、PLT 正常。①常见疾病:维生素 K 缺乏、肝病、使用华法林或肝素治疗;②罕见疾病:因子Ⅰ、Ⅱ、Ⅴ、Ⅹ缺乏或抑制物、低凝血酶原血症、狼疮抑制物;DIC、异常纤维蛋白原血症、原发性纤溶。

(4)PT 延长、APTT 延长、PLT 减低。①常见疾病:DIC、肝病;②罕见疾病:与血小板减低相关的肝素治疗。

(5)PT 正常、APTT 正常、PLT 减低。①常见疾病:血小板破坏增高性疾病、血小板生成减低性疾病、脾功能亢进、血液稀释;②罕见疾病:巨血小板症、骨髓增生性疾病。

(6)PT 正常、APTT 正常、PLT 增高。①常见疾病:轻型 vWD 病、获得性血小板异常(如尿毒症);②罕见疾病:遗传性血小板异常、血管性疾病。

（7）PLT、PT、APTT 均正常。F XⅢ缺乏症、与血管异常有关的疾病（如遗传性毛细血管扩张症、过敏性紫癜、老年性紫癜、维生素 C 缺乏症等），检测方法的敏感性（明确出血史比阴性结果更有临床价值）。

七、凝血酶时间（TT）

【参考值】

11～18 秒。

【临床意义】

TT 延长见于：①患者血循环中 ATⅢ活性明显增高；②肝素样物质增多，见于严重肝病、胰腺病及过敏性休克等；③FDP 增多，如 DIC 时；④纤维蛋白原低于 750mg/L 或有异常纤维蛋白时；⑤异常球蛋白增多，如多发性骨髓瘤患者。

八、纤维蛋白原含量测定（Fg）

【标本采集】

顺利抽取静脉血 1.8ml 加入 0.2ml 枸橼酸钠抗凝管中立即混匀，及时送检。

【参考值】

2～4g/L。

【临床意义】

1.增高见于　①Fg 是急性时相反应蛋白，也是红细胞沉降率增快最主要的血浆蛋白。在组织坏死和炎症时，24h 内可增高数倍。Fg＞5.0/L 常见于急性感染、大手术或创伤之后、肾病综合征、烧伤、心肌梗死等；②妊娠和使用雌激素时；③冠状动脉硬化性心脏病和脑血管疾病发病的独立危险因素之一。还可见于糖尿病和恶性肿瘤。

2.减低见于　①肝功能受损的疾病如肝硬化、DIC；②药物如雄激素、鱼油、纤溶酶原激活、同化类固醇、高浓度肝素、纤维蛋白聚合抑制剂；③遗传性异常纤维蛋白原血症或无 Fg 病。

九、纤维蛋白（原）降解产物测定（FDP）

【原理】

用抗纤维蛋白原 D、E 碎片的特异性抗体标记的乳胶悬液与血浆混合，如血浆中含有 FDP，尤其是 D、E 碎片时，抗体标记的乳胶颗粒在 FDP 介导下发生肉眼可见的凝集反应。根据乳胶的灵敏度和血浆的稀释度可对 FDP 进行半定量。

【参考值】

阴性或低于 5mg/L。

【临床意义】

1.血清 FDP 轻度升高　FDP10～40ml/L，常见于急性静脉血栓、急性心肌梗死、严重肺炎、大手术后、恶性肿瘤和休克等。

2.FDP 明显升高　FDP>40mg/L,见于原发性纤溶亢进症、DIC、急性早幼粒细胞性白血病及应用链激酶等溶栓治疗时。在 DIC 晚期,当 3P 试验阴性时,FDP 含量增高对 DIC 诊断有重要意义。

十、D-二聚体测定(DD)

【参考值】

胶乳凝集法:阴性

ELISA 法:<400μg/L

【临床意义】

DD 是胶原纤维蛋白降解产物之一,为继发纤溶的特有代表物,可作为原发性与继发性纤溶鉴别的可靠指标,同时也可作为溶栓治疗有效的观察指标。

1.DIC 时 DD 呈阳性或明显升高,是诊断 DIC 的重要依据之一。此外,在深静脉血栓、心肌梗死、肺栓塞、重症肝炎等,DD 也增高。

2.DD 在原发纤溶时呈阴性或不增高,而在继发纤溶时呈阳性或增高,故可作为两者辨别的重要依据。

3.血浆 FDP 和 DD 测定的组合分析:①FDP 正常、DD 正常表示无纤溶亢进;②FDP 阳性、DD 正常多为 FDP 假阳性,或原发性纤溶亢进症;③FDP 正常、DD 阳性多为 FDP 假阴性,或继发性纤溶亢进症;④FDP 阳性、DD 阳性多为继发性纤溶,如 DIC。

(吕晓燕)

第二节　血管壁(内皮细胞)检验

包括血管性血友病因子检测、血浆内皮素-1 检测、血浆血栓调节蛋白检测、血浆 6-酮-前列腺素 F1α 检测。

一、血管性血友病因子检测(vWF:Ag)

vWF:Ag 检测是临床常用的较为敏感和实用试验之一,是研究和诊断 vWD 的重要指标。

【参考值】

火箭电泳法:80~120%

【临床意义】

1.减低　见于血管性血友病。

2.增高　vWF 是一种急性反应蛋白,在很多情况下都可增高。常见于血栓性疾病,如心肌梗死、心绞痛、脑血管病变、肾小球疾病、糖尿病、妊娠高血压综合征、大手术后。

二、血浆内皮素-1 检测（ET-1）

血浆 ET-1 检测可作为了解血管内皮损伤的程度、估计心脑血管疾病患者的疗效和预后、进行血栓性疾病的流行病学研究的一项可靠指标。

【参考值】

EUSA 法：血浆浓度<5ng/L。

【临床意义】

增高见于各种类型的心绞痛和心肌梗死发作期、冠状动脉手术患者、原发性高血压、肺动脉高压、原发性醛固酮增多症、高脂血症、缺血性脑卒中、急慢性肾衰竭、支气管哮喘、细菌毒素引起的休克或 DIC 血管内皮广泛受损时。

三、血浆血栓调节蛋白检测（TM:Ag）

目前认为，TM:Ag 检测是了解血管内皮损伤的最好指标，并且通过 TM 水平的改变，还能估计其疗效和预后的情况。

【参考值】

ELISA 法：$25\sim52\mu g/L$。

【临床意义】

增高见于糖尿病、SLE、DIC、急性心肌梗死、血栓性血小板减少性紫癜、溶血性尿毒症综合征、脑血栓、白血病等。血浆 TM 减低无太大价值。

四、血浆 6-酮-前列腺素 F1α 检测

【参考值】

ELISA 法：17.9～7.2ng/L

【临床意义】

减低见于血栓性疾病，如心肌梗死、心绞痛、脑血管病变、糖尿病、动脉粥样硬化、肿瘤转移、肾小球病变、周围血管血栓形成及血栓性血小板减少性紫癜。

（金　梅）

第三节　血小板质和量异常的检验

包括血小板计数和体积测定、毛细血管脆性试验、出血时间测定、血块收缩试验、血小板黏

附试验、血小板聚集功能试验、血小板第 3 因子有效性（PF3α）检测、血小板膜糖蛋白（CP）检测。

一、血小板黏附试验（PAAT）

【原理】

血小板具有黏附于内皮下胶原及其他负电荷物质表面的特性，称为血小板的黏附性，常用体外法测定，以黏附率表示。用一定量的抗凝血与一定表面积的异物表面接触一定时间后，即有一定数量的血小板黏附于异物表面，由黏附前后的血小板数量之差，可计算出血小板黏附率。

【标本采集】

空腹静脉血用 109mmol/L 枸橼酸钠 1∶9 抗凝。

【参考值】

62.5 ± 8.61。

【临床意义】

本试验不十分敏感。

1.增高　见于血栓前状态和血栓性疾病，如心肌梗死、心绞痛、脑血管病变、糖尿病、深静脉血栓形成、妊娠高血压综合征、肾小球肾炎、口服避孕药等。

2.减低　见于血管性血友病、巨大血小板综合征、血小板无力症、尿毒症、肝硬化、异常蛋白血症、MDS、急性白血病、服用抗血小板药物、低（无）纤维蛋白原血症。

二、血小板聚集功能试验（PagT）

【原理】

血小板相互间黏附的特性称为血小板的聚集性。在特定的连续搅拌条件下于富含血小板血浆（PRP）中加入诱导剂（如 ADP），血小板激活后 CPⅡb-Ⅲa 复合物暴露出纤维蛋白原的受体并与其结合而导致血小板聚集，PRP 浊度变小，光电管将浊度变化转换成电讯号并在记录仪上描记出聚集曲线，由此可计算出血小板聚集的程度。

【参考值】

聚集仪比浊法：

AD（1.0mmol/L）　46.6%～78.8%

肾上腺素（0.4mg/L）　50.0%～85.6%

胶原（3mg/L）　52.4%～91.0%

瑞斯托霉素（1.5g/L）　76.1%～98.9%

【临床意义】

1.PagT 增高　见于高凝状态和（或）血栓前状态和血栓性疾病，如急性心肌梗死、心绞痛、肺梗死、脑血管病变、妊娠高血压综合征、深静脉血栓形成、高脂蛋白血症、人工心脏和瓣膜移植术及吸烟等。

2.PagT 减低　　见于血小板无力症、巨大血小板综合征、尿毒症、肝硬化、MDS、原发性血小板减少性紫癜、口服抗血小板药物、低纤维蛋白原血症。

三、血小板第 3 因子有效性（PF3α）检测

本试验将正常人和患者富血小板血浆（PRP）和贫血小板血浆（PPP）交叉组合,以白陶土做活化剂,促使 PF3 形成。再测定各组标本的复钙时间,比较各组时差,从而得知 PF3 是否有缺陷。正常情况下第 1 组比第 2 组的结果延长不超过 5 秒。

四、糖蛋白（GP）检测

【参考值】

放射免疫法:每个血小板含 GP I b 分子数为（1.54±0.49）×10^4；GP II b/III a 分子数为（5.45+1.19）×10^4。

【临床意义】

本试验具有较高的敏感性和特异性。

1.GP I b 缺乏　　见于巨大血小板综合征。

2.GP II b/III a 缺乏　　见于血小板无力症。

五、血浆 β-血小板球蛋白（β-TG）和血小板第 4 因子（PF4）检测

【参考值】

β-TC（16.4±9.8）μg/L；PF4（3.2±2.3）μg/L。

【临床意义】

1.增高　　见于血栓前状态和（或）血栓性疾病。

2.减低　　见于先天性或获得性贮存池病（α 颗粒缺陷症）。

六、血小板 P 选择素检测

【参考值】

ELISA 法:血浆 P 选择素:（9.4～20.8）μg/L。

血小板 P 选择素:（9000+1100）分子数/血小板。

【临床意义】

血浆及血小板表面的 P 选择素增高见于血栓前状态和血栓性疾病。

（吕晓燕）

第四节　凝血因子检测

一、血浆凝血因子 Ⅱ、Ⅴ、Ⅶ、Ⅹ 促凝活性检测

目前 FⅡ、Ⅴ、Ⅶ、Ⅹ的测定主要用于肝受损的检查。FⅦ:C下降在肝病早期即可发生。FⅤ:C的测定在肝损伤和肝移植中应用较多。

【参考值】

一期法:FⅡ:C:97.7%±16.7%

FⅤ:C:102.4%＋30.9%

FⅦ:C:103%＋17.7%

FⅩ:C:103%＋19.0%

【临床意义】

1.增高见于血栓前状态和血栓性疾病。

2.减低见于肝病变、V_K 缺乏(FⅤ除外)、DIC 和口服抗凝剂,先天性上述因子缺乏较少见。

二、血浆因子 Ⅷ、Ⅸ、Ⅺ、Ⅻ 促凝活性检测

【参考值】

一期法:FⅧ:C:103%＋25.7%

FⅨ:C:98.1%±30.4%

FⅪ:C:100%＋18.4%

FⅫ:C:92.4±20.7%

【临床意义】

1.增高　见于血栓前状态和血栓性疾病

2.减低　①FⅧ:C 见于血友病甲(其中重型≤1%,中型 2%～5%,轻型 6%～25%,亚临床型 26%～45%)、血管性血友病、DIC;②FⅨ:C 见于血友病乙(临床分型同血友病甲)、肝病变、维生素 K 缺乏症、DIC、口服抗凝药;③FⅪ:C 见于 FⅪ缺乏症、肝病变、DIC 等;④FⅫ:C 见于先天性 FⅫ缺乏症、肝病变、DIC 和某些血栓性疾病。

三、简易凝血活酶生成试验及纠正试验

【参考值】

10～14 秒。

【临床意义】

本试验是临床常用的筛选血友病的一种传统试验,但敏感性较差。

四、凝血因子 XIII 定性试验

【参考值】

24 小时内纤维蛋白凝块不溶解。

【临床意义】

若纤维蛋白凝块在 24 小时内尤其 2 小时内完全溶解,表示 F XIII 缺乏,见于先天性 F XIII 缺乏症和获得性 F XIII 明显缺乏,后者见于肝病、SLE、DIC、原发性纤溶、转移性肝癌、恶性淋巴瘤。

（吕晓燕）

第五节　生理性抗凝蛋白检测

一、血浆抗凝血酶活性检测（AT-III：A）

【原理】

在被检血浆中加入过量的凝血酶,后者与 AT 形成 1：1 复合物,剩余的凝血酶水解发色底物 S-2238（PNA）,释出发色基因 PNA（对硝基苯胺）,显色深浅与剩余凝血酶呈正相关。

【参考值】

发色底物法：70％～130％。

【临床意义】

1.增高　可导致出血,见于血友病、白血病和 AA 等疾病的急性出血期及口服抗凝药治疗中。

2.减低　可导致血栓形成,见于先天性和获得性 AT 缺乏症,后者见于血栓前状态、血栓性疾病和肝病、肾病综合征等。

二、蛋白 C 检测（PC）

【参考值】

发色底物法：80％～120％。

【临床意义】

1.减低　见于先天性 PC 缺陷症和获得性 PC 缺陷（如 DIC、肝功能不全、手术后、口服双香豆素抗凝剂、呼吸窘迫综合征等)。

2.增高　见于冠状动脉硬化性心脏病、糖尿病、肾病综合征、妊娠后期、炎症及其他疾病急性期。

三、蛋白 S 抗原检测(PS)

【参考值】

免疫火箭电泳法:TPS:90%～110%。

FPS:30%～52%。

【临床意义】

单纯 Ps 或 PC 缺乏引起的血栓性疾病并不多见,多采用 PS 和 PC 检测同时进行。PS 减低见于先行性和获得性 PS 缺乏症,后者见于肝病、口服抗凝药。

四、组织因子途径抑制物检测(TFPI)

【参考值】

ELISA 法:90～130μg/L。

【临床意义】

1.增高　①生理性:老年人和妊娠期;②病理性:肾衰竭。

2.减低　大手术、脓毒血症与 DIC。

（吕晓燕）

第六节　纤溶活性检验

一、血浆硫酸鱼精蛋白副凝固试验(3P)

【原理】

血液中 FDP 与纤维蛋白单体(FM)形成可溶性复合物,当加入一定浓度的鱼精蛋白后可使该复合物中 FDP 与 FM 分开,FM 便可自行聚合为肉眼可见的纤维状、絮状或胶冻状。这种无需凝血酶即能凝固的现象称为副凝,主要反映 FDP,尤其 X 碎片的存在。

【参考值】

正常人为阴性。

【临床意义】

1.阳性(FDP 约为 50mg/L)　见于急性 DIC 早、中期,外科大手术后,严重感染,人工流产,分娩,肝病变以及咯血、呕血等,溶栓治疗后可呈阳性反应。

2.阴性　正常人、DIC 晚期(无 X 碎片)、原发性纤溶。

二、血浆组织型纤溶酶原活化剂活性的检测

【参考值】

发色底物法:300～600U/ml。

【临床意义】

1.增高　生理性增高见于剧烈运动、应急反应;病理性增高表明纤溶活性亢进,见于原发性纤溶和继发性纤溶,如 DIC,也见于应用纤溶酶原激活类药物。

2.减低　见于高凝状态和血栓性疾病,也见于高脂血症、手术损伤及口服避孕药。

三、血浆纤溶酶原活化抑制剂活性检测(PAI:A)

【参考值】

发色底物法:(100～1000)抑制单位/L。

【临床意义】

目前,PAI 的检测主要是为观察 PAI 与 t-PA 的比例以及了解机体的潜在纤溶活性,所以,PAI 与 t-PA 应同时检测,单纯检测 PAI 意义不大。

1.增高　见于高凝状态和血栓性疾病。

2.减低　见于原发性纤溶和继发性纤溶。

四、纤溶酶原活性检测(PLG:A)

【参考值】

发色底物法:75%～140%。

【临床意义】

PLC 测定可替代以往的优球蛋白溶解时间测定。在溶栓治疗时,因使用的溶栓酶类不同,在治疗开始阶段 PLC 含量和活性下降,不一定是纤溶活性增高的标志,应同时进行 FDP 的检测。先天性纤溶酶原缺乏症必须强调抗原活性和含量同时测定,以了解是否存在交叉反应物质。

1.增高　表示纤溶活性减低,见于血栓前状态和血栓性疾病。

2.减低　表示纤溶活性增高,常见于原发性纤溶亢进症和 DIC 外,还见于前置胎盘、肿瘤扩散大手术后、肝硬化、重症肝炎、门静脉高压、肝切除等。

五、血浆纤溶酶原抗原检测（PLG：Ag）

【参考值】

ELISA 法：0.19～0.25g/L。

【临床意义】

同纤溶酶原活性检测。

六、血浆 α_2-抗纤溶酶活性检测（α_2-AP：A）

【参考值】

发色底物法：800～1200 抑制单位/L。

【临床意义】

1.增高　见于静脉、动脉血栓形成,恶性肿瘤,分娩后等。

2.减低　见于肝病、DIC、手术后、先天性 α_2-AP 缺乏症。

七、血浆 α_2-抗纤溶酶原抗原的检测（α_2-AP：Ag）

【参考值】

ELISA 法：1200～1800 抑制单位/L。

【临床意义】

同血浆 α_2-抗纤溶酶活性检测。

（吕晓燕）

第七节　骨髓血细胞学检查

【骨髓血细胞学检查的适应证】

1.外周血细胞数量、成分及形态异常。

2.不明原因的发热、肝脾大和淋巴结肿大。

3.不明原因的骨痛、骨质破坏、肾功能异常、黄疸、紫癜及血沉明显加快。

4.恶性血液病化疗后疗效观察。

5.其他:活检、CD 检测、细胞培养、染色体检查、微生物及寄生虫检查等。

【骨髓取材、制片和染色】

1.取材　穿刺最佳部位是髂后上棘,必要时可做髂前上棘和胸骨。骨髓抽取量必须在0.3ml之内。

2.制片　取有骨髓小粒的骨髓液少许(若看上去很浓,蘸量小些;如稀,可多蘸些),尽量将骨髓小粒蘸上,放于载玻片右端。将骨髓液迅速沿玻片与推片接触面扩散成一均匀的骨髓液粗线,然后将玻片与推片成30°～45°(骨髓液较浓时,角度小些,推的速度慢些;较稀时,角度大些,速度快些),自右向左用力均匀地向前滑动推之,直至玻片尾部。制备厚薄适宜、长短尽可能接近1.5cm×3cm骨髓片数张。立即将涂好的骨髓片在空气中来回摇动,使之快干,以免细胞皱缩而形态变异。同时制备外周血片数张。

3.染色　瑞氏染色法,瑞-姬染色法,Romanowsky染色法。

【骨髓血细胞学检查内容及程序】

(一)骨髓片检查

1.判断骨髓取材、制片、染色是否满意。

2.低倍镜判断有核细胞增生程度,骨髓增生程度见表1-1。

表1-1　骨髓增生程度分级

骨髓增生程度	成熟红细胞:有核细胞	有核细胞占全部细胞百分率	常见病因
增生极度活跃	1:1	>50%	各类型白血症
增生明显活跃	10:1	>10%	各类型白血病,增生性贫血
增生活跃	20:1	1%～10%	正常骨髓或某些贫血
增生减低	50:1	<1%	造血功能低下
增生重度减低	300:1	<0.5%	再生障碍性贫血

3.油镜分类计数至少200个有核细胞(巨核细胞、破碎细胞、细胞分裂象除外)。增生明显活跃以上者应计数400～500个细胞甚至1000个细胞;对于增生极度减低的可计数100(或50)个有核细胞,分别计算各系各阶段细胞百分率并观察各细胞形态,计算粒红比值。

4.观察计数全片巨核细胞并分类一定数量的巨核细胞。

5.观察骨髓小粒细胞面积及成分。

6.观察有无特殊细胞及寄生虫,如恶性淋巴瘤细胞、戈谢细胞、尼曼-匹克细胞、转移性瘤细胞、疟原虫、黑热病原虫等。

(二)血片检查

1.观察白细胞数量。

2.至少分类计数100个白细胞,计算各类白细胞的百分率。

3.观察成熟红细胞形态,血小板大致数量和分布状况。

4.观察有无特殊细胞及寄生虫。

(三)结果分析

根据骨髓片及血片形态学所见,提出形态学诊断意见,并结合临床资料尽可能提出临床诊断或临床参考的意见,必要时提出应进一步做何种检查的建议。

【正常骨髓象各项参考值】

1.骨髓增生活跃　粒、红比值为(2～4):1。

2.粒细胞系统　占全部骨髓细胞比例为50％～60％,原粒＜2％,早幼粒细胞＜5％,中、晚幼粒细胞各＜15％,杆状核粒细胞多于分叶核粒细胞,嗜酸粒细胞＜5％,嗜碱粒细胞＜1％,形态无异常,核浆发育平衡。

3.红细胞系统　约占有核细胞20％,原红细胞＜1％,早幼红细胞＜5％,中、晚幼红细胞各占10％左右,形态无明显异常,成熟红细胞无明显形态异常。

4.淋巴及单核细胞系统　形态无明显异常,淋巴细胞约占20％,单核细胞＜4％。

5.巨核细胞　在1.5cm×3cm面积正常参考值7～35个。分原巨核细胞0％,幼巨核细胞＜5％,血小板小堆、散在。

6.其他　无寄生虫及其他异常细胞。

血涂片各系细胞比例形态无明显异常。

【骨髓血细胞学检查临床意义】

1.诊断造血系统疾病　如各型白血病、再生障碍性贫血、巨幼红细胞贫血、多发性骨髓瘤、恶性组织细胞病、戈谢病、尼曼-皮克病、海蓝组织细胞增生症等,也可评价疗效或判断预后。

2.协助诊断某些疾病　如缺铁性贫血、溶血性贫血、脾功能亢进、特发性血小板减少性紫癜、恶性肿瘤的骨髓转移、淋巴瘤的骨髓浸润、骨髓增生异常综合征(MDS)和骨髓增殖性疾病等。

3.提高某些疾病的诊断率　如疟原虫、黑热病原虫及红斑狼疮细胞(LE细胞)等。

【常用血细胞化学染色】

(一)过氧化物酶(POX)染色

1.原理　粒细胞、单核细胞及成熟网状胞浆中含有过氧化物酶(POX),此酶能将过氧化氢分解,产生新生态氧。后者使无色联苯胺氧化成蓝色的联苯胺蓝,遇到硝基铁氰化钠形成稳定的蓝黑色颗粒,沉淀于胞浆中。

2.试剂

第1液:联苯胺0.3g。

亚硝基铁氰化钠(饱和液)1.0ml。

95％乙醇加至100ml混合溶解,贮于棕色瓶,可保存1年。

第2液:0.05mol/L过氧化氢溶液(新鲜配制)。

3％过氧化氢0.3ml。

蒸馏水25ml。

3.方法

(1)新鲜干燥血涂片或骨髓片加第1液5～8滴,布满血膜放置1分钟。

(2)加等量第2液,混匀后放置3～5分钟。

(3)冲洗,晾干。

(4)用瑞氏或混合染液复染15～20分钟。

(5)冲洗,晾干,镜检。

4.结果　胞浆中出现蓝黑色颗粒为阳性反应。

（1）粒细胞系：除原粒 I 型阴性外，原粒 II 型及以下各阶段均呈不同程度的阳性反应，其颗粒粗大，圆形，大小一致，边缘整齐，并随粒细胞成熟而增多直至充满胞浆，衰老的中粒细胞酶活性降低而呈阴性反应。嗜酸粒细胞颗粒更粗大，着色更深。嗜碱粒细胞呈阴性反应。

（2）单核细胞系：原单核细胞呈阴性反应，其他各阶段呈阳性反应，其颗粒细小，形态不规则，弥散分布，有的可呈阴性反应。

（3）颗粒网状细胞、巨噬细胞：呈阳性反应。

（4）淋巴细胞、浆细胞、幼红细胞、巨核细胞和血小板均呈阴性反应。

（5）Auer 小体：呈阳性反应。

5.临床意义

（1）急性白血病类型的鉴别：过氧化物酶染色法可将急性白血病分成急性淋巴细胞白血病、急性非淋巴细胞白血病两大类，白血病细胞 POX 染色阳性＞3％时，应排除急性淋巴细胞白血病。但急性粒细胞白血病未分化型（M_1）及急性单核细胞白血病未成熟型（M_{5a}）白血病细胞也以阴性为主，甚至全部阴性。

（2）小原粒细胞白血病与急性淋巴细胞白血病的鉴别：两者在细胞形态上很难鉴别，但小原粒细胞白血病细胞 POX 染色阳性＞10％，而急性淋巴细胞白血病 POX 染色阳性＜3％。

6.注意事项

（1）标本新鲜，放置过久细胞内的过氧化物酶易于消失。

（2）过氧化氢浓度对染色结果影响甚大，浓度过高抑制酶的作用，涂片中看不见阳性颗粒，红细胞呈棕色或绿色，浓度过低失去应起的作用。验证方法：将其滴加在未染色血膜上，产生微小气泡为准。

（二）苏丹黑 B（SBB）染色

1.原理　苏丹黑是一种脂溶性重氮染料，可溶解于胞浆内的中性脂肪、磷脂及类固醇等含脂结构中，使脂类物质显示出来。

2.试剂

（1）37％甲醛液。

（2）缓冲液：①取酚 16g 溶于 30ml 无水乙醇中；②取 0.3g 磷酸氢二钠（$Na_2HPO_4 \cdot 12H_2O$）溶于 100ml 蒸馏水。将①、②液混合。

（3）苏丹黑 B 贮存液：①苏丹黑 B 0.3g；②无水乙醇 100ml。经常轻摇溶解，数天后完全溶解。

（4）苏丹黑 B 染色液：①缓冲液 40ml；②苏丹黑 B 贮存液 60ml。混匀，过滤可用数周。

（5）70％乙醇。

3.操作

（1）干燥血涂片或骨髓片在 37％甲醛蒸气中固定 5～10 分钟。

（2）置苏丹黑 B 染色液中，37℃染色 30～60 分钟。

（3）70％乙醇脱色 1～2 分钟（注意时间），然后水冲洗 1 分钟，晾干。

（4）用瑞氏染液或混合染液复染。

(5)冲洗,晾干,镜检。

4.结果　胞浆中出现棕黑色或黑色颗粒为阳性反应。

5.临床意义　血细胞 SB 染色结果上与 POX 染色相同,临床意义也相似。有人认为,SB 染色灵敏度比 POX 高,特别是酶活性降低时更应进行 SB 染色,作为急性淋巴细胞白血病与急性非淋巴细胞白血病鉴别的互补染色。

6.注意事项

(1)苏丹黑 B 贮存液配好后,染料充分溶解后再用。

(2)苏丹黑 B 染色液可用 1～2 个月,如果发生沉淀由蓝色变为褐色,则不宜应用。

(三)中性粒细胞碱性磷酸酶(NAP)染色

1.改良钙-钴染色法

(1)原理:中性成熟粒细胞胞浆中碱性磷酸酶在 pH 9.4 的碱性环境下,将 β-甘油磷酸钠水解为磷酸钠和甘油,磷酸钠与钙离子作用生成磷酸钙,再与钴离子作用生成磷酸钴,后者可与硫化铵作用生成不溶性硫化钴沉淀。

(2)试剂:①10%甲醛甲醇固定液,甲醛 10ml;甲醇 90ml。混合后置冰箱备用,每周新鲜配制;②基质液,30g/L β-甘油磷酸钠 5ml、20g/L 巴比妥钠 5ml、20g/L 硫酸镁 1ml、20g/L 氯化钙 10ml、蒸馏水 10ml,混合后用 1mol/L NaOH 调整 pH 至 9.4;③20g/L 硝酸钴;④20g/L 硫化铵(新鲜配制),10ml 蒸馏水中加 4 滴硫化铵溶液;⑤10g/L 伊红。

(3)操作:①新鲜干燥血涂片和骨髓片,置固定液中固定 10 分钟;②蒸馏水冲洗 3 次;③置基质液中,37℃孵育 4～6 小时(防止水分蒸发);④取出滴加 20g/L 硝酸钴,作用 5 分钟;⑤流水冲洗(有人主张不洗);⑥滴加 20g/L 硫化铵作用 5 分钟;⑦流水冲洗;⑧伊红复染 5 分钟;⑨冲洗,晾干,镜检。

(4)结果:胞浆中出现灰黑色(弱)至深黑色(强)沉淀为阳性反应。

判断标准:

－　为 0 分　阴性,胞浆无阳性颗粒。

＋　为 1 分　胞浆出现浅灰色沉淀或颗粒,占细胞面积的 1/4。

2＋　为 2 分　出现均匀灰黑色沉淀或较粗黑颗粒,占细胞面积的 1/2。

3＋　为 3 分　充满黑色颗粒,但少见致密团块。

4＋　为 4 分　胞浆全部被深黑色团块充满,甚至掩盖细胞核。

(5)报告方式:阳性率、积分值。

阳性率:计数 100 个中性杆状核和分叶核粒细胞,其阳性细胞的百分率。

积分值:将上述细胞按其反应强度做出分析,各级百分率与其级数乘积之总和,即为积分。

得分	0	1	2	3	4
细胞数	63	20	10	5	2

阳性率＝20＋10＋5＋2＝37%

积分＝1×20＋2×10＋3×5＋2×4＝63 分

(6)注意事项:①涂片新鲜,标本存放过久,酶活性降低;②固定液以 10%甲醛甲醇固定液为佳(或 95％乙醇,但细胞易破碎);③基质液必须新鲜配制,要求在涂片已固定、干燥后再配制基质液。pH 以 9.4 为宜,pH＜9 时酶活力下降,pH＞10 时细胞易破裂,酶扩散造成假阳性;④温育后涂片不能用水冲洗,直接加硝酸钴液,否则使磷酸钙在冲洗时脱落,导致假阴性反应;⑤因环境条件可干扰本试验,每次染色时,需要阴、阳性对照。

2.偶氮偶联法

(1)原理:中性成熟粒细胞胞浆中碱性磷酸酶在碱性环境中,水解萘酚 AS-BI 磷酸盐为磷酸及 α-萘酚,α-萘酚与重氮盐偶联,生成不溶性有色沉淀于胞浆中。

(2)试剂

①固定液:0.03mol/L 枸橼酸钠溶液 32ml 与 0.03mol/L 枸橼酸液 168ml 混合,加入纯丙酮 300ml,不断搅拌。

②丙二醇缓冲液

a.贮存液(0.2mol/L 2-氨基-2-甲基-1,3-丙二醇液)

2-氨基-2-甲基-1,3-丙二醇	21g
蒸馏水	1000ml

溶解后保存冰箱内。

b.应用液(0.05mol/L,pH 9.4～9.6)

0.2mol/L	贮存液	250ml
0.1mol/L	盐酸	50ml
蒸馏水		加至 1000ml

③染色液 pH 9.5～9.6(新鲜配制):萘酚 AS-BI 磷酸盐 5mg 溶于二甲基酰胺 0.2～0.3ml 中,加入上述缓冲液 60ml,再加入坚固紫红 LB(坚牢蓝 RR)40mg,混合后用滤纸过滤,立即应用。

④Mayer 苏木素复染色液:取苏木素 1g 溶于蒸馏水 500ml 中,加热煮沸,再加入蒸馏水 500ml、碘酸钠 200mg 及硫酸钾铝 50g,混匀,置棕色瓶内。

(3)操作:①新鲜血涂片或骨髓片置固定液中,室温固定 30 秒;②用蒸馏水轻轻冲洗 30～60 秒,晾干;③在涂片中滴加染色液染色 10～15 分钟;④蒸馏水冲洗;⑤苏木素复染液复染 5～8 分钟;⑥冲洗,晾干,镜检。

(4)结果:胞浆中出现亮红色颗粒为阳性反应。

－　阴性,胞浆无阳性颗粒。

＋　胞浆中含少量颗粒或呈弥漫浅红色。

2＋　胞浆中含有中等量颗粒或呈弥漫红色。

3＋　胞浆中含有中等量颗粒或呈弥漫深红色。

4＋　胞浆中充满粗大颗粒或呈弥漫深红色。

(5)正常参考值:正常中性粒细胞碱性磷酸酶积分值为 13～130 分,由于各实验室条件不同,正常值也有差异,应建立本实验室的正常值。

(6)临床意义

①生理变化:NAP 活性受肾上腺皮质激素、雌激素影响较大,凡可使上述物质增多的因素,都可使 NAP 活性增高。因此新生儿、孕妇、月经前期、应激状态下(紧张、恐惧、激烈运动等)等都可使 NAP 活性增高。

②病理变化:a.NAP 活性增高,见于严重的化脓性感染、类白血病反应、真性红细胞增多、再生障碍性贫血、骨髓纤维化、急性淋巴细胞白血病、慢性粒细胞白血病急性变、多发性骨髓瘤、神经母细胞瘤、淋巴瘤、特发性血小板减少性紫癜等;b.NAP 活性减低,病毒性感染、急性和慢性粒细胞白血病、绿色瘤、红白血病、网状内皮细胞增多症、阵发性睡眠性血红蛋白尿等。

由上述变化规律,可作为下列疾病的鉴别诊断。①慢性粒细胞白血病与类白血病的鉴别:慢性粒细胞白血病时 NAP 活性明显降低,类白血病时 NAP 活性增多;②急性白血病细胞类型的鉴别:急淋白血病细胞 NAP 活性下降;③阵发性睡眠性血红蛋白尿和再生障碍性贫血的鉴别:前者降低,后者增多;④病原微生物的鉴别:细菌性感染的疾病 NAP 活性增高,病毒性感染 NAP 活性降低。

(四)糖原染色(高碘酸-雪夫反应 PAS 法)

1.原理   糖原基本分子葡萄糖含 1,2-乙二醇基(CHOH-CHOH),经高碘酸氧化,形成双醛基(-CHO-CHO),后者与雪夫试剂中无色品红结合,形成紫红色沉淀于胞浆中。

2.试剂

(1)乙醇甲醛液:无水乙醇 90ml、37% 甲醛液 10ml。

(2)Schiff 染液:将 200ml 蒸馏水煮沸,移开火焰缓缓加入碱性品红 1g 完全溶解,停止加热,冷却到 60℃ 左右加入 1mol/L 盐酸 20ml,混匀,再冷却至 25℃ 后加入偏重亚硫酸钠($Na_2S_2O_5$)2g,混匀后放入棕色瓶中,放暗处 24 小时,再加活性炭 1g,吸附过滤后放冰箱保存,试剂变红则失效。

(3)10g/L 过碘酸液:$HIO_4 \cdot 2H_2O$ 1g、蒸馏水加至 1000ml,溶解后盖紧放入冰箱备用,一般可用 3 个月,变黄则不能用。

(4)Harris 苏木素复染液:100g/L 苏木素乙醇液 10ml 和 100g/L 钾明矾液 200ml 混合,加热煮沸,移开火焰加 0.5g 氧化汞,再加热至溶液变为深紫色。使用前过滤,再加入冰醋酸 8ml。

3.操作

(1)新鲜干燥血片或骨髓片置乙醇甲醛液中固定 10 分钟。

(2)蒸馏水冲洗,晾干。

(3)10g/L 过碘酸氧化 10 分钟。

(4)蒸馏水冲洗,晾干。

(5)置 Schiff 染液,室温染 30 分钟。

(6)流水冲洗 5 分钟。

(7)苏木素复染液复染 15 分钟。

(8)冲洗,晾干,镜检。

4.结果 糖原在胞浆染红色或紫红色,呈颗粒状、弥漫状或块状,其判断标准随细胞不同而异。

(1)粒细胞系:原粒细胞呈阴性反应,自早幼粒细胞开始以下各阶段呈阳性反应,并随细胞的成熟阳性反应逐渐增强,中性分叶粒细胞最强。嗜碱粒细胞亦呈阳性反应。但不被唾液淀粉酶消化,已证实为黏多糖。嗜酸粒细胞颗粒不着色,而颗粒之间的胞浆呈红色。中性粒细胞判断标准如下。

0 阴性,胞浆内无红色颗粒。

＋ 胞浆粉红色。

2＋ 胞浆红色,有少量小颗粒。

3＋ 胞浆深红色,颗粒密,尚有空隙。

4＋ 胞浆紫红色,颗粒紧密,无空隙。

(2)淋巴细胞系:大多数淋巴细胞为阴性反应,少数呈阳性反应,其判断标准如下。

0 胞浆内无红色颗粒。

＋ 胞浆有一圈 PSA 阳性颗粒。

2＋ 胞浆中两圈 PAS 阳性颗粒。

3＋ 胞浆中有三圈 PAS 阳性颗粒。

4＋ 胞浆中有大块红色物质。

(3)红细胞系:正常幼红细胞及成熟红细胞为阴性反应,病理性幼红细胞为阳性。其判断标准如下。

0 阴性,胞浆内无红色颗粒。

＋ 胞浆呈红色或有少数散在颗粒。

2＋ 胞浆中有 1 个或 2 个浓的颗粒环,或中等度弥漫红色。

3＋ 胞浆中有 11～20 较粗颗粒甚至小块或大块红色物质。

5.临床意义

(1)红血病、红白血病与巨幼红细胞性贫血及其他类型贫血的鉴别:红白血病、红血病时有核红细胞呈强阳性反应,积分明显增高;巨幼细胞贫血、再生障碍性贫血、自身免疫性溶血性贫血时有核红细胞呈阴性反应。

(2)急性白血病类型的鉴别:急性淋巴细胞白血病细胞呈阳性反应,阳性颗粒粗大,甚至呈大块状;急性粒细胞白血病细胞呈阴性或弱阳性反应;急性单核细胞白血病细胞阳性率和积分都较高,阳性颗粒小而多,或呈弥漫性分布。

(3)帮助鉴别高雪细胞和尼曼-皮克细胞:前者呈强阳性,后者呈弱阳性。

(4)帮助鉴别不典型巨核细胞膜和霍奇金细胞:前者强阳性,后者弱阳性或阴性反应。

6.注意事项

(1)Schiff 染液变红不能再用。

(2)涂片放入 Schiff 染液时一定要干燥,若有水染液将变红色。

(3)品红质量要求严格,使用前应进行选择。如品红质量不佳,多加活性炭也无用,红色不能被吸收。

(4)染好色的标本不能久置,8天后逐渐褪色,应尽快观察结果。

(5)染色时间和温度应相对恒定。

(6)报告阳性率与积分值,其计算方法与NAP相同。

(7)PAS染色阳性者应做唾液水解对照试验。因为黏多糖、脂多糖、蛋白多糖等与糖原一样,PAS染色阳性,必须经唾液酶水解糖原,再行PAS染色为阴性,才能肯定PAS阳性颗粒为糖原。取同一种标本,加唾液或麦芽淀粉酶溶液于涂片上,37℃作用1小时,然后用蒸馏水冲洗10分钟,再按PAS染色步骤进行染色。

(五)酸性磷酸酶(ACP)染色

1.原理　细胞内酸性磷酸酶能使萘酚AS-BI磷酸水解,释放出萘酚,后者与重氮盐偶联,形成不溶性沉淀于胞浆内中。L-酒石酸能抑制酸性磷酸酶同工酶1～4活性,而不能抑制同工酶5。

2.试剂

(1)固定液:丙酮60ml、0.03mol/L枸橼酸溶液40ml混合,取其中90ml与甲醇10ml混合,用1mol/L NaOH调整pH至5.4,在4～10℃下保存,用前轻轻摇匀,该溶液可稳定1个月。

(2)底物贮存液:磷酸萘酚100mg、N,N-二甲基甲酰胺10ml混合后置棕色瓶4～10℃保存。

(3)底物染色液1号(不含酒石酸):0.1mol/L乙酸盐缓冲(pH5.2)50ml、贮存液1ml、坚固石榴红CBC 25mg混匀,滤纸过滤。

(4)0.05mol/L乙酸-酒石酸缓冲液:L-酒石酸3.75mg、0.1mol/L乙酸盐缓冲液490ml,用浓NaOH溶液调整pH至5.2,再加蒸馏水至500ml,置4～10℃保存。

(5)底物染色液2号(内含酒石酸):0.05mol/L乙酸-酒石酸缓冲液50ml、贮存液1ml、坚固石榴红CBC 25mg,溶解过滤,立即染色。

3.操作

(1)新鲜血涂片或骨髓片两张置固定液中,室温固定30秒。

(2)蒸馏水冲洗3次,晾干。

(3)将一张已固定涂片置染色液1号中,另一张已固定涂片置染色液2号中,37℃作用45分钟。

(4)流水冲洗。

(5)Mayer苏木素复杂液复染1～3分钟。

(6)冲洗,晾干,镜检。

4.结果　胞浆中出现紫红色颗粒为阳性反应。

(1)粒细胞系:原粒细胞为阴性,早幼粒、中幼粒及晚幼粒细胞呈阳性反应,成熟中性粒细胞呈弱阳性反应。

(2)单核细胞系:原单核细胞为阴性,幼稚及成熟单核细胞为阳性反应。

(3)浆细胞及巨核细胞:呈阳性反应。

(4)淋巴细胞及血小板:呈弱阳性反应。

(5)幼红细胞及成熟红细胞:为阴性反应。

5.临床意义

(1)诊断多毛细胞白血病:多毛细胞呈阳性反应,而且具有抗 L-酒石酸的特性(TRAP),但并非所有毛细胞白血病都是 TRAP 阳性。

(2)鉴别 T 淋巴细胞和 B 淋巴细胞:前者呈阳性反应,后者阴性反应。

(3)用于鉴别细胞:鉴别浆细胞、骨髓瘤细胞(阳性或强阳性)与异常淋巴细胞(阴性或弱阳性);传染性单核细胞增多症中性淋巴细胞(阳性)与正常淋巴细胞(阴性或弱阳性);戈谢细胞(强阳性)与尼曼-匹克细胞(阴性)。

(六)特异性酯酶

1.原理　萘酚酯被细胞中酯酶水解,产生萘酚,后者再与重氮盐偶联生成不溶性有色沉淀于胞浆中。

2.试剂

(1)六偶氮新品红液

①液:溶解新品红 1g、2mol/LHCl 5ml。

②液:40g/L 亚硝酸钠溶液 4℃保存,每周必须新鲜配制。用前将等量①、②液混合,反应1 分钟,立即应用。

(2)氯乙酸萘酚 AS-D 液:取氯乙酸萘酚 AS-D5mg,溶于 N,N-二甲基甲酰胺 2.5ml 中,不必过滤,立即使用。

(3)底物混合液:氯乙酸萘酚 AS-D 液 2.5ml、六偶氮新品红液 0.25ml、0.067moI/L 磷酸盐缓冲液(pH7.6)47.5ml,混合,调 pH 至 7.4。

(4)稀氨水溶液:28％浓氨水 0.2～0.3ml、蒸馏水 100ml。

(5)Harris 苏木素复染液。

3.操作

(1)将已固定好的涂片置底物混合液中,室温孵育 10 分钟。

(2)冲洗,晾干。

(3)复染液染色 10 分钟。

(4)稀氨水冲洗玻片,直至颜色由红变蓝。

(5)迅速用蒸馏水冲洗,晾干,镜检。

4.结果　胞浆中出现红宝石色颗粒为阳性反应。NCE 是粒细胞的标记酶,故又称粒细胞酯酶。原粒Ⅱ型呈弱阳性,早幼粒细胞反应最强,中幼粒细胞以后随着细胞的成熟阳性反应逐渐减弱。肥大细胞呈强阳性。嗜碱粒细胞、单核细胞偶可见弱阳性。嗜酸粒细胞、巨核细胞、淋巴细胞、浆细胞、幼红细胞、血小板为阴性。

5.临床意义

(1)急性白血病类型的鉴别:急性粒细胞白血病细胞大部分呈强阳性反应;急性单核、淋巴细胞白血病细胞呈阴性反应;急性粒-单核细胞白血病的部分白血病细胞呈阳性反应(原粒和早幼粒细胞),部分呈阴性反应(原单和幼单细胞)。

(2)鉴别嗜碱粒细胞与肥大细胞:前者呈阴性反应,后者呈强阳性反应。

6.注意事项

(1)氯乙酸萘酚酯酶(NCE)最佳反应 pH 为 7.0～7.6。它不被氟化钠抑制。

(2)严格遵守规程,如增加温度和 pH 可导致氯乙酸萘酚分解,从而在细胞内产生明显的非特异性酯酶反应。

(3)除本法采用新品红外,还有人选用坚固紫或坚固蓝。

(七)非特异性酯酶 α-乙酸萘酚酯酶(α-NAE)染色。

1.原理　萘酚酯被细胞中酯酶水解,产生萘酚,后者再与重氮盐偶联生成不溶性有色沉淀于胞浆中。

2.试剂

(1)六偶氮化副玫瑰红液(新鲜配制)

①液:盐酸副玫瑰红 1g、蒸馏水 20ml、浓盐酸 5ml,微加热使之溶解,冷却过滤,室温保存。

②液:40g/L 亚硝酸钠溶液 4℃保存,每周新鲜配制。

使用前①、②液各 1.5ml 混合,反应 1 分钟。

(2)α-乙酸萘酚液:α-乙酸萘酚 50ml、乙二醇单甲醚 2.5ml。

(3)底物混合液:六偶氮化副玫瑰红液 3ml、α-乙酸萘酚液 2.5ml、磷酸盐缓冲液(pH7.6)44.5ml 混匀,用 1mol/L NaOH 调整 pH 至 6.1±0.3,过滤。

(4)Harris 苏木素复染液。

3.操作

(1)将已固定好的涂片置底物混合液中,室温孵育 45 分钟。

(2)冲洗,晾干。

(3)Hams 苏木素复染液复染 10 分钟。

(4)用稀盐水冲洗玻片直至蓝色出现。

(5)蒸馏水冲洗,晾干,镜检。

4.结果　胞浆中出现棕黄色颗粒为阳性反应。

5.临床意义　急性单核细胞白血病与其他白血病的鉴别:急性单核细胞白血病细胞呈阳性反应,此反应被氟化钠抑制;急性粒细胞白血病细胞呈阳性或弱阳性反应,急性早幼粒细胞白血病细胞呈强阳性反应,但两者均不被氟化钠抑制。

6.注意事项　α-NAE 最佳反应 pH 为 6.0～6.3。

(八)铁染色

1.原理　骨髓内的铁蛋白及含铁血黄素(细胞外铁)和幼红细胞内的铁粒(细胞内铁)经盐酸作用释放出高铁离子,与亚铁氰化钾作用形成亚铁氰化铁沉淀,即普鲁士蓝反应。

2.试剂

(1)37％甲醛。

(2)酸性亚铁氰化钾溶液(新鲜配制)：40g/L 亚铁氰化钾液 5ml、4％盐酸溶液 5ml,临用时混合,加热至 56℃。

(3)碱性复红贮存液：碱性复红 1g、无水乙醇 10ml、5％的苯酚液 90ml。

(4)复染应用液：碱性复红贮存液 3ml、蒸馏水 100ml,混合,室温保存数天。

3.操作

(1)先将骨髓小粒丰富涂片在甲醛蒸气中固定 5 分钟。

(2)置酸亚低铁氰化钾溶液,56℃作用 30 分钟。

(3)冲洗,晾干。

(4)置复染应用染中复染 5 分钟。

(5)依次用蒸馏水、无水乙醇、蒸馏水冲洗。

(6)晾干,镜检。

4.结果　铁可染成蓝色颗粒、小珠及小块。

(1)细胞外铁判断:用低倍镜观察尾部寻找骨髓小粒,然后改用油镜判断铁量。

一　无铁颗粒。

1+　少数铁颗粒或偶见铁小珠。

2+　有许多铁粒或铁小珠。

3+　有许多铁粒或铁小珠和少数铁小块。

4+　极多铁粒、铁小珠并有许多铁小块。

(2)细胞内铁判断:低倍镜选择涂片体部较薄,细胞分布均匀的部位,计数 100 个中、晚幼红细胞,记录阳性细胞的百分率,同时根据每个细胞所含铁颗粒数目、大小、染色深浅和颗粒分布,将铁粒幼细胞分为以下四型,注意有无环铁粒幼细胞。

Ⅰ型(正常型)　　　　　　胞浆内有 1～2 铁粒。

Ⅱ型　　　　　　　　　　胞浆内有 3～5 铁粒。

Ⅲ型　　　　　　　　　　6～10 铁粒绕核呈球状排列称环铁粒幼红细胞。

Ⅳ型　　　　　　　　　　8 个以上的铁粒。

5.正常参考值

细胞外铁:(＋)～(＋＋)

细胞内铁:阳性率 12％～44％,Ⅰ型为多,少数为Ⅱ型,Ⅲ型及Ⅳ型不常见。

6.临床意义

(1)诊断缺铁性贫血:细胞外铁明显降低甚至消失,细胞内铁阳性率常＜10％,甚至阴性。经有效铁剂治疗后细胞外铁可迅速增多,因此可帮助诊断缺铁性贫血及指导铁剂治疗。

(2)诊断铁粒幼细胞性贫血:细胞外铁增多,铁粒粗大,以Ⅲ型、Ⅳ型为主,出现较多环铁粒幼细胞,此细胞有助于确定诊断。

(3)能灵敏地反映机体内铁的贮存和利用情况:缺铁患者细胞外铁明显降低或消失,可出现在小细胞低色素贫血发生之前,甚至在血清铁含量下降以前。细胞内、外铁均消失则表示骨髓贮存的铁已用完。若患者血象已有小细胞低色素性贫血,而骨髓涂片细胞内、外铁均正常甚至增多,则提示铁不能被利用。

7.注意事项

(1)玻片一定要清洁无污,需经无铁处理。处理方法:新片清洁液浸泡24小时,晾干后再浸在5％HCl中24小时,蒸馏水反复浸洗玻片,取出烤干备用。

(2)酸性亚铁氰化钾必须现用现配。

(3)最好用盛骨髓的涂片染色做细胞外铁观察,因这张涂片含骨髓小粒较多。

(4)细胞内铁计数应以中、晚幼红细胞为准。

（金　梅）

第八节　造血细胞检测技术

通过体外实验,如细胞培养、流式细胞术和分子生物学等方法可检测到造血干/祖细胞及其相关调控因素,并用于临床造血疾病的诊断、治疗的研究。

一、造血细胞培养

体外造血干/祖细胞培养包括 CFU-GM、BFU-E、CFU-E、CFU-MK 及 CFU-L 等培养,可检测其在骨髓、血液和脐血中的数量及生物活性,同时也可应用于体外造血干/祖细胞类型、特性及生理意义的实验研究,在造血系统疾病的发生机制、诊断、疗效、预后判断及治疗药物的选择等方面具有十分重要的意义。通过这些造血细胞体外克隆形成,为临床造血系统疾病如再生障碍性贫血、白血病和骨髓增生异常综合征(MDS)等的发生、诊断、疗效观察提供了造血干/祖细胞水平的依据。

(一)原理和方法

1.造血干细胞(HSC)培养

(1)基质依赖 HSC 长期培养(Dexter 培养法):将造血前体细胞置于成纤维细胞、巨噬细胞、内皮细胞及网状细胞形成的基质层内,在基质细胞支持下不断分化为各种定向干细胞,进入培养上清液。其特点是模拟体内造血微环境,保持 HSC 的体内造血重建功能,并可体外传代,最长维持时间10～15周。

(2)基质可溶性因子依赖 HSC 长期培养:将造血干细胞与基质细胞层用 $0.4\mu m$ 孔径微孔滤膜隔开,阻断了两者借助于接触黏附所进行的调控,而只允许可溶性因子通过。HSC 仍然可以维持增生8周以上,且粒-巨噬祖细胞分化十分活跃。

(3)细胞因子依赖 HSC 长期培养:在不含基质的培养体系中不断加入外源性细胞因子以维持 HSC 的长期增生分化,由于没有基质细胞,避免了基质细胞通过细胞结合和分泌细胞因子对 HSC 的影响,培养条件易于控制,产量稳定,但细胞因子代价昂贵。

2.造血祖细胞培养　造血祖细胞的体外扩增采用类似 HSC 培养技术,收集和分离少量的骨髓、外周血或脐带血中的造血干/祖细胞,在选定的支持介质上,采用 SCF、CSF 和 IL 等组合培养液进行有目的的体外扩增,产生 CFU。每一 CFU 可视为由单一祖细胞增殖分化而来,CFU 的产生可反映造血祖细胞数量及分化增殖能力。

(1)造血生长因子(HGF):主要有 SCF、GM-CSF、M-CSF、EPO、TPO 等。由于这些生长因子昂贵,所以国内有些实验室还采取造血条件培养液。如胎肝培养液、植物血凝素(PHA)刺激的白细胞条件培养液(PHA-LCM)、胎盘条件培养液和入肺条件培养液等。这些条件培养液中含有一定量的与造血有关的刺激因子。根据对造血细胞不同的作用阶段将其分为:①特异性细胞因子:大多作用于分化后期,包括 EPO、TPO、M-CSF、G-CSF 和 IL-5;②无系特异性细胞因子:作用于分化状态的 HSC,包括 IL-3、GM-CSF 和IL-4,其功能主要维持处于 G_0 期之外所有 HSC 的生存、增生;③G_0 期作用细胞因子:包括 IL-1、IL-3、IL-6、IL-11、IL-12、G-CSF、LIF 和 SCF,维持早期 HSC 的存活或促其分化扩增;④抑制因子:包括 TNF-α、TNF-β、IFN 和 MIP-1α 等,其中 TGF-β 主要抑制早期血细胞生成,MIP-α 抑制原始的 HSC 的增殖。常用的组合形式如下。

1)IL-3、EPO、MGF、IL-6 组合:主要扩增为红系祖细胞。

2)IL-3、GM-CSF、M-CSF、G-CSF、MGF、IL-6 组合:主要扩增为髓系祖细胞(CFU-GM)。

3)IL-2+GM-CSF+G-CSF-SCF 组合:使大部分造血干/祖细胞向粒系分化,扩增 21d 使细胞数增生 130 倍。

4)IL-3+TPO 组合:主要扩增为巨核系祖细胞(CFU-Meg)。

5)IL-3+CSF-GM+EPO+TPO 组合:主要扩增为粒、红、单核和巨核细胞的混合祖细胞形成单位(CFU-MIX,CFU-GEMM)。

有报道认为,SCF+IL-1+IL-6 +EPO 是体外扩增外周血 HSC 的最适宜组合,扩增高峰在 12~14d,平均可扩增 190 倍的集落形成细胞;Pixy321 是 IL-3 和 GM-CSF 融合蛋白,加入 Pixy321+CSF 培养 6 周达高峰,细胞数可扩增 1500 倍。适用于大剂量放/化疗后粒细胞减少的治疗。

(2)支持物:主要有①血浆凝块;②甲基纤维素;③半固体琼脂。临床上较常用的支持物是半固体琼脂及甲基纤维素,前者常用于 CFU-GM、CFU-B/T 的体外培养,后者常应用于 BFU-E、CFU-E 及 CFU-MK 等的培养。

(3)营养液:常用营养液有 RPMI 1640、MEM、IDMEM 和 TC 199 等,这些营养液主要提供造血干/祖细胞生长所需的氨基酸、糖、脂和维生素。

(4)天然条件培养物:有新生牛血清、胎牛血清、人 AB 血清等,这些血清的质量是造血干/祖细胞培养成功的关键。血清的批号及生产日期的不同会对造血细胞培养产生明显的影响。目前除了用含血清培养液外,无血清培养液也开始较普遍的应用。

3.造血集落计数方法

(1)粒-单系造血祖细胞培养:在体外半固体琼脂上培养 7d,形成由不同成熟阶段的粒细胞和单核细胞组成的细胞集落。将培养皿置于倒置显微镜下观察。琼脂半固体培养基上大于40 个细胞以上的细胞团称为集落,小于 40 个细胞的团称为簇,一般 3~15 个细胞团称为小簇、16～40 个细胞团为大簇。

(2)红系祖细胞的培养:在培养体系中多选择甲基纤维素作为支持物。CFU-E 集落为由 8～50 个细胞组成的细胞团。BFU-E 集落为 50 个以上细胞组成的细胞团。在倒置显微镜下与 CFU-GM 相比,红系集落的背景稍暗、集落内细胞圆整、体积较小。因为细胞胞质内有血红蛋白的合成,集落可呈暗黄色,尤其以晚期幼红细胞为主形成的集落表现更为明显。

(3)巨核系祖细胞培养:以血浆凝块或甲基纤维素为支持物,培养 10～14d 后,用倒置显微镜观察,含有 3 个巨核细胞以上者为 CFU-MK 集落,含有 20～500 个巨核细胞的集落称为 BFU-MK。CFU-MK 可用形态学及免疫化学鉴定。血小板膜糖蛋白 GP Ⅱ b/Ⅲ a(CD41/CD61)阳性为判断 CFU-MK 的指标。

(4)混合祖细胞培养:以甲基纤维素作为支持物,培养 14d 后,用倒置显微镜鉴别集落,每个集落至少含有 50 个细胞,大多为粒细胞和巨噬细胞,巨核细胞和有核红细胞数量不定。难以从形态学鉴定的 CFU-GEMM,可用染色法、细胞化学及免疫荧光染色等技术来鉴定。

由于造血干/祖细胞缺乏形态上可辨别的标志,其鉴别方法常用 CFU 产率和免疫表型分析。用细胞培养法检测 CFU 产率时间较长、重复率相对较低,宜建立各实验室参考范围。现可应用流式细胞术快速分选、准确检测血液和骨髓中 CD34$^+$ 细胞。CD34 是一种细胞表面黏附分子,表达在造血干/祖细胞及具有造血潜能的各种集落形成细胞上,包括多能和定向造血祖细胞;作为造血干/祖细胞的标志有临床实用价值。

(二)质量保证

1.培养技术的选择　根据实验目的选择良好的方法,并拟定合适培养体系,例如支持介质、培养方式等;应有针对性地选择细胞因子,例如干细胞因子(SCF)表达于多种干细胞表面,刺激干细胞分化成不同谱系血细胞。CSF 刺激不同造血细胞系或不同阶段的细胞增生、分化与成熟。例如 GM-CSF(粒细胞-巨噬细胞集落刺激因子)刺激造血祖细胞增生;G-CSF(粒细胞集落刺激因子)刺激骨髓内中性粒前体细胞如原粒细胞、早幼粒细胞的增生与分化。M-CSF(巨噬细胞集落刺激因子)促进骨髓前体细胞发育成单核/巨噬细胞;GM-CSF、G-CSF 及 M-CSF 都参与 CML 的白血病细胞的增殖。EPO 刺激骨髓内红细胞样前体细胞产生 CFU-E 和 BFU-E,使红细胞样前体细胞增生分化成为成熟红细胞。此外,IL-3 能刺激骨髓中多种谱系细胞集落形成,称为多克隆集落刺激因子(M-CSF)。IL-11 能单独或者协同其他细胞因子刺激骨髓造血干/祖细胞的增生、分化与成熟。

2.培养材料的选择　不同厂家、甚至不同批号的有关细胞培养所用的器材、试剂、血清和因子等可能差异很大,应做预试验优选。

3.培养过程中注意事项　①控制每一试验过程避免污染;②换液时避免细胞的损伤和丢失。

(三)临床意义

造血祖细胞体外培养对骨髓移植时供体造血干/祖细胞数量的测定;干/祖细胞冻存后细胞活性的分析以及多种血液病的诊断与预后等均有重要参考价值。

1.骨髓增殖性疾病(MPD)　MPD 骨髓及外周血造血祖细胞数目明显升高。自发性或内源性集落形成是 MPD 的特征性表现,具有诊断和鉴别诊断价值。BFU-E 的体外增殖与分化依赖于 BPA 和 EPO 的共同刺激,正常人 BFU-E 培养体系中不加入外源性 BPA 和 EPO,则无 BFU-E 集落生成。但在 MPD,可见到不依赖于外源性 BPA 和 EPO 的红细胞集落自发性生长。有人认为红系集落的自发性增殖,可能是由于 MPD 的红系祖细胞对培养体系中胎牛血清所含的微量 EPO 的高度敏感所致。最近,Dai 等报道在真性红细胞增多症(PV),骨髓 CFU-GM,CFU-MK 和 BFU-E 均对 IL-3 和 GM-CSF 高度敏感。此外,在 MPD 还可见到 CFU-MK 和 CFU-GM 的自发性增殖。除 PV 外,自发性红系集落生长也见于其他类型的 MPD。约有 50% 的特发性血小板增多症和骨髓纤维化,以及少数慢粒均伴有自发性红系集落生长。大多数特发性血小板增多症同时伴有 CFU-MK 的自发性生长,而在反应性和继发性血小板增多症则较少见到 CFU-MK 和 BFU-E 集落的自发形成。鉴于此,有作者提出对于不明原因的红细胞、血小板以及粒细胞增多,若同时伴有造血祖细胞(BFU-E,CFU-MK 或 CFU-GM)集落的自发形成,可诊断为 MPD。

2.骨髓增生异常综合征(MDS)　大多数 MDS 的 CFU-MK,BFU-E 和 CFU-GEMM 体外增殖不良,正常形态的祖细胞集落数很少,有时可见大量异常形态细胞集落形成,提示 MDS 存在造血干/祖细胞异常。当 MDS 与骨髓增殖性疾病及再生障碍性贫血难以鉴别时,造血祖细胞培养有助于 MDS 的确诊。尽管再生障碍性贫血和 MDS 均可见到正常祖细胞集落数目的减少,但祖细胞集落形态的异常,特别是出现白血病样生长支持 MDS 诊断的确立。CFU-GM 检测对 MDS 预后有参考价值,CFU-GM 增殖正常或近似正常提示预后良好,转化为急性白血病的机会小;而 CFU-GM 增殖异常,出现异常细胞形态集落则表示预后不良。外周血 CFU-GM、特别是外周血 CD34 抗原阳性细胞的监测,对 MDS 预后更有意义。

3.再生障碍性贫血(AA)　Baynara 等应用核酸分子杂交技术,发现获得性 AA 和先天性 AA 造血细胞的 GM-CSF 及 IL-3 受体基因的转录表达正常,先天性 AA 对 GM-CSF,IL-3 和 SCF 的刺激缺乏反应性,并非由于这些因子的受体 mRNAs 表达缺陷所致;提示先天性 AA 的干/祖细胞可能存在着内在本质性缺陷,对 GM-CSF,IL-3 和 SCF 刺激的反应性不如获得性 AA 明显。造血祖细胞培养对先天性 AA 和获得性 AA 有一定的鉴别诊断价值。

4.白血病(AL)　AML 的 CFU-GM 数目减少甚至无集落形成,而由白血病干细胞形成的异常形态细胞集落却明显增多。此外,CFU-E,BFU-E,CFU-MK 和 CFU-GEMM 集落数也显著减少或根本不形成集落。急性淋巴细胞白血病(ALL)的骨髓造血祖细胞培养提示,骨髓正常造血祖细胞集落数目减少而外周血祖细胞数目明显增多。因此,祖细胞体外培养异常有助于白血病的诊断。

(四)方法评述

1.传统 HSC 培养多利用胶体凝胶等介质作依托,没有细胞微环境,不能支持 HSC 的生长或分化,只能维持造血祖细胞在 1～2 周形成细胞集落。即使设法加入营养物、生长因子等,培养时间也只能延长到 2～4 周;HSC 不能在这样的培养体系中存活、增殖。采用此类培养体系可开展短期的、初步的实验研究。

2.深入进行疾病诊治研究的 HSC 体外扩增方法主要有细胞因子支持下筛选 CD34$^+$ 细胞

培养法和基质细胞支持的灌注培养法。一般认为,单独应用细胞因子效果不佳,多个因子合理组合才能获得理想的扩增效果。生长因子合理组合应包括:①细胞存活因子,如 IL-1、IL-6 和 SCF 等;②刺激早期造血细胞增殖的因子,如 SCF、IL-3 和 GM-CSF 等;③定向扩增刺激因子,如 G-CSF 和 EPO 等。基质细胞支持的灌注培养方法提供接近于体内 HSC 的造血环境,能扩增各阶段的造血细胞,并维持甚至扩增原始 HSC,称原始 HSC 培养方法。基质支持作用除了通过细胞-细胞接触的直接作用外,还分泌许多因子影响造血过程。该法除对 Dexter 培养法基质条件进行改进外,还以基质支持灌注体系常加用造血因子。因子一方面支持基质细胞,起间接造血作用,一方面直接刺激 HSC 存活、增殖和分化,以加强 HSC 的扩增效果。

二、细胞因子检测

(一)原理和方法

检测细胞因子的方法主要有生物学检测法、免疫学检测法和分子生物学检测法。

1.生物学检测法　生物学检测是根据细胞因子特定的生物活性而设计的检测方法。由于各种细胞因子都具有一定的活性,例如白细胞介素-2(IL-2)能促进淋巴细胞增殖,肿瘤坏死因子(TNF)可杀伤肿瘤细胞,干扰素(IFN)则能保护细胞免受病毒攻击。因此,通过观察细胞因子独特的生物活性,即可对其进行检测。

(1)细胞增殖法:许多细胞因子能刺激细胞生长,利用这一特性,目前已建立了一些只依赖于某种因子的细胞株,即依赖细胞株(简称依赖株),或用一些短期培养的细胞,如胸腺细胞、骨髓细胞等作为反应细胞。通过测定细胞增殖情况,如用 ^{3}H-TdR 掺入法或四甲基偶氮唑盐(MTT)比色法测定细胞增殖程度,观测相应细胞因子的活性。

(2)靶细胞杀伤法:根据 TNF 能在体外杀伤靶细胞而设计的检测方法。靶细胞多选择体外长期传代的肿瘤细胞,如 L929(来自小鼠成纤维细胞瘤),该细胞可因 TNF 的杀伤作用而死亡,用放射性核素释放或活细胞染色法判断 TNF 杀伤活性。

(3)细胞病变抑制法:病毒可引起靶细胞损伤,IFN 等则可抑制病毒所导致的病变。因此可利用细胞病变抑制法检测这类细胞因子。

2.免疫学检测法　细胞因子均为蛋白或多肽,具有较强的抗原性,利用相应的特异性抗血清或单克隆抗体,就能通过抗原抗体反映定量监测细胞因子。常用的方法包括酶联免疫吸附试验(ELISA)、放射免疫测定(RIA)和免疫印迹法。

3.分子生物学检测法　这是一类利用细胞因子的基因探针检测特定细胞因子基因表达的技术。目前所公认的细胞因子基因已被克隆化,故能较容易制备某一细胞因子 cDNA 探针或人工合成寡核苷酸探针,利用基因探针检测细胞因子 mRNA 表达。方法有:斑点杂交、Northern blot、逆转录 PCR、细胞或组织原位杂交等。

(二)质量保证

细胞因子的产生是动态而短暂的,并且能与其受体结合或者发生降解,因此在血液采集后尽快分离获得血清或者血浆。分离后的血清或者血浆标本在 2～8℃ 可储存 3d,超过 3d 应该放入－20℃或者－70℃。避免反复冻融。

细胞因子分析中以标准品为质控的核心,已公认的标准品提供基地有位于美国国立癌症研究所的生物反应调整小组(BRMP,NCI)和英国国立生物标准化和控制研究所为世界卫生组织(WHO)的标准品提供机构。所有的细胞因子的参考标准品应以该标准品标定后方可使用。实验室应该有内部质控参考物,该参考物先以 WHO 标准品标定后大批量冻存(－80℃),每次实验均以此标准品为参考物。每次检测的参考物的批间差异应少于10%。

1.生物学检测法　应选择公认的对细胞因子敏感的细胞株,要求被刺激的细胞能产生稳定而敏感的反应。注意各种细胞的具体培养条件,调整适当的培养基酸碱度。所使用的悬浮细胞浓度或者贴壁细胞的密度不宜过高,确定被刺激时细胞处于对数生长期,细胞存活率要高,细胞形态要饱满。收集细胞进行洗涤要充分,以去除其他刺激因素,同时要轻柔,以避免影响细胞状态。细胞需要长时间培养,注意严格无菌操作。

2.免疫学检测法

(1)酶联免疫吸附试验(ELISA):ELISA 的影响因素很多,要保证实验结果的稳定性和可重复性,要从标本、抗原和抗体的保存、溶液配置等方面来控制实验条件。

1)用阳性对照与阴性对照控制实验条件。

2)血清或者 EDTA 抗凝血浆均可检测。血清或血浆中残存凝块或红细胞须经离心去除,勿使用溶血或者脂血标本。

3)要选择适当的包被抗体。包被抗体的纯度要高。包被的最适浓度应进行滴定:使用不同浓度的抗体进行包被后,在其他实验条件相同时,观察阳性标本的 OD 值。选择 OD 值最大而包被浓度最低的浓度。

4)叠氮钠对辣根过氧化物酶有灭活作用,在实验体系中应该避免使用。底物显色液必须临时配制,过氧化氢应放置在 2～8℃,保存 6 个月以内。

(2)放射免疫测定(RIA)

1)标准品与被测物质应当化学结构一致并具有相同免疫活性。应要求高度纯化,不应含有对放射免疫分析有干扰的物质。

2)标记抗原应具备比放射性高,以保证方法的灵敏度;免疫活性好;所用的核素的半衰期尽可能长,标记一次可较长时间使用;标记简便、易防护。

3)所用试管质地要均匀,表面光洁度好,非特异性吸收低,不能沾有放射性核素。

4)要使用效率高、本底低、稳定性好的放射性测量仪器,并要采用足够的测量时间。放免计数仪应经常维护和保养。最佳工作条件的选择可以制定出较好的标准曲线,从而获得可靠的测量结果。

(3)免疫印迹法

1)选用多克隆抗体或者混合的单克隆抗体而不是单一单抗,能确保与变性抗原反应。

2)注意被检抗原的浓度。浓度低至 0.1ng 的蛋白可被检出。稀有蛋白在进行凝胶电泳之前要进行免疫沉淀纯化。

3)背景过高影响检测的准确性与灵敏度。由二抗产生的弥散性背景过高,可采用缩短二抗的孵育时间;在一抗和二抗试剂中加入 1％ NP-40 或 0.3％吐温和 3％ BSA;用 RIPA 缓冲液(1％ NP-40,0.5％ DOC,0.1％ SDS,150mmol/L NaCl,50mmol/LTris,pH 8.0)冲洗印迹膜,延长每次清洗时间;滴定一抗和(或)二抗的效价,找到一个产生的合适信号强度的较低浓度。

3.分子生物学检测法

(1)提取 RNA 过程中严格防止 RNA 酶的污染,并设法抑制其活性。可通过琼脂糖变性凝胶电泳检测 RNA 完整性,28S 和 18S 真核细胞 RNA 比值约为 2:1,表明无 RNA 降解,如果该比值逆转,说明 RNA 降解。避免核酸污染,防止假阳性,这些有赖于对操作环境和操作规程的严格控制。操作过程需戴手套。所有实验用器材都应于高温烘烤或使用 DEPC 水以消除 RNA 酶。原位杂交中,取材后应尽快冷冻或固定。

(2)根据不同的杂交实验要求选择不同的核酸探针。检测靶序列上的单个碱基改变时应选用寡核苷酸探针;检测复杂的靶核苷酸序列选用特异性较强的长的双链 DNA 探针;组织原位杂交应选用短的探针,因为它易透过细胞膜进入胞内或核内。

(3)在选择标记方法时,应考虑实验的要求,如灵敏度和显示方法等。放射性探针比非放射性探针的灵敏度高。在检测单拷贝基因序列时,应选用标记效率高、显示灵敏的探针标记方法。在对灵敏要求不高时,可采用保存时间长的生物素探针技术和比较稳定的碱性磷酸酶显示系统。

(4)选择最适的杂交反应温度与时间,减少错配与非特异性结合。

(5)原位杂交中要注意玻片清洗干净,使用高温烘干以去除任何 RNA 酶;应用稀释的 Triton×100 或消化酶增强核酸探针的穿透性;杂交后的酶处理和去垢剂洗涤均有助于减低背景染色。

(三)临床意义

造血因子是对血细胞的生成、分化、增殖和成熟等方面有调控作用的细胞因子,多数是糖蛋白或多肽类,在靶细胞上多有相应的受体。现知细胞因子与某些疾病的发生发展有关,检测造血因子对于研究血液系统疾病的发病机制和诊治具有重要意义。

1.对于骨髓增殖性疾病的诊断与疗效观察的意义

(1)细胞因子对于骨髓增殖性疾病的诊断有一定的临床意义。例如检测血清中 EPO 的水平有助于鉴别诊断真性红细胞增多症与继发性红细胞增多症。真性红细胞增多症患者多数因红系过度增生,负反馈下调 EPO 致使血清 EPO 水平多正常或降低,治疗好转后,血清 EPO 水平上升。相反,继发性红细胞增多症则表现为 EPO 过高,缺氧愈严重,血清 EPO 水平愈高。对 TPO 的检测有类似发现,在肺癌导致的反应性血小板增多症患者血清 TPO 水平显著高于原发性血小板增多症患者。

(2)细胞因子水平与病情发展有相关性。CML 加速期及急变期的外周血白血病细胞以及急变期的骨髓基质细胞可产生大量的 IL-1β,慢性期的 CML 患者 IL-1β 水平显著低下。IL-1 能直接或间接通过诱导 GM-CSF、G-CSF、M-CSF、IL-3、TNF-α 等细胞因子的释放,上调白血病细胞膜表面造血刺激因子受体,并与上述细胞因子发生协同作用,刺激 CML 干/祖细胞的恶性增殖,加速病情恶化及病程转变。TNF-α 与 CML 的病程转变也有着密切的关系。慢性期患者血清 TNF-α 水平较正常对照增高,处于加速期和急变期的 CML 血清 TNF-α 水平显著增高,治疗后达到缓解的患者血清 TNF-α 水平降至正常对照水平。研究认为 TNF-α 能诱导骨髓基质细胞释放 IL-1、IL-6、G-CSF 与 GM-CSF,上调 GM-CSF 和 IL-3 受体在白血病原始细胞上的表达,刺激白血病细胞增殖。

(3)检测细胞因子水平也有助于疾病的疗效及预后的观察与判断。IL-1β 与 CML 的生存期及预后有关。原发性和继发性骨髓纤维化患者骨髓组织转化生长因子 β1(TGF-β1)显著升高,其中继发性骨髓纤维化患者升高更明显。TGF-β1 参与骨髓纤维化的发生,其检测有助于判断其预后,病情缓解后血清 TGF-β1 水平下降至接近正常。对 CML 细胞中 IL-1β 及 IL-1RA 水平观察发现,IL-1β 含量高的 CML 患者生存期均数为 44 个月,IL-1β 含量低的患者其生存期均数为 58 个月;对 IFN-α 治疗敏感的 CML 患者 IL-1β 水平低,而耐受者 IL-1β 水平高。IFN-α 治疗前血清中 TNF-α 水平增高的患者,对 IFN-α 治疗反应差,反之可达到完全或部分临床血液学缓解,部分患者可达到细胞遗传学缓解。

2.白血病患者存在细胞因子水平异常

(1)研究发现白血病患者存在 Th1/Th2 免疫失衡。Th1 免疫(细胞免疫)降低,Th2 免疫(体液免疫)增强,这种免疫失衡可能造成肿瘤局部的免疫抑制状态,导致白血病细胞免疫逃逸。IFN-γ、TNF-α 参与 Th1 免疫,IL-4、IL-10、IL-6 参与 Th2 免疫。在 AML 患者,血清 IL-4 水平明显增高,而 IFN-γ 水平下降。对急性白血病初发患者检测显示 IL-10 浓度显著升高。ALL 患儿初发期其静脉血单个核细胞内 IL-6 表达水平较正常明显升高,而静脉血单个核细胞内 IFN-γ 表达水平较正常对照组有所下降。对于 ALL 以及 AML 儿童检测显示骨髓单个核细胞内 TNFα 表达也是降低的。

(2)化疗前后细胞因子的改变与疗效和预后有一定联系。有效治疗能逆转上述细胞因子的表达,使得 Th1 型细胞因子水平升高,Th2 型细胞因子下降。急性白血病患儿化疗缓解后 TNFα 表达与化疗前比较有所上升,而治疗后未缓解和复发患儿 TNFα 的表达仍低。化疗前 AML 患者血清 IL-12 与 IFN-γ 低,化疗后达完全缓解时血清 IL-12 与 IFN-γ 水平升高;ALL 初诊组血清 IL-12、IFN-γ,明显低于正常对照,而完全缓解组血清 IL-12 和 IFN-γ 则明显升高。化疗前急性白血病患儿 IL-6 水平明显增高,化疗后 IL-6 水平明显低于化疗前。白血病患儿治疗前或复发时血清 IL-10 明显升高,治疗后病情缓解时 IL-10 水平下降。总体上急性白血病患者 CR 期 IFN-γ、IL-4 水平接近正常,而初治组、短期 CR 组、中期 CR 组、长期 CR 组血清 IFN-γ 水平依次升高,而 IL-4 水平逐渐降低;另一组资料显示缓解(CR)组、部分缓解(PR)组、耐药死亡组治疗前血浆中 IFN-γ 浓度依次降低,IL-10 浓度依次升高。因此临床上还可通过对 Th1、Th2 型细胞因子检测来评估患者的疗效和预后。

(四)方法评述

3 种方法从不同方面检测细胞因子。生物学检测评价细胞因子的生物学功能,免疫学检测和分子生物学检测则分别测定细胞因子的蛋白水平和基因水平。实验者根据需要选择具体方法。

1.生物学功能检测需要确保两方面的质量,即被检测细胞因子的活性与靶细胞的活性。细胞因子的活性的确保需要注意保存条件与方法。获取标本后需要立即检测,不能立即检测则需要进行冻存。实验者应根据实验的安排,对标本进行适当的分装,以能进行多次重复实验,又能避免反复冻融标本,否则将破坏标本中的细胞因子的活性。靶细胞的选择十分重要,而培养靶细胞更为重要。要保证在使用时,靶细胞处于活性较好的状态,才能反映细胞因子的真实活性,否则靶细胞状态差,则对细胞因子的反应较差。此外,需要进行预实验细胞因子作用靶细胞的效靶比,即细胞因子作用浓度与靶细胞浓度。还需要标准品作为对照,以控制实验条件。以上这些要求都体现了生物学实验操作的复杂性。但其检测的指标是其他两种方法所不能实现的。比如细胞因子水平虽然没有变化,但是基因发生变异导致蛋白结构的变异,使其不能与其受体发生结合,则可通过生物学检测的方法检测出来。对于阐明细胞因子的作用机制与生物学功能更是必不可少的方法。

2.免疫学检测为最常用的检测方法,直接反映标本中细胞因子的蛋白水平。这也是研究中涉及最多的检测指标。在保证标本中的细胞因子不发生降解的保存条件下,标本无须复杂处理。ELISA、RIA与免疫印迹法方法学都已十分成熟,应用十分普遍,都有比较完整的质量控制方案,从而保证了检测结果的准确性。很多细胞因子的免疫学检测都有商品化成套试剂出售,使得操作更为方便。但其仅能反映细胞因子量的变化,而细胞因子质的变化,即蛋白分子的变异,则不能检测出来。

3.分子生物学检测方法,需要对细胞或者组织标本进行 DNA 或者 RNA 的提取。要确保 DNA,尤其是 RNA 不发生降解,同时要避免核酸污染,以获取高质量的基因提取物。要设计适合的引物或者探针,要确定适当的 PCR 或者探针杂交的反应条件。因此操作较免疫学检测复杂得多。但分子生物学检测既可以检测细胞因子表达水平,即 mRNA 水平,又可以通过探针杂交等方法检测出基因变异,这是其他方法不能达到的。

三、细胞增殖检测

(一)原理和方法

一个有核细胞通过 DNA 复制,发生有丝分裂而增殖成为两个子细胞,子细胞会再进行一次分裂成为两个细胞。从前一次分裂结束起到下一次分裂结束为止的活动过程形成一个细胞周期,其分为间期与分裂期两个阶段。间期包括 DNA 合成前期(G_1 期)、DNA 合成期(S 期)与 DNA 合成后期(G_2 期)。细胞分裂期为 M 期。各期的细胞 DNA 含量、RNA 含量以及相关的细胞周期蛋白发生变化,通过检测这些指标而显示处于细胞周期的各个阶段的细胞,从而反映细胞增殖状态。现仅介绍流式细胞术(FCM)检测细胞增殖的方法。

1.DNA 含量检测　G_0 期与 G_1 期的 DNA 含量相等,G_2 期与 M 期的 DNA 含量相等,是 G_0 期与 G_1 期的 DNA 含量的 2 倍。一个有增殖能力的细胞群体,在静止状态或给予诱导有丝分裂的刺激因素作用下,处于各个阶段的细胞周期的细胞数量是不同的。静止状态位于 $G_{0/1}$ 期的细胞为多,而在诱导有丝分裂的刺激因素作用下,位于 S 期或者 G_2/M 期的细胞为多。

(1)检测参数:显示 $G_{0/1}$ 期、S 期和 G_2/M 期增殖状态,不能区分 G_0 与 G_1 期、G_2 与 M 期。DNA 含量检测能提供以下参数:

1)DNA 指数(DI):DI＝被分析细胞 $G_{0/1}$ 期细胞峰顶荧光强度/正常二倍体 $G_{0/1}$ 期细胞峰顶荧光强度。正常二倍体细胞 $G_{0/1}$ 期峰 DI 值是 1.0。肿瘤细胞 DNA 含量发生异常改变,即出现异倍体细胞峰,DI 值大于 1 或者小于 1。

2)S 期比例(SPF):代表肿瘤细胞中处于 DNA 复制期细胞的比率,即 S 期细胞比率。SPF＝$S/(G_{0/1}+S+G_2/M)\times100\%$,反映了肿瘤细胞增殖活性程度。

3)增殖指数(PI):S 期与 G_2/M 期细胞所占比率。PI＝$(S+G_2/M)/(G_{0/1}+S+G_2/M)\times100\%$,也反映了肿瘤细胞增殖活性程度。

(2)检测方法

1)PI:是最常用的 FCM 检测 DNA 含量荧光染料。PI 同时染 DNA 和 RNA,必须先使用 RNA 酶以去除 RNA 的干扰。PI 不能进入完整细胞膜,必须先使用细胞膜通透剂 Triton-X100 作用细胞。使用一步法染色:PI 染液含有 PI 5mg/ml、Rnase 0.01mg/ml、0.0025% TritonX 100、枸橼酸钠 1mg/ml,pH 7.2～7.6,置于 4℃冰箱避光保存备用。将细胞 PBS 洗涤 2 次,取 1×10^6 个细胞,加 1ml PI 染液,染色 20～30min,离心去 PI 染液,加 PBS 上机检测。PI 在 488nm 激发光下,发出 620nm 的红色荧光。

2)Hoechst 33342:为 DNA 特异性荧光染料,主要结合在 DNA 的 A-T 碱基区。是对 DNA 特异结合最好的活性染料。其活染方法为,将 Hoechst33342 加入培养介质,其终浓度为 2～5μg/ml,在 37℃作用 30min。对于使用 70%冷乙醇固定的细胞染色方法为:将洗涤过的细胞悬浮在含有 Hoechst 33342 0.5～1μg/ml 的 PBS 染液中,室温下染色 15～20min,即可进行检测。Hoechst 33342 在蒸馏水中配成 1mg/ml 的储存液,避光保存于 4℃冰箱,可保存 1 个月。使用时使用 PBS 稀释成所需要的浓度。在紫外光激发下,发出 483nm 的明亮蓝色荧光。

3)DAPI:性质与染色方法同 Hoechst 33342,在紫外光激发下发出 455 nm 的蓝色荧光。

2.同时检测 DNA 与 RNA

(1)基本原理:G_0 与 G_1 期的 DNA 含量相等,不能通过 DNA 染色区分开来。G_1 期的 RNA 含量增加,用以合成大量的蛋白质,为进入 S 期准备必要的物质基础,因此对 DNA 与 RNA 的同时检测能区分 G_0 与 G_1 期。

(2)检测方法

1)吖啶橙(AO):激发光波长为 492nm,DNA 染色为 530nm 的绿色荧光,RNA 染色为 640nm 的红色荧光。方法如下:制备溶液 A 和溶液 B。A 溶液:0.1% Triton-X100、0.08mmol/L HCl,0.15mmol/L NaCl。B 液:将 0.2mmol/L Na_2HPO_4 63ml 与 0.1mmol/L 柠檬酸钠 37ml 混匀,然后分别加入 NaCl(0.15M)、EDTA-Na(1～3M)和 AO(6μg/ml)。染色步骤:在 0.2ml 活细胞悬液中(106/ml)加入 0.4ml A 液,振摇混匀,静止 30s,立即加入 1.4ml B 液,10min 内进行检测。以上步骤均在冰浴中进行。

2)PY(派洛宁 Y)和 Hoechst 33342 组合区分 RNA 和 DNA:先使用 Hoechst 33342 染色,

再使用 PY 染色,则 Hoechst 33342 的蓝色荧光代表细胞内 DNA 含量,PY 的红色荧光代表细胞内 RNA 含量。将细胞先用 70% 的冷乙醇至少固定 12h,离心去除乙醇,重悬于含有 $0.5\mu g/ml$ 的 Hoechst 33342 的 PBS 中,室温下染色 15min,然后将染色管置于冰中至少 5min,加入等体积的 PBS 染液,含有 $0.5\mu g/ml$ 的 Hoechst 33342、$2\mu g/ml$ 的 PY,冰中染色 5min,即可检测。需要使用 2 个激发波长的流式细胞仪检测。PY 的激发光为 549~562nm,发射光为 565~574nm 的红色荧光。

3.检测细胞增殖相关蛋白　有许多蛋白在 G_0 期和细胞增殖各期的表达不同,针对这些细胞增殖相关蛋白的抗体已经商品化。最常用的一种抗体为 Ki-67 抗体。Ki-67 是一种增殖细胞相关的核抗原,其功能与有丝分裂密切相关,在细胞增殖中不可缺少,因此作为标记细胞增殖状态的抗原。但其确切机制尚不清楚。这种抗原在细胞增殖各期普遍表达,G_1 期水平最低,在 S 期和 G_2 期的水平增加,在 M 期水平最高;但在 G_0 期通常不存在。另一个细胞增殖相关标志物是增殖细胞核抗原,(PCNA)其是一种 DNA 聚合酶 δ 的辅助蛋白。特异性的表达于 S 期的细胞核内,而在 G_1 期和 G_2/M 期位于细胞质内。

4.区分 G_2 期与 M 期细胞　G_2 期与 M 期的细胞 DNA 复制已经完成,是静止期细胞的 2 倍。区别这两期的方法有很多,其中最特异的方法是同时检测 DNA 含量与组蛋白 H3 的磷酸化。从有丝分裂初期到后期,几乎所有的组蛋白 H3 分子都在 Ser-10 上发生磷酸化,而在细胞周期的其他时期仅一小部分的核小体具有磷酸化的组蛋白 H3。特异性识别组蛋白 H3 的磷酸化表位的抗体已经商品化,为区分 M 期与 G_2 期细胞提供了很好的标志。同时检测 DNA 含量与磷酸化的组蛋白 H3 将细胞周期的 4 个阶段显示出来。但是,在单核细胞与某些细胞被诱导单核细胞化后,组蛋白 H3 也是广泛被磷酸化的,因此对于这些细胞的检测必须谨慎。

5.细胞周期素的检测　细胞周期的有序进行是通过许多细胞内蛋白质的有序的磷酸化与去磷酸化调控的,比如 pRB 磷酸化使细胞由 G_1 期进入 S 期,而使其发生磷酸化的主要激酶为周期素依赖性激酶(CDK),其细胞含量在细胞周期各期保持不变,而周期素的细胞含量,尤其是周期素 D、E、A 与 B1,在细胞周期各期的变动则非常大。

周期素 D、E、A 与 B1 水平具有明显的细胞周期各期的特征性分布:周期素 D1 仅在一部分 G_1 期细胞与小部分 G_2/M 期存在,在正进入 S 期、整个 S 期与 G_2/M 期的大部分为阴性;周期素 E 在 G_1 期一部分为阴性,其他显示为很高水平;正进入 S 期的细胞表达最高水平的周期素 E,进入 S 期后不断降低;周期素 A 在 G_1 期不表达,在 S 期开始表达,并不断增加,在 G_2 达到最高,在 M 期不存在;周期素 B1 在 S 后期被检测到,在 G_2/M 期明显表达达到最高。这些特征在不同种类的细胞系都存在,因此周期素的细胞水平可作为细胞周期的标志。然而,某些肿瘤细胞系存在异常:G_1 周期素(周期素 D、E)不仅在 G_1 期存在,也存在于 G_2 期;G_2 周期素 B1 能在 G_1 期细胞发现。这样的异常表达是细胞周期紊乱的一个标志。

(二)质量保证

1.使用流式细胞术检测细胞增殖,首先应保证流式细胞仪的性能的稳定性。检测一定大小一定荧光强度的、稳定保存的标准荧光微球,每次检测的荧光强度变动要在控制范围之内,从而确保光路与流路的稳定性。做好流路日常清洗维护,保证管道的通畅。DNA 染色要使用荧光染料如 PI,在使用前与使用后均要进行清洗,以免污染管道。对所制作标本要进行过滤取出大的细胞团块以防堵塞管道。

2.检测 DNA 含量,采用相同个体正常的二倍体组织、相同的样品处理方法、同步染色、同样的仪器检测条件作为内标准。比如使用正常人外周血细胞以确定正常二倍体细胞的 DNA 含量。检测细胞数应在 1 万个,排除碎片、杂质和团块。正常二倍体细胞组方图 CV 值>8% 时放弃分析,但肿瘤细胞的 CV 值>8%,与肿瘤细胞的异质性有关。当异倍体细胞数占总细胞数 10% 以下时,需要结合其他诊断指标,不可盲目下结论,至少异倍体细胞占总细胞数的 20% 以上,可以确定异倍体的存在。

3.使用荧光标记抗体检测细胞增殖相关蛋白以及周期素,标本细胞浓度为 $10^6/ml$,细胞浓度过低影响检测结果的准确性;荧光抗体染色后充分洗涤,注意混匀和离心速度,减少重叠细胞和细胞碎片;采用与检测抗体同种动物来源的同种类型的无关荧光抗体于同样的标本作用制备对照样品;检测对照标本以减去本底荧光。

4.注意染色后避光,保证荧光的稳定。

(三)临床意义

1.对于骨髓增殖性疾病的诊断与疗效观察的意义

(1)DNA 含量检测:在 CML 中,骨髓细胞示近 2 倍体 DNA 的患者预后较好,急变患者可检测到异倍体。不同类型 MPD 的巨核细胞的 DNA 倍体 GI 不同,正常人与反应性的血小板增多症的 DNA 倍体是 16N,ET 与 PV 的 DNA 倍体为 32 倍体或者 64 倍体或者更多,而 CML 的 DNA 倍体为 8 倍体或者更少。ALL 患者异倍体检出率为 38.1%;在复发/难治组异倍体检出率(61.9%)明显高于初治组(30.2%),且前者 SPF 和 PI 值也显著增加。AML 患者异倍体的检出率为 34.6%,DNA 异倍体患者的复发率高于整倍体者,SPF 增高者治疗缓解率低,并易早期复发。这些提示 DNA 倍体、SPF 和 PI 与白血病的预后有关。

(2)细胞周期素检测:细胞周期素作为细胞增殖的一个标志蛋白,正常人往往未检出其表达或者水平较低。周期素 D1 表达的水平在对照组、CML 慢性期、加速期/急变期呈明显的由低到高的上升趋势。CML 慢性期的周期素 D1 水平与进展到加速期的时间有相关性,具有高水平的周期素 D1 的患者发展到加速期的平均时间明显短于低水平的患者。周期素 D2 与周期素 EmRNA 水平在 CML 患者白血病细胞中也明显增高,同时检测到 CML 患者 G_0/G_1 期细胞减少,S 期细胞增多,推测周期素 D2 与周期素 E 水平的升高致使 G_0/G_1 期缩短,细胞快速通过 G_1/S 转换点进入 S 期,加速细胞周期进程和细胞增殖,导致 CML 的发生。急性白血病(AL)细胞周期素 D1、D3 与 E 阳性率显著升高,在 ALL 和 AML 间差异无显著性。初治、复发、缓解 AL 患者周期素 B1 蛋白表达水平依次降低,完全缓解组周期素 B1 与正常对照组比较无显著性差异。AL 患者周期素 A 蛋白或 mRNA 高表达患者的完全缓解率明显高于低表达患者,复发组 ALL 患者的周期素 A 蛋白表达水平明显低于初治组;AL 耐药组患者细胞周期蛋白 A 表达水平明显低于敏感组患者,与耐药相关基因拓扑异构酶(TOPO Ⅱα)表达水平呈高度的正相关。因此细胞周期蛋白 A 可能会成为判断 AL 患者预后的新指标,联合 TOPO Ⅱα 检测对判断 AL 耐药有意义。

（3）细胞增殖相关蛋白检测：在 CML 细胞 PCNA 表达水平增加，说明 PCNA 参与促进骨髓细胞的增殖以及抑制细胞凋亡；急变期中幼粒细胞和晚幼粒细胞的细胞表达 PCNA，而在缓解期这些细胞则不表达，有助于提示 CML 的急变期的发生。研究显示与继发性红细胞增多症相比，在真性红细胞增多症，骨髓组织的 PCNA 阳性率显著增加，有助于对两者的鉴别诊断。对 MDS、AML 以及骨髓瘤的检测发现，对骨髓中红系与粒系的增殖活性的检测对于这些疾病的鉴别没有意义，而在慢性骨髓增殖性疾病中骨髓巨核细胞 Ki-67 的表达显著增加，同时检测微小巨核细胞，则有助于支持慢性骨髓增殖性疾病的诊断。对原发性骨髓纤维化患者进行回顾性分析，同时检测骨髓组织的凋亡水平和 PCNA 检测增殖水平，发现处于疾病不同时期而增殖与凋亡比例不同，正常或者高水平的 PCNA 阳性率伴有高的凋亡水平，反映造血组织良好的再生更新的能力。原发性骨髓纤维化患者的年龄、贫血程度、白细胞与血小板水平被认为是最重要的预后参数，如果将 PCNA 阳性率与凋亡水平纳入其中，能明显提高其预测效率。

2.对于急性白血病的诊断与疗效观察的意义　　ALL 患者异倍体检出率为 38.1%；在复发/难治组异倍体检出率（61.9%）明显高于初治组（30.2%），且前者 SPF 和 PI 值也显著增加。AML 患者异倍体的检出率为 34.6%，DNA 异倍体患者的复发率高于整倍体者，SPF 增高者治疗缓解率低，并易早期复发。这些提示 DNA 倍体、SPF 和 PI 与白血病的预后有关。白血病患者 PCNA 表达显著高于正常对照组，PCNA 表达对观察 AML 患者病程有参考意义，其表达增高可能预示临床复发。儿童和成人 ALL 的完全缓解率在 Ki-67 和 Bcl-2 两项同时低表达组中最高。

（四）方法评述

流式细胞术（FCM）检测细胞周期有其独特的优势：①定量检测：使用荧光染料染色 DNA、RNA，使用免疫荧光标记抗体结合细胞增殖相关的蛋白，通过检测上万个细胞数，显示这个细胞群体的细胞周期的状态；②多参数分析：能同时检测 2 个参数或者 3 个参数的指标，通过对 DNA、RNA 的同时检测能区别 G_0 与 G_1 期，更详细的显示细胞周期的动力学过程；同时检测细胞周期相关蛋白，如细胞周期素、细胞周期素依赖性激酶、细胞周期相关的原癌基因蛋白产物等，从而探讨这些蛋白分子参与细胞周期的机制。传统的检测方法比如使用放射性元素标记（^{3}H-TdR）核苷或者酶标记核苷被增殖细胞摄取进入到合成 DNA，通过检测放射性的强度或者酶底物反应显示的颜色强度来反映发生增殖细胞的多少，提供的信息单一，远没有 FCM 结果的丰富，而且存在放射性污染。

四、细胞凋亡检测

（一）原理和方法

1.形态学方法

（1）普通光学显微镜检测法：细胞凋亡发展过程中，细胞形态学发生特殊的变化。不同于细胞坏死时细胞及细胞核肿胀，凋亡细胞发生收缩，细胞核浓缩成块状，可碎裂成多个颗粒。

使用姬姆萨染色,显示细胞皱缩,胞质少,染为淡红色,细胞核内染色质凝聚,染成深紫色,细胞核可分裂成数个颗粒。可对组织切片或者细胞涂片进行染色检测。

(2)荧光显微镜检测法:对石蜡切片、冷冻切片或者细胞涂片使用荧光染料包括碘化丙啶(PI)、DAPI 染液、吖啶橙(AO)以及 Hoechst 33342(HO)染色。这些染料均能与 DNA 结合,其中 PI 还能与 RNA 结合,因此 PI 染液中须有 RNA 酶以去除 RNA 干扰。4 种染料 PI、DAPI、AO 以及 HO 分别在 536nm、359nm、492nm 以及 340nm 激发光下发出红色、蓝白色、黄绿色以及蓝紫色荧光。在荧光显微镜下观察早期凋亡细胞呈现核浓缩,染色加深,或核染色质呈新月形聚集于核膜一边;晚期凋亡细胞表现为核碎裂成大小不等的圆形小体,并被细胞膜所包绕,即凋亡小体。

(3)凋亡小体的电镜观察:在扫描或透射电镜下观察到的"凋亡小体"系由细胞膜卷曲、脱落形成的小泡,其内包含有完整的细胞器及核片段。这种小体易被巨噬细胞、上皮细胞等吞噬,借以清除正常发育过程中凋亡的细胞。

2.生物化学方法　发生细胞凋亡时,由于内源性核酸酶的激活,DNA 链被切割成 160 个碱基的小分子量片段及其多倍体片段组成,将这些 DNA 片段抽提出来进行电泳,可得到 DNA 梯带(DNA ladder)。结果观察:典型的细胞凋亡显示出 DNA 梯带,最小片段约 200bp。

3.免疫学方法(ELISA 法)　细胞凋亡的发生,是由于内源性核酸内切酶的激活,这种钙和镁依赖性核酸酶在最容易进入的核小体间区解开双链 DNA,产生单/低聚核小体片段,而核小体 DNA 由于与组蛋白 H2A、H2B、H3 和 H4 形成紧密复合物而不被核酸内切酶裂解。采用双抗体夹心酶免疫法,应用小鼠抗 DNA 和抗组蛋白的单克隆抗体,与核小体片段形成夹心结构,可特异性检测细胞溶解物中的单/低聚核小体。

4.TdT 介导的 dUTP 缺口末端标记法(TUNEL)　凋亡细胞由于内切性核酸内切酶的激活,核 DNA 被切割成许多双链 DNA 片段以及高分子量 DNA 单链断裂点(缺口),暴露出大量 3'羟基末端,如用末端脱氧核苷酸转移酶(TdT)将标记的 d-UTP 进行缺口末端标记,则可原位特异的显示出凋亡细胞。

(1)荧光标记法:荧光标记后,用荧光显微镜观察,选用蓝色激发光(波长 488nm),所有的细胞核均被 PI 着色,显示出红色荧光,而凋亡细胞被特异的标记上 FITC,显示出黄绿色荧光。

(2)酶标记法:光学显微镜下观察,所有细胞核均着绿色,凋亡细胞核染色质显示出特异性的棕黄色。

5.流式细胞分析术　根据不同凋亡时期细胞的生物学特征,选择相应的方法进行检测。

(1)凋亡早期:①半胱氨酸天冬氨酸特异性蛋白酶检测法。半胱氨酸天冬氨酸特异性蛋白酶-3 激活后介导细胞凋亡信号的传导,在早期就被激活,激活的 Caspase-3 标志正在进行凋亡的细胞。对细胞膜和核膜打孔后,给予荧光标记的抗活性 Caspase-3 显示早期凋亡细胞。②Annexin V/PI 法。磷脂酰丝氨酸(PS)正常位于细胞膜的内侧,但在细胞凋亡的早期,PS 可从细胞膜的内侧翻转到细胞膜的表面,暴露在细胞外环境中。Annexin-V 是 Ca^{2+} 依赖性磷脂结合蛋白,能与 PS 高亲和力特异性结合。碘化丙啶(PI)是一种核酸染料,它不能透过完整的细胞膜.不能染色凋亡早期的细胞(凋亡晚期可着色)。将 Annexin-V 进行荧光素 FITC

(488nm 激发光下为绿色荧光)标记,与 PI(488nm 激发光下为红色荧光)匹配使用,利用流式细胞仪或荧光显微镜可检测细胞凋亡的发生。

(2)凋亡晚期:①亚"G_1"峰检测法。处于增殖周期中的细胞,根据其所在不同周期时相,其 DNA 含量分布为 2～4n。发生凋亡的细胞由于核内 DNA 裂解成许多小片段,在酒精固定后用细胞膜通透剂,小分子量的 DNA 片段穿过胞膜而丢失,仅剩下大片段 DNA,这些失去部分 DNA 含量的细胞,在 DNA 染色后,形成一个 DNA 含量＜2n(即＜G_1 期细胞)的分布区,成为"亚 G_1 峰"(即凋亡峰)。②TUNEL 法。同前述。使用荧光标记的 d-UTP 经末端转移酶标记后的细胞,再经 DNA 荧光染色(红色荧光-PI)后,这种带有双重荧光信号的细胞经 FCM 检测,可显示出不同周期时相之细胞凋亡情况。

(二)质量保证

1.实验者要根据所检测标本选择适当的检测方法。如对于实体组织宜做切片进行荧光染色后直接进行显微镜观察,或者使用 TUNEL 法进行原位染色;对于血液细胞或者培养细胞,则可使用流式细胞术检测。

2.在获得标本进行固定染色之前,标本要保持新鲜,避免发生自溶,导致假阳性。

3.不同的细胞类型需要使用适当的诱导凋亡方法,在适当的诱导时间进行检测细胞凋亡,才能获得好的检测结果。

4.荧光易发生淬灭,染色后标本要避光保存。使用抗荧光淬灭的封片液可减缓淬灭。为降低本底,应将细胞未结合的荧光染料洗去。

5.在 TUNEL 法中,设阳性对照与阴性对照。阳性对照的切片可使用 DNA 酶部分降解的标本,阳性细胞对照可使用地塞米松处理的 3～4h 的人外周血淋巴细胞,阴性对照不加 TdT 酶。其余步骤与实验组相同。

6.使用流式细胞分析术检测凋亡,首先应保证流式细胞仪器的性能稳定。检测一定大小一定荧光强度的、稳定保存的标准荧光微球,荧光强度变动要在控制范围之内,确保光路与流路的稳定性。做好流路日常清洗维护,保证管道的通畅。DNA 染色要使用荧光染料比如 PI,在使用前与使用后均要进行清洗,以免污染管道。对所制作标本要进行过滤取出大的细胞团块以防堵塞管道。

7.检测亚"G_1"峰,需要使用正常组织,比如正常人的外周血淋巴细胞确定正常二倍体 DNA 峰的位置。正常组织与标本使用同样的方法处理与同样的方案进行检测。正常二倍体 CV 大于 8% 以上,应该放弃分析。样本中杂质、细胞碎片过多,细胞成分仅占 20% 以下时,不能进行检测。分析单个细胞数要在 1 万个以上。

8.因为细胞凋亡是一个动态的过程,检测不同阶段的凋亡要把握好收集细胞的时间点与及时检测标本。比如使用 AnnexinV-FITC/PI 法检测早期凋亡,染色后要尽快检测,反应 1h 后荧光强度就开始衰变。

(三)临床意义

骨髓细胞的凋亡与增殖水平的平衡维持正常造血。在骨髓增殖性疾病中,对骨髓组织的检测发现,原发性骨髓纤维化(IMF)、真性红细胞增多症(PV)与原发性血小板增多症(ET)患者骨髓组织凋亡水平正常的，其增殖活性增强，而在 CML 凋亡水平明显升高。研究发现 PV 患者的 CD34（＋）骨髓细胞的凋亡率与血红蛋白水平负相关，CD34（＋）骨髓细胞的低水平凋亡、高水平增殖与疾病的严重程度相关。使用药物治疗，例如以 IFN 治疗 CML，骨髓细胞凋亡水平增加。CML 患者骨髓组织凋亡水平的高低以及 IFN 治疗后的凋亡程度与患者的存活率有着相关性。

许多化疗药物通过诱导白血病细胞凋亡而达到疗效。体外检测化疗药物能否有效的诱导白血病细胞凋亡有助于预先判断患者对化疗敏感性，例如使用柔红霉素（DNR）和阿糖胞苷（Ara-C）体外作用 AML 患者白血病细胞，完全缓解组患者的白细胞凋亡率明显高于未缓解组。该检测也可用于新药开发，对药物疗效做出初步评价。在治疗过程中，对患者的白血病细胞的凋亡水平能够进行监测，能及时反映患者对该治疗的反应性，并提示预后。

（四）方法评述

形态学检测法使用普通光镜或者使用荧光染料染色后进行肉眼观察，准确性低，受观察者的主观因素影响，而且只能达到定性的目的而不能做到定量检测。DNA Ladder 为经典的检测凋亡方法，特异性较好，但是灵敏度差，需要在细胞凋亡晚期或者凋亡比较严重的组织中才能获得较好结果，同样不能达到定量检测的目的。TUNEL 法既可以在显微镜下检测，又可以在流式细胞仪中检测。在显微镜下检测实际上是将分子生物学与形态学结合，对石蜡包埋组织切片、冷冻组织切片、培养的细胞和从组织中分离的细胞进行原位染色，同时观察细胞形态，但显微镜观察仍不能给予定量检测。

流式细胞术检测细胞凋亡的方法，是随着流式细胞术应用的推广以及对凋亡的细胞生物学机制的不断认识共同产生的。能检测细胞凋亡的不同阶段的细胞生物学变化。能检测大量细胞，提供准确的定量检测数据。不足之处在于只能对单个细胞悬液标本进行检测，对于组织切片不能检测。流式细胞术检测的方法中最常用的方法为 PI 染色检测凋亡细胞峰、TUNEL 法以及 Annexin V 法。对这 3 种方法的比较，研究者认为由于典型的凋亡形态并不一定伴有核小体间 DNA 降解及断裂，而亚二倍体并不一定是凋亡细胞，因此 PI 法检测凋亡可能有很大的错检或漏检，认为 PI 法敏感性低、特异性差，故不适宜定量检测细胞凋亡；而 TUNEL 法检测 DNA 单链断裂点的 3'羟基末端，但是坏死期的细胞 DNA 也被切割为大小不等的片段，因此 TUNEL 法检出的凋亡阳性率实际反映了细胞凋亡与坏死的总和，对于凋亡检测存在假阳性。与其他两种方法比较，TUNEL 法检出的凋亡阳性率显著偏高，表明其敏感性较高，但特异性较差；而 Annexin V/PI 法在检测原理上能正确的区分凋亡与坏死，而且操作比较简单，不需如上述两种方法对细胞进行固定，避免因固定而造成的碎片增多或 DNA 片段丢失的不良影响，能检测早期的凋亡，因此利用流式细胞术检测凋亡时，宜首选 Annexin V/PI 双参数法。

（张敏卓）

第二章 红细胞疾病

第一节 缺铁性贫血

缺铁有一个发展过程,体内发生贮铁耗尽(ID),缺铁性红细胞生成(IDE),最终缺铁性贫血(IDA)。缺铁性贫血是指各种原因的缺铁导致红细胞生成减少引起的低色素性贫血,其特点是骨髓、肝、脾等器官组织中缺乏可染铁,血清铁浓度、运铁蛋白饱和度和血清铁蛋白降低,典型的表现为小细胞低色素型贫血。缺铁性贫血是一种不同病因引起的综合征,可以伴发许多疾病。

【流行病学】

缺铁性贫血是临床上最常见的一种贫血。随着经济发展和营养卫生状况的改善,铁缺乏症的患病率逐年下降,但至今仍是一个全球性人群普遍存在的健康问题,发展中国家尤为突出。据估计全球约有5亿~10亿人患铁缺乏症,近半数为缺铁性贫血。通过大规模流行病学调查,提示发展中国家不同年龄组铁缺乏症的患病率明显高于发达国家。妊娠妇女、月经期妇女、婴幼儿和儿童是高危人群,其中以2岁以下婴幼儿和妊娠妇女的患病率最高。有调查资料显示上海地区铁缺乏症的患病率:6个月至2岁的婴幼儿达75.0%~82.5%,育龄妇女为43.32%,妊娠3个月以上妇女为66.27%,10~17岁青少年为13.17%;以上人群缺铁性贫血的患病率分别为33.8%~45.7%,11.39%,19.28%及9.84%。铁缺乏症的危险因素主要和下列因素密切相关:婴幼儿喂养不当,儿童与青少年偏食和鼻出血,妇女月经量过多,多次妊娠,哺乳,宫内置节育环,营养不良,摄入蛋白质不够,反复献血以及某些病理因素如胃大部切除、慢性失血、慢性腹泻、萎缩性胃炎和钩虫感染等。

【病因和发病机制】

(一)病因

缺铁性贫血发生原因和发病机制多种多样。主要由于长期铁代谢负平衡得不到额外补充造成。

1.营养因素 饮食中缺乏足够量铁或食物结构不合理导致铁吸收和利用减低,发生营养性铁缺乏症。中国医学科学院卫生研究所制订的正常供给标准,成年女性为12~15mg/d,青少年为12~25mg/d。铁吸收主要在十二指肠和空肠上段,吸收形式有两种:①血红素铁来自血红蛋白、肌红蛋白及动物食物的其他血红素蛋白,经胃酸和蛋白酶消化,游离出血红素,直接被肠黏膜细胞所摄取,在细胞内经血红素加氧酶分解为原卟啉和铁而被吸收;②非血红素铁来自铁盐、铁蛋白、含铁血黄素及植物性食物中高铁化合物等,非血红素铁的吸收取决于铁原子的价数、可溶性及食物中螯合剂的存在。食物中铁必须成为可溶性二价铁才易被吸收,胃酸可增加非血红素铁的溶解度,维生素 C 作为还原剂和螯合剂可促进铁吸收。植物食物中的磷酸盐、植酸盐,茶叶中的鞣酸及咖啡中的一些多酚类化合物等,与铁形成难以溶解的盐类而抑制非血红素铁的吸收。动物性食物铁吸收率 20%。植物性食物吸收率多数小于 5%,人乳铁吸收率 50%,牛乳仅 10%。因此,饮食因素和铁缺乏症发生有密切关系。因营养因素发生铁缺乏症高危人群是婴幼儿和孕妇,由于铁需要量增加,不注意营养极易引起铁缺乏症。月经期妇女对铁的需要量比成年男性大,一次正常月经的失血量平均 40~60ml,相当于失铁 20~30mg。因此,需要量比男性多 1mg/d,为 2mg/d。

2.慢性失血和铁丢失过多　慢性失血是缺铁性贫血最常见的病因之一,长期小量出血比一次大出血更易发生缺铁性贫血。正常情况下,每天从食物中吸收和排出的铁各约 1mg,每天失血 3~4mg,即相当于失铁 1.5~2mg,可引起铁负平衡,一定时期后,即可发生缺铁性贫血。女性月经过多,如宫内放置节育环、子宫肌瘤及月经失调等多见。成年男性胃肠道出血是缺铁性贫血最常见病因,以痔疮最常见,仅次于月经量过多。其次是胃十二指肠溃疡出血,其中 25% 出血患者以往没有消化道溃疡的症状。食管裂孔疝可伴消化道出血,约 15%患者发生缺铁性贫血。消化道憩室或憩室炎引起出血发生率大约分别为 5%~8% 和 15%~25%,小肠出血多为息肉。缺铁性贫血常是胃肠道肿瘤首发表现,盲肠癌、升结肠癌、胃癌及壶腹癌均可以缺铁性贫血为首发表现。农村钩虫感染是引起慢性消化道失血的重要原因。其他原因有咯血和肺泡出血,如肺含铁血黄素沉着症、肺出血肾炎综合征、肺结核、支气管扩张和肺癌等;血红蛋白尿,冷抗体型自身免疫性溶血、人工心脏瓣膜、行军性血红蛋白尿等,反复血液透析、多次献血等。

3.铁吸收障碍　肠道对铁吸收障碍而发生缺铁性贫血者,最多见于胃切除患者。胃酸分泌不足且食物快速进入空肠,绕过铁的主要吸收部位,使铁吸收减少。多种原因造成胃肠道功能紊乱,慢性肠炎、Crohn 病等可因铁吸收障碍而发生缺铁性贫血。转运障碍(无转铁蛋白血症、肝病)也是引起缺铁性贫血的病因。

(二)发病机制

1.缺铁对铁代谢的影响　当体内贮铁减少到不足以补偿功能状态铁时,铁蛋白、含铁血黄素、血清铁和转铁蛋白饱和度减低、总铁结合力和未结合铁的转铁蛋白升高、组织缺铁、红细胞内缺铁。转铁蛋白受体表达于红系造血细胞膜表面,当红细胞内铁缺乏时,转铁蛋白受体脱落进入血液,血清可溶性转铁蛋白受体(sTfR)升高。

2.红细胞内缺铁对造血系统的影响　大量原卟啉不能与铁结合成为血红素,以游离原卟啉(FEP)的形式积累在红细胞内或与锌原子结合成为锌原卟啉(ZPP),血红蛋白生成减少,红细胞胞质少、体积小,即小细胞低色素性贫血;重者粒细胞、血小板生成受影响。

3.组织缺铁对组织细胞代谢的影响　细胞中含铁酶和铁依赖酶活性降低,包括细胞色素

c、细胞色素 c 氧化酶、过氧化氢酶、过氧化物酶，含铁血黄素蛋白类：细胞色素 c 还原酶；NADH：脱氢酶、黄嘌呤氧化酶、琥珀酸脱氢酶等。影响患者的精神、行为、体力、免疫功能及患儿的生长发育和智力；缺铁可引起黏膜组织病变和外胚叶组织营养障碍。

【临床表现】

缺铁性贫血的症状可因引起缺铁和贫血的原发病、贫血本身以及组织中含铁酶和铁依赖酶活性降低引起细胞功能紊乱所致。

（一）贫血表现

早期缺铁性贫血常无症状或非特异性症状如乏力、易倦、头昏、头痛、耳鸣、心悸、气促、纳差等，可伴有苍白、心率增快。这些症状不一定和贫血程度相平行。

（二）组织缺铁表现

影响小儿生长发育；幼儿可伴神经功能和心理行为障碍，易激惹、注意力不集中；耐力降低；影响小儿细胞免疫功能，表现为 T 淋巴细胞数目减少，中性粒细胞杀菌功能受影响，髓过氧化酶活性降低，吞噬功能有缺陷，抗寒能力降低，甲状腺激素代谢异常。严重缺铁性贫血可致黏膜组织变化，出现口炎、舌炎、舌乳头萎缩。外胚叶组织营养缺乏表现为皮肤干燥、角化、萎缩、无光泽；毛发无光泽、易断、易脱；指甲条纹隆起，严重时指甲扁平，甚至呈"反甲"。一些患者有嗜异食癖，如泥土、煤炭、生米、冰块等。胃活组织检查发现 75％ 缺铁性贫血患者有浅表性胃炎及不同程度的萎缩性胃炎，伴胃酸缺乏。吞咽困难或吞咽时有梗塞感（称 Plummer-Vinson 征），这是缺铁的特殊症状之一。缺铁性贫血也可导致月经紊乱。但月经过多可以是缺铁原因，也可以是缺铁的后果。约 10％ 患者轻度脾肿大。在缺铁时间较长的婴儿中，颅骨和手骨的板障可以增厚。

（三）缺铁原发病表现

消化性溃疡、肿瘤或痔疮导致的黑便、血便或腹部不适，肠道寄生虫感染导致的腹痛或大便性状改变，妇女月经过多，肿瘤性疾病的消瘦，血管内溶血的血红蛋白尿等。

【实验室检查】

（一）血象

轻度贫血，红细胞为正细胞正色素性，血片中红细胞形态基本正常。严重时呈小细胞低色素性贫血。平均红细胞体积（MCV）低于 80fl，平均红细胞血红蛋白量（MCH）小于 27pg，平均红细胞血红蛋白浓度（MCHC）小于 32％。血片中红细胞大小不一，体积小者多见，有少量尾状和椭圆形红细胞，偶见靶形红细胞。红细胞中心淡染区扩大，重者胞质呈环状。网织红细胞计数大多正常或减低，少数轻度增高至 2％～3％者。红细胞渗透脆性大致正常，重者脆性轻度减低。

白细胞计数一般正常，少数中性粒细胞减少。近期有大量出血，中性粒细胞可增多。钩虫病患者嗜酸性粒细胞增多。

血小板计数常增高，多见于成人因慢性失血而发生贫血。贫血较重的婴儿、儿童患者中，血小板减少较为多见。

（二）骨髓象

骨髓穿刺涂片和切片显示骨髓呈轻度和中度幼红细胞增生，严重缺铁性贫血，幼红细胞体积偏小,核染色质致密,胞质较少,边缘不整齐,即血红蛋白形成不良。幼红细胞核固缩似晚幼红细胞,胞质仍紫蓝色,显示胞质发育迟于胞核,呈"核老浆幼"现象。分类以中幼红细胞比例增多。粒系细胞和巨核细胞数量、形态大多正常。骨髓涂片亚铁氰化钾染色,骨髓小粒中无深蓝色含铁血黄素颗粒,幼红细胞内铁小粒减少、淡染或消失,铁粒幼细胞<15%。骨髓可染铁是反映贮存铁的金标准。骨髓活检标本铁染色可提高骨髓可染铁检查的准确性,但不能很好地观察幼红细胞内铁的情况。

(三)血清铁、总铁结合力、血清铁饱和度和血清铁蛋白

未经治疗者血清铁浓度常明显降低,多低于 $8.95\mu mol/L$,总铁结合力增高,大于 $64.44\mu mol/L$,血清铁饱和度降低小于 15%。血清铁蛋白低于 $12\mu g/L$。血清铁检测不稳定,1d 内不同时间测定,变异很大,不宜单独作为诊断缺铁的指标。总铁结合力较稳定,血清铁饱和度测定<15%可作为缺铁性红细胞生成的指标之一,但不宜用于缺铁的早期诊断。采用直接法测定血清运铁蛋白浓度更好。因血清铁蛋白与体内储存铁相关性极好,可作为储存铁缺乏的指标用于早期诊断。

(四)红细胞游离原卟啉和血液锌原卟啉

红细胞游离原卟啉是幼红细胞和网织红细胞合成血红蛋白过程中形成的非血红素原卟啉而残留在新生的红细胞内,绝大多数非血红素原卟啉是和锌离子络合成锌原卟啉,采用提取法和血液荧光计直接测定,诊断单纯性缺铁的标准:FEP>$0.9\mu mol/L$(全血),或 ZPP>$0.96\mu mol/L$(全血)。可作为缺铁性红细胞生成的指标。由于 FEP 与 ZPP 值受到许多因素的影响,如慢性病贫血、铁粒幼细胞贫血、珠蛋白生成障碍性贫血和严重溶血性贫血等,因此反映缺铁的准确度不如上述铁参数。

【诊断与鉴别诊断】

诊断目标有两个方面:一是否缺铁性贫血,二病因诊断。还需注意复合性贫血即合并慢性感染、恶性肿瘤、风湿病或肝病的缺铁性贫血。

(一)诊断

1.缺铁性贫血的诊断标准

(1)小细胞低色素性贫血:贫血为小细胞低色素性:男性 Hb<120g/L,女性 Hb<110g/L,孕妇 Hb<100g/L;MCV<80fl,MCH<27pg,MCHC<32%;红细胞形态有明显低色素表现。

(2)有明确的缺铁病因和临床表现。

(3)血清铁<$8.95\mu mol/L$(<$50\mu g/dl$),总铁结和力>$64.44\mu mol/L$($360\mu g/dl$)。

(4)血清铁饱和度<15%。

(5)骨髓铁染色显示骨髓小粒可染铁消失,铁粒幼红细胞<15%。

(6)红细胞游离原卟啉>$0.9\mu mol/L$(>$50\mu g/dl$)(全血),或血液锌卟啉(zPP)>$0.96\mu mol/L$($60\mu g/dl$)(全血),或 FEP/Hb>4.5μg/gHb。

(7)血清铁蛋白(SF)<$12\mu g/L$。

(8)血清可溶性运铁蛋白(sTfR)浓度>26.5nmol/L(2.25mg/L)。

(9)铁剂治疗有效。

符合第 1 条和 2 条~9 条中任何两条以上者可诊断为缺铁性贫血。

2.贮存铁缺乏的诊断标准　符合以下任何一条即可诊断。

(1)血清铁蛋白<14μg/L。

(2)骨髓铁染色显示骨髓小粒可染铁消失。

3.缺铁性红细胞生成的诊断标准　符合贮存铁缺乏的诊断标准,同时有以下任何一条符合者即可诊断。

(1)血清铁饱和度<15%。

(2)红细胞游离原卟啉>0.9μmol/L(>50μg/dl)(全血),或血液锌卟啉(zPP)>0.96μm/L(60μg/dl)(全血),或 FEP/Hb>4.5μg/gHb。

(3)骨髓铁染色显示骨髓小粒可染铁消失,铁粒幼红细胞<15%。

4.存在合并症　有合并症的情况下(感染、炎症、肿瘤等)需要测定红细胞内碱性铁蛋白,小于 6.5μg/细胞,能诊断缺铁,或骨髓铁染色显示骨髓小粒可染铁消失作为标准。

5.铁剂治疗性试验　连续口服铁剂网织红细胞计数上升,一般第 5 至 10 天,网织红细胞升高至 4%~10%。如患者有铁剂吸收障碍,就无法判断结果。宜采用注射铁剂治疗试验作出诊断。

(二)鉴别诊断

1.铁粒幼细胞性贫血　遗传或不明原因导致的红细胞铁利用障碍性贫血。无缺铁表现,血清铁蛋白浓度增高,骨髓小粒含铁血黄素颗粒增多,铁粒幼细胞增多,出现环形铁粒幼细胞。血清铁和转铁蛋白饱和度增高,总铁结合力不低。

2.地中海贫血　有家族史,慢性溶血表现。血片中可见多量靶形红细胞,珠蛋白肽链合成数量异常,如 HbF 和 HbA 增高,出现血红蛋白 H 包涵体等。血清铁蛋白、骨髓可染铁、血清铁和转铁蛋白饱和度不低且常增高。

3.慢性病性贫血　慢性炎症、感染或肿瘤等引起的铁代谢异常性贫血。血清铁蛋白和骨髓铁增多。血清铁、血清转铁蛋白饱和度、总铁结合力减低。

4.转铁蛋白缺乏症　常染色体隐性遗传所致或严重肝病、肿瘤继发。血清铁、总铁结合力、血清铁蛋白及骨髓含铁血黄素均明显降低。先天性者幼儿时发病,伴发育不良和多脏器功能受累。获得性者有原发病的表现。

确定缺铁性贫血还需病因诊断,原发病有时对患者危害比贫血更为严重,如胃肠道恶性肿瘤伴慢性出血所引起缺铁性贫血。成年男性和绝经期女子中,缺铁性贫血最多见的原因是胃肠道慢性出血,由于每次出血量少而且间歇性,临床上容易忽视。多次检验便潜血极为重要,必要时做胃肠道内镜及 X 射线检查。

【治疗】

(一)病因治疗

缺铁性贫血的病因诊断是治疗的前提,婴幼儿、青少年和妊娠妇女营养不足引起的缺铁性贫血,应改善饮食;胃、十二指肠溃疡伴慢性失血或胃癌术后残胃癌所致的缺铁性贫血,必要时手术根治。月经过多引起的缺铁性贫血应去除病因;钩虫病引起的贫血,驱虫和补充铁剂可同时进行,如感染严重、全身情况很差,可以先纠正贫血,全身情况好转后驱虫。

(二)补铁治疗

1.口服铁剂　是治疗缺铁性贫血首选方法。硫酸亚铁是口服铁剂中的标准制剂,其最大的缺点是胃肠道不良反应较明显,硫酸亚铁缓释片口服后在 $1\sim2h$ 内均衡释放铁剂,提高十二指肠和空肠上段吸收率,减少胃和下段肠道释放铁。口服右旋糖酐铁、琥珀酸亚铁和多糖铁复合物(力蜚能)含铁量高,不良反应较硫酸亚铁轻,疗效和硫酸亚铁相当。成人治疗剂量元素铁 $180\sim200mg/d$,预防剂量元素铁 $10\sim20mg/d$ 。空腹亚铁盐吸收完全,餐后服或餐中服,铁剂吸收减少 $40\%\sim50\%$ 。空腹服用胃肠反应大如胃部灼热感、恶心、上腹部不适和腹泻等,常不能坚持治疗。餐后服用胃肠反应小易耐受治疗。小剂量开始逐渐增加剂量可减少胃肠道反应。小儿有效剂量为元素铁 $1.5\sim2.0mg/kg$,制成糖浆剂服用可以耐受。食鱼、肉及橘子水可加强铁剂吸收,谷类、乳、茶可抑制铁剂吸收。

骨髓造血功能正常,出血停止,口服铁剂见效快。最早骨髓中铁粒幼红细胞和外周血液中网织红细胞上升,高峰在 $5\sim10$ 天。2周后血红蛋白浓度上升,2月达正常。为补足体内贮存铁,铁剂治疗在血红蛋白恢复正常后至少要持续 $4\sim6$ 个月,甚至 1 年。口服铁剂无效须考虑:①患者未按医嘱服药;②诊断有误;③出血尚未得到纠正;④伴发感染、炎症、恶性肿瘤、肝病或肾病等,影响骨髓造血功能;⑤腹泻、肠蠕动过速或胃肠道解剖部位异常,影响了铁吸收;⑥铁剂在胃肠道不能很好溶解,影响吸收,尤其胃酸缺乏者。

2.铁剂注射治疗　注射铁剂毒性反应较多,甚至发生致命的过敏反应。适应证:①胃肠道疾患如溃疡性结肠炎、节段性肠炎、胃切除后胃肠功能紊乱(倾倒综合征),或妊娠持续呕吐等,口服铁剂使症状加重者。②慢性腹泻、脂肪痢或吸收不良综合征铁吸收障碍者。③严重缺铁性贫血需要在短期内提高血红蛋白者,如妊娠晚期缺铁性贫血严重,并防止胎儿发生缺铁性贫血者。④血液透析或自体输血采血量较大,需短期内维持体内铁平衡者。⑤不能耐受口服铁剂治疗者。⑥出血丧失铁的速度,超过铁被吸收的速度。右旋糖酐铁复合物是最常用的注射用铁,深部肌内注射首次给药 0.5ml 试验剂量,1h 无过敏反应,给予足量治疗,最大剂量 $100mg/d$ 。右旋糖酐铁复合物注射后约 65% 于 72h 内被吸收, $11\%\sim52\%$ (平均 25%)残留在注射处至少 4 星期,不能被利用。局部不良反应有注射部位疼痛、局部淋巴结肿痛,可持续数星期。右旋糖酐铁复合物也可静脉注射,优点是可以一次大量注射。方法:①试验剂量铁剂无过敏反应,每天静脉注射不稀释的右旋糖酐铁复合物 100mg,50mg/min 缓慢静脉注射。②按计算出的总剂量,用生理盐水稀释,每 50mg 右旋糖酐铁复合物用 0.9% 氯化钠注射液 20ml 稀释,缓慢静脉滴注,开始 20 滴/min,5min 无反应,将滴速增加到 $40\sim60$ 滴/min。如注射处静脉炎、疼痛、发红,减慢滴速,静脉注射铁反应多,应慎重。全身即刻反应有头痛、头昏、发热、面部潮红、荨麻疹、关节痛、肌肉酸痛、低血压、恶心以及其他过敏反应;延迟反应有淋巴结肿大、关节和肌肉痛、发热。多数反应均轻微、短暂。

注射用铁的总剂量计算方法:所需总铁量(mg)=(需达到的血红蛋白浓度-患者的血红蛋白浓度) $\times0.33\times$ 患者体重(kg)。

【预防】

加强妇幼保健、预防早产,做好喂养指导,婴幼儿及时添加富含铁的食品,如蛋类、肝等,较大儿童应纠正偏食,防治鼻出血;青少年定期查、治寄生虫感染。月经期妇女防治月经过多。近年采用能释放左旋甲基炔诺酮的子宫内节育环(LNG-IUD),每天释放孕酮 pg,可使月经量减少,降低贫血发生率。积极防治钩虫病等寄生虫病及各种慢性出血灶,以防止过多铁丢失。高危人群如婴幼儿、早产儿、孪生儿、妊娠妇女、胃切除及反复献血每年 4 次以上者应预防缺铁口服铁剂。一般足月婴儿补铁月龄,不迟于 4 足月,剂量为 $1mg/(kg \cdot d)$;早产儿补铁月龄不迟于 2 足月,剂量为 $2mg/(kg \cdot d)$;持续到 1 足岁。妇女妊娠后期和哺乳期可口服硫酸亚铁 $0.2g/d$。近年来有不少国家在高危人群的食品(主要是谷类食物)中加入一定量药用铁,即食品干预高危人群取得较好效果。

【预后】

单纯营养不足者,易恢复正常。继发于其他疾病者,取决于原发病能否根治。

(展志欣)

第二节　巨幼细胞性贫血

巨幼细胞性贫血主要是体内叶酸和(或)维生素 B_{12} 缺乏,导致脱氧核糖核酸(DNA)合成障碍所引起的贫血。特征是呈大红细胞性贫血,骨髓内出现巨幼细胞,该种细胞细胞核发育障碍,与胞质发育不同步,呈形态和功能均不正常的巨幼改变。可累及红细胞、粒细胞、巨核细胞三系。这种细胞在骨髓内未发育成熟就被破坏,出现无效造血。除造血细胞外,在某些增殖较快的上皮细胞也可出现类似表现。临床表现主要是全血细胞减少和胃肠道症状,维生素 B_{12} 缺乏时还可出现神经系统症状。

【流行病学】

在我国以叶酸缺乏为主,以山西、陕西等西北地区多见;维生素 B_{12} 缺乏较少见,恶性贫血在我国罕见。欧美地区以维生素 B_{12} 缺乏或有内因子抗体者多见。

【叶酸和维生素 B_{12} 的代谢】

(一)叶酸的代谢和分布

叶酸属于 B 族维生素。它的化学名称是蝶酰谷氨酸(PGA),由蝶呤衍生物、对氨基苯甲酸酯残基及 L-谷氨酸残基组成。自然界中的叶酸主要是由蝶呤酰与多个谷氨酰基结合形成的蝶呤酰多聚谷氨酸。治疗用叶酸仅含一个谷氨酸。

1.来源和生理需要量　人体不能自身合成叶酸,所需的叶酸均来自食物。新鲜绿叶蔬菜、水果、动物内脏(肝、肾)、酵母和菌类中富含叶酸。但叶酸极不稳定,易被光和热分解,食物经长时间烹煮,特别是大量水分烹调时,其中的叶酸大部分被破坏。

正常人叶酸每日最小需要量为 $50\mu g$,健康人体内叶酸的总储量为 5mg,主要储存于肝脏中。人体内叶酸的储存量仅够 4 个月之需。如果每日摄取的叶酸在 $5\mu g$ 以下,大约 4 个月后会发生巨幼细胞性贫血。在妊娠、哺乳等需要增加的情况下,叶酸需要量增加至 $3\sim6$ 倍。溶血性贫血、白血病和其他恶性疾病患者叶酸的需求量也会增加。

2.吸收和转运　叶酸主要在十二指肠和空肠近端吸收,不需要内因子参与。食物中蝶酰多聚谷氨酸在肠道中,经肠黏膜细胞产生的解聚酶的作用,水解为蝶酰单谷氨酸或蝶酰双谷氨酸,经小肠黏膜上皮细胞吸收。在细胞内转变为 N^5-甲基四氢叶酸(N^5-甲基 FH_4),被转运至血浆中。其中一部分 N^5-甲基 FH_4 被分泌至胆汁中,排泄到小肠后再重吸收,即叶酸的肠肝循环。胆汁分泌的叶酸量为每天 0.1mg 以上。

血浆中 N^5-甲基 FH_4 与白蛋白疏松结合,迅速经叶酸受体被细胞摄取。进入细胞内,在维生素 B_{12} 依赖性甲硫氨酸合成酶的作用下,N^5-甲基 FH_4 转变为四氢叶酸(THF),THF 经多聚谷氨酸叶酸合成酶的作用再转变为多聚谷氨酸型 FH_4 储存。细胞内叶酸单谷氨酸很快逸出细胞。

在 FH_4 合成过程中,首先由叶酸(F)还原为二氢叶酸(FH_2),然后 FH_2 还原为 FH_4。这两步还原反应均由二氢叶酸还原酶催化。二氢叶酸还原酶有一个特性,对含有 4-氨基的叶酸类似物,如甲氨蝶呤和氨蝶呤钠,有很强的亲和力。在浓度为 10^{-9} mol/L 时即可对叶酸发生竞争性抑制作用。这就是甲氨蝶呤等化疗药物的作用原理。

3.叶酸在代谢中的作用　四氢叶酸(FH_4)是一碳基团的载体,参与体内甲硫氨酸、嘌呤和胸腺嘧啶核苷酸的生物合成。FH_4 能运载三种一碳基团:甲基($—CH_3$)、甲烯基($—CH_2—$)和甲酰基($—CH=O$)。与叶酸结合的一碳基团主要来源于丝氨酸,通过丝氨酸羟甲基转移酶作用,丝氨酸与 FH_4 发生反应,生成甘氨酸和 N^5,N^{10}-亚甲基 FH_4。一碳基团次要来源为组氨酸的分解代谢和 N^5-甲酰 FH_4。

在叶酸介导的一碳基团转运反应中,脱氧尿苷酸甲基化为胸腺核苷酸最具临床重要性,是DNA 合成中必不可少的步骤。此反应中,在胸腺核苷酸合成酶的作用下,N^5,N^{10}-甲酰 FH_4 提供和还原一碳基团,使一磷酸脱氧尿苷(dUMP)形成一磷酸脱氧胸苷(dTMP),dTMP 形成三磷酸脱氧胸苷(dTTP)后参与 DNA 合成。

4.叶酸的排泄　主要经肾脏和粪便排出体外。肾脏能重吸收和排泄叶酸。肾小球滤过的叶酸被近曲小管上皮细胞膜叶酸受体转运至细胞内,然后缓慢进入血液。同时叶酸可以排泌入近曲小管中。结果是重吸收了大部分滤过的叶酸。人体每天经肾脏排出的叶酸量仅为 2～5μg。少量经粪便排出的叶酸主要来源于肠肝循环的溢出。

(二)叶酸缺乏的病因

1.摄入减少　叶酸缺乏的主要原因是饮食不合理。由于体内叶酸储备量少,当食物中缺少新鲜蔬菜,食物烹调不当,如烹调时间过长或温度过高,大量叶酸被破坏,导致摄入叶酸减少,叶酸缺乏迅速出现。

2.需要量增加　婴幼儿、青少年、妊娠期和哺乳期妇女,以及慢性反复溶血、白血病、肿瘤、甲状腺功能亢进的患者,叶酸的需要量都会增加,长期接受血液透析治疗的患者,叶酸经透析液丢失,都可发生叶酸缺乏。

3.吸收障碍　腹泻,小肠(特别是空肠段)炎症、肿瘤、手术切除均可导致叶酸的吸收不足。乙醇可干扰叶酸的吸收,酗酒者常会有叶酸缺乏。口服柳氮磺胺吡啶的患者叶酸在肠内的吸收受抑制。

4.利用障碍　如甲氨蝶呤、氨苯蝶啶、乙胺嘧啶能竞争性抑制二氢叶酸还原酶的作用影响四氢叶酸的生成。苯妥英钠、苯巴比妥对叶酸的影响机制不明，可能是增加叶酸的分解或抑制DNA合成。此外，还有先天性酶缺陷，如甲基FH_4转移酶、N^5,N^{10}-甲烯基FH_4还原酶、FH_2还原酶和亚氨甲基转移酶等，均可影响叶酸利用。

（三）叶酸缺乏导致巨幼细胞性贫血的发病机制

叶酸缺乏时，一碳基团的转移受阻，阻碍体内脱氧尿嘧啶核苷（dUMP）转化为脱氧胸腺嘧啶核苷（dTMP）的反应，dTMP合成减少，DNA合成受到影响。细胞分裂增殖速度明显减慢；而血红蛋白合成影响较小。幼红细胞因分裂障碍致细胞体积增大，染色质疏松，形成巨幼细胞。同理，粒细胞系出现幼粒细胞巨幼变和成熟粒细胞核分叶增多的现象。

（四）维生素 B_{12} 代谢和生理作用

维生素 B_{12} 亦属于水溶性B族维生素，又称钴胺素。由咕啉环、钴原子和一个核苷酸组成。在人体内以甲基钴胺素形式存在于血浆，以5-脱氧腺苷钴胺素形式存于肝及其他组织。

1.来源和生理需要量　人体无合成维生素 B_{12} 的能力，获得维生素 B_{12} 主要来源是动物性食物。肝脏、肉类、蛋及乳品类食品均含有丰富的维生素 B_{12}。

正常人每日需 $3\mu g$ 维生素 B_{12}，生长发育期、高代谢状态和妊娠时维生素 B_{12} 需要量增加。人体内维生素 B_{12} 的储存量约为 $2\sim5mg$，可供 $3\sim5$ 年使用。

2.吸收和转运　食物中的维生素 B_{12} 与蛋白结合，经胃酸和胃蛋白酶作用，多肽链被消化而释放。在胃内酸性环境下，游离的维生素 B_{12} 与唾液和胃源性R蛋白紧密结合，形成维生素 B_{12}-R蛋白复合物（R-B_{12}）。进入十二指肠后，R-B_{12} 经胰蛋白酶作用，R蛋白被降解。释放的维生素 B_{12} 与内因子（IF）结合形成维生素 B_{12}-内因子复合物（IF-B_{12}）。内因子是胃壁细胞分泌的一种糖蛋白，含有钴胺素结合位点和特异性回肠受体，主要作用是抵抗水解消化作用，协助维生素 B_{12} 的吸收。IF-B_{12} 到达回肠末端，与该处肠黏膜上皮细胞刷状缘的 IF-B_{12} 受体结合，被肠上皮细胞摄取。在细胞内，内因子被降解，维生素 B_{12} 与运钴胺素蛋白Ⅱ（TCⅡ）结合形成 B_{12}-TCⅡ复合物，分泌入血浆，迅速被肝脏、骨髓和其他增殖型细胞吸收。

人体内每天有 $0.5\sim9\mu g$ 维生素 B_{12} 分泌入胆汁，与胆汁内的R蛋白结合进入肠道，在肠内胆源性R蛋白-维生素 B_{12} 复合物（R-B_{12}）与胃源性复合物一样，通过胰蛋白酶消化R蛋白，释放的维生素 B_{12} 结合内因子被重吸收，这是维生素 B_{12} 的肠肝循环。因此，完全素食者需要很长时间，甚至20年才会出现有临床症状的维生素 B_{12} 缺乏症，而维生素 B_{12} 吸收障碍的患者在 $3\sim5$ 年后即可因食物性和胆源性维生素 B_{12} 的丢失而出现临床症状。

3.维生素 B_{12} 的功能　在机体细胞内维生素 B_{12} 还原成甲基钴胺素或5-脱氧腺苷钴胺素。甲基钴胺素是 N^5-甲基FH_4甲基转移酶的辅酶，该酶可催化 N^5-甲基FH_4和同型半胱氨酸之间的不可逆甲基转换反应，生成 N^5,N^{10}-甲基FH_4和蛋氨酸。N^5-甲基FH_4来源于 N^5,N^{10}-甲烯基FH_4合成胸腺嘧啶的不可逆反应，没有合成胸腺嘧啶的活性。在维生素 B_{12} 充足时，N^5-甲基FH_4转化为FH_4，再重新生成 N^5,N^{10}-甲烯基FH_4，恢复参与胸腺嘧啶合成的活性。5-脱氧腺苷钴胺素是 L-甲基丙二酰-CoA变位酶的辅酶，它催化 L-甲基丙二酰-CoA 形成琥珀酰-CoA 后进入三羧酸循环。

4.维生素 B_{12} 的排泄 维生素 B_{12} 主要经肾脏排出体外,健康人每天尿液中排泄量约为 30pg。

(五)维生素 B_{12} 缺乏的病因

1.摄入减少 一般由于膳食中维生素 B_{12} 摄入不足而致巨幼细胞性贫血者较为少见。可见于严格素食者和严重的营养不良患者。人体内维生素 B_{12} 的储存量丰富,又有胆汁中的维生素 B_{12} 的再吸收(肠肝循环),素食者需经过 10～15 年才出现维生素 B_{12} 缺乏的临床表现。

2.吸收障碍 这是维生素 B_{12} 缺乏最常见的原因,可见于:

(1)内因子缺乏:见于恶性贫血(PA)、全胃切除术后、胃黏膜萎缩等患者。发生恶性贫血的机制目前还不清楚。患者常有特发的胃黏膜完全萎缩和内因子的抗体存在,故有人认为恶性贫血属自身免疫性疾病。这类患者由于缺乏内因子,食物中维生素 B_{12} 的吸收和胆汁中维生素 B_{12} 的重吸收均有障碍;

(2)肠道疾病:在回肠切除过多、局限性回肠炎、口炎性腹泻和热带口炎性腹泻等许多肠道疾病可引起维生素 B_{12} 吸收障碍。

(3)胰蛋白酶缺乏:慢性胰腺炎患者胰腺外分泌功能不足,胰蛋白酶缺乏,不能裂解维生素 B_{12}-R 蛋白复合体,维生素 B_{12} 无法与内因子相结合。这类患者一般在 3～5 年后会出现维生素 B_{12} 缺乏的临床表现。

(4)药物影响:对氨基水杨酸、新霉素、二甲双胍、秋水仙碱和苯乙双胍等药物可影响维生素 B_{12} 吸收。

(5)肠道菌群失调和寄生虫:常见于盲袢综合征,由于解剖损伤或运动障碍导致小肠瘀滞,细菌大量繁殖摄入维生素 B_{12};小肠寄生阔节裂头绦虫病与宿主竞争性摄取维生素 B_{12},均可引起维生素 B_{12} 缺乏。

(6)先天性内因子缺乏或维生素 B_{12} 吸收障碍。

3.利用障碍 先天性 TCⅡ缺乏引起维生素输送障碍;麻醉药氧化亚氮可将钴胺氧化而抑制甲硫氨酸合成酶。

(六)维生素 B_{12} 缺乏导致巨幼细胞性贫血的发病机制

维生素 B_{12} 可以使无活性的 N^5-甲基 FH_4 转变成有活性的 FH_4,参与胸腺嘧啶脱氧核糖核苷酸的合成。故维生素 B_{12} 间接参与了此过程。当维生素 B_{12} 缺乏时,FH_4 和 N^5,N^{10}-甲烯基 FH_4 缺乏,阻碍了胸腺嘧啶脱氧核糖核苷酸的合成,进而影响 DNA 合成,从而发生巨幼细胞性贫血。

【临床表现】

(一)血液系统表现

起病缓慢,常有面色苍白、乏力、耐力下降、头昏、心悸等贫血症状。重者全血细胞减少,反复感染和出血。少数患者可出现轻度黄疸。

(二)消化系统表现

口腔黏膜、舌乳头萎缩,舌面光滑,伴舌炎呈"牛肉样舌"。胃肠道黏膜萎缩可引起食欲不振、恶心、腹胀、腹泻或便秘。

（三）神经精神症状

维生素 B_{12} 缺乏者因脊髓侧束和后束的亚急性联合变性，以及周围神经受损，可出现对称性远端肢体麻木，深感觉障碍如振动感和运动感消失；共济失调或步态不稳；锥体束征阳性、肌张力增加、腱反射亢进。重者可有大、小便失禁。精神症状可有抑郁、失眠、记忆力下降、幻觉、妄想甚至精神错乱、人格变态等。部分患者神经系统表现先于贫血症状出现。

叶酸缺乏一般无神经系统症状。研究发现，约半数患者可有情感障碍，以抑郁症为主要表现。

（四）几种特殊类型的巨幼细胞性贫血

1.恶性贫血 恶性贫血多见于白种人，一般有家族史，在我国罕见。是由于胃黏膜萎缩、胃液中缺乏内因子，因而不能吸收维生素 B_{12} 而发生的巨幼细胞性贫血。多数患者的血清、胃液和唾液中可检查出抗自身胃壁细胞的抗体，在血清中还可检查出两种内因子（阻断及结合）抗体，部分合并自身免疫性甲状腺疾病和糖尿病等，故认为是一种自身免疫疾病。部分恶性贫血患者的病因与幽门螺杆菌感染致胃体黏膜不可逆破坏有关。Schilling 试验一期阳性，二期阴性可诊断内因子缺乏。需要维生素 B_{12} 维持治疗。

2.幼年恶性贫血 幼年恶性贫血指婴儿先天性内因子缺少或功能障碍，或先天性维生素 B_{12} 吸收障碍而发生的恶性贫血。患儿胃黏膜的组织学发现和胃酸的分泌均正常。血清中也不存在抗壁细胞和抗内因子的抗体。为遗传性疾病，其父母和兄弟姊妹中可发现内因子分泌的缺陷。

3.非热带性口炎性腹泻 非热带性口炎性腹泻又称麦胶性病或特发性脂肪痢。常见于温带地区。发病与进食麦麸有关。临床表现为体重减轻、舌炎、贫血和间断腹泻，大便恶臭，呈水样或糊状、有多量脂肪。血象及骨髓象为典型的巨幼细胞性贫血。血清和红细胞叶酸水平降低。治疗主要是对症及用叶酸治疗可以取得较好的效果，贫血纠正后宜用小剂量叶酸维持治疗。不进含麦胶的食物亦很重要。

4.热带口炎性腹泻 热带口炎性腹泻多见于印度、东南亚、南美部分地区的居民和旅游者。临床症状与麦胶肠病相似，血清叶酸及红细胞叶酸水平降低、用叶酸治疗加广谱抗生素能使症状缓解及贫血纠正。缓解后应用小剂量叶酸维持治疗以防止复发。目前病因不清，因抗生素治疗有效，而认为可能与感染有关。

【实验室检查】

（一）血象

呈大细胞性贫血，MCV>100fl，MCH 增高，MCHC 正常。也可出现中性粒细胞和血小板减少。网织红细胞计数可正常或轻度增高。血片中可见红细胞大小不等、中央淡染区消失，多数为大椭圆形红细胞。中性粒细胞核分叶过多，大于 $3\sim5$ 叶，典型情况下中性粒细胞核 5 叶可占 5% 以上，可见到 6 叶或更多的细胞核，亦可见巨杆状核粒细胞。

（二）骨髓象

增生活跃或明显活跃，伴有明显的巨幼细胞样改变，以红系细胞最明显。

1.红系增生显著，幼红细胞出现巨幼变，称巨幼红细胞系列。各阶段细胞胞体增大，核大，核染色质疏松细致,胞质较胞核成熟,呈"核幼浆老"。成熟红细胞巨大而厚,常呈卵圆形,缺乏中心苍白区,出现大小不等、嗜多色性或含有嗜碱性点彩、卡波环或豪-周小体等。

2.粒系,尤其晚幼粒细胞巨幼改变突出。晚幼粒和杆状核粒细胞形态巨大,核形肿大,畸形,核染色质疏松,胞质中颗粒较粗,称巨晚幼粒和巨杆状核粒细胞。分叶核分叶过多,常在 5叶以上,甚至达 16 叶,称巨多叶核粒细胞。

3.巨核细胞体积也增大,核分叶过多,并且核间可不相连接。血小板生成障碍,可见巨大和形态不规则的血小板。

4.骨髓呈增生象,但血象为全血细胞减少,其主要病理生理改变为无效性红细胞、粒细胞和血小板生成,称为髓内溶血。

（三）生化检查

1.血清叶酸和维生素 B_{12} 测定　　血清叶酸水平的正常范围是 $5.7 \sim 45.4 nmol/L$($2.5 \sim 20 ng/ml$)。血清维生素 B_{12} 水平的正常范围是 $150 \sim 666 pmol/L$($200 \sim 900 ng/ml$)。

2.红细胞叶酸含量　　正常范围是 $317.8 \sim 567.5 nmol/L$($140 \sim 250 ng/ml$),低于 $227 nmol/L$($100 ng/ml$)时提示叶酸缺乏。红细胞叶酸含量不受短期内叶酸摄入的影响,可以较准确反映机体的叶酸储备。但因操作复杂,无法广泛应用于临床。

3.血清高半胱氨酸和甲基丙二酸水平测定　　血清高半胱氨酸水平正常值范围为 $5 \sim 16 \mu mol/L$,在叶酸或维生素 B_{12} 缺乏时均可升高,达 $50 \sim 70 \mu mol/L$。血清甲基丙二酸水平正常值范围为 $70 \sim 270 nmol/L$,仅在维生素 B_{12} 缺乏时升高,可高达 $3500 nmol/L$。故这两项实验可用于叶酸或维生素 B_{12} 缺乏的诊断和鉴别诊断。

4.尿-甲基丙二酸测定　　正常情况下尿中很低,$0 \sim 3.4 mg/d$。维生素 B_{12} 缺乏时甲基丙二酸浓度升高,在治疗后数天降至正常。

5.放射性维生素 B_{12} 吸收试验(Schilling 试验)　　第一部分,受试者空腹口服放射性钴标记的维生素 B_{12} $2\mu g$,2 小时肌内注射维生素 B_{12} $1000 \mu g$,测定 24 小时内尿的放射性活性。维生素 B_{12} 吸收正常者 24 小时内能排出摄入放射性钴的 7% 以上。如果尿的放射性活性减低,5 天后进行第二部分试验,在第一部分试验基础上,加用内因子。若第一部分排出率减低是由于内因子缺乏所致,第二部分排出率转为正常,其他原因引起的维生素 B_{12} 吸收不良则内因子不能纠正。可将恶性贫血与其他巨幼细胞性贫血加以鉴别。

（四）其他

可出现血清间接胆红素轻度增高,结合珠蛋白降低,乳酸脱氢酶增高,特别是 LDH_1 和 LDH_2(来自幼红细胞)增高等。

恶性贫血时胃液中游离胃酸消失、内因子抗体和壁细胞抗体阳性。

【诊断】

根据营养史或特殊用药史,贫血表现、消化道及神经精神症状,血象呈大细胞性贫血,中性粒细胞核分叶过多,骨髓穿刺检查细胞呈典型的巨幼性改变可确诊。还需进一步明确叶酸缺乏还是维生素 B_{12} 缺乏,需要测血清叶酸和维生素 B_{12} 水平。

若无条件进行上述检查者,可予诊断性治疗,给予生理需要量的叶酸(0.2mg)口服或维生

素 B_{12}（$1\mu g$）肌注治疗 10 天左右，患者临床症状、血红蛋白和骨髓细胞改善或恢复者，应考虑巨幼细胞性贫血叶酸或维生素 B_{12} 缺乏，并且可以鉴别叶酸或维生素 B_{12} 缺乏。

【鉴别诊断】

巨幼细胞性贫血应与下列疾病鉴别：

1.再生障碍性贫血　巨幼细胞性贫血出现全血细胞减少时，需与再生障碍性贫血鉴别。骨髓检查增生明显活跃，红系增生，有核细胞呈典型的巨幼变可鉴别。

2.溶血性贫血　巨幼细胞性贫血出现轻度黄疸时需与溶血性贫血鉴别，如温抗体型自身免疫性溶血性贫血、Evans 综合征等。可根据患者网织红细胞计数和间接胆红素的增高程度，特异性试验，如 Coomb's 实验、CD55 和 CD59 等检测结果来鉴别。巨幼细胞性贫血与溶血性贫血比较，网织红细胞计数和间接胆红素轻度增高，特异性试验为阴性。

3.造血系统肿瘤性疾病　如急性髓系白血病 M6 型、骨髓增生异常综合征等，临床表现为大细胞性贫血，骨髓可见幼红细胞巨幼变等病态造血现象，但血清叶酸、维生素 B_{12} 水平不低，且补充叶酸、维生素 B_{12} 治疗无效。

【治疗】

（一）治疗原发病，祛除诱因

有原发病（如胃肠道疾病、自身免疫病等）的巨幼细胞性贫血，应积极治疗原发病；用药后继发的巨幼细胞性贫血，应酌情停药。

（二）纠正偏食和不良的烹饪习惯

（三）补充叶酸和（或）维生素 B_{12}

1.叶酸缺乏　口服叶酸，每次 5～10mg，每日 3 次；胃肠道吸收障碍者，可用亚叶酸钙肌注，每日 3mg。用至血红蛋白恢复正常。若无原发病，不需维持治疗。如同时有维生素 B_{12} 缺乏，则需同时注射维生素 B_{12}，否则可加重神经系统损伤。

2.维生素 B_{12} 缺乏　肌注维生素 B_{12}，每次 $500\mu g$，每周 2 次；无维生素 B_{12} 吸收障碍者可口服维生素 B_{12} 片剂 $500\mu g$，每日 1 次；用至血红蛋白恢复正常。维生素 B_{12} 缺乏伴有神经系统表现者，需要以 $500～1000\mu g$，每周一次治疗维持半年到 1 年。恶性贫血患者和胃全切患者，终生需要维持治疗，每月 1 次 $100\mu g$ 肌肉注射。注意单纯维生素 B_{12} 缺乏者，不宜单用叶酸治疗，否则可加重维生素 B_{12} 缺乏或出现神经系统症状。

【预防】

要纠正偏食及不良烹调习惯。对高危人群可予适当干预措施，如婴幼儿及时添加辅食；青少年和妊娠妇女多补充新鲜蔬菜，亦可口服小剂量叶酸预防；应用干扰核苷酸合成药物治疗的患者，应同时补充叶酸和维生素 B_{12}。

（展志欣）

第三节　恶性贫血

恶性贫血是由于壁细胞分泌内因子障碍，引起维生素 B_{12} 缺乏所致的一种巨幼细胞贫血。

【流行病学】

1.本病在北欧的斯堪的纳维亚各国、英国、加拿大、美国、以色列发病较多。

2.在发病地区的近亲婚配的人群中发病率较高,并可在同一家族的一个或几个世代发病,说明本病与遗传有关。

3.我国罕见。

【病因和发病机制】

食物中的维生素 B_{12} 游离后与胃液中的 R 结合蛋白形成稳定的复合物,当后者进入十二指肠后又被消化,维生素 B_{12} 游离后和内因子相结合。内因子是种糖蛋白,由胃壁细胞所分泌,与盐酸分泌量成正比。维生素 B_{12}-内因子复合物可防止蛋白酶的消化而进入远端回肠,和回肠绒毛刷状缘的黏膜受体结合,结合后的复合物被摄取进入回肠黏膜细胞。内因子被破坏,维生素 B_{12} 和另一种运载蛋白——运钴胺蛋白 Ⅱ 相结合。维生素 B_{12} 运钴蛋白 Ⅱ 复合体被分泌入血液循环,即可被肝、骨髓和其他组织所摄取。

恶性贫血的发病可能与自身免疫有关,病理基础为慢性萎缩性胃炎,最终导致内因子与胃酸的分泌障碍。90%左右的患者血清中有壁细胞抗体,60%左右的患者血清及胃液中可找到内因子抗体,有的可找到甲状腺抗体。

少数幼年型恶性贫血,可能和内因子先天性缺乏或异常及回肠黏膜受体缺陷有关。

【临床表现】

本病进展缓慢,以 40～70 岁的中老年人多见。

1.贫血的表现　主要表现为头晕、乏力、活动后心悸、气短等。

2.消化道症状　50%以上患者可在贫血发生之前出现舌炎、舌乳头萎缩、舌痛等,为本病的早期症状。腹泻也较常见。胃液分泌减少,胃酸低下甚至没有,而做最大量的组胺刺激试验($40\mu g/kg$)也不见胃酸分泌,呈现胃壁细胞受抑制的表现,胃镜检查显示胃黏膜萎缩。

3.神经系统症状　70%～95%的患者可出现神经系统的退行性变,典型的表现为脊髓后索及侧索的变性。最初多为胸椎中部发生,逐渐向上下蔓延,以后索、脊髓小脑束和椎体束的病变最为显著。可影响脑细胞功能而出现精神症状。由于多数神经受损,通常称为亚急性联合变性,而营养性巨幼细胞贫血没有这种变化。

【并发症】

同营养性巨幼细胞贫血。

【辅助检查】

1.血常规　与营养性巨幼细胞性贫血无明显区别。

2.骨髓　与营养性巨幼细胞性贫血无明显区别。

3.血清维生素 B_{12} 测定　血清维生素 B_{12} 测定(放射免疫法)低于 29.6pmol/L(40pg/ml)。

4.血清内因子抗体　约有 10%的患者在血清内能检出一种直接作用于内因子的抗体。

5.胃液内因子测定　应用放射性核素测定胃液中的内因子的含量,正常人注射组胺后 1h 分泌 2000～18000U,而恶性贫血则在 200U 以下。

6.维生素 B_{12} 吸收试验　受试者空腹口服溶于 100ml 水中的 ^{60}Co 标记的 B_{12} 0.5～2.0 μg ,

收集 24h 尿液,测定排泄到尿中的放射性核素。正常人排出量占给药量的 7% 以上,而恶性贫血者仅排泄口服量的 0%～1.2%。加服内因子 60mg,则恶性贫血排泄低下可被纠正。

【诊断】

1.国内诊断标准

(1)临床表现:①贫血的症状;②消化道症状及舌痛、舌色红、舌表面光滑等;③神经系统症状:典型的脊髓后侧束联合病变及周围神经病症状。

(2)辅助检查

①大细胞性贫血,红细胞多呈卵圆形。网织红细胞常减低。

②白细胞和血小板可减少,中性粒细胞分叶过多(5 叶者>5%,6 叶者>1%)。

③骨髓红系呈典型的巨幼红细胞生成。巨幼红细胞>10%。粒细胞及巨核细胞系亦有巨型改变。

④特殊检查:a.血清维生素 B_{12} 测定(放射免疫法)低于 29.6pmol/L(40pg/ml);b.血清内因子抗体阳性;c.维生素 B_{12} 吸收试验阳性(24h 尿中排出量<4%,加服内因子后可恢复正常)。

具备上述临床表现的①、②、③项,或仅有④项、实验室检查的①、③项及特殊检查中的 a、b 项者,怀疑有恶性贫血。确定诊断需要特殊检查的③项。

2.国外诊断标准　临床表现及实验室检查标准同国内。特殊检查如下。

(1)血清维生素 B_{12} 测定(放射免疫法)低于 29.6pmol/L(40pg/ml)。

(2)血清内因子抗体阳性。

(3)胃液内因子测定<200U/h(正常人>1000U/h)。

(4)维生素 B_{12} 吸收试验阳性(24h 尿中排出量<4%,加服内因子后可恢复正常)。

具备临床症状、大细胞性贫血、骨髓造血细胞巨型变及特殊检查中的(1)及(2)或(3)者可疑为恶性贫血。确诊需具备特殊检查的第(4)项。

【鉴别诊断】

同营养性巨幼细胞贫血。

【治疗】

1.维生素 B_{12}　恶性贫血一旦确诊,就必须终身应用维生素 B_{12}。开始每天肌内注射维生素 B_{12} 100μg,持续 2 周后改为每周注射 2 次,连用 4 周或直至血红蛋白恢复正常后,改为每月注射 1 次,直至终身。

2.输血　当血红蛋白低于 60g/L,患者极度衰竭、合并感染或心力衰竭时,可酌情考虑输血。

【注意事项】

1.恶性贫血是由于内因子缺乏所致的维生素 B_{12} 缺乏的巨幼细胞贫血,其维生素 B_{12} 水平降低的程度甚于一般维生素 B_{12} 缺乏者。

2.不能单凭内因子抗体阳性诊断恶性贫血。因为内因子抗体还可见于一些其他疾病,如甲状腺功能低下、糖尿病及萎缩性胃炎等。

3.仅有放射性核素维生素 B_{12} 吸收试验不正常,没有维生素 B_{12} 缺乏的巨幼细胞贫血,不能诊断为恶性贫血,因为萎缩性胃炎亦可引起维生素 B_{12} 吸收不良。必须在加服内因子后维生素 B_{12} 吸收恢复正常,才能证实为内因子缺乏所致的恶性贫血。

4.对恶性贫血患者不需加用叶酸、铁剂及维生素 C 治疗,有时非但无效反而有害。

(展志欣)

第四节　慢性疾病性贫血

慢性病贫血(ACD),也被称为"炎性贫血"(AI),发病率仅次于缺铁性贫血,其特点是血清铁浓度降低、转铁蛋白水平正常或降低,铁蛋白水平正常或升高。ACD 的机制是细胞因子对红细胞生成抑制所致。在这些细胞因子中,白细胞介素 6(IL-6)起着重要作用。IL-6 可增加肝脏合成铁调节蛋白 hepcidin,阻止铁从巨噬细胞和肝细胞的释放,从而造成红细胞生成障碍。原发病的有效治疗是纠正 ACD 的最主要手段,在原发病无法缓解的情况下,促红细胞生成素(EPO)的治疗可部分纠正 ACD。

【定义和病因】

慢性病贫血是指伴发于慢性感染、炎症及一些肿瘤的轻至中度的贫血,常常表现为正细胞、正色素贫血,但有时也可表现为轻度低色素、小细胞贫血,血清铁浓度降低、总铁结合力及转铁蛋白水平正常或降低、铁蛋白水平常常升高以及红细胞生成减少。由于其病理生理过程主要是炎症介导,目前更多地称之为炎症性贫血(AI)。

早在 19 世纪初期,有学者发现结核病患者常常伴面色苍白,这是有关慢性感染与贫血关系的最早的报道,甚至早于血细胞数目的测定。后来红细胞数量的测定证实了炎症与贫血的相关性,首先提出了"感染性贫血"这一名称。随后发现除感染性疾病外,一些结缔组织病及恶性肿瘤也可合并类似的贫血,因此提出"慢性病贫血"(ACD)的名称。ACD 被广泛采纳并沿用至今。

因全球范围内感染和慢性炎性疾病的高发以及发达国家恶性肿瘤的高发,使 ACD 的发病率列贫血的第 2 位,仅次于缺铁性贫血。ACD 是住院患者中最常见的贫血类型。ACD 一般都有基础疾病,包括:慢性感染(肺脓肿、结核、肺炎、亚急性细菌性心内膜炎、盆腔感染、骨髓炎、慢性泌尿系感染、慢性真菌感染、脑膜炎、获得性免疫缺陷综合征等);慢性炎症性疾病(类风湿关节炎、风湿热、系统性红斑狼疮、严重创伤、烧伤、血管炎、无菌性脓肿等);肿瘤(各种癌症、霍奇金淋巴瘤、非霍奇金淋巴瘤、白血病、多发性骨髓瘤等);其他(酒精性肝病、充血性心力衰竭、栓塞性静脉炎、缺血性心肌病)。

【发病机制】

ACD 的发病机制目前并未完全清晰。在慢性疾病过程中,ACD 主要引起机体红细胞生成障碍,不能补偿机体对红细胞的需求。但这种障碍只是轻度的,所以导致的贫血也只是轻到中度。核心的问题是,什么因素导致红细胞生成障碍,铁又是如何被扣留在巨噬细胞和肝细中,不能被充分利用。

(一)EPO 分泌相对不足及作用钝化

机体针对贫血、组织氧合功能降低的正常反应是代偿性 EPO 升高及造血增加,一般 EPO 升高(log)及贫血程度(线性)呈半 log 相关性。而类风湿关节炎(RA)合并 ACD 患者的血清 EPO 水平升高,但是低于 IDA 患者。血液系统肿瘤及实体瘤合并贫血的研究结果与之类似,提示 ACD 患者骨髓反应性代偿不足的一个可能原因就是 EPO 生成相对不足。支持这一假说的实验有:体外实验发现 IL-1、TNF-α 通过产生氧自由基而下调转录因子 GATA-1(EPO 启动子),直接抑制 EPO 表达。小鼠注射脂多糖(LPS)或 IL-1β 后肾脏 EPOmRNA 产生减少、循环 EPO 水平降低,也证实了细胞因子对 EPO 生成的抑制。

但并非所有患者都有 EPO 不足,并且 EPO 减少并不是 AI 主要的机制。如果是,则小剂量的 EPO 治疗即可逆转贫血,然而这并不符合临床治疗的情况,提示体内可能存在红系前体细胞对 EPO 刺激反应不足。处于慢性炎症状态的肾病血清(快速反应蛋白 CRP 高于 20mg/L)所需的 EPO 剂量较单纯肾病未处于炎症状态的患者升高了 80%,另一项研究表示 CRP>50mg/L 的患者尽管增加了 EPO 治疗剂量,但贫血仍较 CRP<50mg/L 的患者更低,支持炎症导致了 EPO 的相对抵抗。其他临床研究也发现红系前体细胞对 EPO 的反应与潜在疾病的严重程度及循环细胞因子水平呈负相关,与前炎症因子抑制红系前体细胞增殖、下调 EPO 受体及受体后信号传导有关。

(二)红细胞破坏寿命缩短

一些研究发现慢性疾病患者的红细胞寿命缩短了 20%～30%。有学者发现将 ACD 患者的红细胞输注到正常人体内,红细胞寿命是正常的,但正常红细胞输注到 ACD 患者体内则红细胞寿命缩短,提示是由于细胞外因素导致了红细胞破坏增多。ACD 中大量细胞因子进一步激活了巨噬细胞的吞噬功能以及脾脏的滤过功能,导致对轻微受损的红细胞破坏增加,这一发现与 ACD 外周血中以年轻的红细胞为主也相符合。还有一些其他的因素如细菌毒素、体温升高、宿主来源的抗体或补体介导了红细胞破坏。

(三)铁代谢异常及铁限制性红细胞生成

1.hepcidin 的作用　ACD 发病机理研究中,里程碑式的标志是铁代谢研究的进展。即 ACD 患者网状内皮系统细胞摄取铁增多并引起细胞内铁蓄积,导致循环铁转移入网状内皮系统,继而红系前体细胞可利用的铁减少,引起铁限制性造血。铁代谢调节参与 ACD 的机制一直不清楚。直至小分子肽段铁调节蛋白 hepcidin 的发现将炎症因子与铁代谢有机联系起来。hepcidin 是肝脏分泌的抗感染急性相蛋白及铁调节蛋白,是 ACD 中铁代谢通路的中心环节。进一步研究发现 hepcidin 通过增加巨噬细胞及肝细胞表面二价金属转运蛋白(DMT-1)以增加铁转运入细胞,同时减少巨噬细胞及肠上皮细胞表面的 ferroportin 致铁输出减少,从而引起血清铁下降。贫血、缺氧时 hepcidin 下调,在炎症免疫反应中 hepcidin 升高。

2.IL-6、hepcidin 以及低铁血症　ACD 中多种细胞因子可诱导 hepcidin 升高,有研究发现 IL-6 是影响 hepcidin 最重要的因素。IL-6 基因敲除的小鼠中,在用矿物油处理的炎症过程中未出现 hepcidin 升高及低铁血症。体外培养的肝细胞中 IL-6 可有效诱导 hepcidin 产生,而

IL-1 或 TNF-α 并不参与这一反应。在健康受试者中输注 IL-6 后数小时内诱导 hepcidin 产生并导致低铁血症。IL-6-hepcidin 轴在炎症相关性低铁血症中起重要作用。

3.巨噬细胞及肝细胞铁释放减少 血清铁浓度依赖于巨噬细胞及肝细胞的铁释放,稳定状态下机体每日约 20~25mg 铁进入血浆,几乎均来自巨噬细胞内的衰老红细胞铁再循环以及肝细胞的铁储备,仅 1~2mg 铁来源于饮食。与转铁蛋白结合的铁仅 2~4mg,但是所有铁代谢过程均需通过这个形式,因此转铁蛋白池的铁在数小时内就更替一次。缺乏 hepcidin 或 hepcidin 过表达的转基因小鼠中发现 hepcidin 是铁释放的抑制因子,可同时抑制肠道铁吸收。炎症状态下,IL-6 诱导 hepcidin 生成,随之 hepcidin 抑制铁释放导致血清铁降低,hepcidin 与细胞膜的 ferroportin 分子结合,并且诱导其内化及降解,后者是铁释放的唯一输出方式。Hepcidin 浓度更高,ferroportin 浓度则更低,肠细胞、巨噬细胞及肝细胞中铁输出就更少。

4.肠道铁吸收减少 长时间的 ACD 患者中红细胞可呈小细胞低色素,部分原因是铁储备逐渐降低导致缺铁、铁限制性造血。肠道铁吸收在炎症状态下被抑制,可能是 IL-6 及 hepcidin 介导的。正常人体内储存铁有 400~1000mg,每日造血需要的铁仅 1~2mg 来源于饮食。真正的铁缺乏可能会最终在慢性疾病中出现,尤其在铁储备有限而 IL-6 水平非常高的儿童患者,例如全身型幼年类风湿关节炎。这部分患者 EPO 相应升高,但是对口服铁补充治疗无反应,而肠外补铁可纠正部分贫血。

(四)红系前体细胞增殖受损

ACD 患者的红系前体细胞(爆式红系形成单位 BFU-E 及红系集落形成单位 CFU-E)增殖及分化受损,与细胞因子如干扰素-α(IFN-α)、-β、-γ、TNF-α 及 IL-1 有关。这些细胞因子影响 BFU-E 及 CFU-E 的生长,其中 IFN-γ 是最强的抑制因子,与血红蛋白浓度及网织红细胞数量的负相关性最强。潜在的机制可能涉及细胞因子介导的细胞凋亡,至少部分与神经酰胺的形成有关,后者下调祖细胞表面 EPO 受体(EPOR)的表达,降低 EPO 的产生及活性,并减少其他造血细胞因子(如干细胞生长因子 SCF)减少。另外细胞因子诱导巨噬细胞样细胞产生不稳定的自由基(如 NO)或过氧化物阴离子可对红系祖细胞产生直接毒性。

总之,ACD 的发病涉及多个方面,基础疾病可通过一系列细胞因子影响肝脏铁调节蛋白 hepcidin 的合成,阻止铁从巨噬细胞和肝细胞的释放,从而造成红细胞生成障碍;红系造血前体细胞的增殖受损;红细胞生成素(EPO)产生减少/反应钝化以及红细胞寿命缩短。各种因素相互影响,最终导致贫血。

【临床表现及实验室检查】

ACD 患者伴随的轻至中度贫血症状常常被原发疾病的临床表现所覆盖。而且血红蛋白浓度 7~11g/dl 间可不出现相关症状。但患者处于严重呼吸功能不全、发热及衰弱的患者中贫血导致的携氧能力下降常常加重前期症状。常规查体难以发现相关体征,因此诊断需依赖实验室检查。

(一)实验室检查

1.红细胞及网织红细胞 ACD 通常表现为轻至中度(血红蛋白浓度 70~110g/L)的正色素、正细胞性贫血,当疾病加重或者病程延长时可演变成小细胞低色素型贫血。网织红细胞绝对计数通常正常或者轻度升高。

2.铁相关指标　血清铁及总铁结合力降低、铁蛋白升高是ACD特征性表现。总铁结合力常常反映出转铁蛋白水平,转铁蛋白水平半衰期8～12天,变化较血清铁缓慢,在ACD中可正常或轻度降低。

血清铁蛋白水平反应铁储备,在ACD中升高、在缺铁性贫血(IDA)中降低,对鉴别两种疾病很有帮助。铁蛋白在炎症刺激后也升高,且长时间ACD患者可出现铁储备下降,合并IDA。ACD中如果铁蛋白浓度<60μg/L被认为合并IDA。

可溶性转铁蛋白受体是转铁蛋白膜受体片断的分解产物,当铁供给减少时升高(IDA),而在ACD中因为合并炎症因子的负调节作用则正常或减少。可溶性转铁蛋白受体与铁蛋白对数值(log铁蛋白)的比值对鉴别ACD、IDA及二者合并较铁蛋白鉴别的价值更大,小于1提示ACD、当大于2提示存在IDA。

3.骨髓铁染色　骨髓穿刺或者活检对诊断ACD很有帮助,但很少作为常规检查手段。总的来说,除相关原发病骨髓受累外,骨髓细胞形态学多正常。而铁染色的铁分布对鉴别IDA则有帮助。IDA中铁粒幼细胞及巨噬细胞内均缺铁,而ACD中铁粒幼细胞数量减少,但巨噬细胞内铁粒增多。尽管铁染色可作为鉴别ACD及IDA的金标准,但临床上因铁蛋白测定的便利性,骨髓穿刺属有创检查,这使铁染色很少作为常规检查手段。

4.EPO测定　ACD需根据贫血的严重程度来决定是否测量EPO浓度。血红蛋白水平在100g/L以下才需要监测EPO水平,因为在此之上EPO有一定的代偿范围。EPO水平可作为ACD治疗疗效的参考标准,有学者通过测量肿瘤非化疗患者接受EPO治疗2周后的EPO及铁蛋白浓度,提出如分别高于100U/L及400ng/ml则提示对EPO治疗无反应,但这一结果对化疗的患者不适用。

5.hepcidin测定　自研究者分别从尿液及血透置换液中发现hepcidin以后,很多中心开始测量血液或尿液的hepcidin含量。尿hepcidin含量在ACD中明显高于正常人或IDA患者,可有效将二者鉴别。血清hepcidin浓度对二者鉴别意义不大,可能与hepcidin快速清除、血液浓度不稳定有关。肾功能不全的患者中血hepcidin前体浓度与ACD相关。尽管目前hepcidin测量尚未应用于常规诊断,但其有广泛的应用价值。

(二)诊断与鉴别诊断

1.诊断　根据患者基础疾病、贫血及相关铁代谢指标检查,可诊断ACD。国内制定的ACD诊断依据为:

(1)临床表现:①轻至中度贫血;②常常伴随慢性感染、炎症或肿瘤。

(2)实验室检查:①多为正细胞正色素性贫血,30％～50％可为小细胞低色素性贫血,但MCV很少<72fl;②网织红细胞正常;③骨髓铁染色提示铁粒幼细胞减少,巨噬细胞内铁粒增多;④红细胞游离原卟啉增多;⑤血清铁及总铁结合力均降低,转铁蛋白饱和度正常或稍低,通常16％～30％;⑥血清铁蛋白升高。

诊断ACD时需先排除这些慢性疾病合并的失血、溶血及药物导致的骨髓抑制等因素。

2.鉴别诊断

(1)在感染、炎症及肿瘤患者中,药物可导致骨髓抑制,或者诱发的溶血性贫血。当骨髓被细胞毒药物抑制或者产生非特异性毒性反应时,血清铁升高、网织红细胞计数降低。溶血性贫血时网织红细胞、结合珠蛋白、胆红素及 LDH 升高。

(2)慢性失血导致铁储备丢失、血清铁降低、铁蛋白降低但转铁蛋白升高。尽管 ACD 铁蛋白多升高,但合并慢性失血时铁蛋白可降低,需积极发现出血部位,例如是否静脉抽血过多(医源性)或月经失血等。多次检查粪便潜血以除外消化道出血。当发现出血部位时口服或者静脉补铁治疗有效,可证实为 ACD 合并 IDA。

(3)肾功能不全导致的 EPO 缺乏性贫血。尿毒症患者中血清铁水平正常或升高,但同时血肌酐也升高可明确诊断。肾功能衰竭导致的炎症状态可合并出现 ACD 病对 EPO 治疗抵抗,炎症状态时 ESR 及 CRP 升高。

(4)内分泌异常包括甲状腺功能低减、甲状腺功能亢进、睾丸功能衰竭或者糖尿病可导致慢性正细胞、正色素性贫血。不同于 ACD 或者 IDA,内分泌异常患者中血清铁可正常。

(5)骨髓中肿瘤细胞浸润导致的贫血。贫血可在恶性肿瘤,尤其在恶性淋巴瘤病情进展中出现,并可有血清铁正常或升高。骨髓受累时血涂片通常发现异常红细胞、泪滴状红细胞、幼红细胞以及不成熟髓系细胞,骨髓涂片可确定诊断。但骨髓受累时多伴随有 ACD。

(6)轻微的地中海贫血。是某些地区贫血常见的原因,可与 ACD 相混淆。地中海贫血时小红细胞数目增多且持续终身,且贫血严重程度常常超过 ACD。

(7)稀释性贫血。妊娠以及严重血浆蛋白增多(如高球蛋白血症、多发性骨髓瘤等)中可出现稀释性贫血。

【治疗】

(一)治疗的合理性

ACD 需要治疗的条件有两个:首先,贫血对机体造成伤害,需要心脏代偿性提高心排出量以维持组织氧供;第二,贫血是一些疾病的不良预后指标。ACD 中,中度贫血是需要治疗的,尤其是 65 岁以上、合并单个或多个危险因素(如冠心病、肺病及慢性肾病)的患者。贫血纠正后输血减少、血红蛋白升高,患者的生活质量可相应提高。

在肿瘤、慢性肾病及充血性心衰患者中贫血是预后相对不佳的指标。一项 10 万名透析患者的回顾性分析中,血红蛋白低于 80g/L 组较 100~110g/L 组死亡 OR 值升高 1 倍;在 HCT 先小于 30%、后逐渐发展超过 30%组与开始即 HCT>30%组的 OR 值相当。但是,不是贫血被完全纠正的患者预后最好,而是 HCT 33%~36%组的透析患者死亡风险最低。这一证据随后被慢性肾病及肿瘤患者采纳,推荐 HGB 水平控制在 110~120g/L 间为合适的范围。

(二)治疗选择

ACD 首先需要治疗基础疾病,例如类风湿关节炎患者采用抗 TNF-α 受体。同时需去除引起贫血的其他因素,例如消化道出血、营养性贫血、溶血性贫血以及药物副反应等。如果原发病无法根治而贫血症状明显时需采取相应治疗手段

1.输血　输血是一种快速有效改善贫血且被广泛采用的方法,对严重贫血或危及生命的

贫血,尤其是伴有出血的患者很有帮助。输血可改善心肌梗死合并贫血患者的存活率,但输血本身可增加 ICU 患者多器官衰竭的发生率及死亡率。输血是否可调节免疫系统导致临床不良反应尚不清楚,但肿瘤或慢性肾病合并 ACD 的患者并不推荐长期输血,因为容易合并铁过载及肾移植前患者对 HLA 抗原致敏。

2.补铁治疗 口服铁剂吸收不良、铁利用率低,而直接补充的铁仅一部分参与造血,更多的铁被网状内皮系统储存。ACD 患者是否补铁治疗是有争议的,因为铁是微生物增殖必需的营养,微生物及肿瘤细胞所需铁被限制在 RES 中本身是机体的一种保护机制。在一项透析并接受铁剂治疗患者细菌感染风险的研究中,发现当转铁蛋白饱和度>20% 以及铁蛋白>100ng/ml 时,感染细菌的风险明显升高,可能与铁抑制细胞免疫反应及下调 IFN-γ 相关。另外在长期免疫激活背景下的患者采用铁剂治疗,可激活高度毒性的羟自由基引起组织损伤及血管内皮功能异常,增加了急性冠脉事件的风险。

另一方面,铁剂治疗可带来益处,可抑制 TNF-α 形成、减少类风湿关节炎和终末期肾功能衰竭患者的疾病进展,炎性肠病合并贫血的患者在胃肠道外补铁治疗后可增加血红蛋白水平。ACD 合并绝对的铁缺乏应该采用补铁治疗,EPO 治疗后功能性铁缺乏时也应该考虑补铁治疗,因为这部分患者血红蛋白升高的获益大于感染的风险。但目前 ACD 中铁蛋白超过100ng/ml 则不推荐铁剂治疗。在接受化疗的肿瘤患者及透析患者中已证实胃肠外补铁可增加 EPO 治疗疗效。

3.EPO EPO 可下调 hepcidin 水平,促进造血,有效改善 ACD。同时 EPO 的其他生物学效应,如抗炎、增加 T 细胞免疫反应,对某些基础疾病有好处,联合 EPO 及铁治疗不仅纠正了贫血还可使疾病活动程度减轻。目前已在正在接受化疗的肿瘤患者、慢性肾病及 HIV 感染接受治疗的患者中证实,EPO 有纠正 ACD 的疗效。EPO 的反应率在骨髓增生异常综合征和多发性骨髓瘤、类风湿关节炎及慢性肾病分别为 25%、80% 及 95%,治疗作用包括逆转细胞因子的抗增殖、刺激铁吸收及促进红系前体细胞中血红素的合成等。对治疗无反应的原因可能是前炎症细胞因子水平高或同时铁供给不足。

但是,在一些实体瘤包括乳腺癌、卵巢癌、前列腺癌、肝癌和肾癌细胞及髓细胞中发现了EPOR,尤其是 90% 乳腺癌细胞表达高水平的 EPOR。一部分体外实验发现,肿瘤细胞接受EPO 刺激后可表现为增殖反应。另外,EPO-EPOR 可能诱导新生血管形成,因为裸鼠移植瘤中加入抑制 EPOR 信号传导的药物后新生血管被抑制、移植瘤细胞被破坏。在 EPO 治疗乳腺癌转移合并贫血患者的研究中,因治疗组死亡率有增加而被终止。随后,一项双盲、前瞻性研究对患颈部鳞癌接受局部放疗的患者予以 EPO 治疗以维持 HGB>130g/L(女)及 140g/L(男),结果提示 EPO 治疗组肿瘤复发率高于安慰剂组,同时也发现肿瘤患者使用 EPO 后出现血栓的风险较前增高。

美国血液学协会推荐的肿瘤患者 EPO 治疗指南,提出 EPO 治疗的适应证为:

(1)HGB<100g/L,使用目的是减少输血次数,100~120g/L 的患者应酌情考虑。

(2)实体瘤/非髓系血液肿瘤需联合使用化疗,治疗目标为 HGB 纠正至 120g/L。FDA 批准的重组人 EPO 以及衍生物治疗是局限于接受化疗的、HGB 在 10g/dl 以下的(需要输血的)

以及无法治愈的肿瘤患者中。

国外推荐的EPO剂量为：EPO 150U/kg体重,每周三次或者40000U每周一次,EPO一般至少使用4周。4～8周时如HGB升高不足10g/L可酌情将EPO加至300U/kg体重。同时应评估是否存在缺铁,可酌情考虑补铁治疗。如治疗6～8周HGB升高不足10～20g/L,则可认为治疗无反应。认为治疗无效的患者应停用。如HGB水平升至120g/L后需减量25％～40％并维持EPO使用,以保持HGB在100～120g/L水平。

目前ACD治疗中仍有许多问题尚未解决,如EPO合用铁剂的有效率及对预后影响如何？外源性铁剂如何更好地被红细胞被利用？感染同时补充铁剂的疗效及风险如何？

随着ACD机制的研究越来越清晰,一些新的治疗策略将会成为可能,如铁螯合剂治疗以增加内源性EPO水平,hepcidin的拮抗剂以阻断RES铁储留,能在炎症状态下有效刺激造血的药物等。

（任文平）

第五节　铁粒幼细胞性贫血

铁粒幼细胞贫血(SA)为血红素合成障碍和铁利用不良铁沉积于幼红细胞线粒体中,骨髓环状铁粒幼红细胞增多($\geqslant$15％,正常<3％)的低色素性贫血。难治SA或重型SA可致铁过载继发性血色病。多数SA为获得性,作为红系克隆病,少见遗传性。

一、遗传性铁粒幼细胞贫血(HSA)

有X染色体伴性遗传(男性发病)和常染色体显性(AD)或隐性(AR)遗传。对伴性HSA研究较多已证实为X染色体上α-氨基-γ-酮戊酸合酶(ALAS)基因ALAS2突变使酶活性减低所致。而AD、AR的HSA仅累及女性可能为涉及ALAS2基因的非常规的X染色体灭活所致。

【临床表现】

一般于婴儿期或儿童期发病,轻者可在成年后发病。

即使贫血不重或输血不多也可有铁过载继发性血色病表现(糖尿病、心力衰竭、内分泌功能减低)。

【实验室检查】

1.血象　贫血为小细胞低色素性,也有伴正细胞正色素性而呈双相。白细胞数正常,血小板数正常或增高,网织红细胞数常正常或稍高。

2.BM　增生活跃以红系为著,粒/巨核系正常,无病态造血,铁染色细胞外铁和铁粒幼细胞增多,特别是环状铁粒幼细胞$\geqslant$15％有诊断价值。

3.铁动力学及其他检查　血清铁、铁蛋白增高,转铁蛋白饱和度增加。有无效性红系生成依据(血清铁清除快,结合珠蛋白减低,胆红素轻度增高,乳酸脱氢酶升高,网织红细胞数正常或稍高)。

【诊断】

1.有家族史。

2.金指标为 BM 铁染色示环状铁粒幼细胞占有核红细胞中≥15%。

3.排除下列疾病。

(1)特发性血色病临床表现与 HSA 继发性血色病相似,但无贫血、MCV 正常、BM 无环状铁粒幼细胞有别于 HSA。

(2)AD 遗传的 HSA 有别于 Pearson 综合征在于后者 BM 环状铁粒幼细胞增多,但红系和髓系早期细胞有空泡,白细胞和血小板减低以及胰腺外分泌缺陷。

【治疗】

维生素 B_6 为 ALAS 辅因子对血红素合成第一步重要,且可稳定 ALAS 结构保护突变的 ALAS 不被线粒体蛋白酶降解,大剂量时可使突变的 ALAS 活性趋于正常,为此大剂量维生素 B_6 为治疗 HSA 首选。100~200mg/d 不少于 3 个月,50% 有好转,应终生维持。长期服用可致末梢神经病,同时用维生素 B_1、维生素 B_{12} 和叶酸可防治,或逐渐减量至 5mg/d 维持。即使 Hb 升至正常 MCV 仍低还保持小细胞低色素性。如口服维生素 B_6 无效可改用磷酸吡哆醛注射。

有铁过载继发性血色病,血清铁蛋白＞1000μg/L 应去铁。常用为去铁胺首次 1g,静脉注射或皮下注射,以后每 4h 0.5g,日总量＜6g。与口服去铁药合用效果更好,去铁酮 25mg/kg,3/d,最大剂量＜100mg/(kg·d);去铁三唑 20mg/kg,1/d,最大剂量 30mg/(kg·d)。去铁治疗最好能使血清铁蛋白降至＜500μg/L。维生素 C 虽可增强去铁剂排铁,但可增加铁吸收及铁对组织毒性,故在去铁治疗期间应停食用富含维生素 C 的食物与水果等。

一般不采取静脉放血治疗。如 Hb 接近正常仍可考虑,每周放血 400ml(相当 160~200mg 铁)。

二、获得性 SA

可分为原发性或继发性(药物,放、化疗,其他如铜缺乏或锌过载)。

1.原发性 SA　为单克隆红系造血,不像伴性遗传 SA 那样有明确的 ALAS2 基因突变,可伴或不伴骨髓增生发育异常,前者为骨髓增生异常综合征(MDS)的一型,如有血小板增多则为骨髓增生异常/骨髓增殖性肿瘤(MD/MPN)中的一型。此处原发性 SA 为无 MDS 的,可能为原发性线粒体呼吸链损伤及 Fe^{3+} 还原障碍铁沉积于线粒体而发病。

本病起病缓慢,贫血,可肝脾大,MCV 正常或增高,可有低色素红细胞而呈双相,白细胞和血小板一般正常。BM 增生以红系为主可有巨幼样变,双、多核等,原粒细胞正常,粒系/巨核系增生正常无病态造血,铁染色示环状铁粒幼细胞≥15%,活检无骨髓纤维化。染色体一般正常。

诊断金标准为 BM 中环状铁粒幼细胞≥15％,粒系/巨核系增生正常无病态造血现象。最主要应与 MDS-RAS(RAS-T)鉴别,后者有 2～3 系血细胞减少(血小板增高为 RAS-T)、中性粒细胞有 PelgerHuet 样畸形、环状核、少(无)或多颗粒,巨核系有单圆核、多圆核及小巨核等,可有 MDS 常见染色体 5、7、8、20 号缺失或三体性异常有别于原发性 SA。

2.继发性 SA　继发于乙醇、异烟肼、青霉胺、黄体酮、铜缺乏较易见尤以乙醇。嗜酒者如营养良好不会伴 RA,如营养不好可发生 RA 且常伴叶酸缺乏。乙醇有血液毒性,MCV 增大、红系前体细胞有空泡;其转化为乙醛后加快血浆内和肝细胞内 ALAS 辅因子磷酸吡哆醛降解同时又可抑制铁合人原卟啉形成血红素的亚铁螯合酶使血红素合成障碍影响 Hb 形成 RA。戒酒后 12 日左右环状铁粒细胞可渐消失。乙醇还可影响卟啉代谢诱发卟啉病。治疗应戒酒、增加营养、重用维生素 B_6、叶酸等。

抗结核药异烟肼用药 1～10 个月后可发生 SA。由于药物缓缓乙酰化与维生素 B_6 形成腙很快自尿中排泄之故。停药或加用维生素 B_6 25～50mg/d 很快康复。

铜缺乏可见于营养不良早产儿或长期静脉营养者表现为低色素性贫血、骨质疏松、长骨病变、皮肤毛发色素浅及中枢神经系统症状,BM 红系髓系前体细胞、晚期髓系细胞减缺、环状铁粒幼细胞增多;PB 中性粒细胞减少,血小板数正常,血清铁、转铁蛋白饱和度正常,血清铜或铜蓝蛋白减低。治以硫酸铜 2～5mg/d,很快纠治。

3.原发性 SA 治疗　除用大量维生素 B_6(100～200mg/d)外,尚可用辅酶 Q_{10}(100～400mg/d)。辅酶 Q_{10} 为广泛存在体内的脂溶性醌类,具有促进氧化磷酸化反应和保护生物膜结构完整,细胞线粒体形态结构和线粒体呼吸链中质子移位及电子传递起重要作用,激活细胞呼吸和代谢,也是重要的抗氧化和非特异性免疫增强剂,以前广泛应用于心血管疾病,近来发现其对治疗血色病有良效。已证实对 MDS-RAS(RAS-T)有效的仑利度胺(5～10mg/d)不但可减少环状铁粒幼细胞、使 Hb 上升、有 JAK2V617F 突变的还可转阴。值得试用于原发性 SA。其他治疗与 HSA 同。

(任文平)

第六节　再生障碍性贫血

再生障碍性贫血(AA)简称再障,是一组由某种或复合因素引致骨髓造血功能衰竭,红骨髓总容量减少,代以脂肪髓,以全血细胞减少为主要表现的一组综合征。

【流行病学】

1.据国内 21 个省(市)、自治区的调查,年发病率为 0.74/10 万人口,明显低于白血病的发病率。

2.慢性再障发病率为 0.60/10 万人口,急性再障为 0.14/10 万人口。

3.各年龄组均可发病,但以青壮年多见。

4.男性发病率略高于女性。

【病因】

可由物理、化学、生物等多种原因引致。相当一部分病例未能查出明确原因,称之为原发或特发性再障。那些有病因可查者,则称为继发性再障。

1.药物 药物是最常见的发病因素。药物性再障有以下两种类型。①与药物剂量有关,系药物毒性作用,达到一定剂量就会引起骨髓抑制,一般是可逆的,如各种抗肿瘤药物。此外,苯妥英钠、吩噻嗪、硫尿嘧啶及氯霉素等也可以引起与剂量有关的骨髓抑制。②与剂量无明显关系,仅个别患者发生造血障碍,多系药物的过敏反应,常导致持续性再障。这类药物常见的有氯霉素、有机砷、米帕林、三甲双酮、保泰松、金制剂、氨基比林、磺胺、卡比马唑、甲巯咪唑、氯磺丙脲等。

药物性再障最常见是由氯霉素引起的。据国内调查,半年内有服用氯霉素者发生再障的风险为对照组的33倍,并有剂量-反应关系。氯霉素可发生上述两种类型的药物性再障。凡干细胞有遗传性缺陷者,对氯霉素的敏感性增加。在美国、日本等国家,20世纪70年代即限制氯霉素的使用。

2.化学毒物 苯及其衍生物和再障的关系也很密切。苯干扰细胞的增殖成熟,可导致骨髓衰竭,形成再障,亦可导致白血病。一些药物抑制造血,可能与其结构中含有苯环有关。一些农药,如杀虫剂六氯化苯、双氯双酚五烷等,也有报道与再障有关。苯中毒再障可呈慢性型,也可呈急性严重型,以后者居多。

3.电离辐射 X线、γ线或中子可穿过或进入细胞直接损害造血干细胞和骨髓微环境。长期超允许量放射线照射可致再障。

4.病毒感染 病毒性肝炎和再障的关系已较肯定,称为病毒性肝炎相关性再障,是病毒性肝炎最严重的并发症之一,发生率不到1.0%,占再障患者的3.2%。肝炎病毒对造血干细胞可能有直接抑制作用,还可致染色体畸变,并可通过病毒介导的自身免疫异常。病毒感染亦可破坏骨髓微环境。

5.免疫因素 再障可继发于胸腺瘤、SLE和类风湿关节炎等,患者血清中可找到抑制造血干细胞的抗体。部分原因不明的再障也可能存在免疫因素。

6.阵发性睡眠性血红蛋白尿(PNH) PNH与再障关系相当密切,20%~30% PNH可伴有再障,15%再障可发生显性PNH,两者都是造血干细胞疾病。明确地从再障转为PNH,而再障表现已不明显;或明确地从PNH转为再障,而PNH表现已不明显;或PNH伴再障及再障伴PNH,都可称为再障-PNH综合征。

7.遗传因素 再障不是遗传性疾病。但临床资料显示具有某些HLA-Ⅱ型抗原的患者对免疫抑制治疗的反应较好,某些再障患者对氯霉素及某些病毒具有易感性,均说明再障的发病可能与遗传因素有关。

8.其他因素 偶可报道再障在妊娠期发病,分娩或人工流产后缓解,第二次妊娠时再发,可能是孕期内分泌改变,引发再障。此外,再障尚可继发于慢性肾衰竭、严重的甲状腺或腺垂体功能减退症等。

【发病机制】

1.造血干细胞缺陷 造血干细胞量或质的异常是重要的发病机制之一。再障患者表现为全血细胞减少，网织红细胞亦减少，骨髓增生低下，细胞培养示多能造血祖细胞（CFU-GEMM）、红系、粒单系及巨核系祖细胞（BFU-E、CFU-E、CFU-GM、CFU-Meg）在绝大多数病例，均较正常明显为低。当治疗后患者获得完全缓解后，这些造血祖细胞也很少完全恢复。同种异基因骨髓移植成功，使再障患者造血重建，且证实其造血祖细胞来源于供者。再障患者血清中一些造血生长因子，如促红素（EPO）、粒单系集落刺激因子（GM-CSF）等浓度很高，在体外可使正常骨髓红系、粒单系乃至多能造血祖细胞增殖，而患者的造血细胞对造血因子反应不良。

2.造血微环境的缺陷　　造血微环境的概念包括造血组织中支持造血的结构成分，也包括造血的调节因素。造血细胞在基质细胞形成的网状支架中增殖和分化。基质细胞群包括成纤维细胞、网状细胞及巨噬细胞等，基质细胞在体外培养可形成 CFU-F。造血干细胞被基质细胞包绕后才能增殖。少数再障患者骨髓体外培养不能形成 CFU-F，而 CFU-GM 却正常，说明这些患者的发病机制为微环境缺陷。造血的调节因素包括许多体液因子和细胞之间的相互调节作用。部分再障患者存在造血干细胞体液和细胞调节机制的异常，包括抑制性 T 细胞增多而辅助性 T 细胞减少，自然杀伤细胞活力减低，造血负调控因子如 γ 干扰素、肿瘤坏死因子、白介素-2 等的增多，cAMP 的含量减低等，都可能介入再障造血干细胞的增殖和分化紊乱。

3.免疫机制的异常　　免疫与造血关系密切。二者来自共同的干细胞；造血细胞增殖分化需要 T 细胞、单核-巨噬细胞等参与；多种造血因子既作用于免疫细胞，也参与调节造血。Pantel 提出免疫与造血系统具有密切相关的调节网络，其作用呈双向性，即互为效应细胞或靶细胞。

继发于 SLE 和类风湿关节炎的再障，血清中存在对造血干细胞的自身抗体。部分原发性再障患者的 T 淋巴细胞可抑制正常造血祖细胞的生长，去除 T 淋巴细胞可使粒系和红系集落生长恢复正常。部分患者骨髓移植虽未成功，但由于应用了大量免疫抑制药，自身造血功能却获得恢复。以上均说明部分再障的发病机制存在抑制 T 淋巴细胞的作用。

【分类】

基于发病缓急、病情严重程度、进展情况等，一般分为两个类型，即急性再障和慢性再障。

1.急性再障　　起病急，进展迅速，常以出血和感染发热为首发及主要表现。

2.慢性再障　　起病缓慢，以贫血为首发及主要表现；出血及感染均较轻。

【临床表现】

1.急性再障　　起病急，进展迅速，常以出血和感染发热为首发及主要表现。病初贫血常不明显，但随着病程发展，呈进行性进展。几乎均有出血倾向，60% 以上有内脏出血，主要表现为消化道出血、血尿、眼底出血（常伴有视力障碍）和颅内出血。皮肤、黏膜出血广泛而严重，且不易控制。病程中几乎均有发热，系感染所致，常在口咽部和肛门周围发生坏死性溃疡，从而导致败血症。肺炎也很常见。感染和出血互为因果，使病情日益恶化，急性再障最常用的是抗胸腺球蛋白（ATG）和抗淋巴细胞球蛋白治疗（ALG）。

2.慢性再障　　起病缓慢，以出血为首发和主要表现；出血多限于皮肤黏膜，且不严重；可并发感染，但常以呼吸道为主，容易控制。若治疗得当，坚持不懈，不少患者可获得长期缓解以至愈,但也有部分患者迁延多年不愈,甚至病程长达数十年,少数到后期出现急性再障的临床表现,称为慢性再障急变型。

【并发症】

1.出血　血小板减少所致出血常常是患者就诊的主要原因,同时也是并发症,表现为皮肤瘀点和瘀斑、牙龈出血和鼻出血。在年轻女性可出现月经过多和不规则阴道出血。严重内脏出血如泌尿道、消化道、呼吸道和中枢神经出血少见,且多在病程晚期。患者出现严重鼻出血、视物不清、头痛、恶心呕吐,常是致命性颅内出血先兆表现,临床要予以充分注意。

2.贫血　红细胞减少所致贫血常逐渐发生,患者出现乏力、活动后心悸、气短、头晕、耳鸣等症状。患者血红蛋白浓度下降较缓慢,多为每周降低 10g/L 左右。少数患者因对贫血适应能力较强,症状可较轻。贫血严重时合并贫血性心脏病。

3.感染　白细胞减少所致感染为再障最常见并发症。轻者可以有持续发热、体重下降、食欲缺乏,重者可出现严重系统性感染,此时因血细胞低使炎症不能局限,常缺乏局部炎症表现,严重者可发生败血症,感染多加重出血而导致死亡。

【辅助检查】

1.血常规　全血细胞减少。贫血属正细胞型,亦可呈轻度大红细胞。红细胞轻度大小不一,但无明显的畸形及多染现象,一般无幼红细胞出现。网织红显著减少。三种细胞减少的程度不一定平行,急性再障的血象降低程度更为严重。

2.骨髓　骨髓穿刺物中骨髓颗粒很少,脂肪滴增多,骨髓小粒镜检非造血细胞和脂肪细胞增多,一般在 60% 以上。急性型呈多部位增生减低或重度减低,三系造血细胞明显减少,尤其是巨核细胞和幼红细胞;非造血细胞增多,尤为淋巴细胞。慢性型不同部位穿刺所得骨髓象很不一致,可从增生不良至增生象,但至少要有一个部位增生不良;如增生良好,晚幼红细胞(炭核)比例常增多。

3.骨髓活检　骨髓涂片易受周围血液稀释的影响,有时一两次涂片检查难以正确反映造血情况,而骨髓活检对估计增生情况优于涂片,可提高诊断正确性。

【诊断】

第四届全国再障学术会议修订的再障诊断标准如下:

①全血细胞减少,网织红细胞百分数<0.01,淋巴细胞比例增高;②一般无肝、脾大;③骨髓检查显示至少一部位增生减低或重度减低(如增生活跃,巨核细胞应明显减少,骨髓小粒成分中应见非造血细胞增多。有条件者应做骨髓活检等检查);④能排除其他引起全血细胞减少的疾病,如阵发性睡眠性血红蛋白尿、骨髓增生异常综合征中的难治性贫血、急性造血功能停滞、骨髓纤维化、急性白血病、恶性组织细胞病等;⑤一般抗贫血药物治疗无效。

【鉴别诊断】

1.阵发性睡眠性血红蛋白尿　尤其是血红蛋白尿不发作者极易误诊为再障。本病出血和感染较少见,网织红细胞增高,骨髓幼红细胞增生,尿中含铁血黄素、糖水试验及 Ham 试验呈阳性反应,成熟中性粒细胞碱性磷酸酶活力低于正常,均有助于鉴别。

2.骨髓增生异常综合征(MDS)　FAB 协作组将 MDS 分为五型,其中难治性贫血型易和不典型再障相混淆。MDS虽有全血细胞减少,但骨髓三系细胞均增生,巨核细胞也增多,三系中均可见有病态造血,染色体检查核型异常占20%～60%,骨髓组织切片检查可见"造血前驱细胞异常分布"现象。

3.低增生性急性白血病　多见于老年人,病程缓慢或急进,肝、脾、淋巴结一般不肿大,外周呈全血细胞减少,未见或偶见少量原始细胞。骨髓灶性增生减低,但原始细胞百分比已达白血病诊断标准。

4.纯红细胞再生障碍性贫血　溶血性贫血的再障危象和急性造血停滞,可呈全血细胞减少,起病急,有明确诱因,去除后可自行缓解,后者骨髓象中可出现巨原红细胞。慢性获得性纯红再障如有白细胞和血小板轻度减少,需注意和慢性再障作鉴别。

【治疗】

包括病因治疗、支持疗法和促进骨髓造血功能恢复的各种措施。慢性型一般以雄激素为主,辅以其他综合治疗,经过长期不懈的努力,才能取得满意疗效,不少病例血红蛋白恢复正常,但血小板长期处于较低水平,临床无出血表现,可恢复轻工作。急性型预后差,上述治疗常无效,诊断一旦确立宜及早选用骨髓移植或抗淋巴细胞球蛋白等治疗。

1.支持疗法　凡有可能引起骨髓损害的物质均应设法去除,禁用一切对骨髓有抑制作用的药物。积极做好个人卫生和护理工作。对粒细胞缺乏者宜保护性隔离,积极预防感染。输血要掌握指征,准备做骨髓移植者,移植前输血会直接影响其成功率,尤其不能输家族成员的血。一般以输入浓缩红细胞为妥。严重出血者宜输入浓缩血小板,反复多次输注血小板可产生血小板的无效输注。血小板输注要严格掌握适应证。一般血小板$<20\times10^9/L$,甚至$<10\times10^9/L$,患者有严重的消化道出血、血尿,特别是颅内出血的可能,或同时有高热感染者,可予输血小板。为减少同种免疫反应,采用单产或HLA相合的血小板输注可提高疗效。反复大量输血者,除易有输血反应外,严重问题是导致继发血色病,输入500ml血,含铁200～250mg,血色病可造成多脏器损害,宜应用去铁胺排铁治疗。

2.雄激素　为治疗慢性再障首选药物,常用雄激素有以下四类。①17α-烷基雄激素类:如司坦唑醇、甲氧雄烯醇酮、羟甲烯龙、氟甲睾酮、美雄酮等。②睾丸素酯类:如丙酸睾酮、庚酸睾酮、环戊丙酸睾酮、十一酸睾酮(安雄)和混合睾酮酯(丙酸睾酮、戊酸睾酮和十一烷酸睾酮)。③非17α-烷基雄激素类,如苯丙酸诺龙和葵酸诺龙等。④中间活性代谢产物,如本胆烷醇酮和达那唑等。睾酮进入体内,在肾组织和巨噬细胞内,通过5α-降解酶的作用,形成活力更强的5α-双氢睾酮,促使肾产生红细胞生成素,巨噬细胞产生粒巨噬细胞集落刺激因子;在肝和肾髓质内存在5β-降解酶,使睾酮降解为5β-双氢睾酮和本胆烷醇酮,后两者对造血干细胞具有直接刺激作用,促使其增殖和分化。因此雄激素必须在一定量残存的造血干细胞基础上,才能发挥作用,急性、严重再障常无效。慢性再障有一定的疗效,但用药剂量要大,持续时间要长。丙酸睾酮50～100mg/d肌内注射,口服司坦唑醇6～12mg/d,口服十一酸睾酮120～160mg/d,混合睾酮酯250mg每周2次肌内注射,疗程至少6个月以上。国内报道的有效率为34.9%～81%,缓解率为19%～54%。红系疗效较好,一般治后1个月网织红细胞开始上升,随后血红蛋白上升,2个月后白细胞开始上升,但血小板多难以恢复。部分患者对雄激素有依赖性,停药后复发率达 25%～50%。复发后再用药,仍可有效。丙酸睾酮的男性化不良反应较大,可出现痤疮、毛发增多、声音变粗、闭经、儿童骨成熟加速及骨骺早期融合,且有一定程度的水钠潴留。丙睾肌内注射多次后局部常发生硬块,宜多处轮换注射。17α-烷基类雄激素男性化不良反应较丙睾为轻,但肝脏毒性反应显著大于丙睾,多数患者服药后出现谷丙转氨酶升高,严重者发生肝内胆汁淤积性黄疸,少数甚至出现肝血管肉瘤和肝癌,但停药后可消散。

3.骨髓移植　是治疗干细胞缺陷引起再障的最佳方法,且能达到根治的目的。一旦确诊严重型或极严重型再障,年龄<20 岁,有 HLA 配型相符供者,在有条件的医院应首选异基因骨髓移植,移植后长期无病存活率可达 60%～80%,但移植需尽早进行,因初诊者常输红细胞和血小板,这样易使受者对供血者的次要组织相容性抗原致敏,导致移植排斥发生率升高。对确诊后未输过血或输血次数很少者,预处理方案可用环磷酰胺每天 50mg/kg 连续静脉滴注 4d。国内已开始应用异基因骨髓移植治疗严重再障,并已有获得成功报道。凡移植成功者则可望治愈。胎肝细胞悬液输注治疗再障在国内已广泛开展,有认为可促进或辅助造血功能恢复,其确切的疗效和机制尚有待于进一步研究。

4.免疫抑制药　适用于年龄大于 40 岁或无合适供髓者的严重型再障。最常用的是抗胸腺球蛋白(ATG)和抗淋巴细胞球蛋白(ALG)。其机制主要可能通过去除抑制性 T 淋巴细胞对骨髓造血的抑制,也有认为尚有免疫刺激作用,通过产生较多造血调节因子促进干细胞增殖,此外可能对造血干细胞本身还有直接刺激作用。剂量因来源不同而异,马 ALG 10～15mg/(kg·d),兔 ATG 2.5～4.0mg/(kg·d),共 5d,用生理盐水稀释后,先皮试,然后缓慢从大静脉滴注,如无反应,则全量在 8～12h 内滴完;同时静脉滴注氢化可的松,1/2 剂量在 ALG/ATG 滴注前,另 1/2 在滴注后用。患者最好给予保护性隔离。为预防血清病,宜在第 5 天后口服泼尼松 1mg/(kg·d),第 15 天后减半,到第 30 天停用。不宜应用大剂量肾上腺皮质激素,以免引起股骨头无菌性坏死。疗效要 1 个月以后,有的要 3 个月以后才开始出现。严重型再障的有效率可达 40%～70%,有效者 50%可获长期生存。不良反应有发热、寒战、皮疹等过敏反应以及中性粒细胞和血小板减少引起感染和出血,滴注静脉可发生静脉炎,血清病在治疗后 7～10d 出现。环孢素 A(CSA)也是治疗严重型再障的常用药物,由于应用方便、安全,因此比 ALG/ATG 更常用,其机制可能是选择性作用于 T 淋巴细胞亚群,抑制 T 抑制细胞的激活和增殖,抑制产生 IL-2 和 γ 干扰素。剂量为 10～12mg/(kg·d),多数病例需要长期维持治疗,维持量 2～5mg/(kg·d)。对严重再障有效率也可达 50%～60%,出现疗效时间也需要 1～2 个月以上。不良反应有肝肾毒性作用、多毛、牙龈肿胀、肌肉震颤,为安全用药宜采用血药浓度监测,安全有效血浓度范围为 300～500ng/ml。现代免疫抑制药治疗严重型再障疗效已和骨髓移植相近,但前者不能根治,且有远期并发症,如出现克隆性疾病,包括 MDS、PNH 和白血病等。

5.中医药　治宜补肾为本,兼益气活血。常用中药为鹿角胶、仙茅、淫羊藿、黄芪、首乌、当归、苁蓉、巴戟、补骨脂、菟丝子、枸杞子、阿胶等。国内治疗慢性再障常用雄激素合并中医补肾法治疗。

6.造血细胞因子和联合治疗　再障是造血干细胞疾病引起的贫血,内源性血浆 EPO 水平均在500U/L以上,采用重组人 EPO 治疗再障必须大剂量才可能有效,一般剂量不会取得任何效果。重组人集落刺激因子包括 G-CSF、GM-CSF 或 IL-3 治疗再障对提高中性粒细胞,减少感染可能有一定效果,但对改善贫血和血小板减少效果不佳,除非大剂量应用。但造血细胞因子价格昂贵,因此目前仅限于重型再障免疫抑制药治疗时的辅助用药,如应用 ALG/ATG 治疗重型再障,常因出现严重粒细胞缺乏而并发感染,导致早期死亡。若此时合并应用 rHG-CSF 可改善早期粒缺,降低病死率。联合治疗可提高对重型再障治疗效果,包括 ALG/ATG 和 CSA 联合治疗,CSA 和雄激素联合治疗等,欧洲血液和骨髓移植组采用 ALG、CSA、甲基泼尼松龙和 rhG-CSF 联合治疗,对重型再障有效率已提高到 82%。

【注意事项】

1.注意生活规律,保持心情舒畅,劳逸结合,加强锻炼,养成良好的卫生习惯,早晚刷牙,少到或不到公共场所,以免感染疾病;禁止剧烈运动,防止意外情况导致出血。

2.对于急性型及重型者须绝对卧床休息;慢性再障患者如无自发性出血,血红蛋白已升到能耐受一般活动者,可参加一定的体力活动而不必过分地限制,如可参加家庭轻体力劳动,同时可适当地参加一般的体育活动如散步、打太极拳、保健按摩,以强壮身体,使造血功能恢复。

3.忌辛辣刺激性食物(如生葱、生姜、生蒜、辣椒等),忌海鲜、羊肉、狗肉等热性食物,忌烟酒,忌生冷油腻。给予高蛋白、高维生素、易消化食物,如瘦肉、蛋类、乳类、鸡肉、排骨汤、动物肝脏、新鲜蔬菜及水果,多食大枣、龙眼、花生、核桃、藕等以生血止血;有出血倾向者给予无渣半流质饮食,少进食带刺、骨的食物,以防因刺伤而引起出血和感染。

4.注意患者的出血倾向,如皮肤黏膜出血、鼻出血、牙龈出血、眼底出血等,给予对症和止血处理;发生胃肠道大出血或存在颅内出血的危险时,应立即报告医生,同时准备好各种抢救药物及用物,协助抢救。

5.保持病室清洁,每天空气消毒,白细胞下降者应行保护性隔离以减少感染。

6.注意口腔清洁及肛门卫生。坚持饭后、睡前漱口,防止口咽部溃疡,常用的漱口液有生理盐水、复方硼酸溶液、1%过氧化氢、碳酸氢钠溶液等;坚持便后用 1/5000 高锰酸钾溶液坐浴,防止肛门周围发生坏死性溃疡而导致败血症。

7.皮肤、黏膜广泛出血者注意保持皮肤、黏膜的完整性以防止感染,大汗时应及时更衣,避免受凉感冒。

(任文平)

第七节　纯红细胞再生障碍性贫血

纯红细胞再生障碍性贫血(PRCA)简称纯红再障,是一种较少见的异质性骨髓单纯红系造血障碍综合征,粒细胞系和巨核细胞系无明显受累。任何年龄和性别均可发病,其发病率占再障的 3%。按病程分为急性和慢性,按病因分为先天性和获得性两型,获得性又可按病因分为原发性和继发性。

一、先天性纯红细胞再生障碍性贫血

先天性纯红细胞再生障碍性贫血（DBA）是一种源于骨髓红系细胞显著减少或缺如所致的单纯红细胞增生障碍性骨髓衰竭性疾病。其发病率为$(5\sim7)/10^6$，为一种少见的先天性再生障碍性贫血。临床上本病的诊断主要为排他性诊断。男女发病率之比为$1.1:1$，大部分为散发病例，约$10\%\sim25\%$有家族史。

【病因及发病机制】

（一）遗传和基因突变

本病具有遗传特性，家族性 DBA 属常染色体显性遗传，如表现常染色体隐性遗传可能是由于外显不全或罕见的性腺镶嵌现象。连锁分析发现 25% DBA 患者编码核糖体蛋白质 S19（RPS19）的染色体19q13.2有突变。另一突变位点位于 8p22-p23，无 RPS19 突变者 2% 有 RPS24[由 RPS24（10q22-q23）编码]突变，还有报道 RPS17 亦有突变。RPS19 广泛存在于多种细胞中，RPS19 突变导致单一红细胞前体生成障碍的原因有推测 RPS19 可能有核糖体外的功能，例如 RPS19 缺乏或突变的核糖体可以改变红系发生过程的转录速度常数，其依据是 γ 干扰素诱导的核糖体蛋白 L13a 的磷酸化和释放可以特异性阻止血浆铜蓝蛋白转录。另外，根据 RPS19 可与成纤维细胞生长因子相互作用，推测 RPS19 可能与红细胞生成因子有相互作用。

（二）c-kit（酪氨酸激酶受体）受体/配体（KL）系统

由于 DBA 存在与 W/W 突变及 s1/s1 突变小鼠较为相似的血液学异常，推测 DBA 发病机制可能与 c-kit 受体/配体（KL）系统有关，W 基因分别位于小鼠第 5 号及人第 4 号染色体，负责编码 c-kit 原癌基因产物细胞表面受体。s1 基因位于小鼠第 10 号染色体，人 12q22-24，负责编码 c-kit 受体的配体（SLF），它具有广泛的造血刺激生物活性，在体内外能刺激正常或 s1 突变鼠的肥大细胞及骨髓造血干/祖细胞增殖。研究发现，DBA 患者 CD34$^+$ 细胞在单一或联合的促红细胞生成素（Epo），IL-3、IL-6 及 GM-CSF 刺激下，红系爆式集落形成单位（BFU-E）产率仍低下或缺如，向上述培养体系中加入 KL（c-kit 配体）可以明显增加 BFU-E 集落产率及体积，提示其 CD34$^+$ 细胞的 c-kit 受体表达并无异常，贫血的发生可能为体内 KL 生成不足或缺乏所致。

（三）Epo/EpoR（Epo 受体）系统

Epo/EpoR 系统与 DBA 红系造血缺陷间的关系一直备受重视。现已明确，DBA 患者 Epo 与 EpoR 基因表达及其蛋白质结构均无异常，亦不存在抗 EpoR 抗体，但尚不能完全除外 DBA 存在 Epo 与 EpoR 结合后信号传递异常。促红细胞生成素受体下游区信号分子 Jak2 和 Stat5 可能是 RPS19 正常的 DBA 患者的候选致病因素。Jak2 与 Stat5a/5b 敲除后可导致明确的胎儿红细胞生成缺陷，Stat5 缺陷可导致前红细胞程序性死亡。与同等贫血程度的其他良性贫血（如缺铁性贫血等）患者比较，DBA 患者血清 Epo 水平升高更为显著，提示原始粒子对促红细胞生成素不敏感。此变化对于保护体内残存的红系祖细胞避免过多过快凋亡可能具有重要的生理学意义。

（四）红系定向干细胞的缺陷

有研究发现 DBA 患者红细胞前体包括 CFU-E（红细胞系集落形成单位）和 BFU-E 数量减少和功能障碍。

（五）免疫因素

以前认为 DBA 与 T 抑制细胞有关，已有的实验研究结果表明 DBA 患者体内不存在与其红系造血缺陷有关的细胞及体液免疫功能紊乱。

【临床表现】

贫血为 DBA 主要临床表现，大约 35% 患儿出生时即表现有贫血，常于生后 2 周至 2 年确诊。苍白、倦怠、乏力、食欲减退是早期的症状，逐渐出现气喘、肝肿大、脾肿大等临界的充血性衰竭，这些初期的症状和体征对输血容易有反应。可是相应的，输血可能导致含铁血黄素沉着症而出现该病所引起的所有问题。DBA 另一显著临床表现为与 Fanconi 贫血（FA）近似，有较之更轻的先天性体格发育畸形，约 30% 患儿合并其他症状如：身材矮小、颅面部畸形包括小头、先天性白内障、青光眼、斜视、硬腭高拱及唇腭裂甚至 Tuner 综合征样外貌、拇指畸形、先天性心血管发育异常、泌尿生殖器官畸形和恶性肿瘤易感性增加等。

【实验室和辅助检查】

（一）血象

表现为大细胞或正细胞正色素性贫血，网织红细胞减少，白细胞正常或轻度降低，血小板正常或轻度增高。在多数病例红细胞间不均匀分布的胎儿血红蛋白升高，红细胞表面 i 抗原的浓度也升高。红细胞腺苷脱氨酶（ADA）增高。血清铁和血清铁蛋白水平在正常水平高限，而总铁蛋白饱和度升高。血清叶酸和维生素 B_{12} 水平正常。血清促红细胞生成素的水平适当升高。

（二）骨髓象

骨髓红系增生低下，粒红比例增高，粒系和巨核细胞系增生活跃。少数剩下的红系细胞通常是幼稚的，可出现某些巨幼红细胞样的核改变。

【诊断与鉴别诊断】

（一）诊断

红细胞、Hb、网织红细胞比例及骨髓红系增生低下，而粒系及血小板增生正常是诊断的必备条件；婴幼儿发病、并发先天畸形及身材矮小是诊断的次要症状。但由于本病缺乏特异性临床表现及实验室检测指标，确诊尚需排除继发性因素及其他红系异常性疾病。因此，目前国内 DBA 的诊断仍然为排他性诊断。国外文献指出，DBA 尚具有以下特点可用于辅助诊断：①大细胞正色素贫血；②胎儿血红蛋白升高；③红细胞 i 抗原滴度升高；④红细胞腺苷脱氨酶（eADA）明显升高；⑤DBA 相关基因突变。

（二）鉴别诊断

1.暂时性红细胞增生减低症　此病多发生在 1～4 岁，有病毒感染史，贫血较轻，部分病儿有粒细胞减低，血红蛋白 F 不增高，多自然恢复等。

2.各种溶血的再障危象　持续时间短,多有溶血的症状。

3.急性淋巴细胞白血病　部分患者的骨髓中可见淋巴细胞增多,需与急性淋巴细胞白血病鉴别。

4.营养性贫血　先天性纯红细胞性再生障碍性贫血与儿童期常见的各类营养性贫血鉴别,如缺铁性贫血(IDA)和因叶酸或维生素 B_{12} 缺乏的巨幼红细胞性贫血,多发生于生后数月,严重者也可达中重度贫血,须加以鉴别。但营养性贫血一般多有明显诱因或营养不良病史,均有红细胞形态学检验指标(MCV,MCH,MCHC)明显异常,如 IDA 为小细胞低色素性贫血,叶酸和维生素 B_{12} 缺乏则有血细胞巨幼样变,应用叶酸、维生素 B_{12} 或铁剂进行补充治疗后疗效显著。

5.先天性纯红再障与获得性纯红再障鉴别　先天性纯红再障与获得性纯红再障的造血系统病变特征类似,治疗方法也基本相同。但先天性纯红再障起病早,常于生后 1 个月内发病,部分病儿伴有明显先天畸形。而获得性纯红再障起病一般较迟,获得性继发性纯红再障常有明显的原发病因可寻。

【治疗】

1.肾上腺皮质激素　在体外可增加 RPS19 缺陷细胞的造血调节基因表达,其诱导增加的基因在未成熟造血祖细胞及红系造血前体细胞中表达较高,但并不增加编码 RPS19 及其他核糖体基因的表达。约 70% 患者初次治疗时有反应,治疗开始越早,疗效越明显。若发病 3 个月内开始治疗,几乎 100% 患儿出现治疗反应。若发病 3 年后才开始服用泼尼松,则疗效极差。开始剂量常用泼尼松 2.0mg/(kg·d),有反应者在用药 2～4 周时出现网织红细胞增加,然后血红蛋白升高。血红蛋白上升到 90～100g/L 时,可逐渐减量至停药。无效者可试验性应用大剂量甲泼尼龙 100mg/(kg·d)静脉输注,连续 3d,以后逐渐减量,停药后可能复发,但再次用药仍然有效。

2.输血　对泼尼松不敏感者往往依赖定期红细胞输注,保持血红蛋白 80g/L 左右。长期输血可引起含铁血黄素沉着症、血色病及肝大等。严重者可连续输注去铁胺,可改善和推迟铁蓄积作用。

3.免疫抑制剂　环磷酰胺(CTX)、环孢霉素 A(CSA)、6-巯基嘌呤(6-MP)、长春新碱(VCR)等。如 CTX 3mg/(kg·d)或 6-MP 2mg/(kg·d)连续口服 2 个月,症状好转后逐渐减量至小剂量维持治疗 2～3 年,可与皮质激素联合应用。

4.骨髓移植　对肾上腺皮质激素不敏感,需输血维持且出现并发症者可予骨髓移植。据统计同种异基因骨髓移植后 3 年存活率为 85%,但移植前需进行筛查以除外 RPS19 突变供体。

5.基因治疗　有研究应用包含 RPS19 的病毒载体,将 RPS19 转入到 RPS19 突变的 DBA 患者骨髓 CD34 细胞中,转基因 RPS19 的过表达增加了几乎 3 倍红细胞菌落,而对粒-巨噬细胞集落形成无不利作用。此提示用病毒载体将 RPS19 转入 RPS19 缺陷的 DBA 患者中行基因治疗是可行的。

6.泌乳素　泌乳素受体在结构和功能上与促红细胞生成素受体相似,部分 CD34 细胞有泌乳素受体,泌乳素可增加体外培养红细胞生成,其机制可能为增加促红细胞生成素受体表达。可应用甲氧氯普胺诱导泌乳素分泌治疗。

7.其他 雄激素、抗胸腺细胞球蛋白、抗淋巴细胞球蛋白、丙戊酸、亮氨酸及白介素-3 等均有成功治疗 DBA 的报道。

【预后】

10%～20%患者可自发缓解,约 70%经治疗可达完全缓解或治愈,但仍有部分患者复发,经治疗还可达完全缓解,部分患者治疗效果较差,主要靠输血改善症状,故易引起血色病、肝大等,部分患者死于充血性心功能衰竭、白血病、恶性淋巴瘤及各种实体瘤等。罕有发展为再生障碍性贫血。中位生存时间为 38 年。

二、获得性纯红细胞再生障碍性贫血

获得性纯红再障是一种少见病,其特点是红细胞生成缺乏或明显减少,多发生于成年人,但很多与儿童期红系再生障碍有关。20 世纪 30 年代,临床医生发现红细胞再生障碍与胸腺瘤有关,目前认为其主要是一种获得性的 T 细胞或 B 细胞自身免疫性疾病。可是,有时药物或病毒也可引起这种疾病并使之长期存在。在某些病例亦可出现类似于先天性红细胞再生障碍的祖细胞缺陷或缺乏。

【病因和发病机制】

获得性 PRCA 分为原发性和继发性。

原发性 PRCA 病因不明,其发病机制可能为自身抗体针对红系祖细胞或红细胞生成素(EPO),以及与红细胞生成相关的淋巴细胞紊乱有关,如 T 抑制细胞(Ts)功能增强,从而抑制了红细胞的生成。通过免疫组化染色的方法检查原发性 PRCA 患者的骨髓活检组织,发现弥散性 $CD3^+$($CD8^+$、颗粒蛋白酶 B^-)淋巴细胞增多,约 1500 个/mm^3。

引起继发性 PRCA 的病因很多,现将病因和发病机制分述如下。

(一)胸腺瘤与 PRCA

胸腺瘤常伴有各种自身免疫性疾病,如重症肌无力、PRCA、低丙种球蛋白血症和系统性红斑狼疮(SLE)等。胸腺瘤患者 PRCA 的发生率为 5%～15%,在继发性 PRCA 中胸腺瘤是最常见的病因,约 50% PRCA 患者为胸腺瘤。胸腺瘤所致获得性 PRCA 与克隆性 T 细胞增殖有关,患者体内可产生抑制性 T 细胞或血清胸腺因子,抑制红系分化,但确切的抑制因子尚不明确。这些患者可表现为外周血 B 淋巴细胞计数下降、$CD4^+$ T 淋巴细胞降低、$CD4^+$/$CD8^+$ 细胞比值倒置。克隆性 T 细胞的增殖可同时在胸腺和血循环中出现,也有报道仅在血液中出现而不在胸腺,说明胸腺瘤为致病性 T 细胞克隆性增殖提供环境的作用有个体差异。胸腺切除术后,约 30%PRCA 患者无需其他治疗而获得完全缓解(CR),有的在应用免疫抑制剂后达 CR;相反甚至有在胸腺瘤切除术后(中位时间 80 个月)发生了 PRCA,这可能由于 $FoxP3^+$ 调节性 T 细胞(Treg)能维持免疫自身耐受性,胸腺切除术去除了 Treg 池,可致自身免疫激活,免疫功能紊乱,继而发生 PRCA 的可能。

（二）淋巴细胞增殖性疾病与 PRCA

PRCA 可发生于 B 或 T 淋巴细胞增殖性疾病，T 细胞大颗粒淋巴细胞白血病（T-LGLL）是继发性 PRCA 最常见的病因，其次是淋巴瘤、慢性淋巴细胞白血病（CLL）伴发 PRCA。目前认为 PRCA 主要病理机制为 T 淋巴细胞介导的骨髓红系暴增性集落形成单位（BFU-E）及红系集落形成单位（CFU-E）免疫损伤。在上述患者体内 Ty 及自然杀伤（NK）细胞数量明显增高，体外培养显示 Ty 细胞对 BFU-E 及 CFU-E 均表现出明显的抑制作用，从而抑制红系造血。

（三）病毒感染与 PRCA

诱发 PRCA 的病毒主要是微小病毒 B19（PVB19）感染。PVB19 为一种 DNA 病毒，对 BFU-E 及 CFU-E 具有特异趋向性及高度亲和力，其受体为红细胞糖苷脂。PVB19 侵入 BFU-E 及 CFU-E 后迅速增殖，可直接诱导 BFU-E 及 CFU-E 呈"凋亡"样死亡。PVB19 在健康宿主很少诱发 PRCA，多数病例发生在淋巴细胞增殖性疾病、人类免疫缺陷病毒（HIV）感染以及应用免疫抑制剂等免疫缺陷状态。给予反复多疗程大剂量静脉注射丙种球蛋白（IVIG）冲击治疗，可以清除 PVB19，使病情明显改善。除 PVB19 感染，其他还有 EB 病毒（EBV）、肝炎病毒感染等。

肝炎病毒所致 PRCA 与肝炎病毒诱发再生障碍性贫血（AA）的机制相似，可能为病毒直接攻击红系祖细胞，或产生抗体抑制红系祖细胞生长。多见于丙型肝炎病毒（HCV）感染。

（四）自身免疫性疾病与 PRCA

SLE 相关的贫血中，PRCA 非常罕见。有报道 SLE 患者的血清中存在抑制因子，如抗红系祖细胞或抗 EPO 抗体，也有报道示异常 T 细胞抑制红系祖细胞的生长。

（五）EPO 相关的 PRCA

长期应用重组人红细胞生成素（rHuEPO），可导致患者体内产生抗 EPO 抗体，既针对外源性 EPO，也针对内源性 EPO，导致红细胞生成缺陷，成为应用 rHuEPO 治疗的严重不良反应。自 1998 年首次报道以来，后经大宗病例研究显示 rHuEPO 相关的 PRCA 与多种因素有关。在 rHuEPO 药物成分中去掉了人血清白蛋白，代之以聚山梨酯 80 和甘氨酸，发现聚山梨酯 80 可使 rHuEPO 的微粒结构发生变化，并与预装注射器的无涂层橡皮塞浸出的有机化合物发生相互作用，从而增加了 rHuEPO 的免疫原性，通过抗体介导而发生 PRCA。聚山梨酯 80 还能降低药物稳定性，使药物更易受到条件改变的影响，如低温链的效率不足或缺乏，这又促进了蛋白质变性或聚集体形成。应用途径也很重要，皮下注射 rHuEPO 较静脉输注发生 PRCA 多见。因此，在生产中保持 rHuEPO 的成分不变，使用带有涂层橡皮塞的预装注射器，强化低温链以及改变应用途径，大大降低了 rHuEPO 相关的 PRCA 发生。除上述因素外，还有学者研究发现，在抗体介导的 rHuEPO 所致的 PRCA 患者中，HLA-DRB1 * 09 等位基因的发生频率明显增高，两者之间具有相关性。

（六）ABO 血型不合的同种异基因造血干细胞移植（allo-HSCT）与 PRCA

HSCT 后发生 PRCA 与供者和受者主要 ABO 血型不相合有关，是由于受者体内残存的浆细胞分泌抗 A 或抗 B 同种凝集素持久存在，抑制了供者的红系祖细胞。移植前采用供者血型的血浆作血浆置换有可能防止 PRCA 的发生。

(七)药物相关性 PRCA

已知多种药物与 PRCA 的发生可能相关,最常见的有异烟肼、氯霉素、硫唑嘌呤、甲基多巴等,作用机制尚不明确。一般认为相关药物对 BFU-E 及 CFU-E 的直接毒性作用影响了红系造血是主要的病理机制。有文献报道,在 HIV 感染的患者应用高效抗反转录病毒药物齐多夫定、拉米夫定治疗过程中导致了 PRCA 的发生,其机制尚不清楚,在停药后病情很快缓解。

(八)妊娠与 PRCA

妊娠继发的 PRCA 较为罕见。PRCA 可发生在妊娠的任何阶段,妊娠诱发的 PRCA 是一种自限性疾病,但再次妊娠时复发的风险很高,应用孕激素类亦可导致 PRCA 的发生。

【临床表现】

临床经过差别明显,可表现为一过性急性自限性和慢性持续型。因红细胞寿命较长,许多急性自限性者呈亚临床表现,从而未获诊断。慢性者主要表现为不同程度的贫血及其相关症状。自觉症状的轻重与贫血发生的速度和程度相关。原发性患者除贫血表现外,少有其他阳性发现。体检一般无淋巴结和肝脾肿大。继发者在原发病基础上,又出现不能用原发病解释的贫血加重。

【实验室和辅助检查】

1.血象 程度不同的贫血,呈正常色素正常细胞性。白细胞和血小板计数多正常。血涂片不见嗜多色细胞。网织红细胞计数显著降低甚至确如(0~1%),如网织红细胞>2%,则应质疑 PRCA 的诊断。

2.骨髓象 细胞增生度正常,以孤立性红系造血障碍为突出的特征,各期有核红细胞均明显减少,原始红细胞常消失。粒系和巨核系造血正常,无病态造血现象。急性自限者在骨髓恢复期表现为红系造血活跃,有时可见到巨大原始红细胞。罕有遗传学异常,本病无髓外造血。

3.其他贫血检查指标 溶血性贫血试验如抗人球蛋白试验及酸溶血试验阴性,乳酸脱氢酶和间接胆红素水平正常。铁代谢指标无缺铁证据。

4.病毒及其抗体 有条件时,可检测 PRCA 相关的病毒及其抗体滴度,尤其是微小病毒 B19。

5.影像学检查 对慢性者应常规检查胸腺。

【诊断和鉴别诊断】

根据临床表现和实验室检查所见,特别是骨髓幼红细胞明显减少而其他细胞系正常,不难做出诊断。应注意病因的查找,特别是有无胸腺瘤、淋巴增殖性疾病和自身免疫性疾病等。

明显的骨髓象特征使 PRCA 不难与其他类型的贫血相鉴别。有时骨髓增生异常综合征的难治性贫血(RA)阶段也仅表现为贫血,但骨髓增生异常综合征的病态造血可将两者区分开来。儿童患者应注意与急性淋巴细胞白血病前期鉴别(该病通常先表现为"急性红系造血停滞",2~3 个月后发生急性淋巴细胞白血病)。

【治疗】

PRCA 尽管临床较为少见,但无论原发性还是各种病因继发,其发病机制主要是免疫介导,尤其是细胞免疫,因此免疫抑制治疗仍然是首选,同时要根据患者的不同病因、疗效和耐受情况制定更加个体化的治疗。

(一)病因治疗和支持治疗

诊断一旦确立,应立即停用所有可疑药物,合理治疗存在的感染。对于继发性 PRCA 要注意去除病因,如药物相关性 PRCA 立即停用一切可疑药物,病毒感染诱发的 PRCA 给予抗病毒治疗(药物和病毒诱发的急性自限性多在 1～3 周内自行恢复),胸腺瘤所致 PRCA 行胸腺切除术,以及其他恶性肿瘤、自身免疫性疾病等。在原发病得到有效控制后,继发的 PRCA 也可获得缓解。对于长期依赖输血的患者可造成血色病,可采用铁螯合剂去铁治疗。

(二)免疫抑制治疗

目前对于原发性 PRCA 和大多数继发性 PRCA 的主要疗法仍然是免疫抑制治疗,常用药物有肾上腺皮质激素、CsA、CTX 等。尽管强力的免疫抑制治疗如抗胸腺细胞球蛋白(ATG)和抗淋巴细胞球蛋白(ALG)可使大多数患者得到缓解,但也增加了严重并发症的风险,因此皮质激素治疗后虽有复发仍然是目前的首选治疗,CsA 也是治疗的主要药物之一。

1.糖皮质激素　为首选治疗。常用泼尼松,有效率约 40%,多在 1 个月左右生效。宜缓慢减量停药,总疗程 3～4 个月。

2.细胞毒药物　常用者为环磷酰胺和硫唑嘌呤。选其一种,从小剂量起始,有效率 40%～60%,多在 2～3 个月奏效。近期副作用为骨髓抑制,应注意检查血象,并据以调整剂量或停药。远期副作用有继发性肿瘤和不育,故年轻患者慎用。

3.环孢素　有效率 60%～80%,疗效见于治疗开始后 2～4 周。治疗期间需检测肾功能。

4.抗胸腺细胞球蛋白(ATG)　有效率约 50%。

5.大剂量静脉免疫球蛋白(IVIG)　可通过其 Fc 受体阻断网状内皮系统功能,起到免疫调节作用,同时亦有抗感染效应,对于 PVB19 感染诱发的 PRCA 应用大剂量 IVIG 冲击治疗可取得较好疗效,但大多需要反复多疗程输注,直至病毒清除,副作用小,但费用高。

免疫抑制治疗有多种选择,宜首选糖皮质激素,如无效再根据情况选用其他免疫抑制剂。一般采用某种免疫抑制剂治疗 3～4 个月仍未显效时,可考虑换用另一种。在使用其他免疫抑制剂时均可配伍用较低剂量糖皮质激素。有研究显示对于原发性 PRCA,接受包括 CsA 的治疗比单用糖皮质激素能更有效地延长中位无复发生存时间,对防止复发具有重要性;大颗粒淋巴细胞白血病相关 PRCA 患者对 CTX 或 CsA 治疗反应较好,但大多数患者需要持续接受维持治疗;而胸腺瘤相关 PRCA 对 CsA 具有良好的反应,含有 CsA 的治疗方案对防止复发是有效的。长期用药者均宜缓慢减量渐停。

(三)单克隆抗体

1.利妥昔单抗　为抗 CD20 单克隆抗体,已广泛用于 B 细胞淋巴瘤及其他一些自身免疫性疾病的治疗,对于以上疾病伴发 PRCA 患者,在应用利妥昔单抗治疗后,PRCA 和原发病均明显好转。对于 ABO 血型不合的 allo-HSCT 后继发 PRCA 患者,利妥昔单抗亦是有效的治疗方法之一,即使小剂量也取得了很好的疗效。

2.达利珠单抗　为抗白细胞介素 2(IL-2)受体的单克隆抗体。IL-2 受体表达在活化 T 细胞上,阻断 IL-2 受体可降低活化 T 细胞的活性和增殖。达利珠单抗毒性很小,患者耐受性较好。

3.阿仑珠单抗 为抗 CD52 单克隆抗体,又称 Campath-1H,其可显著降低 T 细胞活性,应用于 T 细胞介导细胞免疫因素导致的 PRCA(如 T-CLL、TLGLL),部分病例获得较好疗效。

(四)血浆置换术

以上免疫抑制治疗无效时,可试用血浆置换。每周至少置换 3 次,连续 2～3 周。对于 ABO 血型不合的 allo-HSCT 后并发的 PRCA 还可采用供者血型的血浆置换术,停用免疫抑制剂(如 CsA)或者是行供者白细胞输入以增强移植物抗宿主反应,以及应用 rHuEPO 等治疗。

(五)手术治疗

脾切除可试用于以上治疗均无效的病例,有效率约 17%。对慢性 PRCA 患者应检查胸腺,如有胸腺瘤应手术切除。对无胸腺瘤患者胸腺切除无益。

(六)造血干细胞移植

有报道对常规的免疫抑制治疗无效或者不能耐受,包括大剂量糖皮质激素、CTX、CsA、ATG、利妥昔单抗等,由于患者长期需要红细胞输注,最终行造血干血细胞移植可获得缓解。

【预后】

约 5%～10% 的 PRCA 患者可自发缓解。经上述免疫抑制治疗,约 70% 的患者可获缓解。复发并非少见,但再治疗仍有效。有报道原发性 PRCA 中位生存期约 14 年,转为再障者罕见,少数(<5%)难治性患者可能转变为急性髓细胞白血病。继发性者的生存与原发病密切相关。

(任文平)

第八节 地中海贫血

地中海贫血是一种因一个或多个珠蛋白链合成减少,导致珠蛋白链合成的不平衡、血红蛋白生成缺陷以及其他珠蛋白亚单位生成相对增多造成红细胞或其他前体细胞损伤的状态。

地中海贫血是人类最常见的单基因疾病。地中海沿岸人群、中东、印度次大陆和缅甸及从中国华南至泰国、马来半岛的人群有很高的基因频率。

哺乳动物血红蛋白包括两对不同的多肽链,每对的一条链为 α 链或类 α 链,另一条为非 α 链(β、γ 或 δ)。早期胚胎发生之后,所有人类血红蛋白的 α 链都是相同的。非 α 链包括正常成人血红蛋白的 β 链[血红蛋白 A($\alpha_2\beta_2$)],胎儿血红蛋白的 γ 链[血红蛋白 F($\alpha_2\gamma_2$)]和血红蛋白 A_2 的 δ 链[血红蛋白 A($\alpha_2\delta_2$)],后者占成人血红蛋白含量的 2.5%。非 α 链(β、γ 或 δ)均为 146 个氨基酸组成的链。β 链起始为缬氨酸和组氨酸,C 端残基为酪氨酸 β145 和组氨酸 β146。δ 链(血红蛋白 A_2 的)与 β 链(血红蛋白 A)有 10 个残基不同,开始 8 个和 C 端残基(127-146)相同。在 α 地中海贫血可发现 β 链四聚体(血红蛋白 H)。胎儿血红蛋白(HbF)的 γ 链与 β 链有 39 个残基不同,其 N 端分别为甘氨酸和缬氨酸,C 端残基相同均为酪氨酸和组氨酸。γ 基因有两种在 176 位残基处,一种编码甘氨酸($^G\gamma$);另一种编码丙氨酸($^A\gamma$),产生两种 γ 链。

α 链或 β 链中约 75% 的氨基酸是螺旋排列的,螺旋式结构相同。血红蛋白命名法规定螺旋内的氨基酸是由氨基酸顺序和螺旋字母命名,螺旋间的氨基酸以氨基酸的顺序和两个螺旋的字母命名。β 链包括 8 个螺旋区,以字母 A~H 命名。

地中海贫血有两种主要类型,即 α 和 β 珠蛋白基因受累的 α 型和 β 型。前者为 α 链生成减少,在杂合子中血红蛋白 A_2 水平降低,纯合子缺乏血红蛋白 A_2。后者又可分为两种类型:一种是 β^0 地中海贫血,其 β 链生成全部缺乏;另一种为 β^+ 地中海贫血,其 β 链部分缺乏。δβ 地中海贫血也呈杂合状态,有些病例没有 δ 或 β 链的合成。根据缺陷合成的珠蛋白链分为 $(\delta\beta)^+$、$(\delta\beta)^0$ 和 $(^A\gamma\delta\beta)^0$ 地中海贫血。在 $(\delta\beta)^+$ 地中海贫血,产生的不正常血红蛋白的 α 链正常,与非 α 链结合组成的 β 链 C 端残基相融合的 α 链的 N 末端残基。这些融合变异体称为 LEPOre 血红蛋白,也有结构上的异质性。

由于 α 链可出现在胎儿和成人血红蛋白,所以 α 链生成不足在胎儿期和成年期均影响血红蛋白的合成。胎儿期 α 链合成率降低,组成 γ 链过高,形成 γ4 四聚体,即血红蛋白 Bart。成年期 α 链不足则导致 β 链过多,形成 β_4 四聚体,即血红蛋白 H。因为每个单倍体基因组有两个 α 珠蛋白基因,所以 α 地中海贫血的遗传学较 β 地中海贫血更为复杂,主要有两组 α 地中海贫血决定簇,α^0 地中海贫血受累染色体没有 α 链的生成,α^+ 地中海贫血为 α 珠蛋白基因连锁对之一生成缺陷。

【发病机制】

1.β 地中海贫血　在分子水平上是极端异质性的,各大人群都有一组不同的突变,通常有 2~3 个组成主要部分,并与其他罕见突变形成组合。

(1)基因缺失:一般为孤立的单发事件,较常见的是 β 基因 3'末端的 619-bp 缺失,见于巴基斯坦和印度人。

(2)转录突变:已发现几个不同的碱基替换涉及 β 珠蛋白基因上游的保守序列,每个病例的表型都是 β^+ 地中海贫血,如一个上游启动子单元的－101 位的 C→T 替换,与"静止型"β 地中海贫血有关,其表型完全正常,只有通过其与更重的 β 地中海贫血复合杂合子的相互作用来识别。

(3)RNA 加工突变:外显子与内含子的交界由恒定的二核苷酸标记,在 5'位的 GT(供体)和 3'位的 AG(受体)。涉及这两个剪接结合区任一个的单一碱基改变就会消除正常的 RNA 剪接,导致 80 地中海贫血表型。在剪接结合区的恒定二核苷酸周围,是参与 mRNA 加工的高度保守序列。例如,在 IVS-1 的 5 位的 G 由 C 或 T 替换,即可产生严重的 β^+ 地中海贫血。在外显子或内含子内产生新剪接位点也影响 RNA 的加工,这些损害在其表型效应上也是高度可变的,依赖于新位点相对于正常剪接位点的利用程度。例如,IVS-1 的 110 位的 G→A 替换,是地中海地区最常见的类型之一,在正常位点只形成约 10% 的剪接,产生严重的 β^+ 地中海贫血表型。在 IVS-1 的 116 位产生一个新的接受位点的突变,很少或没有 β 珠蛋白 mRNA 产生,形成 β^0 地中海贫血表型。另一类加工突变与 β 珠蛋白 mRNA 3'非翻译区内的多聚腺苷酸化信号位点 AAUAAA 有关,例如,此序列的一个 T→C 替换使得转录的 mRNA 量只有正常的 1/10,形成严重的 β^+ 地中海贫血表型。

(4)造成 mRNA 异常翻译的突变:碱基替换将氨基酸密码子变为链的终止密码,即无义突变,妨碍了 mRNA 的翻译,形成 β^0 地中海贫血。β珠蛋白基因编码区的一个、两个或四个核苷酸插入或缺失,可扰乱正常的阅读框,结果在 mRNA 翻译时加入异常的氨基酸,直至达到新的阅读框中的终止密码子。

(5)不稳定β珠蛋白变异:某些β珠蛋白链的变异型尽管高度不稳定,但能够形成有活性的四聚体,产生的不稳定血红蛋白可以在红细胞前体或血液中沉淀,表现出一系列疾病状态,从显性遗传性β地中海贫血到类似于其他不稳定血红蛋白相关的溶血性贫血。

(6)"沉默型"β地中海贫血:有许多很轻型的β地中海贫血等位基因在杂合子状态或者是沉默的,或者几乎不可分辨。

2.δβ 地中海贫血 分为 $(\delta\beta)^+$ 和 $(\delta\beta)^0$ 两种,后者进一步分为 δ 和 β 珠蛋白基因均缺失的 $(\delta\beta)^0$ 地中海贫血和 $^A\gamma$、δ 和 β 基因缺失的 $(^A\gamma\delta\beta)^0$ 地中海贫血。由于 δβ 有许多不同的缺失形式,根据最先发现的国家来分类。

(1) $(\delta\beta)^0$ 和 $(^A\gamma\delta\beta)^0$ 地中海贫血:这些疾病几乎都是由于缺失了不同长度的β珠蛋白基因簇的结果,其杂合子和纯合子的表型很相似。少数类型是由于更复杂的基因重排造成的。例如,见于印度人群的由两个缺失的复杂重排,一个累及 $^A\gamma$ 基因,一个累及 δ 和 β 基因,间插区是完整的,但发生了倒转。

(2) $(\delta\beta)^+$ 地中海贫血:此型通常会产生被称为 Lepore 的各种结构性血红蛋白变异型。血红蛋白 Lepore 含有正常的 α 链和由 δ 链的前 50~80 个氨基酸残基以及 β 链正常 C 端氨基酸序列的后 60~90 个残基组成达到非 α 链。这样,Lepore 的非 α 链就是一个 δβ 融合链,产生这种融合链可能是由于在一条染色体上的部分 δ 座位与其互补染色体上的部分 β 座位之间发生非同源互换的结果。这是在减数分裂时染色体错配所致,以致产生 δ 链基因与 β 链基因配对,而不是与其同源部分配对。所有的血红蛋白 Lepore 病都表现为严重类型的 δβ 地中海贫血。

3.α 地中海贫血 α珠蛋白基因单倍型书写为 αα,分别表示 α_2 和 α_1 基因。健康人的基因型为 αα/αα。累及一个(-α)或两个(--α)基因的缺失可根据缺失大小进一步分类,以上标书写表示,例如,$-\alpha^{3.7}$ 表示累及一个 α 基因的 3.7kb 的缺失。当缺失大小还未确定时,上标用于描述其地域分布或家族起源,例如,--MED 表示最先在地中海地区的人中发现的两个 α 基因的缺失。

(1)α^0 地中海贫血:已报道累及双 α 基因从而受累染色体不完全产生 α 链的缺失有 10 余种。有几个 3'端断裂点存在于 α珠蛋白复合物 3'末端的 6~8kb 区域,表明这可能是一个高水平重组的断裂点集中区。

(2)α^+ 地中海贫血:$-\alpha^{3.7}$ 和 $-\alpha^{4.2}$ 最常见,是由于复制的两个 α珠蛋白基因之一的缺失。每个 α 基因定位于一个近 4kb 的同源性区域内,由 2 个非同源性区域所隔断。有人认为这些同源性区域是由于一次古老的复制事件所致,随后可能通过插入和缺失被再分隔,形成 3 个同源性片断,即 X、Y 和 Z。重复的 Z 盒相距 3.7kb,X 盒相距 4.2kb,这些片断在减数分裂时排列错误及互相交叉可产生带有单个 $\alpha(-\alpha)$ 或者三重 α 珠蛋白基因（$\alpha\alpha\alpha$）的染色体。这种发生于同源性 Z 盒之间的重排缺失 3.7kb 的 DNA（向右缺失），而类似的在两个 X 片断之间的交叉缺失 4.2kb 的 DNA（向左缺失），相应的 α 基因重排被称为 $\alpha\alpha\alpha^{anti3.7}$ 和 $\alpha\alpha\alpha^{anti-4.2}$。这些交叉事件的更详细分析表明它们更常发生于 Z 盒，至少根据交叉发生的确切部位已发现 3 种不同的 $-\alpha^{3.7}$ 缺失。它们分别被命名为 $-\alpha^{3.7\text{I}}$、$-\alpha^{3.7\text{II}}$ 和 $-\alpha^{3.7\text{III}}$。

【病理生理】

几乎所有地中海贫血的病理生理学表现都可能与基础的珠蛋白合成不平衡有关，这使得此类疾病有别于其他遗传性和获得性血红蛋白合成疾病，而且在很大程度上解释了它们的纯合状态或复合杂合状态的极端严重性。

1.珠蛋白链合成的不平衡　在纯合子 β 地中海贫血中，β 珠蛋白的合成或缺乏或显著降低，导致 α 珠蛋白链产生过剩。α 珠蛋白链不能产生有活性的血红蛋白四聚体，在红细胞前体中形成沉淀，所产生的包涵体在光镜及电镜下可见。在骨髓，沉淀可见于最早的已血红蛋白化的前体细胞和整个红系成熟中的细胞内。这些大的包涵体导致红细胞前体在骨髓内被破坏，产生无效造血。

珠蛋白链沉积损伤红细胞膜可能有两个主要途径：过剩的 α 链产生高铁血红蛋白，造成红细胞膜的结构性损伤，以及通过过剩的 α 链降解产物介导的类似的损伤。膜结合高铁血红蛋白产生共聚物，促进带 3 蛋白在膜上的群集，这种现象也见于镰状红细胞，集聚物由自身 IgG 和补体调理，之后红细胞被巨噬细胞清除。游离 α 链的降解产物，即珠蛋白、血红蛋白及游离铁也在红细胞膜的损伤中发挥作用。过多的珠蛋白链结合于不同的膜蛋白，改变其结构和功能。过多的铁产生氧自由基，损害红细胞某些膜成分，如脂质和膜蛋白。血红蛋白及产物可催化各种反应性氧的形成，对红细胞膜造成损害，这样便产生了刚性较强的、低水合的红细胞，这种红细胞在通过脾脏时由于存在坚硬的包涵体而受到损伤。

大多数 β 地中海贫血杂合子无症状，仅有轻度低色素性贫血。贫血的原因是由于无效红细胞生成，突变的发育中的红细胞前体在骨髓内的破坏，含有 α 链包涵体的成熟红细胞破坏而发生的溶血，血红蛋白合成总量减少使红细胞呈小细胞低色素性。

因为 β 地中海贫血的基本缺陷在 β 链，所以血红蛋白 F 和 A_2 的合成不受影响。宫内胎儿血红蛋白生成正常，只有在新生儿期 γ 向 β 链生成转换时，地中海贫血的临床表现才出现，然而，胎儿血红蛋白的合成在几乎所有类型的 β 地中海贫血都一直持续到新生儿期之后。杂合子血红蛋白 A_2 水平增高。

α 地中海贫血中非 α 链产生过剩的后果相当不同，由于胎儿血红蛋白和成人血红蛋白均有 α 链，所以 α 链生成缺陷在胎儿和成人均可出现，在胎儿导致过多的 γ 链产生，在成人则为过多的 β 链。过剩的 γ 链形成 γ_4 同四聚体，即血红蛋白 Bart；过剩的 β 链形成 β_4 同四聚体，即血红蛋白 H。γ 与 β 链形成同四聚体是 α 和 β 地中海贫血在病理生理学上存在根本区别的原因。由于 γ_4 和 β_4 四聚体是可溶性的，所以在骨髓内不发生明显沉淀，故 α 地中海贫血没有严重无效造血。然而，β_4 四聚体在红细胞衰老时沉淀，形成包涵体。这样，成人较严重类型的 α 地中海贫血是由于红细胞存在包涵体，在脾脏微血管中造成损伤而使寿命缩短所致。另外，红细胞合成缺陷,红细胞呈小细胞低色素性。血红蛋白 Bart 比血红蛋白 H 更稳定,不形成大包涵体。

还有另一因素加重 α 地中海贫血的组织缺氧。血红蛋白 Bart 和血红蛋白 H 都没有血红蛋白-血红蛋白的相互作用,氧解离曲线几乎呈双曲线,氧亲和力极高,这样生理性组织氧张力状态时不能释放氧,实际上起不到氧载体的作用。故血红蛋白 Bart 浓度很高的胎儿有严重的宫内缺氧,这是纯合子 α$_0$ 地中海贫血临床表现的主要基础,它导致妊娠晚期或足月时的水肿儿死胎。氧剥夺可由婴儿的严重水肿状态反应,可能是由于毛细血管渗透性增高及严重的幼红细胞血症。胎儿氧合不足可能是胎盘严重肥大的原因,也可解释重型宫内 α 地中海贫血所发生的胎儿发育异常。

2.地中海贫血代偿机制产生的一些后果　纯合子 β 地中海贫血的重度贫血加之所产生的血氧亲和力增高导致严重组织缺氧,由于血红蛋白 Bart 和血红蛋白 H 的氧亲和力高,在较严重的 α 地中海贫血类型也发生组织氧合的同样缺陷,其主要反应是产生红细胞生成素和异常造血骨髓的膨胀,这又会造成颅骨与面部的变形和长骨的多孔性。除了产生严重骨骼变形外,骨髓膨胀可造成病理性骨折及由于引流不畅产生的鼻窦和中耳感染。另一个骨髓细胞群巨大膨胀的重要效应是正常发育所需要的热量转而供应了无效的红细胞前体,故严重的地中海贫血患者发育差而消瘦。大量红系前体细胞不断破坏和再增殖可导致继发性高尿酸血症、痛风及严重的叶酸缺乏。

3.脾肿大致稀释性贫血　脾脏持续暴露于含有沉淀的珠蛋白链构成的包涵体的红细胞,产生“工作性肥大”现象。α 和 β 地中海贫血均可出现进行性脾肿大,使贫血加重。巨大的脾脏就像红细胞贮存池,可封闭相当数量的红细胞,脾肿大也可造成血浆容量的扩张,且骨髓红系的高度增殖会使其加重。

4.异常铁代谢　有贫血的 β 地中海贫血纯合子患者小肠铁吸收增加,且与红细胞前体细胞群的膨胀程度相关,输血可使铁吸收降低。铁吸收增加造成铁积聚,首先积聚在肝 Kuffer 细胞和脾的巨噬细胞,其次在肝实质细胞。大多数 β 地中海贫血纯合子患者需要定期输血,又会加重铁积聚。铁沉积在内分泌腺及心脏,出现糖尿病、甲状腺功能减退、生长迟缓、心肌病及心力衰竭等。铁代谢紊乱在成年型 α 地中海贫血较少见,原因可能有贫血轻、输血次数少及骨髓红系的过度增殖等。

所有类型的地中海贫血患者都易发生细菌感染,可能与血清铁浓度增高促进细菌的生长,红细胞破坏增加阻滞了单核-巨噬细胞系统有关。

5.凝血异常　一些类型的地中海贫血存在高凝状态,尤其是脾切除后及血小板计数高的患者,血小板在肺内聚集可发生进行性肺动脉疾病,在测定凝血酶时,用地中海贫血红细胞作为磷脂来源表明凝血酶生成加速,其促凝效益可能是由于红细胞表明阴离子磷脂的表达增加。正常情况下,中性或带负电荷磷脂局限于红细胞膜的内层,地中海贫血时被移至外层,提供了凝血激活的表面。

【临床表现】

1.β 和 δβ 地中海贫血　临床上最严重的 β 地中海贫血类型称为重型地中海贫血。临床表现较轻,发病晚,不需要输血或输血次数比重型少者,称为中间型。轻型表示 β 地中海贫血的杂合子携带者状态。

(1)重型 β 地中海贫血:受累婴儿出生时正常,贫血通常在出生后头几个月内发生,逐渐加重。患儿生长障碍,反复发热者,有腹泻等胃肠道症状。儿童期的疾病过程几乎完全取决于患儿是否维持充分的输血,如输血充分,患儿生长发育正常,无异常体征。儿童期并发症很少。近 10 岁时,由于无效造血及反复输血,可造成铁负荷过多。以适合的铁螯合剂治疗的患儿发育也正常。输血不足的患儿出现 Cooley 贫血的典型特征:身材矮小,额骨隆起,上颌区生长过度,面部逐渐呈现先天愚型的面容。这些改变伴有颅骨、长骨和手的特征性放射线检查外观,骨板障加宽,有"立毛状"或"太阳线"外观,长骨和指骨的花边状小梁形成,骨骼畸形等。骨骼异常是由于骨髓增生和扩张,导致骨髓腔变宽,骨皮质变薄,以颅骨和颌骨改变最明显。肋骨受累表现为肋骨切迹和溶骨性改变,肋骨变宽,尤其是靠近脊柱侧明显,该处髓腔扩张,造成脊柱旁肿块。骨改变与年龄相关,年龄稍大的儿童肢体远侧骨(手、臂和腿)的骨改变可减轻。到成年,手的改变可恢复,而颅骨、脊柱和骨盆这些持续造血的部位放射线的改变愈加明显。严重患者可有肝肿大,与髓外造血和肝硬化有关。铁首先沉积在肝脏 Kuffer 细胞,然后沉积在实质细胞,可导致血色病。各种类型的肝炎病毒也加重了肝损伤,HBsAg 阳性和慢性活动性肝炎的发生率高于健康人,接受多次输血者,丙型肝炎感染增多,而铁在肝脏沉积又加重了肝炎病毒对肝的损伤。肝功能异常包括高丙球蛋白血症、低白蛋白血症、凝血因子轻度减低及转氨酶增高等。由于胆红素产生增加,胆色素性结石在 4 岁以后儿童多见,15 岁后约 2/3 的患者有钙化结石。患者有脾肿大,皮肤色素沉着,高代谢状态如发热、消耗和高尿酸血症等。

临床过程以严重贫血伴频繁发生的并发症为特征。患儿易感染,为常见的死亡原因。骨髓生长过度,叶酸利用增加,故常发生叶酸缺乏。长骨和颅骨变薄,骨髓腔扩张,经常发生自发性骨折。上颌骨变形常造成咬合不正。脾肿大可继发血小板和白细胞减少,导致出血和感染倾向。出血以鼻衄常见。心脏并发症是重症患者的主要死亡原因,未治疗的儿童几乎均有心脏扩张。如果在 10 岁前未给予铁螯合治疗,铁易沉积在心脏。早期心电图表现有 PR 间期延长、Ⅰ度房室传导阻滞、房性期前收缩等,后期出现 ST-T 段压低、室性心律失常。因此,应定期行心脏检查。无菌性心包炎可能与铁沉积和 β 型溶血性链球菌感染有关。轻度肺功能异常常见,部分表现为限制性功能障碍,轻中度小气道阻塞,最大摄氧量和有氧阈下降,输血治疗后不能恢复。大剂量去铁胺也损害肺功能。肾脏增大,尿呈深棕色。

由于定期输血,在 10 岁以前生长发育始终正常的儿童,在进入青春期时开始出现铁负荷过多症状,特别是没有充分接受铁螯合剂治疗的儿童。铁负荷过多首先表现为缺乏青春期进发生长和不出现月经初潮,随后几年可发生各种各样的内分泌紊乱,如糖尿病、生长激素缺乏、甲状腺功能低下及肾上腺皮质功能不全等。而后,出现心脏并发症,如心律失常或难治性心力衰竭。长期输血易致血源性感染,如丙型肝炎或 HIV 感染。

10 岁前未行输血治疗者,生长发育迟缓常见,青春期发育延迟或缺乏,女性月经初潮推迟,少经或无经,乳房发育延迟,男性体毛稀少,精子生成正常,但性欲低下常见。一项包括 250 名患者的意大利多中心研究表明,尽管经高量输血和 7～10 年铁螯合剂治疗,仍有 2/3 的男性和 1/3 的女性在 14 岁后未到达正常平均身高,许多 12～18 岁的青少年无第二性征。生长发育迟缓和性腺功能低下也见于锌缺乏,因为溶血者锌从尿中排泄增加。

(2)中间型 β 地中海贫血:临床表现比通常无症状的地中海贫血重,但比输血依赖的重型轻。此型是包含不同程度致残型的一组疾病,重症患者有贫血,但比输血依赖型纯合子患者的贫血出现得晚,不输血仅能将血红蛋白水平维持在 60g/L,生长发育迟缓,有明显的骨骼畸形、关节炎和骨痛,渐进性脾肿大。此类疾病的另一极端,患者一直到成年仍完全无症状,不依赖于输血,血红蛋白水平高达 100～120g/L。

(3)轻型 β 地中海贫血:β 地中海贫血的杂合状态通常无临床表现,只是在血液检查时发现异常。血红蛋白水平较同年龄和性别的健康人低 10～20g/L,儿童期出现 HbA_2 和 HbF,HbF 下降较正常缓慢,红细胞渗透脆性降低,红细胞计数正常,呈小细胞低色素,血涂片见不同数量的嗜多染、卵圆形细胞。网织红细胞正常或轻度增高,红细胞寿命正常,铁利用率下降,有轻度的无效造血。症状最常出现于应激期间,如妊娠或严重感染时,此时可出现中度的贫血。部分患者铁贮存增加,此常由于误诊为小细胞性贫血而进行铁剂治疗所致。

2.α 地中海贫血

(1)血红蛋白 Bart 胎儿水肿综合征:此病是东南亚死产常见的原因。婴儿或在 34～40 周孕期之间死产,或死于生后几小时。表现为苍白、水肿和肝脾肿大,与 Rh 血型不合造成的胎儿水肿类似。尸检见大量的髓外造血和胎盘增大,可见各种先天性异常。孕妇的妊娠毒血症发生率高,巨大胎盘可致分娩困难。贫血严重,血红蛋白在 30～100g/L,血涂片红细胞呈明显小细胞低色素性,可见靶形细胞和有核红细胞,但 Coombs 试验阴性。血红蛋白电泳显示明显的血红蛋白 Bart 和少量的 HbH、HbA、HbF 缺乏。

(2)血红蛋白 H 病:临床表现多种多样,重者几乎同 β 地中海贫血重型一样严重,但大多数患者的临床经过较轻。患者终身有贫血,伴不同程度的脾肿大,一般有中度溶血,轻度无效红系造血。骨改变不常见。

【实验室检查】

1.重型 β 地中海贫血　就诊时血红蛋白水平可在 20～30g/L 或更低,红细胞显著大小不等及异形性,伴有低色素性、靶形红细胞形成及程度不等的嗜碱性点彩。血片表现因脾脏是否完整而不同,未切脾的患者大的异形红细胞常见,脾切除后常见大而扁平的大红细胞和小而变形的小红细胞。网织红细胞计数轻度增高,血中可见有核红细胞,脾切除后,有核红细胞可能非常多。如无继发性脾功能亢进,白细胞和血小板计数轻度增高。血片用甲紫染色,特别是脾切除者,红细胞内可见点彩或破碎的包涵体,包涵体也见于骨髓的红细胞前体中。骨髓象通常表现为红系增生伴幼红细胞形态异常,如显著的嗜碱性点彩和铁沉着增加,铁动力学表明有显著的无效造血,红细胞寿命缩短。胎儿血红蛋白水平增加,范围从 10% 到 90%,是纯合子 β 地中海贫血的特征。胎儿血红蛋白在红细胞间的分布相当不均匀,纯合子 β 地中海贫血的血红蛋白 A_2 水平可以降低、正常或增高,但以血红蛋白 A 的比例来表示,则血红蛋白 A_2 水平总是增高的。差速离心研究表明,地中海贫血红细胞间血红蛋白 F 和 A_2 的分布存在异质性,它们在全血中的水平不能很好地显示它们总的合成速率。

2.轻型 β 地中海贫血　血红蛋白范围一般在 90～110g/L,最常见的是小而血红蛋白化不足的红细胞,MCH 值在 20～22pg,MCV 值为 50～70fl。骨髓有轻度红系增生,红细胞包涵体少见,偶有叶酸缺乏致红系巨幼变,特别是在妊娠期间。有轻度的无效红细胞生成,但红细胞寿命正常或接近正常。血红蛋白 A_2 水平增加至 3.5%～7%。半数病例胎儿血红蛋白水平增加至 1%～3%,很少超过 5%。

3.血红蛋白 Bart 胎儿水肿综合征　血片表现为很重的地中海贫血改变,有很多有核红细胞。血红蛋白主要是血红蛋白 Bart,通常不含 HbF 和 HbA。

4.血红蛋白 H 病　血片显示低色素性和红细胞大小不等的异形性。网织红细胞计数通常在 5% 以内。煌焦油蓝孵育红细胞后,几乎所有细胞内都有粗糙的包涵体,由于染料的氧化还原作用,血红蛋白 H 在体外沉淀形成包涵体。脾切除后,部分细胞内可见大的单个海因小体,这是由于不稳定的血红蛋白 H 分子在体外沉淀形成的,只见于脾切除后。血红蛋白 H 占总血红蛋白的 5%～40%,也可能有微量的血红蛋白 Bart,血红蛋白 A_2 浓度稍低于正常。

【诊断】

诊断可在不同水平上进行。在临床上,通过患者的病史、体检、详细的血液学和血红蛋白检查,如红细胞形态、红细胞指数、血红蛋白电泳、血红蛋白理化性质测定、HbA_2 和 HbF 的定量等,可以为疾病的临床诊断提供可靠的依据。在蛋白质水平上,应用珠蛋白肽链化学结构的分析,可鉴定出血红蛋白病肽链结构的异常,氨基酸的变化位置等;应用珠蛋白肽链体外合成速率分析,可以对各型地中海贫血做出可靠和明确的诊断。高效液相色谱法(HPLC)进行微量珠蛋白肽链生物合成技术,可测定少至 $4×10^5$ 个培养红细胞的珠蛋白肽链生物合成速率,大大提高了诊断方法的灵敏度和实用性。基因诊断,即分子水平上的诊断,具有直接、更特异、更灵敏等优点,在诊断中发挥越来越重要的作用。

1.血常规检查　重型和中间型 β 地中海贫血及血红蛋白 H 病患者的血红蛋白和红细胞数均可能有不同程度的降低,而网织红细胞数可增高。但 $α_0$ 地中海贫血杂合子和轻型 β 地中海贫血患者的血红蛋白和红细胞数可在正常范围,但 MCV 和 MCH 几乎都下降,呈现小细胞低色素贫血,常作为地中海贫血的临床筛查指标。

2.红细胞形态学检查　正常红细胞的两面微向内凹陷,呈圆盘形,中心染色稍淡,平均直径为 $7.33μm$,彼此间相差甚少。地中海贫血时,红细胞的大小、形态、结构及血红蛋白总量均可有变异,常出现大小不均、异形红细胞和靶形红细胞,甚至外周血中出现幼红细胞。

3.血红蛋白电泳　血红蛋白电泳是检查和鉴定异常血红蛋白最主要和最常用的实验诊断方法,也是定量测定血红蛋白不同组分的常用方法之一。异常血红蛋白分子结构的改变常常使血红蛋白分子的总电荷发生改变,在电泳时,各种血红蛋白的移动速度因其总电荷不同而有差别。因此,异常血红蛋白可与正常血红蛋白分离而得以鉴定。但是,有一些异常血红蛋白的总电荷改变极微或没有改变,特别是某些不稳定血红蛋白及氧亲和力增高的异常血红蛋白,在电泳时它们不能与 HbA 分离,因此不能被查出。此外,一些不同的异常血红蛋白的氨基酸变异虽然不同,但其引起的总的电荷相差极少或完全相同,结果它们的电泳速度相同,故电泳速度相同的血红蛋白并不一定就是同一种血红蛋白。

电泳可以采用不同的支持介质、缓冲剂、电泳仪器。常用的有淀粉凝胶电泳和醋酸纤维素薄膜电泳。淀粉凝胶电泳因同时具有分子筛和电泳分离的特性,对复合的血红蛋白成分有相当高的分辨率。醋酸纤维素薄膜电泳的优点是操作简便、电泳过程快速,对异常血红蛋白的分辨敏感,又便于洗脱做定量分析,适于一般的临床实验室作为异常血红蛋白过筛的电泳方法。

4.血红蛋白 F 测定　　在临床上通常用碱变性试验和酸洗脱试验来分别定量测定胎儿血红蛋白(HbF)的含量和 HbF 的红细胞。在浓度为 $1/12 mol/L$ 的氢氧化钾及室温条件下,HbA 可被变性,而 HbF 则不被变性。在实验室,常常采用的 1 分钟碱变性法来测定 HbF 的含量。正常的抗碱血红蛋白的含量应小于 1.5%,而在 β 地中海贫血患者、携带者和遗传性持续性胎儿血红蛋白增高症(HPFH)中,HbF 的含量明显增高。

酸洗脱法主要用来观察红细胞内 HbF 的分布情况,在固定的血片上,HbA 可被酸性枸橼酸盐-磷酸盐缓冲液(pH 3.2)溶解而从红细胞中洗脱,而 HbF 不溶解,故不被洗脱。经苏木精和伊红染色后,可清楚地看出含有 HbF 和 HbA 的红细胞的区别。

5.血红蛋白 A_2 的测定　　HbA_2 是正常成人的次要血红蛋白成分,其含量测定对于 β 地中海贫血的诊断有重大价值。常用的测定方法有柱层析法和醋酸纤维薄膜电泳法。健康人 HbA_2 的含量应小于 3.5%。

6.珠蛋白体外生物合成　　珠蛋白体外生物合成实验是检测人体网织红细胞合成血红蛋白各种珠蛋白链情况的有效方法。它不仅是临床上诊断各型地中海贫血的可靠方法,而且是研究珠蛋白基因表达的有效手段之一。

网织红细胞中存在珠蛋白 mRNA,在一定条件下网织红细胞可按 mRNA 携带的遗传信息合成珠蛋白。在红细胞孵育液内加入 ^3H-亮氨酸,使新合成的珠蛋白链具有放射性。因为 α 链和 β 链中含有同样数目的亮氨酸残基,故放射性的强弱直接反映了 α 或 β 珠蛋白链合成的多少,而各种肽链的放射强度比就直接反映出肽链的相对合成速率。据此,可以直接诊断不同类型的地中海贫血,并可用于地中海贫血的产前诊断。我国学者运用高浓度的放射性比度亮氨酸渗入法结合反相高效液相层析技术进行微量珠蛋白体外生物合成实验来诊断地中海贫血,较传统方法快速、简便、灵敏度高。

7.基因诊断　　基因诊断又称分子诊断,是通过对受检者的某一特定基因(DNA)或其转录物(mRNA)进行分析来对遗传病进行诊断的技术。它的问世使遗传病的诊断由传统的表型诊断步入了基因型诊断的新阶段。基因诊断可分为 DNA 诊断和 mRNA 诊断两部分,前者分析静态的基因结构,后者分析动态的基因表达。

【鉴别诊断】

1.地中海贫血的常见类型　　纯合子 β 地中海贫血和血红蛋白 H 病的临床和血液学表现很有特点,诊断通常不难。在儿童早期,地中海贫血偶尔与先天性铁粒幼细胞性贫血难以区分,但后者的骨髓表现很特殊。

2.地中海贫血的少见类型

(1)$(\delta\beta)^0$ 地中海贫血:纯合子状态临床上较 Cooley 贫血轻,是中间型地中海贫血的一种类型。仅有血红蛋白 F,不产生血红蛋白 A 和 A_2。杂合子 δβ 地中海贫血的血液学表现类似于β地中海贫血轻型。胎儿血红蛋白水平较高,占 5%～20%,血红蛋白 A_2 水平正常或稍低,胎儿血红蛋白在红细胞间呈异质性分布。

β地中海贫血和δβ地中海贫血的杂合子都在临床上与 Cooley 贫血相似,但稍轻,血红蛋白主要为血红蛋白F,只有少量的血红蛋白 A_2。δβ地中海贫血也见于血红蛋白 S 或血红蛋白 C 的杂合子个体。

(2)(δβ)$^+$地中海贫血和血红蛋白 Lepore 疾病:血红蛋白 Lepore 疾病呈纯合子状态,单独或联合β或δβ地中海贫血、血红蛋白 S 或血红蛋白 C 而呈杂合子状态。杂合子有近 20% 的血红蛋白是 Lepore 型,80% 是胎儿血红蛋白;没有血红蛋白 A 和血红蛋白 A_2。临床表现不一,有些病例与输血依赖的纯合子β地中海贫血相同,另一些呈地中海贫血中间型表现。杂合子的表现与β地中海贫血轻型类似,血红蛋白中包括约 8% 的血红蛋白 Lepore,血红蛋白 A_2 降低,胎儿血红蛋白轻度增加。Lepore 血红蛋白散发于多数种族人群。

【治疗】

目前,根治地中海贫血的唯一方法就是造血干细胞移植。但由于技术、地理或经济等方面的原因,干细胞移植治疗目前还难以推广,对于儿童的治疗包括:定期输血,为预防铁负荷过多进行的铁螯合剂治疗,并发脾功能亢进而进行的脾切除等。

1.输血 常规输血是目前治疗地中海贫血患者的主要手段,其目的在于保证患者体内有足够的氧供给和维持适当的血红蛋白水平。生命早期开始定期输血可防止骨变形和肝脾肿大的进一步加剧。

地中海贫血患者应该输注少白细胞的浓缩红细胞,当输注的白细胞减少到 $5×10^6$ 以下,就能避免白细胞输入过多所引起的副反应。减少白细胞的方法有全血在储存前过滤以去除白细胞。血液收集后应在 8 小时内进行过滤,超过 8 小时可能引起细菌的污染。为了预防输血反应的发生,在第一次输血前,必须对红细胞进行完整的遗传分型。部分患者输血后发生血压增高、抽搐及脑出血。长期慢性贫血的中间型地中海贫血患者,其耐受缺氧的能力提高,应避免快速过量输血。

输血治疗的指征:①血红蛋白水平不能稳定保持在 70g/L;②儿童患者的生长不符合正常曲线而有落后的现象;③骨骼发生改变,特别是有明显的脸部变形或骨折等;④年龄及脾脏大小。5～6 岁才开始输血并有脾肿大的患者,可能是中间型地中海贫血,如果切除脾脏,部分患者可不需要接受规律的输血治疗。

"低量输血法",即患者血红蛋白水平降至 60g/L 以下时输血,只把血红蛋白水平提高到 100g/L 左右的方法,现已摒弃。缺点为:治疗后血红蛋白水平仍不能在正常范围内,患儿不能维持正常的生长,肝脾继续肿大,骨骼变形及骨折仍会出现。

目前,多数学者赞成"高量输血法",即维持血红蛋白水平在 110～130g/L。优点为:①能改善患者的贫血症状,使身体各组织得到足够的氧气量,使患者比较正常地生长和发育;②抑制骨髓造血过分活跃,保证骨骼的正常发育;③降低或预防脾肿大,以预防脾功能亢进;④食物中铁吸收少,体内铁积聚较少。输血前后的血红蛋白水平依输血间隔期的不同而有所不同,可根据患者的需求、可供输血的环境及血量而定。

2.脾切除治疗　大多数重型地中海贫血患者需行脾切除治疗。较好的临床治疗方案可延迟甚至避免脾亢的发生,以减少切脾的比例,提高输血的效率。患者在治疗的全过程中,应经常进行体检,B超检查脾脏的大小。

(1)脾切除指征

1)输血量不断增加:在采用相同的输血治疗方案且不存在其他超量损耗因素的情况下,患者每年的输血量超过脾切除术后输血量1.5倍以上者可考虑脾切除术。此外,还应考虑铁负荷状态。对于维持有效螯合剂治疗的患者,尽管输血量增加,仍不需要脾切除。而伴有铁储存增加的患者,除了实行较好的螯合治疗外,脾切除可使输血铁负荷率降低。

2)脾肿大并伴有症状:左上腹疼痛,出现早期饱满感,或因巨脾所产生的担心脾破裂的恐惧心理。

3)脾亢所引起其他的临床问题:如白细胞减少、血小板减少、反复细菌感染或出血等。

(2)脾切除的并发症

1)手术并发症包括出血、肺不张及膈下脓肿等。术后血小板增多常见,可达(1000～2000)×10^{12}/L。为预防血栓形成,可用小剂量阿司匹林。

2)术后长期风险主要是脓毒症。常见病菌为有荚膜的细菌,特别是肺炎链球菌,其他的有溶血性流感杆菌、奈瑟脑膜炎双球菌、大肠杆菌、克雷白杆菌及假单胞菌等。脓毒症的特征有突然的发作性高热、寒战、呕吐及头痛,迅速发展为低血容量性休克,常伴有弥散性血管内凝血(DIC)。感染死亡率约50%。感染发生风险最高的时期是术后1～4年。年龄小于2岁的患儿发生率高。

(3)脾切除并发症的预防

1)免疫预防:接种肺炎链球菌疫苗是预防脓毒症的关键一步。国外报道,保护率在70%～85%。疫苗在脾切除术前2周接种一次,术后3～5年复种一次。脑膜炎球菌疫苗也适用于未做过免疫的脾切除患者,以及脾切除术前、术后使用。溶血性流感疫苗一般在术前接种。

2)药物预防:小于2岁的患儿,可服用青霉素类口服制剂,每次150mg,每日2次;2岁以上者,每次250mg,每日2次。如果患者对青霉素过敏,可用红霉素类代替。小于5岁的脾切除患儿都应预防性应用抗生素。

3)健康宣教:患者和家属的健康宣教对于防止脾切除后的感染是非常有效的。医生应对患者和家属强调及早发现发热症状及及时就诊的重要性。当出现发热症状时,应对患者进行全面体检,血样或其他培养物送检,治疗肺炎链球菌和奈瑟脑膜炎球菌的感染。

3.铁螯合剂治疗　重型地中海贫血患者的铁负荷过重主要是输血引起的,中间型地中海贫血患者的铁负荷过重主要是铁摄入过多所致。由于人体缺乏排除过剩铁的能力,所以必须应用铁螯合剂治疗。

铁螯合剂治疗目的是使体内铁达到安全水平。但这是一个很缓慢的过程,因为每次治疗体内只有一小部分铁能进行螯合作用,即使使用极限量的铁螯合剂,通常需几个月甚至几年才能使体内的铁降到安全水平。当组织铁减少到安全水平后,下一步治疗只需以适量的螯合剂去除对组织造成损害的毒性铁,使体内铁含量尽可能稳定在安全水平。

（1）去铁胺治疗：去铁胺是一种天然的铁载体，是目前应用较广泛的铁螯合剂。如果正规应用，可有效地阻止铁过多发生，提高患者的生存率。缺点是价格昂贵，需胃肠外应用。在生理 pH 环境中，1 分子去铁胺可结合 1 个原子的铁，形成稳定的铁复合物。这样，1g 去铁胺约结合 93mg 的铁。但临床应用时，仅约 10% 的去铁胺在排出体外前能与铁结合。去铁胺血浆半衰期短，约 0.3 小时，从尿及胆汁中排泄，一旦停止输入，其铁螯合作用随之消失。

用药指征：尚无定论，一般认为在 10～20 次输血后或铁蛋白水平超过 1000μg/L 后，开始铁螯合治疗。如果 3 岁前开始铁螯合治疗，应密切注意生长发育和骨骼发育，可减少去铁胺剂量。中间型地中海贫血患者之间铁负荷差异很大，血清铁蛋白水平和体内贮存铁的关系在重型地中海贫血患者之间也有差异。如果可能，在开始治疗前先检测肝铁含量，以明确铁是否超过安全水平。

影响去铁胺治疗效果的因素有：①剂量。铁排泄随给药剂量的增加而增加，但并不呈线性关系，随着剂量增加，去铁胺结合铁的比例下降。②体内铁的储存。体内铁储存越多，去铁胺使用后铁排泄也越多。红细胞生成和破坏增多会增加尿中铁的比例。③用药方法和时间。输注去铁胺的时间越长，与游离铁结合越多，效果越好。肌肉注射大剂量药物的效果比缓慢静脉滴注或皮下用药差。④体内维生素 C 的情况。在铁过多的患者体内，维生素 C 很快会氧化，导致维生素 C 缺乏，这可能会减弱去铁胺的排铁作用。

治疗方法：①给药途径一般为 10% 去铁胺溶液用输液泵缓慢皮下推注，维持 8～12 小时。②剂量根据体内铁负荷和年龄来调整。平均剂量在生长发育期不超过每千克体重 40mg。标准剂量是儿童每千克体重 20～40mg，成人每千克体重 50mg，1 周至少 6 个晚上进行 8～12 小时的皮下推注。③剂量调整根据治疗指数，并参照血清铁蛋白浓度调整。治疗指数 = 每日平均剂量（mg/kg）/铁蛋白（μg/L）＊每日平均剂量（mg/kg）=（每次实际剂量×每周剂量）÷7 调整剂量的目的是使治疗指数 <0.025。这将减少由于铁过多引起的毒性作用，但不能代替严密的临床检测。肝脏的铁浓度比血清铁蛋白的测定更可靠。在妇女怀孕期间，不推荐使用去铁胺。④应用维生素 C。维生素 C 能提高螯合铁的效力以促进铁的排泄，可使尿铁排泄约增加 1 倍。但剂量过大会增加铁的毒性，每天补充不超过每千克体重 2～3mg。维生素 C 最好在输注去铁胺的同时给予，以使自由铁很快螯合。当血清铁蛋白水平降至正常时，维生素 C 的作用消失。⑤持续静脉给药。一些有严重铁过多或心脏并发症的患者，可考虑持续静脉给药。用药指征有血清铁蛋白持续 >2500μg/L 或每克肝（干重）的铁 >15mg，以及严重的心律失常或心功能不全。持续静脉给药能去除大量的铁，同时有利于改善心功能。剂量为每日每千克体重 50mg。⑥治疗期间铁负荷检测。螯合治疗期间应密切检测铁负荷，以评估疗效，避免过度治疗引起的并发症。

检测铁负荷的方法有：①血清铁蛋白。铁蛋白水平一般能反应体内铁的储存情况，对重型地中海贫血的预后判断有帮助。铁蛋白持续小于 2500μg/L 能减少心脏并发症。建议每隔 3 个月检查一次。但在中间型地中海贫血，根据血清铁蛋白水平得出的估计值，常常会低于体内真实的铁负荷。②肝脏铁浓度（LIC）是估计铁负荷的参考标准。肝活检为有创方法，存在一定并发症。目前，无创性检查如磁共振（MR）也逐渐用于临床。LIC 越高，心脏并发症死亡的危险性越大。③尿铁检测对评估去铁胺的剂量有帮助。

去铁胺治疗的并发症包括：①局部皮肤反应，如瘙痒、红斑、硬结和轻到中度的不适，原因可能是去铁胺的稀释度不够。②严重过敏少见。可在严密监护下实行谨慎的脱敏疗法。如无效，可使用其他螯合剂如去铁敏。③耶尔森菌感染。去铁胺治疗时，耶尔森菌感染的风险很大。该病诊断困难，当出现感染的临床表现时，应暂停去铁胺。任何发热性疾病的患者都应考虑耶尔森菌感染的可能，特别是伴有腹痛、腹泻或关节痛时。应及时住院治疗，感染控制后，方能重新进行去铁胺治疗。④剂量相关并发症。铁负荷不重的患者过量使用去铁胺可能造成如下并发症：a.神经损伤。给予大剂量去铁胺，特别是铁负荷不重的儿童，治疗指数超过 0.025 时，会产生感觉神经损伤、耳鸣耳聋等。轻微的感觉神经损伤是可逆的，但听力伤害不可逆。患者应每年检测听力。听力改变一般是对称的，不对称表明可能存在其他病变。b.对眼睛的影响。超大剂量去铁胺（每日每千克体重 100mg）对眼睛有毒性作用，症状有夜盲、色觉缺损及视敏度减弱等，严重者有色素性视网膜炎。出现症状者应暂停去铁胺治疗，病因明确后再用低剂量的去铁胺治疗。c.生长发育迟缓，见于剂量过大时。危险因素包括开始治疗的年龄（< 3 岁）和治疗剂量过大。剂量减少至小于每日每千克体重 40mg 时，生长速度迅速恢复。这种生长迟缓用激素治疗无效。d.骨骼改变。铁负荷不多的患者使用了大剂量的去铁胺治疗易发生骨骼改变，佝偻病样的骨改变和膝外翻较常见，并伴有骨骺的改变。特别在脊柱，表现为比例失调的躯干缩短。X 线表现为脊柱的脱矿质，椎体的扁平。e.其他并发症少见。大剂量去铁胺治疗（不小于每小时每千克体重 10mg/L）可发生肾脏病变和间质性肺炎。铁负荷不高的患者，如正在使用酚噻嗪及其衍生物，再使用去铁胺治疗可诱发昏迷。快速静脉注射易发生皮肤潮红。

（2）去铁敏治疗：去铁敏为口服螯合剂，与去铁胺合用可增强其疗效，也用于不能使用去铁胺的患者。3 分子的去铁敏可结合 1 个铁原子，铁结合率随着铁浓度或螯合剂浓度的降低而降低。在其代谢以前，约 5% 与铁结合，通过尿排泄。每日剂量为每千克体重 75mg，分 3 次口服。去铁敏不能用于 10 岁以下儿童。常见副作用为粒细胞减少，停药后可缓解。如果出现感染征象，应每周进行绝对中性粒细胞计数。其他副作用有关节病、血清转氨酶增高及胃肠道反应等。动物实验有致畸作用，禁用于孕妇或拟生育的妇女。治疗期间需严格检测患者的临床表现和实验室检查。24 小时尿铁排泄量能较好地反应总铁排泄量的水平。每周进行一次血细胞计数，可早期发现白细胞减少，以便及时停药。

4.并发症治疗　约半数地中海贫血患者会发生心力衰竭，出现心脏增大和左室功能下降。除常规治疗外，血红蛋白水平应保持在 100～120g/L，加强铁螯合剂治疗。急性心包炎在脾切除患者多见，一般为一种短期良性表现，不需治疗。出现心包积液时可口服泼尼松。极少数可发展为慢性缩窄性心包炎，需手术治疗。

青春期生长发育迟缓和性腺机能减退的治疗由年龄、铁负荷的严重程度及下丘脑-垂体-性腺轴的损伤情况、慢性肝病等因素决定。女性，给予雌激素治疗；男性，给予雄激素治疗。

骨质疏松是一种渐进性疾病，预防和早期诊断比治疗更有效。骨量减少的患者应进行高钙饮食，补充维生素 D。但应注意高钙可引起肾结石。

5.造血干细胞移植　　自美国 Thomas 等首例报道用异基因骨髓移植(allo-BMT)成功治愈 1 例 14 月龄的重型 β 地中海贫血患儿以来,全世界已有超过 1500 例重型 β 地中海贫血患者接受各种造血干细胞移植(HSCT)。供体造血干细胞的来源包括骨髓、动员后的外周血造血干细胞(mPBSC)和脐带血(UCB)。近 20 年的临床研究经验表明,HSCT 是目前能根治重型 β 地中海贫血的方法。

(1)受体的选择:接收移植治疗的重型 β 地中海贫血患者病情程度与移植效果密切相关,因此对患者的评分十分重要,目前通常用意大利 Pesaro 评分分类标准。移植前受者按三个危险因素评分标准分类:Ⅰ类 0 分,Ⅱ类 1～2 分,Ⅲ类 3 分。危险因素评分:①去铁胺应用史。0 分为规则使用,即第一次输血后 18 个月开始,每周至少 5 天,皮下输注持续 8～10 小时;1 分为不规则使用。②肝肿大。0 分为右肋下<2cm;1 分为肝肿大≥2cm。③门静脉纤维化。0 分为肝活检无纤维化;1 分为有纤维化。肝纤维化及铁负荷是重要危险因素。在我国,重型 β 地中海贫血患者中绝大多数属于Ⅱ类及以上,少有Ⅰ类。年龄大小与病程长短、铁负荷、器官损伤程度是一致的,故本病年龄越小,移植效果也越好,成人无病存活率仅 62%。BMT 效果顺序为Ⅰ类>Ⅱ类>Ⅲ类;无病存活率分别为 91%、84%、58%,脾切除与否似乎并不影响移植效果。移植前,长期反复输血、慢性溶血等使患者处于骨髓造血极度活跃及高致敏状态,导致移植排斥可能性更高。因此,采集详细的输血、去铁药物应用史,进行血清铁蛋白浓度及肝活检等极为必要。

(2)供体选择:供体选择包括造血干细胞供源的种类(即骨髓、mPBSC 和 UCB)和 HLA 配型。重型 β 地中海贫血患者是 HSCT 中比较特殊的病种,对 HLA 配型及 HSCT 类型要求较为严格。目前任何一种 HSCT 治疗重型 β 地中海贫血主要是同胞及 HLA 配型全相合者,其中首选 BMT/PBSCT,其次为 CBT;HLA 配型不合血缘相关或非血缘相关 HLA 全相合供体 HSCT 例数有限,仅开展少数探索性工作。

HLA 全相合的 all-BPSCT 治疗地中海贫血具有简便、供体痛苦少、植入率高等优点,易为国人接受,值得临床进一步开展。目前的临床资料证实,HLA 全相合同胞 UCBT 是否成功,与移植物的有核细胞数,特别是 $CD34^+$ 细胞数密切相关,一般认为有核细胞数$>3.7×10^7$/kg、$CD34^+$ 数$>1.7×10^5$/kg 是保证植入的前提。与 HLA 全相合同胞供体 HSCT 相比,HLA 全相合非血缘相关供体 HSCT 的效果差。

(3)不同来源移植物的细胞数:不同来源 HSCT 所要求移植物的有核细胞数(NC)、$CD34^+$ 细胞数不同,allo-BMT 要求 NC$≥(2～3)×10^8$/kg,allo-PBSCT 要求 NC$≥4×10^8$/kg。allo-UCBT 要求 NC$≥3.7×10^7$/kg,且 $CD34^+$ 细胞数更重要,一般为 $1.7×10^5$/kg。

(4)预处理方案:地中海贫血患者 BMT 的预处理方案的选择与植入、继发排斥、GVHD 及移植相关毒性的发生密切相关。患者的高敏状态、骨髓增生极度活跃、心脏及肝脏功能不全均影响预处理方案的选择。按 Pesaro 的经典预处理方案:Ⅰ类和Ⅱ类病者,马利兰 14mg/kg,环磷酰胺(CY)200mg/kg;Ⅲ类病者,Busulfan 14mg/kg,CY 120～160mg/kg。为减少排斥,常加用抗胸腺细胞球蛋白(ATG)110mg/kg 分 11 天应用或 90mg/kg 分 3 天应用。国外移植中心多采用经典预处理方案。

（5）植入后的处理：移植成功后，患者仍处于移植前的铁沉积导致的多脏器功能不全的状态；BMT 后保持血清铁蛋白（SF）在 2000～2500μg/L 以下至少 5 年，才有助于减少铁沉着症。目前主张 BMT 后继续使用去铁胺或放血治疗，以促进铁排出。

1）放血疗法：BMT 后 2 年以上，Hb 水平稳定，SF＞2000μg/L，肝活检为中重度铁沉着，即可放血。方法为每隔 14 天抽血 5～6ml/kg。

2）去铁胺治疗：近年研究发现去铁胺不影响粒系、血小板、红系的恢复时间及 aGVHD 发生率，故 BMT 后均使用去铁胺以加速储存铁清除。

6.基因治疗　广义的基因治疗包括基因矫正治疗和基因调控治疗。基因矫正治疗是指运用 DNA 重组技术修复患者细胞中有缺陷的基因，使细胞恢复正常功能而达到治疗遗传病的目的。它包括基因添加、基因替换和基因修正，后两者因技术难度大，有待技术上的突破，目前基因治疗的研究主要集中在基因添加（又称基因增补）方面。

近年广泛开展慢病毒基因载体作为 β 地中海贫血基因治疗的研究。此载体的优点是：①载体容量大，能包含大片段的 β 珠蛋白基因组及其上游调节元件，保证 β 珠蛋白基因的高效、稳定表达；②可以转染静止期细胞，并能永久表达。此优点使慢病毒载体成为目前研究 β 地中海贫血基因治疗的主要载体，常用的是 HIV-1 为基础的慢病毒载体。虽然直接导入 β 珠蛋白基因方法是主要的研究方向，但直接导入 β 珠蛋白基因需要全部或大部分 HSCs 得到基因矫正后，才能达到治疗水平。根据 β 地中海贫血的病理生理基础是 α 链和 β 链之间的不平衡，增加 γ 珠蛋白基因表达，提高 γ 珠蛋白的水平，增加胎儿血红蛋白（HbF）含量，也是治疗 β 地中海贫血的一种策略。

基因调控治疗是广义的基因治疗。应用药物诱导激活红系细胞中珠蛋白非 α 链基因的表达，或减少 α 链基因的表达，从而减少 α 链和非 α 链之间的不平衡，达到改善临床症状的目的。用于诱导胎儿血红蛋白长期治疗的理想药物应具备以下特点：①口服耐受；②不抑制红系造血；③不致突变作用。当前，对 β 地中海贫血基因调控治疗的主要药物有两类：一类是红系细胞分化动力学改变的药物，如羟基脲、阿糖胞苷、马利兰等，以羟基脲最具代表性；另一类是直接激活 γ 珠蛋白链启动子或其他可能增强的位点，使 γ 珠蛋白基因激活，包括甲基转移抑制剂和组蛋白去乙酰化酶抑制剂，如 5-氮胞核苷、丁酸盐及其衍生物、曲古抑菌素 A（TSA）等，以丁酸盐最具代表性。

羟基脲是一种抑制磷酸核糖还原酶 S 期的特异性细胞毒性药物，通过刺激 γ 珠蛋白的生成，从而降低 α 链与非 α 链之间的不平衡。而且近来发现其同时具有诱导 β 珠蛋白肽链的作用。但是，长期使用该药物对人体的毒性仍然令人担忧。有研究结果显示，羟基脲的主要作用在于提高 MCV、MCH 的百分率和胎儿血红蛋白，以含有更多血红蛋白和寿命更长的红细胞替换有缺陷的红细胞和过早死亡的红祖细胞。联合使用促红细胞生成素和羟基脲既可有效地激活 γ 基因，替代缺陷基因，提高胎儿血红蛋白，又可有效地纠正贫血，改善红细胞的生存时间，从而改善了地中海贫血患者造血的数量和质量。同时，联合用药还可减少药物的毒副作用。目前有研究发现，羟基脲不仅有激活 γ 基因的作用，同时具有提高内生促红细胞生成素水平的作用。因而羟基脲在提高 γ 球蛋白量的同时，也可以促进总血红蛋白量的增长，并可避免由单一、大量的促红素治疗导致的血液黏滞度增高、血栓形成以及高血压等副作用。

丁酸盐是一种4-碳的短链脂肪酸,主要有丁酸盐、苯丁酸盐、丙酸盐等几类,因为其具有较高的安全性,近来被应用于地中海贫血的治疗,其根本机制也是促进胎儿血红蛋白的生成,代偿β-珠蛋白肽链生成不足导致的一系列红细胞的损伤。有研究发现,苯丁酸盐与羟基脲联合应用,半数以上的患者对药物产生反应,同时伴有促红细胞生成素水平增高。由于丁酸盐半衰期短而必须大剂量使用,以及其对产生胎儿血红蛋白的红祖细胞的抑制作用,在临床使用上受到限制。有研究发现,2-6碳的短链脂肪酸在动物模型中已经有效地激活了胎儿血红蛋白的表达,经选择的短链脂肪酸衍生物同时具有刺激胎儿血红蛋白增生以及红祖细胞增殖的效果。

【预防】

在地中海贫血的高发地区,疾病给患者家庭和社会带来巨大的经济负担。产前诊断必须在第一次产前探访时筛查母亲。如母亲是携带者,即筛查父亲。在配偶双方均为严重型地中海贫血的基因携带者时,告知其可能的产前诊断并终止妊娠。目前,这些方案主要用于重症输血依赖性纯合子 β^+ 或 β^0 地中海贫血的产前诊断。DNA 技术的运用使人们有可能通过胎儿DNA 分析诊断,在宫内进行血红蛋白疾病的诊断。通过取绒毛膜标本可早在妊娠第 9 周获得 DNA。

依据所涉及的分子病理学的性质,胎儿地中海贫血的识别需不同的方法。如造成 α^0 地中海贫血和一些 β^0 地中海贫血的主要缺失,能够直接通过胎儿 DNA 的 Southern 印迹分析识别。产生 β 地中海贫血的近 1/3 的点突变使限制性内切酶位点发生改变,也可通过基因图谱来识别。在特别已知的邻位,可通过直接构建寡核苷酸探针来识别。在特别未知的家庭,可通过限制性片断长度多态性连锁分析确定受累父母的染色体,然后再测定胎儿是否接受了父母双方均受累的染色体。由于检测方法不同,错误率也不同,大多数测定错误率很低,小于 1%,原因包括胎儿 DNA 被母亲污染、非亲子关系及技术问题等。

(任文平)

第九节　血红蛋白病

血红蛋白病是指由于珠蛋白基因编码区的突变而造成的珠蛋白肽链结构异常性疾病。地中海贫血指珠蛋白基因内部或其旁侧序列的突变,使受累基因表达下降,珠蛋白 α 肽链和非 α 肽链比例失衡所致的溶血性贫血。有时,珠蛋白基因编码区中单一位点的突变可通过不同的机制,同时产生血红蛋白病和地中海贫血的症状。导致血红蛋白病、地中海贫血或其他影响珠蛋白基因表达的突变从本质上讲都是相似的,都是由于珠蛋白基因内部或者侧旁 DNA 序列发生了突变,只是由于突变位点和性质不同,产生了不同的表型。血红蛋白的突变可分为两类:第一类是那些发生频率超过被影响人群 1% 的突变,如 HbS、HbE、HbC 和其他地中海贫血;第二类是那些相对罕见和特别罕见的突变。大多数血红蛋白基因突变并不表现出血液学或临床上的异常,有的突变使用电泳方法也检测不出,因而不易被发现。

一、镰状细胞病

镰状血红蛋白是一种突变的血红蛋白,在其β珠蛋白链的第六个氨基酸处,谷氨酸被缬氨酸替代,这种血红蛋白在低氧条件下发生多聚化并变得很难溶解,携带这种血红蛋白的红细胞变得扭曲而有刚性。镰状细胞病(SCD)是发生于纯合的镰状细胞突变个体或镰状血红蛋白与β-地中海贫血、血红蛋白 C 或者一些少见的 β 珠蛋白突变的复合杂合子。

自从分析镰状血红蛋白或者血红蛋白 S(HbS)电泳时发生改变以后,其余的变异类型以字母表的字母来分配命名——C、D、E 等。然而字母表的字母很快用完了,后续发现的异常血红蛋白以其发现地的地理位置命名,如血红蛋白 Memphis、血红蛋白 Mexico。

镰状细胞异常是指当红细胞膜脱氧时遭受的镰状化状态。镰状细胞病是指这些镰状化产生显著临床表现的异常,其中包括镰状细胞-血红蛋白 C 病(血红蛋白 SC 病)、镰状细胞-血红蛋白 D 病(血红蛋白 SD 病)、镰状细胞 p 地中海贫血和镰状细胞贫血。后一术语保留用于镰状细胞基因的纯合状态。镰状细胞贫血(SS 病)可认为是镰状细胞疾病的范例。一般来说这类疾病的临床特征和治疗是一样的,其纯合状态,即镰状细胞贫血,是此类疾病中最严重的一种,血红蛋白 SC 病和镰状细胞 β 地中海贫血稍轻微,血红蛋白 SD 病最轻。

【发病机制】

镰状细胞贫血是因为在谷氨酸 DNA 密码子上的胸腺嘧啶代替了腺嘌呤(GAG→GTG),导致 β6 缬氨酸代替了谷氨酸。血红蛋白以两种构象方式存在,即氧合(松弛型,R)和脱氧(紧张型,T)状态。血红蛋白的氧合作用由这个平衡转变为 T 构象。脱氧血红蛋白 S 分子有很强的聚集倾向,这个聚集要求 fl6 的缬氨酸代替了谷氨酸,因为只有这种替换的血红蛋白突变体(如 S 和 Harlem)才会发生镰状化。脱氧的血红蛋白溶液形成一个结实的凝胶,扭曲的镰状红细胞是这一分子聚集后可见的终末结果。镰状化过程依赖于温度和浓度,当一个细胞反复地镰状化和去镰状化时,胞膜会受影响,细胞镰状化变得不可逆;氧分压增高时膜仍平滑,这就是风干的血片中可见的镰状变形式。不可逆的镰状化细胞中血红蛋白浓度高,钙含量也高,而钾含量低,ATP 可能耗竭。不可逆镰状化细胞的数目与疼痛危象次数及严重程度成反比。

镰状细胞病的红细胞代谢和膜结构及功能方面也有缺陷。红细胞膜上的脂质和蛋白也是氧化损伤的部位,快速的钾丢失发生于镰状化早期,不可逆镰状化细胞膜钙含量增高,镰状细胞内自由基产生增加,超氧化物歧化酶活性降低,甘油醛磷酸脱氢酶与膜的结合减少了35%～50%,膜磷脂的不对称性丧失。HbS 不稳定,增加正铁血红蛋白的变性和血红蛋白的释放,从而增加了镰状细胞的氧化应激,氧化应激对于红细胞代谢的影响非常重要,镰状细胞内自由血红蛋白抑制产生 NADH 和 NADPH 所需的数种酶。

镰状细胞易黏附于血管内皮细胞,包括未受刺激的和激活或受损的内皮细胞,黏附机制尚未阐明,涉及红细胞和内皮细胞上多个黏附分子,中性粒细胞和血小板也参与该过程,患者中性粒细胞变形性下降,易于黏附至内皮细胞。血浆 β 血小板球蛋白和 PF4 增加、血小板膜表面抗原表达增加和尿中血栓烷排泄增加都表明存在血小板活化,疼痛危象时血小板数量减少,寿命缩短。

由于遗传性和获得性因素的影响,镰状细胞异常临床表现的严重性不同,从无症状的镰状细胞性状到潜在致死特性的镰状细胞贫血。细胞内和细胞外因子均影响镰状化,如细胞内血红蛋白的类型及其浓度、2,3-二磷酸甘油酸(2,3-DPG)水平和氢离子的浓度。红细胞内镰状血红蛋白的浓度与细胞镰状化的敏感性存在相关性,完全无症状的镰状细胞携带者的红细胞通常只含有不到50%的血红蛋白S,其余大部分是正常成人血红蛋白。含血红蛋白S的细胞在体外产生镰状化的PO_2水平与临床检测的动静脉血PO_2水平只存在间接的关系,因为在外周大血管中的PO_2不能精确反映血管滞留区域的氧分压状况,例如在脾脏的脾窦,缺氧很常见,镰状化易发生。一旦镰状化开始发生,血液黏滞度增加导致进一步的血管滞留,加重镰状化,甚至可能发生血管阻塞和梗死,这一过程导致组织坏死,临床表现为疼痛危象。

【临床表现】

新生儿在前8~10周内,红细胞中出现高水平的胎儿血红蛋白而受到保护。随着其水平下降,镰状细胞病的临床表现就会出现,血液学特征在10~12周开始明显。

1.危象　许多镰状细胞贫血患者可以在大部分时间内健康状况良好,获得相当的稳态水平,这种相对健康状态可以周期性地被危象所打断,镰状危象的早期识别和临床评估非常重要。各种类型的危象按以下方法分类:血管阻塞(疼痛)危象、再障危象、滞留危象和溶血危象。

(1)急性疼痛危象:是25%的患者的首发症状,2岁以上患者最常见,也是患者就医的常见原因,是镰状细胞病的标志。发生频率变化很大,一项大型研究表明,1/3的患者很少发生急性疼痛,1/3的患者疼痛相关的住院次数为2~6次,1/3大于6次。发病高峰为19~39岁。频发疼痛与高病死率相关。诱因包括寒冷、脱水、感染、应激、月经及饮酒等。内皮细胞、血浆因子、白细胞和僵硬镰状化的红细胞之间复杂的相互作用,导致血管阻塞,组织缺氧,致组织坏死和局部疼痛。疼痛程度轻重不等,从很轻微到难以忍受,一般出现数天。血管阻塞危象可影响任一组织,疼痛主要发生于骨骼、胸部和腹部。脾梗死可能是引起腹痛的一个常见原因。脑血管梗死造成中风,是血管阻塞并发症最严重的类型。频繁发作的患者可有抑郁、绝望等情绪改变。诊断在很大程度上通过排除法来诊断。

(2)再障危象:为一过性红系造血阻滞,血红蛋白和网织红细胞计数降至低水平,骨髓中红系前体细胞突然下降,提示红细胞生成极度减少。红细胞生成受抑一般与感染有关,微小病毒B19感染是儿童的常见原因,可伴有广泛的骨髓坏死,表现为发热、骨痛等。其他病原菌有肺炎链球菌、沙门菌、链球菌和EB病毒等。因为镰状细胞病中红细胞寿命缩短,即使在稳态,短暂的骨髓活性受抑也能造成血红蛋白水平灾难性降低,表现出再障危象。吸氧治疗也可一过性抑制红细胞生成。

(3)滞留危象:主要见于婴儿和儿童。脾脏未纤维化者易发生。滞留可早在出生后几天发生。一项研究表明其见于30%的儿童,其中15%是致命性的。特征是突然出现一个巨大的红细胞池,尤其是在脾脏。表现为贫血迅速加速,持续网织红细胞增生,轻度脾肿大。血容量减少可致休克。低容量性休克和心血管功能减退发展迅速。主要型急性滞留危象指血红蛋白水平低于60g/L及比基础水平下降超过30g/L;次要型急性滞留危象指血红蛋白水平高于

60g/L。偶尔可发生肝或肺脏滞留。

(4)溶血危象:在各种镰状细胞病中红细胞寿命缩短,由于各种原因造成其突然进一步减少,溶血速率增加时,称为溶血危象。结果造成的黄疸加重与血红蛋白下降和网织红细胞计数增高相关。

2.生长发育 儿童生长发育迟缓,体重较正常儿童轻,身材较正常儿童矮,骨骼成熟延迟,青春期延迟。发育延迟可能与红系造血加速、机体蛋白代谢加速及基础代谢率增高等因素有关。

3.骨异常 慢性溶血性贫血伴幼红细胞过度增生会导致骨髓腔加宽、骨皮质变薄和骨小梁稀疏。椎体可表现出有上和下表面的双腔。来自骨梗死区域内部的髓核的压力导致脚印状的凹陷。镰状细胞指(趾)炎可能是由于骨髓有限的非血管性坏死,表现为手和(或)脚背侧肿胀,多发生于4岁以前,寒冷为常见诱因。

4.泌尿生殖系统 肾脏对镰状化现象高度敏感,肾髓质在镰状细胞病是易受损的部位。约半数患者有肾脏变大,也常见各种类型的肾盏异常。表现为肾髓质、近曲和远曲小管及肾小球功能异常,尿浓缩功能下降,肾小球滤过率降低。肾功能不全是晚期并发症,需行肾移植。肾癌发生率增高。外生殖器发育不全和性腺功能减退可见,可能与锌缺乏有关。阴茎异常勃起为严重并发症,可导致成人永久阳痿。

5.肝脾 黄疸及肝脾肿大多见,70%的患者有胆红素结石,镰状细胞肝内胆汁淤积是罕见的严重并发症。肝组织学见小叶中心性萎缩,门脉周围纤维化,过量的铁沉积和肝硬化。反复的脾梗死导致纤维化和钙化。

6.心肺系统 慢性贫血导致心输出量增加,心脏扩大,患者运动能力下降。心脏储备功能下降,在体液过多、输血、高血压等情况下,易发生心力衰竭。在危象期间,因发热并贫血可发生明显的心动过速,最大搏动点通常强烈而有力,出现收缩期和舒张期杂音。心电图提示左心室肥厚,一房室传导阻滞,ST-T段改变等。急性心肌梗死也有报道。患者猝死发生率高于健康人。

肺部疾病见于30%的患者,是死亡的原因之一。"急性胸部综合征"表现为呼吸困难、胸痛、发热、呼吸加快、肺浸润和白细胞计数增高等。胸部症状随年龄增长而加重。可伴肺部脂肪栓塞。肺梗死常见,可致反复胸痛,不能解释的呼吸困难。慢性肺部表现有限制性和阻塞性肺病,低氧血症,肺间质纤维化,肺动脉高压。约2/3的患儿存在气道高反应性,部分有睡眠相关的上气道阻塞。

7.感染 是患者常见并发症和死亡的主要原因,菌血症、肺炎、骨髓炎和脑膜炎多见,常见病原菌有肺炎链球菌、溶血性流感杆菌、沙门菌及大肠杆菌等。

8.神经系统 神经系统受损见于25%的患者,表现为一过性脑缺血发作、脑梗死、惊厥、昏迷、脊髓压迫或梗死、听力丧失及中枢神经系统感染等。脑血管意外可自发或伴有其他并发症,如肺炎、再障危象、急性疼痛发作等。危险因素有:严重贫血、脱水、白细胞计数增高、HbF水平低、高同型半胱氨酸、失眠及收缩压增高等。脑血栓形成约占脑血管意外的70%~80%,见于各年龄段,主要为大血管阻塞,发作前10%~33%有局灶性惊厥,10%有一过性脑缺血发作。初发死亡率为 20%,70% 的患者在 3 年内再发。脑出血主要见于老年人。

9.腿部溃疡　男性发病率是女性的 3 倍,踝部常见。在皮肤和损伤的泡状区域以小的破口开始,快速蔓延成无痛性溃疡,不易愈合,多见于贫血严重和 HbF 水平低者。

【实验室检查】

患者的稳态血红蛋白水平通常为 50~110g/L,贫血为正细胞正色素性,但网织红细胞计数升高。促红细胞生成素降低,与贫血程度成比例。镰状红细胞在血片中常见,相差显微镜检查红细胞表面有切迹。轻度多形核白细胞增多伴核左移常见,并不预示感染存在。血小板增多常见。骨髓表现为红系增生,免疫球蛋白水平常增加,IgA 水平在所有类型的镰状细胞病均增加。血中 T 淋巴细胞数目减少,B 淋巴细胞增多。部分有补体旁路途径的激活。血清铁蛋白随年龄增长而增加,血浆维生素 E 和锌水平常降低。

红细胞镰变试验是诊断镰状红细胞贫血的重要手段,高压液相色谱及等电聚焦也用于诊断,基因检测用于产前诊断。

【诊断】

诊断依赖于详细的病史、体格检查及特异的实验室检查。实验室检查主要包括外周血涂片、血红蛋白电泳等。镰状细胞贫血可通过出生时脐血样本进行电泳而诊断,母亲有镰状细胞性状,一般需筛选。

【治疗】

目前无特异疗法,主要是并发症的治疗。通常不需输血,预防性输血不能降低危象的发病频率。在疼痛危象发生时,一旦小血管被镰状细胞完全阻塞,很可能是不可逆的。患者应注意保暖,补液。氧疗和高压氧治疗效果不肯定。脾滞留危象可危及生命,红细胞输注和脾切除术有效。己酮可可碱和抗凝药双香豆素的疗效未证实。

建议 5 岁以下儿童接种肺炎球菌疫苗以预防感染,也可以青霉素预防,口服青霉素 V,125mg,每天 2 次。一旦出现发热,应积极寻找原因。中性粒细胞核左移提示细菌感染。一旦出现感染,应进行强有力的抗生素治疗,药物首选青霉素、先锋霉素类,脑膜炎用药 2 周,骨髓炎用药 2~6 周。

在再障危象、脾滞留、腿部溃疡、急性胸部综合征及败血症等情况下,可输血。手术前输血,一般提高血红蛋白至 100g/L,可降低病死率和急性胸部综合征的发生。

二、血红蛋白 C 病

血红蛋白 C 是 β 链的 N 端第 6 位的谷氨酸被赖氨酸替代。血红蛋白 C 性状指血红蛋白 C 与正常血红蛋白一起遗传的一种杂合状态。主要含有血红蛋白 C 的红细胞比正常红细胞更僵硬。红细胞内的氧合血红蛋白晶体可在红细胞中发现,特别是脾切除的患者。红细胞寿命缩短,平均 30~35 天,红细胞氧亲和力降低。

本病西非多见,散发病例见于意大利人和阿富汗人。脾肿大常见,儿童有轻度贫血,症状少,生长正常。血红蛋白水平 70~120g/L,血片中靶形红细胞数量明显增加。红细胞渗透脆性下降。诊断依赖于电泳,酸性琼脂凝胶电泳可与其他血红蛋白区分。

三、血红蛋白 D 病

血红蛋白 D 指在碱性 pH 值时显示与血红蛋白 S 同样的电泳特性但溶解度正常的任一血红蛋白变异。血红蛋白 D$_{Los\ Angeles}$ 与血红蛋白 D$_{Punjab}$ 是 β 链的 121 位谷氨酸被赖氨酸替换,血红蛋白 D$_{Pluladelphia}$ 是 α 链 68 位天冬酰胺被赖氨酸替代。与血红蛋白的其他结构性突变相同,血红蛋白 D 特性是血红蛋白 D 与血红蛋白 A 的杂合状态,而血红蛋白 D 的纯合状态被命名为血红蛋白 D 病。

杂合状态完全无症状,异常血红蛋白约占 35%～50%。纯合子血红蛋白 D 病很少见,临床症状轻微。

四、血红蛋白 E 病

血红蛋白 E 是一个 β 链突变,$\alpha_2\beta_2^{26Glu-Lys}$ 所致,氨基酸替换使组成血红蛋白的单聚体的键削弱,在氧化应激时产生不稳定的血红蛋白,还可能产生新的潜在剪接序列,导致 mRNA 剪接不正确。遗传与其他 β 链突变相同,血红蛋白 E 与血红蛋白 A 的杂合子有血红蛋白 E 的特性,血红蛋白 E 纯合子被命名为血红蛋白 E 病。

本病在东南亚多见,纯合子有显著的小细胞低色素特性,但贫血少或没有,脾肿大少见,红细胞寿命正常。携带者中,30%～45% 的血红蛋白是血红蛋白 E,无症状。

五、不稳定血红蛋白病

造成血红蛋白四聚体不稳定的突变是溶血性贫血的少见原因,与酶缺乏造成的溶血性贫血相比,显性遗传是不稳定血红蛋白的特点。海因小体在脾切除后是血红细胞的主要特征性表现。

【发病机制】

血红蛋白的不稳定性可由下列任一过程发生。

1.一种与血红蛋白基团相接触或产生血红蛋白呈袋状改变的氨基酸置换,血红蛋白袋常产生不稳定分子,易于从异常珠蛋白链丢失血红蛋白,例如 Hb$_{Hammmersmit}$、Hb$_{Sendagi}$、Hb$_{Alesba}$ 和 Hb$_{La\ Roche-sur-Yon}$。

2.非极性残基被分子内部的极性残基替代,产生蛋白质的整个扭曲,特别是在新的极性残基保留在分子的内部部分时,如 Hb$_{Bnstal}$ 和 Hb$_{Volga}$。

3.缺失或另外的氨基酸插入,特别是序列的极性螺旋区域受累时产生不稳定性,如 Hb$_{Niteroi}$ 和 Hb$_{Montreal}$。

4.亚单位间接触部位的替换,特别是在 α_1 和 β_1 链之间的,产生不稳定性,可能分离成单聚体。这种替换通常产生高氧亲和力的血红蛋白,如 Hb$_{Pilly}$ 和 Hb$_{Tacoma}$。

5.在血红蛋白分子的原子紧密包裹区域,含长侧链的氨基酸被甘氨酸替换,使稳定性显著改变,如 Hb$_{Moscva}$、Hb$_{Savanah}$ 和 Hb$_{Riverdale-Bronx}$。

6.正常时含有较多亲水性氨基酸口袋的亲水性残基被替代,如 Hb$_{La\ Roche-sur-Yon}$。

突变后的血红蛋白分子可变性以不溶性珠蛋白沉淀,这些沉淀物常黏着到细胞膜,形成海因小体。海因小体与红细胞膜的附着损害了红细胞的变形性,妨碍其顺应内皮细胞与脾窦之间狭小间隙的能力。来自红细胞的海因小体凹陷导致膜的丢失,最终破坏红细胞。但海因小体常见于脾切除的患者。高度不稳定血红蛋白的特点是 β 珠蛋白形成缺陷,见不到 β 链,但与 β 地中海贫血不同的是,它呈显性遗传,突变可为单个碱基置换、密码子缺失、移码突变导致 β 链延长或不成熟终止。

【临床表现】

多数患者临床代偿良好,当不稳定血红蛋白有左移的氧解离曲线时,即氧亲和力升高,血红蛋白水平可在正常范围的上限。正常情况贫血能代偿的患者常由于感染或使用氧化性药物而诱发溶血发作。体检可见黄疸、脾肿大及贫血严重时皮肤黏膜苍白。

【实验室检查】

血中血红蛋白浓度可正常或降低,呈轻度低色素性,多见异形红细胞增多、红细胞嗜多色性、红细胞大小不均一和嗜碱性点彩红细胞。网织红细胞增多常与贫血严重程度不成比例,特别是在异常血红蛋白高氧亲和力时。脾切除后,血中可见到许多海因小体。HbF 可增加。

【诊断】

通常依据存在一种不稳定血红蛋白。许多不稳定血红蛋白用常规的电泳方法不能与 HbA 分离,但可用以下试验检出。

1.变性珠蛋白小体(Heinz 小体)　不稳定血红蛋白在红细胞内沉淀,形成变性珠蛋白小体,这种包涵体可用甲紫染色而在普通显微镜下直接观察。含有变性珠蛋白小体的红细胞在脾切除前不易见到,如在血液中加入氧化剂乙酰苯肼或硝酸钠,在 37℃ 温育后再染色,则珠蛋白小体明显增多,检查时便易见到。本实验对不稳定血红蛋白并非特异性的,在 G-6-PD 缺乏时,结果也为阳性。

2.热不稳定试验　血红蛋白溶液在磷酸缓冲液中,56℃ 温育 1～2 小时或 60℃ 温育 30 分钟,不稳定血红蛋白容易发生沉淀,可用肉眼观察或用分光光度计测定沉淀的多少。在同样条件下,正常的血红蛋白仅微量发生沉淀,而许多不稳定血红蛋白几乎完全变性而发生沉淀。

3.异丙醇过筛试验　此法简便、快速,便于推广。在新鲜的血红蛋白溶液中加入非极性溶剂异丙醇后能减弱血红蛋白分子内部的非极性键(如氢键),使血红蛋白的稳定性减少。如在 37℃ 的 17% 异丙醇溶液中,正常血红蛋白常于 40 分钟后才开始出现沉淀,而不稳定血红蛋白则通常在 5 分钟就出现沉淀,20 分钟左右形成絮状。

热不稳定试验和异丙醇过筛试验对不稳定血红蛋白的诊断是相对特异的,故其诊断价值高于变性珠蛋白小体检查。

【鉴别诊断】

所有患者出现遗传性非球形红细胞性贫血的临床表现时,都要考虑存在不稳定血红蛋白的可能,特别是出现红细胞呈低色素性及网织红细胞增多的程度与贫血程度不相称时。高铁血红蛋白的稳定性略低于血红蛋白 A,这些血红蛋白增多的患者可有异丙醇试验假阳性。

【治疗】

大多数患者呈相对良性过程,与其他溶血状态一样,胆结石常见,需行胆囊切除术。磺胺类药物易诱发溶血,应避免。脾肿大和严重溶血的患者可切脾,但高氧亲和力的患者应避免脾切除。

(任文平)

第十节　遗传性红细胞膜疾病

红细胞膜只占红细胞总重量的 1%,但它在维持红细胞整体性上起着不可缺少的作用,红细胞膜及其骨架使红细胞具有独特的柔韧性、牢固性和延展性,使其在通过狭窄的微循环时具有极强的变形能力。红细胞膜由 3 种主要结构组成:以磷脂和胆固醇为主要成分的脂质双分子层;包埋在脂质双分子层的整合蛋白;位于红细胞膜内侧,用以维持细胞整体结构的细胞膜骨架。膜蛋白根据其从红细胞膜标本中去除的难易程度分为整合蛋白和外周蛋白。整合蛋白通过其氨基酸序列的疏水功能牢固地包埋或贯穿于脂质双分子层,以非极性氨基酸与脂质双分子层的非极性疏水区相互作用而结合在质膜上,如带 3 蛋白和血型糖蛋白、血影蛋白、锚蛋白、肌动蛋白和蛋白 4.2 等。外周蛋白完全外露在脂质双分子层的内外两侧,主要是通过非共价键附着在脂的极性头部或整合蛋白亲水区的一侧,间接与膜结合。

红细胞膜蛋白的组成:通过单向十二烷基硫酸钠-聚丙烯酰胺凝胶电泳(SDS-PAGE)分析红细胞膜蛋白,发现有 15 种主要的蛋白带,分子量为 15~250kD。其中有 3 种主要的蛋白,约占膜蛋白的 60% 以上。

1.血影蛋白　位于红细胞膜下,不属于红细胞膜蛋白,是红细胞膜骨架的主要成分,是一种长的可伸缩的纤维蛋白,长约 100nm。由两个亚基构成:α-亚基分子量 200kD;β-亚基分子量 220kD。两个亚基链为反平行排列,扭曲为麻花状,形成异二聚体。两个异二聚体头头连接形成 200nm 长的四聚体。

2.血型糖蛋白 A　又称涎糖蛋白,富含唾液酸,属单次跨膜蛋白,由 131 个氨基酸构成,N端在外侧,结合 16 个低聚糖侧链。除 A 型外,血型糖蛋白还有 B、C、D 型,血型糖蛋白的基本功能可能是在它的唾液酸中含有大量负电荷,防止红细胞在循环过程中相互聚集沉积在血管中。

3.带 3 蛋白　又称阴离子交换蛋白 1(AE1),属红细胞膜蛋白,因在 PAGE 电泳中位于第 3 条带而得名。带 3 蛋白在红细胞膜中含量很高,约占红细胞膜蛋白的 25%。其由两个相同的亚基组成的二聚体,每条亚基含有 929 个氨基酸,是一种糖蛋白,跨膜 12~14 次,为多次跨膜蛋白,具阴离子转运功能,被称为阴离子通道。

除上述 3 种蛋白外,红细胞膜蛋白还包括:

1.肌动蛋白　　又称带 5 蛋白,是细胞骨架的主要成分。肌动蛋白纤维链长约 35nm,其中含 13 个肌动蛋白单体和一个长 35nm 的原肌球蛋白分子。肌动蛋白纤维上有多个与血影蛋白结合的位点,通过与血影蛋白游离端的结合参与膜骨架结构的形成。

2.锚定蛋白　　又称带 2.1 蛋白,是一种比较大的细胞内连接蛋白,每个红细胞约含 10 万个锚定蛋白,相对分子量为 215kD。锚蛋白一方面与血影蛋白相连,另一方面与跨膜的带 3 蛋白的细胞质结构域部分相连,因此,锚蛋白借助带 3 蛋白将血影蛋白连接到细胞质膜上,也就将骨架固定到质膜上。

3.带 4.1 蛋白　　是由两个亚基组成的球形蛋白,它在膜骨架中的作用是通过与血影蛋白结合,促使血影蛋白与肌动蛋白结合。因为没有肌动蛋白结合位点,故其本身不与肌动蛋白结合。

4.内收蛋白　　是由两个亚基组成的二聚体,每个红细胞有 30000 个分子。其形态为不规则的盘状物,高 5.4nm,直径 12.4nm。内收蛋白可与肌动蛋白及血影蛋白的复合体结合,并且通过 Ca^{2+} 和钙调蛋白的作用影响骨架蛋白的稳定性,从而影响红细胞的形态。

红细胞膜骨架的形成:一般认为膜骨架蛋白主要包括:血影蛋白、肌动蛋白、原肌球蛋白、锚定蛋白、带 4.1 蛋白、内收蛋白等红细胞膜细胞质面的外周蛋白。红细胞膜骨架网状支架的形成及与膜的结合过程可分为 3 步:①血影蛋白与带 4.1 蛋白、肌动蛋白的相互作用,即血影蛋白首先形成 α-二聚体、β-二聚体,在红细胞膜内进一步形成四聚体,在带 4.1 蛋白的帮助下同肌动蛋白寡聚体结合组成骨架的基本网络;②带 4.1 蛋白与血型糖蛋白作用,即带 4.1 蛋白的 N 端 30kD 区在生理状态下带正电荷,而血型糖蛋白带负电荷,所以带 4.1 蛋白能够以静电稳定性与血型糖蛋白结合;③锚定蛋白与血影蛋白、带 3 蛋白的相互作用,即锚定蛋白 N 端 90kD 区可与带 3 蛋白结合,而 72kD 区可与血影蛋白结合,由于带 3 蛋白是膜整合蛋白,血影蛋白是膜骨架蛋白,所以锚定蛋白起媒介作用将骨架蛋白与质膜相连。

红细胞膜的作用包括对脂质双分子层和膜骨架蛋白的组装,帮助红细胞维持独特的变形性和稳定性,参与细胞膜的生物起源和老化,为红细胞胞浆和外界环境提供非渗透性屏障,维持光滑的细胞表面,使红细胞不易与内皮细胞粘连,也不易相互聚集堵塞微循环。

由红细胞膜缺陷所致的溶血性贫血是一类重要的遗传性疾病,按照形态和临床特点分为5 类:①遗传性球形红细胞增多症(HS);②遗传性椭圆形红细胞增多症(HE)、遗传性热异形红细胞增多症(HPP)及相关疾病;③东南亚卵圆形红细胞增多症(SAO);④遗传性刺形红细胞增多症;⑤遗传性口形红细胞增多症。

表 2-1　红细胞形态的命名及相关疾病

新命名法	旧命名法	特点	相关疾病
盘形红细胞	双凹面圆盘	双凹面圆盘	
棘形红细胞	锯齿状红细胞	整个细胞上布满短的分布均匀的刺	尿毒症,肝脏疾病,低钾红细胞,胃癌和消化性溃疡
刺形红细胞	刺状细胞	红细胞上的刺形态不规则,长度不等,分布不均匀	无 β 脂蛋白血症,酒精性肝病,脾切除后,吸收障碍性疾病
口形红细胞	口形细胞,杯形,蘑菇杯形,单面凹形,微球形	单面凹的碗形红细胞,形态由碗形(I型)变为表面有小凹的球形(外周血片上为口的形状)	遗传性球形红细胞增多症,遗传性口形红细胞增多症,酒精性肝硬化,红细胞钠泵缺陷
球形口形红细胞	微球形细胞,球形细胞	血红蛋白浓度致密的球形红细胞	遗传性球形红细胞增多症(通常呈球形口形细胞),免疫性溶血,输血后,Heinz 小体溶血,低渗性溶血,碎片性溶血
裂形红细胞	盔形红细胞,碎片细胞	通常呈半盘形,有两个或三个尖端,细胞较小,为不规则碎片	微血管病性溶血性贫血,癌症,心脏瓣膜病,严重烧伤,行军性血红蛋白尿
椭圆形红细胞	椭圆形红细胞	延长的椭圆形(有血红蛋白的极性)	遗传性椭圆形红细胞增多症,地中海贫血,铁缺乏,骨髓病性贫血,巨幼细胞性贫血
镰状红细胞	镰状红细胞	红细胞中含聚合的血红蛋白 S,有多种形态,双核形,冬青叶形和不规则的刺形	镰状细胞病,血红蛋白 C-Harlem,血红蛋白 Memphiis/S
靶形红细胞	靶形红细胞	呈钟形,在干燥的血片上呈靶形	阻塞性肝病,血红蛋白病(S、C),地中海贫血,铁缺乏,脾切除后
泪滴形红细胞	泪滴形红细胞	只有一个延长的尖端	骨髓纤维化伴髓样化生,骨髓病性贫血,地中海贫血
薄形红细胞	薄形细胞	细胞较薄,血红蛋白位于外周	地中海贫血,阻塞性肝病
角细胞	角细胞	红细胞上的空泡破裂形成红细胞的棘,细胞呈半月形或纺锤形	弥散性血管内凝血或人工血管

表 2-2　遗传性红细胞形态异常性疾病中的红细胞膜蛋白缺陷

蛋白	疾病	评价
锚蛋白	HS	典型显性 HS 最常见的病因
带 3 蛋白	HS、SAO、NIHF	脾切除前血涂片可见"钳状"球形红细胞；棘状红细胞
β 血影蛋白	HS、HE、HPP、NIHF	脾切除前血涂片可见"刺状"球形红细胞；β 血影蛋白突变的定位决定临床表型
α 血影蛋白	HS、HE、HPP、NIHF	α 血影蛋白突变的定位决定临床表型；α 血影蛋白突变是典型 HE 最常见的病因
蛋白 4.2	HS	主要见于日本人
蛋白 4.1	HE	见于某些欧洲和阿拉伯人群
GPC	HE	GPC 缺陷的 HE 伴有蛋白 4.1 缺乏

注：HS，遗传性球形红细胞增多症；SAO，东南亚卵圆形红细胞增多症；HPP，遗传性热异形红细胞增多症；HE，遗传性椭圆形红细胞增多症；NIHF，非免疫性胎儿水肿；GPC，血型糖蛋白 C。

一、遗传性球形红细胞增多症

遗传性球形红细胞增多症（HS）是一组以球形、渗透脆性增加的红细胞为特征的疾病，可发生于所有人种和人群，是北欧血统人群最常见的遗传性疾病。75% 的 HS 患者呈常染色体显性遗传。其主要缺陷是膜表面的丢失，导致红细胞呈球形，变形性降低，不能变形的红细胞在脾脏被破坏而引起溶血。HS 有明显的临床、实验室检查、生物化学和遗传学上的异质性，可于任何年龄发病。

【发病机制】

HS 红细胞的标志是相对于细胞内容积的膜表面积的丢失，也是红细胞球形变和变形性降低的原因。表面积的丢失是由于红细胞膜蛋白，如锚蛋白、带 3 蛋白、β 血影蛋白、α 血影蛋白和蛋白 4.2 等的缺陷引起的膜脆性增加所致。增加的脆性使膜囊泡化，表面积丢失。变形差的球形红细胞被脾脏捕获、处理和破坏，故脾脏在红细胞膜基础缺陷所致的溶血过程中发挥重要作用。

1.红细胞膜蛋白缺陷　已发现几种膜蛋白的异常，根据膜蛋白的聚丙烯酰胺凝胶电泳（PAGE）结果分为 5 种：①血影蛋白和锚蛋白联合缺乏，最常见；②单独血影蛋白缺乏；③部分带 3 蛋白缺乏；④蛋白 4.2 的缺乏；⑤其他少见缺乏。一般 HS 突变都是"专属的"，即每个家族有一个独一无二的突变，表明突变没有选择优势。

（1）锚蛋白：锚蛋白是非对称性的极性蛋白，含有 3 个结构域：氨基末端膜结合功能区，含带 3 蛋白和其他配体的结合区；中心功能区，含血影蛋白结合部位；羧基末端调节功能区，可影响锚蛋白与其他蛋白的相互作用。锚蛋白通过血影蛋白与膜骨架结合，通过带 3 蛋白与脂质双分子层结合，并由此将膜骨架与脂质双分子层连接在一起。如锚蛋白合成减少、锚蛋白组装减少或组装成异常的锚蛋白等，当锚蛋白上的血影蛋白结合部位减少、缺如或有缺陷时，均可引起膜上的血影蛋白减少。锚蛋白突变主要为移码突变或无义突变,形成缺陷的锚蛋白分子或锚蛋白缺乏,错义突变可破坏正常的锚蛋白-蛋白相互作用。

(2)带3蛋白(阴离子交换器):带3蛋白的氨基端胞浆作用域通过锚蛋白、蛋白4.1和蛋白4.2在膜骨架内介导相互作用,并通过其跨膜的羧基端作用域影响阴离子的交换。突变包括错义、无义、重复、插入、缺失和RNA加工突变。错义突变包括一组替代跨膜区高度保守的精氨酸残基的突变,导致蛋白不能折叠,不能进入到内质网。

(3)血影蛋白:血影蛋白是红细胞膜骨架中含量最丰富、分子量最大的蛋白,占膜蛋白总量的75%,由α和β两个亚单位组成,它们由不同基因编码,结构相似。血影蛋白分子的基础结构是αβ异源二聚体,两个亚单位互相缠绕形成反平行式二聚体,二聚体进一步自联合形成四聚体和更高级的寡聚体。血影蛋白可通过β亚单位的氨基末端与肌动蛋白和蛋白4.1结合,羧基末端与锚蛋白结合。其功能是维持细胞形态,调节整体膜蛋白的侧向运动,提供脂质双分子层的结构支持。其缺乏的程度与红细胞的球形化倾向、抵抗切变应力的能力、溶血程度和对脾切除的反应相关。

在人类,α血影蛋白的合成超过β血影蛋白,比率为(3~4):1。α血影蛋白缺陷的杂合患者仍能产生足够的正常α血影蛋白链来匹配β血影蛋白链,故α血影蛋白缺陷患者仅仅在缺陷为纯合子或复合杂合子时才出现症状。β血影蛋白缺陷造成有限的β血影蛋白缺乏,可表现出显性遗传特性。多数β血影蛋白的突变与无效的等位基因有关,包括移码、无义、起始密码子突变等,已发现由于基因组缺失、外显子跳跃和移码突变造成的截短的β血影蛋白链。

(4)蛋白4.2:蛋白4.2与多种蛋白结合,稳定血影蛋白-肌动蛋白-锚蛋白与带3蛋白的结合。突变在日本多见,有移码、错义或mRNA加工突变形成的纯合子或复合杂合子状态。

表 2-3　HS 的部分突变

变异体	突变	蛋白	基因
1.α 血影蛋白			
Prague	剪接	1446→移框	−1,A→C(ivs30)
LEPRA	剪接	1729→移框	−99,C→T(ivs36)
2.β 血影蛋白			
Atlanta	错义	182Trp→Gly	Tgg→Ggg
Ostrava	缺失	202→移框	−T
Bergen	插入	783→移框	+A
Baltimore	无义	845Gln	Cag→Tag
Winston-Salem	剪接	935→移框	+1,G→A(ivs17)
Columbus	错义	1227 Pro→Ser	Cct→Tct
3.锚蛋白			
Bugey	缺失	146→移框	−C
Osterholz	缺失	173→移框	20nt 缺失

续表

变异体	突变	蛋白	基因
Walsrode	错义	463 Val→Ile	Gtc→Atc
Florianopolis	插入	506α 移框	＋C
Saint-Etienne 1	无义	1721 Trl→终止	tgG→tgA
Saint-Etienne 2	无义	1833 Arg→终止	Cga→Tga
Duisburg	剪接	vs 16	C→A
4.带 3 蛋白			
Montefiore	错义	40 GluL→ys	Gag→Aag
Kagoshima	缺失	56→移框	－A
Hodonin	无义	81	tgG→tgA
Worcester	插入	170～172→移框	＋G
Campinas	剪接	203→移框	＋1,G→T(ivs8)
Boston	缺失	285 Al→Asp	gCt→gAt
Most	错义	707 Leu→Pro	cTg→cCg
5.蛋白 4.2			
Lisboa	缺失	89→移框	－C
Fukuoka	错义	119 Trl→终止	tgG→tgA
Nippon	错义	142 Ala→Thr	Gct→Act
Notame	剪接	308→移框	＋1,G→A(ivs6)

2.继发性膜缺陷

(1)膜脂质:每种膜脂质的丢失是均匀的,胆固醇和各种磷脂的相对比例正常,磷脂仍保持通常的跨膜不对称性,这是 HS 的生物学标志。

(2)阳离子含量和膜的通透性:HS 红细胞内钠和水含量减少,特别是来自脾红髓的红细胞。红细胞对钠的被动通透性增加,过多的钠内流激活 Na^+-K^+-ATP 酶和单价阳离子泵,泵转运加速增加了 ATP 转换和糖酵解。

【临床表现】

HS 的临床表现多种多样,典型特征是溶血表现(贫血、黄疸、网织红细胞增多、胆结石和脾肿大)、球形红细胞增多(出现于血片中的球形红细胞及其渗透脆性增加)及阳性家族史。根据血红蛋白、胆红素和网织红细胞计数的不同,将 HS 分为轻度、中度、中重度、重度(表 2-4)。临床表现与溶血的代偿程度有关。

表 2-4　HS 的分类

实验室表现	HS 特性或经历	轻度球形红细胞增多症	中度球形红细胞增多症	中重度球形红细胞增多症	重度球形红细胞增多症
Hb(g/L)	正常	11～15	8～12	6～8	<6
网织红细胞(%)	1～3	3～8	±8	≥10	≥10
胆红素(mg/dl)	0～1	1～2	±2	2～3	≥3
血影蛋白(%)	100	80～100	50～80	40～80	20～50
血片	正常	轻度球形红细胞增多	球形红细胞增多	球形红细胞增多	球形和异形红细胞增多
渗透脆性(新鲜血)	正常	正常或轻度增加	明显增加	明显增加	明显增加
渗透脆性(温育血)	轻度增加	明显增加	明显增加	明显增加	显著增加

1.典型 HS　可为显性或隐性遗传。HS 就诊于婴儿期和儿童期,但可见于任何年龄。贫血是儿童患者最常见的主诉,其次是脾肿大、黄疸或阳性家族史。2/3～3/4 的患者溶血不完全代偿,有轻中度贫血,贫血除乏力和轻度苍白外,通常无症状,半数患者可出现黄疸,常与感染有关,血中非结合胆红素增高,尿中无胆红素。大多数患者存在脾肿大,脾脏大小与 HS 严重程度的相关性尚未证实。

2.代偿性 HS　20%～30% 的 HS 患者有"代偿性溶血",即红细胞的产生和破坏是平衡的,血红蛋白浓度正常。一般无症状,由于溶血、脾肿大或球形红细胞增多较轻,诊断困难。网织红细胞多数低于 6%,球形红细胞见于 60% 的患者。妊娠、感染或持续剧烈运动等情况可加重溶血。

3.中度及重度 HS　见于 5%～10% 的患者,这类患者包括了显性和隐性遗传及各种分子缺陷。重度患者有威胁生命的贫血和输血依赖性。血涂片可见典型的球形红细胞,还有一些不规则轮廓或出芽的球形红细胞,或怪异的红细胞,溶血和再障危象常见,可发生严重的失代偿性贫血的并发症,如生长迟缓、性成熟延迟或地中海贫血面容的外貌。

4.无症状携带者　隐性遗传 HS 患者的父母无临床症状,没有贫血、脾肿大或高胆红素血症,血片中没有球形红细胞,但是多数存在轻微的实验室表现,如轻度网织红细胞增加(2%)、结合珠蛋白水平降低和轻度红细胞渗透脆性增加。温育后渗透脆性试验最敏感,尤其是 100% 溶血点,携带者较正常对照显著提高。

5.并发症

(1)危象:真正的溶血危象很少见,常伴有感染,儿童多见,一般较轻微,以黄疸、脾脏增大、网织红细胞增高为特点,很少需要治疗。严重时,有显著的黄疸、贫血、嗜睡、腹痛和触痛性脾肿大,需住院治疗。再障危象可能与微小病毒 B19 感染有关,微小病毒 B19 选择性地感染红系造血祖细胞,抑制其生长,表现为发热、寒战、倦怠、嗜睡、恶心、呕吐、腹痛、呼吸道症状、肌肉关节痛、面部躯干及四肢斑丘疹,有时伴白细胞和血小板计数下降。骨髓中常见巨大原始红细胞,是微小病毒 B19 病效应的标志。有时同一个家庭多个成员受感染,导致再障危象,被报道为"爆发"或"流行"性。巨幼细胞危象很少见,出现在患者叶酸需求量增加时,如生长发育中的儿童、妇女妊娠及从再障危象中恢复的患者,适当补充叶酸可预防此并发症的发生。

(2)胆结石:慢性溶血导致胆红素盐结石形成,是常见并发症,见于 50％的患者,婴儿期很少见,多见于 10～30 岁的青年人。许多患者无症状,故应定期行超声波检查胆结石。

(3)其他并发症:少见,可出现皮肤溃疡、腿部慢性皮炎,皮肤表现在脾切除后很快痊愈。部分出现髓外造血的表现,如手和头颅的生长不良和畸形。有报道,HS 患者易发生造血系统恶性疾病,如骨髓增殖性疾病、多发性骨髓瘤等。

6.非红系表现　偶有报道非红系表现,尤其是神经肌肉病变,如心肌炎、慢性进行性脊髓小脑变性性疾病、脊髓功能紊乱和运动失调等。红细胞的锚蛋白和 β 血影蛋白也表达于肌肉、脑和脊髓,说明患者存在某种蛋白缺陷。锚蛋白缺陷 nb/nb 鼠的研究证实了此假说。

【实验室检查】

1.血片　红细胞形态多种多样,典型的患者血片易见缺乏中心浅染的球形红细胞,有时见大量小而致密的球形红细胞,形态怪异,呈大小不均和多形性,少数见球形裂口红细胞。某些膜蛋白缺陷的患者可见特异的形态异常,如钳状红细胞(带 3 蛋白)、球形棘形红细胞(β 血影蛋白)。

2.红细胞指数　多数呈轻中度贫血,血红蛋白在 90～120g/L,平均红细胞体积(MCV)正常或轻度下降,而平均红血红蛋白浓度(MCHC)轻度增加,红细胞分布宽度增加,这些指标可用于筛选 HS。

3.渗透脆性试验　正常的红细胞由于过剩的胞膜而形成特征性的盘形,表面积丰富,而球形红细胞的表面积相对下降,渗透脆性增加。检查红细胞渗透脆性的方法是将红细胞置于渗透张力逐渐减低的盐溶液中。正常红细胞能通过肿胀增加容积,但球形红细胞的表面积已达到相应容积的最大值,故在比正常红细胞破裂所需的盐浓度高的溶液中即发生破裂。25％的HS 患者的新鲜抽取的红细胞渗透脆性正常,渗透脆性曲线与血片上见到的球形红细胞数量相近。但 37℃温育 24 小时后,HS 红细胞由于膜的渗透和不稳定性,比正常细胞更容易丢失膜表面。温育加重了 HS 红细胞缺陷,使渗透脆性缺陷显现出来,故温育后渗透脆性试验成为诊断 HS 的标准试验。但该试验敏感性差,约 20％的患者不能检出。

4.其他　网织红细胞增加,血清胆红素增高,乳酸脱氢酶增加,尿胆原和粪胆原增加,血清结合珠蛋白下降,反映红细胞的产生或破坏增加。但许多患者网织红细胞计数的增加与贫血程度不成比例。

【鉴别诊断】

除了家族史、详细病史及体格检查外,实验室检查包括血片、网织红细胞计数、Coombs 试验、血清胆红素检查、温育后渗透脆性试验。

HS 在一些红细胞表面积-容积比率增加的疾病时可能被掩盖,如阻塞性黄疸、铁缺乏、β地中海贫血特征或血红蛋白 SC 病、维生素 B12 或叶酸缺乏。

【治疗】

脾脏的扣押是 HS 患者红细胞寿命的主要决定因素,绝大多数患者行脾切除可治愈或缓解贫血,减少或停止红细胞输注,免于长期输血所致的铁负荷增加及终末器官损害的危险,还可降低胆结石的发生,使红细胞寿命接近正常,使网织红细胞降至正常或接近正常。血片上出现明显的典型脾切除后状态的改变,如 Howell-Jolly 小体、靶形红细胞、铁粒红细胞和棘状红细胞。

脾切除指征:儿童生长发育迟缓,骨骼改变,溶血症状明显,贫血导致重要器官并发症,腿部溃疡不愈,髓外造血肿瘤。由于婴儿和幼龄儿童脾切除后发生败血症的危险性很高,故脾切除应在 5 岁以后。

腹腔镜脾切除为首选,优点为:术后不适少,恢复至术前饮食和活动的时间短,住院时间短,费用少,伤口瘢痕小。脾切除数周前,可应用肺炎球菌、B 型流感嗜血杆菌、脑膜炎双球菌疫苗免疫。术后是否预防性应用抗生素尚有争议。脾切除前和严重的患者脾切除后,应给予叶酸口服以预防叶酸缺乏。脾切除的早期并发症有局部感染或出血、胰腺炎。HS 脾切除并发症的发病率低于其他血液系统疾病。脾切除失败少见,可能与副脾有关,副脾见于 15%～40% 的患者。

二、遗传性椭圆形红细胞增多症

遗传性椭圆形红细胞增多症(HE)的特点是患者血片中存在椭圆形或卵圆形红细胞。多数 HE 为常染色体显性遗传,非洲和地中海后裔中较常见,可能是由于椭圆形红细胞赋予了患者对疟疾的抵抗力。临床表现严重程度不一,许多患者无症状。遗传性热异形红细胞增多症(HPP)是一种少见的贫血病因,患者的红细胞对热敏感性增加,多为非洲后裔。HE 和 HPP 关系非常密切,1/3 HPP 患者的双亲或其同胞有典型的 HE,且其许多家庭成员红细胞血影蛋白有相同的突变。另外,许多 HPP 患者可进展为轻至中度 HE。HPP 患者常在婴儿期患严重溶血和贫血,随年龄增长溶血和贫血减轻,最后再发展为典型的 HE。按照红细胞形态,HE 分为普通型和球型两种。

【发病机制】

HE 和 HPP 红细胞的主要缺陷是红细胞骨架机械性薄弱、脆性差。多数缺陷发生在红细胞膜骨架主要结构蛋白——血影蛋白,其他有蛋白 4.1 和血型糖蛋白 C(GPC)。血影蛋白缺陷损害二聚体血影蛋白自我连接形成四聚体和寡聚体的能力,破坏了膜骨架。蛋白 4.1 的结构和功能缺陷,破坏了血影蛋白-肌动蛋白与膜的连接。GPC 变异体机械不稳定性似乎是由于继发的蛋白 4.1 缺乏。所有这些异常都会破坏膜骨架,造成机械不稳定性,发生溶血性贫血。红细胞形成椭圆形的机制尚未阐明。一般 HE 的红细胞的前体细胞是圆形的,随着细胞在体内的成熟,变得越来越椭圆,椭圆形红细胞和异形红细胞形态可能长期保持稳定。

多数 HE 和 HPP 的 α 或 β 血影蛋白异常是由于血影蛋白异二聚体自我缔合部位突变所

致,这些突变大多在 α 血影蛋白高度保守的残基上或其附近,为错义突变。β 血影蛋白突变包括移码突变和剪接突变,形成缺乏血影蛋白自我缔合部位的截短的 β 血影蛋白链。HE 或 HPP 的表现型与血影蛋白突变的基因型之间的关系尚未确定。有同样血影蛋白突变的不同个体,临床表现有很大的异质性,即使同一家族的不同个体也存在异质性。蛋白 4.1 部分缺乏发生无症状性 HE,完全缺乏导致溶血性贫血。纯合子 4.1(−/−)缺陷红细胞在中度切变应激时比正常红细胞碎裂得更快,表明存在红细胞的内在不稳定性。

红细胞血影蛋白含量和血影蛋白粗提物中二聚体血影蛋白所占的百分比是溶血程度的首要决定因素,血影蛋白粗提物中二聚体的百分比依赖于突变血影蛋白功能异常紊乱的程度及基因的多少(即杂合子相对于纯合子或复合杂合子的基因数量)。血影蛋白自我缔合接触位点的突变产生更严重的血影蛋白功能和临床表现缺陷。

【临床表现】

临床表现异质性很大,从无症状携带者到威胁生命的严重贫血。绝大多数患者无症状,因不相关的情况检查时偶然发现而诊断。

无症状携带者血片正常或接近正常,红细胞生存期正常,无贫血。在感染、脾功能亢进、维生素 B_{12} 缺乏或微血管病性溶血时可能发生溶血。

有慢性溶血的患者,经历中至重度溶血性贫血,血片可见椭圆形红细胞和异形红细胞,红细胞生存期缩短,可发生慢性溶血的并发症,如胆囊疾病。

HPP 是普通 HE 的一个亚型,二者存在同样的血影蛋白分子缺陷,同一家族中 HPP 和 HE 可共存。通常,HPP 患者双亲的一方有致椭圆形红细胞的 α 血影蛋白突变,另一方完全无症状,也检不出生化异常。

【实验室检查】

血片存在椭圆形红细胞,数量从少量到 100% 不等,呈正细胞正色素性,溶血的程度与椭圆形红细胞的数量不相关。卵形红细胞、口形红细胞和碎裂红细胞亦可见。重症 HPP 和 HE 渗透脆性异常。网织红细胞计数一般低于 5%,溶血严重时更高。HPP 还可见红细胞形状怪异,伴碎片或出芽。小球形红细胞常见,MCV 较低(50~70fl)。红细胞热不稳定性与血影蛋白突变相关,正常红细胞在 50℃ 时血影蛋白变性,红细胞碎片产生;HPP 患者红细胞在 41℃ 时产生碎片,血影蛋白变性,但其诊断价值有限。

【鉴别诊断】

应与其他有椭圆形红细胞的疾病鉴别,如小细胞低色素性贫血(缺铁性贫血和地中海贫血)、巨幼细胞贫血、骨髓增生异常综合征和骨髓纤维化。在这些疾病中,椭圆形红细胞是获得性的,一般在血片中很少超过 60%,但是椭圆形细胞百分比不是确定诊断和鉴别诊断的依据,部分患者椭圆形红细胞很少。

【治疗】

脾脏是红细胞扣押和破坏的场所,纯合子 HE 和 HPP 症状严重一般需行脾切除术,杂合子无临床症状和溶血表现者不需切脾。脾切除术的注意事项同 HS。术后仍有溶血者,应补充叶酸。脾切除后,血细胞比容增加,网织红细胞下降,临床症状好转。

球型 HE 少见,具有 HS 和 HE 的特点,诊断依赖于血涂片中同时存在球形和椭圆形红细胞,与普通型 HE 不同,血片不见其他异常形态如杆状、异形和碎片等。其分子机制不明,发现有 β 血影蛋白羧基端截短等异常。

三、东南亚卵圆形红细胞增多症

东南亚卵圆形红细胞增多症(SAO),又称美拉尼西亚椭圆形红细胞增多症、口形椭圆形红细胞增多症,是以出现卵圆形红细胞为特征的显性遗传病,这类细胞中有很多包含一个或两个横向的脊或一个纵向的裂缝,在马来西亚、巴布亚新几内亚、菲律宾和印度尼西亚多见。红细胞异常包括渗透脆性降低,红细胞刚性增加,热稳定性增加,对诱发棘状红细胞形态改变的药物抵抗,和许多红细胞抗原的表达下降。目前发现的突变为杂合子,带 3 蛋白胞浆与胞膜边界的 400~408 氨基酸的 27bp 的缺失。有人推测纯合子可导致胚胎死亡。突变导致带 3 蛋白与锚蛋白的结合增强,带 3 蛋白的酪氨酸磷酸化增加,不能转运硫酸盐阴离子,及侧向和旋转运动严重受限。

临床上,一个有上述种群背景的患者,如果血片发现 30% 或更多的卵圆形红细胞,有些含有中央纵裂或横向脊,应疑似本病。分子生物学诊断可检出 27bp 的缺失。

四、刺状红细胞增多症

刺状红细胞是一些皱缩、致密的红细胞,表面有不规则的突起,见于严重肝病、无 β-脂蛋白血症、某些不伴无 β-脂蛋白血症的遗传性神经性疾病及出现某些红细胞抗原多态性的遗传病。这些疾病的红细胞膜脂质组成异常,脂质在脂质双分子层的内外层间的分布改变。

针刺状红细胞可分为两类:刺状红细胞和棘状红细胞。刺状红细胞是一些表面有不规则突起的皱缩而又致密的红细胞,突起长宽不同;棘状红细胞小而一致的突起均匀分布在红细胞周边。这些区别在扫描电镜下可见,但在普通外周涂片中很难确定。刺状红细胞常伴有棘状红细胞,但棘状红细胞可单独存在。这种区分在诊断上并不重要,针刺状红细胞疾病一般归类在一起。正常成人血片可见 3% 的针刺状红细胞,针刺状细胞通常是制血片时的人为现象。

脂质占红细胞膜质量的 50%~60%,以胆固醇和磷脂为主,二者含量相当。糖脂含量少,为红细胞糖苷脂。磷脂有磷脂酰胆碱、磷脂酰乙醇胺(PE)、鞘磷脂、磷脂酰丝氨酸(PS)和磷脂酰肌醇。膜磷脂分布不对称,PS 和 PE 主要分布在脂质双分子层内侧,PL 和鞘磷脂在外侧,这种不对称性呈动态平衡,内外两层分子层不停地进行着交换。

(一)无 β-脂蛋白血症

无 β-脂蛋白血症又称 Bassen-Kornzweig 综合征,为常染色体隐性遗传,特点为非典型色素性视网膜炎、进行性共济失调性神经病变、脂肪吸收不良的“结肠病”、血片刺状红细胞增多,见于各种人群。

【发病机制】

分子缺陷为载脂蛋白 B 不能分泌或转录后加工异常,部分患者有微粒体甘油三酯转运蛋白(MTP)质或量的缺陷。MTP 存在于肝微粒体和小肠上皮,催化磷脂表面的甘油三酯、磷脂和胆固醇的转运。MTP 缺陷使预先形成的甘油三酯不能从小肠黏膜转运,血浆几乎没有甘油三酯,血浆胆固醇和磷脂水平显著降低,卵磷脂减少使鞘磷脂相对增加。

MTP 定位于染色体 4q22-24,突变类型包括缺失、插入、替换等。目前发现的突变有 1-BPDEL,215C;ARG215TER;IVS,G-A,＋5;IVS9AS,G-A,-1;ARG540HIS;EXON10DEL;ASN780TYR;SER5901LE;GLY865TER。

骨髓红细胞前体、有核红细胞和网织红细胞形态正常,随着红细胞在循环中成熟,刺状改变逐渐明显,且随着细胞的衰老而加重。正常红细胞在无 β-脂蛋白血症血清中温育不产生刺状红细胞,但输入无 β-脂蛋白血症受者体内时,正常红细胞即发生刺状改变。红细胞膜蛋白正常,胆固醇与磷脂的比例正常或轻度增加,反映了血浆磷脂的分布改变及卵磷脂-胆固醇酰基转移酶(LCAT)活性下降。磷脂酰胆碱浓度降低,神经鞘磷脂相对增加。有证据表明,患者的刺状红细胞中,过多的神经鞘磷脂主要在膜脂质双分子层的外层,造成表面积增大,可能与细胞表面轮廓的异常有关。维生素 E 吸收不良造成血浆和膜脂质对氧化敏感性增加。有时脂肪吸收不良伴铁和叶酸缺乏加重了贫血。

【临床表现】

本病可发病于出生后几个月,表现为脂肪痢,小肠活检可见黏膜细胞含大量脂质小滴。一般在 5～10 岁发生导致失明的色素视网膜炎和以共济失调、意向性震颤为特点的进行性神经疾病,多在 20～30 岁死亡。

【实验室检查】

通常轻度贫血,红细胞指数正常,网织红细胞计数正常或轻度增高,刺状红细胞明显增高,占红细胞的 50％～90％,溶血轻微。

【治疗】

饮食上,限制甘油三酯,补充维生素 A、维生素 K、维生素 D、维生素 E。可使用水溶性维生素 E,如 D-α-生育酚聚乙烯乙二醇琥珀酸。补充维生素 E 可使神经肌肉异常和视网膜异常稳定,甚至好转。

(二)舞蹈病-刺状红细胞增多综合征

舞蹈病-刺状红细胞增多综合征为少见的常染色体隐性遗传性疾病,特点是正常脂蛋白血症性刺状红细胞增多和发生于青春期或成人的进行性神经变性性疾病。表现为:进行性口面部运动障碍伴抽搐,肢体舞蹈病,唇和舌咬伤,神经性肌肉张力低下和萎缩,反射减弱或消失,血清肌酸磷酸激酶活性增加。

患者无贫血,红细胞生存期轻度缩短,除不饱和脂肪酸含量增加外,血浆和红细胞膜脂质及膜脂肪酸成分均正常。红细胞膜流动性降低,膜内离子分布不均匀,可能与脂质的流动性改变有关。带 3 蛋白、血影蛋白和蛋白 4.2 的分解增加,带 3 蛋白磷酸化增加,可能是细胞形态改变的原因。

其他遗传性神经刺状红细胞增多症有:①一种线粒体肌病,伴脑病、乳酸酸中毒、中风样症状和刺状红细胞增多;②一种伴刺状红细胞增多、抽搐、帕金森神经机能障碍和偶尔见到运动神经元病的隐性遗传性综合征;③HARP 综合征,低前 β 脂蛋白症、刺状红细胞增多、色素视网膜炎和有铁沉积的苍白球变性;④Hallervorden-Spatz 病,进行性痴呆、肌张力障碍、痉挛状态、苍白球和视网膜变性、刺状红细胞增多。

(三)Mcleod 综合征

Mcleod 综合征是一种 Kell 血型系统的 X 连锁异常,特点是轻度代偿的溶血性贫血伴不同程度的刺状红细胞增多。部分患者晚期发生肌病或舞蹈病。Kell 抗原由两种主要蛋白成分组成:一种是携带 Kx 抗原的 37kD 蛋白,为 Kell 抗原表达所必需的前体分子;一种是携带 Kell 血型抗原的 93kD 蛋白。带 Mcleod 表型的红细胞检测不出 Kx 抗原,缺乏 93kD 蛋白。已发现 Mcleod 患者有 Kx 的基因 XK 突变。缺乏 Kx 的男性半合子患者血片中可见 8%~85% 的刺状红细胞,有轻度代偿性溶血。女性杂合子携带者血片中偶有刺状红细胞。有报道,Mcleod 表型与儿童慢性肉芽肿病、色素视网膜炎和杜氏肌营养不良有关。

五、口形红细胞增多症及相关疾病

口形红细胞是以宽的横向裂口或口状为特征的红细胞。口形红细胞见于各种获得性和遗传性疾病,常伴有遗传性红细胞阳离子渗透性异常,这种异常与红细胞水化或膜脂质异常有关。红细胞水化紊乱从一个极端的脱水至另一个极端的水过量。

(一)脱水的口形红细胞增多

脱水的口形红细胞增多又称遗传性干燥细胞增多症或干瘪细胞增多症,是遗传性口形红细胞增多综合征最常见的形式,常染色体显性遗传。通透性缺陷涉及钾从红细胞的净丢失(约 20%),不伴有成比例的钠摄取,故细胞内阳离子净含量和细胞水含量降低。部分患者红细胞膜脂质,如磷脂酰胆碱异常。

临床上表现为代偿性溶血性贫血、黄疸、脾肿大和胆结石。近来此综合征已扩展至包括反复发作的流产、胎儿水肿和家族性假性高钾血症(FP)。FP 患者表现为无症状的高血钾,与钾经红细胞膜被动渗漏的改变有关。同一家族不同受累者的临床症状可有很大差异。

血液学上呈轻至中度溶血性贫血,MCHC 增加,反映细胞脱水。常见 MCV 轻度增加,为 Coulter 型电子计数仪造成的人为现象。血片上并非总能见到口形红细胞,后者在湿片上明显,但经常见到的是靶形红细胞、干瘪细胞和针刺状细胞。红细胞温育后渗透脆性降低。

多数患者只有轻度贫血,不需治疗。应补充叶酸,监测溶血的并发症。脾切除效果不肯定,应慎重。部分患者在切脾后出现高凝状态,华法林治疗效果不一。新生儿需光照治疗,输注红细胞,部分需换血治疗。胎儿水肿的存在并不预示以后贫血严重,部分患者从婴儿至年长儿童一直保持轻度贫血或无贫血。

(二)遗传性口形红细胞增多症-水化细胞增多症

遗传性口形红细胞增多症-水化细胞增多症又称遗传性水化红细胞增多,以显性遗传的溶血性贫血伴红细胞过度水化和大细胞症为特征。损害涉及钠离子渗漏,导致细胞内钠和水含量增加,细胞内钾离子轻度降低,Na^+-K^+-ATP泵的主动转运代偿性增加。此泵在正常情况下维持细胞内低钠和高钾浓度,从而使糖酵解增加,但泵的高活性不能代偿大量的钠渗漏,肿胀的红细胞接近临界溶血容量,故水化细胞的渗透脆性显著增加。红细胞膜脂质增加,因而表面积也增加,但表面积的增加不足以纠正渗透脆性,红细胞变形性降低。有报道,该病患者存在 stomatin(红细胞膜蛋白 7.2b)缺陷,但 7.2b 基因敲除鼠并无溶血表现,红细胞形态、水化状态、单价阳离子含量、转运脂质能力均正常。

本病较干燥细胞增多症少见得多,有中至重度贫血,黄疸和脾肿大常见,慢性溶血并发症常见,有发生铁过多的趋势,与输血或脾切除无关。血片有明显的口形红细胞增多,除贫血外,MCHC 降低,MCV 增高,可达 150fl。红细胞渗透脆性显著增加。

多数患者有明显的贫血,脾切除效果不肯定,应慎重。脾切除后可出现高凝状态,致血栓形成。新生儿需光照治疗,输注红细胞,严重者需换血治疗。

(三)中间综合征

有些病例有遗传性干燥细胞增多症和遗传性水化细胞增多症的共同特点,称为中间综合征。血片中既有口形红细胞,也有靶形红细胞。红细胞渗透脆性正常或轻度增加,红细胞钠钾通透性增加,但细胞内阳离子浓度及红细胞体积正常或轻度下降。少数患者红细胞在体外贮存于 5℃ 后自发溶血,故命名为冷水化细胞增多症。

(四)Rh 缺乏综合征

Rh 蛋白存在于红细胞膜上。Rh 系统是重要的血型系统,Rh 缺乏综合征表现为 Rh 抗原缺乏(Rh_{null})或显著降低(Rh_{mod}),轻至中度的溶血性贫血。外周血见口形细胞,偶尔见球形细胞,红细胞渗透脆性增高,表明膜表面积减少,钾通透性增强,钾转运和 Na^+-K^+-ATP 泵活性增高,细胞内阳离子和水含量减少,这些异常致红细胞生存期缩短。脾切除后,溶血性贫血改善。

(胡　杰)

第十一节　阵发性睡眠性血红蛋白尿

阵发性睡眠性血红蛋白尿(PNH)是一种后天获得性溶血性疾病。该病源于造血干细胞 PIG-A 基因突变,使一组通过糖肌醇磷脂(GPI)锚连在细胞表面的膜蛋白缺失,从而导致细胞性能发生变化。临床上主要表现为血管内溶血发作、血红蛋白尿,以及全血细胞减少和血栓形成倾向等特征。PNH 常常与再生障碍性贫血先后或同时发生。病情多迁延,生存期可以很长,部分患者可有自然缓解。主要死亡原因在国内是感染,在国外是血管栓塞。本病易被误诊和漏诊,Ham 试验是经典的实验诊断方法,近年认为特异抗体结合流式细胞技术是最特异最敏感的确诊方法。异基因造血干细胞移植可取得根治,近年来,补体抑制剂 Eculizumab 为治疗带来了新的希望。

【定义】

阵发性睡眠性血红蛋白尿是一种后天获得性造血干细胞基因突变引起的溶血病。异常血细胞缺乏一组通过糖肌醇磷脂连接在细胞表面的膜蛋白,导致细胞性能发生变化。临床上常有慢性贫血及血管内溶血发作,溶血重时则有血红蛋白尿。开始报告的病例是在夜间发生血红蛋白尿,故名为"阵发性夜间血红蛋白尿",但是后来发现血红蛋白尿的发作不一定在夜间,而常常是在睡眠之后,所以在我国改称"阵发性睡眠性血红蛋白尿"。

PNH 一向被归为溶血性疾病,但除贫血外常伴有中性粒细胞和/或血小板的减少,而且 PNH 的分子病变累及各种血细胞,所以近年有些学者将 PNH 视为造血干细胞病。另外,患者有静脉血栓形成倾向,溶血性贫血、全血细胞减少、血栓形成及平滑肌功能障碍是本病的主要特点。

【历史回顾】

自 19 世纪后半叶以来,阵发性睡眠性血红蛋白尿(PNH)逐渐引起了欧洲的内科医生的注意,1882 年,德国医生 Paul Strubing 首先观察到 PNH 的红细胞在睡眠时血清呈酸性环境下对补体敏感。1939 年,哈佛医学院的 Thomas Hale Ham 首先报道了 PNH 的红细胞在酸性血清中出现补体介导的溶血的证据,并且使酸溶血实验(即 HamTest)成为诊断本病的特异性实验,直到 90 年代中期,才由流式细胞仪检测对该病的诊断进行了补充。

伦敦 Hammersmith 医院的 John V. Dacie 对 PNH 的临床和实验室研究也做出了重大的贡献,发现 PNH 与再生障碍性贫血有密切关系,并由此提出 PNH 是在骨髓增生低下的背景下发生体细胞突变的结果,而且突变的细胞可能具有不明原因的增殖优势。他的这些论点直到今天依然对 PNH 的研究有重要的影响。

20 个世纪 80 年代,人们认识到细胞表面存在一种糖肌醇磷脂(GPI)构成的锚,可以将蛋白连接在细胞表面。1989 年,人们发现了锚连蛋白中的补体调节蛋白(CD55、CD59 等)在 PNH 的细胞表面缺失,从而对补体敏感。1993 年,日本学者 Kinoshita T 等第一次证实 PNH 细胞表面 GPI 锚的缺失是由于发生了 PIGA 基因突变。

至今,PNH 的分子异常已被很好的阐明,PNH 红细胞对补体敏感的认识导致了新的补体抑制剂 eculizumab 的治疗应用。而突变的 PNH 克隆为何获得增殖优势,至今依然没有很好的解释。

【流行病学】

PNH 是一种获得性疾病,从无先天发病的报道(先天性 CD59 缺乏除外),也没有家族聚集倾向。在世界许多国家都有成组的病例报告,过去中国、日本、泰国、印度等亚洲国家报告的病例似比欧美国家多些,但近年美国、英国、意大利等国家也有较大宗的病例报告。1999 年

Rosse WF 和 Young NS 等粗估 PNH 发病率为 1/10 万人口,随着近年应用流式细胞技术诊断 PNH 方法的普及,有可能会使 PNH 更易发现。在我国牡丹江地区曾作长期调查,据 1994 年报告标化发病率为 0.27/10 万人口。在我国,过去的印象中本病在华北、东北地区可能比华东、华南多见。据我国某医科大学分析:1967~1984 年确诊的 110 例溶血性贫血中有 PNH64 例(58.1%);我国某大学 1980~1991 年所见 341 例溶血性贫血中,PNH 占 94 例(27.6%)。东北、华北一带显得较多见的原因之一是地中海贫血、G6PD 缺乏等遗传性溶血病远比华南等地少,而且在后天性溶血病中 PNH 又常占第一、二位。我国某医院 44 年中共诊治 PNH 206 例,去除南方籍 5 例,平均每年北方患者 4.6 例。我国某医科大学报告 30 年共诊断 PNH 63 例,其中只一例为北方籍,平均每年诊断南方患者 2.1 例。然而,我国某血液病研究所 16 年中诊断 122 例,平均每年也有 7.6 例。近年来广东、湖北等地采用更多实验方法后,诊断 PNH 的患者也在增多。总之,本病在欧美相对少见,在亚洲较为常见,在我国,以北方居多。

各年龄组均有发病,患者年龄从 2 岁至 80 岁以上,但无论国内外均以青壮年患者居多,20~40 岁约占 77%。男女均可发病。欧美女性患者比男性稍多,男女之比为 0.6~1.1∶1,而在亚洲则男性患者明显比女性多,印度男女患者之比为1.8∶1,泰国为 2.7∶1。我国与其他亚洲国家相似,我国某医院的 206 例中男女之比为 2.7∶1。综合国内 14 个不同地区报告的 651 例中男女之比为 2.4∶1。

【病因】

PNH 患者病态血细胞与正常血细胞同时存在,其各系血细胞均有膜蛋白缺失,可以想象基因突变必然发生在很早期的造血干细胞。病态血细胞都来自同一克隆,证据是:①在 G6PD 同工酶呈杂合子的女性 PNH 患者中,不正常的红细胞都具有同一种同工酶,说明异常细胞都出自同一来源;②近年来用分子生物学方法分析女性患者 X 染色体灭活类型,也可发现异常细胞都属同一类型;③用流式细胞仪技术可以看到 PNH 患者的外周血和骨髓中总是异常与正常细胞同时存在,而异常细胞都具有同样的不正常(如细胞表面缺乏 CD59),而患者的正常血细胞则无此种异常,说明有两种细胞来源;④PNH 患者的异常细胞可以查到磷脂酰肌醇糖苷-A(PIG-A)基因突变,而同一患者的正常细胞则无此突变,进一步说明两者来源不同;⑤少数从 PNH 转变为急性白血病的白血病细胞可具有 PNH 膜蛋白缺失的特征,说明白血病来自原有的 PNH 克隆。

PNH 患者的异常细胞数量上扩增,可成为占大多数的造血细胞,但又不能完全替代原有的正常造血细胞,说明 PNH 患者的异常克隆不具有自主的无限扩增的本质,但毕竟要有一定的扩增能力,才能使异常细胞增多到足以产生疾病表现。究竟突变的克隆如何获得增值优势,至今仍未阐明。

【发病机制】

PNH 的发病机制涉及不止一个因素。

1.基因突变引起异常细胞克隆的出现　　PNH 异常血细胞的共同特点是细胞膜表面缺乏一组膜蛋白,这种膜蛋白都通过糖肌醇磷脂(GPI)连接在膜上,统称糖肌醇磷脂锚连蛋白

(GPI-AP)。所涉蛋白和 GPI 都在内质网形成,蛋白生成后旋即与 GPI 连接,然后转移到细胞膜外层。由于缺乏 GPI,合成蛋白不能连接在膜上。GPI 由脂质部分和核心结构组成,不同种类 GPI 的脂质部分差异很大,但核心结构均由 1 个肌醇磷脂、1 个葡糖胺、3 个甘露糖和 1 个乙醇胺按顺序相连构成,一头经肌醇磷脂上的 2 个脂肪酸(有的是 3 个)插入细胞膜脂质双层的外层,另一头由乙醇胺与蛋白相接。GPI 生成的每一步都需一个关键酶。

日本学者率先报道了 PNH 的异常细胞缺少一种蛋白,这种蛋白的 cDNA 和基因核苷酸序列称 PIG-A 基因,它是 GPI 生成第一步所需的一个关键酶。用荧光原位杂交技术证明位于 X 染色体 p22.1 部位。有研究表明,在所有已检测的 PNH 患者血细胞中都发现有 PIG-A 基因突变而导致 GPI 锚连蛋白的部分或全部缺失,说明 PIG-A 基因突变在 PNH 发病中有重要作用。

PNH 的 PIG-A 基因突变为异质性,迄今已报道一百余种基因突变,广泛分布于多个编码区及剪接点,没有突变丛集区或热点。而且,主要以小突变为主,大的突变罕见。有典型溶血症状的 PNH 与 AA-PNH 综合征相比,PIG-A 突变的基因图谱无明显不同。若同一患者有 2 种异常细胞(GPI 连接蛋白全无或缺少),则可能源于 2 种突变产生的 2 种异常克隆。Luzzatto L 曾分析了全球 28 篇报告的 146 例 PNH 患者的全部 174 个 PIG-A 突变,其中 135 个(包括大段缺失、读框移位、无义突变)的后果将是 PIG-A 基因产物的完全失去活性,另一组中 35 个是错义突变,4 个是小的框内缺失,其结果是 PIG-A 基因产物部分功能缺失。前一组形成的细胞完全缺失 GPI 连接蛋白(相当于 PNH Ⅲ 型细胞),后一组形成的细胞部分缺失 GPI 连接蛋白(相当于 PNH Ⅱ 型细胞)。Norris 等初步研究了 PIG-A 基因突变位点的不同对 PIG-A 蛋白结构和功能的影响。有学者分析了 18 例 PIG-A 基因的错义突变,发现有 6 例位于编码子 128～129 和 151～156 上,这些编码子位于小鼠和酵母 PIG-A 同源基因的高度保守的区域内,因此,猜想这些编码子可能编码 PIG-A 蛋白的关键部分。有学者用点诱变的方法,获得具有这些编码子突变的 PIG-A 的 cDNA,分别转入原核及真核表达系统,测其 PIG-A 蛋白的结构及功能。结果表明,编码组氨酸 128(H128)、丝氨酸 129(S129)和丝氨酸 155(S155)的编码子发生错义突变可导致 PIG-A 蛋白功能的部分丧失,而发生于编码侧链氨基酸残基的编码子的错义突变对 PIG-A 蛋白功能无影响。提示编码 H128、S129 和 S155 的编码子是影响 PIG-A 蛋白功能的关键部分。总而言之,PNH 患者的 PIG-A 突变部位遍布第 2～6 外显子整个编码区的多个位置,以及一些内含子之中,没有突变热点。第 2 外显子较长,突变发生部位也较多。

将正常的 PIG-AcDNA 转入 PNH 异常细胞可纠正后者不表达 GPI 连接蛋白的缺陷,PNH 可由于 PIG-A 基因突变所致已能确定。涉及 GPI 生成全过程的基因至少有 12 个,涉及上述第一步的基因除 PIG-A 外,尚有 PIG-C、PIG-H 等。除 PIG-A 外,也检测到了其他基因的突变,但 PNH 的发生是由 PIG-A 突变所致。

2.异常细胞克隆的维持和扩增 PIG-A 基因突变并不能解释异常克隆为何能扩增并占据优势。关于这方面的研究很多,曾一度为研究的热点,归纳为以下几点:

(1)骨髓正常造血功能衰减。有体内外实验表明:PNH 的异常克隆本身并无相对于正常细胞(这里指的是正常对照,而非病人正常表型的细胞)的增殖优势。美国 Bessler 等成功地建立了 PNH 的动物模型,发现具有 pig-a 基因突变的小鼠并无异常克隆的增殖优势,动物也未出现溶血及血栓形成的情况,说明单独的 PIG-A 基因突变不是发病的唯一原因。值得注意的是,这些动物模型不具备常在病人中出现的潜在的骨髓衰竭及病人特有的造血微环境,提示除 PIGA 基因突变以外,可能还有其他因素才导致疾病的发生。

人们早就注意到 PNH 与 AA 的密切关系。早年研究发现 PNH 骨髓集落形成能力明显低于正常对照。随着流式细胞技术的进步,不少中国研究者在对造血干细胞的研究中发现 PNH 患者骨髓 $CD34^+$ 造血干/祖细胞比正常人少,而且 $CD59^-$ 细胞又比 $CD59^+$ 明显为多,提示 PNH 患者的正常造血干/祖细胞数量少,异常造血干/祖细胞在数量上占有相对优势。AA、MDS 病人有相当一部分可检测出 PNH 异常细胞,进一步检测可测出 PIG-A 基因突变,提示这些疾病的内在联系。有一种观点是 PIG-A 基因突变在正常人和不少情况下都可发生,如 Araten DJ 等发现多数正常人血中有缺少 CD55 及 CD59 的红细胞和中性粒细胞,数量分别为百万分之二十二和百万分之八,并且也可查出 PIG-A 基因突变,但不发展为疾病。只有当正常造血功能衰竭时,才有可能发展为疾病。甚至认为必须有 AA 才会发生 PNH,并且将注意力集中在自身免疫性再障上,提出正常造血细胞表面具有 GPI 锚连蛋白,可以成为能刺激细胞杀伤性细胞(如 T 淋巴细胞)的抗原或共刺激因子,从而被杀伤,而有 PIG-A 基因突变的细胞由于缺失 GPI 锚连蛋白,因而可以逃避捕杀。日本学者在对 PNH EL4 细胞系的研究中发现 GPI^+ 与 GPI-细胞相比,对无论同种异体还是自身反应的 $CD4^+$ T 细胞的反应都更加敏感,证实一些锚连蛋白在 T 细胞识别靶细胞的过程中起着重要作用。体内实验也表明,PNH 患者如果不接受预处理而进行同基因骨髓移植,病情很快复发,如果采用包含环磷酰胺等细胞毒性药物的预处理方案,则可获长期缓解。上述研究为治疗提供了一定思路。但如果仅给予 PNH 患者大剂量环磷酰胺,而不进行骨髓输注,细胞恢复后,GPI^+ 细胞比率无改变。这种治疗方法曾对再障有效。应用抗胸腺细胞球蛋白(ATG)或环孢霉素 A(CsA)或两者合用方案治疗 PNH-AA 患者,贫血能够得以改善,但不能使 GPI^+ 细胞比率提高。免疫抑制治疗无效的原因可能是多个免疫因素参与抑制骨髓造血,其中一个与 GPI-AP 表达相关。而 ATG 或 CsA 所逆转的免疫抑制可能与 GPI-AP 表达无关。

(2)异常细胞本身具有一定的增殖优势。给经过亚致死量照射的严重联合免疫缺损症小鼠输注 PNH 患者或正常人的骨髓,7 个月后,正常人骨髓消失,PNH 患者骨髓仍存在。经流式细胞仪分选 PNH 患者骨髓细胞进行体外培养,结果显示 $CD34^+CD59^+$ 细胞的分裂、集落形成和扩增总数等均比本身 $CD34^+CD59^+$ 细胞为多,而两者又都比正常人的 $CD34^+$ 细胞差。提示 PNH 的异常克隆比正常细胞有增殖优势,并认为与异常 PHN 克隆细胞凋亡减少有关。

(3)除免疫因素外,血清及不同生长因子也可能对疾病发展产生一定影响。PNH 患者血清 EPO 及 G-CSF 水平增高,IFN-γ 正常,但是否与贫血,白细胞减少有关,还需进一步研究。PNH 患者骨髓基质细胞集落形成能力正常,成纤维细胞 TNF-α、IL-6 mRNA 表达也正常。PNH 动物模型中观察集落刺激因子(G-CSF)的作用,并未发现其对异常克隆的显著扩增作用。

(4)PIG-A 基因突变。一些健康人也能检测到 PIG-A 基因突变,但不会导致 PNH 发生。因为正常人 PIG-A 基因突变发生在较晚期造血祖细胞,即集落形成细胞(CFC),CFC 可以分化,但无自我更新能力,因此不导致疾病。而 PNH 患者的突变发生在多能造血干细胞(HSC)水平。

综合近年的研究,无论病人的异常克隆还是其自身的正常克隆,与正常人的克隆相比,均存在生长劣势,提示存在骨髓衰竭;异常克隆相对于自身正常表型克隆又有一定增殖优势,但这种增殖不像肿瘤细胞那样无限制,而且并不随着疾病的发展而不断扩大。

总之,PIG-A 基因突变和骨髓正常造血细胞增殖机能衰减是 PNH 发病的两个重要因素,但是如何形成异常造血细胞与正常造血细胞生成和增殖的不均衡状态,异常细胞如何在数量上取得优势的机制依然不清。目前,主要有 3 个假说:①PNH细胞由于缺乏表面的 GPI 锚连蛋白,因此逃避了免疫攻击。②PIG-A 突变使得细胞对凋亡抵抗。③PNH 克隆发生了第二次突变而产生了内在的生存优势。

【病理生理】

PNH 克隆发生于早期造血干细胞,因此累及多种血细胞。不同种类血细胞具有不同的 GPI 连接蛋白,这些 GPI-连接蛋白中有的功能明确,有些还不甚清楚,但各种血细胞缺少 GPI-连接蛋白后一定会对细胞功能产生影响。

红细胞变化:红细胞表面有 C3 转化酶衰变加速因子可与 C3b 或 C4b 结合,防止补体的继续激活和放大。有膜攻击复合物抑制因子(MACIF,或称反应性溶血膜抑制物 MIRL,亦称保护素,CD59),可防止 C9 的聚合和膜攻击复合物 C5b-9 的构成。以上皆为 GPI 连接蛋白,都属补体调节蛋白。PNH 异常细胞缺乏这些蛋白,因此对补体敏感,目前认为是溶血和溶血发作的主要原因。其中 MACIF(CD59)的重要性可能比 DAF(CD55)更大。因为对正常红细胞用抗体抑制 CD55,或先天缺乏 CD55 者,并不改变红细胞对补体的敏感性,也不引起溶血;而用抗体抑制 CD59,则增加细胞对补体的敏感性,先天缺乏 CD59 者则有严重的溶血。Rosse 等首先提出根据红细胞对补体敏感性的不同,可分为 PNHI 型红细胞(指对补体敏感度正常)、PNHⅡ型红细胞(对补体中度敏感,只需正常细胞的 1/4～1/3 量血清即发生溶血反应)、PNHⅢ型红细胞(对补体高度敏感,只需正常细胞的 1/25～1/5 量血清即发生溶血反应)、PNHⅠ、Ⅱ、Ⅲ型细胞在不同患者中所占的比例有很大不同。Holguin 等用流式细胞仪测定 GPI 连接蛋白 CD55、CD59 的表达,发现 PNHⅢ型红细胞 CD55、CD59 完全缺失,而 PNHⅡ型红细胞部分缺失,PNHⅠ型红细胞有正常量 CD55、CD59 的表达。因此,红细胞对补体溶解敏感度的不同可以用 CD55、CD59 表达数量的不同来解释。PIG-A 基因分析表明:正常表达 CD55、CD59 的细胞无 PIG-A 基因突变,而 CD55、CD59 部分缺失或完全缺失的细胞有不同的 PIG-A 基因突变。

PNH 患者的中性粒细胞也对补体敏感。此外,患者的异常中性粒细胞还缺乏其他 GPI 连接蛋白如碱性磷酸酶,但对细胞功能的影响尚不明确。中性粒细胞的Ⅲ型 Fc 受体(FcRⅢ b,CD16)也是 GPI 连接蛋白,PNH 患者缺乏。中性粒细胞的 FcRⅢb 有清除血循环中免疫复合物的作用,如缺乏则血中免疫复合物会增多。单核细胞表面的 CD14 在 PNH 也缺乏,内毒素或脂多糖通过 CD14 激活单核细胞产生 TNF,PNH 细胞的这个功能受损。淋巴细胞的 5′核苷酸酶也是 GPI 连接蛋白,缺失后影响如何不详。在 PNH 中一部分 B 和 T 淋巴细胞亦可受累。总之,PNH 患者的免疫功能因 GPI 缺乏而受到不同程度影响,容易遭受感染。但国外资料显示,PNH 患者没有明显的免疫功能缺陷,许多与免疫相关的 GPI 连接蛋白缺失后都可由一些其他分子替代。

　　PNH 患者的异常血小板也缺乏 CD59,因此有更多含 C9 聚合物的复合体附着在膜上,引起囊泡化,而这种囊泡又不能维持酸性磷脂在内层的状况,使较多的酸性磷脂暴露在外表面,增加了因子Ⅴa、Ⅹa 的作用面,从而易激活凝血酶原变为凝血酶,这是 PNH 患者发生易栓症的原因之一。另外,PNH 患者的单核细胞缺乏尿激酶型纤溶酶原激活剂受体(uPAR,另一种 GPI 连接蛋白),使局部产生的纤溶酶不足,血凝块稳固,增加栓塞倾向。大多数患者没有Ⅴ因子 Leiden 型变异,没有 PS、PC 缺乏,没有 F1+2 等致高凝状态的表现。另外,血小板易被补体激活,产生膜磷脂不对称性缺失,导致丝氨酸磷脂外露和微泡形成。膜来源的微粒体可提供凝血前体酶复合物、凝血酶原酶及 Tenase 复合体(因子Ⅸa、Ⅷa、Ca 及磷脂)装配所必需的催化表面。这些前凝血质微粒体有利于血栓的发生。目前认为血小板异常是易栓的主要原因。

　　最近的临床研究支持血栓发生率与 PNH 克隆大小直接相关的假说。Hall 等人证实中性粒细胞 GPI-AP-比例＞50％的患者 10 年内发生血栓的风险是 44％,而中性粒细胞 GPI-AP-比例＜50％的患者仅为 5.8％。Moyo 等人应用逻辑回归分析模型计算出具有＞70％的 GPI-AP-的中性粒细胞发生血栓的风险比 GPI-AP-中性粒细胞只占 20％者大 11.8 倍。

　　严重的血管内溶血可致乳酸脱氢酶(LDH)升高和血红蛋白尿,常可伴发血栓事件以及吞咽困难、腹痛、勃起障碍和严重的乏力等。这些症状与血中游离血浆血红蛋白增多有关,游离血红蛋白是一氧化氮(NO)清除剂,而 NO 是细胞活动的递质或信使分子,NO 被清除可致血管及胃肠道的平滑肌舒张障碍,从而引起勃起障碍、食管痉挛、腹痛等有关症状。此外,NO 可防止血小板聚集和黏附。因此,PNH 的许多表现与血管内溶血、游离血红蛋白增多、伴有 NO 减少有关。

　　另外,PNH 患者常有一定程度的骨髓造血功能低下的表现。骨髓的正常造血功能衰竭或在先或在后或同时出现。两者可互为消长,如果 PNH 克隆扩展则表现为 PNH,若骨髓衰竭严重则表现为再障,如果 PNH 克隆消失则不再 PNH,若此时骨髓衰竭也不存在则痊愈。

　【病理解剖】
　　长期溶血、反复血红蛋白尿、骨髓代偿性增生以及合并症的产生是导致病理改变的基础。
　　1.肾脏　近端肾曲管及肾小管襻上皮细胞内有大量含铁血黄素沉着。
　　2.骨髓　增生明显活跃,个别患者增生减低。
　　3.肝脏　可有含铁血黄素沉着,有的病例肝内胆管有胆色素性结石或胆囊结石。
　　4.脾脏　淋巴组织萎缩,单核巨噬细胞增生,有的患者有陈旧性栓塞,没有髓外造血。

5.血管　有的患者可能在某些部位有血栓形成。

【临床表现】

(一)症状

1.贫血　绝大多数患者有不同程度的贫血,常为中、重度。由于贫血大多缓慢发生,患者生活质量通常不受显著影响,有些甚至正常工作。我国某医院 268 例 PNH 患者贫血为首发表现者就占半数以上,若除外再障转为 PNH 者,贫血为首发症状者仍占 41.4%。血管内溶血及造血功能低下是造成贫血的两个主要原因。大部分患者发生贫血后逐渐出现白细胞或血小板减少。向全血细胞减少发展者共有 62 例,其中 12 例是由 AA 转为 PNH,余 50 例(占18.6%)从诊断 PNH 到出现全血细胞减少的中位时间为 0.95 年,1 年累积发生率 15.1%,2 年19.8%,4 年 23.7%。Socie 报道 220 例 PNH 中有 23 例(占 10%)1 年内发生,2 年累积发生率为 8.2%,4 年为 14.2%。我国 PNH 发展为全贫的速度较快,这可能是东西方人种的差异。

2.血红蛋白尿　典型的血红蛋白尿呈酱油或浓茶色。一般持续 2、3 天,不加处理自行消退,重者 1、2 周,甚至持续更长时间。有些患者的血红蛋白尿频繁发作,我国某医院 268 例PNH 患者 211 例(78.7%)患者在病程中发生血红蛋白尿,并成为某一阶段病程的主要临床症状,除 Hb 尿作为首发症状(仅占 15.9%)外,余在发病后半个月至 17 年才出现,中位发生时间为 1.2 年,其发作可由频发转为偶发,或由偶发转频发,无明显规律性,并且发作的轻重与预后无明显相关。另有 57 例占 21.3%患者在很长的病程或观察期内始终无明确 Hb 尿发作,并以男性居多。能引起血红蛋白尿发作的因素有感冒或其他感染、输血、服用铁剂、劳累等。血红蛋白尿发作时可有发冷发热、腰痛、腹痛等症。至于为何有的患者在睡眠时血红蛋白尿加重,有人提出可能由于睡眠时经肠道吸收细菌脂多糖较多,激活补体所致。

3.血栓形成　尽管血栓栓塞不是 PNH 的常见临床表现(大约 5%),但它是导致死亡的主要原因,尤其是美国和欧洲的患者。据统计 363 例 PNH 合并血栓的患者,有 339 例可供分析。25%的血栓事件是致命性的;20.5%累及超过 1 个部位(2~5 个部位)。肝静脉血栓、肺栓塞、肠系膜静脉血栓和中风与血栓相关死亡有显著关系。肝静脉血栓导致的 Budd-Chiari 综合征是 PNH 最常见的血栓并发症,占 40.7%,是死亡的主要原因。脑静脉和静脉窦血栓是第二位最常见的血栓。我国某医院 268 例中有 30 例,占 11%,中位发生时间为 4.5 年,2 年累积发生率 4.8%,8 年为 7.3%,而与 Socie 报告的相比,他们共有 59 例占 27%,中位发生时间为2.1 年,2 年累积发生率 4.8%,4 年为 22.0%,8 年近 30%,15 年为 50%。英国 Hillmen 报告有 39%患者合并栓塞,显示中国人栓塞发生率远远低于西方人,这是东西方患者之间的另一个差异。并且从栓塞类型来看,中国人发生栓塞主要以肢体浅静脉为主,单一部位多,其次为肢体深静脉和脑静脉,而内脏深静脉栓塞很少见,而在 Socie、Hillmen 等报告中栓塞主要在内脏深静脉、脑静脉和肢体深静脉,其中突出的是肝静脉栓塞所致 Budd-Chiari 综合征多见。在中国近 10 年里,PNH 的栓塞发生率较以往报道略有增多,1989 年 656 例中国多中心 PNH 临床分析,血栓形成仅为 3%,而 2001 年为 11%,动脉粥样硬化、血脂升高发生率增加可能起到一定作用。泰国、日本的报告中血栓发生率都不超过 10%。

4.出血　约 1/3 的 PNH 患者有轻度出血表现,如皮肤、牙龈出血,女性患者也可月经过多,个别人有大量鼻出血、眼底出血、术后大出血、脑出血、消化道出血。

5.黄疸与肝脾肿大　不到一半 PNH 患者有轻度黄疸。多数患者没有肝脾肿大,约1/4 PNH 患者只有轻度肝肿大,不到 15％有轻度脾肿大。

6.平滑肌功能障碍　可引起吞咽困难、腹痛、胃胀、背痛、头痛、食管痉挛、勃起障碍等,与一氧化氮(NO)被清除有关。

(二)常见的合并症

1.感染　PNH 患者容易遭受各种感染,特别是呼吸道和泌尿道感染,感染又可诱发血红蛋白尿发作。在我国,严重的感染往往是 PNH 患者死亡的主要原因。

2.贫血性心脏病　严重者可致心力衰竭。

3.胆石症　PNH 作为长期溶血病合并胆石症者并不像想象的那么多。据国内报告不过 4％,可能由于无症状,实际病例会更多些。

4.肾功能衰竭　PNH 患者肾内有含铁血黄素沉着,但临床上发生肾功能损伤者并不多见。小部分病例有轻度蛋白尿及(或)血中尿素氮增高。感染或严重的溶血可引起急性肾功能衰竭。近年用磁共振影像分析发现,大多数 PNH 患者的肾皮质信号强度减弱,提示有含铁血黄素沉着,为长期血管内溶血的结果。

5.合并肿瘤　我国某医院 268 例 PNH 患者中有 2 例合并淋巴瘤,1 例合并慢粒,1 例合并肝癌,Socie 的报告中有 9 例合并肿瘤,与他们总结的再障人群合并肿瘤的发生率相同。

6.其他　长期血管内溶血,皮肤有含铁血黄素沉积,因而脸面及皮肤常带暗褐色。此外,因长期应用肾上腺皮质激素发生继发性糖尿病者也不少见。

(三)转化

在 PNH 患者中约有 30％与再生障碍性贫血相互转化,绝大部分为再障过程中或痊愈后发生。近年报告不少再障患者经抗淋巴细胞(或胸腺细胞)球蛋白(ALG,ATG)治疗或其他免疫治疗好转后,有 10％～31％转为 PNH。最近用检测血细胞表面 GPI 连接蛋白的方法发现大约有 30％再障患者的外周血或骨髓细胞中可查到具有 PNH 特征的细胞,提示再障患者本来就有转变为 PNH 的可能性,能否转化取决于残留多少正常造血细胞以及 PNH 克隆能否取得生长优势。很少一部分(约 5％)PNH 患者经过一段时间转为再障。另有些患者同时具有 PNH 和再障两者的特点。以上这些情况统称 PNH-再障综合征。在国内不同地区共 479 例 PNH 中有 79 例(16.5％)属此。

另外,个别 PNH 患者可转为骨髓增生异常综合征(MDS)或白血病,其中以急性髓细胞白血病为主。MDS 发生率约为 5％,白血病发生率约为 1％～2.5％。

【实验室检查】

绝大多数患者有不同程度的贫血,合并白细胞或(和)血小板减少。只有很少数血红蛋白正常。网织红细胞常增高。骨髓大都增生活跃或明显活跃,红系增生旺盛,少数患者有不同程度的病态造血。尽管骨髓增生活跃,但骨髓干细胞培养常可发现 CFU-E、CFU-GM 等集落数比正常骨髓少,说明 PNH 患者骨髓造血干、祖细胞的数量和生长能力不足,与再障有相似之处。由于红细胞对补体敏感,溶血发生在血管内,血浆游离血红蛋白升高,有血红蛋白尿者尿潜血及尿中含铁血黄素阳性。另有如下检查对 PNH 更为特异:

1.酸化血清溶血试验(Ham 试验) PNH 病态红细胞在 pH 6.4 的条件下易被替代途径激活的补体溶破,正常红细胞则否。本试验有较强的特异性,被国内外视为诊断 PNH 的主要依据。用光电比色法看溶血度,PNH 大都在 10% 以上,本病患者中约 79% 本试验阳性。

2.糖水溶血试验(蔗糖溶血试验) 实验依据是 PNH 异常红细胞在等渗低离子强度的情况下易遭补体破坏。本试验敏感性高,PNH 患者约 88% 阳性。日本学者认为是诊断本病最好的初筛试验。糖水试验的缺点是易出现假阳性反应。

3.蛇毒因子(CoF)溶血试验 从眼镜蛇毒中可提出一种物质(称蛇毒因子),它本身没有溶血作用,但可在血清成分的协同下通过替代途径激活补体,在这种体系中 PNH 异常红细胞溶破,正常红细胞则否。本试验也有较强的特异性,敏感性比 Ham 试验强,比糖水试验略差。PNH 患者约 81% 阳性。

4.补体溶血敏感试验 用抗 I 抗体(冷凝集素)或抗人红细胞膜抗体致敏红细胞,通过经典途径激活补体,观察能使红细胞溶破所需要的补体量,判断红细胞对补体的敏感程度。据此试验可将 PNH 红细胞分为 I、II、III 型,临床溶血轻重取决于 III 型细胞的多少。

5.PNH 异常血细胞的检测和定量 PNH 异常血细胞膜上缺乏 GPI 锚连蛋白,可以用有关抗体结合流式细胞仪技术检测出缺乏这些膜蛋白的异常细胞。在 GPI 锚连蛋白中,CD55、CD59 存在于所有血细胞的膜上,且与临床表现关系密切,故常将这两种蛋白缺失作为 PNH 克隆的标志。以流式细胞仪检测 GPI 缺陷的血细胞,当 CD55⁻ 或 CD59⁻ 细胞占 3%～5% 时即可检出,较前述的方法敏感的多。在 PNH 患者的外周血中,CD59⁻ 红细胞所占的比例较 CD55⁻ 细胞高,CD59 单抗比 CD55 单抗在诊断时更敏感。另外,异常中性粒细胞受输血影响较少,对 PNH 患者来说,白细胞尤其是中性粒细胞 GPI 锚连蛋白的表达对疾病诊断更有意义。此外,CD24、CD16 或其他粒细胞表面的 GPI 锚连蛋白也可用来检测。

Brodsky 等报道了一种新的诊断方法。利用嗜水气单胞菌属的细菌产生的一种毒素(Aerolysin),它能通过与 GPI 蛋白连接,在细胞膜上形成通道,从而溶破正常细胞将其杀死。而 PNH 细胞由于缺乏 GPI 蛋白,这种毒素无作用,PNH 细胞仍保持完好。由于技术的改进,人们制成了 Alexa-488 标记的前 aerolysin 变异体,它同野生型前 aerolysm 相似,可特异地结合于 GPI 锚连蛋白,但它不穿破细胞,因此不会导致细胞溶解。这对于共聚焦或流式细胞仪检测十分重要。该标记类似于荧光素,可在一定条件下被激发出荧光,可通过流式细胞仪进行检测。该方法具有较高的敏感性和特异性,尤其是对于中性粒细胞的检测,但不能用于红细胞的检测。现已知道,再生障碍性贫血(AA)、MDS 与 PNH 关系密切,在部分 AA、MDS 患者中可以检出 PNH 细胞群,但通常这些细胞群很小。Flaer 检测敏感性高于 CD55、CD59,因此,有些 CD55、CD59 检测正常但临床高度怀疑的病例,可结合 Flaer 检测,进一步提高诊断的敏感性和特异性。目前国外倾向于采用 Flaer 联合 CD59 来检测 PNH 克隆。

【诊断及鉴别诊断】

（一）诊断

本病虽称阵发性睡眠性血红蛋白尿，但并非都有血红蛋白尿，即使有也不一定是发作性，更非必然在睡眠时出现。而且只有少数患者以血红蛋白尿为首发表现。我国某医院 268 例患者中以 Hb 尿作为首发症状者 42 例（15.9％），而仅以贫血为首发表现者占半数以上，若除外再障转为 PNH 者，那么以贫血作为 PNH 首症状者仍有 110 例，占 41.4％，以出血或伴有贫血作为首发症状者 54 例，占 20.3％，其他首发症状还有黄疸 2 例，栓塞 1 例，乏力 1 例、发热 1例。许多患者经过相当一段时间才出现血红蛋白尿，甚至从无肉眼可见的血红蛋白尿。此医院统计的 268 例中从无肉眼血红蛋白尿发作者 57 例，占 21.3％。再加上合并症和疾病的转化等，临床表现多种多样，致使 PNH 患者常常不能得到及时诊断，乃至长时间漏诊、误诊。在有血红蛋白尿或有长期慢性贫血的患者，特别是伴有白细胞和（或）血小板减少而骨髓又增生活跃者，都应在鉴别诊断中想到本病。确诊本病需要一些实验室诊断方法。我国制定的诊断条件如下：

1.临床表现　符合 PNH。

2.实验室检查

（1）Ham 试验、糖水试验、蛇毒因子溶血试验、尿潜血（或含铁血黄素检查）等项中，符合以下条件之一者可成立诊断：①两项以上阳性；②一项阳性，但具下列条件：两次以上阳性，或只一次阳性然而结果可靠（操作正规、有阳性及阴性对照、即时重复仍阳性）；有肯定的血红蛋白尿发作或有血管内溶血的直接或间接证明；能除外其他溶血，特别是遗传性球形红细胞增多症、自身免疫溶血性贫血、G6PD 缺乏、阵发性冷性血红蛋白尿等。

（2）流式细胞仪检查发现：外周血中 CD59 或 CD55 阴性中性粒细胞或红细胞＞10％（5％～10％为可疑）。

临床表现符合，实验室检查结果具备（1）项或（2）项者，均可诊断，（1）、（2）两项可以相互佐证。

PNH-再障综合征包括下列 4 种情况：①再障-PNH：指原有肯定的再障（而非未能诊断的PNH 的早期表现）后转变为 PNH，而再障的表现已不存在；②PNH-再障：指原有肯定的 PNH（而非下述的第 4 类）后转变为再障，而 PNH 的表现（包括实验室检查）已不存在；③PNH 伴有再障特征：指临床及实验室检查均说明病情仍以 PNH 为主但伴有一处或一处以上骨髓增生低下，巨核细胞减少，网织红细胞数不高等再障表现者；④再障伴有 PNH 特征：指临床及实验室检查均说明病情仍以再障为主，但出现 PNH 异常血细胞（检测补体敏感的有关试验阳性，或用其他方法可检出 PNH 异常细胞）。根据研究，实际可将 PNH 的分型简化为：①溶血性 PNH：以频繁的或持续的溶血为主要表现，缺失 GPI 连接蛋白的细胞产生多；②低增生性PNH：以显著的全血细胞减少或骨髓增生低下为主要表现，正常的造血细胞增生不良。用流式细胞仪结合临床和骨髓检查即可作出分型。这种简单的分型方法对诊断和治疗都有一定指导意义。

(二)鉴别诊断

1.**再生障碍性贫血**　PNH 接近一半的病例也有全血细胞减少。两者主要鉴别之处在于再障为骨髓增生减低,而 PNH 多数骨髓增生活跃(特别是红系)。若骨髓增生减低而又能查出类似 PNH 的异常红细胞,或是有 PNH 的临床及实验室所见但骨髓增生低下者,应怀疑是否有疾病的转化或是兼有两病(属再障-PNH 综合征)。由于两者关系密切,故对某些再障病人也要进行 PNH 克隆的检查。

2.**缺铁性贫血**　PNH 因长期反复血红蛋白尿而失铁,可伴有缺铁现象,但与缺铁性贫血不同的是补铁后不能使贫血得到彻底地纠正。

3.**营养性巨幼细胞性贫血**　因溶血促使骨髓代偿性过度增生,叶酸相对不足,造成巨幼细胞性贫血,但补充叶酸后并不能彻底纠正本病所致贫血。

4.**骨髓增生异常综合征(MDS)**　个别 PNH 患者骨髓象可看到病态造血现象,甚至原始粒细胞轻度增高或在外周血中看到少量原始粒细胞。有些学者甚至将 PNH 也视为 MDS 的一种。但据观察,PNH 的病态造血或原始细胞增多现象系一过性,可以消失。极个别患者可完全变为 MDS。另一方面,一些 MDS 患者也可具有类似 PNH 的异常血细胞,但其基本特点和疾病的发展仍以 MDS 为主,很少发生典型的血红蛋白尿或 PNH 的表现。据观察 MDS 如果出现 PNH 克隆可能提示预后良好,故也应对某些 MDS 病人进行 PNH 克隆检测。

5.**自身免疫溶血性贫血**　个别 PNH 患者直接抗人球蛋白试验可阳性,另一方面,个别自身免疫溶血性贫血患者的糖水溶血试验可阳性,但经过追查这些试验都可转为阴性,更重要的是这两种病各有自己的临床和实验检查特点,鉴别不困难。此外,在大多数情况下肾上腺皮质激素对自身免疫溶血性贫血的治疗效果远比 PNH 为好。

【治疗】

(一)根治本病在于重建正常造血组织功能,消除异常造血干/祖细胞

目前认为骨髓移植是唯一可以治愈该病的方法,但是,PNH 是一种良性的克隆性疾病,部分患者还有可能自愈,而骨髓移植带有一定风险,因此,对一位 PNH 患者是否进行骨髓移植,需考虑多方面因素才能作出决定。近年进行移植的患者多是合并骨髓增生低下和反复发生严重血管栓塞的患者。早期的报道多数未对患者进行适当预处理而植入同基因或异基因的骨髓,结果大部分无效或复发。现已有多篇报道先进行预处理再作异基因骨髓移植而获成功的病例。并认为主要是通过以下几个方面的机制:①清除了 PNH 克隆;②提供了正常的造血干细胞;③免疫抑制治疗(如 ATG、CsA 等)解除了对正常细胞的抑制,使 PNH 克隆失去了增殖优势。常见预处理方案有 CTX/TBI、美法仑/CTX 等;④移植物具有抗 PNH 克隆的作用。由于骨髓移植存在一定风险,从生存曲线看,接受移植的患者生存率在早期低于单纯支持治疗者,但在 6 年后,移植患者的远期生存机会较大。

骨髓移植虽然取得了一定的疗效,但毕竟风险大、供者来源困难。所以,仍需研究其他变通办法:①利用自身的造血干/祖细胞。近年来从外周血分离早期造血干细胞的技术和方法不断进步,自体造血干细胞的应用和净化技术的研究,促使我们设想 PNH 患者从自体外周血分离出造血干细胞,用适当方法去除异常造血干/祖细胞,扩增正常造血干/祖细胞,然后回输,希

望成为治疗本病的一种低风险方法。②用小移植或非去髓性造血干细胞移植。为避免移植相关性死亡,Suenaga 等曾报告一例 PNH,用 Cladribine、白消安、兔 ATG 作预处理,然后给予 HLA 相合兄弟的外周血造血干细胞,以环孢素 A 预防移植物抗宿主病。无明显毒性反应;移植 14 天后,供者细胞占 90%～100% 并能保持此水平,观察 6 个月无复发。若能采用非去髓性造血干细胞移植则较理想,因为:①移植前预处理的危险性较小;②移植前后都应用治疗再障的免疫抑制剂,解决了免疫失调的致病因素;③对 PNH 来说,不需要完全彻底地消灭异常细胞,因为根据对临床完全缓解患者的观察,外周血中仍可有 15% 以下的异常细胞,但全无疾病表现。当然,采用非去髓性造血干细胞移植治疗本病尚需更多病例和更长时间的观察。

(二)减少溶血

1.糖皮质激素 在 20 世纪 50 年代,人们认识到补体激活的末端产物与 PNH 的关系时,就开始考虑应用补体抑制剂进行治疗。最初用的是糖皮质激素。一些证据表明,在大剂量时,糖皮质激素可减低补体的活化,因而被广泛用于治疗 PNH。目前虽然糖皮质激素的作用原理尚缺乏足够的实验研究依据,但仍常被用以减轻溶血,特别是对持续的或频发血红蛋白尿的患者,短时间较大剂量的应用(例如,泼尼松每天 40 毫克),可能使溶血减轻,然后较快地减少用量,再逐渐减至维持量,直到停用。长时间大剂量应用会引起严重的副作用。

2.Eculizumab 治疗 由于 PNH 的大部分症状来自于补体对 PNH 细胞的攻击,因此,人们期望可用补体抑制剂治疗。但是,补体系统是免疫系统的重要组成部分。补体早期成分(C5 以前的)的缺失可能导致化脓性感染风险的增加以及自身免疫现象:如系统性红斑狼疮和肾小球肾炎。补体途径末端成分的缺失并发症较少,只脑膜炎奈瑟球菌和淋球菌感染机会增加。因此,阻止补体活化级联反应的比较合理的位点是 C5,这样,既保持了补体途径早期成分的完整,又防止了膜攻击复合物的合成和释放过敏毒素 C5a。Eculizumab 是人源化的单克隆抗体,与人 C5 补体蛋白特异性结合,阻止其裂解为 C5a 和 C5b,从而不能形成膜攻击复合物。2002 年 5 月,英国率先开始了应用 Eculizumab 治疗 PNH 的临床研究。11 例输血依赖(入选之前 12 周有超过 4 次以上输血)的患者,接受为期 3 个月的治疗。患者很快改善了生活质量、血红蛋白尿停止、脱离了输血依赖。2006 年,进行了多中心、双盲、随机、有安慰剂对照的研究,87 例随机分为安慰剂组(N=44)或 Eculizumab 组(N=43),用量为 600mg/w,连续 4 周,随后为每周 900mg,然后每 2 周 900mg 共 6 个月。治疗组血红蛋白稳定,输血次数为 0,生活质量提高,LDH 下降。主要副作用:头痛、鼻咽炎、背痛和上呼吸道感染(治疗前接受脑膜炎疫苗)。另一组开放适应证的、非安慰剂对照的治疗研究,Eculizumab 剂量同前,应用 52 周,结果贫血减轻、输血减少、生活质量提高,进一步验证了其安全性和有效性。2007 年获得了美国 FDA 和欧洲药物协会的批准。

(1)Eculizumab 可以减少或减轻 PNH 的并发症:在应用 Eculizumab 治疗的病人中,第 1 例患者疗效已保持了 6 年以上。在总共 195 例中,Eculizumab 治疗前共有血栓事件 124 例次,平均 7.37 次/100 患者/年,而治疗后仅 1.07/100 患者/年,因此 Eculizumab 治疗显著地降低了血栓的发生率(P<0.0001)。进一步的研究显示,即使在有抗凝治疗(肝素、华法林)情况下,PNH 血栓的发生率依然很高,而加上 Eculizumab 后,血栓事件几乎不再发生。因此,在常

规抗凝治疗不能防止进一步血栓形成时,Eculizumab 可以很好地控制血栓的发生。从 Eculizumab 研究的早期数据看,补体抑制可减轻血管内溶血导致肾小管铁负荷增多引起的肾功能破坏,因此还可以改善肾功能。此外 PNH 的许多症状,如反复的腹痛、吞咽困难、勃起困难和严重的乏力,可能都与血浆中游离血红蛋白消耗一氧化氮(NO)有关。Eculizumab 可以抑制和减轻血管内溶血,从而改善 NO 消耗的相关症状。

(2)应用补体抑制剂需要注意:①Eculizumab 必须保持在 $35\mu g/mL$ 以上才能保持对补体的阻断。②血管外溶血:Eculizumab 对 C3 无影响,但 CD55 抑制 C3 裂解和 C3b 产生。PNH 患者由于缺乏 CD55,可导致 C3b 在细胞表面堆积迅速被网状内皮系统清除,而引起血管外溶血。少数病人血管外溶血需要输血治疗。③大多数 PNH 患者接受 Eculizumab 治疗后不再需要输血,因此 PNH 红细胞不被消灭,在血中的比例增加,有的可达 90%。一旦停止 Eculizumab,大量 PNH 红细胞可能会溶破、血红蛋白突然下降、再次发生严重的血红蛋白尿。因此,应告知病人不应随便停止治疗。④补体活化在 C5 水平终止,副作用主要是荚膜菌的感染,尤其是奈瑟菌感染(脑膜炎球菌或淋球菌)。发生率为 0.5 例/100 接受治疗者。降低脑膜炎球菌感染的措施是接种疫苗。

(3)应用 Eculizumab 的指征:具有中度或重度 PNH 症状(如显著的乏力和生活质量很差),以及已经发生或正在发生 PNH 的合并症,如血栓或肾功能不全的患者。AA/PNH 可能反应不佳。

该药价格昂贵,目前尚未在我国应用。

(三)基因治疗

许多学者试图将 PIG-A 基因转入造血干细胞,以纠正患者的锚连蛋白缺陷。Nishimura J 等 2001 年报告,以逆转录病毒为载体,可将含 PIG-A 基因有效并稳定地转入来自 PNH 患者的缺失 PIG-A 基因的多种细胞株和外周血及骨髓的单个核细胞,使其恢复 GPI 锚连蛋白的表达,另外也可转入外周血中的 CD34$^+$ 细胞。提示通过基因治疗使病态细胞恢复是有可能的。目前这方面的研究正在进行。

(四)重组人 CD59 蛋白

以英国 Hillmen 为首的研究小组报告:用合成的重组人 CD59 蛋白(rhCD59P)黏附于细胞膜上,在体外试验中,成功修复了缺失 CD59 的 PNH 患者的红细胞,可减少溶血的发生;小鼠体内试验证明,rhCD59P 修复了小鼠的红细胞且避免了溶血发作,在患者中应用将有可能。

(五)其他减轻溶血发作和相关症状的尝试

平时应注意避免易引起溶血发作的诱因如感冒、某些药物等。针对严重、持续、频发的血红蛋白尿患者,可短期应用足量的肾上腺皮质激素,发作停止后逐渐减量直至最小用量。大多患者无需维持量,若用维持治疗,应用最小量。为减轻病情或症状,有的单位还曾试用过:中药、人参提出物、杨梅树根皮提出物、亚硒酸钠(体外实验表明可抑制补体的旁路激活,另有抗氧化作用)等,但均无系统的临床研究和报告。

(六)贫血的治疗

针对骨髓增生不良可试用康力隆、丙酸睾丸酮、丹那唑等。有人认为:本病的发病机理是在免疫性骨髓衰竭的基础上发生造血干细胞基因突变,则可用联合化疗及免疫抑制剂治疗前者,据报告有些病人有效,但有的单位试用结果显示治疗相关死亡较多,是一种高风险的治疗,需慎用。若患者有缺铁的实验室证据可给小量铁剂(普通剂量的 1/5～1/10,用量大可诱发血红蛋白尿)。缺乏叶酸者应于补充。严重或发展较快的贫血可输红细胞或经生理盐水洗涤的红细胞,需注意输血可诱发血红蛋白尿的发作。

(七)血管栓塞的治疗

在诊断血栓形成的 3～4 天内,如没有出血症状或其他禁忌证,可进行溶栓治疗,同时或随后给予抗凝治疗。如果患者合并其他易栓症,需长期甚至终生抗凝治疗。抗凝治疗首先给予肝素或低分子量肝素,然后过渡到口服华法林。由于许多患者首次血栓栓塞即可导致生命危险,西方国家提倡一旦确诊 PNH 即常规给予预防性抗凝治疗,一般说来我国患者无需一律溶栓、抗凝,需个体化考虑治疗。应指出的是,PNH 患者除了具有高凝倾向,还具有出血倾向,许多患者在常规手术或抗凝治疗时出现较严重的出血,这在东方国家的患者中表现尤为突出。因此,对于我国的 PNH 患者,需慎用抗凝治疗。只有血栓栓塞诊断明确且无抗凝禁忌时才可开始抗凝治疗,不主张常规预防性抗凝治疗。

(八)其他并发症的处理

感染、急性肾功能衰竭等均应给予相应的处理。

【预后】

本病属良性慢性病。多数患者长期有中、重度贫血,但其中半数仍可从事日常活动或参加适当工作,部分病人可自发缓解。患者临床缓解后,血中仍可查出有少量异常细胞持续存在。

PNH 本身很少致命,主要死于并发症,死因国内主要为严重贫血衰竭和感染,而在欧美本病的首位死因是重要器官的静脉栓塞。在我国某医院 268 例 PNH 患者多因素分析中发现有6 个是不利生存的危险因素:病程中向全血细胞减少发展、合并栓塞、反复出血、反复腹痛、诊断时血小板减少和无 Hb 尿发作。

【PNH 的怀孕问题】

在欧美,PNH 患者怀孕时有很高的血栓并发症风险,同时也很容易出现再生障碍性贫血。母亲的死亡率在 20% 左右(在 1 个研究中,24 例患者中 5 例死亡,3 例死于血栓,2 例死于感染),而且超过 10% 的患者出现了血栓合并症。同时胎儿死亡率也增加。胎儿异常没有明显增加。PNH 合并妊娠发生血栓较难处理,通常用足量的低分子肝素抗凝。有时,超过前 3 个月的危险期,也可考虑华法林治疗。Eculizumab 治疗也有益,但在妊娠期使用是否安全仍待研究。Eculizumab 是 IgG2 和 IgG4 杂合的 Fc 段,可以去除抗体的任何效应物。IgG2 不透过胎盘,对胎儿影响很小。然而能否用于孕妇,还需更多考虑和研究。在我国,PNH 孕产妇发生血栓并发症者并不多。

(胡　杰)

第十二节 红细胞酶疾病

红细胞具有活跃的代谢机制，为对抗电化学梯度的离子泵和维持血红蛋白还原态提供能量。红细胞能量的主要来源是葡萄糖，葡萄糖通过糖酵解和磷酸己糖途径代谢。糖酵解使葡萄糖分解为丙酮酸和乳酸，因为红细胞缺乏丙酮酸进一步氧化反应的场所——线粒体，丙酮酸和乳酸成为红细胞葡萄糖代谢的终产物。在糖酵解中 ADP 磷酸化为 ATP，NAD^+ 被还原成 NADH。二磷酸甘油酸是血红蛋白氧亲和力的重要调节剂，也在糖酵解过程中产生，磷酸己糖支路氧化 6-磷酸葡萄糖，还原 $NADP^+$ 为 NADPH。除葡萄糖外，红细胞还可利用其他糖类和核苷作为能量来源。

葡萄糖通过糖酵解和磷酸己糖两个主要途径代谢，但与其他大多数细胞不同，红细胞没有柠檬酸循环，只有网织红细胞能分解酮酸为 CO_2，产生 ATP，而成熟红细胞几乎只能通过厌氧的糖酵解途径获取能量。

糖酵解途径是指细胞在细胞质中分解葡萄糖生成丙酮酸的过程，此过程中伴有少量 ATP 的生成。这一过程在细胞质中进行，不需要氧气，每一反应步骤基本都由特异的酶催化。在缺氧条件下丙酮酸被还原为乳酸，有氧条件下丙酮酸可进一步氧化分解生成乙酰 CoA 进入三羧酸循环，生成 CO_2 和 H_2O。糖酵解共包括 10 个连续步骤，均由对应的酶催化。

总反应为：葡萄糖＋2ATP＋2ADP＋2P1＋$2NAD^+$ → 2 丙酮酸＋4ATP＋$2NADH^+$ $2H^+$＋$2H^2O$

（1）葡萄糖磷酸化：葡萄糖氧化是放能反应，但葡萄糖是较稳定的化合物，要使之放能就必须给予活化能来推动此反应，即必须先使葡萄糖从稳定状态变为活跃状态，活化 1 个葡萄糖需要消耗 1 个 ATP，1 个 ATP 放出 1 个高能磷酸键，放出约 30.5kJ 自由能，大部分变为热量而散失，小部分使磷酸与葡萄糖结合生成葡萄糖-6-磷酸，催化酶为己糖激酶。

（2）葡萄糖-6-磷酸重排生成果糖-6-磷酸，催化酶为葡萄糖磷酸异构酶。

（3）生成果糖-1,6-二磷酸，催化酶为磷酸果糖激酶。1 个葡萄糖分子消耗了 2 个 ATP 分子而活化，经酶的催化生成果糖-1,6-二磷酸分子。

（4）果糖-1,6-二磷酸断裂成 3-磷酸甘油醛和磷酸二羟丙酮，催化酶为醛缩酶。

（5）磷酸二羟丙酮很快转变为 3-磷酸甘油醛，催化酶为丙糖磷酸异构酶。

以上为第一阶段，1 个 6C 的葡萄糖转化为 2 个 3C 化合物 3-磷酸甘油醛（PGAL），消耗 2 个 ATP 用于葡萄糖的活化，如果以葡萄糖-1-磷酸形式进入糖酵解，仅消耗 1 个 ATP。这一阶段没有发生氧化还原反应。

（6）3-磷酸甘油醛氧化生成 1,3-二磷酸甘油酸，释放出 2 个电子和 1 个 H^+，传递给电子受体 NAD^+，生成 $NADH^+$，并且将能量转移到高能磷酸键中，催化酶为 3-磷酸甘油脱氢酶。

（7）不稳定的 1,3-二磷酸甘油酸失去高能磷酸键，生成 3-磷酸甘油酸，能量转移到 ATP 中，1 个 1,3-二磷酸甘油酸生成 1 个 ATP。磷酸甘油酸激酶催化底物水平磷酸化。

（8）3-磷酸甘油酸重排生成 2-磷酸甘油酸,催化酶为磷酸甘油酸变位酶。

（9）2-磷酸甘油酸脱水生成磷酸烯醇式丙酮酸(PEP),催化酶为烯醇化酶。

（10）PEP 将磷酸基团转移给 ADP 生成 ATP,同时形成丙酮酸,催化酶为丙酮酸激酶。底物水平磷酸化。

以上为糖酵解第二个阶段。1 分子的 PGAL 在酶的作用下生成 1 分子的丙酮酸。在此过程中,发生一次氧化反应生成 1 个分子的 NADH,发生两次底物水平的磷酸化,生成 2 分子的 ATP。这样,1 个葡萄糖分子在糖酵解的第二阶段共生成 4 个 ATP 和 2 个 $NADH^+$,产物为 2 个丙酮酸。在糖酵解的第一阶段,1 个葡萄糖分子活化中要消耗 2 个 ATP,因此在糖酵解过程中 1 个葡萄糖生成 2 分子丙酮酸的同时,净得 2 分子 ATP、2 分子 NADH 和 2 分子水。

葡萄糖被无氧代谢为丙酮酸和乳酸。虽然 2 分子的高能磷酸化合物 ATP 被用为葡萄糖的进一步代谢,但每 1 分子葡萄糖代谢中可有 4 分子 ADP 被磷酸化为 ATP,从而有 2 分子 ATP 的净剩余。己糖激酶和磷酸果糖激酶反应大大限制了葡萄糖的利用率,这两种酶催化的反应都需要相对高的 pH 值,在 pH 值小于 7 时活性很低。在形成 1,3-二磷酸甘油酸后,代谢反应的分支提供给红细胞充足的柔韧性,依据每分子葡萄糖代谢过程中产生的 ATP 数量,1,3-二磷酸甘油酸可被代谢为 2,3-二磷酸甘油酸(2,3-BPG),即在甘油酸盐的位置"浪费"了高能磷酸键。通过二磷酸甘油酸磷酸酶在位置 2 移去一个磷酸基团就形成了 3-磷酸甘油酸。它还可以由 1,3-二磷酸甘油酸通过磷酸甘油酸激酶直接合成,从而导致 1 分子 ADP 磷酸化为 ATP,通过 2,3-BPG 途径不会获得任何高能磷酸键,而通过磷酸甘油酸激酶途径可在每分子葡萄糖代谢中获得 2 个高能磷酸键。这部分直接的糖酵解途径成为"能量控制"。在这一点的调节不仅决定了 ADP 磷酸化为 ATP 的速率,而且决定了 2,3-BPG 的浓度。2,3-BPG 水平对 pH 值非常敏感,pH 值升高,2,3-BPG 水平升高,而酸中毒导致 2,3-BPG 降解。该途径也产生 NADH。在磷酸甘油醛脱氢酶反应中,NAD^+ 被还原成 NADH。如果在还原高铁血红蛋白到血红蛋白过程中,NADH 再被氧化,葡萄糖代谢的终产物是丙酮酸;如果 NADH 不再被氧化,那么在乳酸脱氢酶作用下,丙酮酸变为乳酸,此时乳酸就成了葡萄糖代谢的终产物。红细胞产生的乳酸或丙酮酸被转运至身体的其他组织中代谢。

磷酸戊糖途径,简称 PPP 途径,也叫磷酸己糖支路。

在此途径中,6-磷酸葡萄糖在位置 1 被氧化,产生 CO_2,在葡萄糖氧化过程中,$NADP^+$ 被还原成 NADPH。葡萄糖脱羧形成的磷酸戊糖经过一系列分子重排,最后形成丙糖、3-磷酸甘油醛和己糖、6-磷酸果糖,这些都是无氧酵解过程中正常的中间产物,可重新参加代谢反应。因为葡萄糖磷酸异构酶反应是可逆的,使 6-磷酸果糖轻易变为 6-磷酸葡萄糖,通过磷酸己糖支路再循环。本途径不能产生任何高能磷酸键,其主要功能是 $NADP^+$ 的还原,参与磷酸己糖支路代谢的葡萄糖数量可被 $NADP^+$ 的数量调节,而 $NADP^+$ 可由 NADPH 氧化得到。NADPH 的主要作用是作为底物参与红细胞中含有谷胱甘肽二硫化物的还原反应,通过谷胱甘肽还原酶介导,该酶催化氧化型谷胱甘肽(GSSG)向还原型谷胱甘肽(GSH)的转变,以及血红蛋白和 GSH 混合的二硫化物的还原。$NADP^+$ 可牢固结合过氧化氢酶,并影响后者的活性。

红细胞酶缺乏可导致溶血性贫血，有时出现其他系统的病理表现。葡萄糖-6-磷酸脱氢酶（G-6-PD）催化 6-磷酸葡萄糖氧化成 6-磷酸葡萄糖酸内酯，后者又很快水解成 6-磷酸葡萄糖酸，在此过程中，$NADP^+$ 被还原成 NADPH。G-6-PD 缺乏是最常见的红细胞酶缺乏，其他的有丙酮酸激酶（PK）、葡萄糖磷酸异构酶、丙糖磷酸酶异构酶和嘧啶-5'-核酸酶缺乏。有些酶缺乏的病例，如谷胱甘肽合成酶、丙糖磷酸酶异构酶和磷酸甘油酸激酶的缺乏可有全身表现，神经系统缺陷可成为临床综合征最明显的表现。丙酮酸激酶、葡萄糖磷酸酶异构酶缺乏为常染色体隐性遗传，G-6-PD 和磷酸甘油酸激酶缺乏是 X-连锁的。

表 2-5　导致血液病的红细胞酶缺乏

酶	临床特点	遗传学	红细胞形态	脾大[1]	近似频率[2]
己糖激酶	HNSHA	AR	不显著	＋＋	很少
葡萄糖磷酸异构酶	HNSHA	AR	不显著	＋＋＋	不常见
磷酸果糖激酶	HNSHA 和（或）肌糖原贮存疾病	AR	不显著	0	很少
醛缩酶	HNSHA，轻度肝糖原贮存，精神迟缓	AR	不显著	7	很少
磷酸丙糖异构酶	HNSHA，严重神经肌肉病	AR	不显著		很少
磷酸甘油激酶	HNSHA，肌红蛋白尿，行为紊乱	SL	不显著	＋＋	很少
二磷酸甘油变位酶	HNSHA，红细胞增多	AR	不显著		很少
丙酮酸激酶	HNSHA	AR	通常不显著	＋＋	很常见
谷胱甘肽还原酶	药物敏感溶血性贫血，蚕豆病	AR	不显著	32	极少
γ-谷氨酰胺半胱氨酸合成酶	HNSHA，药物或感染诱导溶血	AR	不显著		极少
谷胱甘肽合成酶	HNSHA，药物或感染诱导溶血	AR	通常不显著	0	很少
嘧啶-5'-核酸酶	HNSHA	AR	明显点彩	0	很少
腺苷脱氨酶（活性增加）	HNSHA	AD	不显著		很少
腺苷脱氨酶（活性降低）	免疫缺陷	AR	不显著		很少
细胞色素 b5 还原酶	高铁血红蛋白血症，可伴精神迟滞	AR	不显著		不常见

注：AR，常染色体隐性；AD，常染色体显性；SL，性连锁；HNSHA，遗传性非球形红细胞溶血性贫血

1.在 0 到 4＋级，4＋级是完全反应，许多病例资料缺乏

2.若发生率＞5％，非常常见；若＞100 例报道病例，则为不常见；若 10～100 例报道病例，则很少；若＜10 例，则极少

一、葡萄糖-6-磷酸脱氢酶缺乏症

葡萄糖-6-磷酸脱氢酶(G-6-PD)缺乏是第一个被认识,也是最常见的一种酶缺乏。G-6-PD 基因定位于 Xq28,长 20kb,含 13 个外显子,酶分子含 515 个氨基酸残基,分子量 59kD。无活性的单聚体聚集成具有催化活性的二聚体及更高级形式需要 NADP 的存在。因此,NADP 既是酶的结构成分,也是反应的底物之一。酶活性随着红细胞衰老而下降,网织红细胞活性是衰老红细胞的 5 倍。

【发病机制】

G-6-PDB 被认为是"正常的"或"野生型"酶,是所有研究过的人群中遇到的最常见的酶类型。目前已发现 300 多种变异体,大部分是散发的。在普通的 G-6-PDA-和 G-6-PD 地中海型突变病例,异常的酶可能以正常或接近正常的速率合成,但体内的稳定性降低。一般情况下,红细胞中酶抗原的量与酶活性同时降低。其他突变亦造成活性降低和动力学特性改变的酶分子的形成,造成功能不足。例如,G-6-PD Ollahoma 显示出对底物葡萄糖-6-磷酸和 NADP 的亲和力的显著降低,G-6-PD Manchester 和 G-6-PD Tripler 对 NADP 的抑制效应异常敏感。G-6-PD A⁻ 是非洲血统人群中发现的首要的缺乏变异体,红细胞酶活性为正常的 5%～15%。突变可分为 3 类:①与慢性溶血相关;②与急性间歇性溶血相关;③无明显的溶血危险。与慢性溶血相关的突变集中在 G-6-PD 上与 NADP 结合的结构域附近,而后两种情况的突变散发在整个基因,插入及缺失导致的移框突变和终止密码子突变尚未发现,可能这些突变是致命性的。内含子突变也有发现,与慢性溶血相关。

患者红细胞寿命多缩短,尤其在用药、感染和食用蚕豆期间。药物引起的 G-6-PD 缺乏细胞的溶血一般伴有海因小体的形成和在氧存在时形成的变性血红蛋白。红细胞暴露于某些药物导致低水平的过氧化氢形成,作为药物与血红蛋白相互作用。有些药物能产生自由基氧化 GSH 而不形成作为中间体的过氧化物。通过过氧化物的作用或是药物的直接作用形成 GSH 的自由基后,随之或者发生 GSH 氧化成二硫化物(GSSG),或者谷胱甘肽与血红蛋白复合形成混合的二硫化物。GSH 和血红蛋白的混合二硫化物可能不稳定,发生构象改变而暴露混合的二硫化物结构和内侧的巯基以氧化。苯肼类的药物也被证实可直接与血红蛋白一起形成一色素原,为一个介于高铁血红蛋白铁和结合在药物苯环上的氮之间的一种复合形式。一旦发生这种氧化,血红蛋白即发生不可逆变性而沉积成为海因小体。正常红细胞能够将 GSSG 还原成 GSH 以及通过谷胱甘肽还原酶反应还原 GSH 与血红蛋白的混合二硫化物,然而这些二硫键的还原需要 NADPH。由于 G-6-PD 缺乏的红细胞不能以正常速度将 NADP⁺ 还原为 NADPH,所以就不能还原过氧化氢与血红蛋白和 GSH 的混合二硫化物。含有海因小体的细胞通过脾髓时遇到困难,较快地从循环中清除。

感染诱发的溶血机制未明,吞噬性白细胞产生的过氧化氢可能在此类溶血反应中发挥重要作用。蚕豆病仅发生在 G-6-PD 缺乏者,但在一个特定的家庭中并不是所有的缺乏者都对蚕豆的溶血效应敏感。从蚕豆中分离的物质能破坏红细胞 GSH。

G-6-PD 缺乏的新生儿黄疸主要是由于婴儿肝脏不成熟,其中的胆红素加工不足。红细胞寿命轻度缩短。严重黄疸仅限于伴发有尿苷二磷酸葡萄糖醛酸葡糖醛酰转移酶 1(UDPGT-1)基因启动子突变遗传的婴儿。

G-6-PD 缺乏基因在许多人群中高频出现,说明 G-6-PD 缺乏给予一种选择优势。G-6-PDA 杂合子的研究表明,G-6-PD 充足的细胞感染疟原虫的程度比 G-6-PD 缺陷细胞高,支持由于 G-6-PD 的频繁发生而抵抗疟疾的迹象。

【临床表现】

遗传有普通型 G-6-PD 缺乏的个体,如 G-6-PD A⁻ 或 G-6-PD 地中海型,通常没有临床症状,成人发生溶血性贫血,婴儿发生新生儿黄疸。大多数患者无临床表现,有溶血的患者与一般溶血性疾病的临床表现大致相同。贫血通常呈发作性。一般来说,溶血与应激、服用药物、感染和特定的个体接触蚕豆有关。G-6-PD 缺乏所致溶血性贫血有以下 5 种类型。

1.遗传性非球形红细胞性溶血性贫血　遗传性非球形红细胞性溶血性贫血(HNSHA)的共同特点为:①红细胞形态无异常,不呈球形,红细胞渗透脆性正常;②无血红蛋白异常,Coombs 试验阴性;③红细胞寿命缩短;④脾切除一般无效。严重 G-6-PD 缺乏的变异型,如 Gd 中国人型、Gd 香港型等,可在无诱因情况下表现为慢性溶血,常于婴幼儿期发病,半数在新生儿期以高胆红素血症起病。重型者呈慢性溶血过程,有黄疸、贫血及脾肿大。轻型者平时贫血较轻,无明显黄疸和脾肿大,在感染或药物诱发时出现溶血危象。可见大红细胞增多,红细胞大小不均和异形,有嗜碱性点彩,白细胞计数多正常。

2.蚕豆病　发病与季节有密切关系,蚕豆收获期是发病的高峰期,母亲吃蚕豆可通过哺乳使婴儿发病。潜伏期在 2 小时至 15 天不等,一般为 1～2 天。表现为发热、恶心、呕吐、腹痛、倦怠、头晕、苍白、烦渴、食欲减退、黄疸,尿呈茶色、红葡萄酒色、酱油色等,严重者有少尿、昏迷、抽搐、谵妄、脱水、酸中毒等表现。半数患者有肝大,少数有脾大。红细胞和血红蛋白明显下降,网织红细胞明显增高,常见有核红细胞,白细胞增高,核左移,嗜酸性粒细胞增多。尿液检查大多有血红蛋白尿,少数表现为尿胆原和尿胆红素增多,可见红细胞、白细胞和颗粒管型。骨髓象表现与一般溶血相同。

一般将蚕豆病分为 4 型:①隐匿型,红细胞和血红蛋白正常或轻度下降,外周血可见 Heinz 小体,尿潜血阴性,尿胆原增加;②轻型,血红蛋白 51g/L 以上,尿潜血＋＋＋以下;③中型,血红蛋白 31～40g/L,尿潜血＋＋以下,或血红蛋白 41～50g/L,或血红蛋白 51g/L 以上、尿潜血＋＋＋;④重型,血红蛋白＜30g/L,或血红蛋白 31～40g/L,尿潜血＋＋＋以上,或溶血伴有严重并发症(如心力衰竭、酸中毒、肺炎、肝炎、神经精神障碍、少尿或无尿)。

按照病程分为 3 期:①急性溶血期,服蚕豆 2～3 天后出现血红蛋白尿,约 8 天左右血红蛋白降至最低值,网织红细胞轻度增加;②恢复期,红细胞破坏显著减慢,网织红细胞迅速上升达最高值,血红蛋白逐渐恢复,约 35～40 天可完全恢复至服蚕豆前水平;③平衡期,红细胞数和血红蛋白已经恢复,稳定在正常水平。

3.新生儿高胆红素血症　G-6-PD 缺乏的新生儿出生时与正常新生儿相比,血清胆红素浓度无明显差异,说明胎内无溶血。出生后 10 天内,患儿高胆红素发生率为 29%～62%。在 G-

6-PD 高发地区的新生儿高胆红素患儿中,G-6-PD 缺乏是新生儿高胆红素的主要原因。高胆红素多在 2～3 天内发病,黄疸高峰在 4～7 天出现,一般在 5～8 天起黄疸开始消退,大多数血清胆红素浓度较高,超过 273.6μmol/L,重者出现胆红素脑病。诱因中感染最多见,其次为药物如水溶性维生素 K、樟脑丸及川黄连等。早产、病理产、妊娠高血压综合征、新生儿头颅血肿等因素可促使高胆红素病情加重。

4.药物诱发的溶血性贫血　大量的药物和其他化学制剂可促发 G-6-PD 缺乏个体的溶血反应。有些药物如氯霉素,可在严重的地中海型 G-6-PD 缺乏者诱发轻度溶血,但在轻度 A-或 Canton 型缺乏者则不能。正常剂量无害药物在用药剂量过大时也可造成溶血。同样的 G-6-PD 变异的不同个体对于同一种药物的反应程度也有不同,药物代谢和排泄的个体差异影响 G-6-PD 缺乏红细胞被破坏的程度。溶血性贫血的临床表现与一般急性溶血相同。一般来说,G-6-PD 缺乏者在使用药物后的 1～3 天发生溶血,血红蛋白浓度很快降低,红细胞内可见海因小体,随着溶血进展,海因小体从血循环中消失。严重病例有腹痛或背痛,尿色黯,甚至呈黑色。网织红细胞计数一般在 4～6 天内增加。A 型 G-6-PD 缺乏者溶血性贫血呈自限性,而地中海型则不然。

G-6-PD 缺乏引起溶血的药物分为 3 类:

(1)肯定引起所有患者溶血的药物,应禁用。

(2)对非 CNSHA 患者用常规治疗剂量时不会溶血,只有在下列情况才会引起溶血:①CNSHA患者;②超过治疗剂量;③患者合并感染或同时使用其他氧化性药物。

(3)文献个别病例报道可引起溶血的药物。

表 2-6　引起 G-6-PD 缺乏患者溶血的药物

抗疟药	磺胺类	解热镇痛药	其他
第一类:肯定能引起溶血的药物			
伯氨喹 扑疟喹啉	磺胺吡啶、磺胺甲噁唑、对氨苯磺酰胺、酞磺醋胺	乙酰苯胺类	噻唑砜、呋喃妥因、呋喃唑酮、呋喃西林、三硝基甲苯、萘啶酸、硝咪唑、硝酸异山梨酯、苯乙肼、萘(樟脑丸)、珍珠粉、川黄连、亚甲蓝、甲苯胺蓝
第二类:可能会引起溶血,但非 CNSHA 患者用常规治疗剂量时不会溶血的药物			
奎宁、氯奎、乙胺嘧啶	磺胺甲噁唑、磺胺乙胞嘧啶、磺胺嘧啶、磺胺咪、长效磺胺、磺胺二甲异嘧啶	对乙酰氨基酚、阿司匹林、非那西丁、氨基比林、氨替比林	氯霉素、链霉素、异烟肼、氯己定、秋水仙碱、对氨基苯甲酸、亚硫酸氢钠甲萘醌、苯海拉明、三氧甲苄氨嘧啶、氯苯那敏、苯妥英钠、苯海索、奎尼丁、保泰松左旋多巴、丙磺舒、维生素 C、安他唑啉、普鲁卡因胺
第三类:文献个别病例报道可引起溶血的药物			
阿的平	磺胺乙酰、磺胺异噁唑、柳氮磺吡啶	甲芬那酸、吲哚美辛	乙酰苯肼、亚甲蓝、噻唑砜、氢氯噻嗪、赛庚啶、缩宫素、二巯基丙醇、头孢噻吩、硝酸盐、亚硝酸盐、四环素、七厘散、熊胆

5.感染期间发生的溶血性贫血 一般在感染后数日出现血管内溶血,通常表现轻微,常见于细菌性肺炎、病毒性肝炎和伤寒,其他有流行性感冒、传染性单核细胞增多症、钩端螺旋体病、水痘、腮腺炎、细菌性痢疾、坏死性小肠炎、沙门菌属、变形杆菌属、大肠杆菌、链球菌、结核杆菌、立克次体感染等。贫血通常发生得更突然,一般贫血相对较轻,血红蛋白浓度下降30～40g/L。肺炎和伤寒患者溶血显著。贫血恢复一般延迟,直至活动性感染减轻。

【实验室检查】

1.红细胞 G-6-PD 缺乏的筛选试验

(1)高铁血红蛋白还原实验:亚硝酸盐作用于红细胞可使血红蛋白变成高铁血红蛋白(MetHb),MetHb 在 NADPH 作用下通过亚甲蓝的递氢作用还原为亚铁血红蛋白(红色)。G-6-PD 缺乏的红细胞由于 NADPH 生成减少,MetHb 不被还原或还原速度显著减慢,仍保持MetHb 的褐色,通过颜色的变化来反映红细胞 G-6-PD 活性。

结果判断:G-6-PD 活性正常还原率>0.75(脐血>0.78);中间型为 0.74～0.31(脐血0.77～0.41);显著缺乏者<0.30(脐血<0.40)。此试验简单易行,敏感性高,但特异性稍差,如果存在血红蛋白 H、不稳定血红蛋白、NADH-MetHb 还原酶缺乏症、高脂血症、巨球蛋白血症或标本不新鲜,可出现假阳性。

(2)荧光斑点试验:G-6-PD 在催化 G-6-P 成 6-PGA 的同时,使 NADP 转变为 NADPH,反应形成的 NADPH 在长波紫外光下可发出可见的荧光。r6-PD 缺乏时,上述反应速率减慢或不能进行,NADPH 生成量减少或缺如,因此出现荧光延迟或不出现荧光。

结果判断:G-6-PD 活性正常,10 分钟内出现荧光;中间型者 10～30 分钟出现荧光;严重缺乏者 30 分钟仍不出现荧光。本试验敏感性和特异性均较高,是国际血液学标准化委员会(ICSH)推荐用于筛查 G-6-PD 缺乏的方法。

(3)硝基四氮唑蓝(NBT)纸片法:NBT 为淡蓝色染料,NADPH 通过吩嗪二甲酯硫酸盐(MPMS)的递氢作用,使浅黄色的 NBT 被还原后成为不溶性蓝黑色点状或块状颗粒。G-6-PD 缺乏的红细胞由于 NADPH 生成不足,NBT 不能还原。

结果判断:滤纸片呈紫蓝色为 G-6-PD 活性正常,呈淡紫蓝色为中间缺乏,滤纸片红色为严重缺乏。此法的敏感性和特异性也较好,且试剂易得,但靠肉眼辨色判断结果影响因素较多。

(4)细胞化学染色法:原理与 NBT 纸片法相同。将细胞染色后在油镜下检查,计数 500 个红细胞,得出阴性细胞(未染色细胞)的百分比。结果判断:G-6-PD 活性正常,阴性细胞<20%;中间缺乏,阴性细胞为 40%～60%;严重缺乏,阴性细胞为 78%～96%。如严格操作,则结果较为可靠。

2.红细胞 G-6-PD 活性定量测定 为特异性的直接诊断方法,正常值随测定方法不同而不同。通过单位时间生成 NADPH 的量来反映红细胞 G-6-PD 活性,其常用方法有世界卫生组织(WHO)推荐的 Zinkham 法和 ICSH 推荐的 Glock 与 Mclean 法。在检测红细胞 G-6-PD 活性时,应注意试验时患者的临床状况。在溶血发作期,老化的、酶缺乏的红细胞在外周血中被选择性地清除掉,年轻红细胞因酶水平较高得以保护,用这些细胞来进行试验分析,不能真实地反映红细胞的 G-6-PD 活性。为了解决这一问题,可以于急性溶血 2～4 个月后复查,或用离心沉淀技术剔除年轻红细胞后再检测红细胞 G-6-PD 活性,但试验系统中用沉淀红细胞是不标准的。如果在溶血发作期间接受了红细胞输注,亦会影响 G-6-PD 活性测定结果。

(1)世界卫生组织(WHO)推荐的 Zinkham 法:通过测定 NADP 还原为 NADPH 的速率,换算出 G-6-PD 的活性。由于 G-6-PD 催化所生成的 6-PGA 在 6-PGD 催化的反应中被进一步氧化,使未被还原的 NADP 进一步还原,又称"一步法"。此法并非仅仅测定 G-6-PD 本身的活性,同时还包括了 6-PGD 活性,故此法测定的 G-6-PD 结果同时受 6-PGD 的影响。但由于遗传性 6-PGD 极罕见,测定结果基本上可代表 G-6-PD 活性,故临床上仍可应用此法检测 G-6-PD 活性。正常值在 37.0℃时为(12.1±2.09)U/gHb。

(2)ICSH 推荐的 Clock 与 Mclean 法:又称"二步法",原理与 WHO 推荐方法大致相同,不同的是同时测定总酶活性及 6-PGD 活性。G-6-PD 活性是通过总酶活性减去 6-PGD 活性,是真正的 G-6-PD 活性。但如果患者的 G-6-PD 活性极低,则"二步法"不如"一步法"。正常值在 37.0℃时为(8.34±1.59)U/gHb。

(3)NBT 定量法:以上两种方法均需用可控温紫外分光光度计,而此法只需一般分光光度计,且贵重试剂用量少,可用微量血测定。正常值:G-6-PD 活性正常为 13.1～30.0NBT 单位;中间缺乏为 6.1～13.0NBT 单位;严重缺乏为 0～6.0NBT 单位。

(4)G-6-PD/6-PGD 比值测定法:基本原理与 WHO 推荐方法相同。由于人群中 G-6-PD 缺乏杂合子的 G-6-PD 活性范围较宽,用上述各种活性定量测定方法来检测 G-6-PD 缺乏杂合子,检出率均不高。遗传性 6-PGD 缺乏极罕见,通过同时测定 G-6-PD 和 6-PGD 活性来计算 G-6-PD/6-PGD 比值,此比值降低,可较好地反映 G-6-PD 活性降低。G-6-PD 缺乏判断值:G-6-PD/6-PGD<0.95(WHO 方法);G-6-PD/6-PGD<0.98(NBT 方法,成人);G6-PD/6-PGD<1.09(NBT 方法,新生儿)。

3.变性珠蛋白小体试验　又称"Heinz 小体试验"。G-6-PD 缺乏红细胞易氧化变性,变性珠蛋白在红细胞内沉淀,用结晶紫活体染色或相差显微镜检查,可见红细胞上有蓝色颗粒。健康人红细胞一般无 Heinz 小体,但 Heinz 小体无特异性,也见于某些其他原因引起的溶血。

【诊断】

诊断主要依靠红细胞 G-6-PD 活性的实验室检查,在有 G-6-PD 缺乏所致的临床类型任何一项的基础上,加上以下各条中任何一条即可做出诊断。①1 项筛选试验活性属严重缺乏值;②1 项筛选试验活性属中间缺乏值,加上 Heinz 小体试验阳性(要有 40%的红细胞含 Heinz 小体,每个红细胞有 5 个及以上的 Heinz 小体),并排除其他溶血;③1 项筛选试验活性属中间缺乏值,伴有明确的家族史;④2 项筛选试验活性均为中间缺乏值;⑤1 项 G-6-PD 活性定量测定较正常平均值降低超过 40%。

G-6-PD 缺乏杂合子的诊断较困难,因为该基因是 X 连锁的,大量正常红细胞与缺乏细胞共存,做筛选试验时可以掩盖酶的缺乏,杂合子女性的红细胞进行酶分析也经常在正常范围。根据生化变异来识别特异性的 G-6-PD 变异体需要相对熟练的技术,操作复杂,逐渐被基于 PCR 的 DNA 分析技术取代。

【治疗】

患者应避免进食可能诱发溶血的药物和食物。若由于进食药物或感染诱发溶血，特别是轻度 A⁻ 型缺乏，通常不需输血。若溶血发生迅速，如蚕豆病时发生的溶血，则需输注浓缩红细胞。伴血红蛋白尿时，要保持充足尿量，避免肾脏受损。新生儿黄疸需血浆置换。贫血不严重时不需治疗。维生素 E 治疗效果不肯定。糖皮质激素的效果没有得到证实。

脾切除治疗需考虑以下几个方面：①疾病的严重程度；②基础缺陷；③对切脾反应的家族史；④是否需要切除胆囊。脾切除治疗一般仅有部分反应，故仅在贫血可能损害患者的生活质量时进行。对于需要频繁输血及需要胆囊手术的患者，尤其需考虑手术。

二、丙酮酸激酶缺乏症

磷酸基团从磷酸烯醇式丙酮酸（PEP）转移到 ADP，形成 ATP 和丙酮酸，这一过程由丙酮酸激酶（PK）催化，这是糖酵解调节中产生能量的步骤之一。同 G-6-PD 缺乏一样，丙酮酸激酶缺乏在遗传上具有异质性，不同的突变形成的酶造成不同的动力学和电泳的改变。异常包括对 PEP 和变构激活剂 1,6-二磷酸果糖（FDP）的亲和力改变。

丙酮酸激酶缺乏症（PKD）是发生频率仅次于 G-6-PD 缺乏症的一种红细胞酶病。现已证实 PK 缺乏症是由 PK 基因异常所致。1953 年 Dacie 等首次描述了一组称为先天性非球形细胞溶血性贫血的异质性疾病。1954 年 Selwgn 和 Daice 根据自身溶血试验将这组疾病分为 2 型：第 1 型自身溶血仅轻度增高，加葡萄糖后可以纠正；第Ⅱ型自身溶血显著增高，加葡萄糖不能纠正。1960 年 DeGruchy 等发现第Ⅱ型患者加三磷腺苷（ATP）后可以得到纠正，说明其 ATP 生成障碍，而其实质是 PK 缺乏。1961 年，Valentine 首次在第Ⅱ型先天性非球形溶血性贫血患者的红细胞中证实有 PK 缺乏。

本病在北欧血统的人群中高发。在日本，此病与 G-6-PD 缺乏症的人数大致相等，但越来越多的证据表明此病亦呈现全球性分布。由于 PK 缺乏症所致的溶血已见于葡萄牙、意大利、中东、澳大利亚、新西兰、中国、委内瑞拉、菲律宾、墨西哥等国家和地区。我国香港地区 3% 的新生儿为 PK 变异型杂合子，在德国和美国 PK 缺乏症杂合子约为 1%。1984 年我国学者首次报道 2 例，至今国内报道的 PK 缺乏症所致溶血性贫血共 10 余例。

PK 是分子量为 60kD 的由完全相同或基本相同的亚单位组成的四聚体，在哺乳动物组织中有 4 种异构酶：L、R、M_1 和 M_2。R 型异构酶（R-PK）只存在于成熟的红细胞。R-PK 用聚丙烯酰胺凝胶电泳后分成两种成分，R_1-PK 为一同源四聚体（L2L2），主要存在于原始红细胞和网织红细胞，而 R_2-PK 则主要存在于成熟红细胞。L 型 PK 存在于肝脏，与 R-PK 非常相似但不完全相同。M_1 型存在于肌肉、心脏和脑，M_2-PK 存在于白细胞和血小板，也存在于幼稚细胞中。在 PK 缺乏症的某些患者的红细胞中已发现有 M_2-PK 的存在，PK 突变型的异质性可以解释 PK 缺乏表型的大范围变异性。"经典"的 PK 缺乏，除酶活性降低外，其余酶的特性均无异常。起先认为仅是结构正常的酶产生过少而已，但进一步研究证明存在有仅影响催化活性的酶分子结构改变。显然，大部分 PK 突变都伴有结构异常蛋白，而这些蛋白在电泳速度、残留活性、底物亲和度、动力学特征、热稳定度、核苷酸特异性、ATP 抑制、变构激活或最适 pH 值方面均不同。

【发病机制】

M2 型 PK 基因定位于 15q22-qter，L 型和 R 型 PK 基因定位于 1q21。L 型和 R 型为异构调节，由用两个组织特异性启动子的同一个基因所转录编码的 L 型和 R 型仅在前 2 个外显子有差异；M1 和 M2 也是由同一基因所编码，由于剪接的不同而产生两种分别翻译成这种 PK 的 mRNA。PK 缺乏症是由于 PK 基因点突变。迄今已发现 130 余种不同的突变，主要为错义突变，小部分患者表现为缺失或插入。PK 缺乏症为常染色体隐性遗传，但偶有正常染色体显性遗传家系的报道。一般来说，只有纯合子或复合杂合子才会出现溶血性疾患。杂合子患者尽管红细胞中有葡萄糖中间产物改变，但无贫血表现。PK 缺乏症杂合子的检出率为 0.24%～2.20%。大部分 PK 缺乏症患者为复合杂合子，真正的纯合子很少。酶缺乏患者的残留酶的量和生化特性与患者的临床经过之间存在某些相关性，同样的突变可重复见于明显不相关的个体，尽管这些人存在普通的单倍型，似乎表明他们有共同的祖先。G1529A 突变尤其在不相关个体重复遇见，外显子 11 缺乏是吉普赛人的特征性突变。患者为纯合子或复合杂合子，突变本身对于临床经过的预测价值相对较小。

PK 缺乏患者的确切溶血机制尚不清楚。PK 缺乏时，ATP 生成减少。ATP 缺乏是 PK 缺乏症导致溶血的主要因素。因为 ATP 缺乏时，引起红细胞内 K^+ 和水的丢失，红细胞皱缩成棘细胞，该细胞变形性降低而在脾中滞留被破坏，导致溶血性贫血的发生。PK 缺乏红细胞二磷酸腺苷（ADP）和氧化型辅酶 Ⅰ（NAD^+）合成受损，ADP 和 NAD^+ 会加剧由于 PK 缺乏导致的葡萄糖代谢量的降低，由此而加重 PK 缺乏患者的溶血。此外，PK 缺乏症红细胞中 2,3-二磷酸甘油酸（2,3-DPG）积聚，而 2,3-DPG 是己糖激酶的抑制物。这样亦加剧 PK 缺乏引起的葡萄糖代谢量的减低，ATP 生成量进一步减少使 PK 缺乏症患者的溶血加重。

【临床表现】

主要表现为慢性溶血及其合并症，病情轻重不一，可以是严重的新生儿黄疸，甚至可出现胆红素脑病，需要血液置换或多次输血。少数患者直到成年或老年才发现贫血，还有的因骨髓功能完全代偿，平时可能没有明显的贫血和其他表现，但查体时常有黄疸和脾大。一般贫血或黄疸首次发生于婴儿或儿童时期，不像 G-6-PD 缺乏的患者。PK 缺乏症婴儿出现黄疸时总是伴有贫血，且常有脾大贫血，程度通常比遗传性球形红细胞增多症患者更严重，常常需要输血。

胆石为较常见的并发症，较少见的并发症有胆红素脑病、慢性腿部溃疡、继发于胆道疾病的急性胰腺炎、脾脓肿、髓外造血组织的脊髓压迫和游走性静脉炎等。急性感染或妊娠可以使慢性溶血过程加剧，甚至出现"溶血危象"，此时可能需要输血。

【实验室检查】

1.外周血血红蛋白 一般在 50～60g/L 以上，网织红细胞计数大多在 2.5%～15.0%，切脾后可高达 40%～70%，外周血中可以见到棘形红细胞和有核红细胞。自身溶血试验为非特异性的，现在不再用此试验作为对红细胞酶病的实验诊断手段。红细胞中糖酵解途径的某些中间产物有特征性改变，如 2,3-DPG 呈现 2 倍以上的升高、ATP 减少、3-PG 增高等。

2.PK 底物活性测定　　方法有荧光斑点法、PK 活性筛选试验和国际血液学标准化委员会推荐的 Blume 法 PK 活性定量测定。PK 荧光斑点试验的原理是还原产生还原型辅酶Ⅰ(NADH)在紫外光下可以发出荧光。进行试验时，磷酸烯醇式丙酮酸 NADH 和乳酸脱氢酸(LDH)同加在滤纸上的被检血液混合孵育后检测其荧光强度。如果血样 PK 缺乏，NADH 就不被利用，丙酮酸就不会产生，荧光持续 45～60 分钟，正常血样 15 分钟后荧光消失，输血后可导致假阳性。在应用 PK 荧光斑点试验时，首先应使该试验标准化，即用定量法校正筛选法的结果，这样的结果才比较可靠。PK 活性定量测定是通过标准温度 pH 和底物浓度下，用分光光度计定量测定 NADH 转化成 NAD^+ 的量来确定。在进行红细胞 PK 活性测定时，一定要尽可能地清除白细胞，因为白细胞中含有 M_1 型和 M_2 型 PK 酶，白细胞中 PK 活性为正常红细胞的 300 倍，若检测样品中存在有白细胞，则会导致假阳性。因此，一般要求白细胞含量 $<1.5×10^9/L$。

3.PK 底物活性、甲糖-1,6-二磷酸激活及热稳定试验　　大部分有贫血表现的纯合子或复合杂合子，其酶的活性水平为正常值的 5%～40%，而临床正常的杂合子，其酶活性约为正常的 50%。对不明原因的非球形红细胞溶血性贫血病例，如果测出 PK 活性正常，应进一步检查 PK 底物活性、甲糖-1,6-二磷酸激活及热稳定试验，有可能发现异常。

【诊断】

诊断依赖于红细胞 PK 的活性测定。在考虑 PK 缺乏症的诊断时要注意：①筛选 PK 活性的荧光斑点试验的标准化；②除外继发性 PK 缺乏的可能。以下为 PK 缺乏的诊断标准：

1.PK 活性测定的正常参考值

(1)荧光斑点法 PK 活性筛选试验

1)PK 活性正常：荧光在 25 分钟内消失。

2)PK 活性中间缺乏值(杂合体值)：荧光在 25～60 分钟消失。

3)PK 活性严重缺乏值(纯合体值)：荧光 25 分钟不消失。

(2)PK 活性定量测定[国际血液学标准化委员会(ICSH)]推荐的 Blume 法

1)正常值：(15.0±1.99)U/gHb(37℃)。

2)低底物浓度(PEP)正常值：正常活性的 14.9%±3.71%(37℃)。

3)低 PEP＋PDP 刺激后的正常值：正常活性的 43.5%±2.46%(37℃)。

4)纯合子值为正常活性的 25% 以下，杂合子值为正常活性的 25%～50%。

(3)中间代谢产物正常值(37℃)

1)ATP：(4.23±0.29)μmol/g Hb，PK 缺乏时较正常降低 2 个标准差以上。

2)2,3-二磷酸甘油酸(2,3-DPG)：(12.27±1.87)μmol/gHb，PK 缺陷时较正常增加 2 倍以上。

3)磷酸烯醇式丙酮酸(PEP)：(12.2±2.2)μmol/L RBC，PK 缺陷时较正常增加 2 个标准差以上。

4)2 磷酸甘油酸(2-PG)：(7.3±2.5)μmol/L RBC，PK 缺陷时较正常增加 2 个标准差。

2.红细胞 PK 缺陷的实验诊断标准

(1)PK 荧光斑点试验属严重缺乏值范围。

(2)PK 荧光斑点试验属中间缺乏值范围,伴有明确家族史,和(或)2,3-DPG 含量有 2 倍以上的升高,或有其他中间产物变化。

(3)PK 活性定量属纯合子范围。

(4)PK 活性定量属杂合子范围,伴有明确家族史,和(或)中间代谢产物变化。

符合上述 4 项中任何 1 项,均可建立 PK 缺陷的实验诊断。如临床上高度怀疑为 PK 缺乏症而 PK 活性正常,应进行低底物 PK 活性定量测定,以确定有无 PK 活性降低。

3.PK 缺乏症所致溶血性贫血的诊断标准

(1)红细胞 PK 缺乏症所致新生儿高胆红素血症:①生后早期(多为 1 周内)出现黄疸,成熟儿血清总胆红素超过 $205.2\mu mol/L(12mg\%)$,未成熟儿超过 $256.5\mu mol/L(15mg\%)$,主要为间接胆红素升高;②溶血的其他证据,如贫血、网织红细胞增多、尿胆原增加等;③符合 PK 缺陷的实验诊断标准。具备上述 3 项,又排除其他原因所致的黄疸者,可确诊;不具备上述 2 项和(或)有其他原因并存者,应疑诊为红细胞 PK 缺陷所致的溶血。

(2)PK 缺乏症所致先天性非球形细胞性溶血性贫血(CNSHA):①呈慢性溶血过程、有脾大、黄疸、贫血;②符合 PK 缺陷的实验室诊断标准;③排除其他红细胞酶病及血红蛋白病;④排除继发性 PKD。符合以上 4 项方可诊断为遗传性 PK 缺乏症所致先天性非球形细胞性溶血性贫血。

PK 值低于正常的疾病还有急性白血病、MDS、难治性铁粒幼细胞性贫血和化疗后状态。获得性酶缺陷症的原因可能是多因素的。在某些情况下,可能是伴有蛋白质合成异常的骨髓干细胞受损,而在另一些情况下,可能是酶的翻译后修饰所致。

【鉴别诊断】

PK 缺乏症应与其他红细胞酶病如 G-6-PD 缺乏症及血红蛋白病相鉴别。白血病再生障碍性贫血、骨髓增生异常综合征,化疗后都可以引起继发性 PK 缺乏,因此遗传性 PK 缺乏症(通常是杂合子)应与继发性 PK 缺乏症相鉴别。但有时此二者的鉴别相当困难,因为二者红细胞 PK 活性都是轻至中度降低,一般都没有明显的溶血表现,有时需要进行随诊和仔细分析。

【治疗】

1.输血   在出生后前几年严重贫血的最好处理是红细胞输注,血红蛋白浓度维持在 80～100g/L 以上不影响儿童生长和发育,并减少危及生命的再障危象。然而决定输血最重要的依据是患者对贫血的耐受性,而非仅是血红蛋白的水平。由于患者红细胞 2,3-DPG 水平增高,中重度贫血时可无明显不适。

2.脾切除   脾切除治疗可使患者长时间地控制贫血。由于出生后前几年在无脾状态下有发生严重败血症的危险,故患者行脾切除术至少要 5～10 岁以后。脾切除术可使预后改善,但并不能纠正溶血状态。术前需要输血者,术后则可能不需要输注。年龄较小的儿童经过快速的造血生长"追赶"期,运动耐受性改善,尽管不能完全排除发生再障危象的可能,但发生后常较轻。术后经过改善初期后,Hb 可能逐渐降低。患者术后网织红细胞数量增加,说明不完全代偿性溶血过程持续存在。在选择患者行脾切除术时,红细胞生存期及脾脏血容量的术前评估意义不大,因为部分患者肝脏是红细胞破坏的主要场所,脾脏似乎破坏缺陷更严重的红细胞。总之,贫血越严重,则脾切除效果越好。

3.药物治疗　在体外水杨酸盐反向影响 PK 缺陷性细胞的能量代谢,这种现象的临床意义:一旦确定,则可以在严格的血液学监护下应用水杨酸盐。还观察到,患严重 PK 缺乏症的女性患者应用口服避孕药时溶血增加。

4.异基因骨髓移植(Allo-BMT)或外周血干细胞移植(Allo-PBSCT)或脐血移植　PK 缺乏症所致严重溶血性贫血患者,如需反复输血才能维持生命,则 Allo-BMT 或 Allo-PBSCT 是唯一的根治手段。

【预后】

由于病情轻重不一,因而预后不一致,婴幼儿可以导致死亡。本病随年龄增长病情有减弱趋势,大多数患者可以过相对正常的生活,对寿命无明显的影响。

三、嘧啶-5'-核酸酶缺乏症

嘧啶-5'-核酸酶,又称尿嘧啶-5'-单磷酸水解酶(UMPH),催化尿苷酸和 CMP 的脱磷酸,生成相应的核苷。红细胞中有两种酶,P5'N-1 和 P5'N-2。P5'N-1 位于染色体 7p15-p14,包含 10 个外显子,由于剪接位点不同,产生含 286 和 297 个氨基酸的多肽,前者有酶的活性。P5'N-1 的缺乏与溶血性贫血有关,患者 P5'N-2 活性正常。患者血中见嗜碱性点彩红细胞,红细胞中高浓度的嘧啶核苷积聚。基因突变包括错义、插入、缺失、剪接位点突变等,例如asp98val,外显子 7 的 384insA 产生新的翻译终止信号,外显子 8T543G 突变导致 Y181X,外显子 9 的 743insGG 导致翻译提前终止等。目前已经发现几十种突变。

四、己糖激酶缺乏症

目前发现 3 种己糖激酶(HK)同工酶。HK1 主要在红细胞表达,基因定位于染色体10q22,包含 25 个外显子,长 75kb;HK2 主要在骨骼肌表达,基因定位于染色体 2p12;HK3 主要在白细胞表达,基因定位于 5 号染色体。

己糖激酶缺乏症(HKD)导致的溶血性贫血是由于 HK1 缺乏所致,为常染色体隐性遗传疾病。1967 年,Valentine 等最先报道了 3 例,现已报道 12 个无亲缘关系家族中的 20 例患者,分布于欧洲、地中海、斯堪的纳维亚和东半球。

发病机制:HK 为一分子量 108kD 的单体,含有 917 个氨基酸残基,是葡萄糖无氧糖酵解途径的第一个催化酶,是该途径关键性限速酶之一。HK 缺乏症时,葡萄糖代谢中间产物和ATP 生成减少,2,3-DPG 可能减少或正常。HK-Melzo 变异体是由于 LEU529SER 错义突变所致,HKUtrecht 是 15 号外显子 2039C>G 突变,启动了突变有-193A>G。

临床表现:约有 25％的患者有新生儿期高胆红素血症,有时甚至非常严重,大部分患者 10 岁前就出现轻度贫血或反复黄疸,病情严重的患儿多有脾大并需进行输血治疗。HK 缺乏症患者一般贫血较轻,但临床缺氧症状较明显。

诊断:己糖激酶缺乏症的确诊有赖于红细胞 HK1 活性分析。我国学者首先建立了检测 HK1 活性的荧光斑点试验,活性正常者 10 分钟出现荧光,部分缺乏者 15～30 分钟出现荧光,严重缺乏者＞30 分钟不出现荧光。

治疗:主要为对症支持治疗,如输血或血液置换。

五、葡萄糖磷酸异构酶缺乏症

红细胞葡萄糖磷酸异构酶(GPI)是在红细胞无氧糖酵解中催化葡萄糖-6-磷酸(G6P)与果糖-6-磷酸(F-6P)之间可逆反应的酶。此酶遗传性缺乏可导致非球形细胞溶血性贫血(NSHA)。

GPI 基因定位于染色体 19q13.1。1968 年 Baughuan 首先报道遗传性 GPI 缺乏症,目前共报道 40 余例。GP1 为常染色体隐性遗传,约半数为纯合子。纯合子和复合杂合子酶活性降至正常的 25％左右,杂合子酶活性降低,但血液学表现可正常。

临床表现:新生儿高胆红素血症,胎儿水肿,慢性 NSHA,感染可诱发再生障碍危象、溶血危象。可有轻中度脾肿大,伴(或不伴)肝肿大。不同患者贫血严重程度差异大,多数无其他脏器损害,个别伴有智力低下、肌张力下降、肝糖原贮积。严重者可由胎儿水肿综合征而致死。

红细胞 GPI 缺乏筛选试验(荧光斑点试验)的正常值为 1：20 压缩红细胞 15 分钟出现荧光;中间缺乏值为 1：20 压缩红细胞 15～30 分钟出现荧光;严重缺乏值为 1：20 压缩红细胞 30 分钟以上不出现荧光。

GPI 活性定量测定(Beutler 法)的正常值为 37℃,(60.8±11.0)U/g Hb;低底物正常值为 37℃,(46.2±2.41)U/g Hb。

本病无特殊治疗,贫血严重者可输血,脾切除可改善临床症状,减少输血次数。

六、磷酸果糖激酶缺乏症

磷酸果糖激酶 1(PFK-1)是糖解作用里一种重要的酶,负责将果糖-6-磷酸与 ATP 转变成为果糖-1,6-二磷酸与 ADP。目前发现 3 种异构酶,分别由不同基因编码,即肌肉型(PFKM)、血小板型(PFKP)和肝脏型(PFKL),均以组织特异性方式表达。骨骼肌表达 PFKM 同二聚体,肝脏主要表达 PFKL 同二聚体,红细胞表达 PFKM 和 PFKL 异二聚体。

磷酸果糖激酶缺乏症又称 Tarui 病、糖原贮积病Ⅶ(GSD),为常染色体隐性遗传。患者骨骼肌缺乏 PFK 活性,红细胞部分缺乏,导致糖原在骨骼肌积累、溶血。临床表现:为婴儿出现肌张力低下,肢体无力,进行性肌病,严重者致呼吸衰竭;成年出现肌肉痉挛,运动后出现肌红蛋白尿和代偿性溶血性贫血,部分患者出现关节炎、高尿酸血症。

前臂缺血试验有助于诊断。

方法:患者休息后,将血压计袖带置于前臂上,袖带充气至稍高于收缩压,嘱患者该手反复抓握合适大小的物体,速度约每秒 1～2 次,持续至不能抓握为止,除去袖带。在试验开始前后5 分钟、10 分钟、20 分钟分别测定血肌酸、乳酸和尿肌红蛋白。

原理:运动后丙酮酸代谢产生乳酸,磷酸果糖激酶缺乏者不能产生乳酸。

结果:健康人运动后血乳酸增高至 50～100mg/L,如果乳酸不能增高,则试验阳性,可能存在糖代谢异常。

（胡　杰）

第十三节　自身免疫性溶血性贫血

自身免疫性溶血性贫血(AIHA)系各种原因刺激人体产生抗自身红细胞抗体导致红细胞破坏发生的贫血,为一种较常见但难根治的获得性溶血性贫血。有原发性和继发性之分。自身抗体类型有温抗体型(抗体与红细胞反应最佳温度>35℃)、冷抗体型(抗体与红细胞反应最佳温度 0～5℃)和混合型(兼有温冷双抗体),所致 AIHA 分别为温抗体型自身免疫性溶血性贫血(WAIHA)、冷抗体型自身免疫性溶血性贫血(CAIHA)和混合型自身免疫性溶血性贫血(MAIHA),以 WAIHA 为多。CAIHA 又有冷凝集素综合征(CAS)和阵发性冷性血红蛋白尿(PCH),分别由冷抗体冷凝集素(CA)和 D-L 冷热抗体所致。

【临床表现】

1.WAIHA 以青年女性为多,CAIHA 以中、老年人居多。

2.贫血相关症状和溶血相关表现(皮肤、巩膜黄染,尿色深如茶)。

3.可有肝、脾大,以后者为著,30% 有肝大,50% 有脾大。

4.CAIHA 和 MAIHA 于受冷后可发生血红蛋白尿(葡萄酒色或醋或酱油色),酷似阵发性睡眠性血红蛋白尿(PNH),主要为血管内溶血所致。

5.CAIHA 和 MAIHA 可有冷过敏表现,如冷耳郭、鼻尖、手指发冷发绀、麻木甚至疼痛,温度升高即缓解。

6.伴血小板减少可有皮肤、黏膜出血。

7.偶可有血栓栓塞(深静脉血栓、肺栓塞)。

8.病程中可发生急性溶血危象,贫血急剧加重,多因感染诱发。

9.继发性者有原发病相关表现或有服用某种药物史。

【实验室检查】

1.血象。

(1)贫血常为正细胞性或大细胞性。贫血为溶血所致有四高:即高网织红细胞、高间接胆红素、高乳酸脱氢酶、高游离血红蛋白;二低:低血红蛋白、低结合珠蛋白。

(2)网织红细胞增高,发生再生障碍危象(AAC)时可减低,外周血可见多数球形红细胞(>10%)及少许幼红细胞,无红细胞碎片。

（3）白细胞一般正常或稍增高，出现 AAC 或免疫性全血细胞减少（IRP）时白细胞数减低，一般无幼稚粒细胞。CD4/CD8 双阴性 CD3$^+$ TCR$_{\alpha\beta}^+$ T 细胞正常（<1％～2.5％）。

（4）血小板数一般正常，出现 AAC 或为 Evans 综合征（ES）则减少。

（5）可有红细胞自凝集现象，尤以 CAIHA 显著。

2.骨髓象。有核细胞增生活跃或明显活跃。红系增生为主，可轻度巨幼样变，双/三/花瓣核及豪-乔（H-J）小体。有时红系增生极活跃类似红血病。粒系增生一般正常，可巨幼样变，偶可原粒细胞增多酷似红白血病。巨核系增生正常或数量增多，亦可呈病态改变。PAS 染色阴性。出现 AAC 时骨髓增生减低如再生障碍性贫血，如仅红系减少或缺如则为纯红系再生障碍（PRCA）。

3.外周血直接抗人球蛋白试验（DAT）在 WAIHA 和 MAIHA 为 IgG$^+$ 或 IgG$^+$ C3$^+$；CAIHA 多为 C3$^+$。

4.CAIHA 中 CAS 为 CA$^+$（>1∶40），红细胞常有自凝集。

5.CAIHA 中 PCH 有冷热溶血试验（D-L）阳性。

6.MAIHA 则有 DAT 和 CA 阳性。

7.CAIHA 反复发作可有含铁血黄素尿，Rous 试验阳性。

8.酸溶血试验（Ham 试验）阴性，红（粒）细胞 CD55/CD59 阴性细胞<10％。但 CAS 可 Ham 试验阳性。也有 AIHA 有 PNH 样缺陷，红（粒）细胞 CD55/CD59 阴性细胞增多，但有以下特点与经典 PNH 不同：①CD55/CD59 减少仅见于自身抗体致敏的红细胞不见于骨髓单个核细胞；②粒细胞表达 CD55/CD59 正常或轻度减少；③缓解后 CD55/CD59 表达恢复正常。

9.外周血 DAT 阴性，而骨髓单个核细胞 DAT 可阳性。

10.因骨髓代偿性增生可出现造血要素（铁、叶酸、维生素 B$_{12}$，尤以前两者为显著）相对或绝对缺乏，其水平可减低。

11.间接抗人球蛋白试验（IAT）一般不用，但对药物相关性 AIHA（DIHA）诊断有助。自身免疫型药物相关性者加或不加药物 IAT 均阳性；新抗原型与青霉素型者加药后 IAT 阳性。药物相关性者 DAT 可阳性于停药后不久即转阴，自身免疫型者 DAT 可持续阳性数周或数月始转阴。

12.其他，如继发性 AIHA 有原发病的相关检查，如 SLE 的 ANA、dsDNA、Sm 等阳性。

【诊断】

1.确定贫血为溶血性。

2.DAT 及分型为诊断金标准，同时进行 CA 检测可不至于延误 CAIHA-CAS 和 MAIHA 诊断。一般不作 D-L 抗体，因 PCH 少见。DAT$^+$ 不一定是自身免疫性也可能为血型不合输血反应，高丙种球蛋白血症红细胞非特异吸附 IgG，药物相关性免疫性溶血（DIHA）或新生儿溶血病。外周血 DAT 阴性有条件应加做骨髓单个核细胞 DAT。仅有 DAT 阳性无贫血则提示为自身免疫性溶血，一旦出现贫血才能诊为 AIHA。

3.除外其他溶血性贫血，特别是 PNH 和遗传性球形红细胞增多症（HS）。

4.有原发病的 AIHA 为继发性，无则为原发性。

(1)DAT-IgG$^+$CA$^-$或 IgG 和 C3$^+$CA$^-$诊为 WAIHA。

(2)DAT-IgG$^+$C3$^+$CA$^+$诊为 MAIHA。

(3)DAT-C3$^+$或阴性 CA$^+$诊为 CAS。Lechner 等诊断 CAS,CA 效价>1:512,过于严格。CA 活性在 0～5℃最强,随温度上升而减弱,>20℃失去活性。有的 CA 效价不高而活性强,作用温度幅度大如 CA 效价 1:16 在 37℃仍可凝集红细胞而溶血,所谓低效价高温幅 CAS。诊断 CAS,CA>1:40 即可,事实上 CA 效价远不止此。

(4)常规 DAT 和 CA 阴性,骨髓单个核细胞 DAT 阴性,一线皮质激素治疗有效除外其他溶血性贫血可考虑 Coombs 阴性 AIHA;如常规 DAT 和 CA 阴性骨髓单个核细胞 DAT 阳性,皮质激素治疗有效仍应为 Coombs$^+$ AIHA。DAT 阳性必须每个红细胞上 IgG 分子≥300～400 或 60～115 个补体 C3 分子,低于此数,常规 DAT 阴性。使用更敏感的检测方法如生物素亲和系统-抗球蛋白试验、抗 IgG 消耗、流式细胞术等可检出抗红细胞抗体,真正 Coombs 阴性的极少。

(5)DAT 阳性或阴性,CA 阳性或阴性的 AIHA 伴免疫性血小板减少则诊为 Evans 综合征(ES),再伴中性粒细胞减少则为广义 ES 或免疫性全血细胞减少症(IRP)。ES 发生率约占 AIHA 中 17.8%～23%,女性多于男性(3.3:1)。以免疫性血小板减少(ITP)首发随后发生 AIHA 者多,成年人 58.8%,儿童66.7%;以 AIHA 首发,ITP 继之,成年人与儿童分别为 29.4%和 16.7%;两者同时发生者,成年人与儿童分别为 11.8%和 16.7%。近来对 ES 定义为≥2 系免疫相关性血细胞减少。

5.AIHA 病程中可出现溶血危象,亦可以危象首发,此时贫血突然急剧加重,多为感染诱发,有以下几种,为血液病急症。

(1)溶血危象:表现为贫血突然加重、面色苍白、心悸、气短、进行性头晕、无力、恶心、呕吐、腰酸背痛,可伴发热,重者神志不清、抽搐、黄疸加重、尿呈浓茶色(血管外溶血)或葡萄酒色或酱油色(血管内溶血)、网织红细胞明显增高、脾增大、骨髓为增生性骨髓象。

(2)AAC:重度贫血、黄疸不加深、网织红细胞减少或缺如、全血细胞减少、骨髓象为典型 AA。

(3)PRCAC:如 AAC,但白细胞和血小板数正常,骨髓象粒系和巨核系增生正常,仅红系减少<5%,甚至缺乏。

(4)巨幼红细胞危象:为叶酸相对或绝对缺乏所致,MCV>100fl、网织红细胞减低、中性粒细胞核分叶过多、骨髓增生活跃如典型 MA,血清和红细胞叶酸减低。

6.难治性 AIHA 必须在确诊为 AIHA 经治疗后才能确定。一般认为经皮质激素治疗无效或缓解后复发或需泼尼松>15mg/d 才能维持 Hb 稳定为难治。有学者综合文献及个人经验认为 AIHA 有下列情况之一可视为难治。

(1)皮质激素治疗 3～4 周,Hb 仍<100g/L。

(2)皮质激素治疗有良效,但减量 Hb 随之下降。

(3)需用泼尼松>15mg/d 才能维持 Hb 稳定(90～100g/L)。

(4)一线皮质激素治疗无效,二线治疗(IVIG、达那唑、CsA、免疫抑制药、利妥昔单抗、切脾)亦无效。

(5)复发,再治疗无效。

(6)伴其他血细胞减少的 AIHA(ES、IRP)较单纯 AIHA 难治。

(7)AIHA 伴造血要素缺乏或其他溶血性贫血。

(8)继发性 AIHA 以及 CAIHA 和 MAIHA。

(9)AIHA 诊断有误。

【治疗】

(一)AIHA 的治疗

继发性 AIHA 病因治疗很关键,依不同病因个体化治疗(药物治疗、手术治疗),药物相关性者停用可疑药物,一般可治愈,原发性 AIHA 很难治愈。

1.WAIHA 治疗

(1)皮质激素为一线首选:常用泼尼松 1mg/(kg·d)至 Hb 升至≥100g/L,血细胞比容>30%,可于数日内较快减泼尼松至 20～30mg/d,持续好转则进一步缓慢减量,每周或每月减 2.5～5mg/d 或改为隔日用药,减至 5mg/d,3～4 个月仍缓解中可考虑停药。病情重或危象者应以甲泼尼龙 500～1000mg/d,静脉注射,1～3d,随之减量至 100～200mg/d,持续 10～14d,改泼尼松口服。亦可用地塞米松 10～40mg/d,静脉注射,第 1～4 天,第 9～12 天,改口服泼尼松。与二线药物 IVIG[400mg/(kg·d),3～5d 或 1000mg/(kg·d),1～2d]合用则更好。治疗中注意补钙、叶酸等并监测血糖。

(2)二线治疗:对一线皮质激素(±IVIG)治疗 3 周疗效不佳或需泼尼松>15mg/d 才能维持 Hb 于满意水平或需泼尼松 5mg/d 长期维持或对皮质激素不良反应明显不能耐受者可考虑二线治疗。Lechner 等推荐切脾为首选,其次为利妥昔单抗为二线治疗。按国内情况很难接受切脾或利妥昔单抗为首选二线治疗。二线治疗有多种。IVIG(用法同前)不单用。达那唑(炔睾醇)600～800mg/d,有效后逐渐减量至 200～400mg/d,维持治疗 50mg/d,与皮质激素合用有协同作用,有效后先减皮质激素剂量至停药,单用达那唑维持。细胞毒药物环磷酰胺 60～75mg/(m²·d),硫唑嘌呤 100mg/d。环孢素 A(CsA)3～5mg/(kg·d),分 2～3/d,注意维持血浓度于 200μg/L。其他还有西罗莫司、霉酚酸酯(骁悉,MMF)亦可选用。而切脾及利妥昔单抗最后考虑。

2.CAIHA 治疗　着重于避寒保暖。

(1)一线治疗:首选烷化剂,单用或与皮质激素合用。环磷酰胺 200mg/d,4～7d/2 周或 1000mg,静脉注射,每周 1 次;瘤可然 2～4mg/d,每月增 2mg/d 直至有效。其次为利妥昔单抗 375mg/m²,每周 1 次,4 次或更多。

(2)二线治疗:硫唑嘌呤 100～150mg/d,青霉胺 750mg/d,达那唑 600mg/d 均可裂解 Ig-MCA 分子,常与其他药物合用。

3.危象治疗　输注浓缩红细胞或洗涤红细胞,补充叶酸。AAC 时可加 G-CSF(GM-CSF),于恢复时外周血可有幼稚粒细胞、红细胞,骨髓亦可有早期粒细胞增多而类似白血病。

(二)难治性 AIHA 的治疗

应个体化治疗。

1.继发性 AIHA 重在原发病治疗,如 DIHA 应停用可疑药物;肿瘤相关性 AIHA 可手术或放、化疗。

2.一线皮质激素难治可考虑加二线治疗;如二线治疗仍无效,可切脾;如不接受切脾(含微创术)可用利妥昔单抗(375mg/m^2,静脉注射,1 周 1 次,4 次或更多)。

3.切脾后仍无效,还可考虑 1/2 线药物联合(含利妥昔单抗),切脾后对药物更敏感。

4.提高 CD4$^+$/CD25$^+$ 调节性 T 细胞(Treg)数量及功能。Treg 占 CD4$^+$ T 细胞的 10%~15%,其数量和功能异常可导致自身免疫性病发生。有学者曾对 20 例 AIHA 治疗前后检测 CD4$^+$ T 细胞数、Treg 数、Treg/CD4$^+$ T 细胞比值发现治疗前均明显低于对照,经皮质激素[泼尼松 1mg/(kg·d)]治疗,网织红细胞下降,Hb 明显上升,以上三参数明显增高。MMF、维生素 D、西罗莫司(雷帕霉素,商品名宜欣可)及利妥昔单抗均可使 Treg 扩增和功能改善。我国某医院以宜欣可 0.5~1mg/d 治疗难治性 ES6 例均缓解,其中 1 例经多方治疗(包括切脾)无效的 MAIHA 经用宜欣可 1mg/d,一周后 Hb 自治疗前 30g/L 逐渐上升后又加环磷酰胺 200mg/d,Hb 上升至 80~90g/L,不再输血继续治疗中。

5.靶向 B 细胞治疗,众所周知 B 淋巴细胞产生抗体引起自身免疫性疾病;抗红细胞抗体引发 AIHA,抗 GPⅡb/Ⅲa 抗体产生 ITP,抗 ADAMTS13 抗体引起血栓性血小板减少性紫癜(TTP),抗因子Ⅷ抗体发生获得性血友病等。为此,靶向 B 细胞治疗为治本措施。B 细胞表达 CD20、CD52,可以用相应单克隆抗体利妥昔(抗 CD20)和阿仑单抗(抗 CD52)。临床上已广泛应用利妥昔治疗各种难治自身免疫性疾病。标准用法为 375mg/m^2,1 周 1 次,共 4 次,对 WAIHA 85% 左右有效,对 CAS 52% 有效,也有采用每周 100mg,4 次取得同样疗效。一般于用利妥昔(R)后 1 周内 B 细胞明显下降持续>6 个月。R 对 B 前体细胞作用较强。R 在血循中可保留数月,待 R 清除后直至干细胞产生新的 B 前提细胞分化成熟才能恢复血循 B 细胞。Lechner 等报道一组 11 例用标量 R(4 例加其他药物)8 例 CR,3 例 PR,随访 604d 仍处在 CR/PR。不良反应主要发生在第 1 次输注,表现为血清病样反应(发热、皮疹、关节痛)常能耐受;较严重的为激活病毒。80% 成年人有隐形 JC 病毒感染,激活后可引起进行性白质脑病。乙型肝炎病毒(HBV)感染,国人较多,即使 HBsAg$^-$/HBcAb$^+$ 者用 R 后 25% HBV 可再激活,重者发生可肝衰竭。用 R 前应查乙肝五项和 HBV-DNA,若高应抗病毒治疗(干扰素、拉米夫定)。如为丙型肝炎病毒激活可用干扰素和利巴韦林。

对 R 亦可耐药而难治,可能机制有:①靶细胞表达 CD20 低;②C3 激活的片段沉积于靶细胞使 R 的抗体依赖性细胞毒(ADCC)作用受阻;③靶细胞 FcrR 多态性;④细胞表面高表达补体调节蛋白 CD55/CD59,使 R 的补体依赖性细胞毒(CDCC)作用减低。可采取对策为:增加 R 剂量或多次小剂量或新一代抗 CD20 单抗,如 Ofatumum-ab、Ocrelizumab、Veltuzumab,还可改用阿仑单抗,未切脾者可切脾。

6.来氟米特(LFM)为合成异唑类抗炎及免疫抑制药口服后在肠壁和肝内代谢为活性产物抑制 T/B 淋巴细胞及非免疫淋巴细胞增殖和 B 细胞产生抗体。我国学者以 LFM(20mg/d,

早餐后顿服)联合 CsA[2mg/(kg·d),分 3 次]治疗 18 例难治性 AIHA,治疗 3 周有效者持续用药 3 个月,LFM 改为 10mg/d,CsA[1mg/(kg·d),分 2 次]维持治疗 6 个月,78% CR,11.1% PR,余无效。完成治疗 14 例中停药 6 个月 3 例复发。不良反应有轻微消化道反应和肝酶升高,无肾毒性。

7.其他有血浆置换可快速清除自身抗体缓解病情应与其他治疗合用。大剂量环磷酰胺或联合化疗也可考虑。一切治疗均无效可做造血干细胞移植。难治性 CAS 还可用硼替佐米或抗 C5 单抗 Eculizumab。

8.AIHA 诊断有误或有其他溶血性贫血共存使"AIHA"难治。遗传性球形红细胞增多症(HS)有较多的小球形红细胞,家族史阴性,皮质激素能阻滞单核-巨噬细胞系统使红细胞破坏减少改善贫血,DAT 阴性极易误诊为 Coombs 阴性的 AIHA。对难治 Coombs 阴性的 AIHA尤其是 MCV 减少者需做渗透脆性试验(OF)、自溶试验、酸化甘油溶血试验(AGLT),甚至膜蛋白分析。HS 首选治疗为切脾。Coombs 阴性的 ES 出现神经症状一般考虑系血小板减少脑出血所致,常规治疗无效,很可能为 TTP,查外周血红细胞碎片(裂红细胞)增多,ADAMTS13酶活性减低、抗酶抗体阳性。TTP 首选治疗为血浆置换(PE)。难治性 AIHA(含 ES、IRP)应查 $CD3^+CD4^-/CD8^-$(双阴性)T 细胞(DN-T)增高(>2.5%)则为自身免疫性淋巴增殖综合征(ALPS)。ALPS 首选治疗为乙胺嘧啶、亚砷酸、丙戊酸钠、西罗莫司、MMF 等。

(三)输血问题

对 AIHA 患者尽可能不输血。一是自身抗体使交叉配血困难,难定血型;二是输入正常红细胞可被患者自身抗体致敏而溶血加重病情。是否输血取决于发病缓急和贫血严重程度。发病缓慢、贫血较轻,患者有足够时间代偿,可暂不输血;发病急出现危象或贫血症状明显缺氧则需输血。输血最好不用全血,因全血中有同种抗体和补体,输入的红细胞和患者自身红细胞一样甚至更快被破坏。输过血的 AIHA>20% 血中有同种抗体,以缓慢输用浓缩红细胞或洗涤红细胞为宜。如输新鲜全血同时输以地塞米松(20~30mg),加或不加环磷酰胺 200mg,如患者血型由于自身抗体干扰不能确定,病情又急需输血可予较大剂量皮质激素加环磷酰胺,同时输 O 型血以应急,此后血型常能确定再输同型血。如已知患者血型则直接输同型血。

对 CAS 患者,也尽量避免输血,因几乎所有成年人红细胞有 I 抗原,而 CA 多可抗 I 之故。如必须输血可参照以上进行,还要血液经 37℃ 加温器,患者保暖下缓缓输入。

AIHA 属于免疫相关性血细胞减少综合征(IRCS)中。病谱广泛,血细胞可为 1 系、2 系或全血细胞减少,骨髓象可增生活跃或增生减低,而且三系血细胞不一定同时减低。1 系减少的有 AIHA、ITP、PRCA、粒细胞缺乏、少(无)巨核系血小板减少症;2 系减少者以 ES、TTP 为代表;全血细胞减少则有 IRP、AA、ES 等。治疗不尽相同,应个体化。对 WAIHA,皮质激素为首选一线治疗已成共识。二线治疗药物众多,以何种首选尚无定论,应按实际条件处理。取得CR 后如何维持疗效,减少复发也值得探讨。

(胡　杰)

第十四节　冷凝集素综合征

冷凝集素综合征(CAS)是由于自身反应性红细胞凝集及冷诱导因素导致慢性溶血性贫血和微循环栓塞为特征的一组疾病。冷凝集素主要为IgM抗体,这种冷抗体在31℃以下温度时能作用于自身的红细胞抗原而发生可逆性的红细胞凝集。当体表皮肤温度较低时,凝集的红细胞阻塞微循环而发生发绀,可伴有较轻的溶血。本综合征可以是特发性的或继发于淋巴组织系统的恶性肿瘤或支原体属肺炎及传染性单核细胞增多症等病毒感染。

【流行病学】

1.多见于女性,中年和老年人中较多见。

2.少数病例继发于恶性淋巴瘤、系统性红斑狼疮。

【病因】

本病的抗体是S_{19}IgM,分子大,能直接凝集红细胞,故是完全抗体。此抗体在37℃时对红细胞抗原无作用,在31℃以下时出现凝聚活性,最适宜温度为4℃,抗体的凝集效价大多很高。激活补体的最适宜温度是20~25℃。在低温时可发生微弱的溶血。

红细胞的破坏在血循环及单核-巨噬细胞系统内均可发生。在体表温度较低的微血管内IgM将补体结合于红细胞表面,大部分补体停留于C3b阶段,如果浓度很高,多数细胞在肝内被吞噬、破坏;浓度较低时,在脾内破坏较多。

【分类】

1.急性型　冷凝集素滴度高达1:6.4万,见于某些病毒性疾病如传染性单核细胞增多症、风疹、黄疸、特发性心包炎等,特别是非典型性肺炎。

2.亚急性型　亦有与急性型相似的效价,见于某种淋巴瘤时。

3.原因不明的特发性冷凝集素病　发生于年长者,表现为肢端发绀、溶血性贫血和血尿三联征。该型冷凝集素效价可高达1:100万(0℃时)。

【临床表现】

1.主要表现是红细胞冷凝集产生的手足发绀症　典型的是患者于冬季严寒时暴露在寒冷的空气中时间久后,指端、足趾、鼻尖和耳轮等皮肤暴露处发生发绀,皮肤冰冷,有麻木、微痛感觉,手指动作笨拙不灵,范围逐渐扩大。但温暖后,如将手浸于温热水中或进入温暖的房间,症状很快消失,不久完全恢复正常。皮肤发生溃疡、坏死极少见。

2.部分患者可出现溶血性贫血和黄疸　一般不严重。冷凝集素效价很高的患者可有慢性贫血、脾大,在冬季有急性发作或加重,甚至出现血红蛋白尿。

【并发症】

1.可发生溶血性贫血,但大多不严重。

2.少数患者在冬季可发生急性血管内溶血。

【辅助检查】

1.慢性轻至中度贫血,周围血中无红细胞畸形及大小不一。

2.可有轻度高胆红素血症。

3.反复发作有含铁血黄素尿。

4.冷凝集素试验阳性,4℃效价可高至1∶1000甚至1∶16000,在30℃时在白蛋白或生理盐水中,凝集素效价仍很高者有诊断意义。

5.抗人球蛋白试验直接阳性,几乎均为C_3型。

【诊断】

冷凝集素阳性,效价较高,结合临床表现和其他实验室检查可诊断为冷凝集素综合征。

【鉴别诊断】

1.Reynaud病(雷诺病) 该病发绀出现不一定在寒冷季节,肢端发绀出现之前先有苍白,鼻尖和耳轮不发生发绀,冷凝集素试验和抗人球蛋白试验均阴性。

2.阵发性冷性血红蛋白尿症 急性发病,贫血严重,进展迅速,冷热溶血试验(Donath-Landsteiner试验)阳性,冷凝集素试验阴性。

3.温抗体型自身免疫性溶血性贫血 抗人球蛋白试验阳性,冷凝集素试验阴性。

【治疗】

1.唯一可靠有效的疗法就是注意保暖。寒冷季节在室外劳动或活动时,要注意多穿衣服,戴手套、穿棉鞋、戴耳套和口罩等。

2.药物治疗:苯丁酸氮芥(瘤可宁)或环磷酰胺能使部分患者的血清IgM降低,病情减轻。苯丁酸氮芥2～4mg/d,有抑制抗体产生的作用。

3.血浆交换对暂时减少血浆中冷凝集素和解除症状颇有效,对有溶血的严重病例值得应用,但在治疗时,应注意周围的温度。

4.多数患者不需要输血,如必须输血,应输洗涤的红细胞。

5.如是继发者,应进行原发病的治疗。

【注意事项】

1.多数CAS是继发性的,继发于病毒感染(传染性单核细胞增多症)、支原体肺炎、淋巴增殖性疾病、肿瘤和风湿病,如无基础病因可仍为原发性CAS,但应密切随访,有可能CAS为基础病的首发表现。

2.有的冷凝集素效价不太高(<1∶256)而活性强,作用温度幅度大,在37℃虽1∶16仍有活性,有明显溶血及红细胞自凝集现象,是为低效价高温幅CAS,一般溶血较持久。也有冷凝集素效价高达1∶5120,无严重溶血,但贫血严重,网织红细胞减少可能冷凝素抑制红系祖细胞,红细胞无效生成所致。

3.红细胞自凝集现象明显,应与红细胞缗钱形成区别,自凝集现象于加热至≥37℃可消失。

（胡 杰）

第十五节　药物诱发的免疫性溶血性贫血

药物诱发的免疫性溶血性贫血(DIHA)是一种由药物在体内通过免疫机制促使红细胞破坏而引起的溶血。临床上并不少见。其溶血特点是多数为急性溶血,出现血红蛋白尿和脾大,抗人球蛋白试验阳性。药物所致主要见于青霉素、四环素、甲苯磺丁脲、非那西丁、磺胺类药物、异烟肼、利福平、奎宁等。

【流行病学】

发病与年龄、性别及区域无关。

【病因】

按照发病机制,药物性溶血性贫血可以归纳为 3 类:①药物性免疫,导致抗体介导的溶血反应;②药物作用于遗传性酶缺陷的红细胞;③药物对异常血红蛋白所致的溶血反应。不同药物引起自身免疫性溶血性贫血的机制不同。按照免疫原理可以,分为 4 类,即半抗原型、免疫复合物型、自身抗体型和非免疫型蛋白吸附型。

1.半抗原型(青霉素型)　代表药物是青霉素,由 Ley 等于 1959 年首先报道,迄今已报道数十例。药物作为半抗原与红细胞膜及血清内蛋白质形成全抗原,所产生的抗体与吸附在红细胞上的药物发生反应,进而损伤破坏有药物结合的红细胞,而对正常红细胞无作用。一般均在超大剂量[(1200 万～1500 万 U)/d]或是肾功能较差时发生,通常于用药后 7～10d 内发作。

除青霉素外,头孢菌素类由于可与青霉素抗原产生交叉反应,因此可诱发相同病变,此外尚有四环素、甲苯磺丁脲、非那西丁和磺胺类药物等也可作为半抗原与膜蛋白质结合。

2.免疫复合物型(奎尼丁型)　药物首次与机体接触时与血清蛋白结合形成抗原,刺激机体产生抗体,当重复应用该药后,导致药物-抗体(免疫)复合物吸附在红细胞膜上并激活补体,破坏红细胞,产生血管内溶血,称为免疫复合物型溶血性贫血。属于此种类型的药物多达 10 余种,但发生率都不高。主要有睇波芬、异烟肼、利福平、奎宁、奎尼丁、非那西丁、对氨水杨酸、柳氮磺吡啶及胰岛素等。

3.自身抗体型(α甲基多巴型)　血清中抗体可与自身红细胞相互作用,但与药物存在与否无关。代表药物是甲基多巴,Worlledge 于 1966 年首先报道。其作用机制可能是药物改变了红细胞胞膜 Rh 抗原的蛋白,形成能与 Rh 蛋白起交叉反应的抗体。

此外引起此类溶血性贫血的药物还有左旋多巴、甲芬那酸(甲灭酸)、普鲁卡因胺、氯丙嗪等。

4.非免疫性蛋白吸附型(头孢菌素型)　约有小于 5% 接受头孢菌素的患者呈现抗人球蛋白直接试验阳性,常在用药后 1～2d 发生,血浆蛋白包括免疫球蛋白、补体、白蛋白、纤维蛋白原等在红细胞膜上非特异性吸附,但尚无溶血的病例报道。严格地说,此型不属于药物引起的免疫型溶血性贫血。

【分类】

1.按照发病机制

(1)药物性免疫,导致抗体介导的溶血反应。

(2)药物作用于遗传性酶缺陷的红细胞。

(3)药物对异常血红蛋白所致的溶血反应。

2.按照免疫原理

(1)半抗原型。

(2)免疫复合物型。

(3)自身抗体型。

(4)非免疫型蛋白吸附型。

【临床表现】

发生溶血的患者过去都有服药史,也可能在长期用药过程中发生,部分患者在发生溶血前有药物过敏反应,如皮疹及发热等。溶血通常呈亚急性、轻度,主要是血管外,停药几天或几周后即缓解。

患者常有急性发作的血管内溶血,伴有寒战、高热、呕吐及腰痛,部分患者可发生急性肾衰竭、休克及弥散性血管内凝血。引起溶血所需药物剂量很小,但必须有过去用药史。

临床发现经甲基多巴治疗后,发生无症状的抗人球蛋白试验阳性者高达 15%,一般在用药 3~6 个月,多数在半年后,也有报道在用药 3 年后才发生阳性反应者。停止用药后抗人球蛋白试验转为阴性需要0.5~1 年。但是甲基多巴服用后发生溶血性贫血仅有 1%,贫血多为轻-中度,由于 IgG 吸附的红细胞为体内脾脏巨噬细胞所破坏。

【并发症】

免疫复合物型(奎尼丁型)溶血,有时可以非常迅速而大量,可能引起急性肾功能不全及弥散性血管内凝血。

【辅助检查】

1.外周血除红细胞、血红蛋白减少外,可见球形细胞,嗜酸细胞增多。白细胞和血小板总数增多。

2.抗人球蛋白直接、间接试验均呈阳性,通常为 IgG 型。

3.血胆红素增高,以间接胆红素增高为主。

4.血清游离血红蛋白增高、结合珠蛋白下降等。

5.根据临床表现、症状、体征可选择做 X 线、B 超、心电图、肝肾功能及 DIC 等有关检查。

【诊断】

1.发病前曾应用能引起免疫性溶血的药物史。

2.呈现急性溶血,可伴血红蛋白尿、脾大。

3.血红蛋白下降,红细胞数减少,红细胞大小不等,呈多嗜性,可见球形红细胞,网织红细胞计数增高,可伴有免疫性血小板减少。

4.骨髓中红细胞系明显增生。

5.抗人球蛋白试验阳性,可持续时间较长,3~6 个月。

【鉴别诊断】

1.遗传性球形红细胞增多症　有家族遗传史,呈缓慢发作,急性加重的过程。平时贫血程度较轻,溶血危象时加重,肝脾大明显。球形红细胞数量显著高于药物相关性溶血。酸溶血试验及抗人球蛋白试验均阴性。而药物性免疫性溶血性贫血均为阳性。

2.药物过敏　二者均有服药史。但药物过敏主要表现为皮肤荨麻疹,无黄疸、贫血、酱油色尿、肝脾大。酸溶血试验及抗人球蛋白试验均阴性。

【治疗】

1.首先立即停用一切可疑药物,特别是对严重溶血者,这是抢救生命的关键,同时监测红细胞比积、网织红细胞和抗人球蛋白试验效价。但不少药物可使抗人球蛋白试验阳性而无溶血者,不必停药观察。

2.青霉素诱发的溶血性贫血,随着药物的排泄,溶血也很快停止,故除停药外,不需特殊治疗。

3.甲基多巴诱发的溶血性贫血,溶血大多数较轻,有自限倾向,一般除停药外,也不需特殊治疗。

4.自身抗体型(奎尼丁型)溶血性贫血,停药后溶血也很快停止,但血管内溶血有时可能非常迅速而大量,有引起急性肾衰竭的可能。应给予保持足够的循环血量、维持血压、碱化尿液和利尿等措施,血浆交换可能有效。

5.如贫血严重危及生命时,应输洗涤红细胞,严密执行血型鉴定、交叉配血及输血后的监测。

6.糖皮质激素对药物诱发免疫溶血性贫血疗效不大,但对α甲基多巴引起的贫血有效,故对贫血较重的病例可以应用,不过此类患者大多是因高血压服用α甲基多巴,而糖皮质激素有升高血压的作用,因此是否应用宜慎重考虑。

【注意事项】

1.用药过程中发生溶血性贫血,应首先考虑DIHA。停用可疑药物后溶血很快停止即可确诊,不主张用可疑药物作激发试验,虽可肯定为该药所致,但不安全。

2.免疫复合物型药物诱发DIHA,抗体常自红细胞膜表面脱落游离于血循环中,再与其他红细胞膜结合激活补体,故少量药物即可引起严重血管内溶血,常伴血红蛋白尿,甚至肾衰竭。覆盖补体C3b的红细胞也可被脾巨噬细胞和肝Kupffer细胞吞噬而破坏,又有血管外溶血,故病情严重。有时也可累及粒细胞和血小板。

3.DIHA很少有其他药物过敏的症状,如发热、皮疹、荨麻疹等。

（胡　杰）

第十六节　微血管病性溶血性贫血

微血管病性溶血性贫血(MHA)是由于微血管内膜发生部分血栓形成、狭窄或坏死,当红细胞流过时发生摩擦,引起红细胞破碎而发生的机械性溶血性贫血。

【流行病学】

本病为继发性改变,发病率与原发疾病有关。

【病因】

1.以心脏及血管的病变或异常为主　心脏及大血管异常如各种人工瓣膜移植、腱索断裂、心内瘢痕形成、主动脉狭窄。

小血管异常如小动脉有病变,特别是肾小动脉,常导致纤维素沉积的疾病,如溶血尿毒症综合征、血栓性血小板减少性紫癜(TTP)、恶性高血压、急性肾小球肾炎、肾皮质坏死、肾移植物被排斥、妊娠高血压疾病等都可能发生。

其他部位小动脉炎如结节性多动脉炎、坏死性肉芽肿、过敏性血管炎及巨大海绵状血管瘤等也可因血管病变伴有血栓形成而引起红细胞的机械性损伤和溶血。

2.血管本身无病变,而以弥散性血管内凝血为主　胎盘早剥、伴有休克的败血症和促凝性蛇毒中毒等引起的溶血都是以弥散性血管内凝血为主。广泛的癌转移,特别是乳腺癌和胃腺癌,此类癌细胞能分泌黏蛋白具有血栓形成作用,能促发血管内凝血。

【发病机制】

红细胞破碎、溶血的主要机制是由于血管内血栓形成,当血循环中的红细胞经过狭窄的微循环或被血管壁的纤维蛋白丝绊住加上血流动力的冲击作用,使红细胞撞击、牵拉、切割成红细胞碎片。其中有些破裂的红细胞再封闭,形成不同形状的红细胞。

【分类】

1.以血管的病变或异常为主。

2.血管本身无病,而以播散性血管内凝血为主。

【临床表现】

1.原发病的表现　腺癌患者发生溶血时通常已有广泛转移,溶血程度相当严重,恶性高血压发生此类贫血时往往已是病之晚期,有肾衰竭及眼底乳头水肿的表现。

2.急性溶血的表现　一般溶血重,为急性血管内溶血。可突然出现寒战、乏力、腰背痛、发热(有时呈高热)、血红蛋白尿及迅速加重的贫血,黄疸是大量溶血的结果。

3.伴有不同程度的皮肤、黏膜出血

【并发症】

1.重度贫血可能导致心绞痛及心肌梗死发作。

2.可因微血栓形成,而造成急性肾衰竭、急性脑梗死、急性肺栓塞、休克等。

【辅助检查】

1.外周血涂片出现较多碎裂红细胞(3%以上),可呈盔形、三角形、锯齿形等。

2.血浆游离血红蛋白常可超过 50mg/L。

3.血小板计数明显减少。

4.溶血严重者外周血可出现有核红细胞和多染红细胞,骨髓红细胞系统增生明显活跃。

5.网织红细胞常增多。

6.间接胆红素增高。

7.结合珠蛋白降低。

8.血红蛋白尿,慢性病例可有含铁血黄素尿。

【诊断】

根据血涂片中出现较多的破碎红细胞和血管内溶血的各种临床和实验室发现可能作出诊断,部分病例同时存在弥散性血管内凝血。

【鉴别诊断】

关键在于原发病的诊断及各种可伴有本症的疾病之间的鉴别,这也是正确、及时治疗本症的前提。

【治疗】

1.主要针对引起本病的原发病治疗　如原发性高血压必须降血压、感染引起的中毒性休克控制感染及休克、海绵状血管瘤做放射治疗或手术切除。

2.输血　严重贫血者,需输血,宜输浓缩红细胞。

3.止血　有出血者,针对病因治疗。

4.抗凝治疗　如溶血是弥散性血管内凝血引起,则用肝素治疗可能有效,同时加强原发病治疗。对癌广泛转移病例,则无效。

5.透析　对急性肾衰竭的治疗。可帮助患者度过 2～3 周的无尿期,而后自发恢复。

6.血浆置换及新鲜冷冻血浆　是治疗 TTP 的主要方法之一。

【注意事项】

临床上以先天性心瓣膜病做瓣膜移植后导致红细胞破碎为多见,严重者可在术后 3d 左右即出现皮肤黏膜出血点,继之黄疸。故在术后检查乳酸脱氢酶 I 升高者,提示移植的瓣膜业已损坏,应及时更换。目前人工瓣膜的质量已显著提高,术后 MHA 的发生率已少见。

(徐　伟)

第十七节　血色病

一、遗传性血色病

遗传性血色病(HH)是一种常染色体遗传性疾病,发病是由于调节铁代谢的相关基因变异导致铁在肠内吸收过多,或者铁从巨噬细胞释放障碍,铁病理性地在器官组织细胞内沉积,导致器官的纤维化和退行性改变、功能受损。目前分为 4 型,涉及 5 个参与铁代谢调控的基因。HH 是北欧高加索血统人群中最常见的一种遗传性疾病,特别多见于凯尔特人血统(爱尔兰、苏格兰和威尔士)。估计有 100 万以上的美国人有血色病,约占美国总人口的 0.5%。高加索血统的人群中,每 1000 人中约有 5 人是主要 HFE 突变的纯合子,有发展成铁过载的危险。

【病理学变化】

受损组织和器官呈深棕色。肝脏增大,发生肝硬化后,肝脏呈颗粒状或粗结节。心肌变厚,心脏增大,睾丸萎缩。组织学检查示显著的含铁血黄素沉积于许多组织和器官。在肝脏,发生肝硬化之前,含铁血黄素主要积聚在门脉周围肝细胞,硬化肝脏的铁大多在再生结节的周围。肝脏纤维化从门脉周围开始,纤维隔分割小叶,通常结构的变形不像酒精性肝硬化严重。胰腺也表现为弥漫性纤维化及含铁血黄素沉积。在垂体,铁大多沉积在前叶的促性腺细胞。

【分期】

Ⅰ期:有遗传倾向,无任何异常。

Ⅱ期:铁过多,但无任何症状。Ⅲ期:铁过多,出现早期症状,如疲乏无力、关节症状。Ⅳ期:铁过多,器官受损,如肝硬化等。

【分型】

表 2-7　遗传性血色病基因分型

疾病类型	基因	染色体	蛋白	遗传方式
1 型(经典型)	HFE	6p	HFE	AR
2A 型	HJV	1q	血幼素	AR
2B 型	HAMP	19q	Hepcidin	AR
3 型	TFR2	7q	转铁蛋白受体 2	AR
4 型	SCL40A1	2q	高铁转运体	AD

注:SCL40A1,solute carrier family 40 member 1;AR,隐性遗传;AD,显性遗传

1.1 型(经典型)　最常见,为隐性遗传,由于 HFE 基因突变造成。HFE 基因定位于染色体 6p21.3,长 12kb,含 7 个外显子。HFE 蛋白属 Ⅰ 类主要组织相容性复合体(MHC)样蛋白,含有 231 个氨基酸,主要表达在肝脏巨噬细胞和肠隐窝细胞,其生理功能尚未完全阐明。HFE 基因敲除鼠即使给予正常饮食,也会出现转铁蛋白饱和度明显增高,肝脏铁浓度较野生型增高 8 倍,肝铁染色显示,铁沉积在门静脉周围肝细胞内,脾、心、肾脏铁浓度与野生型无差别。

该病在欧洲多见,80%～90% 的患者存在 C282Y(由于 845G→A 突变,使半胱氨酸被酪氨酸取代)纯合子突变,导致 HFE 蛋白 α_3 襻(loop)的关键性二硫键断裂,突变的蛋白不能与 β_2 微球蛋白结合及转运和表达在细胞表面。体外,生物化学和免疫荧光方法显示,突变蛋白滞留在内质网和中期高尔基复合体内,不能进入后期高尔基复合体内进一步加工,且蛋白降解加快。

C282Y 纯合子患者有 3 种表现:①铁代谢指标正常;②铁代谢指标异常,有铁过多倾向,但无器官功能损害表现;③有严重铁沉积,器官功能受损。

其他的常见突变有 H63D,S65C 等,部分患者存在 C282Y 与 H63D 的复合杂合子。H63D 突变后,HFE 蛋白能结合至 TFR,但对 TFR 的抑制作用下降。HFE 基因突变的检测费用高,一般不推荐作为铁过多的筛查,可用于 HH 患者一级亲属的筛查。

2.2 型(青年型)　分为 2A 和 2B 两型。

2A 型由血幼素基因突变所致,该基因定位于染色体 1q21,基因长 4.2kb,产生 5 个可选择性剪接的转录体,最长的编码 426 个氨基酸。突变包括错义突变、移框突变和无义突变等。

G320V 纯合子突变常见,其他的有 C119F,81del 等。

血幼素基因缺陷鼠出现铁过多,Hepc 在饮食或注射铁剂诱导下不能表达,但在炎性因子如脂多糖、TNF、IL-6 等诱导下,Hepc 仍能上调。铁积聚在肝、胰腺、心脏,但脾脏铁量减少,生育正常,无明显心脏或内分泌异常。鼠肝脏 Hepc 表达明显下降,FPN1 在肠上皮细胞和巨噬细胞的表达明显上升。

人 Hepc 基因定位于 19q13.1,编码 84 个氨基酸的前体肽,含有 3 个外显子,长约 2.5kb,成熟 Hepc 分子内有 8 个半胱氨酸残基,形成 4 个分子内二硫键,这些二硫键对于维持分子的稳定性发挥重要作用。目前发现 3 种成熟肽,分别为 Hepc25、Hepc22 和 Hepc20,Hepc25 存在于人血液和尿液中,尿中 Hepc22 和 Hepc20 肽较 Hepc25 N 端少 3 个或 5 个氨基酸残基,可能是 Hepc25 的降解产物。

2B 型是由 Hepc 基因突变所致,突变有 C166T,C70R,C78T 等。突变可能干扰了二硫键的形成,使分子变得不稳定,基因 5'端非翻译区+14 位 G→A 纯合子突变,产生了一个新的起始密码子。患者尿中测不到 Hepc,提示核糖体选择突变了的起始密码子进行翻译。

本型少见,为隐性遗传,无性别差异,青少年期发病,多在 30 岁前出现临床症状,临床进程快,病情严重,心肌病、心力衰竭、心律失常、性腺功能减退和糖耐量减低较 1 型常见,机体铁积聚量和血清铁蛋白水平明显增高。患者可早期死于心力衰竭和心律失常等心脏并发症。在部分 1 型 HH 患者中,同时存在血幼素和 Hepc 基因突变。

3.3 型(TFR2 型) 为隐性遗传,由 TFR2 基因突变所致。该基因定位于染色体 7q22,产生 α 和 β 两种转录本,但其功能未完全阐明。α 型长 2.9kb,含 18 个外显子,蛋白含 81 个氨基酸,为 II 型跨膜蛋白,表达在肝、肾、肺、肌肉、前列腺和周围血单核细胞;β 型基因长 2.5kb,缺乏 α 型的外显子 1~3,蛋白缺乏 α 型的氨基端,表达在几乎所有组织。突变包括无义和错义突变,Y250X(cDNA 第 750 位外显子 6 的酪氨酸突变为终止密码子)常见,其他的有 AVAQ594-597del,Gln690Pro 等。大部分突变对这两种转录本均有影响,但 E60X 和 R105X 只影响 α 型,M172K 只影响 β 型。尽管 TFR2 在红系高表达,但此型患者红系无异常,患者能耐受长期放血而不出现贫血。利用定点诱变技术,鼠 Y245X(相当于人 Y250X)突变 4 周后,纯合子突变鼠出现门脉周围肝铁沉积,脾脏无铁沉积,血清转铁蛋白饱和度上升。杂合子鼠与野生型无异。

4.4 型(FPN1 型) Pietrangelo 等报道一个意大利家族显性遗传的 HH,家族中 15 个成员由于铁过多致肝纤维化、糖尿病、阳痿等。其特点为早期巨噬细胞内铁沉积,在转铁蛋白饱和度增高前,血清铁蛋白明显增高。对放血治疗不耐受,尽管铁蛋白持续增高,仍出现贫血。

本型为显性遗传,FPN1 基因 SCL40A1 定位于染色体 2q32,FPN1 蛋白是目前发现的唯一能将铁运出细胞外的蛋白。突变以 Va1162del 多见,其余的有 C326Y,R88T 和 I180T 等 10 余种。FPN1 突变分为两类:一类突变后 FPN1 不能在细胞表面表达,失去了运出铁的功能;另一类突变后 FPN1 能够在细胞表面表达,但对 Hepc 的抑制作用产生抵抗。由于其突变位点不同,临床表现各异。一般来说,患者发病年龄早,贫血严重,血清铁蛋白水平增高明显,但转铁蛋白饱和度正常甚至降低。肝活检显示,铁首先沉积在巨噬细胞内,严重者肝细胞内也有沉积。本型对放血治疗效果差。

【临床表现】

血色病是一种隐袭性疾病，铁的积聚可长达几十年。并且，血色病突变可不完全外显，许多血色病等位基因纯合子的人仅有轻度的铁超载，从未有该病的临床表现。在生育年龄，女性可由于月经和妊娠期，而不发生铁积聚。

最常见的临床表现是腹痛、虚弱、嗜睡、性欲减退、体重降低及关节痛等。腹痛是非特异性的，关节疼痛大多累及第二和第三掌指关节，也可累及指（趾）间关节和大关节（如膝关节），关节可能肿胀和触痛，这些临床表现易被误诊为风湿性或退化性关节炎。皮肤色素过度沉着是由于黑色素及含铁血黄素在皮肤沉积。皮肤外观呈褐色或青铜色，在腋窝、腹股沟及会阴区尤为明显。心血管症状见于 $5\% \sim 50\%$ 的患者，心律不齐常见，尤其在年轻人。呼吸困难、水肿及心功能不全等表现可能是由于扩张性心肌病或限制性心肌病所致。血色病所致的内分泌疾病包括糖尿病、甲状腺功能异常、性腺功能减退。胰腺及 β 细胞受累，常发生在肝脏受累之后，胰岛素产生下降，糖耐量异常，显性糖尿病，部分患者有胰岛素抵抗。铁超载的程度与糖尿病的严重性相关性小。外周神经病可继发于糖尿病。约半数患者有垂体功能不全，主要影响促性腺激素。甲状腺受累，出现炎症和纤维化，早期出现甲状腺功能亢进，晚期可表现为甲状腺功能减退。垂体性腺功能减退症可能引起闭经和绝经提前。10% 的男性患者有性腺功能减退，睾丸萎缩、性欲减退和阳痿是常见的表现，也可发生无精子症。睾丸萎缩是由于睾丸纤维化和促性腺激素产生减少造成的。早期文献报道的典型三联征（皮肤青铜色、肝硬化、糖尿病）则很少见。

肝脾肿大常见，除非有严重肝硬化或肝肿瘤，黄疸不常见。肝脏疾病的表现和严重性与同时伴有其他因素，如酗酒、病毒感染或应用药物等有关，许多未治疗的患者可由肝纤维化发展为肝硬化。食管静脉曲张所致的胃肠道出血为晚期表现，常是致命性的。不同患者体内铁的沉积量可相差 10 倍，可能由于遗传和环境因素，如饮食、饮酒、失血及献血等共同影响造成。有报道称，与健康人群相比，患者肝癌的发病率增高 219 倍，肝硬化的发病率增高 13 倍，心肌病的发病率增高 306 倍。有肝硬化、糖尿病和初发 18 个月未治疗者预后差，因此早期发现非常重要。但近年来大规模调查发现，临床表现不如以前报道的多，无特异性症状，造成早期诊断困难。

【实验室检查】

除非在疾病晚期，严重肝脏疾病表现为贫血、白细胞和血小板计数减少，一般血中血红蛋白浓度、红细胞计数、红细胞压积、白细胞计数及分类、网织红细胞数及血小板计数均正常。血糖浓度可能增加，糖耐量试验异常。血清铁浓度增高，转铁蛋白饱和度超过 50%。除外肝硬化时，血清总铁结合力正常，后期可能降低。血清铁蛋白浓度超过 $300\mu g/L$，严重者可达 $3000\mu g/L$。诊断时 65% 的患者有肝转氨酶增高。血中雄激素和促性腺生成激素浓度常显著下降。促甲状腺激素（TSH）在甲状腺功能减退症患者常增加。手、腕或其他受累关节的 X 线检查显示软组织肿胀，关节腔变窄，关节表面不规则，骨密度降低。骨质疏松和皮质下囊肿也常见。软骨钙质沉着病或关节韧带钙化为关节病变的晚期表现。胸部 X 线检查示心脏增大、肺血管纹理增多、胸腔积液等。心电图可表现为房性或室性心律失常、期前收缩、低电压，或 ST-T 异常。超声心动图和导管检查可提示扩张性或限制性心肌病。

【诊断】

本病临床表现无特异性，早期诊断非常重要。关键是在这些非特异表现的基础上，及时进行相关的检查。

HH 的实验室异常包括 ALT 和 AST 升高或 AST/ALT 比值升高、血清转铁蛋白饱和度升高（＞60%）、血清铁蛋白（SF）升高和肝实质细胞内可染色铁增多。常用的实验室检查有血清转铁蛋白饱和度及铁蛋白水平测定。前者为最早期指标，敏感性高，可达 94%～98%，特异性 70%～98%，阳性预测值 20%，阴性预测值 99.9%。转铁蛋白饱和度正常值＜45%，转铁蛋白饱和度＞45% 见于 98% 的铁过多患者。男性和绝经后妇女如果在 45%～54%，应监测 2 年；未绝经妇女＞45% 或男性及绝经妇女＞55%，应进行铁蛋白及肝酶检查。根据免疫测定，铁蛋白浓度男性为 20～300μg/L，女性为 10～120μg/L。如男性和绝经期妇女＞300μg/L、未绝经妇女＞200μg/L，则认为是血清铁蛋白升高。血清铁蛋白升高常见于长期饮酒、乙型或丙型肝炎、与肥胖相关的脂肪性肝炎、感染、癌症、心脏病、艾滋病、代谢性疾病和炎症等。

测定未结合的铁结合力（转铁蛋白结合铁的保留能力）的试验虽不常应用，但认为其优于 TS 的测定。在肯定 TS 和 SF 升高后，可进行基因检测。如患者为 HFE 基因杂合子，可进行肝功能试验以区分 HFE 相关的铁过载与其他肝病；如患者为 HFE 基因纯合子、＞40 岁、SF＜1000μg/L、肝功能试验正常，则可采用放血法；如患者为 HFE 基因纯合子、＜40 岁、SF＞1000μg/L、肝功能异常，则可进行肝活检和放血法。

肝脏活检被认为是诊断肝硬化、肝纤维化和判断肝铁含量的“金标准”，有下列情况可以考虑肝活检：年龄大于 40 岁；肝脾肿大；肝功能异常，如转氨酶升高；血清铁蛋白＞1000μg/L。不符合上述标准的患者不大可能有肝硬化，也不必行肝活检。如果选择合适病例，肝活检并发症很少，死亡率为 0.01%～0.1%，出血危险 0.3%。CT 检查对肝铁含量不敏感，不宜用于诊断。然而，MRI 检查能够精确判断肝铁含量和肝纤维化，与肝活检相关性好，对诊断有重要意义，但不能早期诊断肝硬化，费用也较高。

肝活检提供苏木精和曙红及普鲁士蓝染色的标本，以及足够的供化学检测铁含量的材料。显微镜下，将铁沉积量分为 0～4＋级。正常肝组织，铁含量为 0～1＋，不超过 50μmol/g（2.8mg/g）干重；酒精性肝病患者，肝铁含量为 0～2＋，低于 70μmol/g（3.9mg/g）干重；血色病时，肝铁含量为 3＋～4＋，超过 70μmol/g 干重。大多数肝硬化血色病患者肝铁含量≥200μmol/g（11.0mg/g）干重。肝铁指数（HII）是指肝铁浓度（μmol/g）与患者年龄之比，正常比值≤1.1，而血色病时常≥2.0。

防止肝脏、胰腺、心脏、垂体和其他器官的损害，预防肝细胞癌均要求在肝硬化早期诊断和治疗，这时可能没有铁超载的症状或体征。故有人提出，为保证血色病的早期诊断和治疗，可在人群中进行筛查。对 HH 进行全面测试（即测试无症状者）仍是引起争论的议题。基因检测的预后判断价值会受到 HH 低的外显率和特异基因型对未来疾病不确定的预测值的限制。

鉴定有高危险基因型的人可推动这些人与家族成员交流有关疾病发展的可能性,寻求遗传咨询和提供需要继续检测铁和肝的参数的医疗帮助。筛查除了降低发病率和早期死亡的伦理学和人道主义要求外,还应考虑费用/效益比。对于高危人群,如有 HH 家族史、肝肿大、关节炎和扩张性心肌病等,临床怀疑铁过多者,可以进行筛查。但有研究者认为在发病率高的地区,普通人群筛查也是可行的。

表 2-8   传统的血色病诊断标准

A.无原因的转铁蛋白饱和度增高,至少 2 次大于 60%

B.铁过多的诊断:1+2,或 1+3

　　1.无其他原因的血清铁蛋白增高

　　2.下列手段之一,证实肝铁过多

　　　　a.肝铁含量为 3+～4+

　　　　b.肝铁浓度超过 70μmol/g 和肝铁指数大于 1.9

　　3.可动员铁增加(去除 4g 铁不影响红系造血)

【鉴别诊断】

HH 为多系统疾病,临床表现多变,常被误诊为其他疾病。慢性疲劳常认为是抑郁或神经衰弱,心脏增大常认为是因心脏肌所致,关节病常认为是因退行性或风湿性关节炎所致,甲状腺功能减退可能认为是特发性的,血糖增高可能诊断为糖尿病,阳痿常认为是精神性的,闭经或骨质疏松可能认为与绝经提前有关,皮肤色素沉着过度常认为是由于过度日照所致,血清转氨酶增高认为是酗酒或病毒性肝炎引起。

由于临床表现的多样性,内科医生习惯于把注意力集中在所擅长的专业范围内的异常,如心血管专家治疗心律失常或充血性心力衰竭,神经病学家或精神病学家用抗抑郁药治疗"抑郁症",泌尿外科专家治疗阳痿,内分泌专家治疗甲状腺功能异常等。有报道称,临床医生未能认识到血色病的多系统性质,延误诊断和治疗可达 10 年或更久,失去治疗的最佳时机。

【治疗】

HH 的治疗主要为放血疗法。治疗目标是去除体内过多的铁,但不至于造成铁缺乏或贫血。每周放血 1 次,每次 500ml,偶尔铁负荷非常大时,需每周放血 2 次,每次放血可去除铁 175～225mg,这样的放血计划要持续 2～3 年。实施此计划时,可先有血红蛋白浓度降低,几周后由于造血加速,血红蛋白恢复正常。一般至血清铁蛋白浓度<50μg/L、转铁蛋白饱和度<50%以后,每年放血数次,使血清铁蛋白浓度维持在 50～100μg/L。部分患者铁重新积聚较慢,每年监测一次铁蛋白浓度即足以决定何时再行放血治疗。

铁螯合剂(如去铁胺)。不必常规使用,因为较放血疗法效果差,副作用大,费用高。其他治疗措施包括治疗糖尿病、心律失常和心功能不全、静脉曲张出血以及补充雄激素或雌激素等。避免使用肝毒性药物。

【预后】

在放血疗法广泛用于血色病之前,未治疗患者的中位存活期约 2 年。随后的研究表明,患者经治疗后,预后较好,在肝硬化前期治疗的患者存活期几乎和健康人一样。德国一项研究患者生存期的资料分析表明,所有患者的中位生存期为20年,而性别和年龄配对的健康人预期生存期大于25年。预后差的因素有肝硬化、糖尿病、铁去除治疗不足。早期诊断和治疗可大大改善预后。

尽管生存期有所改善,血色病患者仍存在许多问题。充分治疗往往对关节炎、糖尿病、性腺功能减退或不育影响较佳。但肝活检罕见纤维化减退,对肝硬化的治疗也不能降低肝细胞癌的发生率。铁去除常可改善心功能,皮肤色素沉着过度接近正常,衰弱、疲劳或腹痛症状可减轻。尽管铁去除充足,糖尿病的严重程度可能减轻,但扩张性心肌病仍有可能进展。如果在40岁前治疗,可改善性腺功能不全。

二、新生儿血色病

新生儿血色病(NH)为常染色体隐性遗传,表现为婴儿早期先天性肝硬化或暴发性肝炎,铁在肝和肝外组织沉积。组织学检查示肝脏萎缩、广泛纤维化、结节性再生,肝细胞大量丧失,残存细胞变大或假小叶化,伴小叶中心再生和不同程度的胆汁淤积,炎症反应甚少,铁沉积在肝脏和其他组织,如胰腺、肾脏、肾上腺皮质、甲状腺和心肌等,但巨噬细胞系统则否。治疗大部分需原位肝移植。患儿可于宫内或婴儿早期死亡。致病基因尚不清楚,已排除 HFE、TFR-2-β_2 微球蛋白和血红蛋白加氧酶的基因异常。

(王凤杰)

第三章　白细胞疾病

第一节　白细胞减少性疾病

周围血液中白细胞计数低于 $4 \times 10^9/L$ 时,称为白细胞减少症。白细胞减少症最常见是由中性粒细胞减少所致。中性粒细胞绝对计数低于 $(1.8 \sim 2) \times 10^9/L$(儿童 $< 1.5 \times 10^9/L$)称为粒细胞减少症,低于 $0.5 \times 10^9/L$ 时称为粒细胞缺乏症,常伴有难以控制的严重感染。

【流行病学】

本病于任何年龄的男女均可罹患。

【病因】

1.骨髓损伤

(1)药物引起的损伤:抗肿瘤药物和免疫抑制药都可直接杀伤增殖细胞群,药物抑制或干扰粒细胞核酸合成,影响细胞代谢,阻碍细胞分裂。药物直接作用造成粒细胞减少与药物剂量有关,其他多类药物亦可有直接的细胞毒性或通过免疫机制使粒细胞生成减少。

(2)化学毒物及放射线:化学物苯及其衍生物、二硝基酚、砷等对造血干细胞有毒性作用。X线和中子能直接损伤造血干细胞和骨髓微环境,造成急性或慢性放射损害,出现粒细胞减少。

(3)免疫因素:自身免疫性粒细胞减少是自身抗体、T淋巴细胞或自然杀伤细胞作用于粒系分化的不同阶段,致骨髓损伤,粒细胞生成障碍,常见于风湿病和自身免疫性疾病。某些药物为半抗原进入敏感者体内与粒细胞膜蛋白结合或与血浆蛋白结合成全抗原吸附于粒细胞表面。这些全抗原刺激机体产生相应的抗粒细胞抗体 IgG 或 IgM。当重复用药时引起粒细胞凝集和破坏。这称为免疫性药物性粒细胞缺乏症。引起粒细胞减少者与用药剂量无关。

(4)全身感染:细菌感染如分枝杆菌,特别是结核杆菌及病毒感染(如肝炎病毒等)。

(5)异常细胞浸润骨髓:癌肿骨髓转移,造血系统恶性病及骨髓纤维化等造成骨髓造血功能的衰竭。

(6)细胞成熟障碍:如叶酸和维生素 B_{12} 缺乏,影响 DNA 合成,骨髓造血活跃,但细胞成熟停滞且破坏于骨髓内。某些先天性粒细胞缺乏症和急性非淋巴细胞白血病、骨髓异常增生综合征、阵发性睡眠性血红蛋白尿也存在着成熟障碍,而致粒细胞减少。

2.周围循环粒细胞分布异常　　进入血管内的中性粒细胞仅 1/2 在循环池内,随血液循环,另外 1/2 的中性粒细胞紧贴于毛细血管和毛细血管后小静脉的内皮细胞(边缘池),不随血流循环,故不能在白细胞计数时被检测到。循环池和边缘池之间的粒细胞可相互转换。注射肾上腺素或应激状态下,粒细胞可由边缘池迅速转入循环池,使粒细胞计数明显增高。如边缘池内粒细胞量大量增加量,可造成假性粒细胞减少,此时粒细胞的生成和利用均正常。全身感染及过敏反应时可引起反应性的获得性假性粒细胞缺乏症。

3.血管外组织内的粒细胞需求增加　　消耗加速:粒细胞在血管内一般仅数小时(半数逗留期为 6h)即游至血管外而进入组织,执行其防御及清除"废物"的功能,1～2 天死亡。在真菌、病毒、立克次体等感染、过敏反应等情况下,受粒细胞生成因子 GM-CSG 和 G-CSF 的调节,粒细胞的生成率增加,从骨髓释放至外周血及进入组织的粒细胞增多,且吞噬作用和杀菌活性增强。然而严重感染时机体对正常体液刺激,缺乏足够的反应,同时中性粒细胞上一些白细胞黏附因子(CD11/CD18 等)与血管内皮细胞上的黏附因子(ICAM-1)被炎症介质所激活,使白细胞易于黏附于血管壁并穿越内皮细胞迁移至组织,最终可见血液内有短暂的白细胞减少。自身免疫性粒细胞减少和脾功能亢进患者粒细胞的消耗可超过了骨髓内的生成能力,可发生粒细胞减少。

4.混合因素　　如慢性特发性粒细胞减少症、周期性粒细胞减少症等,临床上上述三类白细胞减少常混合存在。

【分类】

1.白细胞减少症　　白细胞计数低于 4×10^9/L。

2.粒细胞减少症　　中性粒细胞绝对计数低于 1.8×10^9/L(儿童 $<1.5\times10^9$/L)。

3.粒细胞缺乏症　　中性粒细胞绝对计数低于 0.5×10^9/L。

【临床表现】

1.原发病的表现。

2.多数白细胞减少者病程常短暂呈自限性,无明显临床症状或有头晕、乏力、低热、咽喉炎等非特异性表现。

3.粒细胞减少的临床症状主要是易有反复的感染。

4.粒细胞缺乏时与一般的白细胞减少表现完全不同,起病急骤,因短期内大量粒细胞破坏,患者可突然畏寒、高热、出汗、周身不适。几乎都是在 2～3 天内发生严重感染。黏膜可有坏死性溃疡。由于介导炎症反应的粒细胞缺乏,所以感染时的体征和症状通常都不明显:如严重的肺炎在胸部 X 线片上仅见轻微浸润,亦无脓痰;严重的皮肤感染不致形成疖肿;肾盂肾炎不见脓尿等。感染容易迅速播散,进展为脓毒血症,病死率极高。

5.有些患者仅有中性粒细胞减少,无原发病也无反复感染者可统称为良性粒细胞减少症。

【并发症】

主要为各系统严重感染,如肺炎、严重皮肤感染、泌尿系感染、消化系感染及脓毒血症等。

【辅助检查】

1.血象:白细胞计数多在 $(2～4)\times10^9$/L,中性粒细胞绝对值减低。血红蛋白和血小板正常。

2.骨髓象:一般正常,典型患者呈粒系增生不良或成熟障碍。有的粒细胞有空泡、中毒颗粒及核固缩等退行性变。骨髓象除了解粒细胞增殖分化情况外,还可明确有无肿瘤细胞转移。

3.粒细胞储备的检查:方法是通过注射或口服促骨髓释放粒细胞的制品,如内毒素、肾上腺皮质激素等。用 0.1％肾上腺素 0.2ml 皮下注射后,于 15min 及 30min 分别计数粒细胞绝对值,如达正常或增至原来的 1 倍,提示周围血白细胞减少是由于循环池及边缘池的粒细胞分布异常所致。肾上腺素试验应尽量选择白细胞计数最低时进行。伴有高血压及心脏疾病患者慎用。

4.血清及尿溶菌酶测定有助于了解周围血中粒细胞的破坏程度。

【诊断】

1.白细胞计数是最主要的实验室诊断依据。

2.诊断的第二步是寻找白细胞减少的原因。

【鉴别诊断】

1.低增生性白血病　临床可见贫血、发热或出血,外周血常呈全血细胞减少,可以见到或不能见到原始细胞。骨髓增生减低,但原始粒细胞>30％。而白细胞减少则幼稚细胞数少见,且无出血,无明显贫血现象。

2.再生障碍性贫血　起病或急或慢,多有出血、贫血表现,白细胞减少,尤以中性粒细胞明显,血小板及网织红细胞均明显减少,骨髓呈三系细胞减少。而粒细胞缺乏症则发病急,无出血,无贫血,白细胞分类以粒细胞极度减少,甚至完全消失,血小板及网织红细胞均正常,骨髓象呈粒系受抑,成熟障碍。

3.传染性单核细胞增多症　传染性单核细胞增多症可见溃疡性咽峡炎、粒细胞减少,易与粒细胞减少症混淆,但传染性单核细胞增多症血片中可发现较多的异型淋巴细胞,且血清嗜异凝集试验阳性,不难与粒细胞缺乏症鉴别。

【治疗】

1.继发性粒细胞　减少者应积极治疗基础疾病,中止可疑药物或毒物接触。

2.升白药物治疗

(1)刺激白细胞生长药物:可选用 2～3 种,治疗观察 3～4 周,如无效改换另外 2～3 种。维生素 B_4 10～20mg,每天 3 次,口服;维生素 B_6 10～20mg,每天 3 次,口服;碳酸锂 20～30mg,每天 3 次,口服;氨肽素 0.1,每天 3 次,口服;利血生 10mg,每天 3 次,口服;鲨肝醇 50～100mg,每天 3 次,口服;脱氧核苷酸钠 10～20mg,每天 3 次,口服;辅酶 A 100U,每天 1 次,肌内注射;ATP 20mg,每天 1 次,肌内注射。

(2)糖皮质激素:对部分免疫性粒细胞减少症患者有效,但因其可抑制正常粒细胞功能,故不能无选择滥用。

(3)伴有严重感染时,有条件者可考虑使用造血细胞生长因子,如 GM-CSF、G-CSF 等,根据病情选用 $50\mu g/m^2$ 皮下注射,每日 1 次,或 100～300$\mu g/d$ 皮下或静脉内滴注,待白细胞回升后酌情减量或停药。CSF 的不良反应有发热、寒战、骨关节痛等。

（4）免疫抑制药：如确诊为免疫性粒细胞减少症,糖皮质激素应用无效时,可谨慎选用。硫唑嘌呤 50mg,每日 2～3 次,口服;环磷酰胺 100～150mg,每日 1 次,口服;长春新碱 2mg,每周 1 次,静脉滴注。

3.抗感染治疗　患者一旦发热,应立即做血、尿和其他有关的细菌培养及药敏试验,并立即给予广谱抗生素治疗,待证实病原体后再改用针对性的制剂,注意防治二重感染。

4.脾摘除术　一般仅用于确诊为脾功能亢进及 Felty 综合征患者。

【注意事项】

1.对急性粒细胞缺乏的患者必须给予严格的消毒隔离保护,最宜于置入空气净化的无菌室内,加强皮肤、口腔护理,以防交叉感染。

2.应用 GM-CSF、G-CSF 治疗,白细胞可一过性升高,甚至高于正常值,需注意动态监测血常规变化,有部分患者可能再次下降。

（王凤杰）

第二节　急性白血病

急性白血病(AL)是造血干细胞的恶性克隆性疾病,发病时骨髓中异常的原始细胞及幼稚细胞大量增殖并抑制正常造血,广泛浸润肝、脾、淋巴结等脏器。表现为贫血、出血、感染和浸润等征象。国际上常将 AL 分为 ALL(急性淋巴细胞白血病)及 AML(急性髓系白血病)两大类。急性白血病若不经特殊治疗,平均生存期仅 3 个月左右,短者甚至在诊断数天后即死亡。经过现代治疗,已有不少患者获得病情缓解以至长期存活。

【流行病学】

1.白血病占癌肿总发病率的 5％左右,是儿童和青少年中最常见的一种恶性肿瘤。

2.大部分地区的发病率与全国发病率相比无明显差异,但油田和污染地区的发病率明显增高,大城市的发病率高于农村。

3.据各地区、各年代白血病的性别发病率调查,男女之比为(1～1.6)∶1,年龄发病率曲线,发现 5 岁以下及 15～20 岁有两个小高峰,在 40 岁以后随年龄增加发病率逐渐升高,高峰年龄在 60 岁以后。

【病因】

人类白血病的确切病因至今未明。许多因素被认为和白血病发生有关。病毒可能是主要因素,此外尚有遗传因素、放射、化学毒物或药物等因素。

1.病毒　成年人 T 细胞白血病/淋巴瘤(ATL)可由人类 T 淋巴细胞病毒Ⅰ型(HTLV-Ⅰ)所致。EB 病毒、HIV 病毒与淋巴系统恶性肿瘤的关系也已被认识。病毒感染机体后,作为内源性病毒整合并潜伏在宿主细胞内,一旦在某些理化因素作用下即被激活表达而诱发白血病;或作为外源性病毒由外界以横向方式传播感染,直接致病。

2.电离辐射　包括 X 射线、γ 射线、电离辐射等。研究表明,大面积和大剂量照射可使骨髓抑制和机体免疫力下降、DNA 突变、断裂和重组,从而导致白血病的发生。

3.化学因素 多年接触苯以及含有苯的有机溶剂(如汽油、橡胶等),与白血病的发生有关。有些药物可损伤造血细胞引起白血病,如氯霉素、保泰松所致再障的患者发生白血病的危险性显著增高。乙双吗啉是乙亚胺的衍生物,具有极强的致染色体畸变和致白血病作用。化学物质致白血病以 ANLL 为多。

4.遗传因素 家族性白血病约占白血病的 7‰。单卵孪生子,如果一个人发生白血病,另一个人的发病率为 1/5,比双卵孪生子高 12 倍。Down 综合征(唐氏综合征)有 21 号染色体三体改变,其白血病发病率达 50/10 万,比正常人群高 20 倍,此外先天性再生障碍性贫血(如范科尼贫血)、Bloom 综合征(侏儒面部毛细血管扩张)、共济失调、毛细血管扩张症及先天性丙种球蛋白缺乏症等,白血病的发病率均较高。上述表明白血病与遗传因素有关。

5.其他血液病 某些血液病最终可能发展为白血病,如骨髓增生异常综合征、淋巴瘤、多发性骨髓瘤等。

【发病机制】

白血病种类繁多,发病机制复杂。一般来说,白血病的发生至少有两个阶段的过程:①各种原因所致的单个细胞原癌基因决定性的突变,导致克隆性的异常造血细胞生成;②进一步的遗传学改变可能涉及一个或多个癌基因的激活和抑癌基因的失活,从而导致白血病。通常理化因素先引起单个细胞突变,而后因机体遗传易感性和免疫力低下,病毒感染、染色体畸变等激活了癌基因(如 ras 家族),并使部分抑癌基因失活(如 p53 突变或失活)及凋亡抑制基因(如 bcl-2)过度表达,导致突变细胞凋亡受阻,恶性增殖。

【分类】

1.急性淋巴细胞白血病

(1)L_1:原始和幼淋巴细胞以小细胞(直径≤12μm)为主。

(2)L_2:原始和幼淋巴细胞以大细胞(直径≥12μm)为主。

(3)L_3(Burkitt 型):原始和幼淋巴细胞以大细胞为主,大小较一致,细胞内有明显空泡,胞质嗜碱性,染色深。

2.急性髓系白血病

(1)M_0:急性髓细胞白血病微分化型,骨髓原始细胞＞30％,无嗜天青颗粒及 Auer 小体,核仁明显,髓过氧化物酶(MPO)及苏丹黑 B 阳性细胞＜3％;电镜下 MPO 阳性;CD33 或 CD13 等髓系标志可呈阳性,淋巴系抗原通常为阴性,血小板抗原阴性。

(2)M_1:急性粒细胞白血病未分化型,原粒细胞(Ⅰ型＋Ⅱ型,原粒细胞质中无颗粒为Ⅱ型,出现少数颗粒为Ⅰ型)占骨髓非红系有核细胞(NEC,指不理所应包括浆细胞、淋巴细胞、组织嗜碱细胞、巨噬细胞及所有红系有核细胞的骨髓有核细胞计数)的 90％以上,其中 3％以上的细胞为 MPO 阳性。

(3)M_2:急性粒细胞白血病部分分化型,原粒细胞占骨髓 NEC 的 30％～89％,其他粒细胞＞10％,单核细胞＜20％。我国将 M_2 又分为 M_{2a} 和 M_{2b} 两型。M_{2a} 型即 M_2 型,M_{2b} 型是我国提出的一个亚型,其特点为骨髓中原始及早幼粒细胞增多,但以异常的中幼粒细胞为主,有明显的核质发育不平衡,核仁常见,此类细胞≥30%。

(4)M_3:急性早幼粒细胞白血病,骨髓中以颗粒增多的早幼粒细胞为主,此类细胞在 NEC 中＞30%。

(5)M_4:急性粒-单核细胞白血病,骨髓中原始细胞占 NEC 的 30%以上,各阶段粒细胞占 30%～80%,各阶段单核细胞＞20%。

(6)M_5:急性单核细胞白血病,骨髓 NEC 中原单核、幼单核及单核细胞≥80%。如果原单核≥80%为 M_{5a},＜80%为 M_{5b}。

(7)M_6:红白血病,骨髓中幼红细胞≥50%,NEC 中原始细胞(Ⅰ型＋Ⅱ型)≥30%。

(8)M_7:急性巨核细胞白血病,骨髓中原始巨核细胞≥30%。血小板抗原阳性,血小板过氧化物酶阳性。

【临床表现】

起病急缓不一。起病隐袭和数周至数月内逐渐进展,或起病急骤。临床症状和体征由骨髓衰竭或白血病细胞浸润所致。

1.正常骨髓造血功能受抑制表现

(1)贫血:常见面色苍白、疲乏、困倦和软弱无力,呈进行性发展,与贫血严重程度相关。

(2)出血:半数以上患者有出血,程度轻重不一,部位可遍及全身,表现为瘀点、瘀斑、鼻出血、牙龈出血和月经过多、眼底出血等,出血主要是血小板明显减少,血小板功能异常、凝血因子减少、白血病细胞浸润、细菌毒素等均可损伤血管而引起出血。急性早幼粒细胞白血病常伴有弥散性血管内凝血(DIC)而出现全身广泛出血。

(3)发热:多数患者诊断时有程度不同的发热。白血病本身可有低热、盗汗,化疗后体温恢复,较高发热常提示继发感染,主要与成熟粒细胞明显减少相关。常见的感染是牙龈炎、口腔炎、咽峡炎、上呼吸道感染、肺炎、肠炎、肛周炎等,严重感染有败血症等。最常见的致病菌为大肠埃希菌、克雷白菌属、金黄色葡萄球菌、铜绿假单胞菌、不动杆菌属、肠球菌属、肠杆菌属等细菌感染,还有真菌、病毒、原虫等感染。

2.白血病细胞增殖浸润的表现

(1)淋巴结和肝、脾大:急性淋巴细胞白血病较急性非淋巴细胞白血病多见,肿大程度也较显著。纵隔淋巴结肿大多见于 T 细胞急性淋巴细胞白血病。白血病患者可有轻至中度肝、脾大,除慢粒急性变外,巨脾罕见。

(2)骨骼和关节疼痛:常有胸骨下端压痛。白血病细胞浸润关节、骨膜或在髓腔内过度增殖可引起骨和关节痛,儿童多见,急性淋巴细胞白血病较急性非淋巴细胞白血病常见且显著。骨髓坏死时可出现骨骼剧痛。

(3)皮肤和黏膜病变:急单和急性粒-单核细胞白血病较常见。特异性皮肤损害表现为弥漫性斑丘疹、紫蓝色皮肤结节或肿块等。急性非淋巴细胞白血病相关的良性皮肤病变有 Sweet 综合征和坏疽性脓皮病,激素治疗有效。白血病细胞浸润可出现牙龈增生、肿胀。

(4)中枢神经系统白血病:随着白血病缓解率提高和生存期延长,中枢神经系统白血病(CNSL)成为较突出的问题。以急性淋巴细胞白血病较急性非淋巴细胞白血病常见,儿童尤甚,其次为 M_4、M_5、M_2。常无症状,可表现为头痛、头晕、烦躁,严重时出现呕吐、颈项强直、视盘水肿和脑神经、脊髓瘫痪等。

(5)绿色瘤:又称粒细胞肉瘤或髓母细胞瘤,见于 $2\%\sim14\%$ 的急性非淋巴细胞白血病,由于白血病细胞大量的髓过氧化物酶在稀酸条件下变成绿色,故称为绿色瘤,常累及骨、骨膜、软组织、淋巴结或皮肤,但以眼眶和鼻旁窦最常见。可表现为眼球突出、复视或失明。

(6)睾丸:白血病细胞浸润睾丸,在男性幼儿或青年是仅次于 CNSL 的白血病髓外复发根源。主要表现为一侧无痛性肿大,急性淋巴细胞白血病多于急性非淋巴细胞白血病。

(7)其他:白血病细胞还可浸润心脏、呼吸道、消化道,但临床表现不多。胸腔积液多见于急性淋巴细胞白血病。肾浸润常见,可发生蛋白尿、血尿。

【并发症】

1.感染　由于白血病造成正常白细胞减少,尤其是中性粒细胞减少,同时化疗等因素亦导致粒细胞的缺乏,使患者易发生严重的感染或败血症。常引起感染的细菌有:革兰阳性菌,如金黄色葡萄球菌、溶血性链球菌、棒状杆菌等;革兰阴性杆菌,如铜绿假单胞菌、大肠埃希菌、克雷白杆菌等。真菌感染以白色念珠菌、曲霉菌等,上述真菌感染多发生于长期粒细胞减少或持续发热而抗生素不敏感的患者。有的接受皮质激素治疗的患者,由于细胞免疫功能低下,更易被病毒感染,如水痘带状疱疹病毒、单纯疱疹病毒等。此外卡氏肺囊虫感染也常见,上呼吸道感染及肺炎为其常见类型。

2.胃肠功能衰竭　由于治疗白血病中的化疗药物、放疗手段影响胃肠功能,而导致胃肠功能衰竭,患者的营养补充成为一个突出的问题,目前采用锁骨下静脉插管到上腔静脉内进行高营养输液仅解决部分问题,营养缺乏可发生肺炎、肠炎等并发症。

【辅助检查】

1.血常规:大多数患者白细胞增多,超过 $10\times10^9/L$ 可称为白细胞增多性白血病。也可有白细胞计数正常或减少,低者可 $<1.0\times10^9/L$,称为白细胞不增多性白血病。血涂片分类可见数量不等的原始和(或)幼稚细胞,但白细胞不增多型病例的血涂片上很难找到原始细胞。患者常有不同程度的正常细胞性贫血,少数患者血片上红细胞大小不等,可找到幼红细胞。约 50% 患者血小板低于 $60\times10^9/L$,晚期血小板往往极度减少。

2.骨髓:是诊断急性白血病的主要依据和必做检查。FAB 协作组提出原始细胞占全部骨髓有核细胞(ANC)$\geqslant30\%$ 为急性白血病的诊断标准。多数病例骨髓象有核细胞显著增生,以原始细胞为主,而较成熟中间阶段的细胞缺如,并残留少量成熟粒细胞,形成所谓的"裂孔"现象。

3.细胞化学:主要用于协助形态学鉴别各类白血病。常见的白血病的细胞化学反应。

4.免疫学检查:根据白血病细胞表达的系列相关抗原,确定其系列来源,如淋巴系 T/B、粒-单系、红系、巨核系,后三者统称为髓系。白血病免疫分型欧洲组(EGIL)提出了白血病免疫学积分系统。

(1)急性未分化型白血病(AUL):髓系和 T 或 B 系抗原积分均 $\leqslant2$。

(2)急性混合细胞白血病或急性双表型(白血病细胞同时表达髓系和淋巴系抗原)或双克

隆(两群来源于各自干细胞的白血病细胞分别表达髓系和淋巴系抗原)或双系列(除白血病细胞来自于同一干细胞外,余同双克隆型)白血病,髓系和 B 或 T 淋巴系积分均>2。

(3)伴有髓系抗原表达的 ALL(My＋ALL),T 或 B 淋巴系积分>2 同时粒-单系抗原表达,但积分≤2,和伴有淋巴系抗原表达的 AML(Ly＋AML)髓系积分>2 同时淋巴系抗原表达,但积分≤2。

(4)单表型 AML,表达淋巴系(T 或 B)者髓系积分为 0,表达髓系者淋巴系积分为 0。

5.染色体和基因改变:白血病常伴有特异的染色体和基因异常改变。

6.血液生化改变:血清尿酸浓度增高,特别在化疗期间。尿酸排泄量增加,甚至出现尿酸结晶。患者发生 DIC 时可出现凝血异常。M_5 和 M_4 血清和尿溶菌酶活性增高。

7.出现中枢神经系统白血病时,脑脊液压力升高,白细胞数增加,蛋白质增多,而糖定量减少。涂片中可找到白血病细胞。

【诊断】

1.根据临床表现、血象和骨髓象特点,可以诊断白血病。

2.中枢神经系统白血病诊断标准

(1)有白血病细胞浸润和颅内压升高之症状和体征者。

(2)脑脊液改变:①压力>0.02kPa(200mm 水柱)或滴速>60 滴/分;②白细胞>0.01×10^9/L;③涂片见到白血病细胞;④蛋白>450mg/L。

(3)排除其他原因造成中枢神经系统或脑脊液的类似改变。

【鉴别诊断】

1.骨髓增生异常综合征 本病某些类型除病态造血外,外周血中有原始细胞和幼稚细胞,全血细胞减少和染色体异常,易与白血病混淆。但骨髓中原始细胞<30%。

2.某些感染引起的白细胞异常 如传染性单核细胞增多症,血象中出现异形淋巴细胞,但形态与原始细胞不同,血清中嗜异性抗体效价逐步上升,病程短,可自愈。百日咳、传染性淋巴细胞增多症、风疹等病毒感染时,血象中淋巴细胞增多,但淋巴细胞形态正常,病程良性。骨髓象原始幼稚细胞均不增多。

3.巨幼细胞贫血 巨幼细胞贫血有时可与红白血病混淆。但前者骨髓中原始细胞不增多,幼红细胞 PAS 反应常为阴性。

4.急性粒细胞缺乏症恢复期 在药物或某些感染引起的粒细胞缺乏症的恢复期,骨髓中原、幼粒细胞增多。但该症多有明确的病因,血小板正常,原、幼粒细胞中无 Auer 小体及染色体异常。短期内骨髓成熟粒细胞恢复正常。

【治疗】

1.治疗原则 总的治疗原则是消灭白血病细胞群体和控制白血病细胞的大量增生,解除因白血病细胞浸润而引起的各种临床表现。

2.支持治疗

(1)注意休息:高热、严重贫血或有明显出血时,应卧床休息。进食高热量、高蛋白食物,维持水、电解质平衡。

(2)感染的防治:严重的感染是主要的死亡原因,因此防治感染甚为重要。病区中应设置"无菌"病室或区域,以便将中性粒细胞计数低或进行化疗的人隔离。注意口腔、鼻咽部、肛门周围皮肤卫生,防止黏膜溃疡、糜烂、出血,一旦出现要及时地对症处理。食物和食具应先灭菌。对已存在感染的患者,治疗前做细菌培养及药敏试验,以便选择有效抗生素治疗。

(3)纠正贫血:显著贫血者可酌情输注红细胞或新鲜全血;自身免疫性贫血可用肾上腺皮质激素,丙酸睾酮或蛋白同化激素等。

(4)控制出血:对白血病采取化疗,使该病得到缓解是纠正出血最有效的方法。如果因血小板计数过低而引起出血,需输注单采血小板悬液直至止血。为预防严重出血,需要维持血小板 $\geqslant 10 \times 10^9/L$,当合并发热感染时即使患者尚无出血,也应维持血小板 $\geqslant 20 \times 10^9/L$。

(5)高尿酸血症的防治:对白细胞计数很高的患者在进行化疗时,可因大量白细胞被破坏、分解,使血尿酸增高,积聚在肾小管,引起阻塞而发生尿酸性肾病。因此,应鼓励患者多饮水,最好24h持续静脉补液,使每小时尿量 $>150ml/m^2$,并保持碱性尿。在化疗同时口服别嘌醇,每次 100mg,每日 3 次,以抑制尿酸合成。当患者出现少尿和无尿时,应按急性肾衰竭处理。

3.化疗　化疗是治疗急性白血病的主要手段。化疗可分为缓解诱导和维持治疗两个阶段,其间可增加强化治疗、巩固治疗和中枢神经预防治疗等。缓解诱导是大剂量多种药物联用的强烈化疗,以求迅速大量杀伤白血病细胞,控制病情,达到完全缓解,为以后的治疗打好基础。所谓完全缓解,是指白血病的症状,体征完全消失,血象和骨髓象基本上恢复正常,急性白血病未治疗时,体内白血病细胞的数量估计为 $5 \times 10^{10\sim12}$,经治疗而达到缓解标准时体内仍有相当数量的白血病细胞,估计在 $10^8 \sim 10^9$ 以下,且在髓外某些隐蔽之处仍可有白血病细胞的浸润。维持治疗目的在于巩固由缓解诱导所获得的完全缓解,并使患者长期地维持这种"无病"状态而生存,最后达到治愈。巩固治疗是在维持治疗以后。维持治疗以前,在患者许可的情况,再重复缓解诱导方案。强化治疗是在维持治疗的几个疗程中间再重复原缓解诱导的方案。中枢神经预防性治疗宜在诱导治疗出现缓解后立即进行,以避免和减少中枢神经系统白血病发生,一个完整的治疗方案应遵循上述原则进行。

(1)急性淋巴细胞白血病的治疗

①缓解诱导治疗:治疗 ALL 常用的化疗方案是 VP 方案,以 VP 方案为基础再与柔红霉素(DNR),阿霉素(ADM),Ara-c,左旋门冬酰胺酶(L-ASP)和 6-巯基嘌呤(6-MP)等药物组成许多有效的多药联用方案。儿童初治病例完全缓解(CR)率可达 90%～95%;成年人亦可达80%～90%。多药联用方案主要用于难治和复发病例的治疗。

a.VP 方案:VCR 2mg 静脉注射,第 1 天使用一次;PDN60mg 分次口服,第 1～7 天。

b.DVLP 方案:DNR 30mg/m² 静脉注射,每日 1 次,每 2 周第 1～3 天用药(第 15 天做骨髓检查,如仍有白血病细胞再加用 DNR),共 4 周;VCR 2mg,静脉注射,每周第 1 天;L-ASP10000 单位,静脉滴注,每日 1 次,第 19 天开始连用 10 天;PDN 1mg/kg 每日分次口服,连续使用 4 周。此方案中 DNR 为蒽环类药物,可由阿霉素、去甲氧柔红霉素、表柔比星等替代,主要毒性为心脏毒性作用。L-ASP 的主要不良反应为肝功能损害、胰腺炎、凝血因子及白蛋白合成减少和过敏反应等。在此方案基础上加用其他药物,如环磷酰胺(CTX)或阿糖胞苷

（Ara-C），可提高 T-ALL 的完全缓解率。CTX 的主要不良反应为出血性膀胱炎。

②巩固强化治疗：多数主张联合化疗，交替序贯应用，剂量要大。

a.原方案 2～3 次。

b.大剂量 Ara-C 与其他化疗药联合：中至大剂量 Ara-C 使用方法为 Ara-C 1～3g/m²，每 12h 1 次，持续滴注，3～6d 为 1 个疗程。

c.中到大剂量甲氨蝶呤（MTX）：0.5～3g/m²，24h 持续静脉滴注，并在静脉滴注完毕后 12h 给予四氢叶酸解救，剂量为 MTX 的 10%～15%，每间隔 6h-次，肌内注射，连用 6 次。

③维持治疗：可考虑用下述两种药物联合口服，共维持 3 年左右或更长。

a.甲氨蝶呤 20mg/m²，每周 1 次口服。

b.6-MP 75mg/m²，每日 1 次口服。

④复发的治疗

a.选用新化疗药物如替尼泊苷、依托泊苷、胺吖啶及阿克拉霉素等。

b.中或高剂量甲氨蝶呤：剂量可从 200mg/（m²·d），开始，几周后加至 6mg/（m²·d），随后用四氢叶酸解救。

c.大剂量阿糖胞苷：2g/（m²·d），每 12h 一次，共 8 次，再加用米托蒽醌 12mg/（m²·d），连续 3d。

d.阿糖胞苷加胺吖啶注射 3～5d。

⑤脑膜白血病的预防

a.鞘内注射：MTX 每次 8～12mg/m²，每周 1～2 次，连用 4～6 次，以后每间隔 4～6 周鞘内注射一次。Ara-C：每次 30～50mg/m²，使用方法同 MTX。地塞米松每次 5mg，加入上述药物中，减少不良反应。

b.全颅＋全脊髓放疗：全颅照射以头颅侧平行相对两侧野，范围包括全颅、下界应在颅底下 0.5～1cm。脊髓采用俯卧位照射，上界与全颅照射野下界（C₂）相接，下界至第二骶椎（S₂）下缘，照射野宽 5cm（4～6cm）。亦可选用扩大的放疗，在上述照射野的基础上同时对肝、肾、脾、性腺、胸腺进行放疗。

c.全射放疗＋鞘内注射 MTX：在全颅放疗前 1d 或 1 周开始鞘内注射 MTX，在全颅放疗过程中每周做鞘内注射 1～2 次，连用 4～6 次。

d.全身化疗：中、大剂量 MTX。

⑥脑膜白血病的治疗：脑膜白血病一旦确诊，应鞘内注射 MTX 每次 8～12mg/m²，至少每周 2 次，甚至可以每天或隔天鞘内注射 MTX，至中枢神经系统症状和脑脊液检查改善后，适当延长鞘内注射间隔时间。待脑脊液细胞学完全正常后，立即予以全颅＋全脊髓放疗，以达到根治目的。此后仍需每间隔 4～6 周鞘内注射 MTX 一次做维持治疗。除上述治疗方法外，前述预防脑膜白血病的方法均可采用。

⑦睾丸白血病的治疗：主要用局部放疗，同时加全身化疗，特别是大剂量化疗可明显提高疗效，还可用类固醇激素治疗。

（2）急性非淋巴细胞白血病的治疗

①缓解诱导

a.DA 方案：DNR 30～40mg/（m^2 · d）静脉滴注，第 1～3 天；Ara-C：100～160mg/m^2 每日 2 次肌内注射或静脉滴注，第 1～7 天。

b.AA 方案：阿霉素 50mg/（m^2 · d）静脉滴注，第 1～3 天；Ara-C：100～160mg/m^2 每日 2 次肌内注射或静脉滴注，第 1～7 天。

c.IDA＋Ara-C：去甲氧基柔红霉素（IDA）120mg/（m^2 · d）静脉注射，第 1～3 天；Ara-C：100～160mg/m^2，每日 2 次肌内注射或静脉滴注，第 1～7 天。

d.HA：高三尖杉酯碱 3～4mg/d，静脉滴注，5～7d；Ara-C：100mg/（m^2 · d），静脉滴注，第 1～7 天。

e.M_3 型可口服维甲酸 25～45mg/（m^2 · d），至完全缓解。亦可应用 0.1％亚砷酸注射液 10ml 稀释于 5％葡萄糖液或生理盐水 250～500ml 中静脉滴注，每日 1 次，至完全缓解。

②缓解后治疗

a.以原方案巩固 4～6 个疗程。

b.以大或中等剂量 Ara-C（联合柔红霉素或氨苯吖啶更好）。

c.与诱导药物无交叉耐药的药物（如米托蒽醌、依托泊苷、氨苯吖啶等）组成的联合方案早期强化 2～3 个疗程。

③复发难治性 ANLL 的治疗：难治性白血病标准为经标准化疗 2 疗程未缓解；第一次完全缓解 6 个月内复发；第一次完全缓解后 6 个月以上复发而用原诱导方案治疗无效者；2 次或多次复发者。这类白血病大多对化疗药物耐药，需选择与原用药物无交叉耐药的药物组成新的治疗方案。

a.中剂量 Ara-C（0.5g/m^2，半量推注，15min 后余下半量持续静滴）及米托蒽醌（5mg/m^2，静脉推注，在 Ara-C 后 6h 注射），每一疗程重复 4～6 次。

b.中剂量 Ara-C（1g/m^2，静脉滴注，6h 滴完，共 6d）、米托蒽醌（6mg/m^2，静脉推注，第 1 天）、依托泊苷（80mg/m^2，静脉滴注，1h 滴完）。

c.中剂量 Ara-C（0.5g/m^2，第 1～3 天及第 8～10 天）、米托蒽醌（12mg/m^2，静脉推注，第 1～3 天）、依托泊苷[200mg/（m^2 · d），持续静脉滴注，第 8～10 天]。

d.可用原诱导方案治疗复发病例。

e.如有条件，应争取异基因或自身骨髓移植。

4.免疫治疗　供者淋巴细胞输注（DLI）、髓系单克隆抗体等。

【注意事项】

1.急性白血病若不经特殊治疗，平均生存期仅 3 个月左右。

2.染色体能提供独立的预后信息。①如 ANLL 患者有－5、－7 和复杂染色体异常，预后较差，而 t（8；21）、t（15；17）或 inv（16）的预后较好。②ALL 患者有 t（9；22）且白细胞＞25×10^9/L 者，预后差。

3.继发于放、化疗或 MDS 的白血病以及复发、耐药、需较长时间化疗才能缓解者，预后均较差。合并髓外白血病者预后也较差。

4.白血病化疗后的骨髓抑制期,感染、出血等相关病死率较高,应加强支持治疗。需注意血小板多次输注,可能因产生血小板抗体而出现血小板"无效输注",目前尚无好的解决方法。应严格掌握血小板输注的指征。

（余海青）

第三节　成人 T 淋巴细胞白血病

成人 T 淋巴细胞白血病是一种由人类 T 细胞白血病病毒 I(HTLV-I)感染引起的成人外周血 T 淋巴细胞恶性疾病。其特点是肝脾淋巴结肿大、皮肤损害、高钙血症,可伴肺部、消化系统、骨及中枢神经系统受累。外周血典型的恶性淋巴细胞为多形核淋巴细胞,这类淋巴细胞胞质很少,胞核有深切迹或呈分叶状,卷曲折叠呈花瓣状,故也称"花瓣细胞"。本病于 1976 年由日本学者高月清首先提出,在世界范围内呈区域性分布。本病依据临床分型不同而采取不同治疗策略,但总体预后差,尤其是进展性 ATL,中位生存时间只有 10 个月左右。

【病因及发病机制】

研究证实 HTLV-I 是本病的病因。HTLV-I 是一种人类逆转录病毒,1980 年从 ATL 患者外周血中首次分离,其前病毒基因组包括 5'LTR-gag-pol-env-pX-3'LTR。pX 的基因产物 tax 通过以下机制参与 ATL 的发病。

1.tax 具有转录激活作用:tax 与人 cAMP 反应元件结合蛋白(CREB)和 CREB 结合蛋白(CBP)结合,形成 CREB/tax/CBP/p300,作用于长末端重复序列并反式激活病毒基因。tax 还反式激活 c-fos、c-un 及甲状旁腺激素相关蛋白(PTHrP),引起各种病理变化;tax 与 I-κB 结合促进 I-κB/NF-κB 的解离,NF-κB 活化并转移至细胞核内,与 tax 结合,形成 NF-κB/tax/p300,持续激活 IL-2Rα,导致细胞增殖异常。

2.tax 具有转录抑制作用:tax 与 p300 结合,形成 tax/p300,抑制 p53 的转录活性;tax/p300 还能抑制 DNA 聚合酶 β 活性,影响其修复 DNA 损伤的功能。

3.tax 能够抑制 Rb、hDLG、APC、p53 等肿瘤抑制因子的活性。

4.tax 其他作用:抑制凋亡、促使细胞周期由 G_1 或 G_2 期转入 M 期、促进基因突变等。

tax 通过上述机制,调控细胞的增殖、凋亡以及基因突变,导致受感染细胞的恶性转化及单克隆增殖,在 ATL 的发生中发挥重要作用。

亦有研究发现,tax 并不是维持 ATL 细胞表型必需因子。如 HTLV-1 病毒在 ATL 患者体内的表达水平很低,部分患者体内存在 tax 编码区的终止突变。最新研究发现,HTLV-1 bZIP(HBZ)因子(从 3'-LTR 端以反义转录形式编码的蛋白)能促进 ATL 细胞增殖,在 HTLV-1 感染后诱导及维持 ATL 肿瘤状态中发挥重要作用。

【流行病学】

本病由日本学者高月清于 1976 年首先提出,在世界范围内呈区域性流行,主要分布在日本西南部、中美洲、南美洲、加勒比海地区和中部非洲地区。在加勒比海及北美地区,患者平均患病年龄为 50 岁,而在日本为 57 岁。我国 ATL 患者及 HTLV-I 抗体阳性者的出生地或居住地绝大多数分布在沿海地区,在福建东部沿海市县有 HTLV-I 的小流行区。据估计,全世界大约有 2 千万 HTLV-I 感染者,其中 90% 为无症状病毒携带者。在 HTLV-I 感染者中只有 2.6%~4.5% 会发展为 ATL。HTLV-I 主要通过三种途径传播:①母亲通过胎盘或哺乳传播给婴儿;②血液制品传播;③性接触传播。

【临床表现及分型】

(一)临床表现

本病以中老年人常见,在日本男性发病率高于女性。常见临床表现为肝、脾、淋巴结肿大、皮肤病变及全身症状。大约 40% 患者有皮肤病变,包括非特异性斑丘疹、结节、红斑以及散在的瘤性结节等,32%~50% 患者会出现高钙血症及相关症状,如虚弱乏力、困倦嗜睡、烦渴、多尿等。约半数患者有溶骨性损害。其他非特异性全身表现包括发热、软组织肿块、乏力、背痛、精神状态改变、呼吸困难、咳嗽、腹痛、腹胀、盗汗及体重减轻等。由于患者存在免疫缺陷,真菌、卡氏肺囊虫及巨细胞病毒感染较多见。

各型的主要临床表现如下:

1.急性型　最常见的临床类型,全身症状明显。主要是肝脾淋巴结肿大、皮肤病变,常有高钙血症。可伴多个系统脏器累及,如肺部受累可出现咳嗽、呼吸困难,脑膜受累出现颈项强直或昏迷。

2.慢性型　皮肤浸润多见,可轻度肝脾淋巴结肿大、肺部病变,无高钙血症,无中枢神经系统、骨、胃肠道浸润,无腹水及胸腔积液。

3.淋巴瘤型　主要表现为组织学证实的淋巴结病变,可出现轻度肝脾肿大、皮肤病变,外周血无白血病细胞浸润。

4.隐袭型　皮肤损害为其特征,可表现为红斑、丘疹、结节,可有肺浸润,无肝脾淋巴结肿大,无高钙血症,无中枢神经系统、骨、胃肠浸润。

(二)临床分型

日本淋巴瘤研究组将本病分为 4 型:

1.隐袭型

(1)外周血淋巴细胞 $<4.0\times10^9/L$,异常 T 淋巴细胞 $>5\%$。若异常淋巴细胞 $<5\%$,则需有组织学证实的皮肤及肺部病变。

(2)无肝脾、淋巴结肿大,无中枢神经系统、骨、胃肠浸润,无胸腹水,可有皮肤或肺部病变。

(3)无高钙血症,乳酸脱氢酶(LDH) $\leqslant1.5$ 倍正常值。

2.慢性型

(1)外周血淋巴细胞 $\geqslant4.0\times10^9/L$,T 淋巴细胞 $>3.5\times10^9/L$(包括异常 T 淋巴细胞),异常 T 淋巴细胞 $>5\%$。

(2)可有淋巴结肿大、肝脾肿大、皮肤及肺部病变。无中枢神经系统、骨、胃肠浸润,无胸腹水。

(3)无高钙血症,LDH≤2倍正常值。

3.淋巴瘤型

(1)外周血淋巴细胞<4.0×10⁹/L,异常 T 淋巴细胞<1%。

(2)淋巴结组织学证明为淋巴结病变。

(3)无白血病细胞浸润。

4.急性型

(1)不能诊断为隐袭型、慢性型及淋巴瘤型者。

(2)有白血病细胞浸润。

(3)表现为肿瘤病变,如淋巴结病变、结外病变。

【实验室检查】

1.血象　慢性型和急性型 ATL 患者白细胞升高,可超过 $100×10^9/L$,可有轻至中度贫血,血小板减少少见。淋巴细胞比例占 10%~90%,ATL 细胞呈多形性,典型 ATL 细胞胞质很少,嗜碱,无颗粒,核分叶或有深切迹。核染色质均匀致密,有小核仁或无核仁。

2.骨髓象　骨髓穿刺或活检可见部分患者骨髓有 ATL 细胞弥漫性或片状浸润。累及骨髓是 ATL 独立不良预后因素。

3.影像学或内镜检查　需对颈部、胸部、腹部及盆腔进行 CT 扫描。CT 检查除发现淋巴结及结外 ATL 病变,还可以检测到一些复杂的机会性感染征象,如肺炎、脓肿形成、肠道类圆线虫病或巨细胞病毒感染等。在进展性 ATL 中常有上消化道的累及,故应考虑上消化道内镜及活检检查。

4.组织活检　当外周血常规检查不能够确诊 ATL,或隐袭型 ATL 的观察阶段出现新的可疑病变时,应对可疑病变组织进行活检。这些组织包括:淋巴结、肝、脾、肺、上消化道、骨髓及中枢神经系统等。活检组织应行组织病理学和分子学分析,包括 southern blotting 方法检测 HTLV-I 前病毒在细胞基因组中的插入。

5.血清生化检查　血清 LDH 水平反应机体的肿瘤负荷,可作为 ATL 的肿瘤标记物。另外 IL-2R 可溶性 α 链在所有 HTLV-I 携带者及 ATL 患者中表达升高,有学者认为其准确性高于 LDH,但在目前的临床工作中,一般只检测 LDH 水平。部分患者可能出现尿素氮升高,白蛋白降低,且与不良预后相关。

6.免疫表型　大部分患者 ATL 细胞为表达 CD2、CD5、CD25、CD45RO、CD29、HLA-DR、TCR-αβ 的 $CD4^+$ T 淋巴细胞,CD3 表达减弱,CD7 表达缺如。ATL 细胞的免疫表型分析至少包括 CD3、CD4、CD7、CD8 和 CD25。

7.HTLV-I 分子生物学检测　在 WHO 分类中,所有 ATL 患者都应该有 HTLV-I 前病毒 DNA 的单克隆性整合。因此在可能的条件下应行 southern blotting 或聚合酶链反应检测 HTLV-I 前病毒在细胞基因组中的插入。

8.宿主基因组的分子生物学检测　在大约 50% ATL 患者中存在肿瘤抑制基因的突变或缺失,如 $p15^{INK4B}/p16^{INK4A}$。这些突变或缺失与 ATL 亚型及预后相关。

9.细胞遗传学　细胞遗传学异常在急性型及淋巴瘤型患者中更多见,淋巴瘤型常见＋1q、

+2p、+4q、+7p、+7q 和-10p、-13q、-16q、-18p 等,急性型常见+3、+3p。但尚未发现标志性染色体异常。

【诊断标准】

(一)国内诊断标准(1984 年全国部分省市 ATL 协作会议)

1.白血病的临床表现　①发病于成年人;②有浅表淋巴结肿大,无纵隔或胸腺肿瘤。

2.实验室检查　外周血白细胞常增高,多形核淋巴细胞(花瓣细胞)占 10%以上;属 T 细胞型,有成熟 T 细胞表面标志;血清抗 HTLV-I 抗体阳性。

(二)schimoyama 诊断标准

1.组织学或细胞学证实为淋巴系恶性疾病,并且伴 T 细胞表面抗原(CD2$^+$、CD3$^+$、CD4$^+$)。

2.除淋巴瘤型 ATL 外,外周血应有异常 T 淋巴细胞,包括典型的"花瓣"细胞及在慢性型及隐袭型 ATL 中典型的有深切迹或分叶核小而成熟的 T 淋巴细胞。

3.抗 HTLV-I 抗体阳性。

4.能够证实有 HTLV-I 前病毒 DNA 的单克隆性整合。

国际上还有高月清及 WHO 分型及诊断标准,内容与 schimoyama 分型及诊断标准相似。各亚型诊断标准同分型标准。

【鉴别诊断】

此病与皮肤 T 细胞淋巴瘤、周围 T 细胞淋巴瘤、大颗粒淋巴细胞白血病有相似临床表现,应注意鉴别。ATL 细胞有特异性形态特征,预后差。确诊有赖于 HTLV-I 抗体阳性和(或)southern blotting 检测到 HTLV-I 前病毒在细胞基因组中的插入。

【治疗】

(一)治疗原则

本病治疗困难,多依据临床分型不同而决定治疗策略。对隐袭型和部分预后较好的慢性型 ATL,可暂观察。对其他类型 ATL 可采用联合化疗、抗病毒治疗或造血干细胞移植。2009 年关于 ATL 治疗策略的国际专家共识建议下列治疗原则:

1.隐袭型或预后良好的慢性型 ATL

考虑入组前瞻性临床试验;

有症状患者(如皮肤损害,机会性感染等)考虑 ATZ/IFN-α 或观察;

无症状患者:观察。

2.预后不良的慢性型或急性 ATL

建议入组前瞻性临床试验;

不能进入临床试验者,检查相关预后因素:

预后良好:考虑化疗或 ATZ/IFN-α;

预后不良:考虑化疗后给予清髓或非清髓性同种异基因造血干细胞移植;

对初始化疗或 ATZ/IFN-α 反应不佳:考虑清髓或非清髓性同种异基因造血干细胞移植。

3.淋巴瘤型 ATL

建议入组前瞻性临床试验；

不能进入临床试验者,考虑化疗；

检查相关预后因素及对化疗的反应：

预后良好并对化疗反应好:考虑化疗；

预后不良或对化疗反应不佳:考虑清髓或非清髓性同种异基因造血干细胞移植。

4.一线临床试验选择

试验前期同种异基因造血干细胞移植；

试验有希望的靶向治疗:维 A 酸＋IFN-α,硼替佐米＋化疗,抗血管生成治疗；

考虑关于 IFN 和 AZT 的全球性二期临床试验。

5.复发或进展性 ATL 的临床试验选择

试验有希望的靶向治疗,包括:维 A 酸＋IFN-α,硼替佐米,嘌呤核苷酸磷酸化酶抑制剂,组蛋白去乙酰化酶抑制剂,单克隆抗体,抗血管生成治疗,survivin、β-catenin、syk、lyn 抑制剂等；

在可能的情况下试验清髓或非清髓性同种异基因造血干细胞移植。

(二)治疗方法

1.化疗 常用联合化疗方案有 CHOP 或 CHOP-like 等,但疗效均不佳,且缓解时间均很短。一旦复发,肿瘤细胞对大多数抗癌药物产生耐药性。最近一项大规模临床研究证实,VCAP-AMP-VECP 方案(VCAP:长春新碱,环磷酰胺,阿霉素,泼尼松；AMP:阿霉素,雷莫司汀,泼尼松；VECP:长春地辛,依托泊苷,卡铂,泼尼松)治疗急性型、淋巴瘤型及预后不良的慢性型 ATL,取得 24％的 3 年总生存率,但中位生存时间只有 13 个月。

2.抗病毒治疗 一项国际研究显示,齐多夫定(AZT)联合干扰素 α(IFN-α)治疗 ATL 取得 46％的 5 年总生存率,中位生存时间为 24 个月。对急性型、慢性型及隐袭型 ATL,AZT＋IFN-α 均取得良好效果,因此有专家将其作为 ATL 治疗的金标准。但也有专家持不同意见,目前尚无定论。

3.同种异基因造血干细胞移植 包括清髓性和非清髓性同种异基因造血干细胞移植,适合年轻的进展性 ATL 患者。一项回顾性研究显示,同种异基因造血干细胞移植取得 33％的 3 年总生存率,其中不利因素包括男性、50 岁以上、未达到完全缓解和利用不相合的脐带血干细胞移植。

4.靶向治疗 研究显示,维 A 酸联合 IFN-α 能够逆转 NF-κB 的激活,促使 tax 蛋白降解,从而增加 ATL 细胞的凋亡及细胞周期阻滞,是应用前景较好的靶向治疗。其他正处于临床研究的靶向治疗包括:硼替佐米＋化疗,抗血管生成治疗,嘌呤核苷酸磷酸化酶抑制剂,组蛋白去乙酰化酶抑制剂,tac 单抗,针对 T 淋巴细胞标记的单克隆抗体,survivin、β-catcnin、syk、lyn 抑制剂等。

(三)治疗反应标准

1.完全缓解(CR) 所有疾病征象消失,包括临床表现、影像学及内镜检查等;淋巴细胞计数(包括花瓣细胞)<$4.0×10^9$/L,外周血中异常淋巴细胞<5%。持续 4 周以上。

2.未确定的完全缓解(CRu)　淋巴结或结外病变的最大直径降低 75%以上;淋巴细胞计数(包括花瓣淋巴细胞)<$4.0×10^9$/L,外周血中异常淋巴细胞<5%。持续 4 周以上。

3.部分缓解(PR)　病变的最大直径降低 50%以上,和(或)外周血异常淋巴细胞减少 50%以上。持续 4 周以上。

4.疾病稳定(SD)　未取得 CR/PR 且无疾病进展。持续 4 周以上。

5.疾病进展(PD)　出现新的病变或每个病变的直径增加 50%以上,外周血中花瓣细胞增加 50%以上,淋巴细胞计数(包括花瓣细胞)>$4.0×10^9$/L。

【预后】

本病预后极差,急性型中位生存时间仅 4~6 个月,淋巴瘤型 9~10 个月,慢性型大约 17 到 24 个月,侵袭型 35 个月到 5 年。预后不良因素包括体力状况差、高 LDH 值、年龄在 40 岁以上、3 个以上受损部位、高钙血症。其他因素包括 Ki-67 表达、p53 及 $p15^{INK4B}$/$p16^{INK4A}$ 改变、IRF-4 过表达、骨髓受累等。

(王凤杰)

第四节　急性混合细胞白血病

急性混合细胞白血病(MAL)又称急性杂合性白血病(HAL),是一种髓细胞系和淋巴细胞系共同受累且达到一定积分的急性白血病。该病与髓系抗原表达的急性淋巴细胞白血病(MY+ALL)和淋系抗原表达的急性髓系白血病(LY+AML)不同,是一种少见的具有独特临床及生物学特征的急性白血病。随着免疫标记及遗传学技术的不断发展,其发病率有增高趋势,占急性白血病的 3%~20%。本病临床可见程度不等的贫血、感染、出血及浸润表现,治疗疗效差、预后不佳。

【病因】

人类白血病的确切病因至今未明。许多因素可能和白血病发生有关。病毒可能是主要因素,此外尚有电离辐射、化学毒物或药物遗传因素等。

1.病毒　已证实鸡、小鼠、猫、牛和长臂猿等动物的自发性白血病组织中可分离出白血病病毒,为一种反转录病毒,在电镜下大多呈 C 型。人类白血病的病毒病因研究已有数十年历史,但至今只有成人 T 细胞白血病肯定是由病毒引起的,1976 年日本高月清首先报道成人 T 细胞白血病或淋巴瘤(ATL),以后的流行病学调查发现在日本西南部、加勒比海区域及中部非洲为高发流行区。1980 年在 ATL 细胞系中发现 ATL 相关抗原并在电镜下发现了病毒颗粒。美国 Gallo 和日本的日昭赖夫分别从患者培养细胞株中分离出 C 形反转录 RNA 病毒,分别命名为 HTLV-I 和 ATLV,以后证实二者是一致的,这是对人类白血病病毒病因研究的重大贡献。ATL 高发区也是 HTLV-I 感染的高发区。HTLV-I 具有传染性可通过乳汁母婴传播,通过性交和输血传播。其他病毒如 HTLV-Ⅱ和毛细胞白血病,EB 病毒和 ALL-L3 亚型的关系尚未完全肯定,其他类型白血病尚无法证实其病毒病因,并不具有传染性。

2.电离辐射　电离辐射有致白血病作用。其作用与放射剂量大小和照射部位有关,一次大剂量或多次小剂量照射均有致白血病作用,全身照射特别是骨髓受到照射,可致骨髓抑制和免疫抑制,照射后数月仍可观察到染色体的断裂和畸变。1945 年日本广岛和长崎遭原子弹袭击后幸存者中发生白血病数较未辐射地区高 30 倍和 17 倍。放射治疗强直性脊柱炎和 32P 治疗真性红细胞增多症,白血病发生率均较对照组为高。据我国 1950～1980 年调查,临床 X 线工作者白血病发病率 9.61/10 万(标化率 9.67/10 万),而其他医务人员为 2.74/10 万(标化率 2.77/10 万),放射可诱发急性非淋巴细胞白血病(ANLL)、急性淋巴细胞白血病(ALL)和慢性粒细胞白血病(CML),并且发病前常有一段骨髓抑制期,其潜伏期为 2～16 年。诊断性照射是否会致白血病尚无确切的根据,但孕妇胎内照射可增加出生后婴儿发生白血病的危险性。

3.化学物质　苯致白血病作用比较肯定,苯致急性白血病以急粒和红白血病为主。苯致慢性白血病主要为 CML。烷化剂和细胞毒药物可致继发性白血病也较肯定,多数继发性白血病是发生在原有淋巴系统恶性肿瘤和易产生免疫缺陷的恶性肿瘤经长期烷化剂治疗后发生,发病间隔 2～8 年,化疗引起的继发性白血病以 ANLL 为主,且发病前常有一个全血细胞减少期。多年来国内陆续报道乙双吗啉致继发性白血病例,该药用于治疗银屑病是一种极强的致染色体畸变物质,服乙双吗啉后 1～7 年发生白血病。

4.遗传因素　某些白血病发病与遗传因素有关。单卵双胎如一人患白血病另一人患白血病的机会为 20%。家族性白血病占白血病例总数 0.7%,偶见先天性白血病。某些遗传性疾病常伴较高的白血病发病率包括 Down、Bloom、Klinefelter、Fanconi 和 Wiskott-Aldrich 综合征等,如 Down 综合征急性白血病发生率比一般人群高 20 倍。上述多数遗传性疾患具有染色体畸变和断裂,但绝大多数白血病不是遗传性疾病。

【发病机制】

研究资料表明,MAL 与 AML 或 ALL 发病机制不同之处在于:①系早期造血细胞恶性变所致,因本病患者造血干、祖细胞标志性抗原 CD34 高表达;部分患者因髓性白血病细胞存在 TdT,一种来源于 B、T 和白血病淋巴细胞的核苷酶,表明患者可能存在含早期分化相关抗原的多能干细胞受累;②因某些内在或外在因素导致细胞分化异常而发生髓系或淋系系列转化。

【临床表现】

本病各年龄组均可发病,具有贫血、出血、感染及浸润等白血病常见临床特征,但与 AML 或 ALL 相比,以下表现更为突出:①发病时白细胞增高者较多,高白细胞综合征较易见;②髓外浸润表现明显,如睾丸、中枢神经系统受累,肝、脾淋巴结肿大者较多见;③多种标准治疗方案无效,复发率高,疗效差。

常见临床表现:

1.感染、发热是常见的并发症:可以出现肺部感染、皮肤黏膜感染等。

2.并发中枢神经系统白血病:表现为颅内压增高、颅内出血、脑实质受压及脑神经麻痹。

3.并发睾丸白血病:可表现为无痛性肿大、局部变硬、可呈结节状、阴囊皮肤色泽改变等。

4.此类型白血病白细胞增高者多,易合并高细胞综合征。

【诊断】

1.诊断标准　1987 年 Gale 和 Ben-Bassat 提出了 MAL 诊断标准主要是使用细胞化学形态学(Auer's 小体)、免疫学及免疫球蛋白重链基因重排和 T 细胞受体基因重排等技术。近来国内外均采用白血病免疫学特征欧洲协作组(EGIL)1994 年制定的 MAL 诊断标准,诊断双表型必须有一个细胞同时表达髓系及淋系标志。需指出的是,仅异常表达个别次要非本系列相关抗原者不能诊断 MAL 而应诊断为伴有淋巴细胞系相关抗原阳性的急性髓系白血病(Ly＋AML)或伴髓系相关抗原阳性的急性淋巴细胞白血病(MY＋ALL)。EGIL 积分系统。分型 2 分、1 分和 0.5 分。目前比较肯定是:B 系 CD79a、cyIGM、cyCD22 CD19、CD10、CD20 TdT、CD24;T 系 CD3、TCRα/β、TCRγ CD2、CD5、CD8、CD10 TdT、CD1a;髓系 MPO CD13、CD33、CD14、CD15、CD117。积分系统的系属最低积分为 2 分。

2.分型　MAL 分类尚未统一,目前可根据受累细胞来源与免疫表达不同分为 4 种不同类型:

(1)双表型:白血病细胞较均一,患者白血病细胞同时表达髓细胞系和淋巴细胞系特征,即单个白血病细胞同时表达髓和淋巴细胞系,组织化学及免疫标记特征,且细胞计数≥10％。

(2)双克隆型亦称双细胞系型:白血病细胞具有不均一性。其中一部分白血病细胞表达髓系特征,另一部分则表达淋系特征。二类细胞分别来源于各自多能干细胞。需限定只有当二类细胞并存,或在半年内相继发生,方属此型。

(3)双系列型:与双克隆型类似,但这两类细胞来源于同一多能干细胞。

(4)系列转变型:指白血病细胞由一种表现型转变为另一表现型(病程多在半年以上发生转变),白血病化疗可能是导致系列转化(如淋系→髓系,或髓系→淋系)最重要因素之一。

3.实验室检查

(1)外周血:血红蛋白下降明显,多为中度至重度,白细胞增高者(WBC＞10×10⁹/L)较多见,多数患者发病时可见血小板减少。血涂片可见白血病细胞较均一,类似于 AML 或 ALL 原始和幼稚细胞形态特征;白血病细胞亦可不均一,即外周血视野分别存在粒细胞样和淋巴细胞样原始及幼稚细胞。

(2)骨髓象及化学染色特征:根据形态学及细胞化学染色常将本病诊断为 AML 或 ALL。文献曾报道 18 例 HAL 患者根据 FAB 分型标准,其中 9 例诊断为 AML(M_1 1 例;M_2 4 例;M_4 1 例;M_5 3 例),另 9 例则诊断为 ALL(L_1 3 例和 L_2 6 例)。骨髓细胞形态学发现白血病细胞可为均一性或不均一性,呈现髓系和(或)淋系特征,部分病例可见 Auer 小体。国内曾报道 5 例 HAL 患者,其化学染色特征为:4 例 POX 阳性,1 例阴性,5 例 PAS 均有不同程度阳性,4 例 NAS-D-AE 阳性,加 NaF 后 1 例被抑制,该 4 例同时查 NAS-D-CE,仅 1 例阳性。

(3)细胞免疫标记:可采用免疫组化和流式细胞仪检测。流式细胞术已广泛应用于临床以检测 HAL 的免疫标记如 T 淋巴细胞以 CD3 最为特异,特别是胞质 CyCD3 先于膜表达(MCD3);CyCD22 现认为是 B-ALL 最敏感的标志,在 AML 均未见 CyCD22 表达。近来有研究发现 CD20 是 B-ALL 较可靠的表达之一,而抗 MPO 则是髓系最可靠的标志之一。此外 CD13 和 CD33 也是粒细胞系一线诊断标志。

(4)细胞遗传学:本病细胞遗传学变化较为复杂,较常出现的染色体改变有:t(9;22)、-5/5q-,inv(16)11q23、t(8;21)等。Cuneo 等回顾性分析 HAL 染色体变异资料发现 t(15;17)、inv(16)及-5/5q-和/或-7/7g-常见于含 T 淋巴细胞特征的 AML,t(8;21)(q22;q22)、t(q;22)及 11q23 重排多见于含 B 淋巴细胞特征的 AML,而 t(9;22)、t11q23 和 14q32(无免疫球蛋白重链基因重排)则见于含髓系标志的 ALL。

(5)其他:根据临床表现、症状体征选择胸片、CT、MRI、B 超、心电图等检查。

【治疗】

1.加强支持疗法　输注浓缩红细胞、输注机采血小板和应用细胞因子及抗感染等。

2.VCAAP 方案诱导治疗　长春新碱(VCR)1.5～2mg/d,化疗第 1、8、15、22 天;环磷酰胺(CTX)600～800mg/m²,化疗第 1、15 天;阿霉素(ADR)15～20mg/m²,第 1、8、15、22 天;阿糖胞苷 100mg/m²,第 8～14 天;泼尼松 1mg/(kg·d),第 1～28 天。

3.DA 方案　柔红霉素(DNR)40mg/m²,化疗第 1～3 天;阿糖胞苷 100～150mg/(m²·d),化疗第 1～7 天。

4.采用难治和复发的 AL 的治疗方案　Flag 方案。氟达拉宾 30mg/m²·d,化疗第 1～5 天;阿糖胞苷 2～3g/(m²·d),化疗第 1～5 天。

5.骨髓移植或外周血造血干细胞移植　由于该类型预后差,一旦获得缓解,应及早行异基因造血干细胞移植。

【预后】

MAL 预后不佳可能与免疫标记有一定的关系,资料表明伴低分化细胞相关抗原 CD34、HCL 或 CD7 表达者对治疗反应差,含 CD4+ 患者预后亦较差,同时 CD14+ 和 CD7+ 同时出现者预后更差,研究表明,HCL 染色体对预后有较大的影响。如有 Ph 染色体,11q23 重排及+13 者,均预后不良。而 t(4;11)则被认为与白血病细胞,脾大及预后不良有关。

(王凤杰)

第五节　浆细胞白血病

浆细胞白血病(PCL)是由浆细胞恶性增生引起的恶性疾病,是一种罕见的白血病类型。于 1904 年首次被报道。一般认为本病是多发性骨髓瘤(MM)的一个变异型,以外周血出现大量原始、幼稚浆细胞为特征。该病占多发性骨髓瘤的 1%～2%。但如果每 1 例晚期 MM 进行仔细的血涂片检查,PCL 的发生率超过 10%。如进行外周血免疫表型检测,可从不同疾病阶段的 MM 患者检出浆细胞。一组 254 例 MM 用流式细胞仪检测,即有 80% 的患者检出浆细胞,浆细胞占外周血单个核细胞的中位数为 6%。MM 进展为 PCL,可能由于骨髓瘤细胞广泛浸润骨髓,破坏了骨髓屏障,从而进入循环所致。

浆细胞白血病分为两类:

1.原发性浆细胞白血病(PPCL)　发生于无骨髓瘤病史的患者。起病时外周血浆细胞即高于 20%，或外周血浆细胞绝对计数大于 $2.0 \times 10^9/L$，并且存在形态异常。PPCL 极为少见，属罕见类型的 AL，我国某医院 40 余年仅诊断 2 例。

2.继发性浆细胞白血病(SPCL)　多数由多发性骨髓瘤发展而来，少数由 Waldenstrom 巨球蛋白血症、恶性淋巴瘤、慢性淋巴细胞白血病或淀粉样变性等转化而来。Vela-Ojeda 等报道 1990—2000 年诊断多发性骨髓瘤 540 例，其中 24 例(4.4%)为浆细胞白血病。我国某医院报道 218 例多发性骨髓瘤，其中 8 例(3.7%)发展为继发性浆细胞白血病。继发于浆细胞骨髓瘤的 SPCL 为浆细胞骨髓瘤的一种终末期表现。

【临床表现】

原发性浆细胞白血病起病类似急性白血病，外周血浆细胞比例超过 20%，骨髓中浆细胞明显增生，有形态学异常。其发病年龄较轻，中位年龄 45~48 岁(18~70 岁)，40 岁以下的患者约占 20%~35%。该病起病急，症状明显，确诊前平均病程 2 个月，很少超过半年。其侵袭性强，常出现发热、出血、贫血、骨痛、肝脾和淋巴结、软组织浸润、肾功能不全等，与急性白血病相似。淋巴结肿大、肝脾肿大较继发性浆细胞白血病和骨髓瘤多见，骨骼损害发生率较骨髓瘤低(文献报道为 31.7%，骨髓瘤达 73.7%)。

继发性浆细胞白血病从多发性骨髓瘤发展而来，约 2%~4% 的骨髓瘤患者可进展为本病。当病程中外周血浆细胞比例大于 20% 时即可诊断。临床与骨髓瘤基本相似，常为较重的终末期表现，包括严重贫血、反复感染、骨痛、出血倾向及慢性肾功能不全等引起的症候，部分患者肝、脾明显肿大。

【实验室检查】

1.血象　几乎 100% 的患者出现贫血，血红蛋白常低于 90g/L，血小板数低于 $100 \times 10^9/L$，白细胞数常增多，多为 $(20~100) \times 10^9/L$，分类浆细胞比例为 20%~100%。SPCL 者全血细胞减少多见。

2.骨髓象　骨髓增生多活跃或明显活跃以上，为弥漫性浆细胞浸润，以原浆细胞、幼浆细胞为主。细胞化学染色提示糖原染色、酸性磷酸酶染色阳性。

3.单克隆蛋白　可见高球蛋白血症，血清球蛋白常高达 30~50g/L 或更高，血清中常出现单克隆的免疫球蛋白重链和轻链，50% 以上为 IgG 型，15% 左右为 IgA 型，而 IgD、IgE 型罕见。80% 的患者出现本周氏蛋白尿，24 小时尿蛋白常大于 2.5g。原发性者无 M 蛋白或 M 蛋白成分水平有限。

4.免疫表型与染色体　表现为晚期 B 细胞或浆细胞的特征，即胞质 Ig、CD38、PCA-1 强阳性，膜表面 Ig、HLA-DR、CD19、CD20 常呈阴性。CD56 阴性或弱表达是浆细胞白血病的特征性改变。免疫组化 Bcl-2、bcl-x(L) 及 PRADl/cyclinDl 高表达。可出现多种染色体改变，如 1 号染色体缺失、t(11;14)、14q＋等。

5.影像学检查　SPCL 者大多有骨质普遍疏松，伴溶骨性损害及病理性骨折，以颅骨、肋骨、脊柱椎体及骨盆等扁骨多见。PPCL 者通常无骨质异常。

6.其他　约 75% 的患者尿素氮和肌酐增高，约 40% 的患者出现高钙血症。原发性浆细胞白血病患者常常肿瘤负荷较高，血小板减低、低二倍体浆细胞增多、血清 LDH 水平增高及髓外浸润等也较为常见。

【诊断与鉴别诊断】

根据临床表现与实验室检查,一般不难诊断。

(一)诊断

1.国内诊断标准

(1)临床上呈现白血病的临床表现或多发性骨髓瘤的表现。

(2)外周血白细胞分类中浆细胞>20%,或绝对值≥2.0×10⁹/L。

(3)骨髓中浆细胞明显增生,原始及幼稚浆细胞明显增多,伴形态异常。

2.WHO诊断标准

(1)临床上有类似多发性骨髓瘤的临床表现,但是溶骨性破坏和骨骼疼痛较少见,而淋巴结和脏器肿大多见,肾功能衰竭常见。

(2)外周血白细胞分类中浆细胞>20%,或绝对值>2.0×10⁹/L。

(3)根据临床上有无浆细胞骨髓瘤病史,分为原发性与继发性两类。

1)原发性浆细胞白血病(PPCL):发生于无浆细胞骨髓瘤病史的患者。起病时外周血浆细胞即>20%,或外周血浆细胞绝对值>2.0×10⁹/L,且有形态学异常。临床表现与急性白血病相似。

2)继发性浆细胞白血病(SPCL):大多数继发于浆细胞骨髓瘤,少数继发于 Waldenstrom巨球蛋白血症、淋巴瘤、慢性淋巴细胞白血病和淀粉样变。继发于浆细胞骨髓瘤的 SPCL 为浆细胞骨髓瘤的一种终末期表现。

(二)鉴别诊断

1.反应性浆细胞增多症(RP)　反应性浆细胞增多症均有原发病,包括各种严重感染(结核病最多见)、肿瘤、风湿性疾病、慢性肝病等。其外周血中很少出现浆细胞,主要存在于骨髓中,且数量大多小于有核细胞的 10%,绝大多数<20%,同时形态属正常浆细胞。反应性浆细胞增多症随原发病缓解而消失。

2.慢性淋巴细胞白血病　本病外周血白细胞>10×10⁹/L,淋巴细胞比例≥50%,形态以成熟淋巴细胞为主;骨髓增生明显活跃,淋巴细胞≥40%,以成熟淋巴细胞为主。细胞免疫表型特点:①B 细胞型:sIg 弱阳性,呈 κ 或 λ 单克隆轻链型;CD5⁺、CD19⁺、CD20⁺;CD10⁻、CD22⁻。②T 细胞型:CD2⁺、CD3⁺、CD8(或 CD4)⁺、CD5⁻。

3.毛细胞白血病　本病多具有典型多毛细胞的形态学特征,即大小不一,直径约 10～15μm,胞质中等量,瑞氏染色呈天蓝色,周边不规则,呈锯齿状或伪足突起,有时为细长毛发状。细胞核呈椭圆,可有凹陷,偶见核仁。透射电镜下,在胞质内可见核糖体-板层复合物(RLC)。细胞化学染色:酸性磷酸酶(ACP)阳性,不被酒石酸抑制(TRAP);糖原(PAS)阳性。免疫表型:sIg(M⁺ᐟ⁻,D,G 或 A)阳性,B 细胞相关抗原(CD19,CD20,CD22,CD79a)阳性,CD11c 强阳性,CD25 强阳性,CD103 阳性,CD5⁻,CD10⁻。骨髓病理呈弥漫性或间质性浸润。核小,间隙大,网状纤维增多,免疫组化 CD103⁺ Annexin A1⁺。

而浆细胞白血病中外周血及骨髓以浆细胞增多为主,继发性者多有多发性骨髓瘤病史。

免疫分型表现为晚期 B 细胞或浆细胞的特征,即胞质 Ig、CD38、PCA-1 强阳性,膜表面 Ig、HLA-DR、CD19、CD20 常阴性,CD56 阴性或弱表达。根据上述特点不难鉴别。

【治疗】

总的来讲,浆细胞白血病的治疗困难,继发性浆细胞白血病的治疗效果尤差,目前尚无浆细胞白血病的标准治疗方案或最佳化疗方案。原发性浆细胞白血病患者可能对传统的骨髓瘤治疗包括单一烷化剂的反应较好,一般治疗的有效率为 37%～47%,中位生存期 7～12 个月。文献报道单一烷化剂治疗的总有效率为 50%,但是反应很短暂,完全缓解少见。联合化疗的疗效较单一治疗好,但是从治疗到疾病进展或死亡的中位时间没有明显改善;也有使用大剂量美法仑和自体造血干细胞移植治疗者,持续缓解可达 30 个月。还有使用 MP 方案治疗获得长期生存的报道。

对于原发性浆细胞白血病,可以试用治疗多发性骨髓瘤的 M2 方案或 VAD 方案,若效果不佳,再换用治疗急性白血病的联合化疗方案如柔红霉素、阿糖胞苷、泼尼松联合化疗方案,或长春新碱、环磷酰胺、柔红霉素、泼尼松联合化疗方案。而对于继发性浆细胞白血病,因大多数已接受过治疗多发性骨髓瘤的联合化疗,且出现耐药或复发而发展为继发性浆细胞白血病,因此采用治疗多发性骨髓瘤的化疗方案往往不能奏效,故多应用治疗急性白血病的化疗方案。

Vela-Ojeda 等报道 24 例浆细胞白血病均为原发性浆细胞白血病,其中 4 例用 VMCPA 方案(长春新碱、美法仑、环磷酰胺、泼尼松、阿霉素)治疗,8 例用 M-80 方案(美法仑 $80mg/m^2$、地塞米松 $40mg/m^2$)治疗,12 例用 VAD 方案(长春新碱、阿霉素、地塞米松)治疗。结果显示 VMCPA 方案 4 例中 1 例有效,M-80 方案 8 例中 6 例有效,而 VAD 方案 12 例中无 1 例有效。M-80 方案的有呕吐、黏膜破溃、血小板严重减少导致的出血等较强的毒副作用,需要较强的支持治疗。Christou 等报道 2 例原发性浆细胞白血病,经改良 VAD 方案(长春新碱 2mg,第一天;脂质体阿霉素 $40mg/m^2$,第一天;地塞米松 40mg 口服,第 1～4 天,9～12 天,17～20 天)治疗,均获得血液学完全缓解,其中 1 例在获得缓解后 24 个月死于心脏病,另一例在获得缓解 7 个月后仍存活。

1999 年以后,新药不断问世,免疫调节剂如沙利度胺、雷诺度胺,和蛋白酶体抑制剂硼替佐米等逐渐应用于多发性骨髓瘤的治疗,提高了反应率和长期生存率。国外学者也将上述新药应用于浆细胞白血病的治疗中。Chaoui 报道采用上述新药治疗了 31 例浆细胞白血病,其中,硼替佐米为主方案治疗了 15 例初发患者和 9 例复发患者,总体反应率达 70%(17/24),包括 11 例 CR 和 VGPR 以上的患者(占 45%),PAD(硼替佐米、阿霉素和地塞米松)和 VTD(硼替佐米、沙利度胺和地塞米松)方案反应率最好;雷诺度胺治疗了 13 例主要是复发的患者,总体反应率达 53%,包括 2 例 CR 和 2 例 VGPR 以上的患者(占 30%);沙利度胺为主的方案治疗了 19 例患者,总体反应率达 52%(10/19),包括 2 例 CR 和 6 例 VGPR 以上的患者(占 31%)。该组患者的中位 PFS 是 8 个月(0～26 月),中位 OS15 个月(6～108 月),与之前报道的数据相比,新药方案明显改善了预后。Pietrantuono 报道了采用硼替佐米为主方案,包括 VD(硼替佐米、地塞米松)、VTD、PAD、MPV(美法仑、泼尼松、硼替佐米)一线治疗 15 例原发性浆细胞白血病,硼替佐米采用标准剂量,即 $1.3mg/m^2$,Dl,4,8,11,间隔 10 天行下一疗程。

可以评估疗效的 12 例患者,总体反应率达到 100％,包括 3 例 CR,5 例 VGPR,4 例 PR 患者;1 年的 PFS 是 50％,1 年的 OS 是 66.6％。也有学者报道采用雷诺度胺联合地塞米松一线治疗原发性浆细胞白血病。

化疗的强度是患者获得长期生存的一个重要相关因素。由于原发性浆细胞白血病患者年龄较轻,因此,在全身化疗的基础上,应及早考虑行移植治疗以提高缓解率及生存率。Drake 等总结了迄今为止最大样本量的原发性浆细胞白血病自体造血干细胞移植的结果,即 1980—2006 年欧洲骨髓移植组对 272 例原发性浆细胞白血病实施自体造血干细胞移植的疗效,结果显示,总体生存时间为 25.7 个月,比常规化疗效果提高,但是仍然远逊于同期接受自体造血干细胞移植的 20844 例骨髓瘤患者的总体生存时间 62.3 个月,分析表明生存率低的原因在于原发性浆细胞白血病移植后复发相关的死亡率较高以及移植后缓解持续时间较短。Mahindra 报道了 CIBMTR 的经验,从 1995 年至 2006 年 160 例原发性浆细胞白血病患者接受自体移植 107 例,异基因移植 52 例,同基因移植 1 例,中位随访 38 个月,异基因移植组存活 38％(20/52),自体移植组存活 64％(68/107);3 年 PFS,异基因移植组 20％,自体移植组 34％,3 年 OS,异基因移植组 39％,自体移植组 62％;3 年移植相关死亡率(TRM),异基因移植组 40％,自体移植组 5％。基于此,有学者认为自体造血干细胞移植是治疗原发性浆细胞白血病一种安全有效的方法。

总的来讲,浆细胞白血病预后不良,上述报道治疗有效的病例几乎都是原发性浆细胞白血病。继发性浆细胞白血病是多发性骨髓瘤的终末期,通常已接受过长期化疗,患者一般状态较差,骨髓功能降低,对各种化疗方案大都反应不佳,对强化疗耐受性差,患者存活期短,预后不良。

【预后】

1.继发性浆细胞白血病　预后差,中位生存期 1～2 个月。

2.原发性浆细胞白血病　中位生存期不超过 12 个月,研究发现影响预后的因素有二:

(1)对化疗的反应,若化疗有效,则存活期较长,若无反应,则存活期很短;

(2)染色体核型,原发性浆细胞白血病和多发性骨髓瘤相似,均有多种染色体异常和癌基因突变,其中亚二倍体核型和 13 号染色体单体或 13q⁻ 与预后不良有较为密切的关系。

(王凤杰)

第六节　肥大细胞白血病

一、概述

肥大细胞白血病(MCL)又称组织嗜碱细胞白血病,是一种临床少见的特殊类型白血病。本病发病率低,国内外病例报道少,MCL 是由于肥大细胞恶性增殖,引起全身多个脏器(如肝、脾等)广泛浸润并释放活性介质(如组胺、激肽),导致局部及全身症状,出现多脏器功能衰竭,临床治疗效果差。

二、发病机制

肥大细胞来源于髓系前体细胞,由 CD34$^+$ 前体细胞分化而来,肥大细胞生长与功能受到基质细胞来源的干细胞生长因子(SCF)调控,肥大细胞增生症(SM)及 MCL 时,肥大细胞可不依赖 SCF 而出现恶性增生,大量肥大细胞出现在外周血,并致多灶性肥大细胞浸润。与 SM 不同在于原发性 MCL 患者极少出现皮肤损害表现,而脏器损害严重,病情进展凶险。

三、临床表现

肝、脾、淋巴结肿大常见,可有溶骨性损害及骨痛,皮肤浸润可有皮肤瘙痒、潮红、色素沉着等麻疹,皮疹可为斑疹、丘疹或是结节状,局部可有大量肥大细胞浸润,皮肤划痕试验阳性。多发性皮肤损害是 SM 的主要表现之一,至 MCL 时,全身脏器浸润更为突出,多脏器功能衰竭常为死因。

肥大细胞释放组胺、透明质酸、肝素、激肽、前列腺素等会出现:

1.消化系统　恶心、呕吐、腹痛、消化道溃疡,严重时可出现呕血、黑便。

2.皮肤　潮红、荨麻疹、部分病例可有面部及四肢水肿。

3.呼吸及心血管　支气管痉挛、心悸,甚至休克;血压突然下降、心动过速等心血管表现,可有血管性头痛。

4.凝血异常引起出血倾向

四、实验室检查

(一)血象

不同程度贫血,为中-重度,为正细胞正色素性贫血,绝大多数患者可有血小板减少,白细胞数增高,并出现全血细胞减少。

(二)血液生化

血清类胰蛋白酶含量明显增高,转氨酶可升高,血清白蛋白下降;血清乳酸脱氢酶和碱性磷酸酶多升高;部分患者有低纤维蛋白原血症。

(三)骨髓象

骨髓多为干抽,MCL 常无骨髓纤维化和骨硬化症。骨髓活检可见大量肥大细胞,占有核细胞 50% 以上。幼稚型肥大细胞核质比例大,染色质清晰,可见明显核仁,可有两叶或多叶核。

(四)组织化学染色

肥大细胞对苏丹黑和闪光蓝染色呈阳性,萘酚-AS-D 氯乙酸酯酶、氨基癸酸酯酶染色亦为阳性。

（五）免疫表型

抗类胰蛋白酶抗体是 MCL 的标志,CD2＋多见于恶性肥大细胞疾病 c-kit/CD117 可见于部分 MCL 患者。

五、诊断与鉴别诊断

（一）诊断标准

1.除有白血病的临床表现外,还有肥大细胞增生症的表现:

（1）肝、脾、淋巴结肿大。

（2）肥大细胞释放组胺和其他物质引起的局部和全身变化。包括皮肤潮红,色素性荨麻疹,皮肤瘙痒等。

（3）发作性支气管痉挛,呼吸困难、心悸、低血压、休克等症状。

（4）肝素释放过多引起出血倾向。

2.外周血中有肥大细胞(组织嗜碱细胞)。

3.骨髓中肥大细胞明显增多,占有核细胞 50％以上。

4.尿内组胺增高。

5.骨髓干抽或有皮肤浸润时需作活检以确诊。

（二）鉴别诊断

1.嗜碱性粒细胞白血病

（1）10～15μm,较肥大细胞小。

（2）下眼睑内有细小颗粒,可呈多泡体或空泡体。

（3）组化染色:甲苯氨蓝及闪光蓝染色阳性,而肥大细胞苏丹黑和闪光蓝染色阳性。

2.系统性肥大细胞增生症(SM)　可有皮损,外周血多无肥大细胞浸润,骨髓中无异染性原始细胞,但可有类胰蛋白酶升高及肥大细胞 CD2/CD25 表达。

六、治疗及预后

糖皮质激素、烷化剂、抗组胺药治疗均应早期使用,蒽环类药物有短暂疗效。本病进展快,预后恶劣,病程多不到 1 年。

（王凤杰）

第七节　嗜酸粒细胞白血病

嗜酸粒细胞白血病(EL)是一种罕见的白血病,以外周血及骨髓异常嗜酸性粒细胞增多为特征,常累及心脏、肺及神经系统,并呈进行性贫血和血小板减少。

【流行病学】

本病罕见。

【病因】

少数病人可由特发性高嗜酸性粒细胞综合征转化演变而来,也可以是极少数急性淋巴细胞白血病或慢性髓细胞白血病的晚期表现。

发病机制未阐明,有报道患者造血细胞过度表达 Wilms 肿瘤基因,致细胞凋亡受抑。患者可有克隆性染色体异常,但无标志染色体。

【分类】

1.**原始细胞型**   除原嗜酸粒细胞外,原粒细胞也增多。

2.**幼稚细胞型**   主要为幼嗜酸粒细胞增多,也可伴有中性幼稚粒细胞增多。

3.**成熟细胞型**   仅为成熟的嗜酸粒细胞增多。

【临床表现】

1.一般白血病的表现:常有发热、消瘦、骨骼疼痛、肝、脾、淋巴结肿大。

2.突出表现有心、肺、中枢神经系统及皮肤浸润。

(1)37%的病例心肌有嗜酸性细胞浸润,30%有心脏小动脉栓塞、心肌纤维化、瘢痕形成、坏死、血栓形成而造成顽固性心力衰竭。心律失常,可出现奔马律及心包摩擦音,腹水,下肢水肿,若伴有贫血,心力衰竭更为明显。

(2)肺部浸润占 16%,可有咳嗽、呼吸困难等。

(3)中枢神经系统浸润占 20%～30%。患者可出现精神障碍、妄想、视物模糊、共济失调、偏瘫。若有血小板减少易发生颅内出血,迅速昏迷而死亡。

(4)皮肤浸润占 17%,表现为红斑、丘疹、皮肤结节。

【并发症】

顽固性心力衰竭、心律失常、肺浸润、中枢神经系统浸润等。

【辅助检查】

1.**血象**   常见贫血和血小板减少,白细胞数明显增高,可达$(50\sim200)\times10^9/L$,血涂片中嗜酸性粒细胞占 20%～90%,多数在 60% 以上,其中嗜酸性中幼粒及晚幼粒增多为主。原粒及早幼粒少见。

2.**骨髓象**   除原粒细胞比例增高外,嗜酸性粒细胞明显增多并有左移。根据细胞形态可分为三型。①原粒细胞型:血象和骨髓均有原粒细胞增多。②幼稚细胞型:除骨髓幼稚嗜酸性粒细胞明显增多外,外周血中亦可见到此类细胞。③成熟细胞型:以成熟嗜酸性粒细胞增多为主,包括嗜酸性中、晚幼粒细胞增多,原粒细胞正常或稍增多。

3.**染色体检查**   常有 8 号和 10 号染色体的三体型、4q 及 45X,49XY 等染色体的异常。

4.**细胞培养**   外周血细胞 CFU-GM 生长结果近似慢性粒细胞白血病,其生长方式结合染色体检查可用来区别嗜酸性粒细胞白血病与其他原因的嗜酸性粒细胞增多症。

5.**实验室检查**   根据临床表现、症状、体征、选择胸部 X 线片、CT、B 超、心电图等检查。

【诊断】

1.患者有白血病的临床表现。

2.外周血嗜酸粒细胞持续明显增多,并常有幼稚嗜酸粒细胞。

3.骨髓嗜酸粒细胞增多,有形态异常、核左移,可见各阶段幼稚嗜酸粒细胞,甚至早幼粒细胞可有粗大的嗜酸颗粒,原粒细胞>5%。

4.脏器有嗜酸粒细胞浸润。

5.排除其他原因所致的嗜酸粒细胞增多。

【鉴别诊断】

1.特发性高嗜酸性粒细胞综合征(IHES) IHES也有血白细胞及嗜酸性粒细胞明显增多,有嗜酸性粒细胞浸润心脏、肺及神经系统的征象,病程中也可出现贫血和(或)血小板减少,故易和EL混淆。两者鉴别点:①IMES的嗜酸性粒细胞形态正常,外周血无幼稚嗜酸性粒细胞,骨髓中原始细胞比例在正常范围内,均和EL不同;②IHES病程相对较长,进展较慢,而EL病情进展快,贫血和血小板减少呈进行性。但部分IHES临床进展也较迅速,可短期致死,则主要靠血象及骨髓象鉴别。

2.恶性疾病伴嗜酸性粒细胞增多症

(1)急性髓细胞白血病(AML)的M4EO型:即急性粒单核细胞白血病伴嗜酸性粒细胞增多,其有AML的临床表现,血和骨髓中嗜酸性粒细胞增多,形态也可异常,故需和EL鉴别:①M4EO通常血和骨髓中嗜酸性粒细胞仅轻度增多<30%。占主要成分的仍是原始细胞及原始、幼稚单核细胞,此和EL显然不同。②困难病例可行染色体及基因检测,M4EO有标志染色体异常,即inv(16)(p13;q22)以及相应的融合基因MYH11/CBFβ。EL也有染色体异常,但均为非标志性,如8、10号染色体三体、4q、45X、49XY等。

(2)急性淋巴细胞白血病(ALL):少数ALL在病程中其血和骨髓中嗜酸性粒细胞增多,且中枢神经系统也常受累,故需和EL鉴别:①ALL通常急性起病,而EL大多隐匿起病;②ALL患者常有浅表淋巴结肿大,而EL患者相对少见;③EL患者心脏受累常见,且累及全心(心内膜、心肌、心包),而ALL心脏通常不受侵,仅见于蒽环类抗生素引起的心肌毒性,发生率也较低;④免疫分型,ALL表达淋巴细胞系列分化抗原,而EL则表达髓细胞系列分化抗原;⑤ALL发生嗜酸性粒细胞增多前,大多有典型的ALL临床及实验室特征。

(3)骨髓增生性疾病(MPD):慢性髓细胞白血病(CML)、真性红细胞增多症(PV)及特发性骨髓纤维化(IMF)等MPD在病程中,尤其是晚期可出现嗜酸性粒细胞增多,鉴别点为:①CML、PV及IMF在发生嗜酸性粒细胞增多前,各有很长的病程,有相应的临床表现及实验室检查特点,CML以中期幼稚的中性粒细胞增多为主,PV主要表现为红细胞增多及相应的多血质的临床表现,IMF以脾大及幼粒、幼红细胞血症为特征;②EL常见的心、肺及神经系统病变,在MPD中常缺如;③CML还可借助标记性Ph染色体及特异性融合基因BCR/ABL和EL区别;④IMF骨髓活检显示明显的纤维化,也不难和EL鉴别。

(4)霍奇金淋巴瘤:其病程中常伴嗜酸性粒细胞增多,由于同时有发热、淋巴结肿大,确诊前必定行淋巴结活检,因此从病理上较易和EL区别。

3.各种最常见的嗜酸性粒细胞增多症 临床上寄生虫感染、变态反应、皮肤病、风湿性疾病是伴发嗜酸性粒细胞增多的最常见原因,也是与EL鉴别的重要内容。

(1)寄生虫感染:寄生虫的幼虫在体内移行及侵入组织是诱发嗜酸性粒细胞增多的病理机制。粪便反复寻找虫卵及血清学检测相应的抗体、特异性抗原皮肤试验等是鉴别的主要手段。进行相应的驱虫治疗后,嗜酸性粒细胞降至正常也是诊断的依据。

(2)变态反应:支气管哮喘、血管神经性水肿、药物过敏、血清病等均可致嗜酸性粒细胞增多。根据相应的病史、临床表现,和EL鉴别应无困难。

(3)皮肤病:天疱疮、疱疹样皮炎等可引起白细胞及嗜酸性粒细胞增多,其他多种皮肤病也有类似并发症。由于临床有明显的皮损,而EL通常无皮肤受累,鉴别较为容易。

(4)风湿性疾病:结节性多动脉炎、类风湿关节炎等风湿性疾病及特殊的结缔组织病(如嗜酸性筋膜炎)、嗜酸性肌痛综合征(由摄入被L-色氨酸污染的食品引起)均可致嗜酸性粒细胞升高。同样由于原发病临床表现均具特征性,通常不易与EL混淆。

4.肺部疾病伴嗜酸性粒细胞增多 由于EL时肺部常受累,故必须和各种伴嗜酸性粒细胞增多的肺部疾病鉴别。

(1)Loeffer综合征:特征为肺部影像学检查显示游走性阴影及伴嗜酸性粒细胞增多,部分患者系寄生虫感染后幼虫移行至肺所致。由于其肺部阴影呈游走性,且消失较快,属急性自限性病程,均不同于EL。

(2)肺嗜酸性粒细胞浸润(PIE)综合征:表现为慢性、复发性呼吸道症状,影像学检查示肺部多形性浸润以及血嗜酸性粒细胞增多。大多数患者原因未明,仅少数和结核杆菌、布氏杆菌、球孢子菌及病毒感染有关。其病变局限于肺是鉴别的关键。

(3)热带嗜酸性粒细胞增多症:为丝虫感染后的免疫反应状态,主要表现为干咳、喘憋、低热、两肺哮鸣音,影像学检查示肺间质斑点状阴影,类似粟粒性肺结核。本病国内现已少见,主要发生在印度及东南亚国家。患者常有血清IgE升高,可检出抗丝虫抗体,枸橼酸乙胺嗪(海群生)治疗后迅速好转,均为鉴别点。

5.嗜酸性淋巴肉芽肿 是一种少见病,表现为浅表淋巴结肿大伴血嗜酸性粒细胞增多,淋巴结病理为肉芽肿形成伴嗜酸性粒细胞浸润。本病对皮质激素反应良好,但部分病人停药后可反复。

6.其他伴嗜酸性粒细胞增多的疾病 罕见的遗传性嗜酸性粒细胞增多症为常染色体显性遗传,有家族史,血嗜酸性粒细胞仅轻度升高,呈良性经过。偶见广泛的干酪样淋巴结结核、放射治疗后、脾切除术后、骨髓移植后并发的移植物抗宿主等,均可伴嗜酸性粒细胞增多。因为有明确的病史及相应的临床表现,不难鉴别。

【治疗】

嗜酸粒细胞白血病原则上按AML治疗,方案可沿用,部分病例对长春新碱和羟基脲敏感,中枢神经系统累及者,应鞘内注药。合并组胺增多的临床表现者,可试用H_1和(或)H_2受体阻滞药。

【注意事项】

1.本病疗效差,一般明确诊断后1年内死亡。

2.WHO 将慢性嗜酸粒细胞白血病/高嗜酸粒细胞综合征作为一个独立疾病实体归入慢性骨髓增殖性疾病,因此这里所指的嗜酸粒细胞白血病是急性嗜酸粒细胞白血病。

（王凤杰）

第八节　嗜碱粒细胞白血病

嗜碱粒细胞白血病(BL),血和骨髓中以嗜碱性粒细胞为主要成分。患者除有急性白血病的临床表现特点外,还有因高组胺血症所致的荨麻疹、皮肤潮红及众多的胃肠道症状。BL 有两种类型:一为起病即为急性型,另一种为慢性 CML 晚期的嗜碱粒细胞病。

【流行病学】

1.本病罕见。

2.可发生于任何年龄,男女无差别。

【病因】

某些急性粒、单核细胞白血病患者有 t(6;9)(p23;q34)异常者,骨髓中嗜碱性粒细胞增多,但外周血中不增多,而 CML 患者有 t(9;22)(q34;q11)的异常,此两种疾病都有 9 号染色体(q34)异常,并且都有嗜碱性粒细胞的增多,这说明 9 号染色体断裂点基因可能影响嗜碱性粒细胞的产生。

【分类】

1.急性嗜碱粒细胞白血病。

2.慢性粒细胞白血病转变为嗜碱粒细胞白血病,与慢粒急变相似。

3.慢性嗜碱粒细胞白血病,是否为一独立疾病尚有争议。

【临床表现】

1.急性型　发病可见任何年龄,该型类似于急性粒细胞白血病,起病多急骤,临床有严重贫血、发热、乏力、虚弱、全身不适、盗汗、咽喉痛、咳嗽、腹泻、出血等。病程较短,往往死于脑出血。此外还可偶尔伴随嗜碱性粒细胞内颗粒性物质(特别是组胺)的释放,导致面红、头痛、瘙痒、低血压或发生严重的十二指肠溃疡。

2.慢性型　有费城染色体,而且早期血象、骨髓象与慢性粒细胞白血病相似,晚期酷似慢粒急变,因此有人认为不是一种独立的亚型。

【并发症】

1.脑出血。

2.严重的十二指肠溃疡。

3.嗜碱性粒细胞溶解,导致释放大量组胺而引起的休克并发症。

【辅助检查】

1.血象:白细胞计数一般在$(2.8\sim144)\times10^9$/L,偶尔可高达 500×10^9/L,各阶段嗜碱性粒

细胞均可增多,一般占 20%～100%;血红蛋白和血小板减少。

2.骨髓象:除原粒细胞增多外,可见大量的嗜碱性粒细胞增多,一般占 33%～99%,嗜碱性粒细胞用甲苯胺蓝或闪光蓝染色,阳性反应强,有一定特异性,白血病细胞内少见 Auer 小体;氯乙酸酯酶染色中,正常嗜碱粒细胞呈阴性反应,而该病可呈阳性反应,但也可呈阴性、髓过氧化酶和苏丹黑 B 阴性或阳性、过碘酸希夫反应阴性,也有阳性,末端脱氧核苷酸转移酶(TdT)阳性或阴性。

3.白血病细胞的免疫表型:大部分患者白血病细胞的免疫表型与髓系分化一致。

4.细胞遗传学:核型常不一致,常有 t(9;22),21 号染色体的三体型,偶有 7 号染色体长臂的缺失,没有 t(6;9)和 12 号染色体短臂异常。也可以核型正常。

5.根据临床表现、症状体征可选择 X 线、CT、MRI、B 超、心电图等检查。

【诊断】

一般认为,本病的诊断标准为血涂片中出现不成熟的嗜碱性粒细胞(超过白细胞总数的 1/3),并持续存在于疾病的全过程。骨髓中有较高比例的原始细胞和嗜碱性粒细胞。

【鉴别诊断】

1.骨髓增生性疾病:CML(慢性粒细胞白血病)是最常见的 MPD(骨髓增殖性疾病),大多数 CML 患者在病程中外周血嗜碱性粒细胞逐渐增多,骨髓中也相应地增多,故需和 BL 鉴别,嗜碱性粒细胞的数量是鉴别的关键,如血和骨髓中均>30%,应考虑 CML 已发生嗜碱性粒变,即已转变为 BL,而<30%则仍为 CML 伴嗜碱性粒细胞增多,其他的 MPD,如真性红细胞增多症,特发性骨髓纤维化在病程中可伴嗜碱性粒细胞增多,但增加的过程有限,大多在 10%以下,同时分别有真红、髓纤的临床和实验室特征,通常不易和 BL 混淆。

2.肥大细胞疾病:此组疾病包括色素性荨麻疹,系统性肥大细胞增多症及肥大细胞白血病,由于均伴有高组胺血症,故有相似的临床表现。鉴别要点为组织学,血液学上肥大细胞疾病由肥大细胞参与,而 BL 为嗜碱性粒细胞参与,两者的形态是完全不同的,困难病例可行细胞化学染色区别,肥大细胞氯醋酸酯酶及耐酒石酸性磷酸酶染色阳性,而嗜碱性粒细胞阴性。

3.BL 在少数情况下需和各种重金属中毒和恶性肿瘤伴嗜碱性粒细胞质增多鉴别,原发病的存在及检出,通常易于区别。

【治疗】

诱导缓解治疗同急性粒细胞白血病,一般采用联合化疗。但需警惕由于嗜碱性粒细胞溶解,导致释放大量组胺而引起的休克并发症。

【注意事项】

该病预后不良,完全缓解病例较少。

(王凤杰)

第九节　幼淋巴细胞白血病

一、流行病学

幼淋巴细胞白血病(PLL)是一种少见的特殊类型临床进展型淋巴细胞白血病,起源于 B 或 T 细胞的外周淋巴细胞肿瘤。患病以中老年为主,中位年龄 67 岁,男性：女性＝2：1;主要为 B 细胞型,少数 T 细胞型,B-PLL 占 75％,T-PLL 占 25％,是一种 CLL 的变异,占 CLL10％。

二、病因及病理

1.B 细胞型　病因不明,60％患者有 14q＋,75％患者在 17p、13.3 无杂合性,并使 p53 突变失活,来源于 B 细胞的本病可能存在 CLL 细胞同一克隆进化而来。

2.T 细胞型　T 细胞来源的部分患者 T 淋巴病毒 I 的感染可能为致病因素。最常见染色体异常有倒转(14q)、缺失(11q)及 11q23 易位,i(8q)三倍体(8q)、xq28 重排和 12p 异常。

三、临床表现

1.可以表现为急性、亚急性和慢性,以慢性居多,主要为骨髓衰竭及其相关症状,疲乏、虚弱、体重下降、纳差,常有低热及复发性口腔溃疡,少数患者有骨痛及获得性出血倾向。

2.脾大是本病的特征,可有巨脾,通常肋下＞10cm 可引起腹痛,肝脏是轻到中度肿大,B-PLL 很少或没有淋巴结肿大,而 T-PLL 淋巴结肿大常见。

3.25％T-PLL 可见皮损,并严重渗出,常表现为面部及耳周弥漫性浸润性红斑,无脱屑、非痒性红皮病。

四、实验室检查

(一)血象

1.白细胞常明显升高,可达 $100×10^9/L$。也可正常,但以增高为主。

2.分类中幼稚淋巴细胞比例明显升高,但多少不一,占白细胞 30％～80％。幼淋巴细胞的突出特征之一是核仁大而明显,核染色质与核仁发育不同步。

3.患者贫血及血小板降低。

(二)骨髓象

骨髓增生明显活跃,以幼稚淋巴细胞为主,有核仁的淋巴细胞比例为 10％～80％,其中 B-

PLL 细胞体积较大,胞质丰富。细胞化学染色特征如下:80％患者糖原(PAS)染色阳性,耐酒石酸酸性磷酸酶试验(TRAP)、髓过氧化物酶(POX)、酸性磷酸酶(ACP)、苏丹黑 B(SBB)可阳性;α-醋酸萘酚酯酶(α-NAE),醋酸萘酚 ASD 酯酶(NAS-DA)、氯醋酸萘酚 AS-D 酯酶(NAS-DC)均为阴性。

(三)免疫表型

依据免疫学表型将 PLL 分为 B-PLL 和 T-PLL。B-PLL 的免疫学特征为:全 B 细胞抗体如 CD19、CD20、CD22 阳性,但不表达 CD5。T-PLL 的免疫学特征则为表达 T 细胞分化抗原 CD2、CD3、CD5 和 CD7,但不表达 CD1、HLA-DR 及成熟 T 细胞的末端转移酶。有超过 75％患者的白血病细胞表达 CD4 而不表达 CD8,约 15％患者的白血病细胞表达 CD8 而不表达 CD4,少于 10％患者的白血病细胞同时表达 CD4 和 CD8。少数病例可为非 T 非 B 细胞表型的无标记型。

(四)细胞遗传学检查

PLL 的细胞核型异常有 B-PLL14q＋,t(11;14)(q13;q32),p53 异常。T-PLL 患者发现 14 号染色体异常,8q 三体,12 号染色体短臂异常等。

五、诊断及鉴别诊断

(一)诊断标准

1.以红斑等为主的皮肤浸润表现。

2.脾大而淋巴结不大。

3.外周血白细胞数明显增高,常在 100×10^9/L 以上,其中以幼淋巴细胞为主,占 50％以上。

4.外周血和骨髓中幼淋巴细胞具有体积较大、核仁清晰、质,核比例增高、胞质嗜碱性等特征。

5.免疫表型及细胞遗传学检查有上述 PLL 特征性异常。

(二)鉴别诊断

1.典型 CLL 小淋巴细胞,体积小于 2 个红细胞;胞质较少,质/核比降低;染色质致密,粗块状;核仁无;核型规则。

2.CLL 混合细胞型 大淋巴细胞,体积大于 2 个红细胞;胞质的质/核比高,程度不一;染色质致密;核仁小或不明显;核型大小不一。

3.滤泡型淋巴瘤 有核裂细胞,体积大于 2 个红细胞;胞质多,核周淡染区窄或无;染色质均匀颗粒状;核仁无或 1～2 个。不明显;狭窄核型 1～2 个。

六、治 疗

(一)治疗指征

1.表现出该病的相关症状。

2.脾大而引起临床症状。

3.进行性骨髓衰竭及其相关症状,淋巴细胞大于 $20 \times 10^9/L$,血红蛋白低于 100g/L,血小板低于 $100 \times 10^9/L$。

(二)方案

1.B-PLL 的治疗

(1)治疗主要为烷化剂,或联合化疗,如 CHOP 方案。

(2)氟达拉滨:0.1mg/(kg·d),注射 7 天。28～35 天为 1 个疗程,可使 50%B-PLL 达到完全和部分缓解。用氟达拉滨治疗 B-PLL 与 B-CLL 疗效相似。但应用氟达拉滨时可能并发肿瘤溶解综合征,在治疗过程中应予注意。喷司他丁也有效,但疗效明显低于氟达拉滨。

(3)脾切除:脾切除可减轻症状,如不适合脾切除,脾区照射可部分缓解症状。

(4)美罗华:抗 CD20 单克隆抗体,对 B-PLL 有效。

2.T-PLL 的治疗　T-PLL 用烷化剂治疗疗效不佳。

(1)脱氧腺苷类似物治疗有效。如喷司他丁 $4mg/m^2$,静脉给药,每周 1 次共 4 周,然后再每两周给药 1 次,直到完全缓解或部分缓解,此方案可使 50%患者缓解。

(2)局部可用皮质类固醇,氮芥,卡莫司汀(卡氮芥),紫外线 B,PUVA 或全身 TSEB 治疗对广泛皮肤受累患者有效。

(3)用抗 CD52 特异性单克隆抗体 CAMPATH-IH 可获得不同程度缓解。

(4)Ontak(与白介素Ⅱ基因融合的白喉毒素片段)对 $CD25^+$ 患者有效。

(5)大剂量化疗及同种异基因干细胞移植治疗 T-PLL 已初步获得成功。

七、预后

快速进展性疾病,预后较差。T-PLL 比 B-PLL 预后更差,T-PLL 中位生存期 6～7 个月,而 B-PLL 中位生存期可达 3 年。

(王凤杰)

第十节　毛细胞白血病

毛细胞白血病(HCL)是一种罕见的低度恶性 B 细胞增生性疾病,其特征为外周血中出现胞质有显著毛状突起的 B 淋巴细胞(毛细胞),并通过某些特殊途径浸润至骨髓及脾。临床表现为全血细胞减少、骨髓中出现典型的毛细胞,脾大及反复发生的感染及骨髓纤维化。

一、流行病学、病因及病理

(一)流行病学

毛细胞白血病较少见,占所有白血病的 1%～2%,占慢性淋巴增殖性疾病的 8%,在美国约占成人白血病发病率的 2%～3%。本病在亚洲人及黑人中少见,我国已有数个案报道,远低于西方国家。本病发病年龄偏高。青少年和儿童发病较少,平均发病年龄为 52 岁(23～80 岁),男女比例为 4：1。

(二)病因

1.HCL 没有明确的致病因素。

2.曾有家族性病例报道,并且患者家族成员多有相同的 HLA 单倍型,似有一定的家庭相关性。

3.本病与病毒感染关系未明。

4.本病患者多有化学物质和放射线接触史。

(三)病理

1.本病通常有 5 号染色体异常。

2.毛细胞是发育晚期的 B 细胞,具有克隆免疫蛋白基因重排,表达全部 B 细胞标志物及分泌损伤造血功能的细胞因子,如肿瘤坏死因子。

二、临床表现

1.本病起病隐匿,约 1/4～1/3 患者由脾大引起上腹胀满不适就诊。

2.非典型的特异性体征,倦怠、头晕和体重减轻者约有半数左右。患者有疲乏,30% 患者有反复感染,主要感染由卡氏肺囊虫、曲霉菌、堪萨斯分枝杆菌、隐球菌等,主要出现于呼吸道,出现呼吸困难;1/4 患者出现瘀点、瘀斑。

3.体检以脾大最为突出,约占 80%。脾大程度不等,多为中度肿大,约 1/5 患者可为巨脾。

4.累及内脏的脉管性多关节炎及结节性多动脉炎。

5.肿瘤负荷较高的患者常有毛细胞骨骼和骨髓的广泛浸润。骨累及时可以表现为广泛的骨质疏松,多为中轴骨骼尤其是股骨头的溶骨性病变,表现骨痛占 3%。

6.乳糜尿、浆液样腹水甚至胸腔积液也有报道。与淋巴结肿大所致阻塞、压迫和白血病细胞的浸润有关。

三、实验室检查

(一)毛细胞的特征

Wright-Giemsa 染色显示毛细胞大小相当于成熟的中或大淋巴细胞,直径 10～20μm;胞质呈蓝灰色,有向外的突起,纤细如毛。毛细胞为单个核细胞,核居中或偏心,细胞核形态各异,毛细胞形态分为三型:①卵圆核型,占全部病例的 47%,毛细胞核小,圆形或卵圆形,染色质较致密,平均直径 7μm;②折叠核型,占全部病例的 37%,胞核折叠或呈脑回状;③切凹核型,占全部病例的 16%,毛细胞核大,有切凹或为肾形,平均直径 11μm。染色质浅染,此型病例进展快,预后差。绝大多数的毛细胞呈磷酸酶阳性反应,反应阴性者不能完全排除 HCL。

（二）血象及骨髓象

1.血象

(1)白细胞计数较低,在 20% 以下,但白细胞计数高的患者毛细胞可超过 50%。约 2/3 患者有全血细胞减少,80% 中性粒细胞绝对值减少,单核细胞减少,3% 严重中性粒细胞减少。

(2)血细胞比容常减少,伴贫血。

(3)血小板减少。

(4)周围血常易见到毛细胞。

2.骨髓象　骨髓增生活跃或明显活跃,偶尔也可低下,与再生障碍性贫血相似,粒、红两系细胞明显减少,毛细胞增多常占有核细胞的 40%~90%。约 1/4~1/2 患者骨髓干抽,骨髓中毛细胞的网状染色质较外周血中稍粗。骨髓活检通常可证实有毛细胞浸润,多呈弥散性或病灶性。具有浅染色的细胞质形成环状晕(煎蛋状)的特征,周围有数量不等的小淋巴细胞、浆细胞、单核细胞和渗出的红细胞等。

（三）脾及其他部位的组织病理学检查

1.脾通常增大,切面深红,表面光滑。光镜下见毛细胞浸润红髓,白髓萎缩并被红髓替代。毛细胞浸润并破坏脾窦的正常结构是本病的脾病理学特征。

2.肝浸润为窦性和门静脉性,淋巴结浸润窦隙和间质。

3.近 1/5 有肝功改变,1/4 有氮质血症,18% 有单克隆高蛋白血症。

（四）免疫表型

毛细胞为成熟的 B 细胞,表面表达单克隆或多克隆的免疫球蛋白重链和(或)轻链。毛细胞表达全部 B 细胞抗原:CD19、CD20 和 CD22,但 CD21 阴性,典型的是 CD11c、CD25、CD103 及 $HC2^+$。

四、诊断

1.临床表现　多有脾大、贫血、乏力、身体不适、体重减轻及呼吸困难,可伴有发热。

2.实验室常规检查　血红蛋白下降,白细胞可明显增多、正常或减少,血小板减少或正常。骨髓增生活跃也可干抽。

3.形态学　外周血及骨髓光镜下可见大小不一,直径约为 $10\sim15\mu m$,胞质中等量,瑞氏染色呈天蓝色,呈锯齿状或伪足突起,有时为细长毛发状细胞。核呈椭圆,可有凹陷,偶见核仁。透射电镜下胞质内可见 RLC。

4.细胞化学染色　糖原(PAS)阳性,酸性磷酸酶(ACP)阳性,不被酒石酸抑制;α-乙酸萘酚酯酶(α-NAE)阳性,不被氟化钠抑制。

5.免疫表型　sIg^+、$CD19^+$、$CD20^+$、$CD21^+$、$CD22^+$、$CD11c^+$、$CD25^+$。

6.骨髓活检　增生活跃或低下,多毛细胞≥30%,多毛细胞常呈散在或簇状分布。胞质丰富、透明,胞核间距宽,成蜂窝状,核染色质细致,呈毛玻璃样,网状纤维很少。

五、鉴别诊断

（一）变异型毛细胞白血病（HCL-V）

变异型毛细胞白血病（HCL-V）是一种介于前淋巴细胞白血病和毛细胞白血病之间的恶性克隆性疾病。表现为白细胞计数增高，核质比较毛细胞白血病高，TRAP 染色为阳性或弱阳性，变异细胞不表达 CD25 和 CD103，电镜下不可见板状层核糖体复合物。

（二）慢性淋巴细胞白血病（CLL）

慢性淋巴细胞白血病（CLL）可有脾大和外周血中淋巴细胞增多，易与白细胞计数增高的 HCL 混淆。淋巴细胞的形态通过免疫组化染色、TRAP 染色、免疫表型及电镜扫描可与 HCL 鉴别。

（三）伴有循环绒毛淋巴细胞的脾淋巴瘤

其细胞嗜碱性胞质丰富，胞质偏于一侧，且更为锐利，循环中浆细胞样细胞易见。TRAP 染色阴性或弱阳性，免疫标识的特点为 CD11c 强阳性、CD103 阴性。淋巴细胞增多更常见。

（四）脾边缘区域淋巴，单核细胞样 B 细胞淋巴瘤

淋巴/单核细胞样 B 细胞淋巴瘤的组织病理学特征易与毛细胞白血病混淆，其 TRAP 染色阴性，CD11c 和 CD103 的染色强度较 HCL 弱。

（五）再生障碍性贫血

毛细胞白血病患者可因全血细胞减少和骨髓穿刺物中细胞很少而被误诊为再生障碍性贫血，通过特征性的免疫组化染色、免疫表型检测以及电镜扫描中检测到毛细胞进行鉴别。

（六）骨髓纤维化

骨髓纤维化患者亦有贫血和脾大，骨髓穿刺时常有干抽，骨髓活检纤维组织增多，但常有白细胞增多，可见泪滴形红细胞，淋巴细胞并不增多。外周血中出现幼稚红系、粒系细胞为本病特点。

（七）肥大细胞疾病

肥大细胞疾病也可酷似毛细胞白血病，肥大细胞含有 Giemsa 染色异染性颗粒，免疫组化可见 CDBP（KPI，巨噬细胞标记）染色阳性，CD20（L26）染色阴性。

六、治疗

（一）治疗指征

适应证：约 10% 的 HCL 患者无任何明显症状或体征，三系减少不明显，血片中毛细胞比例较低，可不需治疗，但应定期检查与随访。治疗指征：

1.明显的脾大引起不适，有症状的脾大和淋巴结肿大。

2.血红蛋白<100g/L。

3.中性粒细胞计数<$1×10^9$/L。

4.血小板数<60×10^9/L。

5.外周血细胞>20×10^9/L,毛细胞>0.5×10^9/L。

6.毛细胞浸润组织,如骨痛。

7.合并自身免疫疾病或继发感染。

8.白血病期白细胞>20×10^9/L。

(二)治疗方案

1.脾切除 在骨髓浸润较少、脾大严重的患者中,脾切除可快速纠正脾功能亢进引起的外周血细胞减少,近期疗效肯定;并可清除脾红髓中浸润的大量毛细胞。因脾内积聚了大量毛细胞。脾切除既可消除脾功能亢进也可减轻患者的肿瘤负荷。

2.核苷类药物

(1)2'-脱氧考福霉素(DCF):DCF是一种从链霉素属抗生素肉汁培养基中提取的天然产物,对腺苷脱氨酶ADA有强大的抑制作用,是一种强有力的免疫抑制剂,在淋巴组织中活性最高。小剂量DCF应用于HCL患者疗效较好,推荐的应用剂量:5mg/(m^2·d),每周2~3次,总疗程15~16周。DCF的总有效率多在80%以上。东方肿瘤协作组(ECOG)用DCF治疗HCL,用量为5mg/(m^2·d),每周中连续2天,直至达完全缓解。与脾切除、干扰素治疗或二者联用相比,DCF更为有效、起效更快。DCF的副作用包括:发热、恶心、呕吐、光敏感和角膜结膜炎。初期即可引起严重的骨髓抑制。DCF治疗后,可发生严重的感染,对于具有活动性或难以控制的感染,一般情况下最好不要使用。

(2)2'-氯脱氧腺苷(CDA):CDA是2-脱氧腺苷的衍生物,是一种嘌呤类似物,75%患者能诱导长期缓解。与其他抗代谢药物比较,CDA对分裂期和静止期的淋巴细胞均有杀伤作用。用法:0.1mg/(kg·d),连续7天静脉滴注。CDA主要的毒性反应是发热,多有中性粒细胞减少时引起感染性发热。CDA也是一种免疫抑制剂,损耗T细胞,尤其是CD4$^+$细胞。

3.干扰素 IFN-α每天300单位皮下注射,可以使80%患者达到部分缓解,但完全缓解不足5%,之后将剂量减少到每周3次,继续治疗6~24周,外周血细胞计数6个月内降至正常。疗效已获肯定,不论早期或晚期、初治或复发、是否经过其他治疗者均可应用。干扰素可改善血象,清除骨髓内部分毛细胞,骨髓抑制相对较轻,控制感染迅速,但疗程较长,CR率偏低。对于脾脏不能触及,骨髓有弥漫性浸润的患者,干扰素可作为首选治疗措施。干扰素最常见的副作用是流感样综合征,包括发热、肌肉酸痛和全身不适等。解热镇痛药可改善这些症状,而脱敏治疗更可减轻这些副作用。常见的不良反应还有斑丘疹、注射部位红斑、轻度呕吐、腹泻等。较为少见的是:中枢和周围神经系统的症状、肝炎、脱发、小关节炎和性欲减退等。

4.氟达拉滨 氟达拉滨是抑制腺苷脱氨酶活性的嘌呤类似物,其在CLL中的疗效较为确切,对其他淋巴系统恶性增殖性疾病也有效,但有较低的完全缓解率。推荐剂量:30mg/(m^2·d)连用5天,静脉注射,4周为1个疗程,共3~5个疗程。

目前临床常用的FLAG方案,即由氟达拉滨、阿糖胞苷(Ara-C)及粒细胞集落刺激因子(G-CSF)组成,该方案可作为复发难治性AL的补救方案。

有研究提示,成年复发难治性患者采用FLAG-IDA(去甲氧柔红霉素)方案,患者CR率为

42.2％,研究评估了 FLAG-IDA 用于儿童复发难治性白血病的疗效,结果显示,第 1 个疗程后 CR 率达到 56％,第 2 个疗程后达到 72％;心脏毒性发生率为 36％,真菌性肺炎发生率为 32％。提示,FLAG-IDA 方案治疗儿童难治性白血病疗效好,且能为患者耐受。

5.粒细胞集落刺激因子(G-CSF) G-CSF 使部分 HCL 患者的粒细胞减少症得到缓解,并能一定程度控制感染,可作为有活动性感染 HCL 患者的辅助治疗。

七、病程及预后

HCL 患者生存期较长,95％为 5 年,HCL 的病程多为 1～10 年中位生存期 53 个月,应用新药可以达到缓解的一些患者可长期治愈。复发后依然有治疗措施可使患者生存期延长。

(王凤杰)

第十一节　慢性粒细胞白血病

一、概念

慢性粒细胞白血病(CML)是一种起源于造血干细胞的恶性克隆性疾病,其发病率为(1～2)/10 万,是较为常见的一种白血病。按照发展过程,可将 CML 分为三个阶段:慢性期(血液、骨髓和脾脏中成熟的粒细胞和幼稚的髓细胞显著增多),加速期(外周血和骨髓中出现未分化的原始细胞),最终将发展到急性白血病阶段,也称急变期(外周血和骨髓中原始细胞超过 30％,淋巴结、皮肤、骨等均可受累)。Ph 染色体是 CML 重要的诊断标志。Ph 染色体是由 9 号染色体易位至 22 号染色体,形成 t(9;22)(q34;q11),导致 BCR-ABL 融合基因的产生。目前认为,BCR-ABL 融合基因的编码产物可激活结构性酪氨酸激酶(TK)。而酪氨酸激酶是一类催化 ATPγ-磷酸转移到蛋白质酪氨酸残基上的激酶,能催化多种底物蛋白质酪氨酸残基磷酸化,进而激活细胞中多条信号传导途径,促进细胞增殖,减少细胞凋亡,最终导致慢性粒细胞白血病的发生。

它和真性红细胞增多症、原发性血小板增多症、原发性骨髓纤维化同属骨髓增殖性疾病。

二、流行病学

发病率较低,约 1.25/10 万,占白血病患者 15％,儿童少见,终末发病年龄为 50 岁,男性略高,男女比率为 1.6：1,射线是唯一已知的流行病学因素,辐射潜伏期 4～11 年不等。

三、病因

1.病因仍未研究清楚,但放射线的致病作用十分明确。日本在广岛、长崎遭受两颗原子弹轰炸后,11%的幸存者患白血病中亦有 30% 为 CML,部分患者进行放射治疗后,CML 和急性白血病的发病率明显升高,患者放疗后的 4 年发生的白血病中,20% 为 CML。

2.化疗药物,抗肿瘤药物诱发 CML。如烷化剂药物、蒽环类抗肿瘤抗生素、丙卡巴肼、异扑拓构酶Ⅱ的抑制剂均能诱发 CML。可能是化疗药物损伤了正常的造血干细胞,诱导其恶变所致。大剂量的免疫抑制剂亦能诱导继发性的 CML。

3.CML 患者 HLA 抗原中 CW3 和 CW4 可能是白血病的一个易感基因。

四、发病机制

(一)遗传异常

1.CML 是单克隆恶性起源的造血干细胞获得性遗传异常。

2.可能的原因是 9 号和 22 号染色体[t(9;22)]间易位,这种改变使位于 9 号染色体 ABL 原癌基因片段与 22 号染色体 BCR 基因片段之间形成融合基因。

3.BCR-ABL 融合癌基因编码为一种延长的酪氨酸磷酸激酶,这种变异的蛋白质干扰细胞信号传导通路并导致恶性肿瘤发生。

(1)BCR-ABL 融合基因:特异性的 Ph 染色体,即费城染色体,其特点为 9 号及 22 号染色体的长臂各有一段发生断裂和互相易位 t(9;22)(q34;q11),结果 9 号染色体上的 ABL 原癌基因移至 22 号染色体断裂点集簇区 BCR 基因的 5'端,出现新的异常融合基因 BCR-ABL,该基因表达高酪氨酸蛋白激酶(PTK)活性。PTK 是一组催化酪氨酸残基磷酸化的酶,它通过从三磷酸腺苷上转移一个磷原子到酪氨酸残基上而使底物蛋白活化,许多恶性肿瘤都伴有表达异常,BCR-ABL 融合基因与 CML 的关系就提供了一个典型的例子。

(2)C-ABL 蛋白:正常情况下主要位于细胞核,是一种非受体型酪氨酸蛋白激酶,但通常没有激酶活性,其主要结构包括:c-ABL 氨基端存在一个 SH3 结构域和一个 SH2 结构域,其功能主要是介导蛋白与蛋白之间相互作用。一般 SH3 结构域与富含脯氨酸区域结合而 SH2 与磷酸化酪氨酸的区域相结合。这些区域的蛋白质是一些信号分子,参与细胞内的信号传递。SH3 结构域对 c-ABL 蛋白的 PTK 活性有负性调节作用。SH3 结构域掩蔽其 PTK 活性,从而使 c-ABL 蛋白 PTK 活性不能发挥作用。在 BCR/ABL 融合蛋白中,BCR 融合到 SH3 结构域的 N 末端,从而改变 SH3 的功能,消除其对 PTK 负性的负调节作用,从而导致 PTK 活性增高。c-ABL 蛋白参与细胞周期及负性调节细胞的生长,在整个细胞周期中,c-ABL 蛋白呈现不同的磷酸化状态,在细胞的分裂期,细胞周期素依赖激酶 cdc2 使 c-abl 蛋白的羧基端发生磷酸化,并且 c-ABL 蛋白能与一些参与细胞周期的蛋白如 Rb、p53 等相互作用;其与 Rb 结合后 PTK 活性降低,Rb 蛋白的磷酸化使 c-ABL 蛋白与 Rb 解离,从而恢复 PTK 活性,c-ABL

蛋白过度表达,使细胞周期受阻,从而抑制细胞生长。

(3)BCR 蛋白是一个 160kD 的磷酸化蛋白,BCR 蛋白外显子 1 编码的丝氨酸/苏氨酸蛋白激酶活性;与 c-ABL 蛋白 SH2 结构域结合的活性;BCR 羧基末端关联的 P21-三磷酸鸟苷酶激活蛋白(GAP)活性。这些提示 P_{160} 可能参与细胞生长的信号传导。

(4)BCR/ABL 的活化:该融合基因有较强的 PTK 活性,介导致癌信号的传递,诱发造血系统的恶性肿瘤。它通过与某些蛋白质的作用把致癌信号传到 ras 途径和 JAK(酪氨酸蛋白激酶)-STAT 途径,这是生长因子和细胞因子传递的两条重要的信号途径。BCR/ABL 蛋白通过与 Grb2、SOS、Shr 及 CrkLl 等衔接分子的相互作用,耦联到 ras 途径。根据 BCR/ABL 融合基因编码蛋白的不同,可将其分为 3 种不同的临床血液学类型:①P_{210} CML,主要累及粒系,中度影响其分化和成熟,一小部分细胞可分化为成熟中性粒细胞、嗜酸性粒细胞和嗜碱性粒细胞,但大部分细胞停滞于中、晚幼粒细胞,而红系、单核细胞、淋巴细胞影响较少。②P_{190} CML,其特征为有明显的绝对和相对单核细胞增多,成熟中性粒细胞与单核细胞之比降低,有不同程度的嗜碱性粒细胞增多,外周血幼稚粒细胞比例相对较高,中性粒细胞碱性磷酸酶积分很低,其特征介于 CML 和 CMML 之间。③P_{230} CML,其特征主要是成熟中性粒细胞增生为主,表现为隐匿、良性的临床过程,患者生存期长。

4.这种遗传变异见于红细胞、中性粒细胞、嗜酸性粒细胞、嗜碱性粒细胞、单核细胞、巨核细胞,以及骨髓 B 淋巴细胞和 T 淋巴细胞,表明细胞可能源于多能造血干细胞。

5.p53 基因:p53 基因定位于 17 号染色体短臂 1 区 3 带,长度为 20kb,当 DNA 完整性受到破坏时,野生型 p53 蛋白表达增加,细胞停滞在 G_1 期,让受损的 DNA 有足够的时间得以修复或介导损伤严重的细胞进入凋亡过程,从而使异常的 DNA 得以纠正或被清除,这种作用对抑制肿瘤有重要意义。当肿瘤细胞的 p53 基因发生异常改变时,p53 蛋白丧失了正常的生物学活性,使诱发肿瘤的基因得以保留,细胞不断进入增殖周期,无限增殖而形成肿瘤。大量病例表明慢性粒细胞白血病患者中存在 p53 突变且其与慢性粒细胞白血病患的畸变关系密切。

6.CD34$^+$ 细胞的异常:在 CML 中 86%±16% 的 CD34$^+$ 细胞具有 BCR/ABL mRNA。CML CD34$^+$ 细胞的增殖活性在体内、体外均增高。且在体外不依赖于外源性生长因子(胰岛素除外)的刺激。CML CD34$^+$ 细胞更早脱离 G_0~G_1 期,在外源性细胞因子缺乏时 30% 的 CML CD34$^+$ 细胞能进行周期更替,而正常细胞不能。CML CD34$^+$ 细胞亦表达 Fas 受体,表达水平显著高于正常的 CD34$^+$ 骨髓细胞。

(二)造血异常

1.整合素受体功能异常　在正常造血过程中黏附受体的 β1 系统,尤其是 α4β1 和 α5β1 整合素受体对骨髓微环境的黏附和归巢起重要作用。β1 整合素受体传导的信号还调节造血祖细胞的正常增殖和分化,正常祖细胞表面 β1 整合素受体的活化可抑制细胞增殖。β1 整合素受体的功能异常,导致 CML 祖细胞对 β1 整合素受体介导的增殖抑制失去反应,祖细胞、前体细胞及分化的造血细胞大量扩增,祖细胞从骨髓中提前释放,从而使粒系祖细胞明显增加,生长调控的敏感性下降时白细胞计数明显下降。

2.细胞骨架成分异常磷酸化　细胞骨架成分及黏附糖蛋白复合体中的 FAK,PI-3K 和

RAFTK均参与正常的整合素介导的信号传递,但在CML中被异常磷酸化。祖细胞骨架的改变干扰了P145c-ab1的正常功能,最终导致CML细胞的恶性增殖。

3.细胞黏附成分缺陷　L-选择蛋白是一细胞黏附分子,表达在白细胞上,在$CD34^+$细胞与基质相互作用的过程中,参与细胞间复杂的信号传导,L-选择蛋白的下降或缺失从另一方面引发了$CD34^+$细胞与基质相互作用的异常。

五、分类

1.80%患者有特异性的Ph染色体,9号及22号染色体的2个基因BCR和ABL发生易位,在22号染色体上形成融合基因BCR-ABL,该融合基因可翻译出一个大小为210kD的蛋白,其酪氨酸激酶活性比正常ABL蛋白高,是CML发病的重要原因。

2.10%患者有22+9号染色体和其他染色体异常,有8%的患者有典型的临床表现,但是缺乏Ph染色体,其中Ph阴性的CML中有50%有BCR-ABL融合基因。

六、慢性粒细胞白血病急变的发病机制

1.BCR-ABL基因与CML急变的关系　M-BCR内的断裂点定位可能与CML急变有关。尤其是断裂点在3'端的容易急变。也有学者认为BCR断裂部位(亚区b2或亚区b3)与患者的病程、存活期及预后无明显关系,但与患者急变的细胞类型有一定的关系。断裂点在亚区b2与亚区b3比较,发生AML的急变明显多于ALL的急变。Ph染色体也出现在5%~20%的ALL和2%的AML中,至少有50%的BCR断裂点位于m-BCR,可形成较小的BCR-ABL融合基因,产生的P_{190}蛋白,有更强的酪氨酸蛋白酶活性和转化潜能。部分CML患者从慢性期向急变期转化与产生P_{210}向产生P_{190}转化有关。患者从慢性期发展到急变期,往往伴有BCR/ABL mRNA的水平明显升高。BCR-ABL融合基因的表达状况与CML成熟度呈负相关。

2.抑癌基因的失活

(1)p53基因的缺失、重排和突变:p53基因主要起转录因子的作用,它对于肿瘤细胞的作用主要是抑制细胞增殖,诱导细胞分化和凋亡,其突变不仅引起p53抗癌活性的丧失,而且使其具有促进恶性转化的活性,使p53基因由抑癌基因变为癌基因,一旦细胞的P53蛋白失活,即中止DNA复制,从而容易造成子代细胞的突变和染色体的异常,CML加速期中p53基因的突变可加速恶性克隆增殖,增加遗传不稳定性,导致迅速进入急变期。

(2)p16基因与CML急性淋巴细胞白血病变:大约有20%~30%的CML患者出现急性淋巴细胞白血病变,这与p16基因的缺失有一定关系。表明这种基因的改变是体细胞的获得性异常。能使CMLBCR-ABL阳性的干细胞分化转变为淋巴细胞急性变。

(3)Rb基因与巨核系变:Rb基因在调控细胞周期和正常细胞生长中起重要作用。它的功能丧失使得细胞生长调节失控从而发生肿瘤。Rb基因的纯合子缺失,表现为Rb蛋白缺失易引起巨核细胞急变。

3.基因的活化

(1)ras 基因活化:BCR-ABL 能激活造血细胞中 ras 的多种信号途径,从而引起造血细胞的转化。ras 的活化在慢性粒细胞白血病急变期中有重要作用。

(2)c-myc 基因扩增:CML 进展过程中常出现异常的 8 号染色体,故位于 8q34 上的原癌基因的一些变化在疾病进展中起一定作用。

(3)Evi-1 基因表达上调:Evi-1 基因是定位于人类染色体 3q26 染色体上的转化基因,许多研究认为 Evi-1 基因表达增加可促进非成熟的原始细胞增殖,阻止髓性前体细胞向终末分化,从而促进白血病的发生。

(4)降钙素基因高度甲基化:降钙素基因甲基化在 CML 急变期比慢性期有非常明显的增加,说明高度甲基化与同基因组不稳定性和染色体丢失或缺失有关。异常甲基化位点的出现造成了 DNA 甲基化的不平衡,从而增加了 CML 急变期的遗传不稳定。

七、临床表现

1.30％患者症状不明显,血细胞计数检查发现本病。

2.一般症状　常有乏力、身体不适、消瘦、脉搏增速、食欲减退、体重下降、多汗等,可能是由于粒细胞增多引起代谢旺盛及蛋白质分解增加所致。贫血亦可引起上述症状。

3.脾大　一般都具有中度或重度肿大,有的患者因脾大而上腹不适、腹胀。脾大超过脐部甚至达到盆腔者不少见。若出现脾栓塞和脾周围炎等时,可剧烈腹痛和压痛,严重者可出现脾破裂和出血。

4.贫血　早期常无贫血,骨髓造血细胞被过度增生的粒细胞所替代而出现贫血。

5.肝、淋巴结肿大　肝大一般比脾大轻,亦是临床常见体征。除全身感染外,一般少见淋巴结肿大。

6.胸骨压痛　胸骨压痛是由于骨髓细胞增生骨髓内压力增加,骨膜下浸润。有半数以上的患者胸骨压痛是复发或病情明显变化的特征。

7.发热　发热轻微,热型不规则,应用化疗后消失,晚期出现不明原因发热,抗生素及一般化疗药物常治疗无效。

8.顽固性阴茎异常勃起　在少数患者中出现,因阴茎海绵体被白细胞浸润或血栓形成所致。

9.白细胞淤滞引起　耳鸣耳聋,脾梗死引起左上腹痛、左肩痛。高代谢表现,如类似甲状腺功能亢进表现(盗汗、怕热)。

10.急性关节炎或尿酸性尿结石　为白血病细胞大量破坏使血中尿酸浓度增加所致。

11.尿崩症。

12.皮疹　由组胺释放所致。

13.加速、急变期的临床表现　多数在 3 年左右进入终末期。此时增加药物白消安的剂量亦治疗无效。改用其他化疗药物可能无效,可能暂时有效。患者症状逐渐加重,常表现为发热、消瘦、贫血、乏力,脾脏再度肿大或出现淋巴结肿大。染色体除 Ph 染色体外又有新的核型。急变期多有骨髓和外周血幼稚细胞增加,外周血小板严重减少而表现为临床出血。皮肤或脏器的白血病细胞浸润甚至出现中枢神经系统白血病。急变的 CML 治疗起来十分困难,属难治性白血病,急变后的自然病程短促,平均 2~4 个月,多数患者对化疗抵抗。CML 急变的形式和主要类型:第一种形式是缓慢急变,这是最常见的急变类型,患者在慢性期后,在 3~6 个月的加速期中,原始细胞逐渐增长,最终进入 AL 期;第二种形式较少见,即无加速期的急性变,患者的原始细胞在数日或数周内快速增长迅速进入 AL 期;第三种形式的急变更少见,为髓外急变,原始细胞在血液和骨髓以外的组织内呈弥漫性增殖,形成原始细胞瘤,外周血和骨髓缺乏急变表现,瘤体形成的部位可能是淋巴结、骨骼、皮肤、肺、中枢神经系统、消化道、乳腺、卵巢等。

14.慢性粒细胞白血病骨髓纤维化　虽然 CML 临床各期均可见不同程度的骨髓纤维化,但最常见的是在加速期和急变期,其发生率可达 80%。出现进行性贫血,脾脏呈进行性肿大和骨髓干抽三大特征。

八、实验室检查

(一)慢性期的外周血象

1.白细胞计数增高　外周血白细胞计数常超过 $50 \times 10^9/L$,约有半数患者在$(100 \sim 600) \times 10^9/L$,少数患者可达 $1000 \times 10^9/L$。细胞学分类各阶段的中性粒细胞均可见到,占白细胞总数的 90% 以上,以中幼粒和晚幼粒细胞为主,分别占 15%~40% 和 20%~40%,杆状核和分叶核粒细胞也多见,原始粒细胞在 5% 以下。嗜酸性粒细胞和嗜碱性粒细胞也有不同程度的增加,分别可达 5%~10% 和 3%~5%,如嗜碱性粒细胞超过 15%~20%,则提示预后不良。浆细胞绝对数及相对比例亦有增加,淋巴细胞和单核细胞常显著减少或相对减少。

2.红细胞和血红蛋白　病变早期可正常,后随疾病发展而逐渐降低。一般呈中度贫血,红细胞在 $2.50 \times 10^{12}/L$,血红蛋白在 80g/L 左右。晚期急变红细胞和血红蛋白迅速下降。

3.血小板　病变的早期和中期呈显著血小板增多,偶可见巨核细胞外溢现象。晚期血小板减少。骨髓中可见大量网状纤维,与巨核细胞增殖有关,过度增殖的细胞中可见海蓝组织细胞。

(二)慢性期骨髓象

1.骨髓增生极度活跃或明显活跃。

2.粒细胞显著增生,核左移。多为中性粒细胞和晚幼粒细胞,分别占有核细胞总数的 15%~40% 和 20%~40%,原始粒细胞和早幼粒细胞易见。嗜酸性粒细胞和嗜碱性粒细胞明显增多。粒细胞可见核质发育不平衡现象,分裂象增加。

3.红细胞系列早期增生旺盛,呈相对比例减少,各阶段幼稚红细胞均可见到。晚期呈增生受抑。

4.巨核细胞在早期增多,血小板易见,巨核细胞和血小板显著减少。

(三)慢性粒细胞白血病急变期的外周血象

1.血象类似 AL 的特点。

2.白细胞计数迅速增加,成熟粒细胞减少,原粒及早幼粒细胞迅速增加,原始细胞可达 20％或更多,且药物难以控制。同时嗜碱性粒细胞仍然多见或明显增加。

3.血红蛋白和红细胞数明显下降。

4.血小板数亦明显下降。

(四)急变期骨髓象

1.骨髓原始粒细胞和早幼粒细胞短期内大量增加,原始粒细胞可达 30％以上,嗜碱性粒细胞易见或明显增加。

2.红细胞系列和巨核细胞系列严重受抑。

(五)Ph 染色体 BCR-ABL 基因

1.约有 95％CMLPh 染色体阳性。

2.90％ CML BCR-ABL 基因阳性。其特点为 9 号及 22 号染色体的长臂各有一段发生断裂和互相易位 t(9;22)(q34;q11),出现一个新的融合基因 BCR-ABL。

(六)中性粒细胞碱性磷酸酶

1.CML 患者的中性粒细胞碱性磷酸酶活性显著减低。而类白血病患者常明显升高。

2.CML 合并感染时,中性粒细胞碱性磷酸酶活性可暂时升高,但不如类白血病升高明显。

(七)维生素 B_{12}

在 CML 的血清中,α 球蛋白明显升高,因而结合大量的维生素 B_{12},患者血清中维生素 B_{12} 的浓度明显升高。

(八)血清乳酸脱氢酶

CML 患者明显升高。

(九)尿酸

血尿酸和尿中尿酸明显升高。形成尿酸结石或形成痛风性关节炎和尿酸性肾病。

九、CML 的诊断和分期标准

(一)诊断标准

1.Ph 染色体阳性和(或)BCR-ABL 融合基因阳性。此外并有以下任何一项者可诊断。

(1)外周血白细胞升高,以中性粒细胞为主,不成熟细胞＞10％,原始细胞(Ⅰ型＋Ⅱ型)＜ 5％～10％。

(2)骨髓粒细胞高度增生,以中性中幼、晚幼粒细胞、杆状核粒细胞增多为主,原始细胞(Ⅰ型＋Ⅱ型)＜10％。

2.Ph 染色体阴性和 BCR-ABL 融合基因阴性者,此外须有以下(1～4)中的三项加第(5)项可诊断。

(1)脾大。

(2)外周血:白细胞计数持续升高>$30×10^9$/L,以中性粒细胞为主,不成熟细胞>10%,嗜碱性粒细胞增多,原始细胞(Ⅰ型+Ⅱ型)<5%~10%。

(3)骨髓象:增生明显至极度活跃,以中性中幼粒细胞、晚幼粒细胞为主。杆状核粒细胞增多为主,原始细胞(Ⅰ型+Ⅱ型)<10%。

(4)中性粒细胞碱性磷酸酶(NAP)积分降低。

(5)排除类白血病反应,慢性粒单细胞白血病(CMML)或其他类型的骨髓增生异常综合征(MDS),其他类型的骨髓增殖性疾病。

(二)分期标准

1.慢性期

(1)临床表现:无症状或有低热、乏力、多汗、体重减轻等症状。

(2)血象:白细胞计数增高,主要为中性中幼、晚幼粒细胞。杆状核粒细胞,原始细胞(Ⅰ型+Ⅱ型)<5%~10%,嗜酸性和嗜碱性粒细胞增多,可有少量有核红细胞。

(3)骨髓象:增生明显至极度活跃,以粒系增生为主,中、晚幼粒细胞和杆状核粒细胞增多,原始细胞(Ⅰ型+Ⅱ型)<10%。

(4)染色体:有 Ph 染色体。

(5)粒单祖细胞培养:集落和集簇较正常明显增加。

2.加速期　具有下列之二者,可考虑本期。

(1)不明原因的发热,贫血、出血加重,和(或)骨骼疼痛。

(2)进行性脾大。

(3)非药物引起的血小板进行性降低或升高。

(4)原始细胞(Ⅰ型+Ⅱ型)在血和(或)在骨髓中>10%。外周血嗜碱性粒细胞>20%。

(5)骨髓中有显著的胶原纤维增生。

(6)出现 Ph^+ 以外的其他染色体异常。

(7)对传统的抗慢性粒细胞白血病药物治疗无效。

(8)粒单祖细胞增生和分化缺陷,集簇增多,集簇与集落的比值增高。

3.急变期　具有下列之一可诊断本期。

(1)原始细胞(Ⅰ型+Ⅱ型)或原始淋巴细胞和幼稚淋巴细胞,或原单和幼单细胞在外周血和骨髓中>20%。

(2)外周血原始+早幼粒细胞>30%。

(3)骨髓中原始+早幼粒细胞>50%。

(4)有骨髓外原始细胞浸润。

此期临床症状、体征比加速期更恶化。粒单祖细胞培养呈小簇生长或不生长。

十、鉴别诊断

1.类白血病反应　类白血病是其他疾病引起的反应性白细胞增高,如严重的感染、中毒、恶性肿瘤、大出血、急性溶血、过敏性休克和服用某些药物。其与 CML 特点区别：

(1)可有白细胞总数增高,外周血有幼稚细胞,有的出现脾大和淋巴结肿大,感染时中性粒细胞有中毒性改变如中毒性颗粒,空泡变性和核浓缩等。

(2)外周血碱性磷酸酶积分增高是类白血病的最大特点,而 CML 此项积分为零。类白血病的骨髓变化程度一般比 CML 轻。

(3)以成熟粒细胞增生为主。该类患者无 Ph 染色体、BCR-ABL 基因重排。

(4)原发病治愈后白细胞数可降至正常。

2.骨髓纤维化　多见于 40 岁以上的成人,与 CML 区别:

(1)肝脾显著增大,白细胞总数增高,但很少超过 $50\times10^9/L$。

(2)外周血有幼稚粒细胞但可见有核红细胞,呈泪滴状或梨形状。

(3)中性粒细胞碱性磷酸酶积分增高。

(4)Ph 染色体阴性,骨髓有核细胞明显减少,常常干抽。肝、脾脏和淋巴结病检可见造血灶。

(5)骨髓活检可见纤维化病变。

(6)X 线检查骨髓密度增加。

3.真性红细胞增多症与 CML 区别

(1)起病缓慢,病程长,脾脏呈中度或显著肿大,白细胞数目可达 $50\times10^9/L$,嗜酸性粒细胞和(或)嗜碱性粒细胞增加,血小板亦显著增高。

(2)患者血容量和血液黏滞度增加,出现皮肤,黏膜红紫,结膜充血,面色潮红等。

(3)患者血红蛋白和红细胞数明显增加红细胞容量绝对值增加,血细胞比容增高。外周血中性粒细胞 80% 以上为分叶核粒细胞。

(4)中性粒细胞碱性磷酸酶增高。

(5)Ph 染色体阴性,偶有 BCR-ABL 基因阳性。

4.红白血病　虽然本病有脾大,血中可见到幼稚粒细胞,但血和骨髓中可有大量的类巨幼样变的原红和早幼红细胞,幼红细胞糖原染色(PAS)阳性。粒细胞和血小板均减少。

5.骨质硬化病　全身骨质广泛性硬化,使海绵质变为致密骨质。临床表现为贫血、肝、脾、淋巴结肿大,外周血中白细胞总数明显增多,可见幼稚粒细胞,有时有幼红细胞,骨髓穿刺经常干抽,骨髓细胞增生低下。X 线检查可见全身骨髓腔变小,骨皮质增厚。

十一、治疗

(一)慢性期治疗

1.化学药物治疗

(1)羟基脲:可用于慢性期治疗,在加速期和急变期亦可使用。此药为核苷酸还原酶的抑制剂,抑制核糖核酸还原为脱氧核糖核酸。能够选择性地阻止 DNA 合成,杀伤 S 期细胞。服用后起效快但维持时间短,几乎没有迟发毒性作用,不诱发染色体畸变,和白消安无交叉耐药性,一般开始剂量成人为 2～3g/d。待白细胞数降至 $(5\sim10)\times10^9/L$ 时暂时停药,停药后白细胞数又很快上升。故一般在血象正常后用羟基脲 0.5～1g/d 作维持治疗。随着白细胞数的下降,患者自觉症状好转,外周血幼稚细胞数减少或消失。增加的血小板数下降,贫血改善,脾脏也迅速缩小,但对细胞遗传学和病程没有影响。

羟基脲的副作用比较轻,主要为轻度消化道反应,可有皮疹、口腔溃疡和轻度腹泻,一般患者能耐受,骨髓的抑制作用轻,停药后能较快恢复。羟基脲能导致骨髓细胞的巨幼变,大红细胞增加,脱发等,但不影响继续用药。

(2)白消安(白血福恩,马利兰):是既往治疗 CML 慢性期的首选药。本药对粒细胞膜的通透性强,为细胞周期非特异药物,主要作用于 G_1 期细胞,对非增殖细胞也有效。此药采取口服,应用方便,无即刻副反应、有效率高,在疾病的慢性期比较满意,血液学缓解率为 85%～90%。白消安有两种常用的治疗方法。一是初治患者应用时白细胞数一般在 $50\times10^9/L$ 甚至更高,此时成人剂量为每天 4mg,每周检查一次血象。白细胞一般在 3 周后开始下降。如 3～4 周后白细胞数不下降,剂量可加至每天 6mg,在 1～3 个月内白细胞数可降低 $10\times10^9\sim15\times10^9/L$,血液中幼稚细胞基本消失。如白细胞数在 $20\times10^9/L$ 左右不再下降,也可暂时将剂量加至每天 6mg。停药后仍需每周检查血象。患者此后病情逐步好转,临床和血象趋向正常化。首次缓解可达数月甚至数年之久。当白细胞再次升至 $50\times10^9/L$ 时,可重复另一次疗程。维持量因人而异。

本药的副作用为长期应用引起皮肤色素沉着,女性停经。少数患者出现无泪,黏膜干燥,眼晶体病变,广泛肺纤维化。

(3)三尖杉酯碱及高三尖杉酯碱:可选择性抑制 3H-亮氨酸掺入白血病细胞蛋白质,也抑制 DNA 合成。目前主要用于急性非淋巴细胞白血病的治疗。近年来试用于 CML 的治疗。剂量 $2.5mg/(m^2\cdot d)$,连用 14 天,血液学缓解后维持治疗,每月用药 7 天。

(4)阿糖胞苷(Ara-C):为抗嘧啶药物,主要用于 AL 的治疗,现尝试用于 CML 慢性期的治疗。通过与三磷酸脱氧胞苷竞争,而抑制 DNA 多聚酶,干扰核苷酸掺入 DNA,并能抑制核苷酸还原酶,阻止核苷酸转变为脱氧核苷酸,但对 RNA 和蛋白质的合成无显著作用,属于作用于细胞周期 S 期的周期特异性药物。在 CML 治疗中为 20mg/d 连用 14 天,同时使用 IFN-α。每日 300 万 U。

本品的副作用为骨髓抑制,消化道反应,少数患者可出现肝功能异常、发热、皮疹。

(5)伊马替尼:为 BCR-ABL 信号传递系统抑制剂,能竞争性抑制 ATP 或底物与酪氨酸激酶催化中心结合,阻止酪氨酸激酶活化,从而发挥靶向治疗作用。伊马替尼对血小板衍化生长因子 β(PDGF-β)受体酪氨酸激酶和干细胞因子(SCF)的 c-kit 配体酪氨酸激酶活力也存在抑制作用。伊马替尼对大部分 CML 慢性期患者表现出显著血液学和细胞遗传学反应,但对急性期患者亦表现出一定数量的"原发"或"获得性"耐药。伊马替尼的耐药性是指慢性期患者对伊马替尼缺乏完全的血液学反应,或加速期、急变期患者无法恢复到慢性期阶段。根据发生时间可分为原发性耐药(对最初的治疗毫无反应)和继发性耐药(在获得客观反应后出现疗效降低)。随后有研究表明,伊马替尼耐药性的发生可能与 Y253H、E255V、E255K、F359V、

T3151、G250E、F317L、E355G、H396P、M351T、M253H、L248V、Q252H、Y253H 和 Y253C 等 15 种 BCR-ABL 基因的突变，导致伊马替尼与之的亲和力下降相关；少数情况下耐药也与 BCR-ABL 基因的扩增有关。不同突变导致的耐药程度不同，如 A-环突变使伊马替尼的敏感性降低几倍，而 T3511 突变则导致完全耐药，伊马替尼无法与之结合。

(6)达沙替尼：是一种 ABL 与 Src 双向激酶抑制剂，在结构上与伊马替尼无关，以活化的构型结合到 ABL，对 ABUSrc 激酶有高度选择性，达沙替尼对 BCR-ABL 融合基因阳性细胞株的抑制作用比伊马替尼强 100～300 倍，降低 BCR-ABL 磷酸化活性的作用比伊马替尼强 1000 倍。目前已报道的 ABL 激酶点突变超过 100 种，除 T315I 突变外，达沙替尼对其中许多突变都有临床疗效。目前，达沙替尼已被美国 FDA 批准用于治疗伊马替尼耐药或不能耐受的 CML 患者。达沙替尼主要通过 CYP3A4 酶途径代谢，因而受到介导或抑制此途径的药物影响；达沙替尼的溶解性有 pH 依赖性，故不建议与 H_2 受体阻滞剂或 PP 合用，如需使用抗酸剂，则需在达沙替尼用药前或后 2 小时使用。达沙替尼的骨髓抑制现象很普遍，但并非剂量限制性，也常导致贫血、中性粒细胞减少症和血小板减少症。但不常见非血液学毒性反应，如液体潴留、胃肠道出血、腹泻、皮疹、感染、头痛、肺炎、呼吸困难、疲劳和恶心，偶尔可见心力衰竭。

(7)尼洛替尼：是通过对伊马替尼与 ABL 激酶结合区晶体结构的研究，采用药物化学方法研制的一种选择性酪氨酸激酶抑制剂。由于其结构与伊马替尼相似，作用位点相同，对 BCR-ABL 融合基因突变造成的 STI571 耐药将会无效。尼洛替尼能抑制 BCR-ABL 融合基因的自磷酸化作用和 BCR-ABL 融合基因 32/33 点突变细胞的增殖能力，包括在复发患者观察到的绝大多数变异类型(T3151 除外)。这种能力主要来自尼洛替尼与酪氨酸激酶结合的亲和力更强，以及对结合位点的形状和电荷要求更低。

(8)砷剂：实验证明三氧化二砷(As_2O_3)可以通过减少 K562 慢性粒细胞白血病急变细胞内某些蛋白尤其是 BCR/ABL 蛋白酪氨酸磷酸化和(或)下调 JAK2 蛋白的表达而干扰 BCR/ABL 致癌信号的转导，引起 K562 细胞凋亡和抑制其生长。用量 10％三氧化二砷 10ml 加 5％葡萄糖 500ml，静脉滴注，28 天为一疗程。

2.生物制剂　干扰素(IFN)是一个天然的细胞因子，分子量为 19kD，有抗病毒、抗增殖，免疫调节及诱导分化作用。常用的为 IFN-α，其基因位于第 9 号染色体上，有 166 个氨基酸，约有 20 几种亚型。现有两种重组的蛋白，分别为以 IFN-α-2a 干扰素为代表和以 IFN-α-2b 干扰素为代表。干扰素可以：

(1)诱导恶性克隆细胞凋亡并抑制其增殖。用经 IFN-α 治疗后获长期细胞遗传学缓解的 CML 患者外周血单个核细胞(PBMC)与转染表达 BCR/ABL 的细胞的胞质抽提物一起培养，发现患者的 PBMC 有较强的增殖反应，IFN-α 诱导 CML 缓解是由于特异的细胞免疫学反应抑制了表达 BCR/ABL 蛋白质的恶变祖细胞的增殖。IFN-α 抑制恶性克隆增殖与 ABL 基因的启动子甲基化状态有关，IFN-α 能逆转 ABL 基因启动子的甲基化。并通过抑制 c-myc 表达，从而抑制造血细胞中恶性克隆的增殖，并促进其凋亡，最终达到血液学缓解及细胞遗传学缓解。

(2)通过调节细胞间黏附分子来控制恶性克隆的生长。CML 的发生和基质细胞对恶性克隆黏附丧失及调节恶性克隆增殖、凋亡功能丧失有关。

(3)作用途径中的其他调节分子的影响。

用药剂量:与高剂量[＞4MU/(m^2·d)]方案比,患者对低剂量的治疗方案反应,普遍较低。高剂量用药[5MU/(m^2·d)]优于低剂量[2MU/(m^2·d)]用药。

IFN-α的疗效按其对Ph+细胞的抑制程度,将细胞学缓解分为三类:

1)完全缓解(CCR):无Ph+染色体。

2)部分缓解(PCR):Ph+染色体为1%～34%。

3)微小缓解(MICR):Ph+染色体为35%～96%。

习惯上将CCR和PCR统称为主要缓解。

干扰素和其他化疗药物联合运用。这些药物有阿糖胞苷(Ara-C)、维A酸、高三尖杉酯碱、粒单细胞集落刺激因子(CM-CSF)。主要的不良反应包括黏膜炎症、恶心、血细胞减少和忧郁症。绝大部分患者可以耐受。有人用13-顺维A酸100mg/(m^2·d)联合IFN-α(5mU/d)治疗,结果慢性期患者白细胞计数显著下降,患者S期细胞百分比亦下降并伴有骨髓中凋亡细胞的增加。联用高三尖杉酯碱和IFN-α可获得较好效果。最近有人将GM-CSF用于对IFN-α敏感但未获细胞遗传学部分缓解的患者,发现GM-CSF可改善这一部分患者的细胞遗传学缓解情况。IFN-α和羟基脲联合运用较为普遍,IFN-α诱导细胞遗传学缓解的发生率较高,而羟基脲则能更快地减轻肿瘤负荷。分子水平研究结果表明,几乎所有经IFN-α诱导CCR的患者体内残存白血病细胞,而大部分骨髓移植成功的患者在1～1.5年后,RT-PCR检测BCR/ABL融合基因可转为阴性。但经IFN-α治疗获CCR而BCR/ABL为阳性的患者,终止治疗后也可能保持在缓解期,不向急变发展,获得长期生存。有研究表明,移植前IFN-α治疗不会影响移植结果。

IFN-α的副作用分为早期毒性和晚期毒性。早期毒性有发热、畏寒、流感样症状、头痛等,持续数日至两周。晚期可有持续无力、食欲缺乏、体重下降,少数患者出现贫血、血小板减少、肝及肾功能损害、脱发、肌肉、骨骼疼痛、甲状腺功能低下、忧郁等,严重者可有心肌病;神经毒性表现为注意力不集中、记忆力减退、昏睡。剂量减少时,副作用可减轻或消失,长期给予小剂量对乙酰氨基酚(扑热息痛)可解除上述副作用。

3.反义基因治疗 反义技术指根据碱基互补原理,用人工合成或生物体合成的特定互补的DNA或RN片段(或其他化学修饰物)从而抑制或封闭基因表达的技术,它提供了在基因水平上考虑如何选择性地关闭或修饰任何一个特定的基因,使其丧失活力达到对疾病特异性治疗的方法。利用反义技术可以设计出与有害基因,突变基因,非正常表达基因及mRNA互补的反义DNA或RNA片段封闭这些基因。CML是由于BCR/ABL融合基因的产生,出现P210异常的酪氨酸蛋白激酶活性使细胞调控系统发生紊乱所致,因此BCR/ABL融合基因在CML发病中起决定性的作用。利用克隆DNA序列从CML患者中筛选并区别L-6类和K-28类型分别合成18bp的L-6和K-28型反义DNA片段。这两种反义DNA片段分别与基因嵌合点互补。研究结果显示,反义DNA是治疗CML的有效手段,具有强大的应用潜力,同时也显示对CML单纯用BCR/ABL胶合位点设计反义DNA,大约有25%的CML细胞不能被抑制,可能存在其他机制。反义 RNA 表达载体选择与 BCR/ABL5'端互补的 585bp 的 RNA 研究反义 RNA 表达体系对 B10 细胞株和 K562 细胞株的影响,结果是反义 RNA 几乎完全阻断了 P_{210} 的表达。这种抑制可使 CML 细胞坏死,而对正常细胞的 BCR 基因表达产物及细胞增殖速度率无影响。用反义 DNA/RNA 处理、杀伤白血病细胞后再将处理的骨髓细胞输给患者,与骨髓移植相比,反义 DNA/RNA 治疗 CML 的缓解率可达 100%。

4.造血干细胞移植

(1)自体移植 CML:自体骨髓移植的效果优于常规化疗。CML 慢性期用体外未净化的骨髓或外周血干细胞作自体移植,部分患者可达到完全的血液学反应。但出现的 Ph 染色体阴性的造血通常是短暂的。联合体内和体外净化自体移植,有助于重建正常造血,延长患者的生存。自体移植后大多数患者重建 Ph 染色体阴性造血。一些患者 Ph 染色体阴性造血维持 2 年或 2 年以上,但一些患者较早的再现 Ph 染色体阳性细胞,在大多数病例中 Ph 阳性细胞对小剂量的 IFN-α 有较好的反应。

(2)异基因造血干细胞移植:异基因造血干细胞移植是根治 CML 首选的治疗手段。CML 慢性期、加速期、急变期异基因骨髓移植的复发率分别为 20%、50% 和 75%。异基因骨髓移植后复发患者再移植仍有效。

供体淋巴细胞输注(DLI):DLI 是一种过继免疫的治疗方法,其疗效与 GVHD 的发生有密切关系。异基因骨髓移植后复发患者,停用干扰素、免疫抑制剂、化疗药物,供者无需细胞因子动员,在体外采用 CD8 单克隆抗体和去除 CD8$^+$ 细胞方法,洗涤 3 次以除去残留的抗体和补体。输注细胞量大致为 $(2.20\pm1.02)\times10^8$/kg,MNC$(4.70\pm2.97)\times10^8$/kg,CD4$^+$ 细胞$(0.5\sim1.5)\times10^8$/kg,合适的输注剂量未确定,可能存在一定的个体差异。在第一次 DLI 后如无反应,可继续输注逐级递增的淋巴细胞,有可能获得疗效反应。

5.脾脏切除和脾区照射　脾脏切除既不能使化疗药物对白血病细胞敏感性加强,也不能延长生存期,减少急变,所以一般不主张进行脾脏切除。但脾脏切除能解除脾功能亢进减少输血。使血小板输注疗效增加。脾区放射性照射可减慢脾脏短期内迅速肿大造成的疼痛,作为姑息治疗手段仍可考虑。脾脏自发性破裂时,脾脏切除应立即进行。

6.联合化疗　近年来学者用强烈联合化疗治疗 CML 慢性期。约有 10%～30% 的 CML 患者在发病时可检查出 Ph$^+$ 和 Ph$^-$ 的克隆共存,提示强烈化疗可延缓急变,杀灭 Ph$^+$ 克隆,从而达到完全缓解。如 DA、HA 方案虽可达到暂时缓解或暂时性 Ph$^+$ 染色体的减少,但疗效暂短,不能根除 Ph$^+$ 细胞。

(二)慢性粒细胞白血病加速、急变期的治疗

此期对慢性期常规治疗有效的药物不再发生疗效。可用羟基脲或巯嘌呤。有人使用羟基脲加 IFN-α 治疗。少数患者通过治疗仍能回到慢性期。加速期如有急变倾向者原则上使用联合化疗。但如患者表现出进行性全血细胞减少和骨髓纤维化,可应用雄激素,输注红细胞及血小板,此时尚不宜用强烈化疗。

急变期的治疗原则上采用 AL 的联合化疗方案。对于慢性粒细胞白血病、急性淋巴细胞

白血病病变患者,采用 VP 方案或 DOAP 方案。对于急性粒细胞白血病变的患者可采用 DA、HA、NVT＋Ara-C、VP-16＋Ara-C。中剂量或大剂量 Ara-C 2.0～3.0g,q12h×3d。部分化疗效果差的患者虽能取得缓解但维持时间较短,平均存活期在半年至 1 年左右。白细胞介素 2 (IL-2)主要治疗加速和急变期 CML,能诱导及增加 NK 细胞的活性,诱导单核及巨噬细胞活性,使用 IL-2 后延长了存活期。也可用伊马替尼 600mg 口服后可达到血液学缓解。异基因移植是加速期和急变期 CML 患者唯一提高生存率和治愈率的方法。

(三)CML 并发症治疗

1.高白细胞综合征　使用抗白血病的药物白消安或羟基脲,使患者的白细胞数缓慢下降即可,使用上述药物时必须配合使用别嘌醇,防止尿酸性肾病的发生。加速期和急变期,此时患者外周血白细胞的数目达 $100×10^9/L$ 即可诊断高白细胞综合征。高白细胞综合征极易并发成人呼吸窘迫综合征,弥散性血管内凝血和颅内出血,尿酸性肾病,需要认真进行紧急处理。

(1)药物:在急性粒细胞变时通常使用羟基脲 2.0Bid,或小剂量的 Ara-C,每日 25mg,q12h。在急性淋巴细胞变时采用 CTX 每日 200mg。在急性单核细胞变时采用 VP-16(威克)口服,每日 50～100mg,使患者外周血细胞降至 $50×10^9/L$ 时采取正规的化疗方案治疗。

(2)采用白细胞置换术,每日 1 次连续多次,直至白细胞数降低。

(3)使用别嘌醇 0.2g,每日 3 次。

(4)碱化尿液防止尿酸性肾病。

2.感染　发热在 39℃以上持续 3 天者,应该考虑为感染,均需进行血培养,根据培养阳性结果选择性使用抗生素,培养结果的阳性率很低,必须进行经验性治疗。

细菌感染为常见,其中革兰阴性细菌败血症尤为常见,通常有铜绿假单胞菌、大肠杆菌、肺炎克雷白杆菌、阴沟杆菌等。表现为突然骤起的寒战,弛张热,伴有大汗的自动退热。可考虑使用第三代头孢菌素。革兰阳性细菌感染通常有金黄色葡萄球菌、肺炎球菌、粪肠球菌、链球菌等,可考虑使用万古霉素。结核菌感染,白血病患者由于长期抗白血病药物治疗,机体抵抗力下降,结核感染者不为少数,必须引起警惕。此类患者除发热以外常常无症状伴或仅有上呼吸道咳嗽症状,有时 X 光肺部摄片呈阴性结果,而依靠于肺部 CT 才能证实。必须使用正规的抗结核三联治疗。

真菌感染:长期使用抗生素治疗无效,身体抵抗力下降,白细胞缺乏 7～10 天或在此期间使用过大剂量肾上腺糖皮质激素治疗患者的发热,应高度怀疑真菌感染的可能。

痰培养结果呈阳性对真菌感染诊断的意义不大,当发生弥漫性真菌感染时,支气管肺泡灌注和纤支镜活检对诊断肺部真菌感染有重要作用。但常由于疾病的严重性不能实施。有时大便检查常可发现曲霉菌、毛霉菌和白念珠菌生长,此时可考虑使用两性毒素 B 或两性霉素脂质体,剂量:两性霉素从 0.1mg/kg 起,逐步加量至 1～1.25g/kg,两性霉素有较大的肝、肾毒性,使用时有高热的可能,必须慎重考虑。两性霉素脂质体的副作用较两性霉素小,其疗效优于两性霉素,应考虑优先使用,剂量为 5mg/kg。氟康唑为抗真菌的较好药物,剂量为每日 0.2～0.4mg 静脉滴注,长期使用仍会造成肝脏损害。伊曲康唑对于深部真菌亦有较好疗效,口服每日 150～300mg,此药长期使用亦有肝脏损害。大蒜素,每日 60～90mg 静滴效果较好。

髓外浸润的治疗:白血病髓外浸润常见的部位有脑膜浸润、肺部浸润、胸膜浸润、心包浸润、纵隔浸润、睾丸浸润、皮肤浸润等。

3.中枢神经系统白血病　有颅内压升高的症状和体征:

(1)腰椎穿刺发现颅压大于 1.96kPa(200mmH$_2$O)。

(2)脑脊液白细胞数大于 0.01×10^9/L。

(3)脑脊液蛋白大于 450mg/L 或潘氏试验阳性。

(4)脑脊液离心或沉淀后找到白血病细胞。

(5)排除其他原因引起的中枢神经系统疾病。

符合(1)、(2)、(3)、(4)项中的任何一项为可疑的中枢神经系统白血病。符合(2)、(3)、(4)中的两项和单独(5)项者可诊断为中枢神经系统白血病。

中枢神经系统白血病诊断明确后必须立即开始治疗,可鞘内注射 MTX 10mg 加地塞米松 5mg,每周 2～3 次,直至脑脊液和颅内压恢复正常。随后延长注射间歇,最后每 8 周 1 次,持续 2～3 年。

亦可改用 Ara-C 鞘内注射。每次 50mg 加地塞米松 5mg。化疗效果不佳时可考虑全颅照射。

十二、病程和预后

(一)病程

病程长短差距大,一般存活 3 年,然后进入加速期,一般经过治疗后,仅少数重新回到慢性期,大多数进入急变期,近年通过干扰素、骨髓移植等技术治疗生存期已有所提高。

(二)预后

影响预后的因素:

1.性别、年龄对长期生存的影响不大。

2.脾大影响预后的原因之一,脾大者,生存期短。

3.白细胞总数增高者预后差。外周血嗜碱性粒细胞是 CML 预后的影响因素,外周血和骨髓中原始粒细胞和早幼粒比例增高提示预后不良。

4.HLA-DR 在髓系白血病中可作为标记物,CD15 表达于髓系各分化阶段,HLA-DR 与 CD15 的比值可提示预后。

5.有配型相合的同胞供者的患者行干细胞移植后五年总生存率为 60%,行无关供者干细胞移植后五年总生存率为 40%。

(牛占恩)

第十二节　慢性中性粒细胞白血病

一、定义

慢性中性粒细胞白血病（CNL）是一种少见类型的慢性白血病。临床上以成熟中性粒细胞持续增多、脾大为主要特征。有人认为本病是慢性髓细胞白血病（CML）的一个亚型，由于本病与 CML、不典型 CML、CMML 有许多不同之处，1994 年 FAB 协作组定义为 CNL，最新的 WHO 国际血液肿瘤分类标准已将 CNL 作为慢性骨髓增殖性疾病（MPD）的独立分型。

二、临床表现

本病以老年人多见，发病年龄一般大于 50 岁，国外报道年龄最小者为 15 岁，国内报道为 8 岁，男女发病率大致相同。

CNL 隐匿，主要表现为全身乏力、消瘦、低热、盗汗、腹胀，少数患者可有出血倾向。患者有皮肤瘙痒和关节疼痛。由于中性粒细胞吞噬功能一般正常，一般无严重感染表现。多无明显贫血表现，少数患者可有轻到中度贫血，浅表淋巴结一般不肿大，可有皮肤、黏膜出血和胸骨压痛，绝大多数患者有肝、脾大。尤其是脾大。

三、实验室检查

（一）血液检查

本病的主要特征是持续的成熟中性粒细胞显著增多，白细胞数大多在 $30.0 \times 10^9/L$ 以上，80% 以上为中性粒细胞，极少见幼稚粒细胞。嗜酸性粒细胞、嗜碱性粒细胞和单核细胞不增多，成熟的中性粒细胞可见中毒样颗粒和空泡，偶见分叶过多现象。多数患者无贫血，部分患者可有轻到中度贫血，红细胞形态常大小不均，可有泪滴状红细胞，血小板计数大多正常，少数可减少，个别者可升高，形态一般无异常。

（二）骨髓检查

骨髓增生明显活跃或极度活跃，以单纯粒系显著增生为主，一般占 80% 以上，粒/红比例明显增多，粒系以成熟中性粒细胞为主，原粒、早幼粒细胞比例不高，嗜酸性粒细胞、嗜碱性粒细胞、单核细胞比例不多，成熟的中性粒细胞胞质内可有中毒性颗粒，无 Auer 小体。红系多数相对受抑，少数增生正常，巨核细胞多数正常，一般无小巨核细胞。NAP 阳性率达 80%～100%，积分显著增高。

（三）遗传学检查

大多数 CNL 均为正常核型，Ph 染色体阴性，无 BCR/ABL 融合基因，少数患者可有异常核型,文献报道的异常核型包括＋8、＋9、＋21、20q⁻、t(1;20)(q21.3;q13.1)及 t(7;16)(q22;q24)。

(四)病理学检查

肝、脾、淋巴结及其他脏器均有不同程度的中性粒细胞弥漫性浸润,骨髓活检显示明显的粒系增生,以成熟的中性粒细胞为主,脂肪组织一般减少,少数患者有轻度骨髓纤维化。免疫组化染色,粒细胞氧化酶、CD68、CD34 和类胰蛋白酶未见增加,原始细胞、单核细胞、组织嗜碱性粒细胞不增加。

(五)其他检查

绝大部分 CNL 患者血清维生素 B12 浓度增高,血尿酸也明显增高,少数可并发痛风,文献报道高达 32% 的 CNL 患者合并单克隆性高丙种球蛋白血症,血清 IgG 或 IgA 明显增高,多数患者合并多发性骨髓瘤(MM)。

四、诊断

目前,国内外还没有统一的诊断标准,国内外学者较认同的标准为:

1.外周血成熟中性粒细胞持续增多。

2.脾大。

3.中性粒细胞碱性磷酸酶积分升高。

4.骨髓象示粒系极度增生,以成熟中性粒细胞为主。

5.Ph 染色体阴性,无 BCR 基因重排。

6.血尿酸及维生素 B_{12} 升高。

7.无感染、肿瘤等引起类白血病反应的疾病。

五、鉴别诊断

1.CML　CNL 与 CML 很难区分,CNL 的白细胞增高以成熟中性粒细胞为主,分类占80%以上,幼稚细胞少,嗜酸性粒细胞、嗜碱性粒细胞、单核细胞不增加。成熟的中性粒细胞胞质中易见中毒样颗粒及空泡,CML 外周血易见中、晚幼粒细胞,嗜碱性粒细胞常增高。CNL的 NAP 积分明显增高;而 CML 时 NAP 积分明显降低或缺乏。CNL 的另一个特征是 Ph 染色体阴性;而 95%以上的 CML 有 Ph 染色体或 BCR 基因重排。

2.类白血病反应　二者均有成熟中性粒细胞增多,胞质中有中毒颗粒或空泡,NAP 积分明显增高,Ph 染色体阴性。但类白血病反应常有基础疾病的临床表现,如严重感染、恶性肿瘤、中毒、大量出血、急性溶血、休克或外伤等,类白血病反应的白细胞增多常为一过性,经治疗后血象可短期内恢复;而 CNL 无明确病因,即使存在轻微感染,但与白细胞数显著增多不相符,且中性粒细胞增高为持续性和渐进性,经一般治疗血象不易恢复,肝脾大亦难以恢复,故经过临床观察之后,二者可鉴别。

六、治疗

CML 治疗尚无明显有效的方法,脾区照射和脾切除可以降低肿瘤负荷,减轻腹部不适,但脾切除可导致中性粒细胞进一步增高。此后,开始使用化疗药物。如:羟基脲、白消安、6-TG等,这些药物对白细胞的降低及脾脏的缩小有一定的效果,并使病情得到一定的控制,但均不能明显延长存活期。有文献报道用高三尖杉酯碱治疗本病获较好疗效;异基因造血干细胞移植有待于进一步研究。

七、预后

CNL 属于慢性骨髓增殖性疾病,其临床过程具有异质性,一些患者生存期较长,有报道已超过 11 年,但有些患者易急变死亡。

(王凤杰)

第十三节　慢性淋巴细胞白血病

慢性淋巴细胞白血病(CLL)是一种克隆性 B 淋巴细胞增殖性疾病,其特点为外周血、骨髓、肝脾和淋巴结均可见到大量体积小而形态近似成熟的淋巴细胞聚集,临床表现一般为慢性病程。WHO 分型定义 CLL 均为 B 细胞型,将既往 T 细胞 CLL 归为 T 幼稚淋巴细胞白血病(T-PLL)。

【流行病学特点】

CLL 是欧美国家最常见的白血病类型,美国每年发病率为 2.7/10 万,占成人白血病的1/3,发病年龄一般大于 50 岁,随年龄的增长而增加,60～80 岁达到高峰,50 岁以下仅占10%,男女比例约为 2：1,但 CLL 在亚洲国家如日本、中国、印度比较少见,在所有白血病中比例不超过 5%。CLL 生存期个体差异很大,从数月到十余年不等。晚期患者多死于骨髓衰竭而致的贫血、出血和感染。

【病因及发病机制】

CLL 的病因及发病机制目前还不甚清楚,目前尚无证据说明逆转录病毒、电离辐射可引起该类型白血病;但发现以下因素与该病密切相关:

1.遗传因素　本病具有家族聚集的特点。还有证据表明,CLL 的发病与种族有关。本病白种人与黑种人的发病率高,黄种人则低,且不因人种的迁居而变化。

2.染色体改变　约 80% 的病例伴有染色体异常,CLL 患者的染色体异常包括数量和结构的改变。常见的数目异常为 12 号染色体三体。常见的结构异常为 17 号染色体短臂缺失、14号染色体长臂发生易位、13q14 缺失、11 号染色体长臂缺失、6 号染色体短臂或长臂缺失等。

3.癌基因和抑癌基因异常   Bcl-2 基因位于染色体 18q21,大多数 CLL 患者该基因重排且表达增加。p53 基因是一种重要抑癌基因,位于 17q13.1 部位,其突变或缺陷与 CLL 发生发展密切相关。

【临床表现】

CLL 患者初起阶段常无任何症状和体征,多以无痛性淋巴结肿大或因检查血常规发现淋巴细胞数目增高而就诊,随着疾病的进展逐渐出现乏力、发热、盗汗、体重减轻、贫血和感染。60%~80%患者有淋巴结肿大,多见于颈部、锁骨上、腋窝、腹股沟。肿大的淋巴结较硬,无压痛,可移动。50%~70%患者有轻至中度脾肿大,轻度肝肿大。胸骨压痛少见。由于免疫功能减退,常易并发感染。8%患者可发生自身免疫性溶血性贫血。

【实验室检查】

1.血象   外周血 B 淋巴细胞绝对值≥$5×10^9$/L;典型细胞形态:类似成熟小淋巴细胞,也可比正常淋巴细胞稍大,染色质呈凝块状,无核仁,胞质少,核质比高;少数患者淋巴细胞形态异常,胞体较大,不成熟,胞核有深切迹(Reider 细胞);偶可见原始淋巴细胞。多数患者外周血涂片中可见破损细胞(涂抹细胞或"篮细胞")。可见少数幼稚淋巴细胞,常小于 2%。

2.骨髓象   骨髓增生活跃或明显活跃,淋巴细胞≥40%,成熟淋巴细胞为主。红系、粒系及巨核细胞均减少,伴有溶血时,幼红细胞可代偿性增生。骨髓活检示白血病细胞在骨髓中可呈弥漫型、结节型、间质型和结节/间质混合型浸润。

3.CLL 免疫表型特点   通过流式细胞术进行细胞免疫表型检测。表达成熟 B 淋巴细胞标志如:CD19、CD20、CD23,膜表面免疫球蛋白(sIg)弱阳性(dim),常为 IgM 或 IgM 和 IgD,具有单克隆性,即轻链只有 κ 或者 γ 链中的一种,同时表达 T 细胞相关抗原 CD5,FMC7、CD79β 阴性或者弱阳性,CD10、cyclin D1 阴性,不表达早期造血细胞标志如 CD34、TdT。有些具有典型 CLL 形态的病例可出现不典型免疫表型,即 CD5⁻ 或 CD23⁻,FMC7⁺ 或 CD11c⁺,或是 sIg 强阳性,或 CD79β 阳性。

典型 CLL 积 4~5 分,其他 B 淋巴细胞增殖性疾病(B-LPD)多为 0~2 分,对于免疫表型不典型的患者,需要结合其细胞形态学、病理、细胞遗传学和分子生物学等检测才可能确诊。

4.细胞遗传学特点   由于 CLL 细胞为成熟的终末期细胞,有丝分裂象较少,常规染色体显带技术仅能检出 1/3~1/2 的患者有克隆性核型异常,间期荧光原位杂交(FISH)技术能明显提高异常检出率,可以检查出约 80%病例存在异常核型。预后较好的核型为单纯 13q⁻(50%),预后中等的为正常核型和 12 号染色体三体(20%)、预后较差的为 11q⁻(20%)和 17p⁻(10%);染色体异常还包括 6q⁻(5%)和 14q⁻(10%)等。

5.分子生物学改变   50%~60%的 CLL 发生免疫球蛋白重链可变区(IgVH)基因突变。有突变的 CLL 细胞起源于经历选择的记忆 B 细胞(后生发中心),此类病例生存期长;无突变的 CLL 细胞起源于未经抗原选择的原始 B 细胞(前生发中心),预后较差。约 10%的 CLL 存在 p53 缺失,提示预后不良。另外,CD38 与 ZAP-70 表达与不良预后相关。

6.其他   60%患者有低 γ 球蛋白血症,20%抗人球蛋白试验阳性。

【诊断】

CLL 诊断标准按照 2008 年国际慢性淋巴细胞白血病工作组(IWCLL)修订的美国国立癌

症研究院工作组(NCI-WG)标准：

1.外周血 B 淋巴细胞绝对值≥5×10^9/L，且持续 3 个月以上。

2.典型细胞形态。

3.流式细胞术(FCM)显示克隆性 B 细胞并符合 CLL 的表型特点。

4.排除其他一些易误诊为 CLL 的淋巴细胞增殖性疾病(LPD)。

但如果具典型的骨髓浸润引起的血细胞减少及典型的免疫表型特征，不管外周血 B 淋巴细胞数或淋巴结是否受累，也可诊断为 CLL。

【鉴别诊断】

根据以上诊断标准，典型 CLL 容易诊断。但当形态学、免疫表型不典型时，需要与其他 B-LPD 相鉴别，主要鉴别点是基于临床特征、细胞形态、免疫表型及特征性遗传学改变等。

1.单克隆 B 淋巴细胞增多症(MBL)　MBL 是指健康个体外周血中存在低水平的单克隆性 B 淋巴细胞增多，绝对值<5×10^9/L，无肝脾、淋巴结肿大，无贫血和血小板减少。

2.病毒感染引起的淋巴细胞增多　是多克隆性和暂时性的，淋巴细胞数随感染控制恢复正常。

3.成熟 B 淋巴细胞克隆性增生为主的白血病及小 B 细胞淋巴瘤骨髓浸润期

(1)套细胞淋巴瘤(MCL)：MCL 恶性度高，预后不良。主要发生于中老年人，中位年龄约 60 岁，男性居多。MCL 的免疫表型特点是表达 CD5，同时表达 B 细胞相关抗原 CD19、CD20、CD22 和 CD79α 等，肿瘤细胞表面表达 sIg，而 CD23 阴性，FMC7 阳性，CD20 和 CD79α 表达比 CLL 强。绝大多数 MCL 有 t(11;14)(q13;q32)染色体易位，进一步引起 cyclinD1 的过度表达，这也是 MCL 最常见和最特异的特征。

(2)毛细胞白血病(HCL)：多见于 40 岁以上男性。与 CLL 不同的是多数 HCL 淋巴结不肿大，最突出的特点是脾脏肿大和全血细胞减少，外周血、骨髓或肝脾中可见"毛细胞"，这种细胞的特征是表面有绒毛状突起，经瑞士染色可见细胞边缘呈毛边状或锯齿状。HCL 免疫表型的特点是表达 B 淋巴细胞标记 CD19、CD20、CD22 和 FMC7，CD11c、CD25 和 CD103 阳性，sIg 表达中等至强阳性，而 CD5 阴性，其中 CD103 对诊断 HCL 的特异性最高。

(3)B 幼稚淋巴细胞白血病(B-PLL)：B-PLL 常见于老年人，男性患者居多。临床特点为病情进展快、脾脏显著肿大、淋巴结肿大较少，白细胞数很高，外周血和骨髓带核仁的幼稚淋巴细胞显著增高(≥55%)。B-PLL 表达 B 系相关标记 CD19、CD20、CD22，CD79β、sIg、FMC7 阳性，CD5 和 CD23 大多阴性。

(4)滤泡淋巴瘤(FL)：常见于老年人，主要侵犯淋巴结、脾、骨髓和外周血。肿瘤细胞表达 B 细胞相关标记 CD19、CD20、CD22、CD79α 和滤泡中心抗原 CD10、BCL2、BCL6 阳性，CD20 荧光强度强于正常淋巴细胞，部分患者 FMC7 和 CD23 阳一性，结合 CD5 阴性和 CD10 阳性可以和 CLL 相鉴别。

(5)脾边缘区淋巴瘤(SMZL)：50 岁以上多见，最显著的特征为脾肿大，浅表淋巴结常不肿大。几乎所有 SMZL 患者外周血和骨髓均受累。SMZL 细胞 CD5、CD10、CD23、CD43 阴性，slg 强阳性，CD19、CD20、CD79β、FMC7 阳性。

(6)淋巴浆细胞淋巴瘤(LPL):中位发病年龄是 63 岁。由小 B 淋巴细胞,浆细胞样淋巴细胞和浆细胞组成的肿瘤,通常累及骨髓,淋巴结和脾,血清单克隆免疫球蛋白多为 IgM,亦可 IgG 或 A,并有高黏滞综合征或冷球蛋白血症。表达 B 细胞相关抗原 CD19、CD20、CD22、CD79α 阳性及 CD138、CD38 阳性,CD5、CD10 和 CD23 均阴性。

【临床分期系统】

临床上评估预后的最早、最常用方法是由 1975 年 Rai 等(1987 年改良)和 1981 年 Binet 等建立的临床分期系统(表 3-1)。这两种分期主要反映了肿瘤负荷及骨髓衰竭情况,均基于常规体检(不考虑 CT、B 超等影像学检查结果)时淋巴结肿大、脾脏肿大和肝脏肿大的程度,以及血常规中血红蛋白和血小板减少的程度。Rai 分期系统主要在北美使用,Binet 分期主要在欧洲使用。

表 3-1　CLL 的临床分期系统

分期系统	临床特点	中位生存(年)
Rai 分期[#]		(Rai KR,Blood.1975,46:219)
0	仅有淋巴细胞增高和骨髓浸润	>10
Ⅰ	淋巴细胞增高伴淋巴结肿大	7~9
Ⅱ	淋巴细胞增高伴肝或脾肿大	7~9
Ⅲ	淋巴细胞增高伴血红蛋白<110g/L	1.5~5
Ⅳ	淋巴细胞增高伴血小板<100×10⁹/L	1.5~5
Binet 分期		(Binet,JL.Cancer 1981;48:198)
A	血红蛋白>10g/L,血小板>100×10⁹/L,<3 个淋巴组织区域肿大[*]	>10
B	血红蛋白>10g/L,血小板>100×10⁹/L,≥3 个淋巴组织区域肿大	7
C	血红蛋白>10g/L 或血小板<100×10⁹/L	2

[#] 1987 年改良的 Rai 分期系统在原来分期标准的基础上把 CLL 分为三组:低危组(0 期,中位生存时间>150 个月),中危组(Ⅰ期Ⅱ期,中位生存时间约 90 个月),高危组(Ⅲ和Ⅳ期,中位生存时间约 19 个月);

[*] 5 个淋巴组织区域包括:头颈部、腋下、腹股沟(单侧或双侧均计为 1 个区域)、肝脏和脾脏

【预后的相关影响因素】

1.细胞遗传学　遗传学异常是 CLL 最重要的、最常使用的预后因素之一。预后差的染色体改变有:17p⁻(p53 基因缺失)、11q⁻(ATM 基因缺失),提示生存期短;预后中等的核型包括 +12 和正常核型;预后良好的核型为单纯 del(13q14),若同时伴有其他染色体异常,则预后通常不佳。

2.CD38 表达　大部分研究认为 CD38 表达与 CLL 预后呈负相关,CD38 的表达作为 CLL 患者独立的预后因素逐渐引起人们的重视。研究发现 CD38⁺(CD38⁺细胞>30%)患者无进展生存期(PFS)较 CD38⁻者明显缩短,对化疗药物反应差,病情进展迅速,完全缓解(CR)率低。

3.ZAP-70 表达　ZAP-70 的表达与 CLL 的预后相关,ZAP-70 高表达(ZAP-70 阳性细胞≥20%)患者中位生存期(9.3 年)明显短于低表达者(24.4 年)。ZAP-70 作为常规临床应用的最大的问题是国际上缺乏统一的试剂和标准化的检测方法。

4.IgVH 突变　约 50% 的 CLL 患者出现 IgVH 基因突变。该基因突变是 CLL 患者的重要预后因素。无突变者临床分期多为晚期,即使采用多种方法进行积极治疗,患者的病情进展快速且生存期短。

5.其他预后影响因素　血清标志物如可溶性 CD3 水平、血清胸苷激酶(TK)和 β-微球蛋白(β-MG)增高与不良预后相关,一些研究显示在 CLL 中脂蛋白脂酶(LPL)高表达患者的无治疗生存时间(TFS)和总体生存时间(OS)显著缩短;病程中直接抗人球蛋白试验(DAT)阳性的 CLL 患者预后差;microRNA(例如 miR-181a/b 低表达)等也有重要的预后意义。另外,CLL 患者的治疗反应、治疗后缓解时间与预后密切相关;微小残留病变的存在与不良预后相关;弥漫性骨髓受累的病例预后较差;淋巴细胞倍增时间(LDT)<12 个月是 BinetA 期 CLL 预后差的指标。

【治疗】

(一)CLL 的治疗指征

CLL 确诊后,首要问题不是选择何种治疗方案,而是考虑何时开始治疗。临床分期为 Rai 0、Ⅰ、Ⅱ期或 BinetA、B 期的无症状患者并不需要立即开始治疗,每 2~3 个月随访一次。因为研究显示,这类患者早期开始治疗并不能延长总的生存期。无论是初治还是复治患者,CLL 开始治疗指征[美国国立癌症研究所(NCI)](至少满足以下 1 个条件):

1.进行性骨髓衰竭,表现为贫血和/或血小板减少进行性加重。

2.脾脏左肋缘下>6cm 或进行性或有症状的脾肿大。

3.伴淋巴结肿大(长轴直径>10cm)或进行性或有症状性淋巴结肿大。

4.进行性淋巴细胞增多:2 个月内增多>50%,或淋巴细胞倍增时间(LDT)小于 6 个月。

5.自身免疫性贫血和(或)血小板减少,对皮质类固醇或其他标准治疗反应不佳。

6.出现下例疾病相关症状之一:①6 个月内体重下降超过 10%;②严重疲乏[如 ECOG 体能状态(PS)≥2;不能工作或不能进行常规活动];③无感染证据,体温>38.0℃,>2 周以上;④盗汗>1 个月。

注意:淋巴细胞增多或淋巴结肿大还应排除其他原因(如感染)所导致。

(二)CLL 治疗方案

既往治疗目的是要求毒性小,能有效减轻肿瘤负荷,改善症状。有研究发现,完全缓解(CR)患者生存期长于部分缓解或无效者,因此治疗的目的是提高 CR 率和尽可能清除微小残留白血病。

1.化学治疗

(1)烷化剂

1)苯丁酸氮芥(CLB):是治疗 CLL 的经典药物,也是一线治疗药物之一。总有效率在 45%~86%,CR 率小于 3%,缓解期短,平均为 14 个月。由于使用方便、并发症发生率低,

CLB 仍被认为是老年 CLL 患者的首选药物。有连续用药和间断用药两种方法。连续用药剂量为 $4\sim8mg/(m^2\cdot d)$，连用 $4\sim8$ 周，期间需每周检查血象，调整药物剂量；间断用药总量 $0.4\sim0.7mg/kg$，1 天或分成 4 天口服，根据骨髓恢复情况，$2\sim4$ 周为一疗程。

2）苯达莫司汀：德国的一项临床试验显示，与 CLB 相比，苯达莫司汀组 CR 率明显增高（31% vs 2%），中位无进展生存期（PFS）延长（21.6 个月 vs 8.3 个月）。苯达莫司汀于 2008 年在美国上市，被批准用于 CLL 的一线治疗。对于中国 CLL 患者的有效性和安全性的临床试验正在进行中。

3）环磷酰胺：通常与其他药物联合应用治疗 CLL。COP（环磷酰胺、长春新碱、泼尼松）或 CHOP（环磷酰胺、阿霉素、长春新碱、泼尼松）联合化疗方案与 CLB 单药治疗效果相似。

（2）嘌呤类似物

1）氟达拉滨（FAMP）：是单剂治疗 CLL 最有效的药物。治疗初诊的 CLL 患者，与 CLB 相比，氟达拉滨总有效率（80%）及 CR 率（60%）均较高，且病情无进展存活期较长，但存活时间与 CLB 无明显差异。曾对氟达拉滨有反应的复发 CLL 患者，再次应用含该药的治疗方案仍有高达 67% 以上的有效率；如果应用烷化剂治疗后复发，则氟达拉滨治疗只能使 29% 的患者部分缓解，完全缓解率仅有 3%。应用方法：每 4 周的第 $1\sim5$ 天给予 $25mg/m^2$，用 6 个周期。联合环磷酰胺（FC 方案）优于单用氟达拉滨，前者中位缓解期为 40 个月，后者为 20 个月，FC 已成为 CLL 治疗的一线方案。主要副作用为骨髓抑制和淋巴细胞减少。

2）克拉屈滨（2-CdA）：治疗的临床有效率和副作用与氟达拉滨相似。作为初诊 CLL 患者的治疗，CR 率可达到 47%。

3）喷司他汀（DCF）常用于治疗难治和复发性 CLL。

2.单克隆抗体

（1）美罗华：又称利妥昔单抗，为抗 CD20 的人鼠嵌合型单克隆抗体。用法为 $375mg/m^2$，静脉滴注，每周一次，连用 4 周。对复发和难治性 CLL 总有效率为 30%～50%，多数为部分缓解（PR），缓解期为 3～10 个月。①FC 联合美罗华（FCR）是迄今初治 CLL 患者中可获得的最佳治疗反应的方案，CR 率 70%，总反应率 95%。②大剂量甲强龙（$1g/m^2$）联合利妥昔单抗：可作为高龄且伴高危核型的复发难治 CLL 者的治疗选择。

（2）campath-1H：阿仑单抗，为人源化的鼠抗 CD52（表达于正常 B 和 T 淋巴细胞，也见于单核细胞，巨噬细胞和 NK 细胞，但不表达于造血干细胞）单克隆抗体，几乎全部 CLL 细胞表面均有 CD52 表达。作为二线药物治疗复发和难治性 CLL。治疗有效病例的缓解期为 4～16 个月。用法：30mg，静脉滴注 2 小时，每周三次，共 4～12 周，最多可应用 18 周。起始剂量为 3mg，如可耐受提高到 10mg，最后增至 30mg。

（3）ofatumumab：ofatumumab 是一种与利妥昔单抗相似的能与正常和恶性 B 淋巴细胞表面的 CD20 抗原结合的单克隆抗体。其结合位点与利妥昔单抗不同，它能更稳定的结合 CD20，加强补体依赖的细胞毒性（CDC）。2009 年底，美国及欧盟先后批准了 ofatumumab 治疗对氟达拉滨和阿仑单抗耐药的复发/难治的 CLL，2010 年 NCCN 指南亦将其加入 CLL 治疗推荐方案。

3.其他处于临床试验阶段的新药

(1)细胞周期蛋白依赖激酶(CDK)抑制剂:flavopiridol是CDK抑制剂,减少RNA多聚酶Ⅱ的磷酸化及转录活性,从而导致基因转录减少;其抗白血病效应不依赖于P53通路。正在复发患者中进行临床试验。另外,选择性CDK2、7、9抑制剂SNS-032正进行Ⅰ期临床试验。

(2)热休克蛋白90(Hsp90)抑制剂:Hsp90是一种广泛存在的分子伴侣,参与包含信号转导通路、细胞周期控制及转录调节等多种蛋白的折叠、活化及装配,为ZAP-70的表达和活化中所必须。正在进行Ⅰ期临床试验。

(3)雷那度胺也被试用于CLL治疗,在Ⅱ期的临床试验中显示氟达拉滨失败的病例中总体反应(OR)率为25%,体现出雷那度胺在难治性CLL的应用前景。

(4)鲁西单抗(抗CD23单抗):是一种人IgG1恒定区和猴的可变区的合成单抗,针对CD23。目前正在进行多中心的临床试验比较鲁西单抗联合FCR及单独FCR方案在治疗复发难治CLL的疗效。

(5)Bcl-2家族抑制剂:几乎所有CLL患者高表达Bcl-2。①oblimersen(OBL)为下调Bcl-2的反义寡核苷酸,Ⅲ期临床试验显示OBL联合FC组CR/PR率优于FC组。②gossypol:是Bcl-2抗细胞凋亡蛋白家族内源性拮抗物类似物。一项Ⅱ期临床试验显示其与利妥昔单抗联合应用初步PR率为42%。③obatoclax:是小分子合物,能阻止Bcl-2与Bax和Bak结合。Ⅰ期临床试验显示可使原有贫血和血小板减少的患者症状改善。

4.造血干细胞移植

(1)自体干细胞移植:与常规化疗相比,高危患者行大剂量化疗联合自体干细胞移植能明显延长生存期。患者处于CR期、具有IgVH基因突变和含有TBI方案的移植效果较好。

(2)异基因造血干细胞移植:是目前唯一有希望治愈CLL的手段。由于CLL预后较好,生存期长,所以该手段多用于经多疗程治疗无效或复发、Ⅲ或Ⅳ期且较年轻的患者。

5.放射治疗　CLL作为一种全身性疾病,化疗应为其主要治疗手段,放疗为一种姑息性治疗措施。用于脾或淋巴结肿大发生压迫症状者。

6.脾切除术　用于巨脾并导致压迫症状或难治性血细胞减少症(包括自身免疫性血细胞减少对糖皮质激素治疗无效和脾功能亢进所致者)的患者。

7.支持治疗　CLL患者存在免疫缺陷,且大部分患者年老,另外,化疗、单克隆抗体以及造血干细胞移植的应用,使患者的免疫抑制与造血抑制进一步加重,使患者容易并发感染。防治感染在CLL治疗中尤为重要,主要策略是应用抗生素积极控制感染,对有反复感染者可静脉输注免疫球蛋白,同时要注意肝炎病毒、巨细胞病毒(CMV)、单纯疱疹病毒及肺孢子虫病的检测和防治。对于存在免疫异常伴有免疫性血细胞减少的患者,可给予糖皮质激素、大剂量免疫球蛋白、利妥昔单抗或切脾治疗。

(三)治疗策略的选择

1.初治患者的治疗　对于有治疗指征患者,应首先进行FISH检测明确是否伴有17号染色体短臂缺失[del(17p)>20%为阳性],从而确定进一步治疗方案。

(1)不伴del(17p)患者的治疗,按年龄及身体状况进行个体化治疗选择:①较年轻、无并发症的患者,建议应用 FCR 方案或 FC 方案;②年龄较大,或有严重并发症耐受性差的患者,单药应用氟达拉滨、苯达莫司汀、CLB、环磷酰胺或利妥昔单抗。

(2)伴 del(17p)患者的治疗选择:①如果年轻且有供者,考虑异基因造血干细胞移植;②FCR 方案治疗;③阿仑单抗:单独应用或与 FCR 联合组成四药联合方案;④大剂量甲泼尼龙(HDMP)。

2.复发、难治性患者的治疗　对于未应用过氟达拉滨为基础的治疗或未应用过利妥昔单抗者,可采用 FCR 方案治疗,对于初治时应用过 FCR 者,可以应用阿仑单抗、大剂量甲泼尼龙治疗。有条件进行移植的患者可应用异基因造血干细胞移植,对于化疗有效(≥PR)者,也可选择自体造血干细胞移植。对于老年或有较严重合并症的患者,保守治疗不失为合适选择。

(四)CLL 的疗效标准

至少治疗结束 2 个月后评估。具体评估标准见表 3-2。

表 3-2　慢性淋巴细胞白血病的疗效标准(2010 年 NCCN 指南)

参数	完全缓解(CR)	部分缓解(PR)	疾病稳定(SD)	疾病进展(PD)
全身症状	无	任何症状	任何症状	任何症状
肿瘤负荷				
淋巴结肿大	<1cm	缩小≥50%	−49%～+49%的变化	增大≥50%
肝脾肿大	无	缩小≥50%	−49%～+49%的变化	增大≥50%
外周血 B 淋巴细胞	$<4×10^9/L$	较基线降低≥50%	−49%～+49%的变化	升高≥50%
骨髓活检	无间质/结节浸润	可见残留淋巴小结		
骨髓涂片	淋巴细胞<30%	细胞增生低下,或淋巴细胞≥30%	淋巴细胞比例从正常增加到30%以上	骨髓浸润无变化
骨髓造血功能				
血小板	$>100×10^9/L$	$>100×10^9/L$ 或较基线水平增加>50%	−49%～+49%的变化	较基线水平下降>50%
血红蛋白	>110g/L(未输血)	较基线水平增加>20g/L	增高但<110g/L 或较基线水平增加<50% 或下降<20/L	较基线水平下降>20g/L
中性粒细胞	$>1.5×10^9/L$	$>1.5×10^9/L$ 或较基线水平增加>50%任何改变	任何改变	

CR:满足所有指标,PR:至少满足一项指示;SD:满足所有的指标;PD:至少满足一项指标

【预后】

CLL 是一种异质性疾病,病程长短不一,2～10 年,多死于骨髓衰竭导致的严重贫血、出血

或感染。约5％～10％的患者会发生所谓的 Ritcher 转化,最常见的转化是 B 幼淋巴细胞白血病和弥漫大 B 细胞性淋巴瘤,极少数病例还可转化为多发性骨髓瘤。Richter 综合征中位存活期为 5 个月(3～43 个月),一般预后不佳。

(牛占恩)

第十四节　大颗粒淋巴细胞白血病

大颗粒淋巴细胞白血病(LGLL)是指外周血大颗粒淋巴细胞(LGL)持续增多的一类疾病。在本病中,LGL 为克隆性增殖,侵犯骨髓,脾脏和肝脏。临床上主要表现为中性粒细胞持续减少,并造成反复感染,同时有贫血、脾大和以类风湿关节炎为主的自身免疫病。本病 1977 年由 Mckenna 首先描述并命名。也有人称大颗粒淋巴细胞增殖病等。正常情况下大颗粒淋巴细胞占外周血单个核细胞的 10％～15％,包括两种类型细胞 CD3$^+$ 的 T 细胞和 CD3$^-$ 者 NK 细胞。在 1993 年将 LGLL 区分为 T-LGLL 和 NK-LGLL 两种类型。T-LGLL 为 CD3$^+$ 克隆增殖,T 细胞受体重排研究可证明其单克隆性。NK-LGLL 为 CD3$^-$ 克隆增殖,可用流式细胞仪检测 KIR 抗原系统证明其克隆性。两者虽细胞形态相似,但它们的细胞表面抗原表型不同,分别代表着两类具有不同临床特征和结局的疾病。

【病因及发病机理】

本病病因尚不十分清楚,有研究发现 TCR 重排大部分为 αβ 型,少数为 γδ 型。T 细胞 LGL 白血病是由 TCRβ 链可变区限制性 T 细胞的多克隆、寡克隆和单克隆增殖组成的连续疾病谱,先由抗原刺激引起反应性多克隆 T 细胞增殖,后为寡克隆和单克隆增殖。由于在个别 T-LGLL 患者中发现人类 T 细胞白血病病毒,又发现 50％患者的血清中可检测到抗 HTLV$_1$、gag p2p24 和 envp21e 抗体,推测此病可能与 Ⅰ/Ⅱ型人类 T 细胞白血病病毒有关。NK-LGLL 可能与 EB 病毒感染有关。还有研究发现 T-LGLL 高表达病毒感染及慢性抗原刺激介导的免疫反应相关基因,提示抗原诱导的 T 细胞扩增,更支持上述发现,人类 T 淋巴细胞白血病病毒、CMV 和内源性抗原的慢性刺激均可诱导 CD8$^+$ LGL 的活化及克隆扩增,

T-LGL 发病可能机制还有 LGL 凋亡机制的异常。正常 CTL 细胞由凋亡来调节,LGLL 主要是由于对 Fas 介导的凋亡有抵抗性,细胞内包括 Fas/FasL、JAK/STAT3、PI3K、MAPK 途径在内的信号通路调节异常,从而使白血病 LGL 凋亡受阻。粒细胞减少的原因主要是由于 Fas/FasL 诱导的未成熟和成熟的中性粒细胞凋亡,抗免疫复合物介导的中性粒细胞破坏,脾功能亢进等因素。

【流行病学】

LGLL 在北美约占慢性淋巴细胞增殖性疾病的 2％～5％,在亚洲占到 5％～6％。T-LGLL 约占 LGLL 的 85％,常见于老年患者,中位发病年龄 60 岁,仅四分之一到五分之一的患者年龄在 50 岁以下,儿童病例罕见,无性别差异。NK-LGLL 发病年龄小,中位年龄 40 岁,亦无性别差异。

【临床表现】

T-LGLL 起病缓慢,约四分之一的患者就诊时无症状。反复感染的发生率在 30% 左右,乏力较常见,可有淋巴瘤的全身症状高热等。常见体征为脾大,发生率为 20%～50%。肝脏肿大和淋巴结肿大极少见。类风湿关节炎为常见的合并症,有许多在发生 LGLL 之前就出现了。其他合并症有纯红细胞再生障碍性贫血、血小板减少性紫癜、溶血性贫血、系统性红斑狼疮、干燥综合征等自身免疫性疾病。NK-LGLL 起病较急。淋巴瘤全身 B 症状高热等,多数肝脾肿大,部分患者淋巴结肿大,可有胃肠道症状、黄疸、腹水等,偶见肠穿孔和中枢神经系统浸润。T-LGLL 治疗反应相对较好,中位生存期可达 10 年以上;NK-LGLL 预后差,诊断后数月内死亡。

【实验室检查】

1.血象　T-LGLL 大多数患者有中性粒细胞减少,近一半有中性粒细胞明显减少,约半数患者可有贫血,部分有血小板减少。大部分患者有淋巴细胞增多,常大于 $5 \times 10^9/L$,大颗粒淋巴细胞占 50%～70%。NK-LGLL 患者贫血及血小板减少较常见且严重,淋巴细胞绝对值增高,LGL 细胞增高($>50 \times 10^9/L$)。

2.骨髓象　可见红系和粒系增生低下,大颗粒淋巴细胞呈间质性浸润,散在成团。

3.LGL 的特点　胞体较大,胞质丰富,略嗜碱性,胞质中有数量不等的大嗜天青颗粒。核圆或椭圆,染色质呈块状,核仁不易见到。酸性磷酸酶(ACP)染色强阳性,特异性酯酶(CE)阳性,非特异性酯酶(ANAE)染色弱阳性或阴性。

4.免疫学异常指标　T-LGLL 患者常表现为体液免疫异常,包括多克隆高丙种球蛋白血症,循环免疫复合物、类风湿因子及抗核抗体阳性,可有抗中性粒细胞抗体及血小板抗体。这些患者也可能存在细胞免疫缺陷,可表现为:NK 细胞明显减少,活性下降或缺如等。NK-LGLL 的免疫功能研究较少。

5.LGL 的免疫表型　T-LGLL:CD3$^+$、CD4$^-$、CD8$^+$、CD16$^+$、CD27$^-$、CD28$^-$、CD56$^-$、CD57$^+$、CD4SRO$^-$;NK-LGLL:CD2$^+$、CD3$^-$、CD4$^-$、CD8$^-$、CD16$^+$、CD56$^+$、CD57$^{-/+}$。

6.组织病理学特点　T-LGLL 细胞主要累及脾脏、肝脏和骨髓,皮肤及淋巴结浸润少见。脾脏侵犯主要是红髓和脾窦,肝脏主要侵犯肝窦和汇管区。骨髓呈弥漫性淋巴细胞浸润,可有结节形成,而结节外间质区则为白血病细胞浸润。NK-LGLL 病理学特点与 T-LGLL 类似,但可有中枢神经系统浸润,且骨髓及淋巴结浸润较 T-LGLL 多见。

【诊断与鉴别诊断】

(一)诊断

综合国内外标准:外周血 LGL 细胞绝对值$>2.0 \times 10^9/L$(如果在 0.4×10～$2.0 \times 10^9/L$ 之间,则应有 LGLL 的临床表现,血液学改变,包括类风湿关节炎在内的自身免疫病);排除病毒感染或其他可导致一过性 LGL 增多的疾病;LGL 为克隆性增殖。骨髓活检和免疫组化发现骨髓有 CD8 阳性,颗粒酶及穿孔素阳性的线性排列的淋巴细胞间质浸润也帮助诊断。

(二)鉴别诊断

主要与以下两种疾病鉴别:①Felty 综合征:Felty 综合征表现为慢性类风湿关节炎伴粒细

胞减少和脾大。主要是中性粒细胞减少,严重时可低于 $1.0 \times 10^9/L$ 以下,但淋巴细胞不增多且无 LGL 增多。②慢性 NK 细胞淋巴细胞增多症:本病为非克隆性 LGL 增殖性疾病,与 T-LGLL 的临床特点非常相似。中位发病年龄约 60 岁,一般无脾脏或淋巴结肿大,可并发纯红细胞再生障碍性贫血,外周血 LGL 增多;骨髓中 LGL 呈间质性浸润;免疫表型:$CD2^+$、$CD3^-$、$CD8^-$、$CD16^+$、$CD57^{+/-}$、$HLA-DR^+$。与 T-LGLL 的鉴别主要依靠免疫表型和克隆性分析。

【治疗】

目前认为这些药物起效主要是通过免疫调节机制,而非对 T-LGL 的细胞毒作用。免疫抑制剂一线用药的选择:

1.糖皮质激素　糖皮质激素治疗不能增加粒细胞和减少 LGL,仅可改善症状,而且是一过性的,但糖皮质激素与一线免疫抑制剂联合应用可以更快改善血液学指标。

2.细胞因子　粒细胞集落刺激因子单独不会起效,但当应用免疫抑制剂时可以帮助起效。对粒细胞有一过性动员作用的患者中,在患者出现感染时可以应用。红细胞生成素很少有效,但有报道联合免疫抑制剂时可使部分缓解患者达完全缓解。

3.甲氨蝶呤　Loughran 报告,用 MTX 治疗 10 个患者,5 个达完全血液学缓解,其中 3 个分子学缓解。最近他们报道又对 62 人治疗,反应率大 55%。一般 2～12 周见效。

4.环磷酰胺　几个小宗的报告发现对伴有自身免疫性溶血性贫血的 LGLL,口服环磷酰胺的效果好于甲氨蝶呤,治疗反应率达到 65%。有效者一般 1～4 个月见效。

5.环孢素　可作为对甲氨蝶呤替代的一线治疗或二线治疗,尤其对伴有纯红再障和类风湿关节炎的 LGLL 有较好的疗效,在获得良好疗效后,CsA 应当逐渐减量至最低有效维持剂量。有一项研究发现,三分之一的患者 HLA 类型为 HLADR4,这群患者 90% 伴有类风湿关节炎,对环孢素效果好,因此 HLADR4 可以作为预测环孢素疗效的一个指标。

6.嘌呤类似物　综合 11 个个案报道,共 38 例患者接受嘌呤类似物治疗,结果 30 例有效,但由于都是个案报告,疗效有待于大宗病例证实。

7.Campth 单抗　10 个个案报道中共 24 例患者接受治疗,有效率 58%。

8.联合化疗　并不能取得更好的疗效,长期低剂量化疗比短期大剂量化疗疗效更好一些。

9.造血干细胞移植　例数太少,不能评价疗效。

(王凤杰)

第十五节　急性髓细胞白血病

一、新型分子标志在急性髓细胞白血病预后和治疗中的作用

(一)转录相关基因突变

动物模型联合大规模队列试验是研究白血病发病模型的基础。Gilliland 等的"二次打击

模型"即是一个基于这些研究和试验合作的结果。根据这个模型,细胞遗传学突变导致了细胞分化阻滞("Ⅰ类突变"),而进一步突变介导细胞增殖诱发白血病("Ⅱ类突变"),其中,Ⅰ类突变均直接或间接影响到转录因子的功能。

1.核心结合因子白血病　关于Ⅰ类突变,首先要提到的是核心结合因子(CBF)白血病。这种白血病的特征性分子表现为 inv(16)/t(16;16)形成的 CBFB-MYH11 融合转录本和 t(8;21)形成的 AML1-ETO 融合转录本。伴有 inv(16)的 AML 患者骨髓中有异常嗜酸粒细胞,是法-美-英(FAB)分类系统中的一个独立亚型"M4eo"型。t(8;21)显示多个长奥氏小体,主要与 FAB 分类中 M2 亚型相关。这两型 CBF 白血病占所有 AML 的 6%~10%。

CBF 是正常造血的必要成分,由 AML1 和 CBFB 基因编码的 CBFa 和 CBF3 蛋白组成。在前述 AML1、CBFB 与其他基因重排时,形成的嵌合蛋白干扰了 CBF 复合物的生成,因此,正常转录激活过程被抑制。经过标准化疗,此型白血病超过 60% 的患者可获得长期生存。

2.急性早幼粒细胞白血病　急性早幼粒细胞白血病具有含多样奥氏小体和粗大颗粒特征性的"束状细胞"。粒细胞分化障碍形成了这些非典型早幼粒细胞。根据 FAB 分型,APL 可分为两种截然不同的形态学亚型:M3 和 M3v。其中 M3 亚型的代表为"经典的 APL",而 M3v 则显示双核细胞。APL 的临床表现特点是存在危及生命的凝血功能障碍。

分子水平上 t(15;17)形成的 PML-RARA 基因融合干扰了 RARA 和维 A 酸之间的正常结合,从而抑制了 RARA 转化成正常的转录激活因子。高剂量全反式维 A 酸(ATRA)与蒽环类方案联合治疗,超过 80% 的患者获得稳定的缓解。ATRA 也能防止血栓栓塞或出血等并发症的发生。因此,PML-RARA 融合基因诊断应尽快进行,无论 PCR 或 FISH 检测,几个小时后就可获得可靠的结果。另一种有效的化合物是三氧化二砷,可有效诱导 PML-RARA 融合蛋白的降解和促进白血病细胞的分化。

由于保守治疗的良好效果,APL 和 CBF 白血病已不将异基因干细胞移植(SCT)作为首次缓解后治疗的一线治疗策略。然而,同时存在其他分子突变时则预后变差,如常见的 t(15;17)/PML-RARA 与 FLT3-ITD 联合突变、t(8;21)/AML1-ETO、inv(16)/CBFB-MYH11 与 KIT-D816 的联合突变等。因此,遗传标志的联合突变也与疾病预后和治疗决策密切相关。通过定量 PCR 技术进行的融合基因表达的定量评估是 APL 和 CBF 白血病进行 MRD 监测的理想指标。巩固治疗中与发病初期的基因表达量比值与预后密切相关,为早期检测提示复发提供依据,并使得临床复发前治疗调整成为可能。

3.编码转录因子的基因突变　编码转录因子的基因突变会干扰转录。其中,与正常核型 AML 密切相关的 CEPBA 与 RUNX1 基因突变(AML1)值得一提。CEPBA 基因编码转录因子(CAAT/增强子结合蛋白)调节粒细胞分化。有 2 种亚型的 CEPBA 基因突变。作为正常核型 AML 的孤立突变提示预后良好。Schlenk 等发现相对于标准化疗,CEBPA 孤立突变患者首次缓解后并未从异基因移植中获益。RUNX/AML1 基因突变类型可为多种点突变、插入或删除突变(RUNX 突变)。其对预后的影响仍需进一步研究阐明。

4.混合谱系白血病基因改变　位于染色体 11q23 上的混合谱系白血病(MLL)基因重排是干扰转录的另一类基因突变类型。多个基因都参与了这种重排,他们阻止了 MLL 基因的正常转录调节功能。MLL重排常见于既往应用依托泊苷或其他细胞毒素化合物,如拓扑异构酶Ⅱ抑制剂的治疗相关性AML(t-AML)与FAB的M5a亚型密切相关。5%~10%的正常核型AML患者出现基因内部MLL部分串联重复突变(MLL-PTD),但无论是染色体间或基因内的MLL异常都提示患者预后不良。

5.同源异形盒基因调节异常　　同源异形盒(HOX)是定位于4条染色体上的多组基因,编码对转录和造血功能调节起至关重要作用的多种蛋白质。很多血液系统恶性肿瘤都存在HOX基因的调节异常。在AML中,多个HOX基因的过度表达提示预后差,而在预后良好核型的白血病如APL中,HOX基因表达下调。

(二)增殖相关基因突变

1.酪氨酸激酶的参与　　第二类突变即为受体酪氨酸激酶激活突变。激活的激酶异常刺激了信号转导通路的开放,导致了后续增加的细胞增殖。

最常见的是编码Ⅲ类受体FLT3激酶的FLT3基因突变,AML中发生率为35%,是AML中已知最常见的基因突变。FLT3基因突变导致FLT3受体酪氨酸激酶的自身磷酸化,进一步激活了细胞增殖的信号转导通路并且抑制了细胞凋亡。FLT3-ITD/-LM(内部串联重复/长度突变)突变主要是在编码FLT3受体近膜区的部位插入长度不一、最多200个的碱基对。基因扫描技术较常规PCR筛查基因突变具有更高的敏感性。FLT3-ITD突变患者预后差,长期生存率<10%,由于复发风险高,在治疗初就应考虑同种异基因干细胞移植治疗的可能。部分FLT3-ITD突变患者合并有其他基因突变,如NPM1或MLL-PTD,提示更差的预后。为了能够对这些患者进行更好的靶向治疗,目前,各种FLT3酪氨酸激酶抑制剂正在进行着相关的基础和临床研究。另外,较少见的是编码受体活化环的FLT3酪氨酸激酶结构域(FLT3-TKD)突变。他们是否影响预后仍需进一步探讨。

另一种是Ⅲ类激酶受体KIT酪氨酸激酶结构域的突变。在成人AML患者,这些突变主要集中在活化环区域。存在此种突变,CBF白血病的预后恶化。酪氨酸激酶抑制剂伊马替尼,主要是为了抑制慢性粒细胞白血病(CML)中的BCR-ABL融合,也有抑制Kit酪氨酸激酶效应,因此可能作为该种突变的治疗选择。此外,与成人突变位于激酶结构域不同,7%的儿童AML患者存在KIT近膜部位突变,可能从伊马替尼治疗中获益。

我们知道,激活JAK2非受体酪氨酸激酶的JAK2基因V617F突变,以及JAK-STAT通路与各种慢性骨髓增生性疾病(CMPD)密切相关。然而,低于8%的AML患者也存在这种突变,且大多是有前期CMPD病史的继发性AML,常伴有t(8;21)/AML1-ETO基因突变,更进一步验证了白血病发生的Ⅰ类和Ⅱ类突变的"二次打击"学说。

2.癌基因突变　　在很多恶性肿瘤,如各种实体瘤和血液系统肿瘤中都发现了RAS癌基因的突变。RAS基因在调节细胞周期和分化中起着重要作用。通过RAS蛋白,它们会导致Ras信号通路的活化。有不同亚型的RAS突变,如NRAS、KRAS和HRAS突变。在AML中NRAS亚型最为常见。RAS(点)突变筛查可通过PCR检测,经测序确定确切的突变亚型。在11%~25%的AML中检测到NRAS突变,而KRAS和HRAS突变少见。

3.干扰细胞周期和凋亡　　研究表明NPM1突变是检测MRD的理想标志。在白血病初治和复发患者其稳定地表达,且结构同质化易于进行定量 PCR 检测。

最近,研究表明化疗联合 ATRA 治疗可改善 AML 伴孤立 NPM1 突变患者的预后。但在 NPM1 野生型、NPM1 联合 FLT3 突变或 MLL-PTD 突变亚组患者并未从联合 ARTA 治疗中获益。相关机制仍需进一步研究明确。

染色体 17p 的 p53 抑癌基因缺失在初治 AML 中罕见,但它们在继发性、治疗相关性 AML 和老年患者中有较高的检出频率。此外,p53 基因缺失与染色体 Sq、7q 异常和复杂核型密切相关,该种基因缺失提示 AML 患者的高复发风险并且对化疗耐药。p53 基因缺失可进行染色体显带分析进行检测,但在某些情况下,只能通过 PCR 或间期 FISH 检测。

4.其他的分子标志　对于近年来新发现的一些分子突变,目前仍需进一步的研究去明确它们在 AML 中的价值,如 WT1 肿瘤基因突变。WT1 基因编码 DNA 结合蛋白,它可能有抑癌或致癌的双重功能。10% AML 的患者,尤其正常核型患者可检测到 WT1 基因突变。似乎这些突变和低治疗反应密切相关。此外,WT1 基因的表达在 AML 中较其他各类型白血病增加。但通过定量 PCR 检测 WT1 基因表达作为跟进诊断策略仍需进一步探讨。

BAALC 基因主要表达在神经外胚层来源肿瘤和造血前体细胞中。它编码一种功能不明的蛋白质。多种血液系统恶性肿瘤过度表达。研究表明 BAALC 基因在正常核型 AML 中的高表达与不良预后相关。人基因 DNMrl3A 编码 DNA 甲基转移酶,抑制癌基因的表达。DN-MT3A 突变是独立于年龄、FLT3、NPM1 突变状态的不良预后因素。DNMT3A 的发现为对中危 AML 患者进一步的风险分层提供了手段。IDH1 和 IDH2 是异枸橼酸脱氢酶同工酶 1 和 2,见于遗传学正常的 AML 患者中。IDH1 发生率大约为 14%,IDH2 为 19%,当 NPM1 基因突变不存在时提示预后不良。IDH1 提示年轻的低危正常遗传学 AML 患者无病生存时间缩短。

(三)正常核型 AML 的分子危险分层

超过 85% 的正常核型患者可进行分子分型。最常见的是 NPM1 突变,频率为 55%。其次是 FLT3-ITD 突变,在 40% 左右。MLL-PTD、NUS、CEBPA 和 FLT3-TKD 突变频率在 6%~10%。这些标志可以孤立或联合发生。FLT3-ITD 突变经常与 NPM1 或 MLL-PTD 联合发生。

Schlenk 研究显示,有孤立 NPM1 突变的正常核型 AML 患者接受早期异基因干细胞移植并未获益,相反,那些伴有 FLT3-ITD 联合突变患者获得一个明显的生存优势,强调了分子分型在核型正常 AML 患者的重要价值。此外,伴有 MLL-PTD 的不良预后患者也从异基因干细胞移植中获益。

(四)急性髓细胞白血病中分子诊断的策略

考虑到不同分子生物学技术的检测时间、劳动力和材料的需要,特别是发现的分子突变越来越多,为分子检测制定适当的策略是必要的。而且,检测所有这些分子突变需要联合应用多种不同的分子生物学技术。这些技术涵盖范围相当广泛,包括常规的 PCR、熔化点为基础的 PCR 检测、测序。因此,AML 中分子检测应该与形态学及染色体显带分析等临床非特异性检查结合起来应用。

首先,在某些情况下需要用 PCR 法筛查可能存在的突变融合基因,如细胞形态学怀疑为 FAB 亚型中的 M4eo[与 inv(16)/CBFB-MYH11 相关]、M3/M3v[与 t(15;17)/PML-RARA 或 t(8;21)/AML1-ETO 相关]。这不仅有助于确定诊断,也可进行日后的 MRD 检测。如果是 M5a 亚型,可检测与其相关的 MLL 重排。

当染色体显带分析显示正常核型时,需要检测相关的标志物,如 NPMI、FLT3-1TD、CEB-PA、MLL-PTD 突变。

(五)急性髓细胞白血病的分子突变起源和序列

研究表明,不同 AML 各亚型的特异融合基因转录子起源于子宫时期。回顾性研究在儿童 AML 各亚型的血液中检测到 AML1-ETO、PML-RARA 和 MLL 重排等基因突变。从出生到出现各型急性白血病临床表现之间超过 10 年的时间间隔显示,如果没有后续的第二次基因突变,以上的融合基因本身并不会诱发白血病。

此外,与同一 AML 亚型比较,AML1-ETO 融合基因检测在新生儿频率高出 100 倍。与这些引起白血病的早期事件相比,其他的突变,如 FLT3-LM 和 NRAS,可能是诱发白血病的晚期事件。从诊断到复发,二者都显示出相当的不稳定性。

由此可以推测 AML 突变序列从基因相互易位开始如 AML1-ETO 或 PML-RARA 基因融合,后续出现增殖激活突变,如 FLT3-LM 或 NRAS 突变。

(六)基因表达谱

基于微阵列技术的基因表达谱分析能同时检测数以千计的基因。近年来这项技术在白血病研究中显示出日益重要的作用。特异的基因表达谱可以确定越来越多的 AML 亚型,如 t(8;21)/AML1-ETO、t(15;17)/PML-RARA、inv(16)/CBFB-MYH11 和 MLL/11q23 重排。其他标志物如 CEBPA 或 NPM1 突变也表现出特定的基因表达模式。这些分子标志物中仅有极少数有预测功能,其中对化疗敏感性的预测为 AML 的治疗开阔了新领域。

二、急性髓细胞白血病的诊断与诱导治疗

(一)急性髓细胞白血病的临床诊断

1.诊断依据

(1)症状和体征

1)发热:发热大多数是由感染所致。

2)出血:早期可有皮肤黏膜出血;继而内脏出血或并发弥散性血管内凝血。

3)贫血:进行性加重。

4)白血病细胞的浸润表现:淋巴结、肝、脾大,胸骨压痛。亦可表现其他部位浸润,如出现胸腔积液、腹腔积液或心包积液以及中枢神经系统浸润等。

（2）血细胞计数及分类：大部分患者均有贫血，多为中重度；白细胞计数可高可低，血涂片可见不同数量的白血病细胞；血小板计数大多小于正常。

（3）骨髓检查：形态学，活检（必要时）。

（4）免疫分型。

（5）细胞遗传学：核型分析、FISH（必要时）。

（6）分子生物学检测：有条件时可以进行。

2.诊断　血或骨髓原始粒（或单核）细胞≥20％，可诊断为 AML。当患者被证实有克隆性重现性细胞遗传学异常 t(8;21)(q22;q22)、inv(16)(p13;q22) 或 t(16;16)(p13;q22) 以及 t(15;17)(q22;q12) 时，即使原始细胞＜20％，也应诊断为 AML。

3.急性髓细胞白血病分型

（1）FAB 分型系统：FAB 分型系统是 AML 广泛使用的一种诊断和形态学进一步分型方法。正常情况下，原始和幼稚细胞占骨髓有核细胞的比例＜5％。一般来说，白血病的诊断依据是骨髓中的白血病细胞（原始或幼稚粒细胞、原始或幼稚单核细胞或原始巨核细胞）占骨髓有核细胞（在红白血病时占非红系有核细胞）比例≥30％（WHO 标准为≥20％）。组织化学染色有助于和淋巴系白血病鉴别诊断。苏丹黑和过氧化物酶染色在急性非淋巴细胞白血病（原粒及早幼粒）时呈阳性反应，而非特异性脂酶在单核细胞白血病时为阳性并被氟化钠抑制。免疫学方面在原始粒系及单核系往往 CD13 和 CD33 表达阳性，原单细胞 CD14 阳性；对于 FAB 分型的 M_0 和 M_7 的变异型的诊断时，电子显微镜对发现髓系过氧化酶和血小板过氧化物酶有相当的价值。

简化的 FAB 分型：

M_0：未分化性粒细胞白血病

M_1：部分分化性粒细胞白血病

M_2：分化性粒细胞白血病

M_3：早幼粒细胞白血病

M_4：粒单细胞白血病

M_5：单核细胞白血病

M_6：红白血病

M_7：巨核细胞白血病

（2）WHO 急性髓细胞白血病（AML）和相关前驱细胞肿瘤分类：来自美国、欧洲、亚洲等的国际血液病学家和肿瘤学家组成的临床医师委员会与病理学家共同讨论，提出血液肿瘤疾病、白血病、淋巴瘤的新分类方法。在白血病 FAB、MIC 分类方法的基础上，提出了 WHO 分类法，经过 2 年的临床试用后，对新分类修订，做了进一步的解释和认定，形成 WHO 分类，在此基础上又形成新的分类：

1）AML 伴重现性细胞遗传学异常

AML 伴 t(8;21)(q22;q22);RUNXl-RUNX1T1

AML 伴 inv(16)(p13.1;q22) 或 t(16;16)(p13;q22);CBFB-MYH11

急性早幼粒细胞白血病伴 t(15;17)(q22;q12);PML-RARA

AML 伴 t(9;11)(p22;q23);MLLT3-MLL

AML 伴 t(6;9)(p23;q34);DEK-NUP214

AML 伴 inv(3)(q21;q26.2)或 t(3;3)(q21;q26.2);RPN1-EVI1

AML(原始巨核细胞性)伴 t(1;22)(p13;q13);RBM15-MKL1

AML 伴 NPM1 突变

AML 伴 CEBPA 突变

2)AML 伴骨髓增生异常相关改变

3)治疗相关髓系肿瘤

4)急性髓细胞白血病,非特殊类型

AML,微分化型

AML,非成熟型

AML,伴成熟型

急性粒-单核细胞白血病

急性原始单核细胞和单核细胞白血病

急性红白血病

急性原始巨核细胞白血病

急性嗜碱粒细胞白血病

急性全髓增殖伴骨髓纤维化

5)髓系肉瘤

6)与 Down 综合征相关的骨髓增殖

过渡性异常骨髓增生

与 Down 综合征相关的髓系白血病

7)原始(母细胞性)浆细胞样树突细胞肿瘤

4.白血病与其他疾病的鉴别诊断 根据临床表现、血象和骨髓象特点,诊断一般不难。由于白血病类型不同,治疗方案及预后亦不尽相同,因此诊断成立后,应进一步分型。此外,还应与下列疾病鉴别。

(1)骨髓增生异常综合征:该病的 RAEB 及 RAEB-T 型除病态造血外,外周血中有原始和幼稚细胞,全血细胞减少和染色体异常,易与白血病相混淆。但骨髓中原始细胞低于30%。

(2)某些感染引起的白细胞异常:传染性单核细胞增多症,血象中出现异形淋巴细胞,但形态与原始细胞不同,血清中嗜异性抗体效价逐步上升,病程短、可自愈。百日咳、传染性淋巴细胞增多症、风疹等病毒感染时,血象中淋巴细胞增多,但淋巴细胞形态正常,病程良性,多可自愈。

(3)巨幼细胞贫血:有时可与急性红白血病混淆。但前者骨髓中原始细胞不增多,幼红细胞 PAS 反应常为阴性。

(4)再生障碍性贫血及特发性血小板减少性紫癜:血象与白细胞不增多性白血病可能混

渚,但骨髓象检查可明确诊断。

（5）急性粒细胞缺乏症恢复期：在药物或某些感染引起的粒细胞缺乏症的恢复期,骨髓中早幼粒细胞明显增加。但该症多有明确病因,血小板形态正常,早幼粒细胞中无 Auer 小体。短期内骨髓成熟粒细胞恢复正常。

5.其他类型白血病

（1）急性未分化型白血病（AUL）：此型占急性白血病不到 5％,细胞形态学和细胞化学不能对其进行分型,仅造血干/祖细胞抗原有表达,如 CD34、HLA-DR、CD38、CD7、TDT 阳性;其他如 cCD79a、cCD22、CD3、MPO、CD13、CD14、CD15、CD33、CD64、CD41、血型蛋白 A 均阴性;可有免疫球蛋白或 T 细胞受体基因重排,说明细胞为淋巴细胞起源(尤其是 B 细胞起源多见)。治疗应以急性淋巴细胞白血病的方案为主。

（2）急性双系列白血病：又称双克隆性白血病,是指原始细胞既有髓系(原粒或原单)细胞,又有原幼淋(T 或 B)细胞。除细胞形态学可以辨认外,其细胞遗传学和免疫表型各自表达其染色体和髓或淋系抗原,或在动态观察中,由一系列细胞变成另一个或两个系列细胞后可称急性双系列白血病。免疫学积分特点是髓系、B 或 T 淋巴系抗原积分＞2 分。

（3）急性双表型白血病：急性双表型白血病指原始细胞同时表达髓系和淋系(T 或 B)特异性抗原,根据表达形式可分为：① T-髓系混合：cCD3/MPO/CD13/CD33;② B-髓系混合：CD22/CD79a/MPO/CD13/CD33;③T-B 淋巴系混合：cCD3/CD79a/CD22;有些抗原标志只是系列相关,无特异性地表达 1～2 种系列交叉抗原者不足以诊断双表型,可诊断为髓系抗原阳性 ALL(My+-ALL)或淋系抗原阳性 AML(Ly+-AML)。

（二）急性髓细胞白血病的诱导治疗

AML 是造血干细胞恶性克隆性疾病,完全消除白血病恶性克隆有望根治该病。为此,诱导化疗目的在于将白血病负荷降低到检测水平以下,并恢复正常的造血功能。缓解后的巩固,或联合自体或异体干细胞移植,进一步降低白血病的负荷。过去 30 年,对年轻患者(年龄＜60 岁)以及一些被认为合适的老年患者行诱导缓解治疗,主要指连续输注 7 天的阿糖胞苷联合 3 天的蒽环类药物,即所谓的"7＋3"方案。诱导治疗缓解率各不相同,取决于多种因素,包括患者的年龄、细胞遗传学特征、既往血液病史、化疗情况及白血病类型。过去的几十年中,研究者一直致力于加强诱导治疗强度以期提高缓解率,延长无病生存期,并最终提高整体生存。改进标准方案包括使用不同的蒽环类抗生素,加大蒽环类和阿糖胞苷剂量,采取时序方法及应用生长因子激发等方法化疗,以及在标准"7＋3"方案中加入其他化疗药物。对于老年患者(年龄＞60 岁),诱导方案都着重应用低毒药物如单克隆抗体、核苷类似物、去甲基化药物和其他新药。

1.治疗前评估   AML 一旦诊断明确,需要立刻进行以达到完全缓解为目的诱导化疗。完全缓解的定义指外周血中不成熟幼稚细胞消失,骨髓中＜5％,且白血病相关临床表现消失。正常的造血功能恢复对于完全缓解是至关重要的,国际工作组已修订白血病患者治疗反应标准,定义绝对中性粒细胞值≥1000/μl,血小板计数≥100000/μl 为造血恢复。

虽然年龄是一个连续变量,大多数研究界定"青壮年"为年龄＜60 岁。初治青壮年 AML 患者的治疗目的在于将体内白血病细胞负荷从 10^{12}～10^{13} 降低至形态学检测不到的 10^9 水平。

即使如此,完全缓解患者体内仍有大量的肿瘤细胞,没有缓解后的巩固治疗,患者不能达到治愈。

诱导化疗本身即是一个复杂的过程,因此化疗前需进一步明确患者的相关合并症以便做好对症处理。很显然,患者的病史和身体状况是必须要关注的,其他需要特别注意的是患者既往的骨髓增生异常或骨髓增殖性疾病史,之前相关的放化疗情况,以及家族病史。继发性或治疗相关性 AML 患者常伴有不良核型,且预后更差。有心脏病史,如充血性心力衰竭患者在接受以蒽环类为基础的标准方案化疗时需要更细致的监测,必要时调整诱导治疗用药。患者初始化疗时常常需要大量输液,如抗感染治疗以及输血,因此必须密切监测有无心功能异常。

既往有过输血史或多次生产的患者易见同种异体免疫反应,常常严重影响诱导化疗。此外,尚需要仔细评价患者的药物过敏史以及既往病毒感染情况如单纯疱疹病毒。诱导化疗前需进行详细的实验室相关检查,如全血细胞计数及分类,肝肾功能,电解质,血糖,PT、aPTT、纤维蛋白原等凝血指标,LDH,钙磷值,尿酸,白蛋白,总蛋白。单核细胞白血病患者可能发生钾、镁降低,需检测血清溶菌酶。此外,尚需行血清 HSV、CMV 感染的抗体检测。所有适合造血干细胞移植的患者都要行 HLA 基因检测。而且,在发生同种免疫患者,HLA 检测后方便获得 HLA 相合的血小板输注。

诱导化疗前常需要行中央静脉置管,有 2 或 3 个独立开口,以方便输血、抗生素、化疗等静脉输注及其他支持治疗。对于有口腔问题的患者,需在化疗前进行详细的口腔评估。此外,胸部放射线检查、心电图检查也是重要的。采用超声心动图或心脏放射性核素扫描来评价心脏的基线功能,尤其对于有基础心脏病及既往使用过蒽环类药物的患者。

所有生育年龄并可能生孩子的患者都应接受有关治疗对生育潜在影响的咨询,并选择一些生育防护措施。大多数患者在接受标准诱导化疗和缓解治疗后仍将保持自己的生育能力。不过,那些继续进行干细胞移植的患者往往会永久不育。因此,迫切需要在合适的患者采取生育防护措施。不幸的是,对于女性,措施有限;但男性可以在开始化疗之前,将精子冻存在精子库中。

对于有神经症状和脑膜刺激表现的患者,需要进行 MRI 检查协助评估是否存在脑膜病变或髓细胞肉瘤(绿色瘤),并排除中枢神经系统出血,特别是有明显凝血障碍患者。对于影像学检查未能明确脑膜病变患者,必须进行腰椎穿刺脑脊液检查。脑脊液必须行流式细胞仪分析和(或)荧光杂交技术分析,特别是细胞遗传学异常患者。然而,在无症状患者不主张进行腰椎穿刺,因为有引起出血的风险,理论上也可能将外周血中的恶性细胞引进 CNS。因为有血-脑屏障的存在,很多药物不能进入脑脊液。所以,一旦做了腰椎穿刺,最好是能够进行阿糖胞苷或甲氨蝶呤的鞘内注射化疗。

关于何时开始诱导化疗仍有很多争议,但患者入院后仍应尽快制订治疗计划。然而,更有必要尽快稳定患者的一般情况,控制合并症,如感染、出血、高尿酸血症或肾功能不全,并纠正贫血或血小板减少等。一般情况下只有在外周血绝对原始细胞数超过 $50000/\mu l$ 时才会发生白细胞淤滞症,出现肺功能障碍或脑病,可通过口服羟基脲降低细胞数量。细胞分离术降低细胞数量虽然效果短暂,但起效快。

2.蒽环类药物的选择　治疗 AML 标准蒽环类药物是柔红霉素(DNR)。早期研究表明，较每周 1 次或 2 次用药，DNR 60mg/(m²·d)连续 5 天用药明显提高完全缓解率。在＜60 岁 AML 患者，结合阿糖胞苷持续静脉滴注，其缓解率＞50％。最初，柔红霉素是唯一的蒽环类化疗药物，但在 20 世纪 80 年代，AML 的化疗引进了其他蒽环类和蒽醌类化疗药物。关于不同种蒽环类药物在诱导治疗中的重要作用已开展了几项随机临床研究。

大部分研究都是比较柔红霉素(DNR)与去甲氧柔红霉素，但也进行了其他药物研究，包括多柔比星(ADM)、阿克拉霉素(ACLA)、米托蒽醌(MIT)和安吖啶。由癌症和白血病协作组(CALGB)的早期研究表明，DNR 45mg/(m²·d)连续 3 天联合(阿糖胞苷)Ara-C mg/(m²·d)连续 7 天较 ADM 30mg/(m²·d)连续 3 天更高效、低毒，CR 率分别为 72％与 58％。但其他研究并未显出 DNR 的优势。一项丹麦的研究表明，DNR 45mg/(m²·d)连续 3 天与 ACLA 75mg/(m²·d)分别与阿糖胞苷联合，ACLA 组 CR 率显著高于 DNR 组(66％ vs. 50％，P＝0.043)。两组血液学毒性相当，4 年生存无差异。类似的，MIT 12mg/(m²·d)连续 3 天联合 Ara-C 化疗的 CR 率为 63％，而在 DNR 45mg/(m²·d)连续 3 天联合 Ara-C 组的 CR 率为 53％。而且，89％的 MIT 组患者在首次化疗后即获得 CR，而柔红霉素组比例为 68％。另一个来自 Sloan Kettering 的随机试验比较了安吖啶 190mg/(m²·d)和 DNR 50mg/(m²·d)连续 3 天联合相同的阿糖胞苷和 6-TG 治疗。结果表明安吖啶组 CR 率更高(70％ vs. 54％，P＝0.13)，且更多的患者在 1 个周期化疗后就取得完全缓解。

有 6 个随机临床研究比较了去甲氧柔红霉素与柔红霉素联合阿糖胞苷诱导治疗。DNR 剂量为 45～50mg/m²，去甲氧柔红霉素剂量为 12～13mg/m²，但 Rieffers 等的研究中 IDA 剂量为 8mg/(m²·d)连续 5 天。每项研究都表明，在非老年患者中，IDA 组 CR 率优于 DNR 组。一项荟萃分析证实，去甲氧柔红霉素的 CR 率明显优于柔红霉素组(62％ vs. 53％，P＝0.002)。在这个荟萃分析中，两组的早期诱导失败率相似，但 40 天后的诱导失败率在去甲氧柔红霉素治疗组更低。两组患者 DFS 无差异，但 IDA 组 5 年生存率更高(13％ vs. 9％，P＝0.03)。这些结果表明，去甲氧柔红霉素 12mg/m² 可能较 DNR 45mg/m² 更有效，但毒性并未增加。这个荟萃分析还强调了在＞40 岁患者中 IDA 组有较高的诱导死亡率。Rowe 的研究显示年龄＜70 岁的初治 AML 患者可以从 IDA 中获得 CR 受益。

3.蒽环类的剂量　研究数据还不能明确表明其他各种蒽环类药物在生物学上优于柔红霉素抑或 DNR45mg/m² 并不是最理想的剂量。一些大型协作组的研究表明使用较高剂量的柔红霉素可以获得更高的 CR 率。其他来自 SWOG、ECOG 和 CALGB 协作组的研究已经证实，在年龄＜60 岁患者中增加柔红霉素剂量＞45mg/m² 可使 CR 率提高。

基于这些有趣的结果，美国东部肿瘤研究组(ECOG)在年龄＜60 岁初治 AML 人群中开展了一项前瞻性随机临床研究，比较了标准剂量柔红霉素 45mg/(m²·d)与高剂量柔红霉素 90mg/(m²·d)连续 3 天，联合阿糖胞苷 100mg/(m²·d)连续 7 天的治疗。高剂量组 CR 率为 70.6％，标准剂量组 CR 率为 57.3％(P＝0.001)。两组诱导死亡率无差异。高剂量组中位总生存期优于标准剂量组(23.7 vs. 15.7 个月，P＝0.003)。但高剂量柔红霉素组的优势集中在年龄＜50 岁患者以及预后良好的细胞遗传学组，不利的细胞遗传学核型患者无论接受哪组治疗预后都很差。高剂量化疗策略不能显著提高 FLT3-ITD 或 MLL-PTD 突变患者的整体生存。

这项研究普遍推广的难度是,虽然食品药物管理局(FDA)批准在美国柔红霉素的剂量是 $45mg/m^2$,但其实在美国被广泛使用的剂量是 $60mg/m^2$。标准剂量阿糖胞苷联合柔红霉素 $90mg/m^2$ 是否优于阿糖胞苷联合 DNR $60mg/m^2$ 的剂量仍需进一步研究明确。但是,第一个前瞻性随机试验证实,加强诱导治疗蒽环类药物剂量的结果不仅可提高缓解率,而且改善总生存。因此,患者<60 岁,柔红霉素的适当剂量应超过 $45mg/m^2$,很少有证据支持在 AML 的标准诱导中继续使用柔红霉素 $45mg/m^2$。

荷兰和比利时合作肿瘤研究组联合瑞士临床癌症研究组(SAKK)在 60～83 岁的老年患者中开展了相似的随机临床研究,比较了 DNR $90mg/m^2$ 联合阿糖胞苷 $200mg/m^2$ 与常规剂量柔红霉素 $45mg/m^2$ 联合相同剂量阿糖胞苷。高、低剂量组的 CR 率为分别为 64% 和 54%,差异无统计学意义。血液学毒性或 30 天的死亡率方面,两组之间也没有显著差异。然而,亚组分析中,年龄 60～65 岁的患者在高剂量组占优势,有更高的 CR 率(73% vs. 51%)、无疾病生存(29% vs. 14%)和总生存期(38% vs. 23%):这个结果与 ECOG 试验中表明年龄>50 岁的患者不能受益于高剂量柔红霉素的观点矛盾。

4.阿糖胞苷的剂量　阿糖胞苷是诱导化疗中的另一种药物,与蒽环类抗生素相似,很多学者也进行了相关尝试,力图通过增大阿糖胞苷剂量提高缓解率并改善总生存。早期的研究表明,阿糖胞苷持续输注优于静脉推注或皮下注射。$100mg/m^2$ 阿糖胞苷持续输注和 $200mg/m^2$ 剂量之间在 CR 率或毒性方面没有明显差异。一项来自加州大学洛杉矶分校的研究,比较了柔红霉素联合常规剂量阿糖胞苷 $200mg/m^2$ 持续输注和 $500mg/(m^2 \cdot 12h)$ 静脉输注,结果未显示出任何获益。

几项小规模的非随机研究报告,高剂量阿糖胞苷[$1.5～3g/(m^2 \cdot 12h)$,连续 3～6 天]诱导治疗与历史对照相比获得较高的缓解率。两项大型的前瞻性随机试验比较高剂量与标准剂量连续滴注阿糖胞苷。SWOG 研究将 665 例患者随机入组,一组是阿糖胞苷 $200mg/m^2$ 第 1～7天持续静脉滴注和柔红霉素 $45mg/m^2$ 第 5～7 天,另一组是阿糖胞苷 $2g/(m^2 \cdot 12h)$ 第 1～6天联合相同剂量柔红霉素第 7～9 天。两组的完全缓解率相似,中位随访 51 个月的总生存期无差异。致命性毒性如感染或中枢神经系统出血在高剂量组更常见(在年龄<50 岁患者中为 14% vs. 5%,在年龄>50 岁患者中为 20% vs. 12%)。类似的结果也出现在 Bishop 等开展的另一项大型研究中。在这项研究中,年龄 15～60 岁初治的 AML 患者 301 例随机入组高剂量阿糖胞苷 $3g/(m^2 \cdot 12h)$ 第 1、3、5 和 7 天或阿糖胞苷 $100mg/m^2$ 持续静脉滴注第 1～7天并联合相同剂量柔红霉素和依托泊苷诱导缓解治疗。所有患者接受相同的缓解后巩固治疗。两组 CR 率相当(高剂量组 71% 与标准剂量组 74%)。高剂量组缓解时间较标准剂量组明显延长(45 vs. 12 个月,P=0.0005)。预计 5 年后无复发率在高、低剂量组分别为 49% 和 24%。然而,大剂量阿糖胞苷组毒性明显增加,白细胞降低和血小板减少时间明显延长。这些结果不支持诱导化疗期间使用高剂量阿糖胞苷,而缓解后使用强化剂量阿糖胞苷的可以提高无病生存率且更安全。

5.双诱导化疗和时间序贯化疗　进一步加强诱导化疗强度以期改善 AML 患者长期生存的方案包括进行 2 个周期的诱导化疗,这种"双诱导化疗"策略要求在 20～22 天内给予患者 2 个周期的诱导治疗,而不管第一程化疗后患者的骨髓状态如何。早年德国的 AML 协作组开展了一项关于双诱导治疗的研究,患者随机入组至 2 个周期标准剂量阿糖胞苷、柔红霉素、6-硫鸟嘌呤(TAD-TAD)或 TAD 联合大剂量阿糖胞苷和米托蒽醌(TAD-HAM)诱导治疗。结果 2 组之间的 CR 率或 5 年无复发生存率差异无统计学意义。

时间序贯疗法类似双诱导化疗,但第 2 个周期治疗与第 1 个周期化疗非常接近,也不考虑骨髓增生情况。这种方法的理论依据在于初始化疗可以诱导残留白血病细胞进入细胞周期,这些残留细胞对第 2 个周期中使用的细胞周期特异性药物更加敏感。第 2 个周期在第 8 和第 10 天之间应用,以实现更大程度杀死肿瘤细胞。Ⅱ期临床研究证实了此种方法的可行性,但结果仍不明确,因为一些研究表明无疾病生存改善,但另一些研究则表明无复发生存或总生存与历史对照相比并未获益。

法国急性白血病协会(ALFA)9000 研究比较了标准诱导化疗和双诱导化疗以及时间序贯化疗。更重要的是,对照组柔红霉素的剂量为 $80mg/m^2$。结果表明 3 组中,无论在诱导或缓解后治疗阶段,总体 CR 率或治疗相关死亡率都没有差异。亚组分析表明,<50 岁的患者接受时间序贯化疗后无复发生存明显获益。然而,重要的是,3 组间的无疾病进展生存和总生存都没有差别。这项研究表明,序贯疗法或双诱导治疗与加大剂量的柔红霉素标准诱导化疗相比似乎都没有优势。

6.标准治疗中的其他药物　抗代谢药物 6-硫鸟嘌呤常添加到标准的"3+7"方案中,通常缩写成 DAT 或 TAD。一项 CALGB 研究随机将 427 例患者入组至标准 DA 或 DAT 组,结果显示两组 CR 率、缓解持续时间,以及总生存均没有差异。此外,英国医学研究理事会(MRC)进行的大型随机试验也表明用依托泊苷替换 6-硫鸟嘌呤并没有显著影响 CR 率、缓解持续时间及整体生存。此外也有很多其他关于在标准诱导化疗中加入依托泊苷的临床研究,包括澳大利亚白血病研究组(ALSG)。除了标准的 DNR 和阿糖胞苷诱导化疗,患者随机接受依托泊苷 $75mg/m^2$ 第 1～7 天静脉注射。结果显示 CR 率没有差异。然而,中位缓解持续时间从 12 个月提高至 18 个月(P=0.01)。最近发布的一项Ⅲ期多中心研究中入组 652 例初治的 AML 患者,中位年龄 47 岁,随机接受 DA(柔红霉素、阿糖胞苷)、DAC(DA 联合克拉屈滨)、DAF(DA 联合氟达拉滨)诱导治疗,缓解治疗后完全一致。DAC 组完全缓解率较 DA 组显著提高(67.5% vs. 56%;P=0.01),耐药发生率也明显减少(21% vs. 34%;P=0.004)。DAC 组的 3 年总生存率(45%±4%)较 DA 组(33%±4%;P=0.02)高,无白血病生存率相当。亚组分析中发现对于老年患者和染色体预后不良患者同样可获得完全缓解率和长期生存率的提高。而 DAF 组与 DA 组比较在完全缓解率和长期生存率均无明显差异。

7.预激化疗和生长因子支持治疗　粒细胞集落刺激因子(G-CSF)和粒细胞巨噬细胞集落刺激因子(GM-CSF)在 AML 中作用已被广泛研究。无论是化疗前、化疗中,或化疗后应用,这些药物都可以缩短中性粒细胞减少的持续时间,似乎是安全,且耐受性良好。尽管研究结果一致表明可以缩短粒细胞缺乏时间,多个前瞻性研究证实患者在感染发生率和严重程度上仅能轻度获益,且 CR 率、总生存和无疾病生存率不受影响。由 ECOG 研究组 Rowe 等开展的研究是唯一能证明相对于安慰剂患者能从 GM-CSF 生存获益(中位生存期,10.6 个月 vs. 4.8 个月,P=0.021)的实验。然而,有些人认为,对照组中位生存时间少于其他研究同年龄组患者是造成结果阳性的原因。

生长因子也被用于诱导化疗中,诱导静止期白血病细胞进入细胞周期 S 期,以期增加其对化疗的敏感性,减少复发和耐药。体外研究表明,与 GM-CSF 或 G-CSF 共同培养的白血病细胞 S 期比例高,提高阿糖胞苷掺入到白血病细胞 DNA 中的比率,从而增强阿糖胞苷的细胞杀伤毒性。评估预激方案的随机对照试验一致表明中度危险组 AML 患者有无病或无事件生存的改善,但没有总生存受益。

8.单克隆抗体　有几类的单克隆抗体已被开发用于治疗 AML。抗体是针对白血病细胞表面抗原从而导致白血病细胞死亡。早期研究使用未结合的抗 CD14、CD15 和 CD33 的单克隆抗体。然而,即使使用人性化 CD33 单克隆抗体(HuM195)结果也只有<10% 的反应率。一项随机Ⅲ期研究,将 HuM195 加入米托蒽醌、依托泊苷和阿糖胞苷中治疗复发性 AML,结果报道没有 CR 率、无病生存期和总生存的改善。因此,研究者的注意力转向结合型单克隆抗体。

结合型单克隆抗体可能对白血病细胞有更好的治疗效果。因为靶向的特异性,对正常细胞的毒性相应会降低。大多的 AML 研究都是针对 CD33 表面抗原。CD33 主要表达在髓系造血前体细胞而在正常造血干细胞不表达。但在正常成熟造血细胞以及肝星状细胞也有表达,因此使用抗 CD33 结合型抗体可能会出现相应的一些毒性反应。

研究最多的抗体结合药物是卡奇霉素。卡奇霉素能可逆地与人源化抗 CD33 抗体结合(CMA7676)。当卡奇霉素内源化后,产生活化自由基插入 DNA 中,造成双链断裂导致细胞凋亡。很多吉妥单抗的Ⅱ期研究证实其在复发和难治性 AML 中的显著效果,FDA 批准吉妥单抗在>60 岁表达 CD33 的复发老年 AML 患者中应用。单药吉妥单抗有效率为 40%,其中33% 获得 CR,8% 的患者达到 CRP(完全缓解无血小板恢复)。

鉴于吉妥单抗在复发性 AML 中显著疗效,2 项研究探索吉妥单抗在初治 AML 中的可行性。MRC 研究检测吉妥单抗联合各种诱导方案,包括 DAT(柔红霉素、阿糖胞苷及硫鸟嘌呤)、DA(柔红霉素加阿糖胞苷)和 FLAG-IDA(氟达拉滨、阿糖胞苷、G-CSF 及去甲氧柔红霉素)的治疗情况。吉妥单抗在第 1 个周期使用,剂量为 $3mg/m^2$。1 个周期化疗后的缓解率为86%,随后在年龄<60 岁患者中开展了随机Ⅲ期临床研究(MRC-W15)。MRC15 研究对 1115例患者的初步报告显示,两组的 CR 为 83%。然而,接受吉妥单抗的患者的 3 年无病生存率更高(51% vs. 40%,P=0.008),但总生存没有改善(53% vs. 46%,P=0.4),暂时考虑随访时间过短。

吉妥单抗与柔红霉素和阿糖胞苷联合的可行性研究结果报道,加用吉妥单抗后 CR 率为83%,无病生存率>50%。吉妥单抗联合 DA 标准诱导化疗的Ⅲ期 SWOG 0106 研究初步结果显示,未能提高 CR 率、无病生存率和总生存率。在吉妥单抗组,CR 率为 66%,对照组为 69%。

9.FLT3 抑制剂　在急性髓细胞白血病(AML)患者中,FMS 样酪氨酸激酶 3(FLT3)基因突变约 30%。大约 20% 的正常核型、外周血高原始细胞的年轻 AML 患者有 FLT3 基因内部串联重复(ITD)突变。另外,5%～7% 的患者为酪氨酸激酶结构域突变(D835Y 最常见)。FLT3-ITD 患者预后极差,疾病复发率较高,对化疗耐药,AML 标准治疗效果差。已开发研究了数种 FLT3 酪氨酸激酶靶向制剂,包括米哚妥林、坦度替尼和米他替尼。坦度替尼和米哚妥林都被成功联合应用于柔红霉素加阿糖胞苷标准诱导化疗中。目前,米哚妥林正在进行Ⅲ期的随机、安慰剂对照试验,以确定 FLT3 抑制剂联合 DA 方案能否提高这组患者的总生存。

最近报道米他替尼治疗复发 AML 的Ⅲ期研究结果。所有 FLT3-ITD 或 TKD 患者随机接受米他替尼治疗。结果未发现 CR 率、无病生存期或总生存的获益。

10.替代方案　DNA 甲基转移酶(DNMT)抑制剂阿扎胞苷和地西他滨被批准用于治疗骨髓增生异常综合征,在 AML 中的用药经验有限。缓解率通常为 10%～20%。Fenaux 等研究表明阿扎胞苷相较于传统治疗方案如支持治疗、低剂量阿糖胞苷、"3+7"等改善总生存。新型核苷类似物氯法拉滨在初治急性髓细胞白血病(AML)老年患者中应用正在研究中。氯法拉滨抑制核苷酸还原酶和 DNA 聚合酶。氯法拉滨在复发或难治性血液系统恶性肿瘤中的Ⅱ期临床研究示 CR 率为 32%。

三、急性髓细胞白血病的挽救治疗

(一)针对细胞周期的疗法

传统化疗药物是针对细胞周期治疗的经典代表药物。白血病治疗中应充分考虑到细胞周期的特异性,通过延迟给药如持续静脉滴注或每日给药,使更多的肿瘤细胞可能进入细胞周期以便化疗药物杀伤。本节中,我们着重叙述一些针对细胞周期为靶点、有治疗前景的药物。

1.夫拉平度　夫拉平度是一个有潜力的细胞周期蛋白依赖激酶抑制剂,可诱导 B 和 T 细胞淋巴瘤、白血病、多发性骨髓瘤等细胞系的细胞凋亡。细胞发生凋亡时夫拉平度药物浓度为 100～1000nmol/L,不依赖于 p53 和 Bcl-2/Bax 表达。对原发性慢性淋巴细胞白血病,夫拉平度通过激活细胞凋亡蛋白酶 3 诱导细胞凋亡。

临床上开展夫拉平度联合阿糖胞苷、米托蒽醌治疗预后差 AML 的Ⅱ期临床研究,结果显示,15 例继发性白血病初诊患者中 12 例获得 CR,24 例短期缓解后复发的白血病患者中 18 例 CR,13 例原发难治患者中 2 例 CR,然而对于 10 例因多种因素难治的患者无 1 例 CR。获得 CR 患者的 2 年生存率为 40%,初诊患者 2 年生存率为 50%。因为需要进一步的临床研究证实该药在临床的应用,目前,这个方案仍继续对年龄>50 岁的患者作为一线方案开展研究。

2.氯法拉滨　氯法拉滨是一种新型的脱氧腺苷类似物,抵抗机体的腺苷脱氨酶作用,对 AML 和 ALL 都有效。氯法拉滨的细胞毒活性主要是抑制核苷酸还原酶,并掺入到 DNA 中,抑制 DNA 聚合酶。此外,诱导线粒体膜极化导致细胞凋亡。临床研究证实联合阿糖胞苷,氯法拉滨能有效治疗复发及难治性白血病,总反应率(ORR)为 38%。在年龄>50 岁初诊 AML

患者的诱导治疗中,ORR 为 60%,中位总生存时间为 10.3 个月。最近报道氯法拉滨联合大剂量阿糖胞苷同时配合 G-CSF 治疗(GCLAC),对复发难治的急性髓细胞白血病完全缓解率达 46%,多因素分析提示该药起效是独立于年龄、不良预后染色体核型、曾使用过的挽救治疗方案数目的预后因素。

3.Cloretazine(VNP40101M)　　Cloretazine 是一种新型的磺酰肼苯哒嗪烷化剂,对 BCNU、CTX 和美法仑耐药的白血病细胞敏感。动物实验显示 Cloretazine 的血液分布可跨越血-脑屏障。当与核糖核苷酸还原酶抑制如羟基脲等联用治疗年龄>60 岁、未经处理的高风险骨髓增生异常综合征(MDS)或 AML 的患者,ORR 为 32%,28% 的患者达到 CR。中位总生存期为 94 天,而 CR 患者的中位生存期延长到 147 天。对于难治性白血病,Cloretazine 联合 3 天阿糖胞苷治疗的 ORR 为 27%。

(二)针对细胞信号转导的治疗

信号转导通路的异常成为许多恶性肿瘤治疗的新靶点。针对慢性粒细胞白血病(CML)激活的 ABL 异常的治疗是细胞信号转导通路异常靶向治疗的经典代表。白血病中其他一些信号异常通路包括:FLT3、C-Kit 的 IGF-1R 和 VEGF-2(KDR),也有望成为可能的治疗靶点。

(三)FLT3 抑制剂

1.来他替尼(CEP-701)　　这种吲哚并咔唑衍生物,是酪氨酸激酶(TrkA)抑制剂,最初用于前列腺癌的治疗,但随后被认识到是一种 FLT3 抑制剂。在临床 Ⅱ 期的研究中,来他替尼单药用于治疗不适合常规化疗的老年 AML 患者。结果表明,在 27 例患者中有 8 例部分缓解。5 例 FLT3 基因突变患者有 3 例有效。所有 8 例有效患者的血浆药物浓度足以将 FLT3 磷酸化水平较基线下降 15%。

依据临床前期研究结果,Cephalon 204 试验将来他替尼与化疗联合用药,从 2003 年开始人组患者,初次复发并且有 FLT3 突变 AML 患者符合入组资格。依据缓解维持时间该试验将患者分层:缓解持续时间<6 个月患者接受米托蒽醌、依托泊苷和阿糖胞苷治疗,缓解时间超过 6 个月患者接受大剂量阿糖胞苷治疗。患者在化疗结束后随机人组接受来他替尼 80mg/次,2 次/日,持续 16 周。初步结果表明,44 名患者中,来他替尼组 12 例缓解,对照组有 6 例缓解(55% 与 27%)。基于这一令人兴奋的结果,本研究正在继续扩大入组病例数,目标人数在 220 例。

2.米哚妥林(PKC412)　　米哚妥林是吲哚并咔唑衍生物,最初是作为蛋白激酶 C 抑制剂开发的,也是一种 FLT3 抑制剂。米哚妥林 Ⅱ 期临床研究结果显示:在复发或难治性伴有 FLT3 突变 AML 患者中使用 PKC4112 75mg/次,3 次/日,14 例患者至少出现血液学改善,1 例 CR。

米哚妥林与传统阿糖胞苷和柔红霉素("7+3")方案联合并后续大剂量阿糖胞苷巩固治疗年龄<60 岁的初治 AML 患者。米哚妥林作为单药治疗(100mg/次,口服,每日 2 次)一般可以耐受的剂量,在化疗同时或化疗后服用时都不能耐受(因为恶心)。所以米哚妥林剂量下调至 50mg/次,每日 2 次,初步结果报道在 13 名患者中,12 例 FLT3 基因突变患者全部取得 CR。相比之下,27 例野生型 FLT3 的患者中,只有 20 例取得了 CR。根据该试验结果,目前开展了米哚妥林 50mg/次,2 次/日在化疗后服用治疗初治 AML 患者的前瞻性 Ⅲ 期临床研究。

（四）针对血管内皮生长因子的治疗

1.贝伐单抗　近来,血管内皮生长因子 VEGF 逐渐成为多种肿瘤,包括血液系统恶性肿瘤的治疗靶点。VEGF 是造血干细胞和白血病细胞的自分泌刺激物质。初诊 AML 患者也检测到血管内皮生长因子受体 KDR 的过度表达。研究还表明,在高细胞计数的白血病患者中,VEGF 水平与 CR 率及生存时间呈负相关。人源化 VEGF 单抗(贝伐单抗)在 Ⅱ 期临床研究中与阿糖胞苷($2g/m^2$ 第 1～3 天连续输注 72 小时)和米托蒽醌(第 4 天 $40mg/m^2$)联合治疗难治或复发性白血病。贝伐单抗按时序化疗方式,在第 8 天给药,10mg/kg。48 例患者中,ORR 为 48%(23/48)和 CR 为 33%(16/48)。主要毒性表现在 3 例患者出现心脏射血分数下降,以及 2 例出现脑血管出血。中位存活时间为 8.4 个月,CR 患者中位生存期为 16.2 个月。

2.索拉非尼　索拉非尼是一种联苯尿素,最初是作为 B-RAF 抑制剂开发的,随后体外研究表明它是一个多靶点酪氨酸激酶抑制剂,不仅对 RAF 激酶有抑制作用,也对 VEGF 受体、野生型和 ITD 突变 FLT3 基因、PDGF 受体和 RET 激酶有活性。该药物已在人类白血病细胞株进行了广泛的体外研究。至目前为止,还没有关于索拉非尼联合传统化疗治疗白血病的体外研究的正式报道。然而,索拉非尼与硼替佐米和伏立诺他(萨哈)联合在 CML 细胞株的研究表明,它们有相互协同作用。目前,索拉非尼联合阿糖胞苷及蒽环类药物治疗 AML 的 Ⅰ期临床研究已在 MD 安德森癌症中心完成,结果显示中位随访 9 个月,18 例患者中 16 例取得完全缓解,其他 2 例也取得完全缓解,但血小板未能完全恢复正常。

（五）针对蛋白质代谢的治疗

26S 蛋白酶体是细胞内蛋白质降解主要部位,包括降解细胞周期蛋白依赖性激酶、激酶抑制剂、转录因子和调节蛋白 IKB 等。硼替佐米是一个二肽硼酸衍生物,能可逆性抑制 26S 蛋白酶抑制剂。它是第一个被批准靶向泛素,蛋白酶体途径的药物。白血病干细胞的临床前研究表明蛋白酶体抑制剂可能通过 NF-KB 通路起作用。最近开展了硼替佐米联合 IDA 和 A-rac 治疗复发或年龄＞60 岁的初治 AML 患者,结果表明示 CR 为 19/31(61%),不完全血象恢复下的完全缓解(CRi)为 3/31 例。在复发患者中,CR 率是 6/9 以及 1 个患者达到 CRi。这项研究的患者总生存期为 12.4 个月,取得 CR/CRi 的患者为 15.4 个月。Blum W 等进行的 1项硼替佐米联合地西他滨的 Ⅰ期临床研究显示 10 例年龄＞65 岁 AML 患者,5 例取得完全缓解。机制研究显示硼替佐米诱导 miR-29b 上调,导致 SP1 和 SP1/NF-KB 复合物下调,从而下调 FLT3。

（六）针对表观遗传变化的治疗

表观遗传学则是指基于非基因序列改变所致基因表达水平变化,如 DNA 甲基化修饰等。染色质乙酰化通过改变基因表达在细胞恶性转化中发挥了重要作用。同样的,已发现急性白血病中 DNA 甲基化水平升高,表明 DNA 甲基转移酶(DNMT)的过度表达/过度活跃,可能是一些白血病的一个重要特征。

1.DNA 甲基转移酶抑制剂　DNA 甲基化主要在具有回文结构的 CpG 二核苷酸序列,并已在多种类型肿瘤的抑癌基因启动子区发现异常甲基化。启动子区的 DNA 甲基化通常沉默基因的表达,而 DNMT 负责细胞分裂中维持甲基化状态。5-阿扎胞苷和地西他滨是密切相关的 DNMT 抑制剂,以胞嘧啶类似物的性质被整合至 DNA 中,不可逆的灭活清除 DNMT。

5-阿扎胞苷单药治疗难治性白血病的 CR 率为 27%(5/18),缓解者的中位总生存为 266 天。高危 MDS 随机研究显示,5-阿扎胞苷与支持治疗相比取得了 7% 的 CR 率及 60% 的 ORR。更重要的是,5-阿扎胞苷组 MDS 向 AML 的转化率显著降低(P<0.001)。

地西他滨也是一种 DNMT 抑制剂,与 5-阿扎胞苷相似。单药治疗老年高危 AML,反应率在 33%(4/12),CR 患者有 3 例。地西他滨的 Ⅰ 期临床研究中与丙戊酸,一种组蛋白去乙酰化酶(HDAC)抑制剂联合治疗既往有过治疗或初治 AML 取得的 CR 率为 16%(4/25)。雌激素受体的再表达情况与临床反应密切相关,表明表观遗传变化可能起到治疗作用。

2.组蛋白去乙酰酶抑制剂　组蛋白的乙酰化、甲基化、磷酸化对于基因表达与转录的修饰过程中起着重要作用。组蛋白乙酰化/去乙酰化是由两种酶完成的,组蛋白乙酰转移酶和 HDAC。有几种药物被发现具有 HDAC 抑制剂活性,包括丙戊酸、苯丁酸钠和 MS-275。DN-MT 抑制剂联合不同的 HDAC 抑制剂正在研究中,已经有临床反应和分子证据表明表观遗传修饰在 MDS 和 MDS 相关急性髓细胞白血病中的作用。

(七)免疫靶向治疗

生物药品充分利用不同肿瘤的特异性靶标制定特异性单抗,单药或与放射性、化学性药物结合治疗肿瘤。利妥昔单抗 CD20 很好地阐述了这种方法的应用过程。其他一些细胞表面标志物的治疗还包括 CD33,CD45 和 CXCR4。其他如白血病细胞疫苗,尝试诱发机体产生类似 GVL 肿瘤特异性免疫,也在积极的研究中。

1.CD33 抗体　吉妥单抗是一种与剧毒的蒽环类药物卡奇霉素相结合的人源化的抗 CD33 单抗。仅用于年龄>60 岁的第一次复发的 AML 患者,CR 率为 28%,但骨髓抑制和肝功能障碍限制其临床应用。在儿童和成人中,低剂量吉妥单抗与常规化疗相结合的研究正在进行中。

2.肿瘤疫苗　恶性肿瘤的免疫原性体现在异基因骨髓移植的 GVL 效应中,移植以外的情况下探索并利用这种效应可对疾病有很大治疗作用。T 细胞在 GVL 中有着明确作用,目前正在研究骨髓瘤患者体外肿瘤特异性 T 细胞的筛选和扩增。NK 细胞的抗白血病肿瘤疫苗也在研究中。

(张敏卓)

第十六节　类白血病反应

类白血病反应是指患者在某些情况下出现外周血白细胞显著增高和(或)存在有异常未成熟白细胞,与某些白血病相类似,常随病因去除而很快消失。类白血病反应是正常骨髓对某些刺激信号做出的一种反应。

【流行病学】

1.有明确的病因,如严重感染、中毒、恶性肿瘤等。

2.可见于各年龄组,但儿童较为多见,男女发生率无区别。

【病因】

类白血病反应的发生常与各种感染、中毒、恶性肿瘤变态反应性疾病甚至急性失血、溶血性贫血、组织损伤等有关。

1.感染是最常见的原因　常见病原体有细菌、螺旋体、原虫、病毒等。

2.恶性肿瘤　多见于肺和胃肠道恶性肿瘤的晚期患者,尤其是转移到骨髓后易发生类白血病反应。多发性骨髓瘤、霍奇金病、黑色素瘤骨肉瘤、乳腺癌、绒毛膜上皮癌引起类白血病反应亦见报道。肿瘤引起的类白血病反应多属粒细胞型,亦有类似红白血病,淋巴细胞型较少见,并常伴有贫血和血小板减少。

3.中毒

(1)化学因素:如汞、有机磷、苯、亚硝酸盐等中毒。

(2)药物性:如砷剂、解热镇痛药、磺胺药、肾上腺素糖皮质激素、锂盐等。

(3)其他:子痫、一氧化碳中毒、四氯乙烷中毒、尿毒症、酮症酸中毒和食物中毒等。

4.急性失血与溶血　任何原因引起的大出血、急性血管内溶血。

5.急性组织损伤　常见于外伤性组织创伤(如颅脑外伤、挤压综合征)、大面积烧伤,此外还可见于肺梗死、心肌梗死、电休克等。

6.其他疾病　变态反应性疾病(如剥脱性皮炎过敏性肺炎)、高热中毒、电离辐射性疾病、脾切除术后、妊娠晚期等。

【发病机制】

外周血白细胞增高或出现幼稚细胞,是细胞产生或释放的异常,可能伴有清除、破坏的缺陷,其具体机制不一致,目前主要的几种观点如下。

1.细胞调控机制改变　微生物或内毒素进入机体,被巨噬细胞吞噬后,宿主防御系统迅速做出反应,巨噬细胞和 T 细胞被激活,产生各种造血生长因子,可刺激骨髓造血干细胞和前体细胞的增生、分化,促使贮存池中的中性粒细胞大量释放至边缘池、循环池,使外周血白细胞计数明显增高,同时亦可出现一些早幼粒、原粒等幼稚细胞,呈现白血病样的变化。当微生物被包裹或清除后,刺激集落刺激因子(CSF)基因表达的因素被清除,外周血白细胞计数又可恢复正常。另外,某些肿瘤细胞也可产生集落刺激因子刺激造血细胞的增生、分化,释放毒素、缺氧免疫反应、化学物质等因素可损伤骨髓毛细血管内皮细胞使髓血屏障受损导致部分幼稚细胞进入血循环,出现类白血病反应。脾切除后,可能因为骨髓失去了部分调控作用,因而当某些外因刺激骨髓时,更易于将幼粒或幼红细胞释放至外周血内。

2.髓外造血　骨髓纤维化症、癌症晚期及慢性严重贫血均可出现肝脾等处的髓外造血灶,外周血中可出现中性幼粒细胞及有核红细胞。

3.血细胞的再分布　传染性淋巴细胞增多症、传染性单核细胞增多症时外周血淋巴细胞明显增多,还可出现幼淋巴细胞,可能与淋巴细胞重新分布有关。百日咳患者的百日咳杆菌可产生一种抑制淋巴细胞由血液向组织转移的因子,致淋巴细胞在血液中停留时间过长,数量增多。此时血中的淋巴细胞以辅助性 T 细胞为主。另外在一些感染恢复期患者,由于组织中需要的中性粒细胞减少,致中性粒细胞在外周血中积聚,出现类似白血病的反应。

【分类】

感染引起的类白血病反应,分为以下几类。

1.粒细胞型类白血病反应　常见于肺炎、脑膜炎、白喉、结核病(主要为粟粒型结核、浸润型结核溶解播散期肺外结核)等重症传染病。

2.淋巴细胞型类白血病反应　常见于百日咳、水痘、传染性单核细胞增多症、传染性淋巴细胞增多症、结核病等。

3.单核细胞型类白血病反应　常见于结核病、巨细胞病毒感染、亚急性细菌性心内膜炎等。

4.嗜酸性粒细胞型类白血病反应　常见于寄生虫感染,如血吸虫病、丝虫病、疟疾、棘球蚴病(包虫病)等。

【临床表现】

主要是原发病的症状和体征。发热较常见,可有肝、脾、淋巴结肿大及皮肤瘀斑等出血症状,脾一般仅只有轻度肿大。

【并发症】

最常见的并发症为继发感染、发热、肝脾和淋巴结肿大、贫血、溶血性贫血。

【辅助检查】

1.血象　红细胞、血红蛋白可正常(除外急性溶血、大量失血及白血病)。血小板计数正常。白细胞数大于 $25 \times 10^9/L$。最高可达 $200 \times 10^9/L$。根据对机体刺激因素不同而有不同类型的类白血病反应。可呈粒细胞、单核细胞、淋巴细胞或嗜酸粒细胞比例增高。分类可见幼稚细胞。中性粒细胞质中常出现中毒性颗粒和空泡。

2.骨髓象　增生活跃或明显活跃,原始细胞多无明显增高,且无白血病的细胞形态学异常。红系、巨核细胞系正常。

3.细胞化学染色　中性粒细胞碱性磷酸酶积分明显增高。

4.遗传学检查　无 Ph' 染色体。

【诊断】

类白血病反应的诊断应综合考虑以下几点。

1.有明确的病因如感染中毒、恶性肿瘤等。

2.原发病治愈或好转后,类白血病反应可迅速消失。

3.血红蛋白、血小板计数大致正常。

4.根据白细胞计数和分类情况各型类白血病反应诊断标准如下。

(1)粒细胞型类白血病反应:白细胞计数 $>50 \times 10^9/L$,或外周血白细胞计数 $<50 \times 10^9/L$,但出现原粒、幼粒细胞,成熟中性粒细胞胞质中常出现中毒性颗粒和空泡,碱性磷酸酶积分明显增高。骨髓象除了有粒细胞增生和左移现象外,没有白血病细胞的形态异常。

(2)淋巴细胞型类白血病反应:白细胞数明显增多,超过 $50 \times 10^9/L$,其中 40% 以上为淋巴细胞;若白细胞$<50\times10^9/L$,其中异形淋巴细胞应$>20\%$,并出现幼淋巴细胞。

(3)单核细胞型类白血病反应:白细胞$>30\times10^9/L$,单核细胞大于30%;若白细胞$<30\times10^9/L$,幼单核细胞应$>5\%$。

(4)嗜酸性粒细胞型类白血病反应:外周血嗜酸性粒细胞明显增加但无幼稚嗜酸粒细胞;骨髓中原始细胞比例不增高,嗜酸性粒细胞形态无异常。

(5)红白血病型类白血病反应:外周血白细胞及有核红细胞总数$>50\times10^9/L$并有幼稚粒细胞;若白细胞总数$<50\times10^9/L$,原粒细胞应$>2\%$。骨髓中除粒细胞系增生外,尚有红细胞系增生。

(6)浆细胞型类白血病反应,白细胞总数增多或不增多,外周血浆细胞$>2\%$。

血象检查是诊断的关键,骨髓检查的主要意义在于排除白血病。原发病存在以及原发病缓解好转后血象随之恢复正常是最主要的诊断依据,尤其是类急性白血病反应,在某时间段内几乎无法与急性白血病区分,随诊动态观察为惟一的鉴别手段。

【鉴别诊断】

类白血病反应多有明确诱因。但当原发病较隐蔽时。应注意与白血病鉴别:①引起类白血病反应的原因去除后,血象可恢复正常;②类白血病反应时,一般无明显贫血和血小板减少;③类白血病反应时,粒细胞有严重毒性改变,胞浆内有毒性颗粒和空泡等;④类白血病反应时,中性粒细胞的碱性磷酸酶活性和糖原皆明显增高,而粒细胞白血病时,两者均显著降低;⑤慢性粒细胞白血病细胞内可见Ph'染色体,类白血病反应时则无。

【治疗】

治疗原则:①对原发病治疗。②加强对症,支持治疗。

用药原则:因原发病不同每个患者具体用药不尽相同。根据原发病因,选择相应药物治疗。

【注意事项】

1.有人认为,类白血病反应专指血象中出现幼稚型细胞有如白血病者,实际上对于只有白细胞计数显著增加而外周血无幼稚型细胞者,仍可列为类白血病反应。

2.急性白血病强化治疗后,在骨髓恢复期也可出现类白血病反应。

3.个别病例,除血象有明显变化外,骨髓象亦呈原粒细胞和早幼粒细胞过度增生,酷似急性白血病。如果原发病灶极为隐蔽,虽经病理检查也难确诊,除应仔细寻找可能引起类白血病反应的病因及相应的临床表现外,对于此类病例应不急于给予抗白血病治疗,而须密切追查,观察其变化。对分辨困难的病例采用白血病祖细胞(L-CFU)培养和粒单系祖细胞(GM-CFU)培养、流式细胞术及染色体分析等,可能对白血病及类白血病反应的鉴别提供新的重要手段。

(任文平)

第十七节　传染性单核细胞增多症

传染性单核细胞增多症是由 EB 病毒(EBV)所致的急性自限性传染病。其临床特征为发热,咽喉炎,淋巴结肿大,外周血淋巴细胞显著增多并出现异常淋巴细胞,嗜异性凝集试验阳性,感染后体内出现抗 EBV 抗体。

【流行病学】

1.传染源　带毒者及患者为本病的传染源。健康人的带毒率约为 15％。

2.传播途径　80％以上患者鼻咽部有 EB 病毒存在,恢复后 15％～20％可长期咽部带病毒。经口鼻密切接触为主要传播途径,也可经飞沫及输血传播。

3.易感人群　人群普遍易感,但儿童及青少年患者更多见。6 岁以下幼儿患本病时大多表现为隐性或轻型发病。15 岁以上感染则多呈典型发病。病后可获持久免疫,第二次发病不常见。

【病因】

EBV 是一种嗜淋巴细胞的 DNA 病毒,属疱疹病毒属,主要侵入 B 淋巴细胞(B 淋巴细胞表面有 C3a 受体,与 EBV 受体相同)。EBV 有 5 种抗原成分,均能产生各自相应的抗体:①衣壳抗原(VCA):VCAIgM 抗体早期出现,多在 1～2 个月后消失,是新近受 EBV 感染的标志。VCAIgG 出现稍迟于前者,但可持续多年或终身,故不能区别新近感染与既往感染。②早期抗原(EA):可再分弥散成分 D 和局限成分 R,是 EBV 进入增殖性周期初期形成的一种抗原,其中 EA-D 成分只有 EBV 特异的 DNA 多聚酶活性。EAIgG 抗体是近期感染或 EBV 活跃增殖的标志。该抗体于病后 3～4 周达高峰,持续 3～6 个月。③核心抗原(EBNA):EB-NAIgG 于病后 3～4 周出现,持续终身,是既往感染的标志。④淋巴细胞决定的膜抗原(LYDMA):为补体结合抗体,出现和持续时间与 EBNAIgG 相同,也是既往感染的标志。⑤膜抗原(MA):是中和性抗原,可产生相应中和抗体,其出现和持续时间与 EBNAIgG 相同。

其发病原理尚未完全阐明。病毒进入口腔先在咽部的淋巴组织内进行复制,继而侵入血循环而致病毒血症,并进一步累及淋巴系统的各组织和脏器。因 B 细胞表面具 EB 病毒的受体,故先受累,导致 B 细胞抗原性改变,继而引起 T 细胞的强烈反应,后者可直接对抗被 EB 病毒感染的 B 细胞。周围血中的异常淋巴细胞主要是 T 细胞。

【临床表现】

潜伏期为 5～15 天,一般为 9～11 天。起病急缓不一。约 40％患者有前驱症状,历时 4～5 天,如乏力、头痛、食欲缺乏、恶心、稀便、畏寒等,本病的症状虽多样化,但大多数可出现较典型的症状。

1.发热　高低不一,多为 38～40℃。热型不定。热程自数日至数周,甚至数月。可伴有寒战和多汗。中毒症状多不严重。

2.淋巴结肿大　见于 70％的患者。以颈淋巴结肿大最为常见,腋下及腹股沟部次之。直径 1～4cm,质地中等硬,分散,无明显压痛,不化脓、双侧不对称等为其特点。消退需数周至数月。肠系膜淋巴结肿大引起腹痛及压痛。滑车淋巴结肿大具有一定的特异性。

3.咽痛　虽仅有半数患者主诉咽痛,但大多数病例可见咽部充血,少数患者咽部有溃疡及伪膜形成,可见出血点。牙龈也可肿胀或有溃疡。喉和气管的水肿和阻塞少见。

4.肝脾大　仅 10%患者出现肝大,肝功能异常者则可达 2/3。少数患者可出现黄疸,但转为慢性和出现肝功能衰竭少见。50%以上患者有轻度脾大,偶可发生脾破裂。检查时应轻按以防脾破裂。

5.皮疹　约 10%的病例在病程 1～2 周出现多形性皮疹,为淡红色斑丘疹,亦可有麻疹样、猩红热样、荨麻疹样皮疹,多见于躯干部,1 周内隐退,无脱屑。

6.神经系统症状　见于少数严重的病例。可表现为无菌性脑膜炎,脑炎及周围神经根炎等。90%以上可恢复。

病程多为 1～3 周,少数可迁延数月。偶有复发,复发时病程短,病情轻。本病预后良好,病死率仅为 1%～2%,多系严重并发症所致。

【并发症】

1.呼吸系统　约 30%患者可并发咽部细菌感染。5%左右患者可出现间质性肺炎。

2.泌尿系统并发症　部分患者可出现水肿、蛋白尿、尿中管型及血尿素氮增高等类似肾炎的变化,病变多为可逆性。

3.心血管系统并发症　并发心肌炎者约占 6%,心电图示 T 波倒置、低平及 P-R 间期延长。

4.神经系统并发症　可出现脑膜炎、脑膜脑炎、周围神经病变,发生率约为 1%。

其他并发症有脾破裂、溶血性贫血、胃肠道出血、腮腺肿大等。

【辅助检查】

1.血象　病初起时白细胞计数可以正常。发病后 10～12⁻ 白细胞总数常有升高,高者可达(30～60)×10⁹/L,第 3 周恢复正常。在发病的第 1～21⁻ 可出现异常淋巴细胞(10%～20%或更多),依其细胞形态可分为泡沫型、不规则型、幼稚型。这种异常细胞可能起源于 T 细胞,亦可见于其他病毒性疾病,如病毒性肝炎、流行性出血热、水痘、腮腺炎等,但其百分比一般低于 10%。血小板计数可减少,极个别患者有粒细胞缺乏或淋巴细胞减少,可能与人体异常免疫反应有关。

2.骨髓象　缺乏诊断意义,但可排除其他疾病如血液病等。可有异常淋巴细胞出现(有认为可能为周围血液稀释所致)。中性粒细胞核左移,网状细胞可能增生。

3.嗜异性凝集试验　嗜异性凝集试验的阳性率达 80%～90%,其原理是患者血清中常含有属于 IgM 嗜异性抗体,可和绵羊红细胞或马红细胞凝集。抗体在体内持续的时间平均为 2～5 个月。较晚出现嗜异性抗体者常常恢复较慢。少数病例(约 10%)的嗜异性凝集试验始终阴性,大多属轻型,尤以儿童患者为多。

正常人、血清病患者以及少数淋巴网状细胞瘤、单核细胞白血病、结核病等患者,其嗜异性凝集试验也可呈阳性结果(除血清病外,抗体效价均较低),但可用豚鼠肾和牛红细胞吸收试验加以鉴别。正常人和上述各种患者(血清病患者除外),血中嗜异性抗体可被豚鼠肾完全吸收或被牛红细胞部分吸收,而本病患者血中嗜异性抗体可被豚鼠肾部分吸收和牛红细胞完全吸收,而血清病患者血中抗体可被两者完全吸收。嗜异性凝集素效价从1:50～1:224均具有临床价值,一般认为其效价在1:80以上具诊断价值。若逐周测定效价上升4倍以上,则意义更大。近年来采用玻自片凝集法,用马红细胞代替绵羊红细胞,出结果较试管法快,比较灵敏。

4.EB病毒抗体测定　人体受EB病毒感染后,可以产生膜壳抗体、抗膜抗体、早期抗体、中和抗体、补体结合抗体、病毒相关核抗体等。

5.其他EB病毒培养　很少用于临床。测定血清中牛红细胞溶血素具诊断价值(效价在1:400以上)。本病急性期尚可测到自身抗体,如抗i抗体(抗原i仅存于胎儿细胞内)、抗核抗体等抗i冷凝集效价高时可致自身溶血性贫血。

【诊断】

具备临床表现中的任何三项,实验室检查中任何两项,并排除继发性单核细胞增多,可诊断为传染性单核细胞增多症。

【鉴别诊断】

1.巨细胞病毒病的临床表现酷似本病,该病肝、脾大是由于病毒对靶器官细胞的作用所致,传染性单核细胞增多症则与淋巴细胞增殖有关。巨细胞病毒病中咽痛和颈淋巴结肿大较少见,血清中无嗜异性凝集素及EB病毒抗体,确诊有赖于病毒分离及特异性抗体测定。

2.本病也需与急性淋巴细胞性白血病相鉴别,骨髓细胞学检查有确诊价值。

3.儿童中本病尚需与急性感染性淋巴细胞增多症鉴别,后者多见于幼儿,大多有上呼吸道症状,淋巴结大少见,无脾大;白细胞总数增多,主要为成熟淋巴细胞,异常血象可维持4～5周;嗜异性凝集试验阴性,血清中无EB病毒抗体出现。

【治疗】

本病无特异性治疗,以对症治疗为主,患者大多能自愈。

1.高热患者酌情补液。

2.休克者给予补充血容量及血管活性药物治疗。

3.出血者给予止血药物。

4.脑水肿者给予甘露醇脱水。

5.当并发细菌感染时,如咽部、扁桃体的β-溶血性链球菌感染可选用青霉素G、红霉素等抗生素,有人认为使用甲硝唑(灭滴灵)或克林霉素也有一定效果。

6.肾上腺皮质激素可用于重症患者,如咽部、喉头有严重水肿,出现神经系统并发症、血小板减少性紫癜、心肌炎、心包炎等,可改善症状,消除炎症。但一般病例不宜采用。

【注意事项】

1.注意观察体温变化及伴随的症状,体温超过38.5℃应给予物理和药物降温。

2.发病初期应卧床休息2～3周,减少机体耗氧量,避免心肌受累。

3.饮食应给予清淡、易消化、高蛋白、高维生素的流食或半流食,少食干硬、酸性、辛辣食物,保证供给充足的水分,少儿每天饮水量为1000～1500ml,年长儿为1500～2000ml。

4.皮肤的护理:注意保持皮肤清洁,每天用温水清洗皮肤,及时更换衣服,衣服应质地柔软、清洁干燥,避免刺激皮肤。保持手的清洁更重要,应剪短指甲,勿搔抓皮肤,防止皮肤破溃感染。

5.肝脾的护理:肝大、转氨酶高时可口服维生素C及葡醛内酯以保护肝。此病不会引起慢性肝炎。脾大时应避免剧烈运动(特别是在发病的第2周),以免发生外伤引起脾破裂。

6.淋巴结肿大的要注意定期复查血象,因淋巴结消退比较慢,可达数月之久。如发现颈部淋巴结肿痛、体温升高等情况,及时去医院就诊。

(徐　伟)

第四章 出血、凝血疾病

第一节 单纯性紫癜

单纯性紫癜是指无其他病症，自发地在皮肤，尤其在双下肢反复出现紫癜，不经治疗可以自行消退的一种出血性疾病。

【流行病学】

1.主要见于女性，男性少见。

2.少数患者可有阳性家族史，呈常染色体显性遗传。

【病因】

本病病因不明。根据临床特点推测，大部分发病可能与女性激素代谢紊乱有关。90%以上患者的毛细血管脆性试验阳性，提示本病的缺陷在于毛细血管通透性异常，但上述两者的关系有待进一步探讨。

【临床表现】

1.多见于青年女性。

2.紫癜局限于四肢，主要为下肢及臀部，有反复发生及自愈倾向。

3.病情多于月经期加重。

【辅助检查】

1.血常规。

2.凝血系列检查。

3.毛细血管脆性试验。

【诊断】

根据四肢皮肤自发出现瘀点、瘀斑，自行消退，血小板计数及凝血系列均正常，毛细血管脆性试验阳性，可诊断。

【鉴别诊断】

过敏性紫癜：发病前1～3周有低热、咽痛、全身乏力或上呼吸道感染史，皮肤紫癜局限于四肢，尤其是下肢及臀部，躯干极少受累及。紫癜常成批反复发生、对称分布，可同时伴发皮肤水肿、荨麻疹。紫癜大小不等，初呈深红色，按之不退色，可融合成片形成瘀斑，数日内渐变成紫色、黄褐色、淡黄色,经 7～14 日逐渐消退。可伴腹痛、关节肿痛及血尿;血小板计数、功能及凝血相关检查正常。

【治疗】

本病无损健康,一般无需特殊治疗。常规剂量维生素 C、维生素 P(曲克芦丁)等口服,可改善血管壁通透性,减轻症状及发病频度。

(李举亨)

第二节　过敏性紫癜

过敏性紫癜(AP)又称为亨诺-许兰紫癜(HSP),是一种常见的血管变态反应性出血性疾病,是免疫复合物介导的 IgA 在小血管内沉积为主的小血管炎。主要表现为皮肤紫癜、黏膜出血、关节炎、腹痛及肾脏损害等,实验室检查常无特殊发现。

【流行病学】

本病以儿童和青少年多见,男性多于女性,为 2.5：1.0,2 岁以前和 20 岁以后者较少见,冬春两季发病居多。国外流行病学研究提示,过敏性紫癜的发病率为(13.5～18.0)/10 万,好发年龄为 3～10 岁。

【病因】

本病可由多种因素引起,但直接致病因素往往难以确定。

(一)感染

1.细菌和病毒感染　这是本病最常见原因,约占 24%。

(1)细菌以 β 溶血性链球菌多见,其他有金黄色葡萄球菌、结核分枝杆菌、伤寒杆菌、肺炎球菌等,所引起的急性感染性疾病有:上呼吸道感染、扁桃体炎、肺炎、猩红热、尿路感染、骨髓炎、皮肤化脓性感染、中耳炎等。近期研究示幽门螺杆菌感染可导致过敏性紫癜。慢性感染有:结核病、支气管扩张症、前列腺炎、骨髓炎等。

(2)病毒性感染常见的是风疹、水痘、流行性腮腺炎、麻疹,流感等,文献报道 EB 病毒和人微小病毒 B19 的感染也可能与过敏性紫癜的发病有关。

2.寄生虫感染　是本病另一常见病因,约占 23%。

其中以蛔虫感染为多见,约占 3/4,其次为钩虫、鞭虫、丝虫、血吸虫、阴道滴虫、疟原虫等。蛔虫引起本病的机制是机体对蛔虫幼虫成长过程中的分解产物过敏而产生变态反应所致。丝虫主要是幼虫死亡后释放出异型蛋白而致病。

(二)食物

主要是动物异种蛋白引起机体过敏所致。主要有鱼、虾、蟹、牛奶、鸡蛋等。

(三)药物

常用的抗生素(青、链、氯、红霉素、磺胺类)、解热镇痛药(水杨酸类、氨基比林、保泰松)、镇静剂(苯巴比妥、水合氯醛、甲丙氨酯、三氟拉嗪)、激素类(人工合成雌激素、丙酸睾酮、胰岛素)、抗结核药(对氨基水杨酸钠、异烟肼),其他如洋地黄制剂、奎尼丁、麻黄碱、阿托品、氯噻嗪、乙内酰脲、甲苯磺丁脲、丙硫氧嘧啶、奎宁、碘化物,以及金、砷、铋、汞等。由药物引起者占3.36%。

(四)其他诱发因素

寒冷、外伤、昆虫叮咬、花粉、种痘、结核菌素试验、预防接种。寒冷引起本病可能属于抗原-抗体复合物反应。

【发病机制】

过敏性紫癜的确切发病机制尚不清楚。但目前研究显示它是免疫复合物介导的以 IgA 沉积为主的急性血管炎。

患者的血清中可测出含 IgA 的循环免疫复合物,皮肤、肠道、关节、肾脏等受累组织和器官有 IgA 和 C3 等组成的免疫复合物的沉积。还有研究发现,在疾病的活动期可测到含 IgA、IgG、C3、裂解素(properdin,又称备解素或 P 因子)的冷球蛋白及含 IgA 的循环免疫复合物。免疫复合物可能是通过替代途径激活补体而导致组织和器官损伤。此外,受累血管及其周围有中性粒细胞等的弥漫性浸润。血管内皮的损伤促使血小板的激活,释放活性物质,形成微血栓,加重局部缺血、组织水肿。

过敏性紫癜的皮损主要是由于 IgA 和 C3 组成的免疫复合物沉积于真皮上层的毛细血管引起血管炎。目前,由各种血管炎介导的皮损泛称为"白细胞裂解性血管炎"。

研究表明,循环 IgG 型自身抗体在过敏性紫癜的肾损害中可能起重要作用,其原因包括:血尿和蛋白尿的严重程度与 IgG 的水平相关;肾炎发作期的血清 IgG 水平比缓解期高;在无肾脏损害的活动性过敏性紫癜患者中未发现此种自身抗体。另外,过敏性紫癜伴肾损害的患者往往存在 C2、C4a 和 C4b 的缺乏,提示某些补体的缺乏与肾损害的发病机制有关。肾脏改变多为局灶性肾小球病变,严重者可呈弥漫性肾小球肾炎改变。

基因在 HSP 的发病中可能有一定的作用。有报道,HLADQA1·301、DRBI·01 和 DRB·11 与过敏性紫癜易感性有关,而 HLADRB·07 可能是抑制这些小血管炎发展的保护性等位基因。另外,显示 HLAA2、A11 和 B35 抗原类与这种疾病的相对危险性增加有关,而 A1,B49 和 B50 抗原类与疾病发生的相对危险减少有关。

【病理】

本病主要的病理改变为全身性小血管炎,除小血管外,还可累及微动脉和微静脉。皮肤病理变化为真皮层的微血管和毛细血管周围可见中性粒细胞和嗜酸粒细胞浸润、浆液和红细胞外渗致间质水肿。受累血管的周围还可见残余核及肿胀的结缔组织,小血管的内膜增生,并出现透明变性及坏死,使血管腔变窄,甚至梗死,并可见坏死性小动脉炎。皮肤及胃肠道均可见上述改变,关节腔内多见浆液及白细胞渗出,但无出血,输尿管、膀胱及尿道黏膜可有出血,并常累及肾脏,紫癜性肾炎的病理变化轻重不等。有研究显示,过敏性紫癜患儿即使不伴尿常规异常,肾活检时依然可发现肾脏损害。Vila Cots 等回顾性研究显示,紫癜性肾炎最常见的病理类型为弥散性系膜增生伴 IgA 沉积,不到 50% 的患儿伴有新月体形成。

过敏性紫癜在直接免疫荧光镜下可见大量 IgA 沉积。在临床表现符合的情况下,这一表现对于过敏性紫癜具有诊断价值。

【临床表现】

起病方式多种多样,可急可缓。50%～90%的儿童和30%的成人于发病前数天至3周内常有上呼吸道感染、全身不适、倦怠乏力、食欲不振、不规则发热等前驱症状。然后出现皮肤紫癜、多发性关节炎、腹痛或便血、血尿等。部分病例在紫癜出现之前先有关节、腹部、肾脏或神经症状,这些病例早期诊断有时较为困难,容易漏诊和误诊。根据其病变主要累及部位和程度的不同,可将其分为下列几型:

1.单纯皮肤型 皮肤出现大小不等的出血性皮疹,分布对称,分批出现,反复发作于四肢、臀部,尤以对称性下肢伸侧为多见。皮疹出现前,可有皮肤瘙痒或感觉异常。随后出现小型荨麻疹或红色圆形丘疹,高于皮肤表面,数小时后颜色增深,呈紫红色。有时丘疹中心发生出血,严重者可突发水泡、溃疡及坏死。面部、躯干及黏膜受累少见。

除皮肤紫癜外,有的病例可伴发荨麻疹、神经血管性水肿、多形性红斑等。

2.关节型(Schonlein型) 主要以关节疼痛和肿胀为主。多发生于膝、踝、肘、腕关节。关节腔可有渗出,但无化脓,不留后遗症。有时可呈游走性,一般关节肿痛发生在皮肤紫癜之后。若发生在紫癜之前,常可误诊为风湿热和风湿性关节炎。

3.腹型(Henoeh型) 约65%的患者(大多为儿童)出现消化道症状,主要为腹痛、呕吐、便血和腹泻。腹痛常以突然发作的阵发性绞痛为特点,位于脐周、下腹部或全腹部,检查时肌紧张和反跳痛少见,呈症状与体征不平行现象。由于腹部症状常酷似急腹症,加之可并发肠套叠(为儿童患者最常见的并发症)、肠穿孔、肠坏死、胰腺炎等,需警惕上述并发症的出现。绝大多患者的腹部症状于1周内自然消退。腹痛与紫癜有时不同时出现,多数病例先有紫癜而后有腹痛,但也有相反者。此型多见于儿童。

4.肾型 多见于儿童。肾脏受累主要表现为尿液改变,发生率12%～65%,可在紫癜、腹痛和关节炎消失后才发生。有报告称94%的尿液改变多在紫癜发生8周内出现,其中以1周内为最多,极少数在3～5个月后才出现。

本病的尿液改变,主要表现为肉眼或镜下血尿、蛋白尿,有时可有管型及浮肿,可有高血压。病程迁延,反复发作者可发展为慢性肾炎,少数也可发展为肾病综合征。过敏性紫癜是一种良性的自限性疾病,如无严重肾损害,大部分儿童能够康复,但是有40%的成人有持续性血尿,可能会发展为慢性肾衰竭。

5.混合型 以上四型中有两种以上合并存在时,称为混合型。

6.少见类型 少数病例可在紫癜出现后发生中枢神经系统症状,表现为剧烈头痛、呕吐、谵妄、抽搐、瘫痪和昏迷等。另外有少数病例累及呼吸系统,表现为咯血、哮喘、胸膜炎、肺炎等。出血也可发生在结膜、眼睑或视网膜,少数可有视神经萎缩、虹膜炎及眼炎。

【实验室检查】

1.常规检查

(1)白细胞计数在有感染时可增高,合并寄生虫者嗜酸粒细胞计数可增高。

(2)一般无贫血,血小板计数正常,束臂试验可阳性。

（3）尿常规检查,伴有肾炎时,常见红细胞和蛋白质,偶尔也有管型。

（4）大便有时可找到寄生虫或寄生虫卵,大便潜血在胃肠受累时可阳性或有黑粪。

2.其他检查

（1）约有 2/3 的患者血沉（ESR）轻度增快,抗链“O”（ASO）可增高,C 反应蛋白（CRP）升高。

（2）严重患者肾损害时尿素氮（BUN）、肌酐（Cr）可增高。

（3）常规凝血试验正常、血块回缩及骨髓检查正常。

3.免疫学检查　约半数病人在急性期时血清 IgA 及 IgM 增高,以 IgA 增高为明显。

【诊断和鉴别诊断】

（一）诊断

1.国内诊断标准

（1）临床表现

1）发病前 1～3 周有低热、咽痛、上呼吸道感染及全身不适等症状。

2）下肢大关节附近及臀部分批出现对称分布、大小不等的丘疹样紫癜为主,可伴荨麻疹或水肿、多形性红斑。

3）病程中可有出血性肠炎或关节炎,少数患者腹痛或关节痛可在紫癜出现前 2 周发生,常有紫癜肾炎。

（2）实验室检查:血小板计数正常,血小板功能和凝血时间正常。

（3）组织学检查:受累部位皮肤真皮层的小血管周围中性粒细胞聚集,血管壁可有灶性纤维样坏死,上皮细胞增生和红细胞渗出血管外。免疫荧光检查显示血管炎病灶有 IgA 和补体 C3 在真皮层血管壁沉着。

（4）能除外其他疾病引起的血管炎,如:冷球蛋白综合征、良性高球蛋白性紫癜、环形毛细血管扩张性紫癜、色素沉着性紫癜性苔藓样皮炎等。

临床表现符合非血小板减少性紫癜,有可扪及性典型皮疹,能除外其他类型紫癜者,可以确定诊断。鉴别诊断确有困难者则可做病理检查。

2.国外诊断标准　美国风湿病学会诊断标准:①皮肤紫癜（高于皮面,不伴血小板减少）;②年龄≤20 岁（疾病初次发作的年龄）;③肠绞痛（弥漫性腹痛,餐后加剧或肠缺血,通常伴血性腹泻）;④活检发现粒细胞浸润（小动脉和小静脉壁有粒细胞浸润）。

符合上述 4 条中 2 条或 2 条以上者可诊断本病。在这 4 条标准中,典型的紫癜最具敏感性和特异性,初发年龄次之。

（二）鉴别诊断

1.单纯皮肤型　需与免疫性血小板减少性紫癜、血栓性血小板减少性紫癜、药物性紫癜和感染性紫癜等鉴别。仔细询问病史和诱因,结合系统的体格检查和必要的实验室检查,鉴别一般并不困难。

2.关节型　需与风湿性关节炎和风湿热作鉴别。

3.腹型　需与急腹症,如急性阑尾炎和坏死性小肠炎等作鉴别。对于未出现典型皮疹而先有消化道出血,尤其是结肠、直肠出血的患者,内镜下肠黏膜活检可能有助于诊断。

4.肾型　需与急性肾小球肾炎、狼疮性肾炎、IgA肾病等相鉴别。必要时需行肾活检及免疫荧光染色检查。

【预防】

预防和治疗各种感染,不吃诱发本病的食物及药物,避免寒冷,加强锻炼,增强体质等。在冬春好发季节时更应注意预防病毒和细菌感染。

【治疗】

1.一般治疗　消除病因。

(1)有上呼吸道感染者可给以等抗感染治疗。

(2)食物或药物过敏者,及时消除过敏源。

(3)抗组胺类药物及钙剂用于控制皮疹或血管神经性水肿。

(4)维生素C、芦丁可增强毛细血管抗力,降低毛细血管通透性及脆性,作为辅助剂应用。一般剂量宜大,维生素C以静脉注射为好。

(5)注意补液及水电解质平衡,尤其是腹型。

2.对症治疗

(1)腹痛:肌内注射阿托品、丁溴东莨菪碱(解痉灵)等解痉剂。

(2)水肿、尿少:可用利尿剂等;急性肾功能不全时可做血液透析。

(3)有脑部并发症者:可用大剂量激素、甘露醇、呋塞米等。

(4)消化道出血:可用质子泵抑制剂,口服凝血酶,补液。

(5)关节痛:可用非甾体抗炎药。

3.肾上腺皮质激素　可抑制抗原-抗体反应,改善毛细血管通透性,能减轻急性期皮肤和肠道出血及水肿、缓解腹痛及关节痛、预防儿童肠套叠,一般可给以泼尼松 $1\sim2mg/(kg \cdot d)$,待症状控制后逐渐减量至停用。但肾上腺皮质激素一般不能消除皮疹,有些学者认为也不能预防肾炎并发症的发生,并且不能缩短病程及减少复发。

4.免疫抑制剂　对于进展性肾小球肾炎,可加用免疫抑制剂,如硫唑嘌呤或环磷酰胺。其可减少B淋巴细胞产生抗体,抑制T淋巴细胞介导的非特异性免疫。环磷酰胺 $1\sim3mg/(kg \cdot d)$,连用数周至数月,对肾病综合征者疗效尤佳。也可用硫唑嘌呤 $1\sim3mg/(kg \cdot d)$,分 $2\sim3$ 次日服,但应注意血象及其他副作用。

5.抗凝治疗　凡过敏性紫癜合并肾炎,尤其是肾病综合征的病例,除适用激素、免疫抑制剂外亦可考虑使用肝素或低分子肝素治疗。4mg(500U)+5%葡萄糖溶液100ml静点,每日3次,共15mg,连用 $2\sim4$ 周,使APTT维持在 $1.5\sim2$ 倍。抗血小板凝集药物如阿司匹林 $3\sim5mg/(kg \cdot d)$,或 $25\sim50mg/d$,每日一次口服;双嘧达莫 $3\sim5mg/(kg \cdot d)$,分次服用。

少数用上述疗法效果不明显或有急进性肾损害,血及尿中纤维蛋白降解产物增多,血中总补体或C3下降者可联合应用激素、免疫抑制药、肝素及双嘧达莫,有些病例可奏效。

6.大剂量丙种球蛋白　对于危重患者,如消化道出血,腹痛剧烈,肾脏受累严重患者,尤其是小儿,可使用大剂量丙种球蛋白。其可阻断巨噬细胞表面的Fc受体,抑制补体介导的血管损伤,中和循环中自身抗体,调节细胞因子的产生,剂量 400mg/(kg·d),3~5d/疗程,可有效缓解症状。

7.血浆置换(PE)　有报道血浆置换对紫癜伴急进性肾炎者有较好疗效。可能其从血中清除了某些相关致病因子,包括自身免疫性抗体(IgG、IgM 等)、沉积于组织的免疫复合物、异型抗原等,有时还包括一些与蛋白结合的毒素。

8.雷公藤　雷公藤治疗过敏性紫癜与肾上腺皮质激素相比具有收效快、复发率低、不良反应少等优点。尤其对肾型者疗效较好。临床上多采用雷公藤多昔片 1~1.5mg/(kg·d),分 2~3 次口服,疗程为 3 个月。

9.中药治疗　传统医学认为本症是风湿之邪袭,与气相搏、热伤脉络,使血不循经、溢于脉外、渗于肌肤而成。应根据不同病期作不同辩证,采用不同方剂治疗。

(李举亨)

第三节　特发性血小板减少性紫癜

特发性血小板减少性紫癜(ITP)是免疫功能异常导致血小板破坏增多和生成障碍所致的获得性出血性疾病,目前建议称为原发性免疫性血小板减少症,以区别继发于系统性免疫性疾病、药物或感染相关的其他继发性免疫性血小板减少症。

根据病程长短,ITP 分为初治 ITP(<3 个月)、持续性 ITP(3~12 个月)和慢性 ITP(>12 个月)。

按病情和疗效,ITP 还可分为重型、轻型 ITP 和难治性 ITP。重型 ITP 的定义为就诊时血小板<10×10^9/L,且存在需要治疗的出血症状或常规治疗中发生了新的出血症状并需要用其他升高血小板药物治疗或增加现有治疗的药物剂量。难治性 ITP 是指脾切除后无效或者复发,仍需要治疗以降低出血危险。

【诊断标准】

(一)临床表现

1.出血表现　可有皮肤和黏膜出血,也可无任何出血表现。皮肤出血多为出血点和紫癜,严重者可出现瘀斑。黏膜出血多为鼻衄和口腔黏膜出血,血小板严重减少时口腔黏膜可出现血泡。有些女性患者以月经过多为首发出血表现。少数患者可出现消化道、泌尿道等内脏出血,偶尔发生颅内出血。

2.脾脏不大或轻度增大。

(二)实验室检查

1.血小板计数　多次检查均减少。

2.血涂片检查　符合血小板减少,血小板形态无明显异常,血小板无异常凝集。

3.骨髓象　巨核细胞数增多或正常,伴成熟障碍,血小板减少。其他系列细胞的形态和比例一般无异常。

4.其他检查　包括肝肾功能、病毒检测、自身抗体检测等,以排除可以导致血小板减少的其他原因。

【治疗原则】

1.观察　适用于血小板计数≥$30×10^9$/L,无活跃出血者。

2.首选治疗　泼尼松每日 1mg/kg,一般应用 4 周左右,有效者逐渐减量维持,总疗程 3～6 个月。成人患者也可脉冲式给予地塞米松,即每日 40mg,连续口服 4 天,每 2 周 1 个疗程,共 2～3 个疗程。

3.二线治疗　激素无效或有效后复发、需较大剂量激素方可维持血小板计数在安全范围或有激素禁忌证,可酌情采用脾切除治疗,或达那唑、环磷酰胺、环孢素 A、长春新碱、促血小板生成素等治疗,也可试用利妥昔单抗(抗 CD_{20} 单抗)治疗。

4.其他治疗

(1)静脉用丙种球蛋白:适用于重型 ITP、其他治疗尚未起效但有活跃出血,或拟手术、分娩等需要快速提升血小板计数的紧急情况,常用剂量为每日 0.4/kg,连续 4～5 天。

(2)输注血小板:一般仅用以控制严重出血。

(3)纤维蛋白溶解抑制剂:如氨甲环酸、氨基己酸等辅助止血。肉眼血尿时禁用。

(4)中药治疗和自体造血干细胞移植治疗:一般用于难治、复发的 ITP 患者。

(李举亨)

第四节　血栓性血小板减少性紫癜

血栓性血小板减少性紫癜(TTP)是一种以微血管性溶血性贫血、血小板减少性紫癜、神经系统异常、不同程度的肾脏损害及发热为主要临床表现的严重的血栓性微血管病。其组织病理学检查发现,TTP 患者微循环的微小动脉和毛细血管中有玻璃样嗜酸性物质的形成,并证实这种病理变化是以血小板血栓形成为主。

TTP 是一种罕见的疾病,1924 年 EliMoschcowitz 报道了第一例本病患者。本病发病率早期报道 1/100 万,但近年来 TTP 的发病率有上升的趋势,约(2～8)/100 万,据美国 20 世纪90 年代的调查显示,其发病率约为 3.7/100 万,仅据 2004 年统计结果,国外发病 600 余例,国内发病 100 余例。目前,国内尚未见到相关的流行病学统计。病人以女性为多,任何年龄均可发病,但最常见的发病年龄多为 20～60 岁,没有地域或种族的差异。

本病起病急骤,病情险恶,如不能及时治疗,病死率高达 95%。1976 年间,Bukowski、Hewlett 等采用血浆置换来治疗 TTP 患者,取得了很大成功,病死率明显下降,目前通过血浆置换治疗,其病死率已逐渐下降到 10%～20%,存活率已超过 90%。近年来随着对 TTP 发病机制的不断深入研究,使之在对本病的诊断与治疗方面也得到了不断地完善和提高。

【发病机制】

TTP 的发病机制长期以来并没有得到明晰的认识,从而带来在临床诊断和治疗中的困惑。直到 1982 年 Joel Moake 等在 TTP 患者的血清中发现并证实了存在一种超大分子的 vWF 因子(UL-vWF),才逐渐奠定了有关研究 TTP 发病的病理机制的基础。1996 年,Furlan、Tsai、Lian 等学者从血清中分离出一种可以剪切 vWF 的金属蛋白酶,而同时在临床的研究中也发现 TTP 患者缺乏这种蛋白酶。2001 年,Geririseten、Fujikawa、Zhang 等学者分别应用不同的方法纯化得到该酶,确定了该蛋白酶是属于 ADAMTS 金属蛋白酶家族成员,并命名为血管性血友病因子裂解酶(ADAMTS13),并将其基因定位于 9q34 位点。通过这一系列的研究,深刻地揭示了 TTP 的发病与 ADAMTS13 有密切的关系,对于 TTP 发病机制的认识也得到了更进一步的明确。

(一)血管性血友病因子裂解酶 ADAMTS13

1.ADAMTS 基本结构　　ADAMTS13 基因定位于人类第 9 号染色体长臂上的 q34 位点上,cDNA 全长 37Kb,含 29 个外显子,ORF 为 4294kb,编码 1427 个氨基酸。蛋白结构分析发现,它包含多个结构域:1 个信号肽＋1 个前导肽＋1 个金属蛋白酶结构域＋1 个去整合素结构域＋1 个血小板凝血酶敏感蛋白结构域(TSP1)＋1 个半胱氨酸富集区＋1 个间隔区＋7 个 TSP 重复序列(TSP2～8)＋2 个补体结合区(CUB)。ADAMTS13 的 MDTCS(金属蛋白酶、解聚素、TSP1、半胱氨酸富集区和间隔区)是最重要的功能结构区,该结构显示,对于稳定 DTCS 核心构架的残存重要性是所有 ADAMTS 蛋白都必须是严格保守的。与此相反,在 D,CA 和 s 区域外周环,其 ADAMTSs 的长度和氨基酸序列却有很大的不同,提示在这个区域具有区别于每个 ADAMTS 家族成员的特异的功能。

2.ADAMTS13 的突变和缺失　　ADAMTS13 突变是导致遗传性 TTP 的基本原因,遗传性 TTP 患者大部分是复合杂合子,也有个别纯合子的报道,还有部分血缘相关家族病例。大约 10% 的病例发生 ADAMTS13 基因突变,引起遗传性的蛋白酶缺乏,导致家族性隐性 TTP。ADMATS13 突变位点是多样性的,在遗传性 TTP,超过了 80 个不同的突变位点已经被确认,这些突变中 50% 以上是错义突变,其他的有剪接位点突变、无义突变和移码突变等。在临床实践中,70%～80% 的 TTP 患者其 ADAMTS13 缺乏是获得性的,是由一种短暂的随疾病缓解而消失的循环型自身抗体所抑制,97%～100% 的患者可检测出 ADAMTS13 自身抗体,该抑制性抗 ADAMTS13 自身抗体主要是 IgG,部分是 IgG1 和 IgG4 亚型,也可以是 IgM 和 IgA 型。最近的研究表明,获得性 TTP 的抑制性自身抗体主要的作用位点在 ADAMTS13 的半胱氨酸富集区和间隔区,但也有仅仅直接攻击抗原表位的,主要是前导肽、凝血酶敏感区和补体结合区,这些研究结果提示,获得性 ADAMTS13 的缺失是一个多克隆的自身抗体反应。

3.ADMATS13 的生物作用

(1)关于超大分子量 vWF(UL-vWF):UL-vWF 主要由血管内皮细胞的 weibel-palade 小体和血小板 a 颗粒合成并分泌,血浆中的 UL-VWF 更多来源于血管内皮细胞的合成和分泌,由多个 vWF 单体在细胞内合成,首先通过 C 末端的二硫键进行尾-尾连接,组成二聚体,然后再由这些多个二聚体 N 末端的二硫键,通过首-首端相连而组成一种超大分子量的 vWF 多聚物。vWF 多聚物分子量越大,其黏附活性就越强。与在正常人血浆中存在的 vWF 多聚物相比,UL-vWF 与血小板膜糖蛋白 GPIb 和 GPⅡb/Ⅲa 的亲和力更高,能够在血流剪切力的作用下诱导血小板聚集。

（2）ADMATS13的生物作用：ADAMTS13是2001年新发现的一种金属蛋白酶，其主要功能是剪切在新生的富血小板血栓内的vWF因子，以防止溶血、血小板减少和组织梗死。通过裂解机体内UL-vWF，从而防止微血管血栓的形成。该酶在正常机体内可以特异性地裂解vWF的A2区的第1605位酪氨酸-1606位蛋氨酸之间的肽，从而使vWF裂解，保持正常的止血和血循环功能。当ADAMTS13缺乏或活性减低时，不能够有效的裂解vWF与血小板糖蛋白结合形成的UL-vWF分子，使之形成富含血小板和vWF的血栓，导致TTP的发生。

（3）ADMATS13的临床意义：正常人ADAMTS13的活性水平下限大多大于50%，上限因测量方法不同而有所区别。遗传性TTP患者，其活性都低于正常活性的5%～10%，甚至几乎为零。获得性TTP患者大部分也有重度降低，仅少数患者只是轻度和中度下降。总体来讲，ADAMTS13活性检测具有一定的特异性和敏感性，分别为100%和97%。

诊断TTP：大量的研究资料显示，在急性TTP患者，其ADMAT13的缺乏或活性减低。在7组不同的研究资料中，ADAMTS13严重缺乏者占该组病例在64%以上的有5组，另2组分别为33%和48%。总体上，ADAMTS13严重缺乏者占急性TTP患者的48%～86%，因此，严重的ADAMTS13缺乏是TTP有别于其他微血管病理病变的特异的诊断性标志物。但也有学者研究发现，ADAMTS13的严重缺乏也可见于其他的微血管病变。

判断预后：在判断TTP预后方面，作为一个短期预后指标，ADAMTS13的检测也有重要的临床意义。有严重ADMATS13缺乏的患者，其TTP复发的危险性可增高30%，而没有严重缺乏者，其复发的危险性约为9%。通过检测抗ADAMTS13抗体发现，抗ADAMTS13抗体阴性者，缓解率可达100%，而抗ADAMTS13抗体阳性者，缓解率为67%～84%；同样，抗ADAMTS13抗体阴性者，死亡率几乎为零，而阳性者死亡率可达33%。因此，通过动态监测ADAMTS13，可有效地对TTP患者进行临床监测。

（二）与凝血酶敏感蛋白1（TSP1）相关

凝血酶敏感蛋白1（TSP1）最初是在TSP-1被确定的，是依附于血小板α颗粒并释放其活性的多功能蛋白家族。ADAMTS13有8个TSP1重复序列（TSP1 repeats），其中第一个序列是在解聚区和半胱氨酸富集区之间，其他7个序列则在间隔区和两个补体结合区之间。有资料显示，第7、第8序列和补体结合区对于ADAMTS13蛋白酶活性无关紧要，而C-端的TSP1-6和CUB对ADAMTS13蛋白酶具有肯定的正性调节作用。凝血酶敏感蛋白1（TSP1）对vWF多聚体二硫键的还原在调节vWF多聚体的大小中具有重要作用，且临床检测TTP患者血浆中TSP1水平降低，因此推测TSP1也可能参与TTP的发病。通过免疫荧光法对遗传性TTP患者家族的研究发现，在TSP1-6重复序列区存在有p.C977W＋p.A978_R979（p.C977W＋p.A978_R979del mutation）核苷酸缺失性突变导致ADAMTS13缺失，也证实了TSP1的突变与遗传性TTP患者的相关性。

（三）与内皮细胞损伤相关

内皮细胞表面与ADAMTS13结合的位点为CD36，TTP患者血浆中产生抗CD36的抗体，从而阻断ADAMTS13与内皮细胞结合，进而影响其裂解活性。由于内皮细胞损伤，导致由内皮细胞合成或产生的多种生物活性物质减少,如前列环素(PGI₂)。正常情况下 PGI2 能抑制切应力诱导的血小板聚集,血液中 PGI₂浓度减低,纤溶活性减弱,导致血管收缩增加,血小板聚集和凝固性增加。

(四)其他

1.小血管病变　文献报告 TTP 可伴发盘形或系统性红斑狼疮、类风湿关节炎、类风湿脊柱炎、多发性结节性动脉炎等,这些疾病的特点都有一定程度的血管炎病变。

2.弥散性血管内凝血(DIC)　Takahashi 等检测了 10 例急性 TTP 患者的血浆凝血酶-抗凝血酶Ⅲ复合物(TAT)和纤溶酶-α₂-抗纤溶酶复合物(PAP)。病人的 TAT 和 PAP 值均高于正常对照,但两者之间未见相关性。5 例患者缓解后,其 PAP 和 TAT 值均明显下降,但其他止凝血指标未见异常。

3.前列环素(PGI₂)　约 60% 的 TTP 患者用全血或血浆输注可以获得缓解,若用 5% 白蛋白治疗则病情恶化。有研究发现,患者 PGI2 生成正常,但其降解速度加速,提示正常血浆中有一种能防止 PGI₂迅速降解的因子,它不存在于白蛋白中。此因子的半衰期为 2 周,它能延长 PGI₂的生物活性,其缺乏可导致 PGI₂减少,伴发微血管血栓形成。Hensby 等报道 TTP 患者血浆中 6 酮-PGF1a 减少,进一步证实这一学说。

4.免疫学说　有人认为在血栓性血小板减少性紫癜中所见到的血管病变系免疫损伤所致,用 3H 脯氨酸标记内皮细胞,用 TTP 患者的血浆孵育可使内皮细胞死亡 42%,对照组仅8.6%,此外用 TTP 血清中的 IgG 可使内皮细胞死亡率达 70%,而对照组仅 16.8%。这些研究结果提示,免疫因素在 TTP,尤其是在获得性 TTP 的发病中起着重要的作用。

【病因及分类】

目前,根据病因可将 TTP 分为遗传性 TTP 和获得性 TTP,后者又可根据诱发因素是否明确分为原发性(特发性)TTP 和继发性 TTP,如可继发于感染、药物、自身免疫性疾病、肿瘤、骨髓移植和妊娠等多种疾病和病理生理过程。

(一)遗传性 TTP

遗传性 TTP 是一种在新生儿和儿童极其罕见(其发生率约为百万分之一)的常常但非仅仅与常染色体隐性遗传相关的疾病,由 9 号染色体 q34 编码的金属蛋白酶 ADAMTS13 基因的缺陷(突变或缺失)导致其合成或分泌异常,致使其活性严重缺乏,一般低于正常活性的5%～10%,无法降解高黏附性的超大分子量 vWF,从而引起血小板性微血管血栓的形成而发病。

对于遗传性 TTP 患者,正是因为 ADAMTS13 基因突变从而导致体内 ADAMTS13 酶活性的不足,这样,那些被锚定在内皮细胞膜表面的 UL-vWF 就不能够被有效地降解。在血流剪切力的作用下,血液中流经的血小板就可以不断地结合上去,随着血小板不断的黏附和聚集在上面,根据物理学的力矩效应,UL-VWF 可以从膜上脱落下来,从而形成血栓子并引起栓塞,最终导致了遗传性 TTP 患者的发病。

综合国内外研究报道的遗传性 TTP 患者,至今已经发现 ADAMTS13 的基因突变已超过80 多处。有研究发现这些突变并不存在某个热点区域,而是散在分布在各个结构区,这些突变均可导致发病。在 ADAMTS13 与 vWF 相互作用的过程中,不仅仅只有半胱氨酸富集区、间隔区及 CUB 这几个区发挥作用,其他各区的基因突变也能导致发病。

ADAMTS13 突变导致的遗传性 TTP 发病大多是从儿童期就开始的。现在报道的成人发病的遗传性 TTP 的病例逐渐增多起来,而这部分患者大多在发病之前发生过某些事件(能够诱使血管内皮释放 UL-vWF 的因素)。这表明,ADAMTS13 仅是 TTP 患者发病的一个必要但非充分条件。

遗传性 TTP 的发病基础是 ADAMTS13 基因突变导致其活性的严重缺乏,但实际上,机体可能仅需少量的 ADAMTS13 就能足以维持裂解 UL-VWF 的需要。此时,当机体又受到外界环境因素的刺激,引起血管内皮细胞的损伤或刺激,如促炎性细胞因子 TNFα、IL-8、IL-6 及其可溶性受体、氧化应激、感染、抗内皮细胞抗体及补体 H 因子的异常等,释放大量的 UL-vWF,机体内的 ADAMTS13 就不能完全裂解这些 UL-vWF,最终导致微血栓的形成,故而出现某些遗传性 TTP 患者直到成年才发病的现象。

(二)获得性 TTP

获得性 TTP 可根据诱发因素是否明确分为原发性(特发性)TTP 和继发性 TTP。获得性 TTP 患者中有很大一部分,尤其是特发性 TTP,可以检测到抗 ADAMTS13 自身抗体的存在。这种自身抗体中和或抑制了 AMADTS13 的活性,同样有 ADAMTS13 活性的降、低,从而导致发病。

1.原发性(特发性)TTP　原发性 TTP 发病率为 33%～57%,90% 的原发性 TTP 患者发病时可以检测到抗 ADAMTS13 自身抗体。

2.继发性 TTP　继发性 TTP 发病率约为 43%～66%,可继发于感染、药物、自身免疫性疾病、肿瘤、骨髓移植和妊娠等多种疾病和病理生理过程。国外有报道在部分继发性 TTP 患者体内也能检测到 ADAMTS13 自身抗体,如部分药物(噻氯匹啶、氯吡格雷等)相关性 TTP、妊娠相关性 TTP、胰腺炎诱发的 TTP、SLE 相关性 TTP、移植相关性 TTP 等患者体内均发现有自身抗体,但部分继发性 TTP 患者体内确实没有检测到抗 ADAMTS13 自身抗体。

【临床表现】

本病在任何年龄都可发病,最小为新生儿,中位年龄 26～46 岁,年轻成人多见,最多见于 30 岁左右,女性多于男性(3:2)。本病起病多急骤,少数起病缓慢,以急性爆发型常见,10%～20% 表现为慢性反复发作型。症状为非典型性,可有肌肉和关节痛,胸膜炎样胸痛,雷诺现象等前驱症状。98% 可有与感染无关的发热,96% 有出血症状,50% 的患者在发病后有神经系统的症状,而在病程中有神经系统症状者可达 92%,有肾脏病变者占 88%。由于微血管病性溶血导致的黄疸发生率约 42%。96% 的患者由于出血和溶血的原因出现不同程度的贫血。根据患者的表现而在临床上分为:同时具有血小板减少、微血管病性溶血性贫血、中枢神经系统症状的三联症和三联症同时伴有肾脏损伤和发热的五联症。

1.血小板减少引起的出血　以皮肤黏膜为主,表现为瘀点、瘀斑或紫癜、鼻出血、视网膜出血、生殖泌尿道和胃肠出血,严重者颅内出血,其程度视血小板减少程度而不一。

2.微血管病性溶血性贫血　不同程度的贫血。约有 1/2 的病例出现黄疸,20% 有肝脾肿大,少数情况下有 Raynaud 现象。

3.神经精神症状　典型病例的临床表现首先见于神经系统,其严重程度常决定血栓性血小板减少性紫癜的预后。其特点为症状变化不定,初期为一过性,50%可改善,可以反复发作。患者均有不同程度的意识紊乱,30%有头痛和(或)失语、说话不清、眩晕、惊厥、痉挛、感觉异常、视力障碍、知觉障碍、定向障碍、精神错乱、谵妄、嗜睡、昏迷、脑神经麻痹。45%有轻瘫,有时有偏瘫,可于数小时内恢复。神经系统表现的多变性为血栓性血小板减少性紫癜的特点之一。这些表现与脑循环障碍有关。

4.肾脏损害　肉眼血尿不常见。重者因肾皮质坏死最终发生急性肾功能衰竭。

5.发热　90%以上患者有发热,在不同病期均可发热,多属中等程度。其原因不明,可能与下列因素有关:①继发感染,但血培养结果阴性;②下丘脑体温调节功能紊乱;③组织坏死;④溶血产物的释放;⑤抗原抗体反应使巨噬细胞及粒细胞受损,并释放出内源性致热原。

6.其他　心肌多灶性出血性坏死,心肌有微血栓形成,可并发心力衰竭或猝死,心电图示复极异常或各种心律失常,尸解为急性心肌梗死。亦有报道肺功能不全表现,认为由于肺小血管受累所致。

【实验室检查】

1.血象　患者均有贫血的表现,为正细胞正色素性,1/3 的患者血红蛋白<60g/L,血细胞比容<0.2,外周血片中可见变形红细胞及碎片者占 95%,并可见球形红细胞。有核红细胞和网织红细胞明显增高(>30%),亦有报道先降低后升高者,中位值 6.6%～19%。持续性血小板减少者 92%,中位数(8～40.4)×10^9/L。白细胞增高者占 60%,类白血病反应少见,但可有明显核左移,并可见幼稚粒细胞。

2.骨髓象　红细胞系显著增生,巨核细胞数正常或增多,多数为幼稚巨核细胞,呈成熟障碍。

3.出凝血检查　出血时间正常、血块收缩不佳、束臂试验阳性,约 20%患者凝血酶原时间可延长,48%凝血酶时间延长,约 8%部分凝血活酶时间延长,纤维蛋白原可减少,少于 1.5g/L约为 7%,纤维蛋白原存活期和转换大多数正常,少数轻度缩短。70%患者 FDP 阳性,但一般无典型 DIC 的实验室变化,因子 V、Ⅷ正常。PGI$_2$ 降低。TM、PAIgG 增高,且随病情的好转而下降。HIV-1 感染时内皮细胞损伤 PAI、vW 因子增高,PS 降低。一般凝血实验,如APTT、PT 及 DIC 检查多正常。

4.红细胞寿命　红细胞寿命明显缩短,正常红细胞用 51Cr 标记后在 TTP 患者循环内半衰期仅 3 天(正常 25～26 天)。

5.血生化　间接胆红素和血清乳酸脱氢酶(LDH)增高且与疾病病程和严重程度相平行。

6.肾脏损害　患者可有蛋白尿,尿中可以出现红细胞、白细胞和各种管型,血尿素氮、肌酐增高 40%～80%有轻度氮质血症,肌酐清除率下降。

7.神经系统　有神经系统症状,患者行腰穿和 CT 检查多为阴性。

8.血管内溶血指标　血清胆红素升高,游离血红蛋白升高,血红蛋白尿。

9.自身免疫性疾病相关指标　类风湿因子、抗核抗体、狼疮细胞等阳性,Coomb's 实验阴性,补体多正常。

10.脏器微血管栓塞相关指标　MRI、CT 可显示腔隙性脑梗死等。瘀点区皮肤病理活检:为最安全的病理诊断方法,表现为微血管透明血栓形成并含大量 vWF,阳性率 50%。

11.病理学特点　周身各器官的终末小动脉和前毛细血管广泛的透明血栓形成,血栓组成物质以血小板和 vWF 为主,含变形红细胞及少量或无纤维蛋白。

12.ADAMTS13 的检测

(1)正常人 ADAMTS13 的活性水平下限大多大于 50%,上限因测量方法不同而有所区别(40%～140%)。

(2)遗传性 TTP 患者,其活性都低于正常活性的 5%～10%,甚至几乎为零;获得性 TTP 患者大部分也有重度降低,仅少数患者只是轻度和中度下降。血浆酶的活性不能测出或很低时(<10%),一般可以确定有遗传性或获得性 TTP。在血小板减少性疾病、DIC、败血症、新生儿、手术后、肝硬化和慢性炎症等疾病情况下 ADAMTS13 也可缺乏,但通常为中度或者轻度缺乏(10%～40%)。

(3)ADAMTS13 活性检测具有一定的特异性和敏感性,分别为 100% 和 97%。

(4)ADAMTS13 的检测方法:有研究表明,血浆中 ADAMTS13 在一定剪切力的条件下,作用于 vWF 分子 A2 区 1605 位酪氨酸与 1606 位蛋氨酸之间的肽键,将 vWF 裂解为不具有黏附活性的两个片断。目前检测 ADAMTS13 活性的方法正是依据这一机制设计的,如在体外研究做的一些检测 ADAMTS13 的活性实验中,将 vWF 固定包板或 vWF 经尿素变性预处理,实际上都是改变了 vWF 的空间结构,使其 A2 区得以充分地暴露,使之能有效地检测 AD-AMTS13 的活性。无论使用哪种试验手段,最终都是通过检测 vWF 是否被裂解来判断前者的活性。其方法主要有以下几种:

1)检测 vWF 多聚物

A.定性法

方法:十二烷基磺酸钠-琼脂糖凝胶电泳。根据 vWF 多聚物电泳情况,判断 AD-AMTS13 活性水平。

优点:该方法检测的结果与预期值一致性高,决定系数(r2)达 0.94,是目前应用的较为稳定的方法之一。

不足:电泳操作步骤复杂,耗时较长,不宜应用于临床;使用的底物纯化的 vWF 中有一定的内源性 ADAMTS13。

B.定量法

方法:Flowchamber 法。检测 ADAMTS13 切割 UL-vWF 的能力。

评价:该试验方法在评估中结果不理想,在检测预期 ADAMTS13 活性在 20% 的样本时,仅有不到一成的检测率。

2)vWF 裂解片段的检测

A.SDS-PAGE 法

方法:十二烷基磺酸钠-聚丙烯酰胺凝胶电泳。

评估：尽管这类方法被有人认为是检测 ADAMTS13 活性最直接最可靠的方法，但在 11 种方法评估中却发现结果并不理想。在应用该方法检测 ADAMTS13 活性时，结果与预期值一致度不高，r^2 为 0.77，每份分析样本的组内差异较大，变异系数（CV）值均超过 20％。

B.IRMA 法

方法：免疫放射计量试验。

评估：该方法与其他方法相比，尽管操作上无复杂之处，但其各项检测指标均被评为最低。

C.残余 CBA

方法：胶原结合试验。常用的方法根据底物来源不同分为以下几种：①有使用商业化的纯化的 vWF；②使用重组的 vWF（不同作者使用的重组片段大小不同）；③使用血浆来源的 vWF；④利用患者自身血浆中内源性 vWF（此方法为半定量）。采用酶联免疫吸附试验（ELISA）检测。

评估：不同的方法其检测消耗时间、检出率、漏检率等均不相同。

D.FRET

方法：荧光共振能量转移法。

评估：整个试验耗时＜2h，是目前最快的检测方法。只是该方法最近创建，未参加评估，其灵敏性和稳定性还有待进一步观察。

3）检测瑞斯托霉素辅因子：根据瑞斯托霉素辅因子含量与血浆中 vWF 多聚物的残留呈负相关这一理论基础建立了检测 vWF:Rco 推算 ADAMTS13 活性的方法。

方法：该方法在预处理条件上同样要求低离子缓冲液、$BaCl_2$ 活化和尿素变性。透析反应结束后，使用商业化的试剂盒检测 vWF:Rco。

评估：该指标检测 ADAMTS13 活性，在方法评估中该方法检测值和预期值的一致性最高，r^2 高达 0.98，并且 CV 值低，对于 ADAMTS13 活性缺陷检出率高，是最稳定的方法之一。

4）有关因素对实验结果的影响

A.试验底物的影响：人体内 vWF 的含量和血型有关，实验证明，不同血型 ADAMTS13 的活性也各不相同，其顺序为 O≥B＞A≥AB，与血浆中 vWF 含量正好相反。而且，不同的检测方法对血型的差异敏感性也不同，以瑞斯托霉素辅因子检测对血型的影响最敏感。因此，如果在定量检测 ADAMTS13 活性中忽视患者的血型而使用相同剂量的 vWF 做底物判断实验结果，其合理性需要进一步证实。

B.检测结果和血样本身有关：样品的反复冻融、血浆中出现血凝块以及是否溶血等，都对检验结果有很大的影响。体外试验证实，如果透析的混合物中游离血红蛋白的浓度＞2mg/ml，ADAMTS13 活性开始受到轻度抑制；＞5mg/ml 时，抑制明显；＞10mg/ml，受到强烈的抑制。

C.目前尚不能够完全证实 ADAMTS13 是否是体内唯一裂解 vWF 并使其丧失黏附功能的唯一的酶，如果不是，那么目前除了直接检测 ADAMTS13 裂解片段的一些方法外，其他检测方法因不能排除是否是别的酶裂解的 vWF，故检测结果就不能完全代表 ADAMTS13 本身的活性。

D.预处理的因素:使用不同的预处理方法如尿素、Ca 盐、Ba 盐或低离子浓度的溶液以及静止而非流动的实验条件等都和体内的实际裂解情况有很大差别,都将会不同程度地影响对实验结果的判断。

5)对上述实验的总体评价

一致性:不同的检测方法所获得的结果存在一定的差异。多中心对照显示:对活性严重减低($<5\%$)的标本检测结果比较一致,但对于活性正常到中度减少的标本,结果的一致性就稍差。

特异性:重度的酶活性降低($<5\%$)特异性地见于 TTP,但轻中度酶活性的降低($10\%\sim30\%$)特异性较差,还可见于某些生理状态(新生儿、妊娠后期)或疾病(肝硬化、肝炎、SLE、DIC、ITP、恶性肿瘤、败血症,MDS 等)。

敏感性:众多研究表明,大多数而非全部诊断为急性 TTP 的患者具有严重的酶活性缺乏,敏感性约为 $66\%\sim100\%$。

局限性:①轻中度的活性减低不能作为鉴别 TTP 与其他引起酶活性减低疾病的依据。②血浆治疗对按诊断标准作出 TTP 诊断的患者均有效果,故有学者认为酶活性测定在目前阶段不能期望提供治疗指导。③检测方法耗时较长,不能满足 TTP 早期诊断的要求。

13.流式细胞技术在 ADAMTS13 检测中的应用   用流式细胞技术可以很好的检测内源性和细胞内 ADAMTS13 的表达,是一个便利、有效的检测 ADAMTS13 表达水平的手段。与流式细胞技术相比,传统的免疫印迹法检测 ADAMTS13 需要较多的细胞数量和实验时间,另外,如果不对细胞裂解液进行进一步的纯化和(或)浓集,采用蛋白印迹法检测细胞内内源性 ADAMTS13 水平是相当困难的。因此,随着实验技术的不断完善,流式细胞术有望成为检测 ADAMTS13 快捷准确的方法。

【诊断】

目前临床上诊断尚无"金标准"。典型的三联症(75%)、五联症(40%)并非同时出现。

(一)主要诊断依据

1.血小板减少

(1)血小板计数明显降低,血片中可见巨大血小板。

(2)皮肤和(或)其他部位出血。

(3)骨髓中巨核细胞数正常或增多,可伴成熟障碍。

(4)血小板寿命缩短。

2.微血管病性溶血性贫血(MAHA)

(1)正细胞正色素性中、重度贫血。

(2)血片中出现多量裂解红细胞,小红细胞多见,有红细胞多染性,偶见有核红细胞。

(3)网织红细胞计数明显升高。

(4)骨髓红系高度增生,粒/红比下降。

（5）黄疸、高胆红素血症，以非结合胆红素为主。

（6）血浆结合珠蛋白、血红素结合蛋白减少或测不出，乳酸脱氢酶明显升高，其酶谱显示LDH1、2、4、5增多。

（7）深色尿、尿胆红素阴性。偶有高血红蛋白血症、血红蛋白尿与含铁血黄素尿症。

以上1、2两项合称为TTP二联征（Diad），是TTP诊断的核心指标。

（二）其他诊断依据

1.神经精神异常　精神异常与血小板减少、MAHA同时存在成为TTP三联征（Triad）。

2.肾脏损害　蛋白尿，镜下血尿。

3.发热　多为低、中度发热，如有寒战、高热常不支持特发性TTP-HUS的诊断。肾脏损害、发热与三联征同时存在称为TTP五联征（Pentad）。

4.消化系统症状　由于胰腺及胃肠道微血栓可导致腹痛，25%～50%的患者有肝、脾肿大。

5.软弱无力

6.辅助检查

（1）ADAMTS13测定：重度减低者具有诊断价值。

（2）组织病理学检查：可作为诊断辅助条件，无特异性。典型病理表现为小动脉、毛细血管中有均一性"透明样"血小板血栓，PAS染色阳性，并含有vWF因子，纤维蛋白/纤。维蛋白原含量极低。此外，还有血管内皮增生、内皮下"透明样"物质沉积、小动脉周围同心性纤维化等，栓塞局部可有坏死，一般无炎性反应。目前已很少应用，除非为寻找原发性疾病。

（3）凝血象检查：有条件应争取检查以辅助诊断。本病时PT、纤维蛋白原等基本正常，D-二聚体、纤维蛋白降解产物、凝血酶-抗凝血酶复合体、纤溶酶原活化因子抑制物（PAI-1）、血栓调节素等均可轻度增高。

（4）直接Coomb's实验：本病时绝大多数应为阴性，最好每例都查，以助于鉴别诊断。

（5）其他：血浆中vWF因子升高，可发现抗血小板抗体、抗CD36抗体、UL-vWF等，肝转氨酶也可增高。如果怀疑HUS时，应进行大肠埃希菌的细菌学检查。

（三）临床分型

目前无统一意见。

1.Allford分型

（1）TTP的分型

1）先天性：即家族性或复发性，多表现为规律性地每间歇3～4周的无症状期后发作一次。

2）获得性：①急性特发性：起病快，散发性，常为单次发作。②间歇性：病程迁延，反复发作，发作间歇期为数月至数年。③继发性：有特定病因可循者。

（2）HUS的分型

1）流行性（大多数有血性腹泻的前驱症状）。

2)散发性(常无腹泻)。

3)继发性。

2.George 等的分型

(1)儿童流行性 HUS。

(2)成人 TTP/HUS。

1)特发性 TTP/HUS。

2)继发性 TTP/HUS。

3.Matsumoto 等的分型

(1)先天性或家族性

1)Upshaw-Schulman 综合征。

2)病因不明者。

(2)获得性

1)HUS:①特发性 HUS;②继发性 HUS。

2)TTP:①特发性 TTP;②继发性 TTP。

(四)其他分型方法

1.根据病程分型

(1)急性型:起病快,多见进展迅速,呈爆发性,7～14 天出现症状。约有 75％的患者在发病后 3 个月内死亡。常见死亡原因为出血、脑血管意外或心肺肾功能衰竭。治愈后至少 6 个月内不复发。

(2)慢性型:少见,缓解和恶化相继发生,病程可持续数月或数年。不能彻底治愈,病程长期迁延。

(3)复发型:治愈后 6 个月内复发者。在 1 个月内复发为近期复发,1 个月后复发为晚期复发。慢性与复发性病例约占病例总数 7.5％。由于治疗进展,可反复发作 1～5 次,存活平均 9 个月至 12 年,中位存活期 5.1 年。

2.根据病因分型

(1)特发性:无特殊病因可寻,多数病例属此型。

(2)继发性:有特定病因可寻,如妊娠、感染、癌症、药物等。妊娠并发 TTP,大多数发生于子痫、先兆子痫或先兆子痫之前,也可发生在生产后第 1 周,发病机制可能与循环免疫复合物增高有关。文献报道一组 151 例 TTP 其中 23 例同时存在 SLE。另有报道自身免疫性溶血性贫血最终发生 TTP,免疫性全血细胞减少症同时发生 TTP,也有 ITP 间隔 4 个月后发生 TTP,肿瘤可引起 TTP,如淋巴瘤,可在 2～6 个月后发生 TTP。

(3)先天型:有同卵双胎发生 TTP。

【鉴别诊断】

1.溶血性尿毒症综合征(HUS)(表 4-1)　大多数病例(包括大于 90％儿童)继发于大肠埃希菌($O157:H7,O111:H8,O103:H2,O123,O26$)和其他细菌如肺炎链球菌,少数病例为家族性和散发性,其中大多数与补体异常有关。表现腹痛、血便、血栓性微血管病变、血小板减少和急性少尿性肾功能衰竭。也可仅表现为微血管病性溶血性贫血、血小板减少和急性肾功能衰竭三联征，与 TTP 极为相似，但如此前有腹痛、腹泻，要警惕大肠埃希菌 O157：H7 感染。AD-AMTS13 活性无明显减少。治疗上，与感染相关者主要为支持治疗，与补体异常相关者做血浆置换，其他治疗包括人源化抗-CD5 单抗、肾移植等。

表 4-1　TTP 与 HUS(溶血尿毒症综合征)的鉴别

项目	TTP	HUS
年龄	年轻成人多见	4 岁以下幼儿，偶见成人
性别	男：女　2：3	无差别
流行性	－	＋
临床症状		
前驱症状	不常见	上呼吸道感染和胃肠道症状
神经精神症状	多见，一过性、多变性	可见
肾损害	轻中度受损	急性肾功能衰竭，少尿无尿
胃肠道症状	少	多见
出血	常见，全身各处均可能	多见于胃肠道
实验室检查		
凝血因子减少	－	＋
补体水平	正常	降低
ADAMTS13 活性分析	重度降低	正常或轻中度降低
病理		
血栓成分	以血小板和 vWF 为主	以纤维蛋白为主，少量 vWF
分布	各器官	肾脏为主

有关 HUS 与 TTP 的关系，目前认为是分立的但又不是独立的综合征。TTP 与 HUS 的鉴别目前可以通过 ADAMTS13 的活性检测区分，即 TTP 患者的 ADAMTS13 活性多有严重缺乏，而 HUS 患者其活性均只是轻度或中度减少。但有学者主张不必细分二者，因为这两种疾病目前治疗上都采用血浆置换疗法，故常被合称为 TTP-HUS 综合征。

2.弥散性血管内凝血(DIC)(表 4-2)　DIC 发病多有严重临床疾病先驱表现，可有严重出血、血小板减少及脏器功能衰竭等，但无遗传因素，无严重的溶血现象，ADAMTS13 活性无明显降低，实验室检查有严重的凝血因子功能障碍。

表 4-2　TTP 与 DIC 的鉴别

项目	TTP	DIC
性别	男：女　2：3	无差别
遗传因素	＋	－
临床症状		

续表

项目	TTP	DIC
溶血性贫血症状	+	—
神经精神症状	多见,一过性、多变性	可见
肾损害	轻中度受损	程度不一
出血	常见,全身各处均可能	严重,全身各处均可能
实验室检查		
溶血性贫血	严重	无
破碎 RBC	明显	少见
PT/APTT	正常	延长
凝血因子减少	+	+
继发纤溶证据	—	+
ADAMTS13 活性分析	重度降低	正常或轻度降低
病理		
血栓成分	以血小板和 vWF 为主	以纤维蛋白为主
分布	各器官	各器官

3.Evans 综合征　自身免疫性溶血性贫血伴免疫性血小板减少性紫癜。可有肾功能损害的表现,Coombs 试验阳性,无畸形和破碎红细胞,无神经症状。

4.系统性红斑狼疮(SLE)　有关节症状、肾损害、神经症状,并有溶血性贫血、皮肤损害、LE 细胞阳性、外周血中无畸形和碎裂红细胞。

5.GELLP 综合征　是一种与妊娠期高血压相关的严重并发症,病理表现为血栓性微血管性改变,临床上表现为溶血、肝功能异常和血小板减少,与 ADAMTS13 缺乏无关,可能与自身免疫机制有关。但是在遗传性或获得性 ADAMTS13 缺乏的妇女,妊娠本身可以诱发急性 TTP。

常见出血性疾病与 TTP 临床表现的异同如表 4-3。

表 4-3　常见出血性疾病与 TTP 临床表现异同

疾病	共同表现	不同表现
HUS	血小板减少,具有畸形红细胞的溶贫	胃肠道感染(大肠埃希菌、志贺菌),出血性肠炎,肌酐升高
HELLP 综合征	溶血性贫血、血小板减少	肝酶升高
先兆子痫和子痫	血小板减少、蛋白尿	高血压、水肿、D-Dimer 升高
DIC	血小板减少	D-Dimer 明显升高,PT 延长
APS	血小板减少,LA 阳性	ACA、APA 阳性
Evans 综合征	溶血性贫血、血小板减少	Coomb's 试验阳性,无器官缺血表现

续表

疾病	共同表现	不同表现
HIT	血小板减少	大动脉和静脉血栓形成、抗血小板抗体

注:APS:抗磷脂综合征;HIT:肝素诱导的血小板减少

【治疗】

(一)血浆疗法

血浆疗法包括血浆置换(PE)和血浆输注(PI)。研究表明,PE 的效果要优于 PI,有效反应率分别为 78% 和 48%,死亡率分别为 22% 和 37%。目前,PE 是 TTP 患者的首选疗法。

采用 PE 治疗,不仅可以补充 TTP 患者体内所缺乏的 ADAMTS13 的活性,同时也能清除体内抗 ADAMTS13 自身抗体、UL-vWF 多聚物、一些促炎性因子、毒素以及一些未知的血管内皮细胞损伤因子。而 PI 治疗往往需要的血浆量很大,容易导致液体负荷过重且并发症较多。

1.血浆置换(PE)

(1)机制:纠正酶的缺乏,去除导致内皮细胞损伤和血小板聚集的不利因子和自身抗体。

(2)适应证:继发性 TTP、家族性 TTP 急性发作期的首选治疗方法。

(3)使用原则:早期、足量、优质、联合。

早期:只要患者有明显的血小板减少与微血管病性溶血性贫血,不能用其他的疾病解释时,即开始使用。

足量:血浆置换的量应相当于患者体内血浆的总量,约 2000ml 左右,或 40～80ml/(kg·d),每日一次,直至血小板减少和神经系统症状缓解,血红蛋白稳定,血清乳酸脱氢酶水平正常,然后在 1～2 周内逐渐减少置换量直至停止。

优质:血浆替代品多选用冷沉淀上清或新鲜冷冻血浆。有学者认为血浆置换疗法中不宜用冷沉淀物,以免大量 vWF 因子触发血管内血小板聚集,输注血小板应列为禁忌。目前 TTP 患者的 PE 治疗仍然以 FFP 为主。

联合:多与糖皮质激素、静脉免疫球蛋白、环孢素 A 等联合使用,血浆置换对慢性反复发作的家族性 TTP 患者疗效欠佳。停用后仍有约 10%～30% 的复发可能。

不良反应/并发症:过敏反应(40%),枸橼酸钠相关毒性(30%),静脉穿刺相关并发症(16.7%)。

(4)疗效判断:血小板计数趋于正常和 LDH 值降低可以作为缓解的指标。

2.血浆输注(PI)

(1)机制:纠正酶的缺乏。

(2)适应证:①家族性 TTP 缓解期的维持治疗;②无条件进行血浆置换时的替代治疗,但疗效不如血浆置换。

(3)血浆制品选择:血浆冷沉淀上清去除了 UL-vWF、纤维蛋白原,故疗效优于新鲜冰冻血浆。

(4)剂量:TTP 急性发作期 30ml/(kg·d);对于家族性 TTP 缓解期的维持治疗,每 2～3

周一次,每次 10~15ml/kg。

(二)肾上腺皮质激素

机制:稳定血小板和内皮细胞膜,抑制 IgG 产生。

使用原则:一般与血浆置换同时应用,一直持续到病情缓解,再逐渐减量。

剂量:泼尼松 1~2mg/(kg·d)或地塞米松 20mg/d,也可用大剂量甲泼尼龙 1000mg/d,静脉滴注。

(三)大剂量免疫球蛋白

机制:抑制血小板聚集和脾脏对血小板和红细胞的破坏。

剂量:1g/(kg·d),连用 5 天。此法不宜为一线治疗措施,一般与血浆置换联用。

(四)抗血小板药物

常用阿司匹林(600~2400mg/d)、双嘧达莫(400~600mg/d)。在综合治疗中起辅助作用,完全缓解后作维持治疗。有研究表明能降低急性 TTP 的病死率,但有待大样本研究证实。

(五)利妥昔单抗:美罗华(抗 CD20 单抗)

机制:清除 B 细胞克隆产生的 ADAMTS13 抑制性抗体,导致疾病缓解。

适应证:获得性难治性 TTP,慢性复发性 TTP。

用法:通常和 PE 联用,剂量:375mg/(m²·周),平均约 4 个疗程。PE 应在美罗华使用后 24 小时再应用。

评估:严重的副作用不常见,大约 10% 的患者在 9 个月到 4 年复发,再治疗仍可有效缓解。但价格较高。通常不推荐用于妊娠 TTP。

(六)环孢素 A

机制:通过抑制 calcineurin 介导的去磷酸化作用而抑制辅助性 T 细胞的功能,从而抑制 B 细胞的分化和产生效益型抗体。

适应证:获得性 TTP。

用法:通常与 PE 联用。

(七)其他免疫抑制剂和细胞毒药物

长春新碱:改变血小板表面的糖蛋白受体,阻止 vWF 多聚体的附着,抑制血小板聚集;防止 IgG 型抗体对内皮细胞的损伤。用于难治性复发性 TTP,一般与 PE、激素联合应用。

其他细胞毒类药物:环磷酰胺和硫唑嘌呤。

(八)脾切除

脾脏在 TTP 的发病机制中的确切作用并不清楚,作为网状内皮系统,脾脏是自身抗体产生和抗原抗体复合物清除的主要场所,因此,通过脾切除术可以去除抗体产生部位,在 PE 使用前曾作为主要治疗方法,与糖皮质激素联合作为 TTP 的一线治疗方案,其治疗反应率约 50%,死亡率高达 40%。由于疗效不十分肯定,目前较少采用,多用于其他疗法无效或多次复发者。新近的回顾性资料显示,脾切除对于复发或难治性 TTP 仍不失为一种可以选择的治疗手段,采用脾切除术治疗复发性和难治性 TTP 其总体并发症和死亡率均低于其他治疗措施,分别为 6% 和 10%,1.2% 和 5%。脾切除术后的复发率在复发性 TTP 为 17%,在难治性 TTP

其无反应率为8％。有报告指出采用腹腔镜治疗的22例患者，无一例出现并发症。大宗病例资料研究表明，脾切除术后TTP的复发率由0.74/人·年下降到0.101人/年。术前积极的血浆置换治疗是减少脾切除并发症和死亡率的重要手段和有效措施。

（九）成分输血

严重贫血者可输注压积红细胞或洗涤红细胞。血小板输注可加重血小板聚集和微血管血栓，只有在血小板严重减少致颅内出血或危及生命的出血症状时才考虑选用，且最好应在血浆置换治疗后谨慎进行。

（十）补充ADAMTS13蛋白

血浆纯化ADAMTS13蛋白。克隆ADAMTS13基因，获得功能性的ADAMTS13重组蛋白，仍处于实验研究阶段，为目前最具前景的TTP治疗方法。理论上讲，采用rh-ADAMTS13对遗传性TTP患者行替代治疗将是一种有着良好前景的治疗手段，而治疗剂量可能是输注相当于正常人ADAMTS13蛋白酶活性水平5％～10％的量。另外，通过基因工程手段改造并生产带有活性部位但已失去自身抗体结合表位的各种rh-ADAMTS13片段，利用这些片段进行替代治疗有望成为治疗特发性TTP的新的手段。

【预后】

预后差，病程短，不及时治疗病死率80％～90％，采用PE后，病死率降低为10％～20％。研究表明，TTP患者其ADAMTS13严重缺乏与否，其治疗的反应率和近期存活率是相当的，均可达到80％～90％，但是，ADAMTS13严重缺乏的TTP患者其复发率要比非严重缺乏者高，分别为60％和19％。另外，存在ADAMTS13抑制物的患者，其复发率为57％，而无抑制物者，复发率仅为4％。另有多组临床研究资料表明：ADAMTS13活性重度减低的患者比ADAMTS13活性非重度减低的患者死亡率低，分别为8％～16％和18％～80％。

（李举亨）

第五节　遗传性出血性毛细血管扩张症

遗传性出血性毛细血管扩张症（HHT）又称Osler-Rendu-Weber病，为毛细血管壁、小血管壁发育不全和结构异常的遗传性出血性疾病。临床特点为局限性血管扩张，皮肤、黏膜甚至内脏出血难止。毛细血管病理组织学检查可见到毛细血管结构异常，是遗传性血管发育异常的一种疾病。

【发病机制】

本病为常染色体显性遗传，外显率随年龄增加而增高，40岁之前具有不完全外显率，发病率存在地区差异，可累及不同种族，发病率为1/2000～1/400000。现已明确endoglin（ENG）基因和激活素受体样激酶1（ALK1）基因突变分别与Ⅰ型和Ⅱ型HHT有关。ENG和ALK1与转化生长因子-β（TGF-β）的受体有关，TGF-β系统受累导致血管发育和止血障碍是HHT发病的主要环节。HHT分为4型：Ⅰ型ENG基因突变所致；Ⅱ型ALK1基因突变所致；Ⅲ型突变基因定位于染色体 5q31；Ⅳ型突变基因定位于染色体 7p14。

ENG 基因定位于 9q34，含 14 个外显子。ENG 蛋白为同形二聚体跨膜糖蛋白，在血管内皮细胞表面高水平表达，是内皮细胞表面最丰富的结合蛋白。TGF-β 家族信号转导系统主要由生长因子和两型受体组成，即Ⅰ型受体（RⅠ）和Ⅱ型受体（RⅡ）。TGF-β 发出的信号由 RⅠ和 RⅡ介导，ENG 通过促进 TGF-β 和 RⅠ、RⅡ信号受体结合，并且磷酸化 RⅠ，活化 RⅠ和 RⅡ胞内结构域的丝氨酸-苏氨酸蛋白激酶，进而磷酸化下游的转录因子，如 Smads 蛋白系统，启动核内与血管生成有关的转录。当 ENG 基因发生突变时，减低了对内皮细胞和平滑肌细胞生长的限制性，导致血管扩张。TGF-β 调节内皮细胞的几个生理过程：包括迁移、增殖、黏附和构成细胞外基质成分，以上一个或几个功能受累均可以导致血管发育不良。ENG 与 HHT 发病之间存在密切联系：①至少有 40 余种不同的基因突变在 HHT 患者和其家系成员中发现；②存在 ENG 基因突变的 HHT 属于Ⅰ型，临床上内脏毛细血管扩张及动静脉畸形发生率高；③体外诱变的 ENG 在培养的内皮细胞表面的表达仅为正常 ENG 复制的 1/2，提示单倍体功能不全与 HHT 发病相关；④ENG 基因敲除鼠在妊娠期 11.5 日死亡，表现为出血管平滑肌发育缺失和内皮重构停滞。目前认为，在血管发育早期 ENG 并非必需；当初级毛细血管网进入复杂的毛细血管网阶段，所涉及的血管内皮生长和重构过程，ENG 起有重要作用。目前已发现 40 余种不同的 ENG 基因突变。包括 1～4 个碱基的缺失或插入、无义突变、剪接位点突变、缺失一插入突变的结合和 ATG 起始密码子的错义突变等。ENG 基因突变主要的本质为产生一个无效等位基因，使得细胞表面 ENG 表达水平和功能发生改变，从而形成 HHT。虽然单倍体不完全是 HHT 的主要分子生物学发病机制，但也不排除其他机制，如由野生型 ENG 和突变型 ENG 构成嵌合型二聚体，出现负性效应，导致 HHT。而且所有 HHT 患者基因突变均为杂合突变，因为纯合子是致死性的。

ALK1 基因定位于染色体 12q12，含 9 个外显子，基因组全长＜15kb。ALK1 蛋白也是同形二聚体跨膜糖蛋白，是内皮细胞表面的 TGF-β 超家族的Ⅰ型受体，它与其他Ⅰ型受体在丝-苏氨酸激酶结构域上有高度同源性。ALK1 在内皮细胞和一些富含血管的组织如肺、胎盘高度表达。ALK1 基因编码区的 50 多种不同的突变在Ⅱ型患者已被确认。每种突变对于每个家系都是特有的，这些突变包括碱基置换导致的错义、无义突变和 1～3 个碱基的小的缺失或插入。错义突变发生在高度保守的蛋白质残基，即激酶的结构域或细胞外配体结合域，这些突变可能引起 ALK1 受体的信号缺陷。至少部分无义突变和框移突变产生不稳定的 mRNA，这表明 ALK1 基本的突变可能是产生一个无效的等位基因，也有单倍体不完全特性，这与 ENG 基因突变是一致的。

目前还有一种"二次打击"假说，认为"二次打击"可能是与免疫学相关的浸润事件或是二次突变基因修饰作用导致内皮细胞、平滑肌细胞的克隆变异或谱系多样性，最终导致了毛细血管扩张和动静脉畸形的形成。

【病理生理学】

本病的病理基础为全身各部位，尤其是皮肤、黏膜和内脏的毛细血管、小动脉及小静脉管壁结构有遗传性缺陷，变得异常菲薄，有的部位仅由一层内皮细胞，外周包裹一层疏松结缔组织所组成。目前有多种解释,包括内皮细胞的变性、内皮细胞的连接缺陷、缺乏正常血管壁的弹力纤维和包被血管的平滑肌细胞以及结缔组织。同时血管壁失去对交感神经和血管壁活性物质调节的反应能力,缺乏正常的舒缩功能,以至于血流冲击病变部位的血管,可发生结节状和瘤状扩张,严重时可形成动静脉瘘和动静脉瘤,多见于消化道、肺、肝脏、脑等脏器,病变血管脆弱易破,表现为自发性或轻微外伤后出血难止。

【临床表现】

本病在儿童期可发病,并且随年龄增长而明显。毛细血管扩张累及部位有皮肤、鼻、口、舌、指、趾、胃肠道、肺、眼、肝及脑等。体表出现的毛细血管扩张通常不高于皮肤表面,大小从针尖到小豌豆不等,颜色鲜红或紫红,压之褪色。HHT可引起身体某一部位反复出血,鼻出血通常是最早的症状,93%的患者会经历鼻出血,为自发及反复发作,以晚间鼻出血为多见。由于鼻黏膜是呼吸道黏膜的脆弱部位,加之鼻腔部位的毛细血管扩张,在干燥空气中易导致鼻黏膜的干燥以及外力作用到鼻腔部位(如抠鼻子、擤鼻涕等),很容易造成鼻腔部位扩张的毛细血管破损,出现鼻出血。鼻出血常在儿童期出现,最常见于鼻中隔前部,轻者为缓慢渗血,重者呈喷射状出血。

胃肠道可因毛细血管扩张、假性动脉瘤及动静脉畸形引起胃肠道出血,发生率约15%。在胃肠道系统任何部位都可出现,最常受累部位是胃和十二指肠。出血通常慢性而且持续性,出血症状常随年龄的增加而严重。

根据扩张的程度和形状可分为:①结节状,直径1~2mm,呈境界分明的针尖或斑点状;②血管瘤状,病变似小血管瘤,直径在3mm以上;③蜘蛛状,形似蜘蛛痣,中央为瘤状突起,外周有扩张的小血管。本病出血有家系特异性,即同一家族成员患有本病时,其出血的发病年龄、发生部位、严重程度、毛细血管扩张的类型、分布特征基本相似,而不同家系的患者表现则不相同,与遗传的基因有关。国内报道,患者手术时易出现大出血,可能与手术部位有无毛细血管扩张、局部血管是否丰富、手术对组织的损伤程度及是否容易结扎等因素有关。

毛细血管扩张导致的动静脉畸形(AVMs)是指"大的"毛细血管扩张,直径大于1cm,有的直径可达20cm。肺动静脉畸形(PAVM)的发生率约为4.6%~7.0%,常见于Ⅰ型,表现为对运动的耐受性差和发绀。可出现咯血、反复肺部感染、呼吸困难、发绀、杵状指、肺部可闻及啰音。异常血管出血致血胸。破坏肺的毛细血管滤过能力,引起小栓子进入体循环,50%的患者有中风或一过性脑缺血发作,5%~14%的患者发生脑脓肿。因此,明确PAVM诊断和及时治疗是很重要的。HHT患者11.0%出现脑动静脉畸形(CAVM),主要发生在新生儿与儿童时期,常伴有高输出量充血性心衰、转移性头痛、脑血管破裂甚至死亡。8.0%的患者可有肝脏毛细血管扩张。肝AVM可出现高排心衰、门脉高压或胆囊疾患。25.0%的患者可有内脏毛细血管扩张,部分患者可累及2个或更多脏器。脏器受累也随年龄增长而明显加重,在30岁以前仅约3.0%,至60岁时发生率可达43.0%。出现在脑、肝、肺或胃肠道大的AVM常造成严重后果,由这些部位的出血引起的并发症常是突发的,并且是灾难性的,患者常常无先兆症状。

【并发症】

1.脑脓肿 患者多有肺动静脉瘘引起咯血、肺部感染的病史。临床表现为感染症状,颅内压增高症状,如头痛、呕吐、视神经乳头水肿、脑膜刺激征,脑局灶性症状。CT 对脑脓肿可明确定性、定位诊断,典型图像为密度增强、边界清楚的脓肿壁和低密度的脓腔。

2.脑栓塞　肺动静脉瘘患者大咯血后空气栓子引起脑栓塞,表现为昏迷。

3.肺含铁血黄素沉着　肺小动脉、小静脉和毛细血管的扩张或动静脉瘘、动静脉瘤的形成,均可致血管破裂出血。临床表现为反复咯血、发绀、气促和肺水肿,肺泡内有大量含铁血黄素沉着。咯血时 X 线可见不规则的高密度阴影,有时可呈弥散斑点状,酷似粟粒性肺结核。咯血停止后可迅速消失,少数可能有永久性病变。

【辅助检查】

1.实验室检查　实验室检查缺乏特异性,长期反复严重出血患者可继发小细胞低色素性贫血,血小板计数正常,极少数患者可伴有血小板功能异常。1/3 患者出血时间延长,2/3～3/4束臂试验阳性。凝血因子一般正常。

2.有关临床检查　毛细血管镜检查在病变部位可见小血管扩张扭曲,有时可见许多管壁菲薄的扩张血管聚集成较大的血管团。内脏出血者在脏器局部可见相应的病变,如胃肠道毛细血管扩张者,内镜下可见胃肠道黏膜的点状血管扩张;肺内血管病变者,胸片可见血管束与肺门相连的硬币样致密影。

3.组织病理学检查　本病的基本病理变化可见于全身各个部位,尤其是皮肤、黏膜和内脏的毛细血管、小动脉及小静脉管壁结构异常,血管壁变得异常菲薄,有的部位仅有一层内皮细胞,外围包裹一层疏松结缔组织,缺乏正常血管壁的弹力纤维及平滑肌成分。病变部位的血管可发生结节状和瘤状扩张,严重时可见动静脉瘘和动静脉瘤。

4.B 超　肝脏受累超声表现为肝动脉扩张、肝动脉流速加快、肝动脉异常囊状扩张及肝内动静脉畸形等。

【诊断】

1.国内诊断标准　目前国内尚无统一的诊断标准,符合下述 2 项标准之一者可诊断。

(1)肉眼或经内镜见到皮肤、黏膜有多处鲜红或黯红色毛细血管扩张灶,直径为 1～3mm,呈结节状、血管瘤样,边界清晰,重压褪色,表面无角化。用毛细血管镜或裂隙镜检查,可见表皮内或黏膜下有扭曲扩张的小血管团或小血管襻。毛细血管扩张灶呈离心性分布,多见于睑、唇、舌、耳、鼻黏膜和手足掌。

(2)血管造影、X 线片、CT 或 B 超等方法发现内脏有成簇的毛细血管扩张或多处微小血管瘤样变。

2.2000 年国际 HHT 基金科学顾问委员会临床诊断标准　反复自发性鼻出血;多个特征性部位的毛细血管扩张,如唇、口腔和鼻黏膜、手指等处;内脏受累,如消化道毛细血管扩张(有或无出血)、肺、肝、脑动静脉畸形;阳性家族史,直系亲属中发现 HHT 患者。如具备上述标准中的 3 项可明确诊断,具备上述标准中的 2 项为可疑,少于 2 项可以排除 HHT。

【鉴别诊断】

1.CREST 综合征　表现为雷诺现象、指(趾)硬皮病、食管运动失调、皮下钙质沉着和多发性毛细血管扩张,主要累及女性,病损出现较晚,毛细血管扩张以手最常见,极少出血,内脏少有毛细血管扩张,无家族史。

2.全身弥漫性血管角化病　本病是一种遗传性糖脂代谢异常性疾病,酰基鞘氨醇己三糖苷裂解酶缺乏所致,以广泛性血管肌肉层受累(包括肾脏与肺脏血管)为特征。

3.共济失调毛细血管扩张症(AT)　本病为常染色体隐性遗传性疾病,以早期发生进行性小脑共济失调和眼(皮)共济失调毛细血管扩张为特征,一般在共济失调后,出现球结膜毛细血管扩张,继而向鼻周区扩展。由于胸腺发育不良导致免疫缺陷,常发生呼吸道感染并有淋巴网状系统恶性肿瘤,血中甲胎蛋白水平很高。

4.血管发育不良症　本病是内脏(尤其是胃和结肠)血管获得性异常,病变可为孤立性、片状或弥漫性,急、慢性胃肠道出血多见。本病与尿毒症和血液透析有关,其原发病尚不清楚。本病还可见于 Turner 综合征和血管性血友病。

5.蜘蛛痣　为获得性,多见于肝病、妊娠和营养缺乏等,以腰部以上多见,黏膜和内脏极少见,数量较少,呈鲜红色、蜘蛛状,很少出血。

【治疗】

目前尚无特效治疗措施,只能对症和支持治疗。止血应尽可能用非创伤性手段。手术止血或其他原因接受止血,应特别注意扩张的毛细血管发生术中和术后出血。

1.避免诱发因素　预防感冒,避免外伤,防止劳累,避免能引起毛细血管扩张、血容量增加和血压增高的因素,避免应用可促发出血的药物,如影响血小板功能的药物、抗凝剂和溶栓药物。

2.鼻出血　对鼻出血,特别是患者感到频繁或持久干扰正常的活动或危及健康时,应考虑适当的介入疗法。患者可每天应用鼻腔润滑剂进行湿润。建议患者避免用力擤鼻子、抬重物,要防止大便燥结以避免大便时太用力,不要用指头抠鼻垢。为控制轻度鼻出血及减轻鼻出血,应用激光切除疗法是最有效的介入疗法。如有严重的鼻出血,应请熟练鼻中隔皮肤成形术的耳鼻喉科专家进行厚皮移植,具有良好疗效。避免使用电和化学烧灼术治疗。对于许多复发性鼻出血的治疗使用经导管栓塞疗法。

3.胃肠道出血　如果经过充分的铁剂治疗,血红蛋白浓度仍不能维持在正常范围内,应考虑其他方法。为了确定出血部位及其类型(如毛细血管扩张、AVM),可使用内镜、肠系膜及腹腔血管造影术、放射性同位素。加热器探针内镜的应用、双囊或激光是主要依靠的局部治疗方法。小的出血部位或较大的畸形可以进行外科手术治疗。

4.药物止血　对大出血的患者首选垂体后叶素,可收缩血管,尤其是肺部毛细血管和小动脉,减少肺内血流量,降低肺静脉压,还可减少门静脉血流量,降低门静脉压,对肺部、消化道止血效果较好。大出血基本控制后,可用安络血、立止血、维生素 K、止血环酸等。

5.贫血　可用铁剂和红细胞输注纠正贫血。对于严重缺铁患者,在口服铁剂不能耐受时,可经非肠道给予铁剂补充。当贫血与鼻出血量不一致时,要考虑其他原因引起的贫血。

6.肺 AVMs　具有呼吸困难、对运动耐受力差、低氧症的肺 AVMs 需要治疗。而最重要的是预防脑脓肿、中风以及肺出血的治疗。肺 AVMs 的血管直径超过 3mm 时,需要闭合,可采用具有可开启气囊的导管栓塞疗法和不锈钢阻流圈。

7.大脑 AVMs　直径超过 1cm 的大脑 AVMs 通常进行神经血管外科、栓塞法或定向性放射外科治疗。

8.肝 AVMs　对于因肝 AVMs 继发的心衰或肝衰的治疗是目前的难题。对肝 AVMs 的栓塞法可能导致致死性肝梗塞,可选择肝移植。

【预后】

本病一般预后良好,与病变部位、范围、出血严重程度和能否及时有效止血密切相关。常见并发症为贫血、心力衰竭、肺部感染等。发生肺和(或)肝内动静脉瘘者预后欠佳。死亡率为10%左右。

(李举亨)

第六节　溶血-尿毒症综合征

溶血尿毒性综合征(HUS)也是 TMA 病谱中之一,有 MAHA、血小板减少、肾衰竭三联征,与 TTP 临床表现有一定重叠,且都有 ADAMTS13 酶活性减低,故一度认为 TTP 和 HUS 为同一疾病不同表现,肾脏病变明显为 HUS,神经症状明显为 TTP,但不完全如此。

【临床分类与表现】

1.典型 HUS(stx-HUS,D$^+$-HUS)　为产生志贺毒素 Verotoxin(VT1,VT2)的大肠埃希菌 O157:H7 所致。表现为急性肠炎,腹痛、恶心、呕吐,水样或血性腹泻,有或无发热,抗感染治疗无效,随后(2d 至 2 周)发生 MAHA、血小板减少、肾功能损害,60%最终需血液透析,50%可有神经症状、急躁、嗜睡,少有抽搐,10%无血性腹泻,但可培养出 O157:H7 大肠埃希菌或抗 O157:H7 特异性抗体。由于志贺毒素、炎症因子(组胺、TNFα、IL-6、IL-8)可刺激并损伤内皮释放 ULvWF 增多,使 ADAMTS13 酶活性不足以裂解过多的 ULvWF,而且毒素和炎症因子也能抑制 ADAMTS13 酶的活性而发病。少数 D+-HUS 有抗 VT2 抗体。多见于<5岁婴幼儿,夏季较多,治疗缓解后很少复发。

2.不典型 HUS(a-HUS,非 stx-HUS,D$^-$-HUS)　为遗传性补体调节蛋白基因突变所致,AD 或 AR 遗传,有家族史,同一家族中可有≥2 成员发病。也可散发,无家族史。无腹泻,易复发,常>1 次发作,预后较差。有以下类别。

(1)补体因子 H(CFH)突变:CFH 为血浆中抑制补体旁路激活的蛋白,突变后使 CFH<正常的 1%,补体旁路激活形成 C3 低 C3d 高。CFH 由肝细胞产生,人肾小球内皮和小球基底膜有丰富的多阴离子 CFH 结合位,结合 CFH 作为抗补体攻击的外屏障。CFH 突变后此外屏障缺失而发病。死亡率>5%,70%由感染诱发。

(2)膜辅因子蛋白(MCP)突变:MCP 高表达于肾小球内皮表面调节小球 C3 激活,其突变不能降解内皮细胞膜上 C3b 和 C4b,所致 HUS100%由感染诱发。

(3)因子 I(FI)突变:FI 为血浆中丝氨酸蛋白酶,由肝细胞产生,灭活细胞结合的 C3b 为1C3b,突变不能灭活 C3b 为 1C3b。所致 HUS60%由感染诱发。

(4)散发性 aHUS：可由抗 CFH 抗体抑制 CFH 与 C3b 结合，发生 HUS。有的 HUS 有 ADAMTS13 基因外显子 28 突变(C3941T)使酶活性减低，这种 aHUS 为与特发性 TTP 为同一疾病不同表现。为此，aHUS 为补体激活失控性疾病，少数为自身免疫性。

3.钴胺辅因子缺乏不典型 HUS(Cblc-aHUS) 一般在 1 岁可迟至 6～8 岁发病。表现为反复发作面部水肿、血尿、蛋白尿、肾病综合征、MAHA、反复动、静脉血栓形成及反复感染。

【诊断与鉴别诊断】

HUS 诊断主要依据为三联征：MAHA、血小板减少、肾功能明显障碍。有血性腹泻为 D^+-HUS，无者为 D^--HUS(aHUS)。

应与类 HUS 综合征区别，后者为抗血小板膜蛋白 GPⅣ(CD36)所致免疫性血小板减少症。由于 GPⅣ也表达于内皮细胞，故除血小板激活聚集，内皮细胞也受损。加之 GPⅣ与大肠埃希菌 O157：H7 所产生的毒素 80％同源有交叉反应，而引发类似 HUS 综合征。

【治疗】

典型 HUS 多发生急性肾衰竭，以血液透析为首选，一般 2～3 周可恢复。但远期预后不佳，经一段时间 24％发生慢性肾衰竭，41％有相关症状(高血压、蛋白尿、肾小球滤过率减低)，如无尿时间长、白细胞数较高、血性腹泻较重、蛋白尿持续＞1 年者，转归更差。aHUS 一线治疗为 PE 或输血浆。CFH 和 FI 突变 67％可缓解；MCP 突变者 91％可缓解。可根据病情采用血液透析。肾移植尽可能不采用，极易发生移植肾 HUS，CFH/FI 突变者几乎 100％发生，MCP 突变者 50％可发生。有持久性蛋白尿可用血管紧张素转化酶抑制药。aHUS 与补体激活有关可试用：阿魏酸钠、皮质激素、肝素，甚至抗 C5 单抗 eculizumab。其他可参考 TTP 治疗。

（李举亨）

第七节 巨大血小板综合征

巨大血小板综合征又称 Bernard-Soulier 综合征(BSS)，是一种遗传性出血性疾病，由于血小板膜糖蛋白Ⅰb-Ⅸ(GPⅠb-Ⅸ)质或量的异常，使得血小板不能黏附于损伤的血管壁以及对凝血酶的反应减弱而导致各种出血倾向。

【流行病学】

1.BSS 患者父母近亲结婚多见。

2.常染色体隐性遗传，男女均可患病。

【病因】

为常染色体隐性遗传性疾病，杂合子无临床症状，但实验室检查可有异常发现。基本病变为血小板膜糖蛋白(GP)Ⅰb-Ⅸ复合物的缺陷，BSS 的几种基因缺陷均由 GPIb 和 GPⅨ的点突变所引起。GPⅠb-Ⅸ复合物缺乏使血小板质膜的细胞骨架失去联系而导致变形，也可能是由于巨核细胞分界系统不能正常发育而释放巨大血小板。电镜下发现细胞膜系统明显异常，细胞内空泡、表面连接系统、致密管道系统、微管系统及膜复合物增多,巨大血小板内蛋白及致密颗粒也增多;BSS血小板接近球形。变形性差,血小板寿命缩短;巨核细胞分界膜系统异常,可能与血小板减少及巨大血小板形成有关。

【临床表现】

1.杂合子可有血小板体积增大等生物学异常,但无出血症状。

2.纯合子婴儿出生后第1周或最初几个月中即可有中度出血症状,以自发性皮肤黏膜出血为主,轻者无症状,重者可有内脏出血,随年龄增长出血逐渐减轻。出血严重程度难以预测,不同患者或同一患者不同时期出血程度差异很大。

【并发症】

重者也可并发尿乃至颅内出血,或致贫血。

【辅助检查】

1.血小板计数中至重度减少,少数病人正常或略少。

2.体积增大似淋巴细胞样为本病最突出特点之一,直径可增大30%(≥3.5μm),有的可达20~30μm,血小板膜变形性大。

3.与血小板减少程度不相称的出血时间延长。

4.血小板对胶原黏附性降低,对ADP、胶原和肾上腺素诱发聚集正常,而对瑞斯托霉素、妥布霉素及人或牛血管性假血友病因子(VWF)不发生聚集,加入正常血浆或正常血小板不能纠正;加入VWF不能纠正;低浓度凝血酶诱导的血小板聚集降低及延迟相延长,但高浓度凝血酶能纠正。

5.凝血酶原消耗减少。

6.血小板寿命缩短。

7.血小板膜 GP I b、V、IX 缺乏或减少。

8.血块退缩、血浆 VWF 及骨髓检查均可正常。

9.杂合子血小板计数及功能正常,但体积可明显增大,血小板膜 GP I b-IX 可降低。

【诊断】

1.临床表现　常染色体隐性遗传,男女均可罹患;轻至中度皮肤、黏膜出血,女性月经过多;肝脾不大。

2.实验室检查　血小板减少伴巨大血小板;出血时间延长;血小板聚集试验:加瑞斯托霉素不聚集,加其他诱聚集剂聚集基本正常;血小板玻璃珠滞留试验可减低;血块收缩正常;VWF正常;血小板膜缺乏 GP I b。

3.排除继发性巨血小板症

【鉴别诊断】

1.血小板无力症　常染色体隐性遗传病,血小板有功能缺陷,血小板计数和形态均正常,血小板对 ADP 等无聚集,血小板黏附功能正常,血小板 GP II b/III a 缺乏。

2.血小板贮存池病　血小板计数和形态正常,而血小板内致密体减少或缺乏,对 ADP 等引起的聚集试验第一相聚集正常,第二相聚集缺乏。

3.May-Hegglin 异常　是一种罕见的常染色体显性遗传性疾病,表现为血小板增大,不同程度的血小板减少,粒细胞中有 Dohle 小体,血小板功能及血小板膜糖蛋白正常,多数有血小板减少而无出血症状。

4.Epstein 综合征　是常染色体显性遗传病,表现为肾炎及神经性耳聋伴血小板减少和巨大血小板,出血时间延长,部分患者血小板对胶原及肾上腺素反应异常。

5.灰色血小板综合征　是少见的常染色体隐性遗传性疾病,表现为轻度血小板减少伴巨大血小板,膜糖蛋白正常,但血小板颗粒内容物,特别是内源性合成的蛋白减少

【治疗】

1.护理　在诊断明确的病儿,医务人员应尽量向家长说明病情,告诉家长如何护理孩子,教育孩子自我保护,避免外伤,减少出血。

2.局部出血　不重时,多可用吸收性明胶海绵、凝血酶等压迫止血,青春期月经过多时可采用避孕药如炔雌醇/炔诺酮(复方炔诺酮)以控制月经量。

3.严重出血　严重出血者需输注血小板浓缩制剂。

【注意事项】

只要对症支持治疗和输注血小板及时,本病预后尚好。但长期血小板输注,可产生同种异体抗 GPⅠb-Ⅸ 复合物抗体,从而导致血小板输注无效。因此有条件者宜做 ABO 及 HLA 配型,给予去白细胞的同型血小板制剂,不易引起同种免疫。对于已产生抗血小板抗体的病人,可使用血浆交换以减少抗体后再输同型血小板制剂,有时可静脉给予人血丙种球蛋白亦有帮助。

（李举亨）

第八节　血小板无力症

血小板无力症是一种较常见的遗传性血小板功能障碍性疾病,由于血小板膜糖蛋白Ⅱb/Ⅲa(GPⅡb/Ⅲa)质或量的异常,使得血小板聚集功能障碍而引起出血。1918 年由 Glanzmann 首先报道本病,故本病又称 Glanzmann 血小板无力症(GT)。

【流行病学】

1.常染色体隐性遗传性疾病。

2.近亲婚配人群中较为常见。

【病因】

属常染色体隐性遗传。其基本缺陷是血小板膜 GPⅡb/Ⅲa 复合物量减少、缺乏或质量异常。有些病人尚有血小板酶异常,如镁 ATP 酶、葡萄糖酵解酶、丙酮酸激酶及 3-磷酸甘油醛脱氢酶活力降低;部分患者缺乏谷胱甘肽还原酶及谷胱甘肽过氧化酶,从而使血小板 ADP 减少及能量代谢异常,影响血小板功能及血块退缩。

【临床表现】

1.杂合子患者一般无出血表现。

2.纯合子患者出血明显,往往在幼年期即有出血表现,如出生时脐带出血、皮肤瘀斑、鼻出血、牙龈出血,外伤、手术和分娩异常可引起严重出血,但是无深部血肿。女性患者可有月经过多,颅内出血、内脏出血和关节出血少见。

3.出血程度不可预测,患者临床出血症状轻重不一,出血程度及频度与 GPⅡb/Ⅲa 缺失程度无明显关系。出血可随年龄的增加而降低。

【并发症】

严重者可有颅内出血而危及生命。反复出血者可导致贫血。

【辅助检查】

1.血小板计数和血小板形态正常,血小板分散无成簇现象。

2.出血时间明显延长,血块回缩大多不良,束臂实验阳性。

3.血小板对胶原的黏附性正常,而对玻珠柱的黏附性明显下降。

4.血小板对各种浓度的 ADP、肾上腺素、凝血酶和胶原等诱聚剂均不产生聚集反应,而对瑞斯托霉素和 vWF 诱导的聚集反应正常或减低。

5.血小板因子Ⅲ(PF3)有效性试验降低。

6.血小板玻珠滞留实验减低。

7.血小板 GPⅡb-Ⅲa 减少、缺乏或结构异常。

【诊断】

1.临床表现　常染色体隐性遗传;自幼有出血症状,表现为中或重度皮肤黏膜出血,可有月经过多,外伤手术后出血不止。

2.实验室检查　血小板计数正常,血涂片上血小板散在分布,不聚集成堆。出血时间延长。血块收缩不良,也可正常。血小板聚集试验:加 ADP、肾上腺素、胶原、凝血酶、花生四烯酸均不引起聚集,少数加胶原、花生四烯酸、凝血酶有聚集反应;加瑞斯托霉素聚集正常或减低。血小板玻璃珠滞留试验减低。血小板膜糖蛋白 GPⅡb/Ⅲa(CD41/CD61)减少或有质的异常。

【鉴别诊断】

1.α颗粒缺陷症(灰色血小板综合征)　患者血块回缩缺陷,但血小板聚集仅轻度异常,且缺乏血小板 α 颗粒分泌蛋白。

2.致密颗粒缺乏　患者血小板二相聚集异常,但血块回缩正常,遗传方式为常染色体显性遗传。

3.先天性无纤维蛋白原血症　为常染色体隐性遗传,近亲婚配家系中多见。患者血浆纤维蛋白原缺乏,血小板黏附及聚集功能低下,凝血试验异常,输注纤维蛋白原可使症状缓解和试验结果改善。

4.巨大血小板综合征　外周血可见巨大血小板,血小板对 ADP、肾上腺素聚集反应正常,而对瑞斯托霉素聚集反应低下或缺乏。血小板对玻珠柱黏附反应正常,但不能黏附于主动脉内皮下组织。血小板 GPⅠb 减少或有质的异常。

【治疗】

1.局部出血可用压迫止血。

2.出血严重时可以输注血小板悬液。

3.炔诺酮(妇康片)和避孕丸可以有效地控制月经。

4.禁用抗血小板药物,对于长期慢性失血者应补充铁剂,必要时补充叶酸。保持口腔卫生,对于减少牙龈出血非常重要。

【注意事项】

1.多次输注血小板有可能传染病毒性疾病或可引起同种免疫反应,且有 GPⅡb-Ⅲa 抗体形成,因此,最好输注去除白细胞的 ABO 和 HLA 配型一致的单采血小板。

2.严禁近亲婚配可防止本病发生。

（李举亨）

第九节　贮存池病

贮存池病(SPD)指血小板缺乏贮存颗粒或其内容物释放障碍。包括致密颗粒缺陷症、α-颗粒缺陷症(亦称灰色血小板综合征)以及致密体与 α-颗粒联合缺陷症。系常染色体隐性遗传,有的呈常染色体显性遗传。患者的血小板对 ADP、胶原和凝血酶等诱导剂缺乏释放反应,故释放产物减少。

【流行病学】

1.系常染色体隐性遗传,有的呈常染色体显性遗传。

2.多见儿童,男女均可发病。

【病因】

基本缺陷是血小板的致密颗粒(δ颗粒)缺乏和(或)α-颗粒缺乏所致的继发性血小板聚集功能异常。由于血小板内不能贮存,故缺乏内源性 ADP、ATP、5-羟色胺、腺嘌呤核苷酸,血小板第 3 因子及第 4 因子也减少。为血小板释放反应异常。

【分类】

1.α-SPD　α 颗粒缺陷症,又称灰色血小板综合征,为常染色体显性遗传。

2.δ-SPD　致密体颗粒缺陷症,为常染色体隐性遗传。

3.α,δ-SPD　两种颗粒均缺陷,为常染色体隐性遗传。

【临床表现】

轻到中度出血症状,包括瘀斑、鼻出血、牙龈出血及月经过多、外伤手术后出血不止,无关节出血。

【并发症】

1.轻、中度出血。

2.长期慢性失血可导致贫血。

【辅助检查】

1.血小板计数正常或轻度减少。

2.血小板形态,α-SPD血小板体积增大,瑞氏染色,血小板呈灰色或蓝色,有空泡;δ-SPD血小板形态正常。

3.出血时间延长。

4.血小板聚集试验:腺苷二磷酸、肾上腺素、胶原、凝血酶不能诱导血小板聚集,δ-SPD血小板加腺苷二磷酸、肾上腺素或低浓度凝血酶第一相正常,第二相明显减低或无,瑞斯托霉素诱导富血小板血浆中血小板聚集正常。

5.电镜检查:α-SPD血小板缺乏α颗粒,δ-SPD血小板缺乏δ颗粒,α,δ-SPD血小板同时缺乏α颗粒和δ颗粒。

6.血小板颗粒内容物缺陷:α-SPD血小板缺乏α颗粒内容物,如β-TG、PF、vWF、纤维蛋白原等,δ-SPD血小板缺乏δ颗粒内容物,如5-HT、ADP、ATP等,血小板ATP/ADP>3.0。

【诊断】

根据临床表现、实验室检查确诊。

【鉴别诊断】

1.血小板无力症　血小板对ADP、肾上腺素等不能引起聚集反应,而本症患者对ADP、肾上腺素等的刺激第一聚集波正常,第二聚集波减弱或消失。

2.巨大血小板综合征　在外周血涂片中有巨大血小板被发现,可与本征区别。

3.血管性血友病　瑞斯托霉素诱导的聚集反应异常而本征则存在聚集的第一波。

【治疗】

DDAVP对部分患者可缩短出血时间,增强止血功能。

严重出血患者输注血小板有效。

局部出血可采用压迫止血,或使用止血粉、明胶海绵、凝血酶等。

【注意事项】

1.忌服阿司匹林类抑制血小板功能的药物。

2.建立遗传咨询,严格婚前检查,加强产前诊断,减少患儿的出生。

(李举亨)

第十节　血友病

血友病是一组因遗传性凝血活酶生成障碍引起的出血性疾病。包括血友病A、血友病B及遗传性因子Ⅺ缺乏症。其中以血友病A最为常见。以阳性家族史、幼年发病、自发或轻度外伤后出血不止、血肿形成及关节出血为特征。

【流行病学】

1.发病无种族及地域差异。

2.血友病的社会人群发病率为5～10/10万。我国血友病A在血友病患者中占80%左右,血友病B约占15%,遗传性FⅪ缺乏症则极少见。

3.血友病 A、血友病 B 为伴性隐性遗传,男性发病,女性为传递者。因子Ⅺ缺乏症为常染色体显性或不完全隐性遗传,男女均可患病及传递疾病。

【病因】

血友病 A 又称遗传性抗血友病球蛋白缺乏症或 FⅧ：C 缺乏症。FⅧ：C 由两部分组成：即 FⅧ凝血活性部分(FⅧ：C)和 vWD 因子(vWF)。两者以复合物形式存在于血浆中。前者具有凝血活性,被激活后参与 FX 的内源性激活;后者作为一种黏附因子,参与血小板与受损血管内皮的黏附,并有稳定及保护 FⅧ：C 的作用。

FⅧ：C 缺乏是血友病 A 的发病基础。FⅧ：C 基因位于 X 染色体长臂末端(Xq28),当其因遗传或突变而出现缺陷时,人体不能合成足够量的 FⅧ：C,导致内源性途径凝血障碍及出血倾向的发生。

血友病 B 又称遗传性 FⅨ缺乏症。FⅨ为一种单链糖蛋白,被Ⅺa 等激活后参与内源性 FX 的激活。

FⅨ基因亦位于 X 染色体长臂末端(Xq26-q)。当其因遗传或突变而发生缺陷时,不能合成足够量的 FⅨ,造成内源性途径凝血障碍及出血倾向。

遗传性 FⅪ缺乏症又称 Rosenthal 综合征。

【分类】

1.血友病 A　FⅧ：C 缺乏。

2.血友病 B　FⅨ缺乏。

3.遗传性因子Ⅺ缺乏症　FⅪ缺乏。

【临床表现】

1.出血　出血轻重与血友病的类型及相关因子缺乏的程度有关。血友病 A 出血较重,血友病 B 则较轻。按血浆 FⅧ：C 的活性,可将血友病 A 分为轻、中、重 3 型:①FⅧ：C 活性低于健康人的 1%;②中型:FⅧ：C 活性相当于健康人的 1%～5%;③轻型:FⅧ：C 活性相当于健康人的 6%～25%。

血友病的出血多为自发性或轻度外伤后出血不止,且具备下列特征:①与生俱来,伴随终身,但罕有出生时脐带出血;②常表现为软组织或深部肌肉内血肿;③负重关节如膝、踝关节等反复出血甚为突出,最终可致关节肿胀、僵硬、畸形,可伴骨质疏松、关节骨化及相应肌肉萎缩(血友病关节)。

重症患者可发生呕血、咯血,甚至颅内出血。但皮肤紫癜极罕见。

2.血肿压迫症状及体征　血肿压迫周围神经可致局部疼痛、麻木及肌肉萎缩;压迫血管可致相应供血部位缺血性坏死或瘀血、水肿;口腔底部、咽后壁、喉及颈部出血可致呼吸困难甚至窒息。

【并发症】

颅内出血及周围神经系统症状是本病最常见的并发症,颅内出血也是最常见的致死原因。多有外伤史,但有时外伤轻而没引起注意。出血部位可在硬膜外、硬膜下及脑内。可表现为逐渐加重的头痛,逐渐发生昏迷以及颅内压增高的症状和定位体征。许多患者在外伤后数天才出现中枢神经系统症状。因此对有头部外伤可能脑出血的患者应及早替代治疗。脑电图异常提示以前可能发生过亚临床的脑出血。

周围神经系统常因出血侵及或血肿压迫导致剧烈疼痛、麻木和功能障碍,肌肉萎缩。

负重关节如膝、踝关节等反复出血,最终可致关节肿胀、僵硬、畸形,可伴骨质疏松、关节骨化及相应肌肉萎缩(血友病关节)。

【辅助检查】

1.血象　一般无贫血,白细胞、血小板计数正常。

2.凝血检查　出血时间正常;凝血时间延长;凝血酶原时间(PT)正常;活化部分凝血活酶时间(APTT)延长,能被正常新鲜血浆或硫酸钡吸附血浆纠正者为血友病 A。能被正常血清纠正,但不被硫酸钡吸附血浆纠正者为血友病 B。能被正常血浆及血清同时纠正为凝血因子Ⅺ缺乏症。

3.凝血因子活性测定　因子Ⅷ促凝活性(Ⅷ:C)测定明显减少(血友病 A 分型:重型＜1%,中型 2%～5%,轻型 6%～25%,亚临床型 26%～49%)。因子Ⅸ促凝活性(Ⅸ:C)测定减少(血友病 B)。血浆凝血因子Ⅺ:C 及(或)Ⅺ:Ag 测定明显减少,纯合子 1%～10%,杂合子 10%～20%,有的达 30%～65%。

【诊断】

1.血友病 A

(1)临床表现

①男性患者,有或无家族史。有家族史者符合性联隐性遗传规律。女性纯合子型可发生,极少见。

②关节、肌肉、深部组织出血,可自发。一般有行走过久、活动用力过强、手术(包括拔牙等小手术)史。关节反复出血引起关节畸形,深部组织反复出血引起假肿瘤(血囊肿)。

(2)实验室检查

①凝血时间(试管法)重型延长;中型可正常;轻型、亚临床型正常。

②活化部分凝血活酶时间(APTT)重型明显延长,能被正常新鲜及吸附血浆纠正,轻型稍延长或正常,亚临床型正常。

③血小板计数、出血时间、血块收缩正常。

④凝血酶原时间(PT)正常。

⑤因子Ⅷ促凝活性(FⅧ:C)减少或极少。

⑥血管性血友病因子抗原(vWFAg)正常,FⅧ:C/vWFAg 明显降低。

(3)严重程度分型:按 FⅧ:C 活性分为重型＜1%,中型 2%～5%,轻型 6%～25%,亚临床型 26%～49%。

(4)排除因子Ⅷ抗体所致的获得性血友病 A。

2.血友病 B

(1)临床表现:同血友病 A。

（2）实验室检查

①凝血时间、血小板计数、出血时间、血块收缩及 PT 同血友病 A。

②APTT 延长，能被正常血清纠正，但不能被吸附血浆纠正，轻型可正常，亚临床型也正常。

③血浆因子Ⅸ：C 测定减少或缺乏。

3.凝血因子Ⅺ缺乏症

（1）临床表现

①不完全性常染色体隐性遗传。

②纯合子有出血倾向，杂合子可无出血症状。

③出血一般不严重，表现为鼻出血、月经过多。小手术后（拔牙、扁桃体切除）出血。关节、肌肉出血很少见。

（2）实验室检查

①凝血时间正常或接近正常。

②血小板计数、出血时间、PT 正常。

③APTT 延长，能被正常吸附血浆及血清同时纠正。

④血浆因子Ⅺ：C 及（或）XIAg 测定明显减少，纯合子 1%～10%，杂合子 10%～20%，有的达 30%～65%。

⑤血浆因子Ⅷ：C、Ⅸ：C 及 vWFAg 水平都正常。

【鉴别诊断】

1.血友病 A 和血友病 B 之间的鉴别　血友病 A 为 FⅧ：C 缺乏，血友病 B 为 FⅨ：C 缺乏。

2.与血管性血友病的鉴别　血管性血友病患者 FⅧ：C 活性中度降低，需与血友病 A 鉴别。该病出血时间延长，阿司匹林耐量试验阳性，vWFAg 降低，可与血友病 A 鉴别。

【治疗】

1.一般治疗　局部止血治疗，包括局部压迫、放置冰袋、局部用血浆、止血粉、凝血酶或明胶海绵贴敷等。

2.替代疗法　目前血友病的治疗仍以替代疗法为主，即补充缺失的凝血因子，它是防治血友病出血最重要的措施。主要制剂有新鲜全血、新鲜血浆或新鲜冷冻血浆（所含成分同全血，凝血因子较全血高 1 倍）、冷沉淀物（主要含 FⅧ：C、Ⅷ、vWF 及纤维蛋白原等，但 FⅧ浓度较血浆提高 5～10 倍）、凝血酶原复合物（含 FⅩ、Ⅸ、Ⅶ、Ⅱ）、FⅧ浓缩制剂，或基因重组的纯化 FⅧ等。

FⅧ：C 及 FⅨ半衰期分别为 8～10h 及 18～30h，故补充 FⅧ需连续静脉滴注或每日 2 次，FⅨ每日 1 次即可。

FⅧ：C 及 FⅨ剂量：按每毫升新鲜血浆含 FⅧ或 FⅨ：1IU 计算，每输入 1ml/kg 血浆，可提高患者 FⅧ：C 或 FⅨ水平 2%。最低止血水平要求 FⅧ：C 或 FⅨ水平达 20% 以上，出血严重或欲行中型以上手术者，应使 FⅧ或 FⅨ活性水平达 40% 以上。

凝血因子的补充一般可采取下列公式计算:

首次输入 FⅧ:C(或 FⅨ)剂量(IU)＝体重×所需提高的活性水平(％)÷2

3.药物治疗

(1)去氨加压素(DDAVP):常用剂量为 16～32μg/次,置于 30ml 生理盐水内快速滴入,每 12h 1 次。亦可分次皮下注射或鼻腔滴入。

(2)达那唑:300～600mg/d,顿服或分次口服,对轻、中型疗效较好,作用机制不明。

(3)糖皮质激素:对曾反复接受 FⅧ:C 输注治疗而疗效渐差的患者,疗效较佳。

(4)抗纤溶药物:通过保护已形成的纤维蛋白凝块不被溶解而发挥止血作用。包括氨基己酸、氨甲苯酸、氨甲环酸、抑肽酶等。

4.外科治疗　对反复关节出血而致关节强直及畸形的患者,可在补充足量 FⅧ:C 或 FⅨ 的前提下,行关节成形或置换术。

5.基因疗法　现正研究决定 FⅧ:C、FⅨ 及 FⅪ 合成的正常基因,通过载体以直接或间接方式转导入患者体内的方法,以纠正血友病的基因缺陷,生成足够的 FⅧ:CFⅨ 及 FⅪ。

【注意事项】

1.血友病尚无根治方法,故预防更为重要。预防损伤是防止出血的重要措施之一。对活动性出血的患者,应限制其活动范围和活动强度。一般血友病患者,应避免剧烈或易致损伤的活动、运动及工作,可减少出血的危险。

2.建立遗传咨询,严格婚前检查,加强产前诊断,是减少血友病发生的重要方法。

3.后代患血友病(A 或 B)的可能性分析

(1)男血友病患者与女性正常:此种情况,生男孩健康,生女孩为基因携带者,虽然不发病,但会遗传给其后代男性,使其后代男性为血友病患者。

(2)男血友病患者与女性携带者:此种情况,所生的男孩中,有 50％ 可能性是血友病患者,另 50％ 可能性是正常的。所生的女孩中,有 50％ 可能性是女性血友病患者,另 50％ 可能性是基因携带者。

(3)男性正常与女性携带者:此种情况,所生的男孩中,有 50％ 可能性是血友病患者,另 50％ 可能性是正常的,所生的女孩中,有 50％ 可能性是基因携带者,另 50％ 可能性是正常的。

(4)男性正常与女血友病患者:此种情况,所生男孩 100％ 全是血友病患者,所生女孩 100％ 全是基因携带者。

(5)男血友病患者与女血友病患者:此种情况,不论生男生女都是血友病患者。

以上 5 种情况中,后 4 种极为罕见,第 1 种情况最为常见。

(李举亨)

第十一节　血管性血友病

血管性血友病(vWD)是一组高度异质性的遗传性出血性疾病。由 von Willebrand 于

1926 年首先发现,称为"假性血管性血友病"。特征为自幼发生的出血倾向、出血时间延长、血小板黏附性降低、瑞斯托霉素诱导的血小板聚集缺陷和血浆 vWF 抗原缺乏或结构异常。

【vWF 结构】

vWF 的生物合成与加工:vWF 是由巨核细胞和血管内皮细胞合成的一种糖蛋白,存在于血小板 a 颗粒、内皮细胞的 Weibel-Palade 小体、血浆和基底膜。vWF 基因位于染色体 12p13,含 52 个外显子,长 178kb。编码的前体蛋白包括 22 个氨基酸组成的信号肽、741 个氨基酸的前体肽和 2050 个氨基酸的成熟亚单位,前体蛋白质在内质网和高尔基体内经过一系列加工过程,如两次蛋白水解加工,即信号肽酶切除信号肽和内蛋白酶(内皮细胞中可能为 Furin)在 Arg763 处切除前体肽,并进行糖化、硫化,形成二聚体、多聚体,剪切后的成熟亚单位和前体肽仍以非共价键连接。内皮细胞内的 vWF 通过两种方式释放进入血循环:一是在无刺激时的基础持续性释放;二是刺激(如凝血酶、肾上腺素、组胺)导致细胞内游离钙离子或 cAMP 升高时的调节性释放,前者释放的是部分加工、不成熟的 vWF 和前体肽,后者释放加工完毕、有功能的高分子量的 vWF 和前体肽。在 22q11-q13 存在一个 vWF 的假基因,长 21～29kb。

vWF 前体蛋白分子由 D1-D2-D'-D3-A1-A2-A3-D4-B1-B2-B3-C1-C2-CK 等结构域组成。A1 结构域内有与血小板膜糖蛋白 GPⅠb、蛇毒蛋白 boteocetin 和Ⅳ型胶原结合的位点,A3 结构域内有与Ⅰ型和Ⅲ型胶原结合的位点,C1 内有 Arg-Gly-Asp(RGD)序列,为与血小板 GPⅡbⅢa 复合物结合的位点。在 vWF 前体肽的 C 末端有另一个 RGD 序列,与前体肽的功能调节有关。vWF 二聚体是通过半胱氨酸结(CK,半胱氨酸残基形成链内二硫键襻)结构域的 C 端二硫键形成的,二聚体的多聚化是通过 D3 结构域形成分子间二硫键,但 D3 结构域上游多肽区域也影响多聚化,如 D'结构域或前肽缺失或有点突变,无多聚体形成。Weibel-Palade 小体是多聚化的场所。vWF 二聚化和多聚化是血小板黏附、聚集过程中所必需的,其功能也与特殊受体或配体在其亚单位上的结合位置有关。vWF 多聚体的大小取决于亚单位的重复数目,重复亚单位的最基本形式是由两个 250kD 分子构成的二聚体。

vWF 能够与因子Ⅷ结合并作为其载体,保护因子Ⅷ免受多种蛋白酶(纤溶酶、凝血酶、蛋白 C、因子Ⅸ、因子Ⅹ)的作用而失活,防止凝血系统的提前激活。vWF 血浆浓度约为 10mg/L,因子Ⅷ只有 0.2mg/L,vWF 与因子Ⅷ结合部位在 D'-D3 区,相当于氨基酸 764～1035 位,且 D'区 N 端必须为二聚体形式,该部位多个氨基酸,如 Cys788、Cys858 是维持该区域构象稳定的关键,也是与因子Ⅷ结合的关键,该部位的突变不影响血浆 vWF 水平或其与血小板、内皮下胶原结合的能力,仅是其与Ⅷ的亲和力下降。

vWF 在初期止血中能够作为黏附蛋白促进血小板的黏附和聚集:①高切应力条件下,如动脉血管损伤时,vWF 能够结合到内皮下组织胶原纤维蛋白;②被结合的 vWF 发生构形改变,与血小板膜 GPIb 结合促进血小板黏附;③黏附的血小板被活化,形成 GPⅡbⅢa 的受体构型,后者除与纤维蛋白原结合外,也与 vWF 结合而促进血小板聚集。vWF 与胶原结合部位在 A1 区(氨基酸 1305～1385)和 A3 区(氨基酸 1711～1761),与 GPⅠb 结合部位在 A1 区(氨基酸 1237～1251 和 1277～1305),与 GPⅡbⅢa 的结合部位在 C 区(氨基酸 2507～2509)。前肽在 vWF 细胞内定位和多聚化中起重要作用。前肽与Ⅰ型胶原结合,通过抑制胶原与胶原受体的作用,抑制胶原诱导的血小板聚集。

【发病机制】

1.1 型 为常染色体显性遗传,约占 70%,因子Ⅷ活性、瑞斯托霉素辅因子活性、vWF 抗原按比例减低,多聚体结构正常。发病机制未完全阐明,在一些表现为高外显率和高表达的患者中,存在错义突变,如 D3 结构域中半胱氨酸的突变(C149R),导致在内质网中突变型与野生型 vWF 形成异二聚体蛋白,随后在胞浆中被降解,只有野生型同源二聚体被释放进入血循环,表现为显性负效应,导致另一个正常基因表达受阻。1 型患者不同的外显率和疾病严重程度,在某些患者是因 1 条或 2 条突变的 vWF 等位基因遗传造成的。如 2N 型患者,当 R854Q 突变与一无效突变(如 R2535stop)共遗传时,患者的出血程度加重,而单一杂合子状态时仅有轻微的出血症状。部分患者可能是因 vWF 基因外基因缺陷造成的,由于 vWF 生物合成和加工过程的复杂性,许多其他位点的缺陷均可导致 vWF 量的异常。vWF 是一高度糖化的蛋白质,其表面有血型决定簇,后者对循环中的 vWF 蛋白半存期有负面影响,O 型血者 vWF 水平较其他 ABO 血型者低 25%~35%。vWF 基因启动子区域多态性对基因表达有影响,纯合单倍型 1(-1234C/-1185A/-1051G)与较高的 vWF 抗原水平相关,纯合单倍型 2(-1234T/-1185G/-1051A)与较低的 vWF 抗原水平相关,杂合子水平中等。

2.2A 型 约占 10%,为最常见的 vWF 质的异常,血浆中缺乏大、中分子量 vWF 多聚体。基因突变多是单个氨基酸的替代,突变大部分位于外显子 28 的后部分,即与 vWF 前体中 A2 结构域相应的 1505~1672 这 168 个氨基酸片断。存在 2 组突变,一是,如 T1156M 影响正常 vWF 多聚体的形成和分泌,突变的 vWF 滞留在内质网中,导致血浆和血小板中缺乏高、中分子量的 vWF 多聚体,含突变 vWF 的较大多聚体干扰正常 vWF 的加工和分泌,滞留在细胞内,而较小多聚体受影响较少,可正常分泌;二是,如 A1500E、Pro1627His 和 Val1630Glu 不影响 vWF 多聚体的正常加工和分泌,血浆中缺失大、中分子量的 vWF 多聚体是因为 A2 结构域内 T1605~M1606 位点对 vWF 裂解蛋白酶 ADAMTS13 的敏感性增高,导致 vWF 多聚体降解加快,血小板中高分子量 vWF 多聚体正常。

3.2B 型 为常染色体显性遗传,占所有 2 型的 20% 以下,表现为血小板减少,血浆中缺乏大分子量 vWF 多聚体。点突变多发生于外显子 28 的前端,相当于 A1 结构域中与 GPIb 结合的区域,大部分在 C1272~C1258。突变导致 A1 结构域对血小板 GPⅠb/Ⅸ/Ⅴ 复合物的亲和力增加。

4.2M 型 表现为 vWF 血小板依赖的功能缺陷,导致严重的出血,但 vWF 多聚体结构正常。突变位于 vWFA1 结构域内二硫键环即与血小板 GPⅠb 结合的 C1272~C1458 区域。

5.2N 型 基因缺陷为错义突变,位于 vWF 基因外显子 18~20,影响 vWF 前体氨基酸 764~1035 残基,导致 vWF 中与因子Ⅷ结合的结构域 N 端一些残基被替代,外显子 20 中的 R854Q 突变最常见。

6.3 型 为常染色体隐性遗传,基因缺陷可以是基因缺失、转录异常、移码突变或提前出现终止密码子。患者或是两条缺陷等位基因的纯合子或复合杂合子,杂合子携带者常无症状,甚至表型正常,且因子Ⅷ参数正常。3 型 vWD 患者可能产生 vWF 的自身抗体,对含有 vWF

的血浆成分的替代治疗无效。多数产生自身抗体的患者在替代治疗时可发生严重的过敏反应。该并发症与 vWF 基因的较大或完全缺失,或其他可导致 vWF 短截蛋白或完全无蛋白合成的基因突变密切相关。

【临床表现】

由于患者 vWF 含量减少或缺如(如 1 型和 3 型),患者的初期止血功能发生障碍,表现为血小板黏附功能降低,同时由于因子Ⅷ凝血活性(Ⅷ:C)丢失,也可出血二期止血障碍。同一家系有同样基因突变的患者,甚至同一患者在不同时期的临床表现不一定相同。患者有皮肤黏膜出血的倾向,以鼻出血与牙龈出血最常见,这与血友病以关节及软组织出血为主的临床表现有很大不同。女性患者常有月经过多或分娩后大量出血。由于类型不同,临床症状轻重不等。轻者(1 型)仅在拔牙或其他小手术后出血不止,或在家系调查时才被发现。但重症(3 型)患者出血明显,也可像血友病那样发生自发性关节与肌肉出血。患者常有胃肠道出血,多见于 2A、2B 型。随着年龄增长,出血症状自行改善,vWF 活性也有回升。即使重型患者,到了成年期出血倾向亦较青少年期减轻。

【实验室检查】

vWF 异常在临床引起两种不同的出血症状:一种是由于血小板聚集功能异常,导致皮肤黏膜出血,出血时间延长,临床表现与血小板功能障碍性出血类似;另一种是由于因子Ⅷ稳定性下降,可引起自发性关节和软组织出血,临床表现类似于血友病 A。除根据病史、家族史和典型的出血症状外,vWD 的确切诊断和分型主要依赖实验室检查。由于各种检查的局限性和 vWD 的多态性,尚无任何一种检查可以单独检测出所有 vWD 的变异型。常用的与 vWD 诊断有关的实验室检查包括初筛试验、特异性诊断试验和鉴别试验。

1.初筛试验

(1)出血时间测定(BT):采用一次性出血时间测定器法。但敏感性低、缺乏特异性及较差的重复性限制了其临床应用。

(2)血小板计数:作为出血性疾病的基础性筛选试验,血小板计数减少可见于 2B 型 vWD,但其他类型 vWD 的血小板计数并不受影响。

(3)活化的部分凝血活酶时间(APTT):由于血浆Ⅷ水平依赖于 vWF 水平,vWD 患者 APTT 可延长,但轻型 vWD 的Ⅷ水平常可正常或接近正常。因此,除Ⅷ明显减少的 3 型和 2N 型以外,APTT 对 vWD 并非敏感的筛选试验。

(4)全血凝固时间(CT):国外利用血小板功能分析仪 PFA-100TM 测定 CT,成为一种快速、简便的 vWF 依赖血小板功能的检测方法。血小板功能和 vWF 水平是影响 CT 的重要的决定性因素。PFA-100TM 通过测定高切变状态下的初期止血,对 vWD 的初筛具有较高的敏感性和可重复性,但较低的特异性限制了它在 vWD 确诊中的应用。

2.特异性诊断试验

(1)Ⅷ活性(Ⅷ:C)测定:Ⅷ:C 可通过一期法或二期法进行测定。Ⅷ:C 的分泌和血浆半衰期取决于 vWF,故血浆Ⅷ:C 水平常与血浆 vWF 抗原(vWF:Ag)水平平行。

(2)vWF:Ag 测定:利用放射免疫法或酶联免疫法。具有 vWF 量缺陷的患者,其血浆

vWF：Ag 水平可减低；但在 2 型 vWD 变异型，vWF：Ag 可为正常。

（3）瑞斯托霉素辅因子试验（vWF：RCo）：瑞斯托霉素是一种带负电荷的抗生素，据认为它可诱导 vWF 的结构改变，从而促进 vWF 与 GPIb 的相互作用。当足够的瑞斯托霉素（>1g/L）加入到正常血小板和患者血浆的混悬液中时，血小板聚集的程度和速率不仅取决于 vWF 的浓度，而且必须有血浆中大分子量 vWF 多聚物的参与。故 2A 型 vWD 的 vWF：RCo/vWF：Ag 比率显著减低，干扰 vWF 血小板依赖功能的突变也可引起 vWF：RCo/vWF：Ag 比率明显减低。相反，vWF 数量的缺陷（1 型和 3 型）及保留 vWF 血小板依赖功能的变异型（如 2N 型 vWD）均以正常的 vWF：RCo/vWF：Ag 比率为特征。尽管重复性较差，本试验仍不失为一种有价值的 vWD 诊断试验。

3.鉴别试验　主要用于特殊亚型间的鉴别。

（1）瑞斯托霉素诱导的血小板聚集（RIPA）：RIPA 取决于 vWF 的浓度和 vWF 对 GPⅠb 的亲和力。3 型 vWD 在任何浓度的瑞斯托霉素诱导下，几乎均检测不到血小板聚集；但 1 型 vWD 的 RⅠPA 可正常；2A、2M 型 vWD 的 RIPA 明显降低或缺乏；2B 型 vWD 可表现增强的 RIPA，即在低浓度（<0.6g/L）瑞斯托霉素诱导下血小板即可发生聚集，而该浓度对正常血小板不发生作用。

（2）血浆 vWF 多聚物分析：采用非连续缓冲体系的琼脂糖凝胶电泳。多聚物分析对确诊和分型有较大意义。1 型 vWD 血浆中 vWF：Ag 量减少，但血浆中多聚物分布正常；3 型为 vWD 的重型，血浆多聚物完全消失；2A 型 vWD 血浆中缺乏大、中分子量的多聚物；2B 型 vWD 血浆中缺乏大分子量的多聚物；2N、2M 型 vWD 血浆多聚物正常，但 2N 型 vWF 与 FVⅢ的结合试验明显降低，2M 型 vWF 与 GPⅠb 的结合功能下降。通过多聚物分析和瑞斯托霉素诱导的血小板聚集试验可以区分 2 型 vWD 的亚型。

（3）vWF-Ⅷ结合试验：采用 ELISA 法。2N 型 vWD 的 vWF-Ⅷ结合活性明显降低，以此可与轻、中型血友病 A 区别。

（4）vWF 胶原结合试验（vWF：CBA）：采用 ELISA 法。用于 1 型和 2 型鉴别。

【诊断】

本症主要诊断依据为：有出血家族史，大多为常染色体显性遗传，少数为常染色体隐性遗传，有初期止血障碍的临床特征。出血时间延长，多数患者血小板计数正常，血小板黏附率降低或正常。APTT 时间延长或正常，vWF：Ag 降低或正常。根据其他试验，可进一步分型诊断。

【鉴别诊断】

1.血友病 A 和 3 型 vWD　3 型 vWD 可有深部组织血肿和关节出血，临床症状与血友病 A 类似。

2.巨大血小板综合征（BSS）　BSS 与 vWD 临床表现相似，以皮肤、黏膜出血为主，实验室检查表现为出血时间延长，血小板黏附试验和 RIPA 异常，但 BSS 血涂片有特征性的巨大血小板，血小板轻、中度减少，血浆 vWF：Ag 和 vWF：RCo 正常。

3.血小板型 vWD　分子缺陷在于血小板膜 GPⅠb 基因突变，导致血小板与 vWF 亲和力增强,使血浆中 vWF 减少,类似于 vWD。

4.获得性 vWD　临床表现和实验室检查与 1 型或 2A 型 vWD 相似,常继发于淋巴增生性疾病、肿瘤等,起病晚,既往无出血史,无阳性家族史。

【治疗】

1.一般措施

(1)局部处理:任一出血性疾病的小伤口,延长局部压迫的时间常可奏效。鼻出血可能需要填塞,但填塞的材料应易于取出且不损伤凝血块,材料有 Vaseline(轻薄纱布浸泡润滑油)、Saltpork(一种冰冻的动物脂肪片),应能任意修剪其大小,使其仅覆盖患处而不覆盖未受损伤的部位。不推荐使用电烙法,因烧灼区最终变为粗糙面常可导致再次出血。局部止血剂常用作鼻出血或拔牙后的填塞垫,产品有 Surgicel(一种粘贴且能吸收的纤维素)、Gelfoam(能吸收的明胶海绵)。有时为增强效果,可加凝血酶粉,牙垫上也曾使用纤维蛋白胶。

(2)禁用抗血小板药物:如阿司匹林。某些退热止痛剂如扑热息痛及非类固醇抗炎药物无此作用。

(3)月经过多:可先试用雌激素和抗纤溶药物。雌激素可提高 1 型和 2 型患者的 vWF:Ag、vWF:Rco、Ⅷ:C 及缩短出血时间,对 3 型疗效差。

(4)补牙或拔牙时出血:补牙时小的黏膜损伤可局部压迫或局部给药。对大面积的创伤,可在给予去氨加压素(DDAVP)或 vWF 浓缩液的同时,预防性地给予抗纤溶药物。用局部止血剂填充牙槽。在局部阻滞麻醉时,意外事件,如对腭角神经血管束穿刺时小血管的损伤,可引起血肿向下波及颈部及压迫气管。vWD 患者即使行小型外科手术时,也应准备 DDAVP 或 vWF 浓缩液。

2.药物治疗

(1)抗纤溶药物:可抑制纤溶酶原活化,阻滞纤溶酶形成而抑制纤维蛋白溶解。对口、鼻腔出血、月经过多及拔牙术后出血均有显著效果。抗纤溶剂可单独使用,亦可与 DDAVP 或 vWF 浓缩液合用。

(2)DDAVP:为血管加压素的类似合成品,通过与微血管内皮细胞上的血管加压素 V2 受体结合,诱导 vWF 从内皮细胞中释放,增加血浆 vWF 水平,防止出血。可用于控制出血症状、拔牙或其他侵袭性操作前提高患者因子Ⅷ/vWF 水平。可经静脉、皮下或鼻腔给药。一般剂量为 $0.4\mu g/kg$,加入生理盐水 30~50ml,静脉注射,20~30 分钟以上推完,vWF 升高 2 倍,最初 2~4 天可 8~12 小时注射 1 次,每天最大剂量不超过 $20\mu g$。DDAVP 用于 1 型 vWD 反应良好;2A、2M 型部分有效;但部分 2B 型应用 DDAVP 可引起一过性的中、重度血小板减少,而加重出血,应慎用或禁用;对 3 型无效。DDAVP 无严重不良反应,主要为颜面潮红、一过性头痛和心率加快。低钠和水潴留者少见,但对于青少年或老年患者,需适当限制水摄入,以防发生惊厥。过敏反应罕见。

3.血液制品　制剂包括新鲜血、新鲜冰冻血浆(FFP)、冷沉淀(CPT)、因子Ⅷ浓缩液和vWF 浓缩液。FFP 含所有 vWF 多聚物,但控制出血所需体积大,限制其使用。CPT 主要含因子Ⅷ/vWF 和纤维蛋白原,而 vWF 较 FFP 高 5~10 倍,可同时缩短出血时间和提高Ⅷ:C。

新一代因子Ⅷ浓缩液含有大量 vWF 多聚物且其结构正常,故能缩短出血时间,改善黏膜出血,与 CPT 相比,有以下优点:①明显减少传染病毒性疾病的危险;②减少输注体积,此对婴儿特别重要;③易于贮存和使用,对于家庭治疗特别重要;④纤维蛋白原含量低。vWF 浓缩液主要用于急性失血或外科手术时。新鲜血小板输注主要用于血小板型 vWD 的治疗。用于患者持续出血,特别是胃肠道出血难以控制时。

适应证:3 型 vWD 和其他对 DDAVP 反应不佳者均可用血制品进行治疗。在 1 型患者需进行手术或出血严重时,应选择血制品,待出血停止、病情稳定数天后改用 DDAVP。妊娠的 1型患者需止血治疗时可用血制品,产后改用 DDAVP。

4.女性患者的特殊情况及处理　女性因月经、妊娠与分娩等特殊情况,发生出血的机会较多。大约 65% 的女性患者有月经过多,往往从月经初潮时即有此现象,并可导致缺铁性贫血。妇女可以正常妊娠,流产率偏高,约为 10%～20%。妊娠早期的自然流产或人工流产可能引起出血过多。由于在妊娠中晚期血浆 vWF 浓度有生理性增高,分娩后当天的出血一般正常,但有 15%～18% 的人出血较多。血浆 vWF 浓度在产后数日内迅速下降,有 20%～25% 的妇女发生延缓性产后出血过多。分娩时Ⅷ∶C 水平要达到 40U%～80U%,产后要维持在20U%～40U%。2B 型妇女在妊娠期间可能发生严重的血小板减少,容易误诊为免疫性血小板减少性紫癜,但出血并不因血小板减少而加重。

（李举亨）

第十二节　其他凝血因子缺乏症

一、遗传性纤维蛋白原异常

根据纤维蛋白原分子的数量和结构的异常,可将遗传性纤维蛋白原异常分为遗传性无(或低)纤维蛋白原血症和遗传性异常纤维蛋白原血症。

(一)遗传性低(或无)纤维蛋白原血症

遗传性低(或无)纤维蛋白原血症是一种遗传性出血性疾病,根据纤维蛋白原减少程度。分为遗传性低纤维蛋白原血症和遗传性无纤维蛋白原血症。是一种罕见的常染色体隐性遗传病,发病率约为 $1/10^6$,男女均可累及,约半数患者为近亲婚配者的子女。也有学者认为低纤维蛋白原血症患者是无纤维蛋白原血症的杂合子形态。此症是因为体内纤维蛋白原生物合成下降所致,患者及其父母血循环中的纤维蛋白原寿命正常。

【临床表现】

无纤维蛋白原血症患者因体内纤维蛋白原完全缺失或者严重降低(0.4g/L)终身伴有出血倾向。且出血倾向具有异质性,常不及血友病严重很少发生致命性的出血症状,表现为:

1.婴儿期脐带出血不止,及乳牙脱落时严重出血。

2.常有皮肤瘀斑、血肿、鼻出血、牙龈出血、血尿、消化道出血等。任何器官均可出血,但大片瘀斑及突发性胃肠道出血更常见,可有自发性出血,也有自发性脾破裂的报道。

3.20%有类似血友病的血肿、关节腔出血,但大多数患者成年后关节功能正常;骨内出血导致骨囊肿形成是较特异的影像学特点,反复心包内出血可致缩窄性心包炎形成。

4.产钳分娩或其他轻微损伤可致脑出血,常为致死原因。

5.女性患者可有月经过多、产后出血等,有特异性染色体异常者可反复发生早期流产。

6.外伤或手术后出血明显,切口愈合时间延长。

遗传性低纤维蛋白原血症患者一般不会发生自发出血,但可有严重外伤或手术后出血。产科并发症常见,包括自发性流产、胎盘早剥等,纤维蛋白原水平＞0.6g/L才可以维持正常妊娠。且患此症女性妊娠期亦无纤维蛋白原水平升高。出血严重程度和发作频率随年龄增长有缓解趋势。

【实验室检查】

1.无纤维蛋白原血症的所有以纤维蛋白原转化为纤维蛋白为终点的筛选试验均延长 凝血时间(CT)、凝血酶原时间(PT)、部分凝血活酶时间(APTT)和凝血酶时间(TT)和爬虫酶时间延长,均可加入的正常血浆纠正。低纤维蛋白原血症患者根据其纤维蛋白原水平,凝血试验可正常或异常。

2.血浆 Fg 含量测定 无纤维蛋白原血症为 $0\sim0.4g/L$ 低纤维蛋白原血症为 $0.5\sim0.8g/L$。

3.外周血 在大多数情况下,血小板的数量一般大于 $100\times10^9/L$,白细胞、红细胞、血红蛋白正常。血沉可减低至0。

4.血小板功能测定 血小板黏附和聚集功能降低,加入 Fg 和正常血浆能够纠正。

5.其他 患者父母一般无任何出血,凝血试验和 Fg 无异常。

【诊断和鉴别诊断】

根据其典型临床表现及实验室检查可以确诊。

1.阳性家族史。

2.自幼出血倾向。

3.APTT、PT、TT 等多项凝血试验异常。

4.血小板功能异常。

5.血浆 Fg 降低或缺如。

6.输注新鲜血浆或 Fg 制剂有特效止血效果。

鉴别诊断应与获得性纤维蛋白原缺乏症相鉴别,后者较遗传性低(或无)纤维蛋白原血症多见,且出血年龄较大,无阳性家族史,多继发于某些基础疾病,如肝脏疾病、DIC、原发性或继发性纤溶亢进、抗凝药物及左旋门冬酰胺酶、ATG、大剂量糖皮质激素等药物治疗、蛇咬伤等,均可致轻至中度低纤维蛋白原血症。依据患者无阳性家族史,治疗原发病后血浆纤维蛋白原可恢复正常等可以鉴别。与低纤维蛋白原血症有关的家族性疾病,如家族性噬血细胞综合征。以全血细胞减少,高三酰甘油血症,肝功能异常以及活化组织细胞摄取纤维蛋白原增多为特征;家族性冷纤维蛋白原血症,本病患者纤维蛋白原在 35℃ 时沉淀,如实验室操作不当可误诊。

【治疗】

1.替代治疗为本病的主要治疗方法。当有活动性出血或外科手术前应予以治疗,如输注冷沉淀等。纤维蛋白原水平在 0.5～1.0g/L 时即能维持正常止血功能。纤维蛋白原的半衰期为 96～144h,所以治疗开始时每 1～2d 输注 1 次,以后每 3～4d 输注 1 次即可。由于血浆和 Fg 制剂中的 Fg 的回收率为 50%,所以输注剂量应为理论估计值的 2 倍。部分患者可因输注 Fg 而发生血栓,同时应用低分子肝素可能避免血栓发生。手术和分娩时,可预防性输注含 Fg 的血浆或制剂,但不宜长期做预防性治疗,否则可诱导抗 Fg 抗体的产生。

2.有报道显示达那唑可使遗传性低纤维蛋白原血症的纤维蛋白原水平增高。

(二)遗传性异常纤维蛋白原血症

异常纤维蛋白原血症是指纤维蛋白原结构基因突变导致纤维蛋白原的分子结构和功能异常的一组高度异质性的遗传性疾病。多为常染色体显性遗传,女性多见。纤维蛋白原基因异常导致的缺陷表现有四:纤维蛋白肽释放异常;纤维蛋白单体聚合异常;纤维蛋白交联异常;纤维蛋白溶解异常。前三种导致血倾向,第四种主要引起血栓形成。

【临床表现】

约 40% 患者无临床症状,有出血症状与有血栓的患者比例约 2:1。出血一般较轻微,如软组织出血、鼻出血、月经过多等。部分患者有血栓形成倾向,包括动脉血栓和静脉血栓形成。女性患者可有反复流产病史。外伤或手术后伤口愈合延迟可形成瘢痕挛缩。

【实验室检查】

1.凝血试验　爬虫酶时间和 TT 多延长,约半数的患者 PT 延长,APTT 和 CT 可正常也可延长。

2.染色体测定

3.血浆纤维蛋白原测定　活性减低,而抗原含量正常,活性/抗原<1:2(正常为 1:1)。纤维蛋白原水平因检测方法不同可以有较大差异。

【诊断和鉴别诊断】

诊断有赖于阳性家族史;临床表现为出血倾向或血栓素质,伤口愈合延迟;实验室检查;并除外其他纤维蛋白原缺乏症。尽量做到家系分析和基因诊断。

鉴别诊断应和获得性异常纤维蛋白原血症相鉴别,后者可见于肝脏疾病、DIC、急性胰腺炎、恶性肿瘤(尤其原发或继发性肝癌、肾细胞癌及恶性淋巴瘤等)。异常血浆蛋白或药物。这些患者无阳性家族史,无典型出血、血栓形成,治疗原发病后症状好转。

【治疗】

大多数患者无临床症状,无须治疗。有手术原因或出血倾向者需要进行替代治疗。可给予输注血浆、冷沉淀等。有血栓形成者可给予抗凝治疗。

遗传性纤维蛋白原患者的纤维蛋白原基因缺陷大多数为单碱基突变,因此,其基因芯片诊断技术和基因治疗相对容易开展具有好的治疗前景。

二、原发性纤维蛋白溶解症

纤维蛋白溶解亢进一般可以分为原发性纤维蛋白溶解症(PF)和继发性纤维蛋白溶解症(SF)。PF 是指由多种病因引起的,在无异常凝血的情况下,纤溶活性异常增高,导致纤维蛋白原大量溶解的综合征。SF 是指继发于血管内凝血的纤溶亢进,主要见于弥散性血管内凝血。本节仅讨论 PF。PF 可分先天性和获得性。

【病因】

1.先天性纤维蛋白溶解亢进

(1)先天性纤溶酶原活化物增多:先天性 t-PA 增多。

(2)先天性 α_2-纤溶酶抑制物缺乏症:α_2-PI 基因缺陷导致 α_2-PI 抗原或活性减低。

(3)先天性纤溶酶原活化剂抑制物-1(PAI-1)异常:PAI-1 基因缺陷导致 PAI-1 缺乏和(或)活性减低。

2.获得性纤维蛋白溶解亢进

(1)肿瘤:腺癌(尤其前列腺癌、胰腺癌和卵巢癌等)、急性早幼粒细胞白血病等肿瘤细胞均可释放 u-PA 等纤溶酶原活化剂,这种自发性纤溶活性可促发原发性纤溶,产生大量的纤溶酶,消耗 α_2 AP。

(2)严重肝脏疾病:是原发纤溶最常见原因,急性肝炎、肝硬化和肝移植时,一些与纤溶有关的蛋白,如纤溶酶原、α_2 AP 的水平可明显降低,可能是蛋白合成功能受损所致。另外,肝硬化时,肝脏清除能力受损造成血浆 t-PA、u-PA 水平增高,PAI-1 水平下降。

(3)手术和创伤:前列腺、胰腺、子宫、卵巢、甲状腺、胎盘、肺等含丰富 t-PA 的组织、器官在发生肿瘤、创伤或手术时,会有大量 t-PA 释放入血而诱发纤溶。

(4)产科意外:羊水栓塞、胎盘早剥导致羊水(含大量纤溶激活剂)入血引起纤溶。

(5)溶栓药物:t-PA、尿激酶或链激酶过量。

(6)蛇毒及毒虫咬伤:蛇毒和毒虫均有很强的纤溶活性。

(7)其他:高热中暑、结缔组织病、各种原因引起的低血压及休克、淀粉样变性等,均可纤溶酶原活化剂释放增多而引起纤维蛋白溶解亢进。

【临床表现】

1.出血。全身多部位自发性或轻微外伤后出血不止,如皮肤黏膜出血、穿刺部位、手术创面渗血,甚至内脏出血。

2.先天性者有自幼出血的特点及阳性家族史。

3.获得性 PF 患者尚有原发病的相应临床表现。

【实验室检查】

1.纤溶亢进的初筛试验

(1)全血凝块溶解时间缩短:<8h。

(2)优球蛋白凝块溶解时间缩短:<90min。

(3)纤维蛋白平板溶解试验:溶解面积增大。

2.反映纤溶酶生产的试验

(1)纤溶酶测定:可以检测到游离纤溶酶。

(2)纤溶酶原测定:抗原和活性减低。

(3)纤溶酶-抗纤溶酶复合物测定:增多。

(4)α₂-抗纤溶酶(α₂-AP)测定:减低。

(5)纤维蛋白(原)降解产物(FDP)测定:增多。

3.纤溶酶原活化物和纤溶酶原活化剂抑制物的测定　t-PA 和 u-PA 等均可增高,PAI-1 抗原和活性可减低。

4.纤维蛋白原　明显减低。

5.其他检查　如 TT、PT 和 APTT 正常或轻度延长,3P 试验阴性,D-二聚体不高。

【诊断与鉴别诊断】

1.根据临床表现和实验室特点,PF 诊断不难。

2.鉴别诊断主要与 DIC 引起的 SF 鉴别。①3P、乙醇胶试验:PF 为阴性,DIC 为阳性;②血浆抗凝血酶Ⅲ浓度:PF 并不降低,DIC 则降低;③血小板计数:PF 正常,DIC 则减少;④出血时间:PF 正常,DIC 延长;⑤D-二聚体:PF 正常,DIC 增加;⑥外周血红细胞碎片:PF 无,DIC 增多;⑦凝血因子减少:PF 一般仅 Fg 减少,DIC 多种凝血因子减少;⑧微循环衰竭及栓塞表现:PF 少见,DIC 多见。由于 PF 与继发性纤溶(DIC)均以出血为主要表现,因而两者鉴别具有重要意义,但鉴别有时比较困难。两者病因有时相同;临床出血症状又相似;上述各种实验室检查的结果,有时不够明显,特异性不强;故必须根据原发病,临床表现及各种实验室结果全面分析。

【治疗】

1.对获得性 PF 控制原发病和消除病因是治疗关键。

2.抗纤溶药物对控制出血疗效显著。

氨基己酸(EACA):有口服和静脉两种剂型。成年人患者静脉给药首剂 4.0～6.0g,溶于 100ml 生理盐水或 5％葡萄糖液内静脉滴注,15～30min 滴完。维持量为 0.5～1.0g/h,连续滴注,可持续 8～24h 或直至症状得到控制。每天用量不超过 24g。慢性出血时可口服 2.0g,3～4/d,视病情可连续服用 7～10d。

氨甲环酸:成年人口服剂量为 0.25～0.5g,3～4/d。也可静脉注射或静脉滴注,剂量为 100～500mg,1～2/d。该药的副作用比氨基己酸(EACA)轻。

氨甲苯酸(PAMBA):止血效果比氨基己酸(EACA)强 4～5 倍。成年人口服 250～500mg,2～3/d,每天量不超过 2g。静脉用药的剂量为 50～100mg,溶于生理盐水或 5％葡萄糖注射液,静脉注射或静脉滴注,每天最大量为 600mg。

抑肽酶:成人首剂 50 万～100 万 U,缓慢静脉注射,继之以 20 万 U/h,持续静脉滴注,至出血停止。给药前需先做过敏试验。

抗纤溶治疗是目前治疗先天性纤维蛋白溶解的唯一有效的方法,大多患者需要终身用药。

有肉眼血尿的患者一般禁用抗纤溶药物,以防血凝块堵塞泌尿道。有肝肾功能不全、过去有血栓栓塞性疾病、目前有血栓倾向的患者应慎用或禁用抗纤溶药物。

3.替代治疗。在使用抗纤溶药的基础上,可输入新鲜的血浆或纤维蛋白原,以纠正纤维蛋白原的缺乏。

三、遗传性凝血酶原缺乏症

遗传性凝血酶原缺乏症是一种罕见的凝血因子遗传性缺陷,本病因功能正常的蛋白质合成降低引起者称低凝血酶原血症,而合成的蛋白质功能异常引起者称为异常凝血酶原血症。目前认为异常凝血酶原血症的病例多于低凝血酶原血症。凝血酶原是由肝脏合成的维生素K依赖因子之一,凝血酶原异常有钙离子联结部位的缺陷。本病极为罕见,是由于位于11p11-q12的凝血酶原基因异常导致凝血酶原的生成障碍或功能异常所致,呈常染色体隐性遗传,阳性家族史较为常见。男女患病机会均等,少数病例双亲为近亲婚配。

【临床表现】

临床表现为程度不同的出血症状,出血严重程度和血浆凝血酶原活性含量呈相关关系。凝血酶原的有效止血浓度在20%～40%,严重出血的凝血酶原浓度在15%以下。

以脐带出血为多见,其次为黏膜出血如鼻出血、胃出血、血尿等,亦有皮肤出血点及组织出血,手术后伤口渗血不止。杂合子一般无出血症状,纯合子和双重杂合子患者有较严重的出血倾向。鼻出血、月经过多、皮肤瘀斑、血尿、拔牙后出血、创伤或手术后出血较常见,关节出血罕见。

【实验室检查】

1.凝血酶原时间(PT)、部分凝血活酶时间(APTT)、蛇毒因子凝血时间延长,但凝血酶时间(TT)正常。PT延长和APTT延长用血清或吸附血浆均不能纠正,用正常新鲜血浆或贮存血浆均能纠正。

2.血浆凝血酶原促凝活性测定(FⅡ:C)降低。纯合子患者FⅡ:C水平为正常人水平的2%～20%。

3.用免疫学方法测定抗原,FⅡ:Ag和FⅡ:C平行明显降低者为低凝血酶原血症,FⅡ:Ag正常或略低而FⅡ:C显著降低者为异常凝血酶原血症。

【诊断与鉴别诊断】

根据其典型临床表现及实验室检查可以确诊。

1.阳性家族史;自幼出血倾向。

2.凝血试验异常;FⅡ:C活性减低。

3.应排除由维生素K缺乏引起的获得性凝血酶原缺乏。

4.输注新鲜血浆或PPSB有特效止血效果。

需与肝病、双香豆素类药物以及长期使用抗生素等其他可能导致维生素K缺乏的疾病所引起的凝血酶原缺乏相鉴别。系统性红斑狼疮(SLE)引起的获得性循环抗凝血酶原抗体也需与本病区别,此种抗体和凝血酶原形成的复合物从循环血液中清除速度快,可导致获得性低凝血酶原血症,但 SLE 的其他临床表现和实验室检查与本病鉴别并不困难。

【治疗】

替代治疗。在大出血或创伤手术时输注新鲜全血、血浆、凝血酶原复合物(PPSB)仍是治疗本病的有效措施。由于凝血酶原的有效止血浓度为 20%～40%,在人体内的弥散半衰期约为 9h,生物学半衰期为 72h,所以首次给血浆 20～40ml/kg 或 PPSB 20U/kg,以后每天或隔天使用,一般连用 3～5d 即可达到完全止血目的。应注意凝血酶原复合物可能引起血栓和 DIC 并发症,在达到有效止血情况下用量宜小。

维生素 K 对本病无治疗作用。由于凝血酶原复合物半衰期长,偶尔使用血浆的患者常可达到预防目的,但一般不需要预防治疗。

四、遗传性凝血因子 Ⅴ 缺乏症

位于 1q21-25 的 FV 基因异常导致血浆 FV 水平减低和功能异常所引起的凝血障碍,是一种常染色体隐性遗传性出血疾病,男女均可发病,少数病例双亲系近亲婚配。

【临床表现】

仅纯合子有出血症状,其 FV:C 常小于 10%。约 50% 的患者成年后出现出血症状,多为皮肤黏膜出血,鼻出血、月经过多等,手术后可出现严重出血,肌肉和关节出血少见,脑出血罕见。临床出血严重程度与因 FV 的活性有关。

【实验室检查】

1.纯合子患者 PT、APTT 均延长,TT 正常;FV:C 活性减低。出血严重的纯合子常低于正常的 1%,有出血症状的常低于 10%,纯合子可达 20%。杂合子常为 30%～60%,吸附血浆能纠正。

2.杂合子患者除 FV:C 定量测定减低外,其他试验均正常。

【诊断与鉴别诊断】

有家族史、临床表现及实验室检查可诊断,FV:C 测定具有诊断意义。需与遗传性联合凝血因子缺乏相鉴别,FV 与 FⅧ两者的联合缺乏表现为一种特殊的综合征,其中 2 种因子的活性都只有正常的 15%～20%。在 FV 或 FⅧ轻度缺乏的病例中都应考虑到两者联合缺乏的可能性。

【治疗】

轻微症状患者可局部压迫。对于出血严重者可输注血浆、冷沉淀、血小板等替代治疗。FV 半衰期 12～14h,需每日替代治疗 1 次。新鲜血浆 15～25ml/kg 可提高 FV 15%～30%。浓缩血小板悬液中 FV 占总量的 20%,虽可治疗,但注意血小板同种抗体的产生。一般仅在急性出血时考虑输注。FV 在 4℃不稳定,故不能输注储存血浆。

五、遗传性凝血因子Ⅶ缺乏症

遗传性FⅦ缺乏症是位于13p34的FⅦ基因异常导致血浆FⅦ水平减低和（或）功能异常而致凝血障碍的一种少见的常染色体不完全隐性遗传性出血性疾病，男女均可发病，估计的发病率为1/50万。FⅦ缺乏症的分子缺陷以单个碱基突变为主，错义突变最多。

【临床表现】

杂合子多无出血症状，FⅦ:C一般40%～60%。纯合子FⅦ:C常小于正常人的10%，常见的出血症状有脐带出血、鼻出血、皮肤瘀斑、黑粪、呕血、创伤后持续出血等。FⅦ:C低于1%的患者出血严重性与血友病A、血友病B相似，可有反复关节出血、关节畸形，颅内出血可达16%，可以致命。

【实验室检查】

典型病例呈PT延长，吸附血浆不能纠正，血清和正常血浆纠正，APTT正常。

FⅦ:C定量测定可以明确诊断，并可以根据活动度区别纯合子与杂合子。

【诊断与鉴别诊断】

有家族史，结合临床症状及实验室检查，除外其他获得性FⅦ缺乏症，如抗凝药物、维生素K缺乏等。

【治疗】

输注血浆、冷沉淀及凝血酶原复合物（PCC）、FⅦ浓缩剂等替代治疗。FⅦ半衰期4～6h，需每4～6h替代治疗一次。新鲜血浆5～10ml/kg或PCC 5～10U/kg可使血浆FⅦ达25%可有效止血。维生素K对遗传性疾病治疗无效。

六、遗传性凝血因子Ⅹ缺乏症

遗传性FⅩ缺乏症是位于13q34-q^{ter}的FⅩ基因异常导致血浆FⅩ水平减低和（或）功能异常致凝血障碍的一种常染色体隐性遗传性出血疾病。男女均可患病，部分病例双亲有血缘关系。其临床表现与遗传规律与遗传性凝血因子Ⅶ缺乏症类似。

【临床表现】

杂合子患者临床无出血症状，其FⅩ:C一般在40%～70%。纯合子FⅩ:C一般低于2%，可有自发皮肤黏膜出血、月经过多、鼻出血、血尿、血肿形成及消化道出血等，FⅩ:C严重低下患者也可有关节及颅内出血。出血严重性与FⅩ缺乏程度相关。

【实验室检查】

1.PT、APTT延长，正常血浆可纠正，吸附血浆不能纠正。TT正常。

2.FⅩ:C测定一般低于14%。

3.杂合子者可均正常。

【诊断与鉴别诊断】

有家族史,结合临床特点及实验室检查除外其他引起获得性FⅩ缺乏症的病因(维生素K缺乏,肝病、双香豆素类药物治疗、慢性腹泻及一些抗生素治疗)。

【治疗】

血浆、冷沉淀、PCC等替代治疗。FⅩ半衰期30～40h,需每1～2d替代治疗一次。新鲜血浆15ml/kg或PCC 15U/kg可使血浆FⅩ达10%以上而有效止血。患者需手术,则输注量应使FⅩ达>40%。维生素K治疗无效。

七、家族性多凝血因子缺乏症

又称遗传性联合凝血因子缺乏症。为常染色体显性遗传的两种或两种凝血因子同时缺乏引起的出血性疾病。病因不明。推测是这些凝血因子的蛋白前体缺乏γ-羧基化作用或有其他异常所致。

【临床表现】

与血友病A相似。如脐带出血、皮肤黏膜出血、关节出血及外伤、手术、产后出血等。出血严重程度取决于凝血因子缺乏类型及程度。

根据缺乏凝血因子的组合可以分为多种临床分型。

Ⅰ型:FⅤ和FⅧ。

Ⅱ型:FⅧ和FⅨ。

Ⅲ型:FⅡ、FⅦ、FⅨ、FⅩ。

Ⅳ型:FⅦ和FⅧ。

Ⅴ型:FⅧ、FⅨ、FⅪ。

Ⅵ型;FⅨ、FⅪ、FⅦ、FⅩ和FⅧ。

Ⅶ型:FⅦ、FⅩ。

除上述类型,还有FⅧ/FⅪ、FⅦ/FⅪ、FⅧ/FⅠ等缺乏。

【实验室检查】

PT延长提示外源性凝血因子缺乏,应进一步检测FⅤ、FⅡ、FⅦ的活性,APTT延长提示内源性凝血因子缺乏,可查FⅨ、FⅧ的活性。

【治疗】

根据所缺乏的因子进行替代治疗。输注凝血酶原复合物、新鲜血浆等,补充凝血因子达到正常止血。

Ⅲ型所缺乏的凝血因子为维生素K依赖性生物合成,可能与维生素K还原酶或羧化酶异常有关。抗凝血蛋白C和蛋白S合成亦为维生素K依赖性,故可同时缺乏,大剂量维生素K仅能部分纠正Ⅲ型在替代治疗过程中应用最小有效量以减少血栓形成的危险。

(李举亨)

第十三节 弥散性血管内凝血

弥散性血管内凝血(DIC)并非一独立疾病,而是由多种原因引起的一种复杂的病理过程和临床综合征,是在某些严重疾病基础上,由特定诱因引发的复杂病理过程。致病因素引起人体凝血系统激活、血小板活化、纤维蛋白沉积,导致弥散性血管内微血栓形成,继之消耗性降低多种凝血因子和血小板;在凝血系统激活的同时,纤溶系统亦可激活,或因凝血启动而致纤溶激活,导致纤溶亢进。临床上以出血、栓塞、微循环障碍和微血管病性溶血等为突出表现。

国际血栓与止血学会(ISTH)DIC专业委员会2001年公布DIC定义为:"DIC是指不同病因导致局部损害而出现以血管内凝血为特征的一种继发性综合征,它既可由微血管体系受损而致,又可导致微血管体系损伤,严重损伤可导致多器官功能衰竭"。该定义有几点值得重视:①强调了病理机制中的微血管体系损害;②DIC病理损害的终末归属是多器官功能衰竭;③视DIC的病期而异,纤溶并非DIC的必备条件。

【病因】

导致DIC的基础疾病很多,几乎遍及临床各科。常见者为感染、恶性肿瘤、严重创伤、病理产科、手术、医源性因素等。其中细菌感染特别是败血症为DIC最常见的病因,其次为严重创伤、病理产科,近年来医源性DIC日益引起国内外学者的重视,已将其列为DIC的重要病因。其他如心血管疾病、结缔组织病及变态反应性疾病、肺心病等,亦是导致DIC之常见基础疾病。

【发病机制】

DIC的发病机制甚为复杂,涉及血管内皮细胞损伤、血小板活化、凝血途径激活、抗凝系统受损及纤维蛋白溶解系统的功能紊乱。发生DIC的关键机制是促凝物质进入血液激活凝血系统和血小板,导致弥散性纤维蛋白-血小板血栓形成。最常见的促凝物质是组织因子(TF,即凝血因子Ⅲ,或称组织凝血活酶)。随着对DIC发病机制认识的进步,近年来特别强调组织因子在DIC发病中的主导作用及炎性细胞因子在发病中的重要作用。

(一)组织因子在DIC发病中的主导作用

绝大部分DIC的发生都是通过TF启动外源性凝血途径进行的,抑制内源性凝血途径并不能抑制DIC的发生,而针对TF的单克隆抗体则可以明显的抑制DIC的发生。人体多种组织均富含TF,正常情况下,与血液接触的血管内皮细胞、白细胞等并不表达TF,但在病理情况下,它们也表达TF。生理情况下人血浆中TF含量极微,小于100pg/ml,且由于体内存在TF的天然抑制剂如组织因子途径抑制物(TFPI)、抗凝血酶Ⅲ(ATⅢ)等抑制了TF的活性,故不能激活凝血。在外科大手术、严重创伤、产科意外(如宫内死胎、胎盘早剥等)、恶性肿瘤或实质性脏器坏死等情况下均有严重的组织损伤或坏死,致大量促凝物质入血,其中尤以TF较多,从而启动凝血途径,引起血栓形成,这在DIC发病过程中具有极其重要的作用。一些进入血流的外源性物质,如蛇毒、羊水、胎儿或死胎脱落、坏死及代谢产物等亦具有与TF相同的活性和作用,在一定条件下,也是 DIC 的"始动"因素。

根据凝血学说的现代观念 TF 可通过双重途径激活凝血过程,首先是启动阶段,这是通过组织因子途径(外源途径)实现的,由此产生少量凝血酶。然后是放大阶段,即少量凝血酶发挥正常反馈,激活血小板、在磷脂与凝血酶原存在条件下激活 FⅪ(FⅪ作为内、外源凝血途径的结合点),从而通过"缩短的"内源途径形成足量凝血酶,以完成凝血过程。

(二)DIC 中的凝血酶与纤溶酶

除组织因子激活外源性凝血系统外,感染、炎症及变态反应、缺氧和酸中毒等在一定条件下皆可使血管内皮细胞发生损伤,使其下面的胶原暴露,FⅫ与胶原发生接触激活而启动内源性凝血过程。某些细菌、内毒素、病毒、凝血酶及某些药物、血浆中游离饱和脂肪酸、抗原抗体复合物等可直接激活 FⅫ。多种 DIC 致病因素还可导致血小板损伤,使之在血管内皮处黏附、聚集及释放一系列内容及代谢产物。活化血小板可直接激活 FⅫ,启动内源性凝血系统。上述病理变化都将导致体内凝血酶形成。凝血酶为 DIC 发病机制中的关键因素。它一方面直接使纤维蛋白原转化为纤维蛋白而形成血栓,同时通过对凝血因子及血小板等的强大的正反馈作用,进一步加速凝血过程,还可直接激活纤溶系统,加重凝血紊乱。

DIC 发病中的另一关键因素是纤溶酶,在凝血系统激活后,常有继发性纤溶系统的激活。这主要是由于在凝血过程中,通过酶性激活(蛋白酶作用造成酶性水解)由Ⅻa 形成Ⅻf(因子Ⅻ的碎片),Ⅻf 使激肽释放酶原转变成激肽释放酶,后者使纤溶酶原变为纤溶酶。先期形成的凝血酶亦具有强大的促纤溶酶形成作用。一些富含纤溶酶原激活物的器官(如子宫、前列腺、肺等)因血管内凝血而发生变性坏死时,激活物便大量释放入血而激活纤溶系统。血管内皮细胞受损、缺氧、应激等也皆可激活纤溶系统,导致纤溶酶增多。纤溶酶除能使纤维蛋白(原)降解外,还能水解凝血因子 Ⅴ、Ⅷ 和凝血酶原等,故这些凝血因子进一步减少,另外多种纤维蛋白降解产物可影响血管通透性及血小板功能,因而引起凝血障碍和加重出血。

(三)炎性细胞因子在 DIC 发病中的作用

有研究表明,炎性细胞因子(促炎因子、抗炎因子、促炎因子抑制剂)在 DIC 的发病中也发挥重要作用:TNF、IL-1、IL-6、IL-8、白血病抑制因子、单核细胞趋化蛋白(MCP-1)可以促进 TF 表达;转化生长因子(TGF-β)、IL-4、IL-10 和 IL-13 可以抑制多种因素介导的 TF 表达升高;TNF、IL-1、IL-6、IL-12 和 IL-2 在促进凝血过程中发挥重要作用。

1.IL-6 是人体最具代表的细胞炎性因子。小鼠试验证实:IL-6 可使培养之人脐静脉内皮细胞 TF 表达增加 10 倍,IL-10 可抑制这一效应。

2.肿瘤坏死因子(TNF):刺激内皮细胞生成及分泌 TF。

3.IL-1:体外试验强烈刺激内皮细胞表达 TF;狒狒败血症模型中,用 IL-1 受体阻抗剂可阻断凝血激活。

4.TNF 和 IL-1 可以降低培养内皮细胞的血栓调节蛋白(TM)活性及基因表达。

5.TNF 和 IL-1 可以通过降低多种组织蛋白 C 的表达,从而促进凝血。

6.TNF 及 IL-1 可以通过促进血管内皮细胞释放纤溶酶原激活物抑制剂-1(PAI-1)发挥抗纤溶活性,淋巴毒素、IL-2、TGF-β 在体外也可促进 PAI-1 释放。

（四）感染性 DIC 的发病机制

在感染性 DIC 的发生中，内毒素起着至关重要的作用，其机制包括以下几个方面：

1.激活凝血过程　内毒素可损伤血管内皮细胞，引起 TF 表达和释放增加，内皮下基质膜和胶原组织暴露，激活 FⅫ，启动外源性凝血系统，并诱导血小板的黏附、聚集和释放反应。此外，内毒素还可使血液中的单核细胞和组织中的巨噬细胞合成 TNF 及 IL-1，它们对血管内皮细胞和单核细胞的合成、表达细胞因子具有强烈的刺激作用，可加速凝血过程的活化。

2.刺激细胞因子释放　内毒素可刺激 TNF 的释放，调节蛋白的活性，导致抗凝活性下降，刺激白细胞表达整合素 CD11/CD18，产生自由基，释放蛋白酶，损伤内皮细胞，进一步促进 DIC 的发生。

3.活化血小板　内毒素可促进血小板聚集及表达血小板膜表面的促凝活性，加速 FX 及凝血酶原的活化。

4.其他机制　内毒素可激活补体系统，还能抑制内皮细胞释放纤溶酶原活化物抑制剂，抑制纤溶系统，促进 DIC 的发展。

（五）影响弥散性血管内凝血发生发展的因素

1.单核-吞噬细胞系统功能受损　单核-吞噬细胞系统具有清除循环血液中的凝血酶、纤维蛋白及内毒素的作用，可抑制血栓形成。当单核-吞噬细胞系统功能损伤时，会导致机体凝血功能紊乱而易发生 DIC。

2.肝功能障碍　正常肝细胞能合成多种血浆凝血因子及抗凝物质，也能清除激活的凝血因子和纤溶物质，在凝血和抗凝血的平衡中发挥重要的调节作用。当肝功能严重障碍时，患者体内的凝血和纤溶过程紊乱，极易发生 DIC。

3.血液高凝状态　血液中凝血物质和血小板数目增多，血液呈高凝状态，可见于妊娠妇女、缺氧及酸中毒。通过损伤血管内皮，启动内源性凝血系统，也可以损伤血小板及红细胞，促进凝血物质释放。

4.微循环障碍　正常血液流速较快，能将血浆中出现的少量活化的凝血因子及微小的纤维蛋白凝块稀释并运走；若微循环血流缓慢，血小板和红细胞易聚集，加速微血栓形成。

【病理及病理生理】

1.微血栓形成　微血栓形成是 DIC 的基本和特异性病理变化。其发生部位广泛，多见于肺、肾、脑、肝、心、肾上腺、胃肠道、脾及皮肤、黏膜等部位。其中以肺、心、脑、肾等器官最为多见，主要为纤维蛋白血栓及纤维蛋白-血小板血栓。伴随微血栓栓塞而出现的继发性病理变化有：血栓远端血管痉挛，间质水肿，灶状出血及缺血性坏死。因此，在有微血栓形成的脏器，可出现相应的一过性功能损害，甚至不可逆性的功能衰竭。

2.凝血功能异常　DIC 凝血障碍的发生率高达 90% 以上，按其演变过程将凝血异常分为三个阶段。①高凝期：为 DIC 的早期改变。以血小板活化、黏附、集聚并大量释放血小板因子，凝血酶及纤维蛋白大量形成为主要病理生理变化，血小板、凝血因子的消耗、降解不显著，纤溶过程未启动或刚开始。此期在临床上持续时间甚短，且临床症状不多而不易被发现。②消耗性低凝期：随着微血栓在血管内广泛形成，凝血因子、凝血酶原大量消耗和（或）被纤溶酶降解,加之其他因素的作用,如 FDP 的抗凝作用等,血液凝固性迅速降低,血栓形成过程逐渐减弱,凝血障碍渐趋明显。临床上常表现为广泛而严重的出血倾向。PT 显著延长,血小板及多种凝血因子水平低下。此期持续时间较长,常构成 DIC 的主要临床特点及实验检测异常。③继发性纤溶亢进期:多出现在 DIC 后期,但亦可在凝血激活的同时。此时凝血过程减弱,由纤溶过程所代替,甚至成为某些 DIC 的主要病理过程。

3.微循环障碍　毛细血管微血栓形成、血容量减少、血管舒缩功能失调、心功能受损等因素造成微循环障碍。可导致以下不良后果:①加重组织缺血缺氧,引起代谢性酸中毒及其他代谢产物聚集;②毛细血管括约肌开始反射性痉挛,继之松弛扩张,更多毛细血管开放,血流愈趋缓慢、淤滞;③组织、器官因栓塞、微循环障碍等原因血流灌注进一步减少,并呈中毒性损害,造成一过性或持久性功能障碍;④由于毛细血管痉挛、血管内血栓形成及缺氧使红细胞脆性增加,导致微血管病性溶血的发生。

微循环衰竭与 DIC 互为因果,是 DIC 最常见的后果。DIC 休克机制:①因子Ⅻa 激活激肽和补体系统,激肽、缓激肽及由此诱生的 PGI2 及某些补体碎片(C_{3a}、C_{5a}等)使微动脉及毛细血管前括约肌舒张,外周阻力显著下降,导致低血压;②PAF 的产生导致血小板活化及释放反应,参与休克的发生;③凝血纤溶产物:大量纤维蛋白肽 A(FPA)及肽 B(FPB)可引起微静脉及小静脉收缩;FDP 引起血管舒张、毛细血管通透性升高、血浆外渗,血容量降低,导致休克的发生。

4.微血管病性溶血　当微血管中有纤维蛋白性微血栓形成时,在早期,纤维蛋白丝在微血管腔内形成细网;当循环中的红细胞流过由纤维蛋白丝构成的网孔时,常会粘着、滞留或挂在纤维蛋白丝上。这样由于血流的不断冲击,引起红细胞破裂。在微血流通道发生障碍时,红细胞还可能通过肺组织等的微血管内皮细胞间的裂隙,被"挤压"到血管外组织中去。这种机械损伤同样也可使红细胞扭曲、变形和碎裂。同时,患者的红细胞因缺血、缺氧、代谢毒性产物的作用,致机械脆性增加。这样就形成了各种畸形的红细胞碎片。这些碎片由于脆性高,故容易发生溶血,称为微血管病性溶血。

【临床表现】

DIC 的临床表现与其原发病、临床类型即所处的发展阶段有密切关系。除原发病的表现外常见的有四大临床表现,为出血、休克、栓塞和微血管病性溶血。

(一)出血倾向

出血是 DIC 最常见的症状之一,发生率为 84%~95%。多为自发性、多发性出血,部位可遍及全身,多见于皮肤、黏膜、牙龈、伤口及穿刺部位,其次为某些内脏出血,如呕血、黑便、咯血、血尿、阴道出血,严重者可出现颅内出血,颅内出血是 DIC 致死的主要因素之一。出血常突然发生,多为不能用原发病解释的多部位、多脏器同时出血。

(二)休克或微循环衰竭

发生率约为 30%~80%。表现为血压下降、肢体湿冷、少尿或无尿、呼吸困难、口唇和四肢发绀及神志改变等。休克可以加重 DIC 的进展,互为因果导致恶性循环。DIC 所致休克特点:①起病突然,早期常找不到明确病因;②常伴有全身多发性出血倾向,但休克程度与出血量常不成比例；③常早期出现重要脏器的功能障碍甚至出现多器官功能衰竭；④常规的抗休克治疗效果不佳。

（三）微血管栓塞

微血管栓塞分布广泛，发生率为40%～70%。栓塞可以发生在浅层，多见于眼睑、四肢、胸背及会阴等皮下脂肪较多、组织松软的部位，黏膜损害易发生在口腔、消化道、肛门等部位，表现为皮肤发绀，进而发生灶性坏死、斑块状坏死或溃疡形成。栓塞也常发生在深部器官，特别是肾、肺、脑等生命重要器官，是导致多脏器功能衰竭的重要因素。肾微血栓引起急性肾功能衰竭，表现为少尿、无尿；肺微血栓常导致急性呼吸窘迫综合征，表现为不明原因的呼吸快、低氧血症；心脏微血栓轻者表现为不明原因的心跳加快，重者导致心功能不全及急性心肌梗死；脑组织受累可表现为意识障碍、颅内高压综合征等。虽然出血是DIC最典型的临床表现，但器官功能衰竭在临床上却更为常见，只是因栓塞的症状可能较隐匿，因而更易被忽视。

（四）微血管病性溶血

约见于25%的患者，可出现不明原因的与出血程度不成比例的进行性贫血。多数缺乏典型急性血管内溶血的症状和体征，如畏寒、发热、腰痛等，偶见黄疸，故早期不易察觉。外周血涂片中出现某些形态特殊的变形的红细胞如裂体细胞，其外形呈盔甲形、星形、新月形等，统称其为红细胞碎片。

（五）原发病临床表现

除上述主要临床表现外，引起DIC的基础疾病，如感染、肿瘤、病理产科、手术及创伤等，亦各自有其相应的临床表现。

（六）临床分期

DIC临床上分为四期：临床前期、早期、中期及后期。①临床前期：亦称前DIC(Pre-DIC)，指在基础病因下体内凝血纤溶系统发生一系列变化，但尚未出现典型DIC的症状及体征，或尚未达到DIC确诊标准的一种亚临床状态。此期特点为血液呈高凝状态，血小板活化、凝血过程已经开始但尚无广泛的微血栓形成，纤溶过程尚未或刚刚启动，血小板、凝血因子的消耗均不明显。此时如能及时识别，对DIC的防治有重要意义。②早期DIC：属于病理过程中的初发性高凝期。③中期DIC：属于病理过程中的消耗性低凝期。④后期DIC：属于病理过程中的继发性纤溶亢进期。

（七）临床分型

1.急、慢性DIC(1999年德国与荷兰提出)　按临床经过DIC可分为急性型和慢性型，见表4-4。

表4-4　急性型与慢性型DIC的特点

	急性型	慢性型
基础疾病	感染、手术、创伤、病理产科、医源性因素	肿瘤、变态反应、妊娠过程
临床表现	微循环障碍、器官功能衰竭严重、多见，早期较轻，中后期严重而广泛	以轻、中度出血为主要表现，可无微循环障碍、器官功能衰竭

续表

	急性型	慢性型
病程	7 天以内	14 天以上
实验室检查	多属失代偿型	多属代偿型或超代偿型
治疗及疗效	综合疗法,单独抗凝治疗可加重出血	抗凝与抗纤溶联合治疗有效
转归	较凶险	多数可纠正

2.显性 DIC 与非显性 DIC(ISTH/SSC) 2001 年,国际血栓与止血学会(ISTH)提出了一个简单易行的 DIC 诊断评分系统,将 DIC 分为两型:显性 DIC(ovetr DIC)和非显性 DIC(non-ovetr DIC)。显性 DIC 包含了既往分类、命名的急性 DIC 与失代偿性 DIC,而后者包含了慢性 DIC 与代偿性 DIC,Pre-DIC 亦纳入在内。

【DIC 相关实验室检查】

(一)筛选实验

1.血小板计数(PLT)

正常参考值:$(100 \sim 300) \times 10^9/L$。

临床意义:血小板计数的减少表现在凝血酶生成后导致血管内血小板大量聚集血小板消耗。动态检测血小板数量,若进行性下降有助于急性 DIC 的诊断。临床上可每隔 1～4 小时检测一次。

2.凝血酶原时间(PT)

正常参考值:(一期法)平均值 12 秒±1 秒。

男性 11～13.7 秒;女性 11～14.3 秒

临床意义:超过正常对照值 3 秒为异常。

该检查是反映外源性凝血系统常用的筛选实验之一。PT 延长表示凝血活化,且导致了凝血因子的消耗,见于因子Ⅱ、Ⅴ、Ⅶ、Ⅹ和纤维蛋白原等缺乏。PT 缩短见于高凝状态,因而动态的检测有助于 DIC 的诊断与治疗监测。DIC 的早期 PT 检测可无异常。

3.凝血酶时间(TT)

正常参考值:(手工法)16～18 秒,超过正常对照 3 秒以上为异常。

临床意义:TT 延长见于肝素增多或类肝素抗凝物质存在,低(无)纤维蛋白原血症、FDP 增多等。该试验对于纤维蛋白原降低或异常是最敏感的筛选试验,它检测的是可凝固的纤维蛋白原,因此可提供关于纤维蛋白原功能质量的信息。

4.活化部分凝血活酶时间(APTT)

正常参考值:男性:37±3.3 秒,女性:37.5±2.8 秒;受检者的测定值超过正常对照 10 秒以上为异常。

临床意义:它是反映内源性凝血系统较为敏感,简便和常用的筛选试验。APTT 延长表示凝血活化且导致了凝血因子的消耗见于因子Ⅷ、Ⅸ、Ⅻ、Ⅴ、Ⅹ和纤维蛋白原,凝血酶原缺乏。还见于纤溶活性增强,如原发性、继发性纤溶亢进及循环中有纤维蛋白(原)降解产物。APTT

缩短见于高凝状态、血栓性疾病。连续动态观察 APTT 变化有助于 DIC 的诊断与治疗监测。

5.纤维蛋白原(FIB)

正常参考值:(双缩脲法、clauss 法)2~4g/L。

FIB 是肝脏合成的一种血浆糖蛋白,FIB 向纤维蛋白的转化在机体凝血过程中非常重要,因此 FIB 的异常与临床出凝血异常密切相关,FIB 减少见于 DIC 和原发性纤溶症,重症肝炎和肝硬化,也见于抗栓和溶栓治疗后。FIB 增高见于多种代谢、感染、创伤、手术、免疫性疾病、恶性肿瘤等疾病及状态。

FIB 作为急性期反应蛋白消耗较慢,相当一段时间内其在血浆中的水平可在正常范围,故对 DIC 早期的诊断价值有限。

6.纤维蛋白(原)降解产物[FDP]

正常参考值:乳胶凝集法:血清<10μg/ml;尿液<2μg/ml;血浆<5μg/ml;ELISA 法:血清<5.0μg/ml。

临床意义:FDP 是纤溶活化的标志物之一,其含量增高见于 DIC,原发性纤溶亢进、深静脉血栓形成、休克、恶性肿瘤等,FDP 增高时对 DIC 诊断有意义,甚至有人认为 FDP 不高可排除 DIC 诊断。

7.D-二聚体(D-dimer,D-D)

正常参考值:ELISA 法:<0.5μg/ml。

乳胶凝集法:阴性或<0.5μg/ml。

胶体金法:<0.3mg/l。

临床意义:D-D 水平升高,表明体内存在着频繁的交联纤维蛋白降解过程,因此纤维蛋降解产物 D-D 是 DIC、肺栓塞、深静脉血栓形成的关键指标,但血管外凝血后继发纤溶和临床出血时,D-D 并可阳性。D-D 增高对 DIC 的诊断有意义,但非特异性试验。然而 D-D 正常对 DIC 的存在有高度否定价值。该指标在 DIC 的诊断敏感性高可达 90%,但特异性低仅为 37%。

8.血浆鱼精蛋白副凝固试验(3P 试验)

正常参考值:阴性。

临床意义:3P 试验主要反映血浆中是否存在可溶性纤维蛋白单体与纤维蛋白降解产物的复合物。3P 试验阳性见于 DIC 的早、中期,但在恶性肿瘤、上消化道出血、外科大手术、分娩、败血症时可出现假阳性,DIC 晚期可呈假阴性。

9.红细胞形态观察　微血管栓塞时常伴有红细胞破坏增加,DIC 时可见破碎红细胞增加,该项检查简便易行,尤其适用于基层医院在判断 DIC 时作参考,但该指标在诊断 DIC 时既不敏感也不特异。

(二)因子测定

1.抗凝血酶(AT)

正常参考值:抗凝血酶活性(AT:A)检测:产色底物法:(108.5±5.3)%。

凝胶空斑法:90.3%±13.2%;抗凝血酶抗原(AT:Ag)检测:ELISA 法:290mg/L±

30.2mg/L;免疫火箭电泳法:96.3%±9.3%。

临床意义:AT是血浆中重要的多功能生理性抗凝因子,主要抑制凝血酶,因子Ⅹa,同时也抑制因子Ⅶa、Ⅸa、Ⅻa、纤溶梅、胰蛋白酶和激肽释放酶的活性,是循环血中最重要的抗凝物。AT减低可见于获得性及遗传性因素,获得性因素包括肝功能严重受损所致合成不足,肾病综合征所致丢失增加及血栓性疾病消耗过多,DIC是其消耗过多的重要疾病之一。在临床上如检查值低于正常50%,结合其他指标有助于诊断急性DIC。

2.血栓调节蛋白(TM)

正常参考值:血栓调节蛋白抗原(TM:Ag):放射免疫法:血浆 20～35ng/ml;血栓调节蛋白活性(TM:A):产色底物法:94%±26%。

临床意义:TM是内源性抗凝系统的成员,与蛋白C(PC)结合成复合物,在阻止体内血栓形成过程中具有重要作用,TM作为PC的辅助因子,对凝血酶有多种作用。TM的增高见于DIC、血栓性疾病、糖尿病、系统性红斑狼疮,是前DIC诊断的重要分子标志物。

3.蛋白 C(PC)

正常参考值:蛋白C活性(PC:A):APTT法或凝固法:100.24%±13.18%;产色底物法:64%～147%;蛋白C抗原(PC:Ag):免疫火箭电泳法:102.5%±20.1%。

临床意义:PC是一种维生素K依赖血浆蛋白,作为重要的抗凝因子,以无活性酶原形式存在于血浆中。PC缺陷见于遗传性因素及获得性因素,其中以获得性因数为主。获得性PC缺陷常见于严重的肝病、DIC、维生素K缺乏或服用抗维生素K药物,此外,在手术后,深部静脉血栓等情况下,PC可出现活化障碍。

4.纤溶酶原(PLG)

正常参考值:纤溶酶原活性(PLG:A):产色底物法:75%～128%;

纤溶酶原抗原(PLG:Ag):ELISA法:0.22±0.03g/L。

临床意义:PLG是循环系统中纤溶酶的酶原形式,主要功能是降解血凝块中的纤维蛋白。MG抗原或活性增加提示纤溶激活能力不足,可见于某些血栓前状态和血栓性疾病,PLG抗原或活性减低可见于纤溶过度如DIC、原发性纤溶亢进、严重肝病、严重外伤、肿瘤广泛转移等。

5.凝血因子Ⅷ活性(FⅧ:C)

正常参考值:一期凝固法:103%±25.7%。

临床意义:凝血因子Ⅷ是X染色体上一个186kb、26个外显子基因所编码的血浆糖蛋白,有复杂的多肽组成,是最大和最不稳定的凝血因子之一。因子Ⅷ作为因子Ⅸ的共因子,参与Ⅹ向因子Ⅹa的转化反应,是凝血激活途径中的重要因子,血浆中因子Ⅷ:C水平增高见于高凝状态和血栓性疾病,因子Ⅷ:C减低见于DIC、血友病A、血管性血友病。

(三)凝血活化的指征

1.凝血酶-抗凝血酶复合物(TAT)

正常参考值:ELISA法:1.45±0.4μg/L。

放免法:2.32±0.36nmol/L。

临床意义:生理情况下,体内凝血酶原生成极少量凝血酶,很快被抗凝血酶所中和形成TAT。因此 TAT 是人体内凝血和抗凝血相互作用维持生理平衡的产物,是凝血酶生成的标志物之一。TAT 增高见于 DIC、血栓性疾病、恶性肿瘤、妊娠,对 DIC 的预测有较高的敏感性和特异性。

2.凝血酶原片段 1+2(F1+2)

正常参考值:ELISA 法:0.67±0.19nmol/L。

临床意义:血浆因子 Xa 可使因子Ⅱ分子中的 Arg(273)-Tyr(274)及 Arg(322)-Ile(323)间肽键同时被裂解,形成 N 端释放片段 F1+2。可反映凝血酶原酶活性,是因子Ⅱ的分子标志物。在 DIC、血栓病、遗传性蛋白 C 缺乏症时 F1+2 升高。

3.纤维蛋白肽 A(FPA)

正常参考值:ELISA 法:男性 1.83±0.61μg/L;女性 2.24±1.04μg/L。

临床意义:FPA 是纤维蛋白原在凝血酶的降解作用下,释放的第一个肽片段,可视为纤维蛋白即将形成的早期标志。FPA 升高见于 DIC、血栓性疾病、恶性肿瘤转移等,FPA 显著升高对于 preDIC 的诊断有重要价值。

4.可溶性纤维蛋白单体复合物(SFMC)

正常参考值:红细胞凝集试验:阴性;酶免分析法:48.5±15.6mg/L;放免分析法:50.5±26.1mg/L。

临床意义:SFMC 是凝血酶活性的标志物,各种原因引起的凝血功能增强时,凝血酶水解纤维蛋白原使之释放出 FPA、FPB 后,形成较多的纤维蛋白单体,单体和纤维蛋白原或纤维蛋白降解物结合形成可溶性复合物(SFMC)。SFMC 是凝血及纤溶激活的重要标志物,DIC 时SFMC 明显增高,肝硬化失代偿期、肿瘤、严重感染、多处创伤血栓性疾病时亦有升高。SFMC在 preDIC 的诊断中极有价值,其阳性率 87%,敏感性为 97%,特异性达 83%。

5.组织型纤溶酶原激活剂(t-PA)

正常参考值:活性测定:(产色底物法)0.3~0.61U/ml;

抗原含量测定:(ELISA 法)1.0~12.0ng/ml。

临床意义:t-PA 是促进血管内纤维蛋白(血栓)降解的首要纤溶酶原激活剂,它由内皮细胞分泌进入血液并随时可被 PAI-1 灭活,被肝脏清除。许多物理性和化学性的外界刺激均可诱发 t-PA 水平迅速上升,纤维蛋白的存在会使 t-PA 对纤溶酶原的催化活性显著提高。而循环中游离的 t-PA 可通过与 PAI-1 形成不可逆复合物而失活。t-PA 活性含量增高见于 DIC、组织损伤、原、继发性纤溶系统功能亢进、严重肝病等。t-PA 活性含量减低见于高凝状态、血栓性疾病、纤溶活性减弱等。

6.纤溶酶原激活物抑制剂-1(PAI-1)

正常参考值:活性测定:(产色底物法)0.1~1.0Au/ml;

抗原含量测定:(ELISA 法)4~34ng/ml。

临床意义:纤溶酶原激活物抑制剂是纤溶系统中重要的抑制物之一,主要来自血管内皮细胞,在血小板活化时可以被大量释放,与组成纤溶系统的其他物质相比 PAI-1 的血浆浓度变化最突出,这在某种意义上提示 PAI-1 很可能在体内纤溶系统中起着最重要的调节作用。PAI-1 活性或含量增高,见于高凝状态和血栓性疾病,PAI-1 活性或含量降低,见于 DIC 及原发性、继发性纤溶。t-PA/PAI-1 复合物是诊断 preDIC 的敏感指标之一。

7.组织因子(TF)

正常参考值:枸橼酸钠抗凝血浆初步测定 30~220ng/ml。

临床意义:TF 是凝血途径的主要启动子,正常情况下,血管内皮细胞不表达 TF,但当血管壁受损或内皮细胞受刺激时,血管外膜或内皮细胞便大量合成和表达 TF 并进而激活Ⅶ因子,同时活化 X 因子和Ⅸ因子。TF 增高见于 DIC、系统性炎症反应综合征、成人呼吸窘迫综合征等。preDIC 时 TF 显著增高。

8.组织因子途径抑制物(TFPI)

正常参考值:ELISA 法:$97.5\pm26.6\mu g/L$。

临床意义:TFPI 又称外源性途径抑制物,是组织因子凝血机制的主要拮抗物,是外源性凝血系统的主要调节物,TFPI 从血小板释出,在 Ca^{2+} 的参与下,与因子Ⅹa、Ⅶ和组织因子结合成四元复合物,而发挥抗凝作用。

TFPI 减少见于:急性 DIC、脓毒血症、大手术。TFPI 增高见于妊娠、老年人、慢性肾功能衰竭。

(四)血小板激活的分子标志物检测

1.β-血小板球蛋白(β-TG)

正常参考值:(ELISA 法)$16.4\pm9.8ng/ml$。

临床意义:血浆 β-TG 增高表示血小板被激活且释放反应亢进。见于高凝状态和(或)血栓性疾病,DIC 时 β-TG 增高。

2.血小板第 4 因子(PF4)

正常参考值:(ELISA 法)$33.2\pm2.3ng/ml$。

临床意义:同 β-TG。

3.血栓烷 β_2(TXB$_2$)

正常参考值:(免疫竞争结合法)26.8~122.5pg/ml。

临床意义:TXB$_2$ 是细胞膜磷脂释放的花生四烯酸经环氧化酶途径代谢的产物,其前身是 TXA$_2$。TXB$_2$ 增高反映血小板的激活或活化,见于 DIC、血栓性疾病、肿瘤等。

4.α 颗粒膜蛋白 140(GMP-140)

正常参考值:(ELISA 法)9.4~20.8ng/ml。

临床意义:血小板胞质内含有 α 颗粒,GMP-140 存在于血小板 α 颗粒膜,血小板发生活化时可释出 GMP-140。GMP-140 可用于 preDIC 的诊断。

【诊断】

(一)国内诊断标准

第八届全国血栓与止血学术会议(2001 年,武汉),国内专家对 1999 年的 DIC 诊断标准进行修订,制定如下新的标准。这是目前国内临床医生普遍接受并正在应用的 DIC 诊断标准。

1.一般诊断标准

(1)存在易于引起 DIC 的基础疾病,如感染、恶性肿瘤、病理产科、大型手术和创伤等。

(2)有下列 2 项以上临床表现

1)多发性出血倾向。

2)不易用原发病解释的微循环障碍或休克。

3)多发性微血管栓塞症状、体征,如皮肤、皮下、黏膜栓塞坏死及早期出现肺、肾、脑等脏器功能不全。

4)抗凝治疗有效。

(3)实验室检查符合下列标准(上述指标存在的基础上,同时有以下 3 项以上异常)

1)血小板<$100×10^9$/L 或呈进行性下降。

2)纤维蛋白原<1.5g/L 或呈进行性下降,或>4.0g/L。

3)3P 试验阳性或 FDP>20mg/L 或血浆 D-二聚体升高(阳性)。

4)凝血酶原时间(PT)缩短或延长 3 秒以上或呈动态性变化,活化部分凝血活酶时间(APTT)延长 10 秒以上。

5)疑难或其他特殊患者,可考虑行抗凝血酶(AT)、因子Ⅷ:C 和凝血、纤溶、血小板活化分子标志物测定。

2.前 DIC 的诊断标准 前 DIC 是指有 DIC 病因存在和凝血及纤溶反应异常,但尚未达到 DIC 确诊标准,它是初期凝血异常的短暂过程,恰恰又是治疗最有效的阶段,不治疗会很快发展为 DIC,及时准确的诊断对 DIC 的早期诊断和治疗极为重要。诊断标准:

(1)存在易致 DIC 的基础疾病。

(2)有下列 1 项以上临床表现

1)皮肤黏膜栓塞、灶性缺血性坏死及溃疡形成等。

2)不易用原发病解释的微循环障碍,如皮肤苍白、湿冷及发绀。

3)不明原因的肺、肾、脑等脏器轻度或可逆性功能障碍。

4)抗凝治疗有效。

(3)有下列 3 项以上实验异常

1)正常操作条件下,采集血标本易凝固,或 PT 缩短 3 秒以上。

2)血浆血小板活化分子标记物,如 β-TG、PF_4、TXB_2、P 选择素含量增加。

3)凝血激活分子标记物,如 F_{1+2}、TAT、FPA、SFMC 含量增加。

4)抗凝活性降低:AT 活性降低,PC 活性降低。

5)血管内皮细胞损伤分子标志物,如 ET-1、TM 升高。

3.白血病并发 DIC 的实验室诊断标准

(1)血小板<$50×10^9$/L 或呈进行性下降,或血小板活化、代谢产物水平升高。

(2)血浆纤维蛋白原<1.8g/L。

(3)3P 试验阳性或血浆 FDP>40mg/L 或 D-二聚体水平显著升高。

4.肝病合并 DIC 的实验室诊断标准

(1)血小板<$50×10^9$/L 或有 2 项以上血小板活化产物(β-TG、PF_4、TXB_2、P 选择素)升高。

(2)纤维蛋白原<1.0g/L。

(3)血浆因子Ⅷ:C 活性<50%。

(4)PT 延长 5 秒以上或呈动态性变化。

(5)3P 试验阳性或血浆 FDP>60mg/L 或 D-二聚体升高。

(二)国外诊断标准

1.ISTH/SSC 诊断标准　对于 DIC 的诊断国际一直没有公认的诊断标准。2001 年,国际血栓与止血学会(ISTH)提出了一个简单易行的 DIC 诊断评分系统,获得了大多数学者的认可,近年来该评分系统被大宗临床病例验证是切实可行的。最近,英国血液学标准委员会(BCSH)所公布的 DIC 诊治指南中 DIC 的诊断仍是基于此评分系统。ISTH 将 DIC 分为两个阶段,显性 DIC 和非显性 DIC,并提出了相应的积分系统。

显性 DIC 的诊断如果积分≥5 分,诊断为显性 DIC,并每天重复积分;如果积分<5 分,提示可能存在非显性 DIC,1~2 天后重复检测并计算。

非显性 DIC 的诊断标准:①患者是否存在可致 DIC 的基础疾病,是=2,无=0。②主要标准:PLT>$100×10^9$/L=0,<$100×10^9$/L=1,升高=-1,稳=0,下降=1;PT 延长<3s=0,>3s=1,缩短=-1,稳定=0,延长=1;可溶性纤维蛋白单体或 FDP 正常=0,升高=1,下降=-1,稳定=0。③特异标准:抗凝血酶(AT)正常=-1,下降=1;蛋白 C(PC)正常=-1,下降=1;其他:正常=-1,异常=1。

ISTH/SSC 提供的 DIC 诊断标准,特别是显性 DIC 的诊断简单易行,能在全球任何地区推广。但对非显性 DIC 的概念与诊断尚不够确切,尚需在应用过程中积累更多资料来评估其价值。

2.日本的 DIC 诊断评分标准

(1)日本卫生福利部(JMHW)诊断标准:1988 年 JMHW 制定了 DIC 的诊断标准,该标准在日本广泛使用长达 10 余年,对感染性 DIC 的诊断具有较高的敏感性。具体诊断标准如下:

1)患者是否存在已知可致 DIC 的基础病变。如果存在,1 分;不存在计 0 分。

2)临床症状:出血计 1 分;无出血计 0 分。

3)器官功能障碍:有计 1 分;无计 0 分。

4)实验室检查结果

A.FDP(mg/L):≥40 计 3 分;20≤FDP<40 计 2 分;10≤FDP<20 计 1 分;<10 计 0 分;

B.PLT 计数(×10^9/L):≤50 计 3 分;50<PLT≤80 计 2 分;80<PLT≤120 计 1 分;>120 计 0 分;

C.纤维蛋白原(Fib,g/L):≤1 计 2 分;1<Fib≤1.5 计 1 分;>1.5 计 0 分;

D.PT(患者/正常):≥1.67 计 2 分;1.25≤PT<1.67 计 1 分;<1.25 计 0 分。

5)累计评分。

6)结果判断:评分≥7,诊断为 DIC。

(2)日本急重症患者 DIC 诊断标准:根据 1988 年 JMHW 诊断标准,血液系统恶性肿瘤并 DIC 的治愈率明显提高,而急重症患者并 DIC 的治疗效果并未改善。2002 年日本学者在 1988 年 JMHW 诊断标准的基础上提出了新的适用于急重症患者的 DIC 诊断标准。应用该标准多数患者可在发生多器官功能衰竭前诊断 DIC,可用来预测急重症患者的预后。具体诊断标准如下:

1)全身炎症反应综合征评分:≥3 计 1 分;≤2 计 0 分。

2)PLT 计数(×10^9/L):<80 或在 24 小时内进行性下降 50% 计 3 分;<120,≥80 或在 24 小时内进行性下降 30% 计 1 分;≥120 计 0 分。

3)PT(患者测得值/正常值):≥1.2 计 1 分;<1.2 计 0 分。

4)纤维蛋白原(Fib,g/L):<3.5 计 1 分;≥3.5 计 0 分。

5)FDP(mg/L):≥25 计 3 分;≥10,<25 计 1 分;<10 计 0 分。

6)累计评分:评分≥5,或上述检查指标有 4 项阳性即诊断 DIC。

需要强调的是,DIC 病情错综复杂,没有单一的检验可确立或除外 DIC 的诊断,需对临床征象和检验结果做全面评估。临床疑似应得到可靠的实验检验的支持。并且相应实验室检测指标都是处在动态变化中,动态监测临床价值更大。

【鉴别诊断】

1.重症病毒性肝炎　重症肝炎在临床与实验室检查上与 DIC 有许多相似之处,如出血倾向、肾脏损害、肝损害、意识改变、凝血因子水平低下及血小板减少等。而重症肝炎又是否并发了 DIC,在治疗方案的制定及预后的评估上均有重要意义。

2.血栓性血小板减少性紫癜(TTP)　本病临床及实验室检查与 DIC 有诸多相似之处,如出血倾向、肾脏损害、意识障碍、血栓形成、血小板减少及血小板活化、代谢产物增多等。

3.原发性纤维蛋白溶解亢进症　本病极为罕见,可表现为出血倾向、纤维蛋白原极度降低及多种纤溶实验指标异常,须与 DIC 所致继发性纤溶亢进鉴别。

DIC 为一综合征,其病因复杂,病理机制亦错综复杂,各种被检测指标都随疾病的演进在动态中相互制约、变化着,无法据一而断。因此,目前临床上对 DIC 的诊断仍是基于多层次、多因素、多方位的综合分析和判断的结果。既考虑病因、临床特点,又要进行凝血、纤溶等多方面检查,还要考虑病期特点,结合不同条件医院特点做出判断。DIC 往往病情危重,进展迅速,临床上多无充分的时间对患者进行系统、全面的实验检查。因而,探讨、建立一套项目少,易操作,敏感性、特异性强的适合于不同医疗条件单位的诊断标准,仍是目前的重点和难点。

【治疗】

DIC 的治疗原则是序贯性、及时性、个体性和动态性。主要治疗包括:①去除产生 DIC 的基础疾病的诱因;②阻断血管内凝血过程;③恢复正常血小板和血浆凝血因子水平;④抗纤溶治疗;⑤溶栓治疗;⑥对症和支持治疗。其中治疗原发病是根本,其后根据 DIC 病理进程即分期采取相应的干预措施,阻止或纠正 DIC 凝血异常状态,减轻微血管体系损伤,并为治疗原发病争取时间。

(一)治疗原发病,消除诱因

原发病的治疗是终止 DIC 病理过程的最关键措施。大量证据表明,凡是病因能迅速去除或者控制的 DIC 患者,其治疗较易获得疗效。如感染,特别是细菌感染导致的败血症,是 DIC 最常见病因,重症感染诱发的 DIC 患者,主张"重锤出击"的抗感染策略,抗生素应用宜早期、广谱、足量,经验性用药则应采取"降阶梯"原则,尽早减轻感染对微血管系统损害。又如在胎盘早剥等病理产科导致 DIC 发生的患者,终止妊娠往往能有效扭转病情。相反,如原发病不予去除或难以控制者,则 DIC 虽经积极治疗,仍难控制其病情发展或易于复发。

另外感染、休克、酸中毒及缺氧状态等是导致或促发 DIC 的重要因素,积极消除这些诱发因素,可以预防或阻止 DIC 发生、发展,为人体正常凝血-抗凝血平衡恢复创造条件。

(二)抗凝治疗

抗凝治疗是阻断 DIC 病理过程重要的措施之一。其目的在于抑制广泛性毛细血管内微血栓形成的病理过程,防止血小板和各种凝血因子进一步消耗,为恢复其正常血浆水平、重建正常凝血与抗凝平衡创造条件。DIC 的抗凝治疗应在处理基础疾病的前提下,与凝血因子补充同步进行。在 DIC 早期,治疗以抗凝为主。

1.肝素治疗　肝素自 1959 年即开始用于 DIC 抗凝治疗。目前,临床上使用的肝素分为沿用已久的标准肝素亦称"普通肝素"和由酶解法等获得的低分子量肝素(LMWH)。

普通肝素:普通肝素的抗凝作用为抗凝血酶依赖型,可反复使用。急性 DIC 患者,首次5000U,随后每 6～8h 2500U,根据病情连续使用3～5 天。对慢性 DIC 患者,剂量还可减少约50%。加大剂量并不能提高疗效,反而增加出血危险。给药方式既往多采取静脉注射或持续静脉滴注方法,近年多为每 6～8h 皮下注射所替代。其原因在于皮下注射后持续稳定的吸收,有助于普通肝素发挥恒定抗凝作用,又可避免因大量普通肝素经静脉注射进入血液、血中普通肝素水平骤然升高所致的出血等不良反应。

LMWH:与普通肝素相比,其抑制 FXa 作用较强,较少依赖 AT,较少引起血小板减少,出血并发症较少,半衰期较长,生物利用度较高。常用剂量为 75～150IUA Xa(抗活化因子 X 国际单位)/(kg·d),一次或分两次皮下注射,连用 3～5 天。但须注意的是,近年来临床实践显示,本制剂优点并不如最初应用于临床时所介绍那样明显,且亦有诱发肝素依赖性血小板减少性血栓形成(HITT)的报道。

肝素使用指征:①DIC 早期,血液处于高凝血状态,采血极易凝固的情况时,凝血时间(CT)、PT、APTT 缩短;②血小板和血浆凝血因子急骤或进行性下降,迅速出现紫癜、瘀斑和其他部位出血倾向;③明显多发性栓塞现象,如皮肤、黏膜栓塞性坏死、急性肾功能和呼吸功能衰竭等;④顽固性休克伴其他循环衰竭症状和体征,常规抗休克治疗效果不明显。感染性DIC、重症肝病所致 DIC 和新生儿 DIC 时肝素的使用,目前仍存在争议。

下列情况应慎用或禁用肝素:①手术后或损伤创面未经良好止血者;②近期有大咯血的结核病或有大量出血的活动性消化性溃疡;③蛇毒所致的 DIC;④DIC 晚期,患者有多种凝血因子缺乏及明显纤溶亢进。

应用肝素时应进行血液学检测,常用方法为 APTT 延长 60%～100%(正常值 40±5 秒),凝血时间(CT)不宜超过 30 分钟。肝素过量可用鱼精蛋白中和,鱼精蛋白 1mg 可中和肝素 100U。

2.抗凝血酶(AT)治疗 DIC 时 AT 半衰期缩短并因中和凝血酶而被消耗,急性 DIC 中 80%的患者 AT 降低,当其浓度低于 60%时,肝素治疗甚难奏效。AT 同时加用肝素可加强抗凝效果。药用 AT 目前主要来自血浆浓缩物。DIC 时用量为首剂 40～80U/(kg·d),静脉注射,以后逐日递减,以维持 AT-Ⅲ活性至 80%～160%为度。由于 AT 血中半寿期长达 50 小时以上,因此一般每日用药一次即已足够,疗程 5～7 天。但近年的临床研究未能证实其确切疗效。

3.活化蛋白 C(APC)治疗 作用机制:①抗凝作用:抑制病理凝血反应,防止血栓形成(抑制因子Ⅴ、Ⅷ功能);②抗炎作用:抑制单核细胞分泌 TNF、IL-6,下调 TF 的生成及释放;③增强纤溶活性;④其他:粒细胞与内皮黏附抑制、信号转导及基因转录。

目前 APC 制剂已通过美国食品药品监督局(FDA)批准用于治疗严重败血症。美国及欧洲使用 APC 治疗严重败血症的试验已超过 18000 例,能降低病死率的结论已被认可。因此,严重败血症和 DIC 可考虑采用重组人 APC 治疗[持续静脉输注 24μg/(kg·h)]。

禁忌证:①活动性脏器出血;②血小板低于 $30 \times 10^9/L$。

4.水蛭素 目前使用者主要为基因重组水蛭素,本制剂为强力凝血酶抑制剂。其作用不依赖 AT 直接作用于凝血酶;抗原性弱,少有过敏反应;不与血小板结合,极少导致血小板减少;生物学稳定性好,不受体内其他因素影响;以原型从肾脏排出,毒性低等是其优点。水蛭素主要用于急性 DIC,特别是其早期,或用于血栓形成为主型 DIC 患者。用法:0.005mg/(kg·h),持续静脉滴注,疗程 4～8 日。

5.其他抗凝新药

(1)DX90650:为特异性因子Ⅹa抑制物,动物试验表明,对内毒素诱发 DIC 有防治作用。参考剂量:10～100μg/kg,口服,每日 2～3 次。

(2)单磷酸磷脂 A(MLA):动物实验表明,MLA 可显著降低内毒素诱发 DIC 的发生率及严重程度。参考剂量 5mg/kg,静脉滴注 1～2 次/日。

(3)Nafmestat Mesilate(NM):人工合成的蛋白酶抑制剂,主要作用于外凝系统,降低Ⅶa活性介导因子 Xa 活化。

(三)补充血小板及凝血因子

补充治疗不仅看实验检查结果,还须结合临床情况来决定,适用于有明显血小板或凝血因子减少证据和已经进行病因及抗凝治疗,DIC 未能得到良好控制有活动性出血或高度出血并发症危险者。DIC 中期微血栓形成仍在进行,抗凝治疗仍然必不可少,但因凝血因子进行性消耗引发临床出血征象,故该期在充分抗凝基础上,应进行补充血小板和凝血因子的替代治疗。

1.新鲜冷冻血浆(FFP) FFP 可提供 DIC 时所缺乏的凝血因子和 AT,FFP 输注可用于补充体内多种凝血因子缺乏。10～15ml/(kg·次),根据病情与实验检查结果可连续输注。输注 FFP 时需肝素化。

2.血小板悬液　　血小板计数低于 $20×10^9/L$,疑有颅内出血或临床有广泛而严重的脏器出血的 DIC 患者,需紧急输入血小板悬液,使血小板计数 $>20×10^9/L$。输入血小板的有效作用时间一般为 48 小时,可视病情重复输注。

3.纤维蛋白原　　适用于急性 DIC 有明显低纤维蛋白原血症或出血极为严重者。首剂 2～4g,静脉滴注,以后根据血浆纤维蛋白原含量而补充,以使血浆纤维蛋白原含量达到 1.0g/L 以上为度。由于纤维蛋白原半衰期达 96～144 小时,一般每 3 天用药一次。纤维蛋白原的输注应在肝素治疗情况下进行。

4.其他凝血因子制剂　　从理论上讲,DIC 的中、晚期,可出现多种凝血因子的缺乏,故在病情需要和条件许可的情况下,可酌用下列凝血因子制剂:①凝血酶原复合物(PCC):剂量为 20～40U/kg,每次以 5％葡萄糖液 50ml 稀释,要求在 30 分钟内静脉滴注完毕,每日 1～2 次;②因子ⅧC 浓缩剂:剂量为每次 20～40U/kg,使用时以缓冲液稀释,20 分钟内静脉输注完毕,1 次/日;③维生素 K:在急性 DIC 时的应用价值有限,但是在亚急性和慢性型 DIC 患者,作为一种辅助性凝血因子补充剂仍有一定价值。另外,近来有报道重组的激活因子Ⅶ在 DIC 治疗中亦可能发挥重要作用。

5.新鲜全血　　近年来全血输注已少用。

(四)纤溶抑制物

主要适应证:①DIC 的病因及诱发因素已经去除或基本控制,已行有效抗凝治疗和补充血小板、凝血因子,出血仍难控制;②纤溶亢进为主型 DIC;③DIC 后期,纤溶亢进已成为 DIC 主要病理过程和再发性出血或出血加重的主要原因;④DIC 时,纤溶实验指标证实有明显继发性纤溶亢进。应注意的是,除以上情况外,一般 DIC 患者不应使用抗纤溶治疗。这是因为,纤维蛋白沉积是 DIC 的一个重要的病理基础,抑制纤溶系统并不恰当。

主要制剂、用法和剂量:

1.氨基己酸(EACA)　　DIC 治疗一般用注射剂,每次 4～10g,以 5％葡萄糖液或生理盐水 100ml 稀释,维持剂量 1g/h,小剂量每日 5g 以下,中等剂量每日 10g 以下,大剂量每日可达 20g。本品快速静脉注射可引起血压下降,休克者慎用。

2.氨甲苯酸(抗血纤溶芳酸,PAMBA)　　每次 200～500mg 加于葡萄糖液 20ml 中,静脉注射,每日 1～2 次,或加于液体静脉滴注,每小时维持量 100mg。

3.氨甲环酸(止血环酸)　　DIC 时多用注射剂。用量为氨基己酸的 1/10,1～2 次/日,或静脉滴注,每小时维持量 0.1g。小剂量 0.5g/d,中等剂量 1.0g/d 以下,大剂量可达 2.0g/d。

4.抑肽酶　　抑肽酶系兼有抑制纤溶酶和因子 FX 等激活的作用,呈纤溶、凝血双相阻断,在理论上最适合于 DIC 的治疗。常用剂量每日 8 万～10 万单位,分 2～3 次使用。或首剂 5 万单位,随后每小时 1 万单位,缓慢静脉注射。

(五)溶栓治疗

溶栓治疗用于 DIC 的治疗尚在试验探索阶段。有人认为 DIC 是出血性疾病中唯一的溶栓治疗适应证。适应证:①血栓形成为主型 DIC,经前述治疗未能有效纠正者;②DIC 后期,凝血和纤溶过程已基本终止,而脏器功能恢复缓慢或欠佳者;③有明显血栓栓塞临床和辅助检查证据者。可试用单链尿激酶、t-PA 或乙酰化纤溶酶原-链激酶复合物。

(六)组织因子途径抑制物(TFPI)

TF 在 DIC 凝血启动中起关键作用,抑制 TF 活性对于 DIC 治疗可能有价值。在动物实验中,经内毒素注射后的实验动物,立即给予重组 TFPI,能显著抑制凝血因子和血小板消耗。在败血症患者中开展 TFPI Ⅱ 期临床试验显示了预期的治疗效果,但在 Ⅲ 期临床试验中,经 TFPI 治疗的患者存活率未显示有显著改善。

(七)抗细胞因子治疗

已有试验证明,IL-1 受体拮抗剂能阻断败血症 DIC 患者的凝血及纤溶过程。最近,有学者报道具有抗炎作用的 IL-10 可完全阻断受试者凝血与纤溶系统的改变。

DIC 的治疗是一个复杂而系统的综合措施,治疗原发病、去除病因是前提,抗凝治疗是阻断病理发展的重要环节,补充凝血物质、抑制纤溶是维持凝血、控制出血的重要手段。如何更好地选择不同的治疗原则和药物,既有赖于实验检查资料,更有赖于对具体病情的综合分析、判断及对病情主要矛盾的把握,这需要理论的指导更需要经验的积累。

【疗效与预后】

(一)疗效标准

1.痊愈

(1)引起 DIC 的基础疾病治愈或病情转为稳定。

(2)DIC 引起的出血、休克、血栓栓塞等症状体征消失,脏器功能不全恢复正常或回到 DIC 前的状态。

(3)血小板计数、纤维蛋白原含量、其他凝血试验和实验室指标恢复正常或回到 DIC 前的水平。

2.显效 以上三项指标中,有两项符合要求。

3.无效 经过治疗,DIC 症状、体征和实验室指标无好转,或病情恶化、死亡。

(二)预后与转归

取决于原发病治疗情况、DIC 的严重程度、抗凝治疗效果、配合治疗的合理性。死亡率:31%～86%,可因不同基础疾病而异。

(李举亨)

第十四节 遗传性易栓症

易栓症不是单一的疾病,而是指由于抗凝蛋白、凝血因子、纤溶酶原等遗传性或获得性缺陷或存在获得性危险因素而容易发生血栓栓塞的一种疾病状态。易栓症的血栓栓塞类型主要为静脉血栓。易栓症的发生机制造成易栓状态的因素可能是遗传性的,获得性的,或两者同时存在。遗传性易栓症是指由于基因突变导致抗凝蛋白缺乏、凝血因子缺陷、纤溶蛋白缺陷或代谢缺陷等引起的易栓状态。常见的遗传性易栓症主要包括抗凝血酶(AT)缺陷症、蛋白 C

(PC)缺陷症、蛋白S(PS)缺陷症、活化蛋白c抵抗(APCR)、凝血酶原G20210A、异常纤维蛋白原血症、凝血酶调节蛋白(TM)、富组氨酸糖蛋白血症、纤溶酶原激活剂抑制物过多症和高同型半胱氨酸血症等。其中抗凝血酶、PC和PS的缺乏是易栓症中最早发现的遗传缺陷,近年来研究发现,中国人群深静脉血栓形成患者中上述3种遗传缺陷发生率的总和为26.4%~35.7%,明显高于西方人群,其中PC和PS缺乏是中国人群中主要的静脉血栓症的危险因素。

一、遗传性蛋白C缺陷症

蛋白C抗凝系统是由凝血酶调节蛋白(TM)、蛋白C(PC)、蛋白S(PS)和蛋白C抑制物(PCI)所组成。PC是机体的一种主要抗凝物,为维生素K依赖性丝氨酸蛋白酶原。1977年Kisiet等发现PC,PC主要在肝脏中合成,半衰期为6~10h,含有461个氨基酸,人血浆PC由单链和双链分子(二硫键将轻链和重链连接在一起)混合构成。其抗凝机制涉及血浆蛋白和内皮表面的相互反应。作用于凝血因子Ⅴ、Ⅷ。PC必须在凝血酶与凝血酶调节蛋白(TM)形成复合物的作用下,并需蛋白S(PS)为辅因子,才能被激活成为活化的蛋白C(APC)而具有抗凝活性。遗传性蛋白C缺陷症是由于位于2号染色体(2q13-14)的编码PC的基因突变致PC的抗原和(或)活性减低所致的一种临床常见的遗传性易栓症,多为错义突变。本病为常染色体显性遗传,分纯合子与杂合子型。在血栓栓塞症中,发病率为2%~5%,而在年轻患者中可占10%~15%,杂合子PC缺陷症十分常见,发病率占人群中的0.2%~0.5%。遗传性PC缺陷症于1981年由Griffin等首次报道,以后全球各地均有发现。国内曾报道一个家族性PC缺陷症,在30例成员中检出4例PC活性低于50%的患者。

【临床表现】

1.纯合子型 一般由纯合子型基因缺陷引起(发生率为1/360000~1/160000),可导致早产,PC活性为1%以下的纯合子型患者,出生后即有内脏静脉血栓广泛形成及发生暴发性紫癜、皮肤及指、趾坏死,患儿多在早期死亡。PC活性在5%~20%的纯合子,发病年龄在11~45岁,但PC活性与血栓形成的倾向不完全呈正相关,血栓性静脉炎、深部静脉血栓形成、肺栓塞、脑静脉栓塞或皮肤微血管栓塞出现皮肤坏死等均为本病的常见表现。

2.杂合子型 发病率为1/300~1/200。其原因是杂合子携带者的含PC基因的染色体的一条链正常,另一条链有缺陷(自然突变或遗传所致)。表现为中等程度PC水平下降,但分娩或口服抗凝药物等凝血系统失衡状态下急剧下降。目前有携带杂合子新生儿发生脐带血栓、肾脏血栓、脑血栓的报道。PC活性约在50%的杂合子约有半数在40岁以前即有静脉血栓形成,血栓形成可为自发性,也可为继发性,手术、创伤、分娩和口服避孕药是常见诱发因素,肺栓塞是其最严重和常见的并发症。

【实验室检查】

目前,PC的检测一般可分为2大类:一类是对其抗原即含量的检测(PC:Ag),另一类是对其活性的检测(PC:C)。PC:Ag可以用火箭电泳法、放射免疫分析法和酶联免疫法(ELISA)等对PC的抗原进行定量分析。火箭电泳法特异性差、敏感性低且受抗血清制备规模的限制,因而有很大的局限性;放射免疫分析法需特殊仪器,一般实验室难以进行。因此一般采用特异性较高、较为简便的 ELISA 法测其含量。PC:C 的测定可以用活化部分凝血活酶时间(APTT)法和发色底物法(CSA)。APTT 法结果的判定往往以检验人员的经验而定,直接影响其准确性和重复性。CSA 则因采用较特异性的发色底物,使操作简便易行,结果准确且重复性好。PC:Ag 及 PC:C 具有相同的临床意义,世界卫生组织(WHO)推荐的 PC 检测方法为 CSA。参考值为 APTT 法 87.06%～113.42%,发色底物法 64%～147%。PC 抗原(PC:Ag)测定常采用火箭免疫电泳法,参考值为 82.4%～122.6%。另外,有家族史者还应行基因缺陷分析。

【诊断与分型】

1.诊断标准

(1)静脉血栓形成或无症状。

(2)常染色体显性遗传。

(3)纯合子、杂合子或双重杂合子。

(4)PC:Ag 降低或正常。

(5)PC:C 降低。

2.分型 分 2 型,根据 PC 的功能和水平,将本病分为 I 型和 II 型。I 型,最常见,由于 PC 合成减少或功能正常分子的稳定性降低导致 PC 活性和抗原平行降低;II 型,由于异常 PC 分子的合成导致 PC 活性降低而抗原正常或前者较后者降低的更多。II 型又可将 PC 活性降低者分为 II a 型,正常者为 II b 型。

【鉴别诊断】

主要与获得性 PC 缺乏症鉴别,后者①无阳性家族史;②有肝病、维生素 K 缺乏症、华法林抗凝治疗、血浆置换、手术后状态、DIC、病毒或细菌感染、感染性休克、ARDS、癌症化疗等;③实验室检查显示 PC:Ag 和 PC:C 呈平行性下降。

【防治】

对无症状的杂合子患者无需预防性治疗,但应避免血栓形成的诱发因素,如应注意防止各种类型的创伤以免长期制动,鼓励长期卧床的患者适度活动小腿肌肉,发挥肌肉"泵"的作用。此外,在长时间乘车、乘飞机和上网时,应定时站立活动防止下肢深静脉血栓形成。

有血栓形成者可应用低分子肝素序贯华法林抗凝治疗,因华法林类药物治疗可引起维生素 K 依赖凝血因子 II、VII、IX、X 及 PC、PS 减少,而 PC 得半衰期短,比其他凝血因子先降低,因此治疗后可促发高凝状态,引起皮肤血管内血栓形成、皮肤坏死。故采用华法林治疗宜从小剂量开始(2～3mg/d)。逐渐加量达到有效抗凝剂量后停用肝素,必要时在口服华法林初期加用新鲜冰冻血浆、含有高浓度 PC 的 PC,制剂,使血浆 PC 水平达到 20%～30% 正常值,并定期补充保持 PC 水平,纯合子型遗传性 PC 缺陷症患者应进行预防性治疗,常用药物为低分子肝素;有血栓者形成除常规溶栓治疗外,还应给予 PC 制剂,一般以静脉滴注0.5～1.0U/kg 可使血浆 PC 活性提升 1% 计算。另外有严重血栓形成的病例,可酌情使用尿激酶溶栓治疗。

二、遗传性蛋白 S 缺陷症

1977 年 Discipio 等人在人血浆中首次发现蛋白 S(PS),PS 主要由肝实质细胞、内皮细胞、巨核细胞、人睾丸间质细胞及脑细胞合成,其在血浆中的浓度约为 25mg/L,半衰期是 42h,是一种相对分子质量为 71000 的维生素 K 依赖性蛋白,由 635 个氨基酸组成。在血液中以两种形式存在:一种是无活性的结合型,与经典补体途径中的一种调节因子补体 C4b 结合蛋白(C4b-BP)结合,按 1:1 比例形成复合物,约占 60%,另一种是有活性的游离型,约 40% 的蛋白 S 以游离形式存在,具有 APC 辅因子的活性。PS 在生理抗凝血的调节过程中起着非常重要的作用。它作为活化的蛋白 C(APC)的一个非酶性的辅因子结合在磷脂表面,加速 APC 灭活因子Ⅴa、Ⅷa,在纯化系统中,PS 通过抑制凝血酶及因子 X 的活性,活化与因子Ⅷ结合的复合物,表现出 APC 非依赖性抗凝活性。

遗传性蛋白 S 缺陷症(HPSD)是由于位于 3 号染色体(3q11.1-11.2)的编码蛋白 S(PS)的基因突变或多态性导致游离型 PS 含量和(或)活性降低而导致的一种易栓症。是一种常染色体显性遗传性疾病,在先天性易栓症的家族中占 10%。1984 年由 Comp 等首次报道,目前全球报道不下 400 个家族,国内报道一个有血栓倾向家族的 47 名成员中,检出 9 例 PS 缺陷症。本症患者有反复静脉血栓形成的危险,较正常人增加 2.4 倍。

【临床表现】

遗传性蛋白 S 缺陷症分为纯合子型和杂合子型。PS 缺陷症患者发生血栓栓塞的危险性随着年龄增大而增加。临床表现大多为静脉血栓和肺栓塞。PS 是凝血的抑制素,其缺乏可以造成全身各部位血栓形成。临床上主要以复发性静脉血栓形成为主,可累及多个部位,如腹部、肺、肾、脾等。表现为动脉血栓的也不少见,可以出现脑梗死、心肌梗死,并被认为是缺血性脑卒中的可能危险因素。其发病年龄多在 30~40 岁。研究发现,中青年静脉血栓患者中蛋白 S 缺乏发生率最高达 14.9%;在青年脑梗死的病因中,10% 归因于血液异常,其中 PS 缺乏占 3%。因而在青年静脉血栓或脑梗死而病因不明时,应进行蛋白 S 检查;或在有家族性血栓史的年轻人中查找蛋白 S 可能的基因突变或基因多态性,寻找隐基因性卒中,有利于对这类病人的预防并治疗。另外,PS 缺陷也是反复流产的病因之一。

纯合子或复合杂合子的患者一般在出生后表现为暴发性紫癜而死亡,但也有个别的报道纯合型或复合杂合型首次发生血栓年龄较晚,可迟至 10~20 岁。另外,血浆蛋白 S 浓度并不是 PS 缺陷症患者发生血栓表现的主要决定因素,该类患者是否有血栓形成除蛋白 S 缺陷之外,还与共同存在的多态性位点、环境危险因素(妊娠、口服避孕药、肝脏疾病、肾病综合征等)有关。

【实验室检查】

目前,PS 的检测一般可分为 2 大类,一类是对其抗原即含量的检测(PS:Ag),另一类是对其活性的检测(PS:C)。游离型 PS 抗原和活性降低为本症主要的特征,而血浆总的 PS 可以降低或正常。PS:Ag 可以用火箭电泳法、放射免疫分析法和酶联免疫法(ELISA)等对 PS 的抗原进行定量分析。因为只有游离蛋白 S 具有活化蛋白 C 辅因子活性,总蛋白 S 的这部分最具有临床意义。蛋白 S 活性一般以正常%来表示,并存在明显的性别差异,已证明,男性的总 PS 和游离 PS 浓度较年龄相当而未口服避孕药的女性高,而未服避孕药的妇女又较口服避孕药的妇女浓度高。以上三种人群的游离 PS 水平的正常参考值分别为:男性 109%±20%,未服用避孕药妇女为 90%±20%,服用避孕药妇女为 86%±17%。出生后 6～9 个月儿童已达成年人水平,在对 PS 活性测定结果的解释中,应注意某些疾病及药物的影响。利用免疫学含量测定法测定总的和游离的蛋白 S 抗原,确定了蛋白 S 缺乏的 3 种类型。Ⅰ型蛋白 S 缺乏:总的和游离的蛋白 S 抗原水平都减少(量的缺乏);Ⅱ型蛋白 S 缺乏:仅有蛋白 S 活性降低(质的缺乏);Ⅲ型蛋白 S 缺乏:总蛋白 S 抗原水平在正常范围内,而游离蛋白 S 抗原的水平减少。相同的突变在不同的病人可导致Ⅰ型或Ⅲ型缺乏,即Ⅰ型、Ⅲ型缺乏可能是同一疾病的表现型。另外,有家族史者还应行基因缺陷分析。

【诊断与分型】

1.诊断标准

(1)常染色体显性遗传,年轻患者发病。

(2)临床表现或无症状或血栓形成,以静脉血栓形成多见,部位在股静脉、腓静脉、肠系膜静脉或肺栓塞,动脉血栓形成少见。

(3)血浆总 PS 和(或)游离 PS 含量下降或正常。

(4)血浆 PS:C 下降。

2.分 3 型(Bertina 分型)　蛋白 S 缺陷症主要是游离型 PS 的含量及活性下降所致。根据 Bertina 的分型标准可以分成三型,其中Ⅰ型占 70%左右。

【鉴别诊断】

主要与获得性 PS 缺陷症鉴别。①感染:感染状态时,血浆 C4b-BP 可上升至正常水平的 4 倍,C4b-BP 是一个急性时相蛋白,在炎症时大量合成。因而使游离蛋白 S 明显低于正常;②口服避孕药、妊娠:雌激素可降低 PS 合成、增加 C4b 结合蛋白(C4b-BP)合成,减少游离型 PS;③维生素 K 拮抗药:可减少 PS 的羧基化,使其功能下降;④化疗:在基因水平影响 PS 的表达;⑤肾病综合征,游离型 PS:Ag 自肾脏排出增多而致 PS:C 降低。

【防治】

目前无特异的方法。一般参照遗传性蛋白 C 缺陷症进行治疗。多用华法林、肝素等药物。在没有血栓形成的时候,应注意避免外伤、感染及口服避孕药;有血栓形成的患者,对于已有深静脉血栓形成的患者,治疗目的是防止血栓延展和肺栓塞形成,预防血栓复发和血栓后综合征。治疗的主要措施是抗凝。肝素及华法林可作为血栓形成的抗凝药物。英国血液学会建议,蛋白 S 缺陷引起的急性静脉血栓栓塞患者不需要更强烈的抗凝治疗,开始用普通肝素或低分子肝素抗凝治疗至少 5d,然后对非孕妇患者改用口服抗凝剂维持治疗 6 个月,使国际标准化比值控制在 2.0～3.0,只有在抗凝治疗过程中血栓再次复发才需要将该比值适当调高。但 Alexander 等认为遗传性蛋白 S 缺陷症患者在第一次发生血栓后应延长抗凝治疗时间,口服华法林 2～3 年或无禁忌证的情况下,应终身服用华法林。但长期服用华法林有引起皮肤坏死的报道。

在基因治疗领域,蛋白 S 的抗血栓因子的 CDNA 已经被克隆,并且在实验动物中取得了一定的成功,但在人体内开展血栓基因治疗,还需进行大量工作。

三、遗传性抗凝血酶缺陷症

HAD 是由于抗凝血酶(AT)基因异常导致 AT 缺陷所引起的一种临床常见易栓症。本症由 Egeberg 1965 年首先报道,发病率为 1∶2000～1∶5000。本病在欧美的发病率接近于血友病。近年来采用较敏感的肝素辅因子试验对 4000 名苏格兰献血者调查,发病率为 1/350,其中大多无临床症状,上述结果提示正常人群中包括部分 AT 异常者,但不一定有血栓危险性,在静脉血栓患者中仅 4% 为 AT 缺乏。

抗凝血酶是血浆中最重要的抗凝物质之一,在过去的文献中被称为抗凝血酶Ⅲ(AT-Ⅲ),是一种 60kDa 的糖蛋白,由肝脏内合成,血浆浓度约 2.3μmol/L,半衰期为 2～3d。AT 是一种丝氨酸蛋白酶抑制物家族成员,通过共价键形成无活性复合物而致凝血酶、因子Ⅸa、Ⅹa、Ⅺa、Ⅻa 灭活。它的作用占血浆中全部抗凝血酶活性的 70%～80%。当它与肝素结合后,与凝血酶的亲和力可增加 100 倍,对凝血酶的灭活作用增强。

遗传性抗凝血酶缺陷症(HAD)是一种常染色体显性遗传型疾病,其遗传基因位于 1q23～25,全长 15kb。男女患病机会相等,以杂合子多见,杂合子 AT 水平为 40%～70%。父母患本病则子女发病可能性约为 59%,阴性家族史不能除外自发变异的先天性缺陷症,当蛋白试验结果不能肯定时,以单倍体分析法测定其等位基因的变异将有助于本病诊断,同时做家系调查。

【临床表现】

本病主要表现是静脉血栓(60%),常见部位为下肢深部静脉、髂静脉、股静脉和浅静脉,其次是盆腔静脉、上腔静脉、肠系膜静脉、肝静脉和门静脉等,其中肝静脉和门静脉血栓可产生巴德-吉亚利综合征。动脉血栓少见,40% 的患者伴发肺栓塞。虽然各年龄都可发生,但约 2/3 的患者的首次发病在 10-35 岁,中位数 20 岁,15 岁以下发病率占 10%。约 85% 的患者在 50 岁以前至少发生过一次血栓栓塞。血栓发生的常见诱因有手术、妊娠和分娩、口服避孕药、创伤、感染等,但约 1/3 无诱因。对年轻血栓患者、复发性血栓或家族好发倾向者,是否值得进行实验室筛选,尚无统一意见,英国血液学会建议对年龄 40～45 岁静脉血栓、复发性静脉血栓或血栓性静脉炎、不寻常部位的血栓、明显血栓家族史或反复习惯性流产者进行病因调查,低 AT 活性水平有诊断价值。

【实验室检查】

临床上,AT 缺陷症的主要筛选方法是测定血浆 AT 功能活性,血浆 AT 活性通常以正常的 % 或 U/ml 来表示。规定 1ml 正常血浆含有 AT 活性 1.0U,成人正常参考范围为 80%～120%(0.8～1.2U/ml,无明显性别差异。出生 90～180d 的儿童即可达到成年人的水平。在对 AT 功能活性检测结果做出解释时,必须考虑一些临床相关因素以及是否使用过特定药物,因为一些药物会影响 AT 的活性,导致测定结果升高或降低。常采用凝血酶($F \text{Ⅱa}$)和活化凝血因子 X($F X a$)的发色底物法测定 AT 活性水平。由于抗原水平对某些 Ⅱ 型缺陷症病例价值不大,故血浆 AT 抗原水平的检测不能作为本症的主要筛选方法,本症实验室检查如下:

1.血浆肝素辅因子活性降低(正常参考值范围为 84%～128%)。

2.血浆 AT 活性降低(发色底物法正常值参考范围为 78%～140%,凝固法为 0.38～0.98U/ml,空班法为 77%～104%)。

3.血浆 AT 抗原含量降低(火箭免疫电泳法正常参考值范围 79%～120%)。

4.交叉免疫电泳测定可见 AT 异常分子。

【诊断与分型】

1.诊断标准

(1)常染色体显性遗传。

(2)血栓形成或无症状,静脉血栓形成较动脉血栓形成多见。

(3)血浆 AT 抗原降低或正常。

(4)血浆 AT 活性降低。

2.分型　分 2 型。根据现行命名法则,可将本病分为 2 型。Ⅰ 型属经典型缺陷症,患者不能合成 AT,为 AT 合成障碍,故 AT 抗原量及活性均降低,Ⅱ 型为 AT 的分子结构异常,本型血浆中半数 AT 为变异蛋白,故抗原量正常但活性减弱。交叉免疫电泳中见慢峰,与肝素形成的复合物无活性。根据其分子缺陷的部位不同,又可分为 3 种亚型。Ⅱa:其缺陷位于 AT 与凝血酶的作用点,又称为 Ⅱ RS 型;Ⅱb:其缺陷位于 AT 与肝素的作用点,又称为 Ⅱ HBS 型;Ⅱc:呈多态性遗传缺陷,即 AT 存在多部位分子缺陷,又称为 Ⅱ PE 型。

【鉴别诊断】

主要与获得性 AT 缺陷症鉴别,鉴别要点如下,后者:①无阳性家族史。②有基础疾病和情况。生理性减少:早产儿、新生儿、老年人;消耗性减少:DIC、严重全身感染、妊娠、产后、妊娠期脂肪肝、HELLP 综合征、先兆子痫、手术及术后;肾脏疾病:肾病综合征;肝脏疾病:急性肝衰竭、慢性肝病、肝硬化、原发及继发性肝癌;胃肠道疾病:炎症性肠病;药物:肝素、左旋门冬酰胺酶、口服避孕药、雌激素受体抑制药三苯氧胺等;血浆稀释:血液透析、血浆置换、体外循环等;其他:糖尿病、贝赫切特综合征(白塞病)等。

【防治】

除了出生时即诊断为重型纯合子型 AT 缺陷症婴幼儿外,其他年龄段的 AT 缺陷症患者一般不主张长期进行预防性处理。AT 缺陷症并发血栓患者可应用肝素、华法林、AT 替代治疗、溶栓药及雄激素制剂。

1.肝素　是 AT 并发静脉血栓急性期的主要治疗手段。普通肝素的有效抗凝需维持 APTT 1.5～2 倍延长,也可应用低分子肝素。皮下注射低分子肝素及静脉滴注普通肝素这两种给药方式之间在疗效和安全性上无明显差异,但门诊低剂量肝素方案费用较低。

2.口服抗凝药　华法林口服抗凝,常在肝素治疗同时或后期应用,以抵消华法林治疗一周内诱发的短暂高凝期,以免诱发或加重血栓,其抗凝强度采用 INR 做监测,首次发作或妊娠后期的血栓使 INR 值在2.0～3.0,治疗至少 3～6 个月。

3.AT 替代治疗　在 AT 缺乏症时,AT 浓缩剂是一种有效的替代性治疗,但较标准抗凝治疗并不显示更为有效。在威胁生命的血栓形成期,或者在伴明显肝素耐药的病例,由于肝素耐药导致肝素用量过大而血浆 AT 水平仍偏低,此时应用 AT 浓缩剂是适宜并且合理的,一般 1U/kg 可使血浆 AT 活性提高 1%～1.5%。另外在手术前或分娩后,应用 AT 浓缩剂能迅速提高血浆中 AT 水平,使其保持在正常50%以上。

4.溶栓药　对伴明显肺栓塞或其他重要部位的静脉或动脉血栓形成均为使用指征,通常于栓塞发病 48～72h 使用尿激酶溶栓最佳。

5.雄激素　达那唑、司坦唑醇等雄性激素可提高血浆 AT 水平。

四、抗活化蛋白 C 症

抗活化蛋白 C 症(APCR)是指 APTT 试验中加入与未加入活化蛋白 C 相比,APTT 不延长或不明显延长的现象。研究发现,FV 基因 1691 位点突变(G→A),使 506 位的精氨酸被谷氨酰胺替代,称为 FV Leiden 或 FVR506Q,使 APC 对 FV 的灭活作用明显减弱而造成血液高凝状态,这种凝血因子对 APC 的不反应或反应降低称为 APCR。APCR 的发生率在欧洲、美国等地区的普通人群中为 2%～5%,在瑞典南部甚至高达 10%。据报道,在遗传性易栓症中,此种缺陷占 33%～64%,比遗传性蛋白 C、遗传性蛋白 S、抗凝血酶缺陷的总和高出 10 倍。95% 的 APCR 的本质是 FV 发生了突变,即 FV Leiden。

【临床表现】

1.主要为静脉血栓形成。

2.着发年龄 18～53 岁。

3.部分患者有获得性危险因素,如感染、妊娠、口服避孕药、自身免疫性疾病、恶性肿瘤、高同型半胱氨酸血症,抗 APC 抗体或 APC 抑制物、狼疮性抗凝物等。

4.遗传方式为常染色体显性遗传,分为纯合子型和杂合子型。

【诊断与鉴别诊断】

1.诊断参考标准

(1)有静脉血栓形成或无症状。

(2)用改良法测得的抗活化蛋白 C 比值(APC-SR)正常人为(2.6±0.3),杂合子为 1.7±0.2(1.4～2.1),纯合子为 1.2。

(3)FV 基因分析,APCR 值阳性者中有的为 FV Leiden。由于 APC-SR 试验是在 APTT 试验中加入活化蛋白 C 的条件下进行的,这项试验可受到除 FV Leiden 外其他许多因素的影响,比如蛋白 S、狼疮抗凝物、因子Ⅱ、Ⅷ、Ⅹ 缺乏、华法林治疗等。因此,APCR 阳性者不一定就是 FV Leiden 突变,但 APCR 阳性者中应做因子Ⅴ基因分析。

2.鉴别诊断　依赖实验室检查可区别 PC、PS、AT 等其他抗凝因子缺陷症。而获得性抗 APC 多继发于抗磷脂抗体综合征,可检测到抗心磷脂抗体和狼疮抗凝物,且无阳性家族史,还可见于感染、妊娠、口服避孕药、自身免疫性疾病、恶性肿瘤、高同型半胱氨酸血症,抗 APC 抗体或 APC 抑制物等。

【治疗】

对发作深静脉血栓形成或肺栓塞的患者应给与标准的治疗,即急性期应用肝素或低分子肝素,然后华法林长期保护性预防。低分子肝素 5000U,皮下注射,12h 1 次,在 INR 范围 2～3 时,华法林可有效防止血栓栓塞复发。华法林应持续应用 6 个月以上。血栓形成期用华法林抗凝最初 3～5d 应与肝素同用。静脉血栓栓塞患者服用抗凝药引发出血的风险每年为 1%～3%,致死率为 0.2%～0.4%。

五、先天性异常纤溶酶原血症

先天性异常纤溶酶原血症是由于先天性纤溶酶原活性降低或含量下降所导致的一种易栓症。是一种常染色体显性遗传病。出生后 2 个月即可发病,多见于 20～30 岁,临床上主要表现为静脉血栓反复发作,以 DVT、PTE 多见,其次为脑梗死、肠系膜血栓形成等。外伤、手术、妊娠及分娩均可诱发血栓形成。

【分型】

Ⅰ型为低纤溶酶原血症,纤溶酶原含量下降而活性正常,Ⅱ型为异常纤溶酶原血症,其纤溶酶原含量正常,而活性降低。

【临床表现】

1.可见反复发作的静脉血栓形成,例如深部静脉、肺栓塞、脑梗死、矢状窦静脉血栓形成、视网膜静脉血栓形成、胎盘静脉血栓形成等少见部位的血栓形成。或有自发性流产。动脉血栓不典型。

2.初发年龄多在 20～30 岁。也可在 60 岁以上发病。

3.外伤、手术、妊娠、分娩等应激状态易诱发血栓形成。

4.创伤愈合缓慢。

5.在Ⅰ型患者中,大量的纤维蛋白沉积于口腔、呼吸道、消化道及女性生殖道而有相应症状。沉积于眼睑可发生木质结膜炎,双侧结膜有红或黄白色肿块假膜,木质硬度。

6.儿童患者可发生第 4 脑室囊性扩张,阻塞性脑积水为 Dandy-Walker 畸形。

【实验室检查】

主要为纤溶酶原活性降低而含量多正常。发色底物测定法正常值为 75%～119%,杂合子为正常值的 40%～60%,纯合子仅为 5%。

【诊断与鉴别诊断】

1.诊断参考标准

(1)静脉或动脉血栓形成,或无症状。

(2)常染色体显性遗传。

(3)纯合子或杂合子,血栓形成主要见于杂合子。

（4）血浆纤溶酶原含量降低或正常。

（5）纤溶酶原激活药作用时，纤溶酶原转变为纤溶酶的速度减慢。

（6）纤溶酶原活性降低。

（7）交叉免疫电泳多无异常。

（8）纤溶酶原激活药的含量与活性多无异常。

2.鉴别诊断　其他易栓症需要各自的相关实验室检查明确可鉴别。获得性纤溶酶原活性下降，如肝脏疾病所致的纤溶酶原减少。

【治疗】

1.预防血栓形成，口服抗凝药华法林 3～4mg/d，用 1～3d，维持剂量为 2.5mg/d。促进纤溶酶原合成：司坦唑醇（2mg 3/d），达那唑（0.2mg 3/d）。肝素预防血栓形成，一般为低分子肝素 5000U 皮下注射，每 12h。术前 2h 及术后 5d 内静脉注射小剂量肝素或肝素。术前 6 周及术后 10d 口服苯乙双胍 50mg/d 和乙烯雌醇 8mg/d 可能有效。

2.血栓形成后治疗，在给予 t-PA、SK 或 UK 同时给予正常血浆或纤溶酶原制剂。

3.对木质结膜炎者可局部或系统给予纤溶酶原，亦可手术切除。

六、高同型半胱氨酸血症

高同型半胱氨酸血症（高 Hcy 血症）是指血浆或血清中的 HCY 水平升高，它以还原型胱氨酸（氧化型）、高半胱氨酸-高半胱氨酸及高半胱氨酰-胱氨酸二硫化物混合氧化等形式存在，在血液中呈游离和蛋白结合体两种，前者约占 20％，后者约占 80％，两者统称为总同型半胱氨酸。高 Hcy 血症是动脉和静脉阻塞性疾病的独立危险因子，是心脑血管疾病发生尤以年轻患者的高危因素，亦与妊娠并发症、神经管畸形、精神病及老年人认知能力降低有关。原发性者为常染色体隐性遗传，多种基因缺陷导致半胱氨酸不能转变为半胱硫醚或甲硫氨酸造成血浆高 Hcy。获得性者病因众多：维生素 B_6、B_{12}、叶酸缺乏，吸烟、酗酒、肾脏病、肝脏病、甲状腺功能减退、糖尿病、肿瘤、药物（茶碱、苯妥英钠、甲氨蝶呤等）。

【临床表现】

主要表现为动脉（冠状动脉、脑动脉、肾动脉、周围动脉）和深静脉血栓形成。孕妇可发生先兆子痫、反复流产、胎盘早剥，胎儿可有神经管缺陷。

【诊断】

高同型半胱氨酸血症诊断的金标准是检查空腹同型半胱氨酸。目前比较公认的参考范围是 5～15μmol/L。>15μmol/L 被认为是高同型半胱氨酸血症（HHcy）。HHcy 按 Hcy 浓度分为：轻度 16～30μmol/L，中度 31～100μmol/L，重度 >100μmol/L。临床上，重度 HHcy（>100μmol/L），常系遗传性酶缺陷的纯合子，轻中度则较多见。对年轻心脑血管病患者应查 Hcy。

【治疗】

避免吸烟、药物不良反应；限制甲硫氨酸（Met）和动物蛋白的摄入量。有病因治疗原发病,停用可疑药物。

1.一线治疗　对于维生素缺乏所致的 HHcy 患者,目前临床中多联合使用维生素 B_6 维生素 B_{12} 和叶酸进行治疗。另有研究成果提示,补充 B 族维生素可能更适于由于饮食及不良习惯导致的维生素缺乏所致 HHcy 的治疗,虽然对于遗传因素引起的 HHcy 也有治疗作用,但效果不如前者明显。口服叶酸的推荐剂量为 $0.5\sim5mg/d$。该剂量可降低 HCY 血浓度达 25%,口服叶酸 $5\sim15mg/d$,均可使血浆叶酸水平升高,进一步增大叶酸剂量并不能使 Hcy 水平进一步下降。维生素 B_{12} 口服 $0.5mg/d$,可使 Hcy 水平降低 7%。维生素 B_6 长期服用,$10mg/d$。对 Met 负荷后可采用 $100\sim250mg/d$。若与叶酸合用,几乎可使 Hcy 降至正常水平。甜菜碱是甲基供体,参与 Hcy 的再甲基化途径。在 Met 负平衡时,Hcy 可被甜菜碱 HCY 甲基转移酶再甲基化生成 Met,补充甜菜碱可降低 Hcy 水平,其疗效与叶酸和维生素 B_6 相当。按病情使用溶栓药、抗血小板药物、抗凝药。

2.二线治疗

(1)Hcy 生物效应拮抗药——牛磺酸:牛磺酸是 Hcy 生物效应的内源性拮抗药。补充牛磺酸可能抑制 HHcy 和高蛋氨酸血症的发展,并且抑制高脂饮食对血浆 tHcy 和蛋氨酸水平的影响。

(2)基因治疗:基因治疗 HHcy 的一个很重要的形成机制是遗传因素,代谢关键酶的遗传缺陷或基因突变可导致血浆 Hcy 水平升高,故基因治疗将是最根本和最有效的方法。目前该方法正处于研究之中。

(3)其他:如雌激素替代治疗(HRT)药物、他莫昔芬,腺苷脱氨酶抑制药、中药如通心络胶囊等亦可酌情选用。

应注意:①长期服用大剂量叶酸会干扰锌的代谢;②长期应用叶酸治疗的老年患者需检测其体内维生素 B_{12} 水平;③肾脏疾病晚期,叶酸即使增量至 $15mg/d$,仍不可能使 Hcy 水平降至正常;④根据患者体内叶酸、维生素 B_{12} 的不同水平有针对性地补充特定的维生素,避免由于某种维生素过量而引起的不良反应。

(牛占恩)

第十五节　血栓性疾病

血栓形成是指在一定条件下,血液有形成分在血管或心脏内膜局部形成栓子的过程。依血栓组成成分可分为血小板血栓、红细胞血栓、纤维蛋白血栓、混合血栓 4 种。血栓栓塞是血栓由形成部位脱落,在随血流移动的过程中,部分或全部堵塞某些血管,引起相应器官或系统缺血、缺氧、坏死(动脉血栓)及瘀血、水肿(静脉血栓)的病理现象。这两种病理过程所引起的疾病,临床上称为血栓性疾病。

【流行病学】

据资料报道,静脉系统的血栓占成年人尸解总数的 25%,动脉系统的血栓占 16%,微血管内血栓则高达 37.6%。

【病因】

本病的病因及发病机制十分复杂,迄今尚未完全明确,但近年的研究表明血栓性疾病的发生、发展主要与下列 6 种因素有关。

1.血管内皮损伤　当血管内皮细胞因机械(如动脉粥样硬化)、化学(如药物)、生物(如内毒素)、免疫及血管自身病变等因素受损伤时,可促使血栓形成。其发病机制为:①内皮损伤、内皮细胞 TF 过度表达及释放,外源性凝血途径激活;②血管完整性破坏,FⅫ激活,内源性凝血途径启动;③血小板黏附、聚集、释放反应增加;④内皮细胞受损,ET 释放,致血管收缩、血流受阻。

2.血小板数量增加,活性增强　各种导致血小板数量增加、活性增强的因素,均有诱发、促进血栓性疾病发生的可能性,如血小板增多症、机械、化学、生物及免疫反应等导致的血小板破坏加速等。其致病机制与激活凝血反应等密切相关。目前认为,血小板因素在动脉血栓形成(如心肌梗死)的发病中有更为重要的地位。

3.血液凝固性增高　在多种生理及病理状态下,人体凝血活性可显著增强,表现为某些凝血因子水平升高或活性增加,如妊娠、高龄及创伤感染等所致的应激反应、高脂血症、恶性肿瘤等。而高凝状态是血栓性疾病的发病基础。

4.抗凝活性减低　人体生理性抗凝活性减低,是血栓形成的重要条件。引起人体抗激活性减低的常见原因有:①AT 减少或缺乏;②PC 及 PS 缺乏症;③由 FⅤ等结构异常引起的抗蛋白 C 现象(APC-R)。近年研究发现,在欧美白种人反复发生深部静脉血栓形成或有阳性家族史的深部静脉血栓形成(DVT)患者中,APC-R 的发生率高达 60%;④肝素辅因子Ⅱ(HC-Ⅱ)缺乏症等。

5.纤溶活力降低　①纤溶酶原结构或功能异常,如异常纤溶酶原血症等;②纤溶酶原激活剂(PA)释放障碍;③纤溶酶活化剂抑制物过多。这些因素导致人体对纤维蛋白的清除能力下降,有利于血栓形成及扩大。

6.血液流变学异常　各种原因引起的血液黏滞度增高,红细胞变形能力下降等,均可导致全身或局部血流淤滞、缓慢,为血栓形成创造条件。如高纤维蛋白原血症、高脂血症、脱水、红细胞增多症等。它可通过以下机制促进血栓形成:①红细胞聚集成团,形成红色血栓;②促进血小板与内皮的黏附及聚集,增强血小板活性;③损伤血管内皮,启动凝血过程。

【分类】

依血栓组成成分可分为血小板血栓、红细胞血栓、纤维蛋白血栓、混合血栓 4 种。

按血管种类可分为动脉性、静脉性及毛细血管性血栓。

【临床表现】

1.静脉血栓形成以下肢深静脉血栓形成最为多见,常见于深静脉如腘静脉、股静脉、肠系膜静脉及门静脉等。多为红细胞血栓或纤维蛋白血栓。主要表现如下。

(1)血栓形成的局部肿胀、疼痛。

(2)血栓远端血液回流障碍:如远端水肿、胀痛、皮肤颜色改变、腹水等。

(3)血栓脱落后栓塞血管引起相关脏器功能障碍,如肺梗死的症状、体征等。

2.动脉血栓形成多见于冠状动脉、脑动脉、肠系膜动脉及肢体动脉等,血栓类型早期多为血小板血栓,随后为纤维蛋白血栓。临床表现如下。

(1)发病多较突然,可有局部剧烈疼痛,如心绞痛、腹痛、肢体剧烈疼痛等。

(2)相关供血部位组织缺血、缺氧所致的器官、组织结构及功能异常,如心肌梗死、心力衰竭、心源性休克、心律失常、意识障碍及偏瘫等。

(3)血栓脱落引起脑栓塞、肾栓塞、脾栓塞等相关症状及体征。

(4)供血组织缺血性坏死引发的临床表现,如发热等。

3.毛细血管血栓形成常见于 DIC、TTP 及溶血尿毒症综合征(HUS)等。临床表现往往缺乏特异性,主要为皮肤黏膜栓塞性坏死、微循环衰竭及器官功能障碍。

【并发症】

组织缺血性坏死及微循环障碍等。

【辅助检查】

1.有关测定高凝状态的指标

(1)血管内皮细胞 t-PA/PAI、6-酮 PGF。

(2)血小板数量、黏附功能、聚集功能、释放功能(ATP、βTG、PF4 等)、促凝活性(PF3)、TXB_2、丙二醛、白三烯、cAMP 和 cGMP。

(3)凝血:试管法凝血时间、部分凝血活酶时间(KPTT)、凝血酶原时间、纤维蛋白肽 A 和肽 B。

(4)抗凝:AT-Ⅲ、蛋白 C 和蛋白 S、优球蛋白溶解试验、纤维蛋白降解产物测定。

(5)血流状态:全血及血浆黏度增高、血细胞比容增加、红细胞和血小板电泳、红细胞变形性下降。

(6)其他:血栓弹力图。

上述一些血液学指标在方法学的对照和结果判别等方面需作适当考虑,不少项目结果可受生理和药物因素影响,且正常对照值变异也大,有些方法不易标准化,故需做多项检查、进行综合分析及动态观察,方能正确判断高凝状态意义。

2.确定血栓形成部位的检查

(1)血管造影术:了解血栓的部位、大小、形状。对已形成的血栓有较高诊断价值,但它是一种创伤性检查,对早期血栓形成的诊断敏感性差。

(2)多普勒超声检查:该检查简便,属非创伤性,但不能发现小血栓,若动脉壁有钙质沉着或手术瘢痕时,声波传导会受影响。

(3)CT 或磁共振:它是目前诊断血栓定位正确率最高的检查,值得推广使用。

(4)[125]碘-纤维蛋白原试验对近期发生的血栓准确性、灵敏度较高。

(5)电阻抗体积描记法多用于检查下肢静脉血栓形成,但不能区别是血栓还是非血栓形成的阻塞。

【诊断】

1.存在高凝或血栓前状态的基础疾病:如动脉粥样硬化、糖尿病、肾病、妊娠、易栓症、近期做过手术及创伤、长期使用避孕药等。

2.各种血栓形成及栓塞的症状体征。

3.影像学检查:如血管造影、多普勒血管超声 CT、MRI、ECT 及电阻抗体积描记法等。

4.血液学检查:可根据上述血栓形成的个主要因素留意结合患者病情选择相关项目科学进行检查。

【鉴别诊断】

1.下肢深静脉血栓形成与急性动脉栓塞鉴别:急性动脉栓塞常表现为单侧下肢的突发疼痛,与下肢静脉血栓有相似之处,但急性动脉栓塞时肢体无肿胀,主要表现为足及小腿皮温厥冷、剧痛、麻木、自主运动及皮肤感觉丧失,足背动脉、胫后动脉搏动消失,有时股、腘动脉搏动也消失,根据以上特点,鉴别较易。

2.下肢深静脉血栓形成与急性下肢弥散性淋巴管炎鉴别:急性下肢弥散性淋巴管炎发病也较快,肢体肿胀,常伴有寒战、高热,皮肤发红,皮温升高,浅静脉不曲张,根据以上特点,可与下肢深静脉血栓相鉴别。

3.凡因术后、产后、严重创伤或全身性疾病卧床病人,突然觉小腿深部疼痛,有压痛,Homans 征(直腿伸踝试验)阳性,首先应考虑小腿深静脉血栓形成。但需与下列疾病作鉴别:急性小腿肌炎,急性小腿纤维组织炎,小腿肌劳损,小腿深静脉破裂出血及跟腱断裂。后者均有外伤史,起病急骤,局部疼痛剧烈,伴小腿尤其踝部皮肤瘀血、瘀斑,可以鉴别。

4.急性动脉血栓形成与急性动脉栓塞鉴别:急性动脉血栓形成多数为动脉粥样硬化基础上继发血栓形成,造成急性动脉缺血。鉴别诊断要点为:①起病不如动脉栓塞急骤,肢体苍白、发冷的平面较为模糊。②既往有慢性动脉缺血的病史,如间歇性跛行及由动脉供血不足引起的营养障碍性改变。③动脉造影可见广泛的粥样硬化、动脉管壁不光滑、不规则扭曲、节段性狭窄或闭塞、已有较多的侧支形成等表现,与动脉阻塞同时存在。

5.夹层动脉瘤:较少见。主动脉夹层动脉瘤累及一侧或双侧髂动脉,可导致下肢动脉急性缺血。通常夹层动脉瘤的症状较突出,患者有高血压、剧烈的背部或胸部疼痛等症状。

【治疗】

1.治疗基础疾病。

2.一般治疗　卧床休息,肢体静脉血栓形成者应抬高患肢。

3.对症治疗　包括镇痛、纠正器官功能衰竭。

4.抗凝治疗

(1)肝素主要用于近期发生的血栓性疾病。通常有三种给药方案。

①小剂量:24h 成年人用量为 0.6 万~1.2 万 U,每隔 8~12h 深部皮下注射 0.25 万~0.5 万 U,可不必实验室监测。

②中剂量:24h 总量 2 万~4 万 U,持续静脉滴注,或每隔 4h 静脉注射 0.5 万 U,或每隔 6h 静脉注射0.75万 U。

③大剂量：是中剂量用量的 1 倍左右。肝素疗程一般不超过 10d，大剂量或用于预防时应尽可能缩短疗程。

使用剂量较大时须逐步减量后再停药。近年来不少学者推荐小剂量的给药方案，特别用于预防性用药，血栓形成早期以及易有 DIC 出血倾向的疾病，如流行性出血热，急性早幼粒白血病、肝病等。

（2）AT：主要用于 AT 缺乏症及 DIC 患者，可增强肝素的抗凝效果，减少肝素所致的出血并发症。常用剂量为 1500U/d，静脉滴注，3～5d 为一个疗程。

（3）香豆素类：通过与 VitK$_1$ 竞争，阻断 VitK$_1$ 依赖性凝血因子的生物合成。主要用于血栓性疾病的预防，及肝素抗凝治疗后的维持治疗。常用者为华法林，首剂 10～15mg/d，分次口服，随之 5～10mg/d，以 PT 作为监测指标调节用药量，使 PT 延长 1.5～2.0 倍为宜，近年以国际正常化比值（INR）作为监测指标，更具科学性，维持 INR 值在 2～3 为最佳治疗剂量。

（4）水蛭素：目前使用的为基因重组水蛭素，为特异性抗凝血酶制剂，以不良反应少为其优点。用法为 0.005mg/(kg·h)，持续静脉滴注，4～8d 为 1 个疗程。

5.抗血小板药物治疗

（1）阿司匹林：通过抑制环氧化酶、阻断花生四烯酸代谢、减少 TXA$_2$ 生成而发挥抗血小板聚集作用。主要用于血栓性疾病的预防及肝素应用后的维持治疗。常用剂量为每日 150～300mg，分次服用。目前阿司匹林已被普遍应用于心脑疾病，降低了心肌梗死复发率和病死率，可降低一过性脑缺血（TIA）患者脑卒中发生率。

（2）双嘧达莫：通过抑制磷酸二酯酶或增加腺苷环化酶活性，提高血小板内 cAMP 水平而抑制血小板聚集，还有增加血管前列环素（PGI$_2$）生成及抑制血小板 TXA$_2$ 生成的作用。成年人剂量为 0.2～0.4g/d，分次口服或静脉滴注，小剂量可与阿司匹林合用。不良反应为血管性头痛、恶心、呕吐、疲乏感。

（3）噻氯匹定：为特异性抗血小板聚集剂。作用机制为：①阻滞血小板纤维蛋白原受体与纤维蛋白的结合；②增强腺苷环化酶活性，提高血小板内 cAMP 水平；③稳定血小板膜；④减少 TXA$_2$ 合成。常用剂量为 250～500mg/d，顿服或分次日服，可连用 5～7d 或更长时间。

6.溶栓治疗 主要用于新近血栓形成或血栓栓塞的治疗。动脉血栓最好在发病 3h 之内进行，最晚不超过 6h，静脉血栓应在发病 72h 内实施，最晚不超过 6d。

（1）尿激酶（UK）：通过激活纤溶酶原而发挥溶栓作用。由于被其激活的纤溶酶可同时降解血中的纤维蛋白原，故限制了其临床应用。剂量及用法：首剂 4000U/kg，静脉注射，随之以 4000U/h 持续静脉滴注，1～3d 为一个疗程。

（2）组织型纤溶酶原激活剂（t-PA）：由于其两个环状结构对纤维蛋白具有强大的亲和力，故用药后可选择性激活血栓中的纤溶酶原，发挥溶栓作用。剂量及用法：首剂 100mg，静脉注射，随之以 50mg/h 持续滴注，共 2h，第 2～3 天可酌情减量。

（3）单链尿激酶型纤溶酶原激活剂（scu-PA）：本制剂对结合于纤维蛋白的纤溶酶原具有较高的亲和力，故其局部溶栓作用强于 UK，又可减少血中纤维蛋白原的过度降解。常用剂量为 80mg，60～90min 内静脉滴注，每日 1～2 次，每疗程 3～5d。

7.介入疗法及手术治疗　介入疗法及手术治疗对重要脏器(如心、脑)新近形成的血栓或血栓栓塞(动脉血栓6h,静脉血栓6d),可通过导管将溶栓药物注入局部,以溶解血栓,恢复正常血供。此法在急性心肌梗死的治疗中已取得了极大成功。对陈旧性血栓经内科治疗效果不佳而侧支循环形成不良者,可考虑手术治疗,即手术取出血栓或切除栓塞血管段并重新吻合。

【注意事项】

1.肝素无效时应考虑以下原因并予纠正。

(1)病因未去除。

(2)大量血栓已形成,如DIC晚期。

(3)血中AT-Ⅲ、HCⅡ缺乏或耗竭。

(4)严重酸中毒、缺氧时肝素灭活。

(5)大量血小板破坏释出抗肝素的血小板第4因子和凝血酶敏感蛋白。

(6)并用四环素、链霉素、新霉素、多黏菌素、庆大霉素、头孢霉素、洋地黄、抗组胺药物等可减弱肝素作用。

2.肝素主要不良反应是出血、血小板减少。过敏反应多因制剂不纯所致。长期用药可引起注射部位皮肤坏死和骨质疏松。肝素所致的血小板减少症发生率约为5%。轻型为肝素对血小板的直接作用所致,用药2~4d内发生,停用后很快恢复。重型因肝素依赖性抗血小板抗体引起血小板聚集所致,初用者4~15d内发生,再次用药在2~9d出现,常伴有血栓栓塞和出血,预后不佳。因此肝素使用中必须动态监测血小板数量变化,必要时停用。

3.对阿司匹林的应用剂量问题一直有所争论,由于抑制血栓烷A_2(TXA_2)所需的阿司匹林浓度低于前列环素(PGI_2)。故有人选择一种对PGI_2形成影响最小,又能完全抑制TXA_2形成的阿司匹林剂量,以提高其抗栓作用而减轻不良反应。目前国外推荐剂量为150~350mg/d;但国内一些研究报告为50~75mg/d亦已够降低血栓发生率了。

4.溶栓治疗的监测指标。

(1)血纤维蛋白原,应维持在1.2~1.5g/L水平以上。

(2)血FDP检测,以使其在400~600mg/L为宜。

(牛占恩)

第五章 淋巴瘤

第一节 霍奇金淋巴瘤

霍奇金淋巴瘤(HL,以前称 Hodgkindisease,译为何杰金病)是恶性淋巴瘤的一个独特类型。其特点为:①临床上病变往往从一个或一组淋巴结开始,逐渐由邻近的淋巴结向远处扩散。原发于结外淋巴组织的少见。②瘤组织成分多样,但都含有一种独特的瘤巨细胞即 Reed-Sternberg 细胞(R-S 细胞)。R-S 细胞来源于 B 淋巴细胞。

【流行病学】

1.欧美国家多发,可高达 45% 左右。在我国和日本发病率较低。

2.两个发病年龄高峰,分别在 15～34 岁和 50 岁以后,第一个高峰在我国和日本不明显。

【病因】

霍奇金淋巴瘤至今病因不明,EB 病毒的病因研究最受关注,约 50% 患者的 RS 细胞中可检出 EB 病毒基因组片段。已知具有免疫缺陷和自身免疫性疾病的患者霍奇金淋巴瘤的发病危险增加。单卵孪生子霍奇金淋巴瘤患者其同胞的发病危险高 99 倍,可能是由于对病因存在相同的遗传易感性和(或)相同的免疫异常。本病的病因及发病机制尚待进一步研究。

【分类】

1.淋巴细胞为主型(LP) 各年龄均可发病,男性多于女性,通常较为局限,仅累及颈部或腋窝淋巴结。临床分期多为Ⅰ期或Ⅱ期,伴随症状不常见,此型又可分为结节型和弥漫型。

(1)结节型:肿瘤呈结节性或结节性与弥漫性兼有的排列方式,其中以小淋巴细胞和(或)组织细胞为主。肿瘤细胞以多倍型 R-S 细胞为主,典型 R-S 细胞少见。嗜酸性粒细胞、浆细胞甚少或缺乏。

(2)弥漫型:细胞呈弥漫排列,成分与结节型相同,但上皮样组织细胞较为常见。上皮样组织细胞特别丰富时,显示出类似肉芽肿的组织。

2.结节硬化型(NS) 此型多见于青年女性,常伴有纵隔病变,预后较其他亚型为好,主要特征为:纤维组织增生很明显,淋巴结被膜增厚,大量胶原伸进淋巴结内分隔肿瘤呈不规则结节或团块状。肿瘤细胞以陷窝型 R-S 细胞为主,可伴单核形 R-S 细胞。

3.混合细胞型(MC) 为最典型的霍奇金瘤,相当于肉芽肿型。好发年龄为 50 岁,男女发病率相等,白种人好发,颈淋巴结肿大,可累及腹腔及盆腔淋巴结,有明显全身症状。此型的细胞成分最为复杂,肿瘤细胞与背景细胞量基本接近。主要特点为:典型的 R-S 细胞及霍奇金细胞均易见到;包括各种非瘤性的反应性增生细胞;可见不同程度弥漫性或灶性纤维化。

4.淋巴细胞消减型(LD) 此型主要发生于老年男性,患者常有发热、贫血、肝脾大,病变进展快,预后差。可分为弥漫纤维化型和网状细胞型。

(1)弥漫纤维化型:肿瘤细胞以多形性 R-S 细胞为主,也可见霍奇金细胞。病变中成纤维细胞增生明显,可见嗜酸性无定形的蛋白质,PAS 阳性但无成熟的胶原。

(2)网状细胞型:以多形性 R-S 细胞为主,伴霍奇金细胞。淋巴细胞明显减少,肿瘤内有一定的网状纤维及不同程度的弥漫性纤维化。

【临床表现】

由于本病病变部位和范围不尽相同,临床表现很不一致,常有多样性变化。

1.淋巴结肿大

(1)浅表淋巴结肿大:大多数 HL 以淋巴结病变起病,表现为无痛性淋巴结肿大。一般首发症状为颈部或锁骨上淋巴结肿大,左侧多于右侧,其次为腋下、腹股沟淋巴结肿大。肿大淋巴结质坚而有弹性,早期互不粘连,以后肿大淋巴结可相互融合,并与深部组织粘连,此时失去其移动性,但一般与表面皮肤无粘连。

(2)深部淋巴结肿大:深部淋巴结肿大主要引起压迫症状,其表现与被压器官和程度有关。肿大的纵隔淋巴结压迫食管、气管、上腔静脉等可引起纵隔肿瘤综合征;肺浸润、肺不张、胸腔积液,导致呼吸困难、吞咽困难、声音嘶哑和上腔静脉综合征。腹腔淋巴结受累肿大,可引起腹痛、腹块、恶心、腹泻、肠梗阻等胃肠功能失调症状。后腹膜淋巴结肿大一般表现为长期不明原因的发热,往往使诊断发生困难。如果压迫输尿管可引起肾盂积水。如果脊神经根受累或肿大淋巴结压迫脊髓,可发生下肢软弱无力,大小便困难,甚至截瘫。肝门淋巴结肿大压迫胆总管可引起黄疸。

2.结外病变 淋巴结外淋巴组织及其他脏器发生的 HL 极少数为原发性,多数为继发性。

(1)肝脾大:脾脏病变多见于 HL,约占 1/3,常同时伴有腹腔淋巴结病变。脾体积的大小不能作为 HL 累及的依据,临床上脾不肿大者30%已有 HL 累及,而肿大的脾可能没有病灶。肝大者占 10% 左右,一般见于疾病晚期,肝的侵犯往往来自脾转移。肝严重累及者可发生黄疸、腹水,甚至肝衰竭而死亡。肝、脾受累往往需要剖腹探查术和脾切除术才能确诊。

(2)胸部病变:在淋巴瘤的肺部病变中,HL 最常见,发病率为 15%~40%,以 NS 多见,而 LP 及 LD 相对较少。病变多由胸腔内 HL(如纵隔、胸腔内 HL)累及肺实质或胸膜,多见于女性和老年人。临床上可表现为刺激性干咳和咳痰、气促、胸闷、发热等阻塞性肺炎表现;也可表现为咯血,呼吸衰竭,少数可出现声音嘶哑或上腔静脉综合征。胸腔积液往往提示胸部已经广泛病变,是预后不良的征象。

(3)皮肤损害:较少见,一般出现在疾病晚期。皮肤病变有特异性和非特异性两种。特异性病变发生在真皮内,网状组织恶性增生,并有不同程度的反应性肉芽肿。其临床表现为皮内结节、剥脱性红皮病、蕈样霉菌病等,皮肤活检可以证实。非特异性病变仅表现为丘疹样病变,如瘙痒、丘疹、湿疹、带状疱疹等。累及皮肤通常说明病变已进入Ⅳ期,预后很差。

(4)骨骼病变:甚少见。多见于胸椎、腰椎、骨盆,肋骨与颅骨次之。病变多为溶骨性病变。临床表现为骨骼疼痛、压痛、病理性骨折、骨肿瘤,甚至截瘫等。骨骼 X 线片、MRI、^{99m}Tc 核素扫描及疼痛局部的骨髓穿刺和活检等有助于诊断。

(5)神经系统病变:中枢神经系统损害多发生在晚期,其中以脊髓压迫最常见。脑膜浸润并不多见,主要发生在脑底,小脑和脊髓。临床可表现为头痛、颅内压增高、癫痫样发作、颅神经麻痹等。脑实质病变极少见,发生率为 0.25%~0.5%。

(6)胃肠道病变:胃肠道累及常继发于腹膜后淋巴结转移,HL 较 NHL 少见。病变好发顺序为回肠、盲肠、直肠、空肠、十二指肠及结肠。症状有腹痛、腹块、呕吐、呕血、黑粪等,常被误诊为胃肠道肿瘤。

(7)其他部位损害:扁桃体肿大可致咽痛、吞咽困难和咽部异物感。鼻咽部肿瘤可致鼻塞、头痛、鼻出血、耳鸣、听力障碍等。偶可累及心脏和胸腺,心包积液几乎均与相邻的纵隔肿块有关,提示可能有局部侵犯。

3.全身症状　可有不明原因的发热、乏力、食欲缺乏、盗汗、体重减轻、全身瘙痒等。晚期常有贫血和恶病质。HL 早期即可有发热,表现为周期性热型,称为 PEL-EBSTEIN 热,此为 HL 特征性症状之一。一般年龄稍大的男性较多,发热原因可能与肿瘤进入血循环有关。

【并发症】

1.骨受累可产生疼痛并有椎骨成骨细胞病损("象牙"椎骨);罕见的是溶骨性病变伴有压缩性骨折。

2.由于肿块而致的肝内外胆管堵塞可发生黄疸。

3.骨盆或腹股沟淋巴阻塞可引起下肢水肿。

4.气管支气管受压能发生严重的呼吸困难和喘鸣。肺实质的浸润可似肺叶硬化或支气管肺炎,并可引起空洞或肺脓肿。

5.白血病:绝大多数并发急性非淋巴细胞白血病(ANLL),包括急性粒细胞白血病及急性红细胞白血病,但以急性粒细胞白血病最为多见。其临床特征:发生白血病前数周或数月有全血细胞减少症,红细胞呈巨幼样变,周围血出现幼红细胞、染色体变化发展迅速,治疗往往无效。存活期一般小于 1 年。在 HL 终末期还可见在 R-S 细胞白血病。目前认为,HL 现代治疗中最严重的远期并发症即为与治疗相关的 ANLL 和骨髓增生异常综合征(MDS),尤其是烷化剂的应用,已被视为主要因素。ANLL 的发生以停药前 2 年的危险性最高。

6.ITP 和自身免疫性溶血性贫血:HL 可引起不同程度的贫血和血小板减少,也可伴有特发性血小板减少性紫癜(ITP)和自身免疫性溶血性贫血,但较少见。

7.甲状腺疾病:较少见。HL 并发的甲状腺疾病多在 HL 治疗后,可表现为甲状腺功能亢进症、甲状腺功能降低症、甲状腺癌等。

【辅助检查】

1.病理活检　淋巴结活检,应选择颈部、腋下或腹股沟的肿大淋巴结,要求完整切除,并做淋巴结印片及细胞形态学观察。当累及其他组织如皮肤等也可做活检和印片。肝、脾穿刺涂片及病理检查如有适应证,也可予以考虑。

2.血常规 无特异性表现。约10%患者有小细胞低色素性贫血,偶有伴有抗人球蛋白试验阳性的溶血性贫血。白细胞数多正常,少数轻度或明显增多,伴中性粒细胞增多。晚期患者常有白细胞和淋巴细胞的减少,嗜酸性细胞的增加。血小板多正常。伴ITP时,可有减少。并发白血病时,可有白血病的血象特点。

3.骨髓象 早期正常,约有3%HL患者骨髓涂片中可找到R-S细胞,对诊断有特殊价值,但呈R-S细胞白血病者极为罕见,骨髓活检发现R-S细胞的阳性率高于涂片,可达9%～22%。并发ANLL时可显示白血病骨髓象的特点。

4.血沉 血沉在活动期增快,缓解期正常。治疗后仍有不能解释的血沉增快,提示HL仍在进展,不仅有早期复发的可能,而且预后亦差。故血沉可预测HL患者早期复发及预后。

5.其他化验 血清β_2-微球蛋白在广泛病变者高于局限性病变者,其升高是预后不良的征兆。血清铁蛋白(SF)在有症状者高于无症状者,活动期增高,缓解期下降,复发时又增高。中性粒细胞碱性磷酸酶(NAP)、血清碱性磷酸酶(AKP)及血清乳酸脱氢酶(LDH)随病情进展而增高。血清蛋白电泳测定约半数晚期病例显示γ球蛋白含量减少。血清α_2-球蛋白升高。早期有40%患者IgG、IgA稍高,而IgM减少。CRP(C反应蛋白)、C3也可增高。

6.X线 典型HL胸部病变常表现为前纵隔双侧不对称的淋巴结肿大影,轮廓清楚,边缘可呈直线状或波浪状,密度均匀无钙化。侧位胸片见肿瘤位于中纵隔的中上部。继发性肺淋巴瘤除见纵隔及肺门淋巴结肿大外,可见自肺门向周围肺间质呈放射状浸润性病变,通常左右不对称,侵犯肺实质时,表现为结节状影,多见于中下肺野,大小形态不一。也可呈大块状实变影,实变病灶可坏死而形成空洞,洞壁厚薄不一,不具特征性。支气管受侵可致阻塞表现为肺不张的X线特征。约有30%侵犯胸膜表现为胸腔积液。骨X线可表现为溶骨性破坏或溶骨与硬化均有的混合性改变,有时可见病理性骨折,均为非特异性表现。胃肠道淋巴瘤通过钡剂造影可见腔内不规则充盈缺损,局部不规则的狭窄或扩张,有时可出现龛影,局部僵直,蠕动减弱或消失,较难与消化道肿瘤相鉴别。

7.淋巴管造影 是检查HL患者腹膜后或盆腔淋巴结相当精确的方法。在淋巴管造影检查淋巴瘤表现为淋巴管增大,数目增多,边缘正常而其内部结构表现为大小不一、数目不等的充盈缺损,呈泡沫状或粗网眼状改变,晚期整个淋巴结被侵占可出现增大淋巴结的边缘为纤细致密环状影,淋巴管被肿大淋巴结压迫而移位、改道、输入段扩张,可能出现侧支循环和排空延迟等征象。

8.超声 可了解患者腹膜后淋巴结及肝脾大情况。

9.CT和MRI CT扫描能清楚显示肺病灶及与邻近组织的关系,也可了解肺门或纵隔壁淋巴结受侵情况。MRI易于显示胸腔内肿大淋巴结,肺实质成像较差。

10.剖腹探查和脾切除术 目的在于阐明腹腔病变,准确地进行分期与分型。

【诊断】

1.诊断标准

(1)临床表现

①无痛性淋巴结肿大。

②肿大的淋巴结引起相邻器官的压迫症状。

③随着病程进展,病变侵犯结外组织,如肝、脾、骨、骨髓等,引起相应症状。

④可伴有发热、消瘦、盗汗、皮肤瘙痒等全身症状。

（2）实验室检查

①可有中性粒细胞增多及不同程度的嗜酸性粒细胞增多。

②血沉增快和中性粒细胞碱性磷酸酶活性增高,往往反映疾病活跃。

③在本病晚期,骨髓穿刺可能发现典型的 Reed-Sternberg 细胞（以下称 R-S 细胞）或单个核的类似细胞。

④少数患者可并发溶血性贫血,Coombs 试验阳性或阴性。

（3）病理组织学检查：系诊断本病的主要依据,即发现 R-S 细胞。典型的 R-S 细胞为巨大多核细胞,直径 $25\sim30\mu m$,核仁巨大而明显；若为单核者,则为 Hodgkin 细胞。在肿瘤细胞周围有大量小淋巴细胞、浆细胞、组织细胞等炎性细胞浸润。

2.临床分期 见表 5-1。

表 5-1 淋巴瘤的 AnnArbor 分期法

分期	病变范围
Ⅰ	病变涉及单个淋巴结区（Ⅰ）,或一个淋巴结以外的器官或部位（IE）
Ⅱ	病变涉及横膈一侧 2 个或 2 个以上的淋巴结区（Ⅱ）
	或伴有淋巴结外局部器官或局部组织的侵犯（ⅡE）
Ⅲ	病变小及横膈两侧淋巴结区（Ⅲ）或伴有脾涉及（ⅢS）
	或伴有淋巴结外局部器官或组织涉及（ⅢE）
	或两者均受侵犯（ⅢSE）
Ⅳ	弥漫性或播散性累及 1 个或更多淋巴结外器官组织,伴或不伴淋巴结侵犯

注：①E 表示在淋巴结外的组织或器官病变,且是由邻近的淋巴结病灶直接蔓延的结果。②凡肝或骨髓活检有侵犯者均属Ⅳ期。③根据全身症状有无分为 A 或 B。A 表示无全身症状,B 表示有全身症状。全身症状包括发热、盗汗和（或）6 个月内不明原因的体重减轻 10％。④淋巴结区：膈肌以上包括咽淋巴环、颈部、纵隔或肺门、锁骨上区或胸部、滑车上与臂部。膈肌以下包括脾、主动脉旁、髂部、腹股沟与股部、肠系膜、腘窝

【鉴别诊断】

1.淋巴结结核 常局限于颈部两侧,肿大淋巴结彼此融合,与深部组织及皮肤粘连,有时干酪样软化,破溃成窦道而长久不易愈合。同时伴有低热、盗汗。红细胞沉降率快、结核菌素试验强阳性,淋巴结穿刺或活检可找到朗格汉斯细胞或上皮样细胞。

2.白血病 从血及骨髓象就可作出诊断,但究竟为淋巴细胞白血病还是淋巴肉瘤细胞白血病需结合病史、临床及实验室检查进行鉴别。

3.淋巴结转移癌 有原发病灶的表现,淋巴结活检有助于鉴别。

【治疗】

1.治疗原则

（1）ⅠA、ⅡA：扩大照射,膈上用斗篷式,膈下用倒"Y"字式。

（2）ⅠB、ⅡB、ⅢA、ⅢB、Ⅳ：联合化疗＋局部照射。

2.放射治疗

（1）放射野及剂量

①放射野：a.斗篷野，包括颈部、锁骨上下、腋窝、纵隔、肺门淋巴结。上缘两侧乳突尖通过上颌骨下缘上 1cm 处的连线，下缘在 T_7 下缘；b.倒"Y"野，包括从膈下淋巴结至腹主动脉旁、盆腔及腹股沟淋巴结，同时照射脾区。

②剂量：30～40Gy，3～4 周为一个疗程。

（2）放疗并发症

①放射性肺炎：发生率约为 10％。在老年患者，有肺、心血管疾病及合并使用化疗者较易发生。治疗常用激素、抗生素及对症治疗。

②放射性心包炎：在常规放疗时发生率较低，在大纵隔肿物或在放疗前后全身情况较差者，也有部分患者发生。临床表现与一般渗出性心包炎相似，治疗原则遵循渗出性心包炎的治疗原则。

③放射性骨髓炎：为可逆性损害，但也可发展为永久性损害。患者多在放疗后 3～6 个月出现症状，表现为低头时触电发麻感，由颈后传至双下肢。体检无阳性体征。治疗常用血管扩张药及神经营养药物。

④实体瘤：如肺癌、乳腺癌。

⑤心脏损害：使急性心肌梗死的危险增加 3 倍（斗篷野照射）。

⑥不育：照射卵巢、睾丸时易发生。

3.化疗

（1）可选用的化疗方案

（2）选择方案原则

①为防止 MOPP 方案诱发的继发性白血病和不育症的不良反应，多采用环磷酰胺代替氮芥而成为 COPP 方案，此为国内常用方案。

②ABVD 对初治 HL 患者总的 CR 率与 MOPP 相似，但对结节硬化型的疗效较 MOPP 为佳，因没有烷化剂存在，故不致引起第二肿瘤和不育症，但缺点是心脏的不良反应大。

③两组互不交叉耐药的方案交替治疗晚期 HL 患者，CR 率和生存率均优于单一方案的连续使用。但交替方案恶心、呕吐反应较单一方案重，目前认为交替方案适用于预后较差的患者（如 NS 型，有症状，肿瘤负荷大），而无症状的其他组织亚型则可用单一方案，以避免强烈化疗不良反应。

④联合化疗方案最初应用于 HL 进展期，但近年来倾向于把有效联合化疗使用于 HL 早期（Ⅰ、Ⅱ期）。如 MOPP 对无症状者有较好疗效，其结果优于单用放疗。有些学者认为对有纵隔肿块、有症状、淋巴结外病变的患者，应用化疗加放疗可显著降低其复发率。但迄今为止大部分文献报道放疗加化疗治疗早期病例仅可增高无复发生存率，减少照射范围及强度，而总的生存率并不高。将放疗与化疗综合治疗应用于 HLⅢ期患者可提高患者存活率。

⑤维持治疗：国内一般在 CR 后继续用药 2～3 年。国外资料表明，维持治疗并不能改善

生存情况,主张采用联合化疗方案获得 CR 后,继续用同一方案 2 个疗程,无必要采用维持治疗。

⑥复发病例治疗:如首次 CR 时间长于 12 个月,可再用首次诱导缓解的方案治疗,如首次 CR 期不足 12 个月,可用无交叉耐药的第二线方案。对于原用化疗取得缓解达到或超过 12 个月,复发在淋巴结或肺部,放疗常可奏效。对于首次复发,年龄小于 50 岁,无纵隔放疗史,骨髓无肿瘤侵犯证据者,可用自体骨髓移植(ABMT)来缓解。

4.自体骨髓移植(ABMT)

(1)时机选择

①首次缓解期。

②首次诱导缓解失败,部分缓解期。

③首次复发后移植:未进行再次强化治疗;再次强化治疗后(对化疗敏感,对化疗耐药)。

④二次复发后移植:未进行再次强化治疗;再次强化治疗后(对化疗敏感,对化疗耐药)。

⑤晚期患者的移植。

(2)影响预后的因素:①移植时患者对化疗的敏感性;②移植时患者的病情;③移植前的化疗次数;④移植时最大肿块的体积;⑤病灶组织硬化情况;⑥移植前的病程等。

5.手术治疗　仅在某些特殊情况,如脾功能亢进,局限的胃肠道病变或甲状腺病变时,可做手术摘除,并辅以其他疗法,效果颇佳。

6.干扰素　干扰素具有抗病毒、抗肿瘤及免疫调节作用。用法 $0.1\sim1.0mg/(m^2 \cdot d)$,共 5 天,2 周为一个疗程,休息 2 周后再进行第二疗程,直至病情缓解。

【注意事项】

1.主要不良预后因素　包括年龄≥50 岁、B 症状(主要指发热、消瘦)、纵隔或脾巨大肿块病变(巨大肿块指肿块最大直径≥10cm,纵隔巨大肿块指后前位胸部 X 线片肿块最大直径≥胸椎 5～6 水平胸腔内径的 1/3)、病变≥3 个。

2.预防　预防病毒感染,如 EB 病毒、成年人 T 淋巴细胞病毒、HIV 病毒等,在秋季节防治感冒,加强自身防护,克服不良生活习惯。去除环境因素,如避免接触各种射线及一些放射性物质。避免接触有关的毒性物质,如苯类、氯乙烯、橡胶砷、汽油、有机溶剂涂料等。防治自身免疫缺陷疾病,如各种器官移植后免疫功能低下状态,自身免疫缺陷疾病,各种癌症化疗后等。保持乐观、自信的健康心态,适当体育锻炼,有助于机体免疫功能的稳定和及时清除外来因素的侵袭。

(余海青)

第二节　脾边缘带淋巴瘤

脾边缘带淋巴瘤,又称脾 B 细胞边缘带淋巴瘤(SMZL)或者伴血循绒毛淋巴细胞脾淋巴瘤(SLVL),属于成熟 B 淋巴细胞淋巴瘤。其病理学特点是:小淋巴细胞围绕并替代了脾脏白髓的生发中心,使滤泡套区消失,并与边缘带区相融合,边缘带区则由大细胞以及散在的转化的淋巴母细胞构成。小细胞和大细胞均侵犯脾脏红髓。本病除脾脏外,脾门淋巴结和骨髓经常受累,外周血中常可以出现带有绒毛的淋巴细胞,即为淋巴瘤细胞,肝脏也可受累,但很少累及外周淋巴结。脾边缘带淋巴瘤是一种少见的、中老年发病的淋巴系统肿瘤,大多数患者年龄超过 50 岁,男女比例相当。有部分学者报道,本病与丙型肝炎病毒(HCV)有关。

【临床表现】

主要为脾增大(77%～100%),少数有肝大,并有疲乏、无力、腹部不适等。可以伴有免疫性血小板减少或免疫性溶血性贫血。但外周淋巴结肿大和结外浸润极为罕见。25%～60%的患者表现有淋巴瘤的 B 症状(发热、盗汗、体重减轻)。

【实验室检查】

1.血象   白细胞增高多＞$40×10^9$/L,少数可减少。多数患者有淋巴细胞绝对值增高,涂片可以发现外周血绒毛淋巴细胞有诊断特异性,比小淋巴细胞大,胞质量中等,蓝染或天蓝色,偶有少许嗜天青颗粒和空泡,有分布不均的短绒毛状突起,常集中于一端,核圆或椭圆亦可分叶或切迹,染色质细密,核周有淡染区,可有核仁,MPO、SBB、PAS、NSE 阴性,ACP 阳性可被酒石酸抑制。超微结构无核糖体板层复合物,毛状突起短。少部分患者可以有贫血和(或)血小板减少。

2.骨髓象   骨髓受累比外周血受累更为常见,有学者认为几乎所有脾大的患者都会出现骨髓受累。细胞形态以小细胞为主,细胞常带有短绒毛,但也有部分患者的淋巴瘤细胞表现为浆细胞样。活检无荷包蛋样或蜂窝状特征,以结节性浸润常见,网硬蛋白不增加。

3.免疫表型   slgM$^+$、IgD$^+$、CD79a$^+$、CD20$^+$、CD19$^+$、CD22$^+$、FMC7$^+$、CD5$^-$、Cyclin D1$^-$、Annexin A1$^-$、CD103$^-$、CD10$^-$、BCL6$^-$、CD23$^-$、CD25$^-$、CD11c$^-$。

4.细胞遗传学与分子生物学   大约 40%的患者具有 7q31-32 的等位基因缺失。可有 Ig 重排和轻链重排。

5.其他   大约 1/3 的患者可以出现少量的单克隆免疫球蛋白(M 蛋白),主要为 IgM,但很少出现高黏血症和高丙种球蛋白血症。抗人球蛋白试验可阳性,梅毒血清试验可假阳性。

【诊断与鉴别诊断】

脾边缘带淋巴瘤的确定性诊断通常来自脾脏切除或活检后的病理证实。虽然骨髓和外周血涂片中可以见到绒毛淋巴细胞,但并非存在于所有患者,也并非本病特有。同时本病的细胞表型也没有特异性,因此,对于临床符合的患者,如果在骨髓和(或)外周血中发现免疫球蛋白轻链限制型(单克隆)小淋巴细胞浸润,在排除其他小 B 细胞肿瘤以后才可以诊断本病。诊断 SLVL 较易可根据:①脾明显增大,病理示白髓浸润为主;②PB 出现数量不等的绒毛淋巴细胞(≥10%),绒毛多限于细胞一端;③细胞组化染色 ACP 阳性,MPO 等阴性,免疫表型为 B 细胞:CD19、CD20、CD22、79a 阳性,CD5、23、25、10 阴性。

本病肿瘤细胞为小细胞性,需要与其他小 B 细胞淋巴瘤/白血病相鉴别,如 SLL/CLL、套细胞淋巴瘤、毛细胞白血病等。本病肿瘤细胞 CD5$^-$(区别于 CLL),CyclinD1$^-$(区别于套细胞淋巴瘤),AnnexinA1$^-$、CD103$^-$(区别于毛细胞白血病),CD10 和 BCL6$^-$(区别于滤泡淋巴瘤）。SLVL 还需与伴嗜碱性毛淋巴细胞脾红髓淋巴瘤（SRPL-BL）区别,后者毛细胞胞质量不等,嗜碱性,宽底毛状突起,分布不均,核圆或椭圆,染色质致密核仁小或无,免疫表型不同于SLVL 者为 CD11c⁺、CD103⁺。脾病理示弥漫性红髓浸润,白髓萎缩或消失,有假血窦形成。

【治疗】

1.脾边缘带淋巴瘤是一种惰性淋巴瘤,进展缓慢,5 年总体生存率能达到 65%～80%,同时对用于其他惰性淋巴瘤的化疗药物反应较差。因此对于无症状并且血象正常的患者可仅给予临床观察。

2.对于有症状的患者,脾切除不但具有确诊意义,而且还可以使多数(90%)患者获得血液学改善,延长生命。有报道,脾脏切除可以使患者受益长达数年。

3.对于那些无法手术,或不愿意接受手术的患者可行脾脏放疗或利妥昔单抗±联合化疗可以取得类似或更优的治疗效果。联合应用嘌呤类似物或许可以进一步提高治疗效果,但有待进一步证实。

4.对于那些合并 HCV 感染的患者,应给予抗 HCV 治疗。有报道,应用干扰素 α-2b 加或不加抗病毒药物,在抗 HCV 的同时可以使本病获得缓解。

（余海青）

第三节　黏膜相关淋巴组织结外边缘区 B 细胞淋巴瘤

黏膜相关淋巴组织（MALT）有先天性的结构,如小肠和阑尾;有继发性的淋巴组织如胃黏膜、甲状腺、咽结膜等处的淋巴组织,其中胃肠道最常见。MALT 淋巴瘤是可发生于淋巴结外任何部位的一种低度恶性 B 细胞淋巴瘤,占 NHL 的 7%～8%,是第 3 位常见的 NHL,约占边缘区 B 细胞淋巴瘤的 50%～70%,是边缘区 B 细胞淋巴瘤中最常见的类型。

一、流行病学

本病多见于成年人,平均发病年龄 61 岁,女性略高于男性,男女比例 1∶1.2。在意大利东北部有较高的胃 MALT 淋巴瘤发病率,在中东、南非的好望角区以及其他赤道、亚赤道区可以见到一种特殊的亚型,即免疫增殖性小肠疾病(IPSID),曾被称为 α 重链小肠病。

二、病因和发病机制

1.遗传因素　个体遗传因素的不同影响着 MALT 淋巴瘤的发生,个体控制炎症反应、抗氧化能力的基因多态性及 HLA 等位基因不同等因素在 MALT 淋巴瘤发生中有一定的作用。

2.感染　慢性感染常导致黏膜相关淋巴组织蓄积,继而发生肿瘤。

(1)H.pylori 感染导致的间接(T 细胞特异性激活所介导)及直接(自身抗原)免疫反应对

胃 MALT 淋巴瘤的发生和发展起着重要作用,抗生素治疗清除 H.pylori 后可使部分肿瘤消退,90％胃 MALT 淋巴瘤可见 H.pylori 阳性。

(2)皮肤的 MALT 淋巴瘤可能与 Borrelia 螺旋体感染有关,小肠的 MALT 淋巴瘤与空肠弯曲杆菌感染有关;眼附属器的 MALT 淋巴瘤与鹦鹉热衣原体感染有关。

3.自身免疫性疾病　甲状腺及涎腺 MALT 淋巴瘤的发生分别与桥本氏病和肌上皮性涎腺炎(Sjogren 综合征)相关,提示自身免疫性疾病与 MALT 淋巴瘤相关。Isaacson 建议将继发于自身免疫性疾病或感染的 MALT 淋巴瘤称为"获得性 MALT 淋巴瘤"。

三、病理

(一)组织学

瘤细胞通常为小到中等大小的淋巴细胞,与滤泡中心细胞相似,故而被称为中心细胞样细胞,也可表现为单核细胞样的淋巴细胞,其间可散在分布少量的转化性母细胞(免疫母细胞、中心母细胞样的大细胞),肿瘤细胞还可以向浆细胞分化。肿瘤细胞浸润破坏腺体,形成淋巴上皮病变。MALT 淋巴瘤的诊断依据以上形态学特点进行综合判断。当 MALT 淋巴瘤中转化的免疫母细胞及中心母细胞样大细胞呈实体样或片状增生时,应诊断为弥漫性大 B 细胞淋巴瘤,而不建议使用高级别 MALT 淋巴瘤的诊断。

(二)免疫表型

瘤细胞表达全 B 细胞标记物(CD19、CD20、CD79a),而不表达 CD5、CD10、CD23 和 CyclinD1,同时表达 IgM,并表现为轻链限制。

(三)遗传学

MALT 淋巴瘤常伴有染色体易位,常见的染色体异位包括 4 种,分别为 t(11;18)(q21;q21)、t(14;18)(q32;q21)、t(1;14)(p22;q23)及 t(3;14)(p14.1;q32),不同染色体易位发生频率与 MALT 淋巴瘤原发部位相关,t(11;18)(q21;q21)常发生于胃 MALT 淋巴瘤及肺MALT 淋巴瘤,而 t(14;18)(q32;q21)多发生于眼附属器、眼眶、皮肤、涎腺 MALT 淋巴瘤。t(11;18)(q21;q21)/API2-MALT1 是发生于 MALT 淋巴瘤的最常见特异性染色体易位/融合基因,具有该染色体易位的患者可能对 H.pylon 根治不反应。t(1;14)(p22;q32)/Bcl-10/IgH 导致 Bcl-10 蛋白过度表达。胞核 Bcl-10 表达有重要意义,可能对 H.pylori 根治不反应。

四、临床表现

MALT 淋巴瘤的临床表现因发生部位的不同而呈现多样性,总体发展较为缓和,属于惰性淋巴瘤。该病较少向远处转移,故多数人确诊时处于Ⅰ、Ⅱ期。

(一)胃肠道

胃肠道是 MALT 淋巴瘤最常累及的部位,约占本病的 50％,其中胃部受累占 85％,对于具有 IPSID 的患者,表现为典型的小肠受累。患者可以出现腹痛、贫血、腹胀、黑便、体重减轻、恶心、呕吐等,腹部包块及淋巴结肿大少见。

(二)其他部位

25%以上的胃肠道 MALT 以及 46%的非胃肠道 MALT 患者可以伴有多发结外病变,可累及涎腺、骨髓(20%)、肺(14%)、头颈部(14%)、眼附属器(12%)、皮肤(11%)、甲状腺(4%)、乳腺(4%)等,多发的淋巴结侵犯比较少见(7.5%)。

(三)全身症状

多与肿瘤累及部位相关,全身系统性症状少见。

五、实验室检查

1.血液检查　外周血常规检查可发现不同程度的缺铁性贫血。

2.生化检查　红细胞沉降率增快,乳酸脱氢酶升高,血 β_2-MG 水平升高和浆细胞分化是很多患者的特点,1/3 患者血清中可检出 M 蛋白成分,但 IPSID 患者除外。血清白蛋白水平的检测可以评估预后。

3.内镜检查　消化道 MALT 淋巴瘤可通过内镜检查发现。

(1)胃:主要表现为非特异性胃炎或消化性溃疡,大面积病变少见,病变主要发生在胃窦和胃体。内镜下可表现为弥漫型、溃疡型、结节型。

(2)肠道:病变形态多样,包括肿块型、溃疡型、浸润型、多中心性病变等。

4.胃内幽门螺杆菌检查　可采用胃镜下活检组织标本,行幽门螺杆菌细菌培养、组织染色法和尿素酶试验。炎症状态下,需深部活检取材以提高检出率,同时抗生素和抑酸药的使用也可影响检出率。也可采用同位素标记的 ^{13}C、^{14}C-呼吸试验和血清 ELISA 法进行诊断。

5.影像学检查

(1)B超:多显示为形状不规则的占位性病变,边界不清,内回声减少,不可压缩。

(2)CT:检查可见病变呈不规则高密度影,内密度均匀。

(3)MRI:对软组织的分辨能力强,能更准确判断肿块侵及范围。

(4)PET/CT:2016 年 NCCN 指南中在胃 MALT 淋巴瘤诊断中加入了 PET/CT 检查,非 MALT 淋巴瘤中 PET/CT 的地位也得到了提高。有学者认为 MALT 淋巴瘤患者进行全身 PET/CT 检查对于临床分期、判断预后及治疗决策的选择有帮助。

六、诊断

(一)诊断

诊断依靠临床表现和病理。

1.病理诊断　Isaacson 等的诊断标准:①浸润的淋巴细胞为中心细胞样细胞,胞质宽而淡染,核不规则;②伴或不伴有 Dutcher 小体的浆细胞分化;③中心细胞样细胞浸润生发中心形成滤泡植入;④瘤细胞浸润上皮或腺体内,形成淋巴上皮病变;⑤临床惰性进程,极少发生系统性播散；⑥有再发于其他黏膜相关淋巴组织淋巴瘤的趋势；⑦自身免疫性疾病或感染性疾病病史；⑧肿瘤细胞常表达细胞表面单克隆免疫球蛋白（通常是 IgM 型），CD20，CD21 等抗原，而不表达 CD5，CD10 和 CD23 等抗原；⑨常见的细胞遗传学异常是 3 号染色体三体，t(11;18) 和 t(1;14)。

2.临床诊断　本病主要依据病理形态和免疫表型，并排除了其他小淋巴细胞淋巴瘤后进行诊断，t(11;18) 是较特异的染色体改变，可协助诊断。

（二）分期

目前，非胃肠 MALT 型淋巴瘤分期采用 Ann-Arbor 临床分期标准，胃肠 MALT 型淋巴瘤由于多在同一器官内浸润，Ann-Arbor 临床分期标准不能反映真实情况，故分期采用《Musshoff 胃肠道非霍奇金淋巴瘤分期系统》（表 5-2）。

表 5-2　Musshoff **胃肠道非霍奇金淋巴瘤分期系统**（1994 年）

分期	描述
Ⅰ期	肿瘤局限于胃肠道，在横膈一侧，无淋巴结转移
Ⅰ1	病变局限于黏膜层和黏膜下层
Ⅰ2	病变累及肌层、浆膜及浆膜下
Ⅱ期	肿瘤从胃肠道（GI）病变部位侵及腹腔，淋巴结受累
Ⅱ1	引流区淋巴结转移（胃旁淋巴结）
Ⅱ2	远处淋巴结转移（肠系膜、腹主动脉旁、腔静脉旁或腹股沟等膈下淋巴结）
ⅡE	病变穿透浆膜累及邻近器官或组织（应注明累及的器官和部位，如：ⅡE胰、ⅡE结肠、ⅡE后腹壁等）
Ⅲ期	肿瘤局限于胃肠道有/或横膈两侧淋巴结转移
Ⅳ期	肿瘤巨大，伴有或不伴有淋巴结转移和弥漫性非胃肠道器官或组织累及

目前指南给的治疗建议依据 Lugano 分期：Ⅰ期局限于胃肠道（单发或多发非连续病灶）。Ⅱ期侵及腹腔；Ⅱ1 累及局部淋巴结；Ⅱ2 累及远处淋巴结；ⅡE 期浆膜受累，或侵及邻近器官或组织。Ⅳ期病变播散累及结外器官或同时侵及膈上淋巴结。

（三）疾病进展及预后判断因素

1.疾病进展　MALT 淋巴瘤的五年总生存率为 $86\% \sim 95\%$，且在 GI 期伴或不伴远处转移的患者中无显著性差异。小于 10% 的病例在疾病晚期其组织病理可以转化为大 B 细胞淋巴瘤。

2.预后因素　大瘤块、血 β_2-MG 和 LDH 升高、白蛋白降低者预后较差。诊断时组织学上存在大细胞成分者预后较差。存在 t(11;18)(q21;q21) 易位的病例对于抗幽门螺杆菌及烷化剂治疗效果差，而利妥昔单抗治疗有效。3 号染色体三体的出现预示抗生素根治 H.pylori 效果不佳。NF-κB 与 Bcl-10 表达是感染 H.pylori 的胃 MALT 淋巴瘤的独立预后因素，Ki-67 高表达者预后不佳。

七、鉴别诊断

1.幽门螺杆菌相关性胃炎　早期的 MALT 淋巴瘤容易与幽门螺杆菌相关性胃炎混淆。慢性胃炎中淋巴细胞虽在固有层内浸润,并为多克隆性。

2.其他小淋巴细胞性淋巴瘤　套细胞淋巴瘤,其细胞学特征同 MALT 淋巴瘤细胞非常接近,表达 CD5 和 CyclinD1 核表达可与 MALT 淋巴瘤鉴别。滤泡淋巴瘤(FL)经常累及胃,当 MALT 淋巴瘤有滤泡植入现象时,两者鉴别有难度,CD10 及 Bcl-6 均(+)提示为 FL。

3.胃肠道非 MALT 淋巴瘤　通过临床表现及病理特征不同,幽门螺杆菌阴性及影像学特点进行鉴别。

4.胃肠道癌　影像学表现为非黏膜下肿物,多为单发肿块或大溃疡。病理表现为瘤细胞成腺样或实性细胞巢,有助于鉴别。

5.弥漫大 B 细胞淋巴瘤(DLBCL)　在有假象的活检标本中,瘤细胞看似体积较小,注意有核仁提示是大细胞,这是非常重要的提示。体积较大的瘤细胞呈簇状或大片状分布超过20%应诊断 DLBCL。

八、治疗

2017 年 NCCN 指南将 MALT 淋巴瘤的治疗分为两部分:

1.胃 MALT 淋巴瘤　①Hp 阳性的ⅠE1、ⅠE2 及ⅡE 期(Lugano 分期)患者,初始治疗为幽门螺杆菌根除疗法,需行胃镜检查进行疗效评估;②Hp 及 t(11;18)均为阳性的ⅠE 及ⅡE 期患者,虽抗 Hp 治疗疗效较差,但仍建议初始治疗为抗 Hp 治疗,胃镜评估后;若仍有淋巴瘤,需进行局部放疗,在不能耐受放疗的情况下可选择利妥昔单抗的治疗,治疗结束进行胃镜的疗效评估;若未见淋巴瘤,进行 CR 后随访;③Hp 阴性的ⅠE 及ⅡE 期患者,推荐局部放疗,在不能耐受放疗的情况下可选择利妥昔单抗的治疗,需行胃镜检查进行疗效评估;④Ⅳ期患者,若可入组临床试验或出现症状明显、消化道出血、有危险的终末器官损害、大肿块、疾病稳定进展及患者有治疗意愿时可选择系统化疗或局部放疗。

2.非胃 MALT 淋巴瘤　①Ⅰ～Ⅱ期患者,首选局部放疗,对于肺部、甲状腺、乳腺及结直肠可以选择手术治疗,部分可选择利妥昔单抗或者进行观察随访;局部复发可选择放疗,系统复发若未进行过化疗可采取滤泡淋巴瘤的初治治疗方案,若复发患者既往接受过含有利妥昔单抗的化疗方案则建议应用依鲁替尼治疗或采取滤泡淋巴瘤的二线治疗方案;②Ⅳ期患者可选择局部放疗,部分患者仍可观察或选择滤泡淋巴瘤的一线治疗方案;③伴有大细胞转化的患者,采用 DLBCL 方案进行系统性化疗。

(一)抗幽门螺杆菌治疗

抗生素是治疗局限期幽门螺杆菌阳性胃 MALT 淋巴瘤的有效且被广泛接受的一线治疗方法,90%的胃 MALT 淋巴瘤患者感染幽门螺杆菌,其中约 70%对根除幽门螺杆菌治疗有效。2012 年最新 Maastricht-4 共识指出,在克拉霉素高耐药率(>15％～20％)地区。四联 HP 根除方案(两种抗菌药物＋PPI＋铋剂,疗程 10～14 天)在根除率方面显著高于三联方案和短疗程方案。

目前尚无指南推荐进行初次根除后的巩固治疗,但就我国某医院血液科的经验初次根除后复查 Hp 转阴的病例进行 1 次巩固抗 HP 治疗可以提高整体治疗有效率。需要特别说明的是,根除幽门螺杆菌后,肿瘤在组织学上的消退平均需要 5 个月(3～18 个月),2016 年 NCCN 指南推荐根除后 3 个月进行内镜复查(若出现症状需尽早复查),若复查 Hp$^+$无论肿瘤检查是否阳性,在疾病稳定的情况下建议行第二轮抗 Hp 治疗,若肿瘤进展或症状持续存在也可以选择放疗;若 Hp$^-$,此后建议 5 年内每 3～6 个月进行内镜检查,5 年后每年进行内镜检查。

(二)放疗

由于胃 MALT 淋巴瘤发病常较局限,且对小剂量照射敏感,所以抗幽门螺杆菌失败病例首选单纯放疗,剂量 25～30Gy,对于初治 Hp 阴性患者,总有效率可达 100％,完全缓解率达 90％,无局部复发,5 年无病生存率和总体生存率分别为 98％和 77％,毒性持续时间有限,包括厌食、恶心和(或)消化不良。放疗后需每 3～6 个月进行胃镜复查,若 Hp 及淋巴瘤均阴性可进行观察;若 Hp 阴性而淋巴瘤仍存在,则按照Ⅲ、Ⅳ期滤泡淋巴瘤的初始治疗方案进行;若 Hp 阳性而淋巴瘤阴性,继续进行抗 Hp 治疗,并胃镜复查;若 Hp 和淋巴瘤均阳性,按照Ⅲ、Ⅳ期滤泡淋巴瘤的初始治疗方案治疗。

非胃区 MALT 淋巴瘤,采用 25～30Gy 的局部放疗是大多数局限期结外 MALT 的主要治疗。这种淋巴瘤对放疗非常敏感,通常剂量不建议超过 30Gy。对于复发性疾病或晚期疾病,较低剂量可能就足够,分两次共给予低至 400cGy 的剂量即可有效缓解病情。这种方法使完全缓解率和局部控制率超过 90％。

(三)化疗

对于Ⅳ期患者,如果存在疾病进展、器官浸润、淋巴瘤所致血细胞减少、大肿块及其他症状建议进行系统化疗,化疗方案可参照 1～2 级滤泡淋巴瘤的方案:一线方案为 R-CHOP、R-COP、RB(利妥昔单抗＋苯达莫司丁)、单用利妥昔单抗、RL(利妥昔单抗＋来那度胺),其中最常用的为 R-CHOP 方案,其疗效也较为肯定。对于部分 HP(-)MALT 淋巴瘤患者,对化疗或 CD20 单抗治疗反应欠佳,可试用 ibrutinib、来那度胺治疗。

(四)手术

进行手术切除的Ⅰ期和Ⅱ期病例,术后切缘病理阳性可继续局部放疗,放疗后五年内每 3～6 个月进行随访,若再次复发仍可选择局部放疗或选择Ⅲ、Ⅳ期滤泡淋巴瘤的治疗方案,切缘阴性的直接进入随访。

九、预后

MALT 淋巴瘤的预后一般较好,5 年总生存率为 82％～95％。胃 MALT 淋巴瘤或非胃 MALT 淋巴瘤组之间的 5 年生存率,以及局限期或进展期患者之间的 5 年生存率,差异均无统计学意义。MALT 淋巴瘤的中位无进展生存时间约为 5 年，胃 MALT 组的中位明显长于非胃 MALT 组，两组分别为 8.9 年及 4.9 年。合并淋巴结或骨髓受侵的患者的预后较差。

（余海青）

第四节　滤泡性淋巴瘤

滤泡性淋巴瘤（FL）为滤泡中心 B 细胞、为中心细胞/核裂滤泡中心细胞（FCC）和中心母细胞/非核裂 FCC 肿瘤。FL 在 CD20＋B 细胞淋巴瘤中发病率仅次于弥漫大 B 淋巴瘤（DLBCL）为第二大亚型。女性多于男性，男女比为 1：1.7，发病年龄以 50～60 岁为高峰。在西方国家占成年人 NHL 的 22％～35％，在国内占 NHL 的 8.1％～23.5％。

【临床表现】

1.淋巴结肿大（外周、腹腔和胸腔）。亦可原发于结外（皮肤、胃肠、眼附件、乳腺、睾丸）。

2.脾亦可肿大。

3.40％累及 BM。

4.结外病变少见，常累及皮肤。

5.儿童患者以男性为多，就诊时常局限于头颈部包括扁桃体。

6.25％～35％FL 进展为 DLBCL，少数可转为 B-ALL。

【实验室检查】

1.血象　早期无明显异常，晚期患者可出现淋巴细胞减少，血小板减少。

2.骨髓象　肿瘤浸润骨髓呈多灶性，穿刺部位可能无病变灶，需重复进行穿刺、活检验证。

3.病理组织学　以多发结节状生长，大小相近，弥漫分布。细胞有生发中心样细胞，伴有不等量的中心母细胞。2001 年 WHO 根据滤泡中心母细胞的数目将 FL 分为 Ⅰ（0～5HP 中心母细胞）、Ⅱ（6～15HP 中心母细胞）、Ⅲ（＞15 HP 中心母细胞）级，其中Ⅰ、Ⅱ级属低度恶性肿瘤，在 2008 年 WHO 分类中Ⅰ级和Ⅱ级不再区分而称为"低级别"FL。对 FL-Ⅲa 和 FL-Ⅲb 仍然进行区分（前者有中心母细胞，后者可有免疫母细胞）。对伴有 DLBCL 区域的 FL-Ⅲ不再称为伴有弥漫区域的 FL-Ⅲ，而是改称为 FL-Ⅲ伴有 DLBCL，治疗上也与 DLBCL 相同。

4.免疫表型　细胞表面表达泛 B 细胞的标记，可以表达表面免疫球蛋白（$IgM^{+/-}$＞IgD＞IgG＞IgA），B 细胞相关抗原：$CD19^+$、$CD20^+$、$CD22^+$、$CD10^+$、$bcl-2^+$、$CD23^{+/-}$、$CD79a^+$、$CD43^-$、$CD5^-$、$cyclinD1^-$。少数患者可以出现 CD10 或 $bcl-2^-$。bcl-2 有助于鉴别肿瘤性和反应性滤泡，后者阴性，但皮肤 FL bcl-2 常阴性。

5.细胞遗传学和分子生物学　70％～95％有 t(14;18)(q32;q21)涉及 bcl-2 重排。少数可有 t(2;18)(p12;q21)，亦累及 bcl-2 基因使过度表达抗凋亡 bcl-2 蛋白而有生存优势。此外，还可有＋7、＋18、17p、3q27-28、6q23-26 等异常。

6.血清学检查　LDH＞600U/ml，β_2-MG 持续升高往往提示患者预后不良。

7.影像学检查　B 超，胸部、腹部及盆腔 CT 检查有助于发现病灶。PET 检查对诊断分期、化疗的反应性、残余灶的检测及预后的判断均显示出一定优势,已逐渐应用于临床。

【诊断与鉴别诊断】

1.诊断　主要基于包括免疫组化检查的病理组织形态学,必要时参照流式细胞术以及细胞遗传学检查结果。

2.鉴别诊断

(1)良性淋巴结增生:由细菌、病毒感染以及自身免疫性疾病等引起,为反应性淋巴结增生,淋巴结增大可自行消退。必要时可行淋巴结活检鉴别。

①坏死性淋巴结炎:多见于年轻女性,部分有病毒感染史、咽峡炎史,表现为发热、淋巴结肿大、皮疹、肝脾大。抗生素治疗无效,发热可自行消退,对糖皮质激素敏感。结合肿大淋巴结的病理检查可确立诊断。

②传染性单核细胞增多症:多由 EB 病毒感染所致,表现为发热、咽喉炎、淋巴结肿大,外周血淋巴细胞增多并出现异常淋巴细胞,嗜异性凝集试验阳性,但本试验多数医院已停用,现改为 EBVIgM 检测。

③结核性淋巴结炎:临床亦常见不典型结核感染,表现为淋巴结慢性肿大,实验室检查无 TB 感染证据,抗结核治疗有效,但起效所需时间较长,临床需注意鉴别。

④免疫性淋巴结肿大:如成人 Still 病、系统性红斑狼疮等,可表现为发热、淋巴结肿大,和(或)肝脾大,但多合并皮疹、关节损害等多器官病变,其自身免疫抗体多为阳性。

(2)套细胞淋巴瘤(MCL):MCL 主要应与 FLI 级相鉴别。MCL 主要发病于老年男性患者,病程侵袭性较高;CyclinD1$^+$ 是主要鉴别点,CD5$^+$、CD10$^-$ 可助鉴别。

(3)MALT 淋巴瘤:女性患者较多,往往存在慢性感染病史,为结外低度恶性淋巴瘤,淋巴结累及者少见。单核样 B 细胞、淋巴上皮病变有鉴别意义;Bcl-6$^-$、CD10 和 Bcl-2$^-$ 有助鉴别。

(4)SLL/CLL:淋巴结内 SLL/CLL 常出现假滤泡结节而易与 FL 混淆,免疫表型有助于鉴别,SLL/CLL 常 IgD$^+$、IgM$^+$、CD5$^+$,而大部分 CD10$^-$;FL 瘤细胞 Bcl-2 阳性表达,Bcl-2 基因重排的检测也有助于鉴别。

(5)结节性淋巴细胞为主型霍奇金淋巴瘤(NLPHL):多种淋巴细胞增生,小 T 细胞增生明显的淋巴细胞结节,有 CD20$^+$ 的爆米花样核大的细胞,往往围绕 CD57$^+$ 的 T 小淋巴细胞。

(6)Castleman 病:淋巴结内大的、滤泡样结构;中心见血管;多量浆细胞转化。滤泡中见较多核分裂象细胞及吞噬细胞碎片的巨噬细胞。不表达 Bcl-2。

【治疗】

1.治疗指征　Ⅰ～Ⅱ期 FL 患者主要通过放射治疗是可以治愈的,因此应尽早给予放射治疗或放疗联合全身免疫化疗。对于Ⅱ期伴有腹部包块和Ⅲ～Ⅳ期的患者具备如下指征给予治疗,尤其是:①符合临床试验标准;②有 B 症状;③有终末器官损害风险;④继发血细胞减少;⑤巨大肿块;⑥持续肿瘤恶化;⑦患者意愿。

2.一线治疗方案

(1)单药:苯丁酸氮芥 4mg/m^2 第 1 天,每 28d 重复;CTX 100mg/m^2,每日 1 次;根据血常规和病情需要进行剂量调整。

(2)R-CHOP：CTX 750mg/m² 第 2 天；ADM 50mg/m² 第 2 天(或表柔比星 60mg/m² 第 2 天，THP 50mg/m² 第 2 天)；VCR 1.4mg/m² 第 2 天(VCR 单次最大剂量 2mg)；PND 100mg/m² 第 2～6 天；利妥昔单抗 375mg/m² 第 1 天，每 3～4 周重复，8R-6CHOP。

(3)R-CVP：CTX 750mg/m² 第 1 天；VCR 1.4mg/m² 第 1 天；PDN 40mg/m² 第 1～5 天；利妥昔单抗 375mg/m² 第 1 天；每 21d 重复，8R-6CVP。

(4)F-R：氟达拉滨 25mg/m² 第 1～5 天；利妥昔单抗 375mg/m² 第 1 天；每 28d 重复。

(5)FND-R：氟达拉滨 25mg/m² 第 2～4 天；米托蒽醌 10mg/m² 第 2 天；地塞米松 20mg 第 2～6 天；利妥昔单抗 375mg/m² 第 1 天；每 28d 重复。注意事项：预防性抗卡氏肺囊虫病治疗。

3.一线治疗后巩固或维持治疗 免疫化疗缓解后采用利妥昔单抗维持治疗，利妥昔单抗 375mg/m²，每 2～3 个月重复 1 次，共 2 年。注意事项：诱导治疗后疗效为 CR/CRu/PR 的患者进入维持治疗，维持治疗期间可能会出现低免疫球蛋白血症，停用利妥昔单抗会自行恢复。

4.二线治疗方案 FCM-R(NCCN 指南选择) 氟达拉滨 25mg/m² 第 2～4 天；CTX 200mg/m² 第 2～4 天；米托蒽醌 8mg/m² 第 2 天；利妥昔单抗 375mg/m² 第 1 天；每 28d 重复。注意事项：预防性抗卡氏肺囊虫病治疗；化疗后行 RIT。

5.二线维持治疗方案 利妥昔单抗 375mg/m²，每 2～3 个月重复 1 次，共 2 年。注意事项：诱导治疗后 CR/PR 的患者进入维持治疗。

【预后】

对 FL 患者预后的预测，最常见的有 FL 国际预后指数(FLIPI)预后标准。FLIPI 是从 1985—1992 年期间确诊的 4167 例 FL 患者的诊断特征分析得出 5 个不良预后指征，包括年龄 ≥60 岁、Ann Arbor 分期Ⅲ～Ⅳ期、HBG<120g/L、血清 LDH>正常值范围上限、受累淋巴结 ≥5 个。每个指征得 1 分，根据得分多少，将 FL 患者分为低危、中危、高危 3 个危险组。根据 FLIPI 评分，3 组患者的生存期可截然分开。0～1 分为低危组，5 年 OS 率 91%，10 年 OS 率 71%；2 分为中危组，5 年 OS 率 78%，10 年 OS 率 51%；3 分为高危组，5 年 OS 率 53%，10 年 OS 率 35%。最近随着抗 CD20 单抗治疗 FL 应用的日益普遍，有些学者建议采用修改后的 FLIPI2 作为临床评价预后的工具。FLIPI2 包括以下因素：β_2 微球蛋白>正常值范围上限、淋巴结最大径>6cm、骨髓受侵犯、HGB<120g/L、年龄>60 岁。但 FLIPI2 尚未被广泛接受成为评价患者预后的工具。

(余海青)

第五节 套细胞淋巴瘤

套细胞淋巴瘤(MCL)，属于成熟 B 淋巴细胞淋巴瘤。其病理学特点是：为形态单一的小-中等大小的淋巴细胞，细胞核不规则。同时本病具有独特的遗传学异常，即 CCND1 易位。套细胞淋巴瘤占非霍奇金淋巴瘤的 3%～10%，中老年多见，发病中位年龄 60 岁。男性明显高发,男女比例 2：1 或更高。

【临床表现】

本病通常累及淋巴结,脾,骨髓和外周血。因此淋巴结肿大最为常见,脾肝大也不少见。本病还较容易累及胃肠道、韦氏咽环。累及胃肠道时可以导致肠梗阻,而大部分多发的淋巴瘤性息肉最后证实为套细胞淋巴瘤,是为本病的特征性病变。

本病临床过程呈侵袭性,预后较差,大多数患者发病时已达Ⅲ期或Ⅳ期。25％于就诊时已为白血病期。有的有少见的黄色指甲综合征,表现为淋巴水肿、胸腔积液和指甲缓慢变黄的三联征与疾病活动相关,治疗缓解而恢复,复发又重现。

【实验室检查】

1.血象　可以有 HGB 和 PLT 水平下降,少数患者可以有明显的淋巴细胞增多,类似幼淋巴细胞白血病。病程中约 80％血中有 MCL 细胞,有的瘤细胞周围可围以血小板作为首发表现为白血病性 MCL。

2.骨髓象　>50％骨髓受累可以见到淋巴瘤细胞。

3.淋巴结及受累组织病理　结构破坏,瘤细胞形态以小至中等大小淋巴细胞弥漫性增生套区生长,结节状不明显,罕有滤泡形成,核外形可不规则,核仁不清,类似中心细胞,还有散在上皮样组织细胞和浆细胞。形态学可变异:原始样细胞类似原淋巴细胞,易见分裂象,多形性大卵圆细胞核仁清晰,小细胞似小淋巴细胞淋巴瘤,也可类似边缘带或单核样 B 细胞。

4.免疫表型　sIgM$^+$,sIgD$^+$,表达泛 B 抗原 CD79a,CD19,D20,CD22,也表达 CD5,CD43和 FMC7。所有患者 BCL2 阳性,绝大多数患者表达本病特异的 CyclinD1,不表达 CD23,CD10,BCL6。原始样多形性变异型可 CD5$^-$、CD10$^+$、BCL6$^+$。CD23$^+$、CD20^{bright}、sIgM^{bright} 对MCL 特异性强。

5.细胞遗传学与分子生物学　几乎所有的患者都有 t(11;14)(q13;q32),这个易位发生在IGH1 和 CyclinD1 基因(CCND1)之间,导致 CCND1 mRNA 过度表达,过度表达的 CyclinD1蛋白使细胞周期中 RB1 和 p27kipl 的抑制作用丧失,导致了 MCL 的发生。少数 MCL 无 t(11;14)/1GH-CCDN1,不表达 D1,却高表达 D2、D3,但 D2 所在 12p13 和 D3 所在 6p21 均正常无扩增。

6.其他　如果用流式细胞学的方法,几乎所有的患者都可以在外周血中检测到淋巴瘤细胞的存在。

【诊断与鉴别诊断】

MCL 的诊断主要依靠病理学。对于骨髓和(或)外周血有浸润的患者,用流式细胞术对细胞标志(如 CyclinD1)进行标定可以为诊断提供重要帮助。

本病肿瘤细胞为小-中等大小细胞,需要与其他小 B 细胞淋巴瘤/白血病相鉴别,本病肿瘤细胞 CD5$^+$,但是 CD23$^-$ 可以区别于 CLL,CD10 和 BCL6 可以区别于滤泡淋巴瘤。对于少数CD5 或 CD23$^-$ 的患者,应查 CCND1 或 t(11;14)(q13;q32)。少数 MCLCD5$^-$、CD23$^-$ 和CD160$^+$ 与 CLL 相似,但 CD200$^-$,而 CLLCD200$^+$。还有与 CLL 鉴别的免疫积分:CD5$^+$、CD23$^-$、CD20^{bright}、FMC7$^-$、CD79b$^-$、sIgM^{bright},6 项中≥4 项为 MCL,≤3 项为 CLL。

【治疗】

1.套细胞淋巴瘤是一种侵袭性肿瘤,少数局限性"原位"MCL 患者预后稍好,其余绝大多数患者无法治愈,中位生存期 3～5 年,属远期预后最差的淋巴瘤类型。

2.治疗策略主要与分期有关,对于Ⅰ期和Ⅱ期患者可以考虑联合化疗＋放疗,或单独放疗。但临床上,MCLⅠ期和Ⅱ期患者非常罕见,大多数患者就诊时已达Ⅲ或Ⅳ期。此外,MCL预后指数(MIPI)危度分级有助于预后评估和指导治疗(表 5-3)。

表 5-3　MCL 预后指数(MIPI)积分

积分	年龄	ECOG 体能状态*	LDH/正常上限比值	WBC($\times 10^9$/L)
0	＜50	0～1	＜0.67	＜6.7
1	50～59		0.67～0.99	6.7～9.99
2	60～69	2～4	1～1.49	10～14.99
3	≥70		≥1.5	≥15

＊ECOG 体能分级。0 级:正常生活;1 级:有症状,生活自理;2 级:50％以上时间卧床,偶需照顾;3 级:50％以上时间卧床和特殊照顾;4 级:卧床不起。总积分:低危:0～3 分;中危:4～6 分;高危:6～11 分

3.对于分期较晚的患者,应在评价后开始诱导化疗,如果患者情况允许,应给予积极的方案,如 Hyper CVAD＋利妥昔单抗,NORDIC,CALGB,序贯 RCHOP/RICE。这些方案毒性较大,对于老年或有基础疾病的患者应替换为剂量收缩的方案。

4.如果患者对诱导化疗达到完全缓解,应进行评估,准备进行自体干细胞支持下的大剂量化疗。

(余海青)

第六节　弥漫大 B 细胞淋巴瘤

弥漫大 B 细胞淋巴瘤(DLBCL)是成人最常见的淋巴系统肿瘤,是指由细胞核大于或等于巨噬细胞,或大于 2 个正常淋巴细胞的大 B 淋巴细胞构成的、伴弥漫生长的肿瘤。DLBCL 是一组异质性疾病,根据形态学、生物学行为及临床表现 2016 年 WHO 将 DLBCL 分为三大类:非特指型(NOS)、亚型和其他独立型,并且提到两种高级别 B 细胞淋巴瘤,其中以弥漫大 B 细胞淋巴瘤,非特指型(DLBCL,NOS)最为常见。近年来研究发现,细胞起源(COO)分类对该肿瘤的预后及治疗指导至关重要,因此 2016 版 WHO 分类中要求对 DLBCL 细胞起源进行分类。由于基因表达谱(CEP)仍不能在临床常规开展,在日常工作中可通过免疫组化法检测 CD10、Bcl-6 和 IRF4/MUM1,通过 Hans 分法进行分类。

一、弥漫大 B 细胞淋巴瘤，非特指型（DLBCL，NOS）

（一）流行病学

DLBCL 发病率占所有非霍奇金淋巴瘤的 30%～40%，多见于 60 岁以上的老年人，也可见于儿童；男性比女性稍多，患者通常对化疗反应好，与利妥昔单抗联用完全缓解率可达75%。80%，5 年生存率约 50%。

（二）病因和发病机制

1.DLBCL 病因不清　大多数为原发性，部分是由慢性淋巴细胞白血病/小淋巴细胞淋巴瘤（CLL/SLL）、滤泡淋巴瘤（FL）、边缘区 B 细胞淋巴瘤（MZL）等发展和转化而来。

2.与感染相关　如 EB 病毒（EBV）＋DLBCL 和 EBV＋黏膜与皮肤溃疡、伴慢性炎症的DLBCL、淋巴瘤样肉芽肿病（LYG）、浆母细胞性淋巴瘤（PBL）和原发性渗出性淋巴瘤（PEL）等均与 EBV 感染相关；PBL 和 PEL 均常见于人类免疫缺陷病毒（HIV）感染的免疫缺陷患者，PEL 和人类疱疹病毒 8 型（HHV-8）感染密切相关。发生在免疫缺陷患者的 DLBCL，其 EBV阳性率远远比散发的 DLBCL 患者高。在没有严重免疫缺陷的 DLBCL 中，EBV 感染率约为 10%。

3.表观遗传学异常　近年来，表观遗传学改变在淋巴瘤疾病进程中的作用越来越受到重视。DNA 甲基化、组蛋白乙酰化和甲基化修饰发生于多种恶性淋巴瘤中。相关研究表明，Polycomb group（PeG）表达的下调与淋巴瘤的形成密切相关。组蛋白赖氨酸甲基转移酶（EZH2）是 PcG 蛋白的催化活性部分，通过使 H3K27 甲基化而抑制基因转录，使靶基因沉默，最终导致肿瘤形成。在生发中心来源的 B 细胞淋巴瘤中，EZH2 表达的上调和 PeG 表达的下调均与淋巴瘤的形成有关，MYC 的高表达可促进 EZH2 的表达。

（三）病理

1.组织学　DLBCL 可发生于淋巴结或结外组织。发生于淋巴结时，淋巴结全部或部分结构被弥漫增生的瘤细胞所取代。淋巴结部分受累可以是滤泡内和（或）更为少见的窦内的病变。淋巴结周围组织内常可见到浸润，并可见到广泛或细小的条带状硬化。肿瘤细胞为大的转化淋巴样细胞，体积在不同的病例或同一病例中可有很大差异，但核都较大，一般大于或等于反应性组织细胞的核，瘤细胞呈弥漫性生长。部分病例中，核中等大小，圆形或不规则，染色质空泡状或粗颗粒状，常有核仁，大小、数量不等。从细胞形态上，DLBCL-NOS 可以分为四种类型。

（1）中心母细胞变异型：最常见。细胞椭圆形或圆形，空泡状核，染色质疏松，2～4 个核膜下核仁。胞质少。少数病例主要由生发中心母细胞构成（＞90%）。大多数情况下，肿瘤形态学多样，由生发中心母细胞（＜90%）和免疫母细胞混合组成。

（2）免疫母细胞型：90% 以上为具有单个中位核仁且富含大量嗜碱性胞质的免疫母细胞。瘤细胞可以出现浆细胞样分化。必须进行临床检查和（或）免疫组化，以鉴别浆母细胞性淋巴瘤及成熟浆细胞淋巴瘤的髓外浸润。

（3）间变性变异型：特点是多形性、奇异形的核，常有多个核及丰富的细胞质，与 RS 细胞、间变性大细胞淋巴瘤细胞和转移癌相似。常呈窦性和（或）黏附性生长方式生长。可表达 CD30。这种变异型无论在临床方面还是生物学方面都和 T 细胞来源的间变性大细胞淋巴瘤无关，和 ALK 阳性的大 B 细胞淋巴瘤也无关。

（4）少见的形态学变异型：少数情况下，DLBCL-NOS 可以出现肉瘤样、神经内分泌细胞癌样结构和分叶状核分化。所有变异型都可能混杂有较多数量的 T 细胞和（或）组织细胞。这种情况下只要不符合诊断为富于 T 细胞/组织细胞的弥漫大 B 细胞淋巴瘤的条件，就不能诊断为其亚型。

2.免疫组化表型　　瘤细胞表达全 B 细胞标记如 CD20、CD22、CD79a 和 PAX5，但可能缺失其中的一种或多种。在利妥昔单抗治疗后复发的患者中，约 60% 不表达 CD20。部分病例表达细胞表面或胞质中免疫球蛋白（IgM＞IgG＞IgA），且和浆细胞表达无关。少量 DLBCL 可表达 CD30。T 细胞标志物通常是阴性的，但 CD3 偶尔可异常表达。CD5 在 10% 左右的 DLBCL 有表达，该部分患者常有骨髓及外周血累及，预后较差。CD10、Bcl-6、1RF4/MUM1 表达率变化不一。p53 可以在 20%～60% 的病例中表达。代表细胞增殖活性的 Ki-67 在绝大多数病例中有较高表达率（＞20%，通常＜80%），部分病例甚至可接近 100%。因此 DLBCL 患者的免疫组化检测至少要包括 CD20、Bcl-2、MYC、CD5、CD10、Bcl-6、MUM1 和 CD30。

根据免疫组化表型 DLBCL-NOS 又分为以下两种亚型：生发中心来源亚型（GCB）和非生发中心来源亚型（Non-GCB）。

（1）Hans 模型：联合使用 CD10，Bcl-6，MUM1 抗体将 DLBCL-NOS 进行区分，但其与基因学检测的符合率约为 80%。

（2）Choi 模型：在 Hans 模型基础上增加了 GCET1 和 FOXP1 的检测即 Choi 模型。由于 GCB 型主要是 Bcl-6 基因的异常，主要和细胞损伤的修复及细胞周期相关，而 non-GCB 型主要是 NF-KB 通路异常，主要和抗凋亡有关系，该模型使其与基因学符合率提高到 94% 以上。

3.分子生物学

（1）抗原受体基因：可检测到免疫球蛋白重链和轻链的克隆性重排，免疫球蛋白重链可变区存在体细胞的高频突变。体细胞高频突变导致了多种基因位置异常，包括 PIM1，MYC，RhoH/TTF（ARHH）和 PAX5，这些基因异常在 50% 的 DLBCL 患者中可以检测到。这些基因异常可能会促进这一类淋巴瘤的原癌基因激活。

（2）基因表达谱：近年来，基因表达谱研究确定了 DLBCL 的三个亚型。GCB 亚型、ABC（活化 B 细胞）亚型及第三型（现将 ABC 亚型与第三亚型统称为 Non-GCB 亚型）。

4.细胞遗传学

（1）常见的染色体异常：ABC-DLBCL 常有 $3q^+$，$18q21^-q22^+$ 和 $6q21^-q22^-$ 等染色体异常，而 GCB-DLBCL 常出现 $12q12^+$ 染色体异常。

（2）"二次打击"与"三次打击"淋巴瘤：3q27 区 Bcl-6 基因异常（占 30%）是最常见的基因转位，还可见到 Bcl-2 基因转位（20%～30%），MYC 基因重排（5%～12%）。近年来一个重大的进展即是对伴 MYC 异常 DLBCL 的认识，60% MYC 重排的伙伴基因为 IG 基因。如果

MYC 基因重排和 Bcl-2 重排和(或)Bcl-6 重排之一或两者并存,即"二次打击(DHL)"或"三次打击(THL)"淋巴瘤,这部分病例在 2016 版 WHO 分类中被作为一个独立的分类呈现,即伴 MYC 和 Bcl-2 和(或)Bcl-6 重排的高侵袭性 B 细胞淋巴瘤(HGBL);而如果没有这些基因重排,但出现"星天"现象,坏死和核分裂,则称为高级别 B 细胞淋巴瘤,非特指型。

Bcl-6、Bcl-2、MYC 这些基因重排可通过 FISH 分析检测确诊,但还有研究显示,部分患者经免疫组化染色提示 MYC 和 Bcl-2 蛋白高表达,而 FISH 分析未出现基因重排,被称为双重表达淋巴瘤(DPL)。

(四)临床表现

1.无痛性、进行性淋巴结肿大和结外肿块,为典型的 DLBCL 表现。

2.常伴有发热、乏力和盗汗(B 症状)。

3.40% 的肿瘤原发于结外,最常见的累及部位是胃肠道(胃和回盲部),其他部位也常有发生,但原发于骨髓和(或)直接累及血液者较少见。由于肿块生长迅速,肿块可在相应部位引起压迫症状,随着病情的发展常常发生扩散。

(五)实验室检查

1.一般实验室检查

(1)血常规:可有全血细胞减少,单纯贫血时应注意是否合并免疫性溶血性贫血。

(2)红细胞沉降率:红细胞沉降率加快提示病情活动。

(3)血生化检查:β_2 微球蛋白、血清乳酸脱氢酶(LDH)增加常提示肿瘤负荷量大,应作为首次检查和复查的常规指标;需定期监测肝肾功能变化。

(4)病毒检测

1)乙肝病毒抗原、抗体和 DNA:由于该病常规治疗包括化疗和免疫治疗,易造成乙肝病毒复制,故乙肝患者应定期进行病毒抗原、抗体及 DNA 检测。

2)EBV 病毒:特别是对 EBV 相关 DLBCL 患者,最常用检测指标为 EBER 和 LMP1,其他的有 EBDNA。

3)丙肝病毒。

4)人类疱疹病毒 8 型(HHV8):最常用检测指标为 LANA(ORF73)。

(5)骨髓涂片及活检:包括骨髓细胞形态学、骨髓病理学、骨髓基因分型、染色体和流式细胞学的检查,有利于评估分期、提示预后和发现微小残留病变。

(6)流式细胞术检测患者淋巴结和(或)骨髓:在 DLBCL 的流式细胞检测中,标本可取自切除或穿刺活检的淋巴结以及受累的骨髓。肿瘤细胞通常表达泛 B 细胞标记 CD20^{bright}、FMC7、CD79a 和 CD22,限制性轻链表达具有由弱至中等的强度,少数病例轻链表达缺失。大约 10% 的 DLBCL 表达 CD5,其中一部分由 CLL/SLL 转变而来,另外为原发的血管内 DLBCL。表达 CD10 的 DLBCL 通常为 GCB 亚型,占 20%~40%,此时往往需要通过细胞形态学与 BL 和大细胞的 FL 进行鉴别。若肿瘤累及骨髓,可根据初发免疫表型特征进行 MRD 监测从而评估疗效;若外周血中出现淋巴瘤细胞,也可应用多参数流式细胞术进行外周血循环肿瘤细胞的检测。

(7)腰穿及脑脊液检查:以下三种情况应作为常规以除外中枢受累:

1)当初发 DLBCL 结外累及≥2 个。

2)伴下列之一的结外累及:①鼻窦;②睾丸;③硬膜外;④骨髓。

3)病理类型为"二次打击"或"三次打击"淋巴瘤或 CD5+DLBCL。

2.影像学检查

(1)胸正侧位 X 线片。

(2)胸部、腹部增强 CT 有利于发现纵隔肿块和肺内病变、腹腔淋巴结或结外病变,以便分期。

(3)PET/CT:可用于淋巴瘤初始临床分期、对化疗反应性的判断及残留病灶检测。

(4)超声检查:对于全身浅表淋巴结的发现有意义,该方法简便、经济,利于定期随访。

(六)诊断及分型

1.诊断 本病的诊断依靠详细的病史采集、全面体格检查、必要的实验室检查和病理学依据。

2.分型 可分为 CD5+DLBCL、GCB 和 Non-GCBDLBCL(通过 Hans 模型和 Choi 模型)。CD5+DLBCL 占 5%~10%,结外器官受累多见,一般状态差,临床多表现为Ⅲ~Ⅳ期(64%),LDH 多升高,IPI 高(53%)且中枢复发率高,生存率明显低于 CD5 阴性 DLBCL。CD5 的表达亦提示对 R-CHOP 方案疗效差,但也有文献认为 R 可以改善 CD5+DLBCL 的 OS,但对 CNS 的复发没有预防作用。

3.分期 采用 AnnArhor 分期。

(七)鉴别诊断

1.良性淋巴结肿大性疾病 首先应与良性淋巴结肿大性疾病进行鉴别,包括坏死性淋巴结炎、传染性单核细胞增多性淋巴结炎等。

2.大细胞型淋巴瘤

(1)伯基特淋巴瘤:以下特征支持诊断伯基特淋巴瘤:①单一性中等大小的肿瘤细胞,核圆形,有几个位于核膜下的小核仁,胞质少;②核分裂象多见,瘤细胞凋亡明显,可见"星空"现象;③增殖指数 Ki-67 检测≥90%;④瘤细胞起源于生发中心 B 细胞;⑤MYC 基因重排阳性;⑥Bcl-2 阴性;⑦核型比较简单。

(2)间变性大细胞淋巴瘤(ALCL):瘤细胞 CD30 阳性,EMA 阳性很重要。表达 T 细胞标记物具有特异性。

(3)母细胞性淋巴瘤(LBL):常见于儿童或青年人,特异性表达 TdT,其他母细胞标记物如 CD99,CD34,CD10 有协助意义。

(4)母细胞样或多形性套细胞淋巴瘤:形态上和 DLBCL 往往难以区分,需要做 CyclinD1 和 SOX11 来确诊。

3.其他肿瘤的淋巴结转移 一般表现为无痛性淋巴结肿大,质地坚硬,和皮下组织粘连,出现在肿瘤相应的引流区域,最终的鉴别需要病理学的形态及免疫表型依据。

(八)治疗

DLBCL 部分可治愈,临床上只要患者条件允许应尽可能以治愈为目标。目前利妥昔单抗联合 CHOP 样方案的免疫化疗可使 70％～85％的 IPI 评分低危患者获得长期生存及临床治愈;而对于 IPI≥3 分或一些特殊类型的高危 DLBCL 患者,R-CHOP 方案治疗后患者的 5 年总体生存(OS)率远低于 50％。因而对于初治的 DLBCL 患者,应采用预后分层治疗策略。对于年轻的中高危/极高危患者,以及有预后不良基因的患者可给予剂量和(或)密度增强的免疫化疗方案可改善疗效;一线自体造血干细胞移植(ASCT)可能进一步提高高危患者的无病生存率。

1.化疗

(1)初治患者

1)无大肿块(直径<7.5cm 的 Ⅰ、Ⅱ 期患者):2017 年 NCCN 指南建议采用以 R-CHOP 样方案为基础的化疗加或不加局部放疗,即 R-CHOP(3～6 个疗程)±局部放疗(30～36Gy)。

2)大肿块(直径≥7.5cm)的 Ⅰ、Ⅱ 期和 Ⅲ、Ⅳ 期患者:一线采用 6～8 个疗程的 R-CHOP21(1 级推荐)、R-CHOP14(2 级推荐)或剂量调整的 R-EPOCH(2 级推荐)化疗,大肿块患者加做区域放疗(30～40Gy)。当累及睾丸、鼻窦、硬膜外、骨髓时,要考虑预防中枢神经系统受累。

由于蒽环类药物的心脏毒性作用,有心脏病的患者可选用含有脂质体阿霉素的化疗方案(CDOP)或 CEPP、GCVP 方案。

3)年轻中高危患者:虽然 NCCN 指南一线推荐为 R-CHOP 方案,它可以使 70％以上预后良好的 DLBCL 获得治愈,但是真正高危患者的长期生存率低于 40％,现在已有多个研究尝试应用剂量和(或)密度增强的免疫化疗,可以明显提高该部分患者的长期生存。Gang 等研究显示,RCHOEP14 相比 RCHOP14 方案能显著延长年轻、aaIPI 评分>1 分 DLBCL 患者的 4 年 PFS 率(70％ vs 58％,P=0.020)和 OS 率(75％ vs 62％,P=0.040)。其他学者的一些 Ⅱ 期临床试验结果也证实,采用剂量增强的化疗方案如 R-DA-EPOCH、R-ACVBP、R-HyperCV AD/MA 能够改善年轻、aaIPI 评分 2～3 分患者的预后。因此,欧洲肿瘤内科学会(ESMO)指南中推荐,对于年轻、aaIPI>1 分的 DLBCL 患者,一线治疗应首先选择临床试验,而中国 DLBCL 诊断治疗指南则推荐采用利妥昔单抗联合强化疗。

4)细胞起源与治疗的选择:在以 R-CHOP 方案为主的时代,non-GCB 亚型较 GCB 亚型的预后更差,对于非 DHL 的 GCB 型 DLBCL 患者应用 R-CHOP 化疗效果较好;研究表明 non-GCB 亚型年轻低危患者加强的 ACVBP 方案较 R-CHOP 方案疗效更好,强化治疗方案可使该类型患者受益。

此外,NF-κB 信号通路在 non-GCB 患者中处于活化状态,已有临床试验证明针对该信号通路的药物如硼替佐米和来那度胺可以改善这部分患者的预后。

(2)特殊类型 DHL 淋巴瘤、THL 淋巴瘤患者的治疗:对于初治 DHL 淋巴瘤患者来讲,近年来的两项大规模回顾性分析都显示,采用 R-DA-EPOCH 方案治疗,其 PFS 要显著长于其他方案。DHL 患者有 13％会出现中枢侵犯,如果对其进行预防,中枢复发率将从 15％降低到 3％。对于复发难治患者来讲,化疗方案的选择目前没有定论,但现阶段一批针对 Bcl-2 抑制剂、MYC 抑制剂、PI3 激酶抑制剂、Bcl-6 抑制剂的靶向药物已经进入临床试验阶段,或许这会是这部分患者的新希望。

（3）难治复发患者的治疗

1）能耐受高剂量化疗的患者：近年来多选择不含蒽环类药物的方案作为常规二线方案，铂类为主的方案最为常用，有效率达 30％～70％，但患者长期生存率在 10％以下。各种二线方案间生存率无统计学差异。

常见的解救方案有 DHAP、ESHAP、ICE、MINE、GDP、GemOx、B-CHOP、BEACOP、DICE、pro-MACE/MOPP、proMACE/CytaBOM、HD-MTX、mini-BEAM 等。其中 R-DHAP 和 R-ICE 两种方案序贯自体移植在 MYC 重排患者中的疗效最佳。新的靶向药物、表观遗传学药物可能有会改善其疗效与预后。

2）不能耐受高剂量化疗的患者：可以选用 CEPP、EPOCH 方案或来那度胺＋利妥昔单抗联合化疗方、PD-1 单抗及放射免疫治疗。

2.大剂量化疗（HDT）和造血干细胞移植（SCT） 由于异基因移植移植相关死亡率高，大部分学者倾向于进行自体干细胞移植（ASCT），但在目前的免疫化疗时代，一线 ASCT 治疗 DLBCL 的地位尚存在争议，特别是接受增强的免疫化疗诱导治疗的患者。

基于大量的研究结果，ESMO 和 NCCN 指南中均推荐，一线 ASCT 可选择性地应用于高危组患者；推荐对于复发难治患者 ASCT 作为巩固治疗，NCCN 指南将其作为 2A 类（达到部分缓解者）或 1 类（达到完全缓解者）推荐。而对高危患者进行非清髓异基因移植的效果正在评价中。

3.乙型肝炎病毒携带者接受利妥昔单抗治疗 利妥昔单抗治疗可使乙型肝炎再激活，引起暴发型肝炎，故 HBsAg、HbcAb、HbeAg 和 HBV-DNA 阳性患者在使用利妥昔单抗前监测 HBV-DNA 的水平，当＞10^3 时应给予抗病毒药物可终身服用，或全部化疗结束 2～3 个月后逐渐减量，直至停药。

4.新进展

（1）新药物

1）来那度胺：是一种免疫调节药物，研究认为它可以引起的 NK 细胞增殖可以明显提高利妥昔单抗的细胞毒效应。早期研究证实单药（25mg d1～21，每 28 天一周期）治疗 DLBCL 的有效率为 28％，对于 non-GCB 患者可改善其预后。来那度胺（15mg d1～14）联合 R-CHOP 方案治疗，使得 non-GCB 与 GCB 治疗效果相当。

2）硼替佐米：是一种蛋白酶体抑制剂，作用于 NFκB 信号通路，而该通路在 non-GCB 型 DLBCL 中作用增加。硼替佐米（1.3mg/m²，两次给药）联合 R-DA-EPOCH 方案治疗复发 non-GCBDLBCL 的效果优于治疗 GCB。硼替佐米（1.3mg/m²，两次给药）联合 R-CHOP 方案治疗可以改善 non-GCBDLBCL 预后（ORR88％）。

3）依鲁替尼：为 BTK 抑制剂，是 B 细胞受体的类似物。B 细胞受体通路在 non-GCB 中活性增加，而 GCB 可能也依赖此途径。依鲁替尼单药治疗复发/难治 DLBCL 表明对于所有 non-GCB 具有治疗反应；依鲁替尼联合 R-CHOP 治疗初发 non-GCB 型 DLBCL 效果很好。

4）venetoclax（ABT-199）：是一种 Bcl-2 抑制剂，可能能够有效的治疗 DHL。

5）Brentuximabvedotin：是一种抗 CD30 单克隆抗体，治疗 DLBCL 的反应率为 40％，疗效

与 CD30 的表达水平无明显相关性。

6）nivolumab：抗 PD-L1 药物，研究显示 DLBCL 中高表达 PD-L1，该药物可以作为治疗的选择。

7）靶向表观遗传学药物：研究显示化疗难治的及预后差的 non-GCB 患者的正常组织中可以出现高度的 DNA 甲基化，因此，通过研发 DNA 甲基化转移酶（DNMT）特异性抑制剂来靶向性地一直这个过程可有助于 DLBCL 的治疗。

一项 I 期研究正在使用序贯应用地西他滨[$10mg/(m^2 \cdot d)$，d1～5]随后给予伏立诺他（200mg tid，d6～12）对于复发 DLBCL 是实用可行的。

有研究认为 R-CHOP 前注射阿扎胞苷（5 天）在 DLBCL 患者中是有生物活性以及临床可能性的。

cambinol 是 SIRT1 的抑制因子，研究发现他在 NHL 的体外及体内模型均能灭活 Bcl-6 并诱导细胞凋亡。

（2）放射免疫治疗：如^{90}Y-ibritumomab，^{131}I-tositumomab。

（3）细胞治疗：近几年有报道 CAR-T 细胞治疗用于难治、复发 DLBCL 获得较好的效果，包括 CD19 CAR-T、CD20 CAR-T，其中有报道 CD19 CAR-T 在难治复发 DLCRL 和 SMZL 中使用有效率超过 70%（15 例患者，8 例 CR，4 例 PR，1 例 SD，1 例死亡，1 例 NE）。

（九）预后

国际预后指数（IPI）中的五个因素也是 DLBCL 预后的 5 个独立危险因素。年龄调整的 IPI（aaIPI）根据 3 个预后因素（Ⅲ 或 Ⅳ 期、PS 评分为 2～4、血清 LDH>1×正常值）将 60 岁以下患者分为低、低中、中高和高危 4 组。在这两种预后测算模型中，患者死亡危险的增加常与完全缓解率低及复发率较高有关。但由于利妥昔单抗的临床应用明显提高了患者的预后，IPI 的预后预测作用不太明显了。

CGB 亚型预后较 ABC 亚型预后要好。伴 MYC 和 Bcl-2 和（或）Bcl-6 重排的高侵袭性 B 细胞淋巴瘤（HGBL）的患者预后较差，中位生存期<1 年。Bcl-2 蛋白表达在 non-GCB 亚型中提示预后不良，在 GCB 亚型中对预后的提示意义尚不明确，Bcl-6 蛋白表达为良性的预后因子。此外，CD30 的表达也与 DLBCL 的预后相关，且由于 CD30 抗体的出现以及其良好的预期疗效，CD30 可能成为 DLBCLNOS 的潜在治疗靶点。CD5 阳性表达的患者预后也较差。其他免疫标记包括 p53，CyclinD2、Bcl-2、LOM2 可能对预后有提示意义。MHC Ⅱ 基因表达显示预后较好，而 MHC Ⅱ 和蛋白表达缺失、肿瘤中 CD8＋T 细胞浸润减少的 DLBCL 患者预后不良，淋巴结中细胞外基质及结缔组织生长因子基因表达增加提示较好预后。

二、T 细胞/组织细胞丰富的大 B 细胞淋巴瘤（THRLBCL）

T 细胞/组织细胞丰富的大 B 细胞淋巴瘤（THRLBCL）是于淋巴滤泡生发中心的侵袭性淋巴瘤，是一种少见的 DLBCL 亚型。

（一）病理

组织学特点是不足 10% 的肿瘤性大 B 细胞混杂分布于以反应性 T 细胞和组织细胞为主

的背景成分中,因此诊断困难,易与结节性淋巴细胞为主型霍奇金淋巴瘤和富于淋巴细胞型经典型霍奇金淋巴瘤相混淆,准确的诊断需要借助多种抗体进行免疫组化标记分析。

THRLBCL 免疫表型为肿瘤细胞表达 CD45/LCA 及全 B 细胞标志(CD20,CD79a,PAX5,Oct-2,BOB-1,Bcl-6),不表达 CD15、CD30、CD38、CD138,可根据其免疫表型与经典型霍奇金淋巴瘤鉴别。THRLBCL 背景为 CD68(+)CD43(+)的组织细胞和 CD3(+)CD5(+)CD45(+)T 细胞,而霍奇金淋巴瘤作为背景的炎性细胞较为丰富,含有多量的 T 淋巴细胞及 B 淋巴细胞。此外 2016 年 WHO 淋巴瘤分类概述中指出,若霍奇金淋巴瘤结节性淋巴细胞为主型(NLPHL)在形态上向富于 T 细胞/组织细胞的大 B 细胞淋巴瘤(THRLBCL)转化,须在病理报告中有所体现,可称为 NIPHL 的 THRLBCL 样转化,因为该类病例病程更凶险,需要不同的治疗方案。

(二)临床表现

主要发生于中老年男性,主要累及淋巴结,也常累及肝、脾、骨髓,临床生物学行为表现为侵袭性,大部分诊断时为 Ⅲ～Ⅳ 期,具有中～高的 IPI 指数。

(三)治疗及预后

治疗方面与 DLBCL 相同,3 年生存率约为 50%。未来的治疗可能作用于肿瘤及它们的炎性微环境上。

三、原发性中枢神经系统 DLBCL(CNSDLBCL)

原发中枢神经系统 DLBCL 是指发生于脑实质、软脑膜、眼睛或脊髓的淋巴瘤,占非霍奇金淋巴瘤 1%,脑肿瘤的 2%～3%,发病中位年龄 65 岁。

(一)病理

细胞学上肿瘤细胞类似中心母细胞,可以混杂反应性的小淋巴细胞、巨噬细胞和活化的小神经胶质细胞、星形胶质细胞。大剂量糖皮质激素治疗后可出现大片的坏死和泡沫样组织细胞。免疫表型均表达 CD20、CD22、CD79a;60%～80% 表达 Bcl-6,90% 表达强的 IRF4/MUM1,具有较高的增殖活性,Ki-67 阳性指数为 50%～70%。MYD88 多为阳性,90% 以上患者具有 BCRtoll 样受体和 NF-KB 信号通路活化,EBV 常为阴性。

(二)临床表现及诊断

CNSDLBCL 好发于老年男性,常局限定植在免疫的避难所(脑、眼和睾丸),约 60% 发生于小脑幕上。MRI 显示肿瘤为均质的病变,可有中心坏死、软脑膜受累,约 20% 发生眼内病变,大多为双侧并累及脑实质,神经系统以外的部位很少累及。20%～30% 出现神经精神症状和颅高压。软脑膜受累时表现头痛和不对称的颅脑神经病变。眼内受累时出现视物模糊和飞蚊症。立体定向活检是明确诊断最有效的方法,除了颅内压增高禁忌,所有患者必须进行腰穿,重复多次的 CSF 细胞学检查也有利于原发性中枢神经系统淋巴瘤的诊断。

(三)治疗及预后

CNSDLBCL 诱导主要是高剂量 MTX 及高剂量 MTX 联合化疗方案,维持治疗对于年轻患者首选 HD/ASCT,对于老年患者可考虑阿糖胞苷、MTX、来那度胺或减低剂量的全颅脑照射。患者 5 年生存率为 29.6%,新药治疗主要包括 ibrutinib、pomalidomide、temsirolimus、来那度胺等。

四、原发皮肤 DLBCL,腿型(PCLBCL,legtype)

原发性皮肤 DLBCL,腿型(PCLBCL)是一种原发皮肤的弥漫大 B 细胞淋巴瘤,最常发生于腿部,常表现为单一或混合的中心母细胞和免疫母细胞浸润。占原发性皮肤淋巴瘤的2%～4%,占原发性皮肤 B 细胞淋巴瘤的 10.9%,典型者发生于老年女性,男女比例 1:(3～4),中位年龄 70 岁。

(一)病理

皮损病理检查以真皮深层浸润为主,肿瘤细胞常累及皮下组织,细胞形态为单一或混合的中心母细胞弥漫浸润,核分裂象多见,小 B 细胞缺乏,反应性 T 细胞相对少见且多局限于血管周围。肿瘤细胞表达 B 细胞表型表达 CD19、CD20、CD22、CD79a 及 PAX-5;强烈表达 Bcl-2(+)、IRF4/MUMl(+),大部分表达 Bcl-6(+),不表达 CD10。常见 C-myc,Bcl-6 和/gH-α 基因易位,亦可见 p15 和 p/6 基因的失活和染色体的异常。肿瘤细胞具有类似活化 B 细胞样基因表达谱,起源于生发中心后的外周 B 细胞。

(二)临床表现

皮损为泛发快速生长的红色或紫红色肿块,好发于单侧或双侧小腿,10%～15%发生在其他部位,多位于头部或躯干,为孤立或局限性损害。肿瘤常播散到皮肤以外的部位,包块淋巴结及内脏器官受累。

(三)治疗及预后

本病治疗原则同弥漫性大 B 细胞淋巴瘤,全身化疗联合局部放疗为主要治疗手段,含蒽环类药物为基础的化疗联合美罗华方案短期疗效优于其他方案。皮肤肿瘤单发、体积小的患者,可以考虑手术切除、放疗,系统应用糖皮质激素及 α-干扰素治疗。

年龄>75 岁,多部位皮肤损害,染色体缺失或启动子高甲基化导致的 CDKN2A 失活是不良预后因素。

五、EBV+DLBCL,非特指型(EBV+DLBCL,NOS)

2016 年 WHO 淋巴瘤分类概述中将 EBV 阳性 DLBCL 非特指型,取代了老年 EBV 阳性弥漫大 B 细胞淋巴瘤。

(一)病理

受累组织结构破坏,正常结构消失,非典型大淋巴样细胞或免疫母细胞多样性或弥漫性分布,可见霍奇:金/R-S 样细胞,并可见地图状坏死。形态学上可将其分为多形性和大细胞型两种亚型。免疫表型 CD20(+)、CD79a(+)、PAX-5(+)、MUM1(+)、CD10(－)、Bcl-6(－),

90%的病例 LMP-1(＋);15%～30% 有 EBNA2,表现为免疫母或浆母细胞者可以缺失 CD20 的表达。由于存在 EBV 的感染,增生细胞的核形态上怪异,干扰分析和判定。在难以分析时,借助于 EBV 检测很有意义,最为理想的检测应该是原位杂交检测 EBV 的 EBER。

此种类型的诊断需要除外以往有 B 细胞淋巴瘤的病史,要鉴别是原发性还是继发于原有淋巴瘤基础之上的。

(二)临床表现及预后

EBV 阳性 DLBCL 非特指型多发生于年龄大于 50 岁老年患者,目前研究发现年轻患者也有发生。80% 病人表现为淋巴结病变,也可出现皮肤、肺、扁桃体及胃等结外受累,58% 患者可有 LDH 升高,49% 患者存在 B 症状,老年患者病程呈侵袭性,平均生存 2 年。

(三)治疗

本病种尚无大宗病例报道,治疗可参考 DLBCLNOS,利妥昔单抗可能会明显提高患者的疗效。

六、EBV⁺皮肤黏膜溃疡（EBV⁺MCU）

Epstein-Barr 病毒阳性的皮肤黏膜溃疡(EBV⁺MCU)是指老年人或医源性免疫受损患者中发生的一种 B 细胞淋巴组织增殖性疾病。常见于老年免疫功能低下的患者,器官移植后及自身免疫病长期应用免疫抑制剂(如甲氨蝶呤、环孢素及硫唑嘌呤等)的患者。病变可累及口咽部、皮肤或胃肠道,多为单一病变,骨髓及其他部位不受累,多数患者无 EBV 病毒血症,病理表现为在多形性炎细胞背景下的不典型 EBV 阳性的 R-S 样细胞浸润,表达类似经典霍奇金淋巴瘤标记如 CD20(＋)、CD30(＋)、PAX5(＋)、CD79a(＋),该病须结合临床、病理及免疫组化进行诊断。病变多数呈惰性过程,免疫抑制剂减量或停用后多可恢复或自愈。也有少量的个案报道显示 EBV＋MCU 在停用免疫抑制剂后可仍然进展为霍奇金淋巴瘤,对于减量或停用免疫抑制剂病变仍未见消退的患者可试用局部放疗,也有少数个案提及应用美罗华及化疗,但需谨慎应用,同时这类病例须更加强调密切随访。

七、慢性炎症相关的弥漫性大 B 细胞淋巴瘤

慢性炎症相关 DLBCL 是一种在长期慢性炎症基础上发生与 EBV 感染有关的淋巴瘤,多发生于慢性炎症持续 10 年以上,常见于体腔或狭小部位。脓胸相关淋巴瘤(PAL)是一种典型的形式,发生于长期脓胸患者的胸腔。PAL 多见于 50～80 岁男性,男女比例 12.3：1,患者常有 20～60 年的脓胸史。其他慢性炎症如慢性骨髓炎或体内金属植入物等引起的化脓性炎症在 EBV 感染后,EBV 转化 B 细胞从宿主免疫监视逃逸而发生的淋巴瘤,主要累及身体的胸腔、骨(尤其是股骨)、关节和软骨周围的软组织。

PAL 和 EBV 密切相关,表达 EBNA-2 和(或)LMPI 及 EBNA-1,临床表现为胸痛、背痛、发热、胸壁肿胀、刺激性干咳、咯血和呼吸困难。胸片可见胸腔肿块,半数患者的肿块大于

10cm,多局限于胸腔,有别于原发渗出性淋巴瘤,后者只有肿瘤性浆液性渗出而没有肿块形成。其他原因所致慢性炎症相关淋巴瘤患者多表现病变部位的疼痛和肿块或溶骨性破坏。细胞形态多为中心母细胞/免疫母细胞,可伴大量坏死和血管中心性生长。免疫组化显示CD20(+),CD79a(+),部分有浆细胞分化者缺失 CD20/CD79a,表达 IRF4/MUMl(+)和CD138(+),CD30 可阳性。大部分 EBER(+),p53 突变见于 70%的病例。DLBCL 伴慢性炎症是一种侵袭性的淋巴瘤,手术切除效果好,放化疗可以使其完全缓解,5 年 OS 为 50%,PAL5 年 OS 只有 20%～35%。预后不良因素为一般状态差、LDH 升高、ALT、BUN 升高和临床分期Ⅲ～Ⅳ期。

八、淋巴瘤样肉芽肿(LYG)

LYG 是一种少见病,是由 EBV 引起的一种血管中心性和血管破坏的淋巴增殖性疾病,主要由 EB 病毒阳性的 B 细胞和反应性 T 细胞组成,男女比例≥2∶1,西方国家多见。诱发因素包括异基因器官移植、HIV 等。

(一)病理

1.组织学　形态学上以血管为中心和破坏血管的多形性淋巴细胞浸润为特点,通常没有经典的 Reed-Stemberg 细胞,如果发现应高度怀疑霍奇金淋巴瘤。淋巴细胞性血管炎常见,常破坏血管的完整性,引起组织坏死,该病应与结外 NK/T 细胞淋巴瘤,鼻型相鉴别,后者同样破坏血管并与 EBV 相关。按照 EBV 阳性 B 细胞和反应性淋巴细胞的比例,进行分级,共分为 3 级。1 级:缺少大的转化淋巴细胞,坏死常局限,偶见 EBV 阳性细胞;2 级:常见大的淋巴细胞和免疫母细胞,坏死和 EBV 阳性细胞(5～20/HPF)更常见;3 级:大的不典型 B 细胞更常见,可聚集成块,坏死广泛,EBV 阳性细胞很多(>50/HPF)。

2.免疫表型　EBV 阳性细胞 CD20(+)、CD30(+)、CD15(-),LMP1 在大的非典型性及多形性细胞中可能为阳性,背景淋巴细胞是 CD3+T 细胞,CD4+细胞多于 CD8+细胞。

(二)临床表现

好发于成年人,亦可见于免疫缺陷的儿童。主要累及结外组织,以肺脏为主(占 90%以上),其他常见部位包括:脑、肾、肝和皮肤。肺脏受累主要表现为大小不等的肺部结节,常呈双侧分布,主要侵及中、下肺野,较大的结节常见中心坏死及空洞,临床表现为咳嗽、呼吸困难、胸痛及乏力、体重减轻等。皮肤损害表现多种多样,皮肤结节可出现在皮下组织,也可侵及真皮层,有时可见坏死和溃疡,皮肤红斑及斑丘疹相对少见。

(三)治疗及预后

应按 DLBCL 处理,含有利妥昔单抗的积极化疗方案可能对 3 级病变有效,干扰素 α-2b 可能对 1、2 级病变有效。由于瘤细胞起源于被 EBV 转化的成熟淋巴细胞,大部分患者疾病侵袭,平均生存期不足 2 年,且 LYG 可以进展成 EBV+DLBCL。

九、原发纵隔(胸腺)大 B 细胞淋巴瘤(PMBCL)

原发纵隔(胸腺)大 B 细胞淋巴瘤(PMBCL)是一种可能由胸腺 B-细胞起源的产生于纵隔的弥漫大 B 细胞淋巴瘤,约占非霍奇金淋巴瘤的 2%～4%,占 DLBCL 的 6%～10%,主要发生于年轻女性,中位发病年龄 35～40 岁,男女比例 1：2。

(一)病理

1.组织学　典型病变为肿瘤细胞为中等到大细胞,丰富的嗜双色灰色的性胞质和圆或卵圆的核,核仁明显,和分裂象多见。有些病例中可见多形或多分叶状核,类似 Reed-Sternberg 细胞,疑似 HL。有一些罕见的灰区病例同时具有 PMBCL 和经典 HL 的特点。由于发生在纵隔,有多量纤维性成分,瘤细胞穿插其之间,瘤细胞常变形,呈现成纤维细胞样外形,核不规则或类梭形,核仁不清,易误诊为软组织肉瘤,如恶性纤维组织细胞瘤等。

2.免疫表型　表达 B 细胞抗原 CD19、CD20、CD22、CD79a 和 PAX5,缺乏免疫球蛋白,80% 的病例表达 CD30,常弱表达。IRF4/MUM1 和 CD23 常阳性,部分患者具有 Bcl-2 和 Bcl-6 表达,CD15 偶见,CD10 常为阴性。

3.遗传学改变　75% 的 PMBCL 患者存在 NFKB 信号通路的活化,导致 Rel 基因高表达,63% 的患者存在 T 细胞凋亡途径异常导致 PDL1/PDL2 的高表达及 IL/JAK-STAT 途径的激活导致 JAK2 的高表达及 SOCS1、STAT6 等突变发生。

(二)临床表现

PMBCL 最常累及的部位是胸腺,表现为前上纵隔肿物,多呈"巨块"形,常侵及周围脏器,如:肺、胸膜、心包等,可有 B 症状。该病除锁骨上和颈部淋巴结可以受累(有学者认为是直接浸润所致)外,无其他淋巴结和骨髓受累,由此可以和全身 DLBCL 纵隔侵犯相鉴别。若疾病进展,病变可累及全身其他器官,如肾脏、肾上腺、肝脏或中枢神经系统,但骨髓受累少见。

(三)鉴别诊断

年轻人、易发生在纵隔的肿物有胸腺瘤、霍奇金淋巴瘤、间变性大细胞淋巴瘤和大 B 细胞淋巴瘤,有治疗原则不同,必须进行鉴别,当然,有时难度较大。

1.胸腺瘤　A 型以成熟小淋巴细胞为主,B 型存在不等量的上皮细胞,C 型为胸腺癌。需要形态和免疫组化标记协助。

2.霍奇金淋巴瘤　结节性淋巴细胞为主型、结节硬化型经典型霍奇金淋巴瘤比较容易鉴别。但在混合细胞型中大的瘤细胞较多见,如果表达 B 细胞标记物更加难以鉴别,如果表达 CD30,CD15 就比较容易鉴别。

3.间变性大细胞淋巴瘤　瘤细胞表达 CD30、CD45、EMA 是重要的辅助信息,如果 CD56 及多种细胞毒颗粒检测则有助于鉴别。瘤细胞不表达 B 细胞标记物,会表达部分 T 细胞标记物更是支持 ALCL 的考虑。

4.黏膜相关淋巴组织结外边缘区淋巴瘤　在胸腺部位可见 MALT 淋巴瘤,虽不多见,但可以混淆,主要是在有组织挤压假象时,瘤细胞体积被干扰,难以判定瘤细胞大小。但增殖指数可以协助鉴别瘤细胞的侵袭性。

（四）治疗与预后

PMBCL治疗目前争论的焦点是初始方案的选择,纵隔巩固放疗的价值及自体造血干细胞移植的应用。

1.DA-EPOCH-R　51例PMBL患者接受DA-EPOCH-R治疗,3年EFS和OS分别为93％和97％,是目前首选治疗方案。

2.美罗华　Vancouver研究表明R-CHOP方案5年TTP和OS分别为78％和88％,较CHOP方案有所提高,目前认为美罗华的应用能过提高PMBL患者生存,减少复发。

3.纵隔巩固放疗　对于PMBL患者是否进行纵隔巩固放疗目前存在争议,对于化疗后PET/CT阳性患者放疗有可能获益。

4.复发难治患者　90％的患者复发时间为治疗1年内,结外复发常见,尤其是肾和肾上腺,中枢复发少见,治疗采用无交叉耐药的联合化疗,在诱导缓解后进行高剂量化疗联合自体造血干细胞移植治疗。

国外资料显示PMBCL对联合化疗反应较好,预后和其他类型的DLBCL相当甚至略好,不良预后因素包括胸腔积液、心包积液和较差的体能状况。

十、血管内大B细胞淋巴瘤（IVLBCL）

血管内大B细胞淋巴瘤(IVLBCL)是一种少见类型的结外大B细胞淋巴瘤,特征为淋巴瘤在血管内生长,特别是毛细血管,除外较大的动脉和静脉血管。常发生于主要发生在40～80岁成人,60岁以上者占80％,男:女比例为3:1。

（一）病理

肿瘤细胞沿着器官的小和中等大小的血管内生长,瘤细胞体积大,核圆形伴明显核仁和分裂象。可见继发血栓形成。免疫表型显示表达B细胞相关抗原,38％CD5阳性,13％CD10阳性,CD10阴性的病例IRF/MUM1阳性。

（二）临床表现

IVLBCL常广泛侵犯结外器官,包括骨髓、皮肤、软组织或某些器官,淋巴结常不受累。按照侵犯部位及临床症状不同可分为西方型(经典型)和亚洲型(噬血细胞相关型)。经典型IVLBCL患者大部分生活于北美和欧洲,最常见临床表现为皮肤受累和神经系统症状。皮肤结节主要位于躯干和四肢,可表现为红色或紫红色斑片、斑块、斑疹或破溃,伴有阵发性发热,可引起出血和内脏损害。亚洲型表现为多器官衰竭、肝脾大、全血细胞减少和噬血综合征,LDH增高(98％)和DIC亦较为常见,而很少出现中枢神经系统和皮肤受侵B症状常见。孤立的皮肤型多见于西方妇女,肿瘤局限在皮肤,预后较好。由于很难发现肿块,分期困难。

（三）治疗及预后

本病是一种侵袭性强的淋巴瘤,对化疗的反应很差。R-CHOP及R-CHOP样方案仍是IVLBCL患者最主要的治疗方法,近几年有进行自体造血干细胞移植获得缓解的报道。IVL-

BCL 侵袭性强，预后极差，且具有全身扩散的特点，多数患者发病后，短时间内死亡，不积极治疗生存期仅为 3～5 个月。目前除局限在皮肤的类型预后较好外，没有发现其他的预后相关因素。

十一、ALK⁺大 B 细胞淋巴瘤（ALK⁺LBCL）

ALK⁺LBCL 是少见的淋巴瘤，不足 DLBCL 的 1%，发病的中位年龄是 35 岁，男女比例 3.5∶1。

（一）病理

ALK⁺LBCL 是一种间变淋巴瘤激酶阳性、形态单一的大免疫母细胞样 B 细胞淋巴瘤，于淋巴窦内生长，常伴有浆母细胞分化，免疫表型显示淋巴瘤细胞 Clathrin-ALK 融合蛋白强阳性，表达 BOB1 和 OCT2，特征性的强染 EMA、浆细胞标志 CD138 和 VS38，缺乏 CD3、CD20、CD79a、PAX5，CD30 阴性。最常见的遗传学异常为 t(2;17)(p23;q23)染色体易位形成 Clathrin-ALK 融合基因，偶有 ALCL 相关 t(2;5)(p23;q35)。

（二）临床表现

肿瘤主要累及淋巴结或表现为纵隔肿块，其他部位也累及，如：咽喉、舌、胃、硬膜外腔、卵巢、骨、鼻咽、肝脏、骨髓、脾。诊断时分期多为Ⅲ～Ⅳ期。

（三）治疗及预后

本病属于高侵袭和高复发，对标准 CHOP 方案反应差，CD20 多阴性，对利妥昔单抗不敏感，故标准 R-CHOP 可能不适合这一类型，借鉴多发性骨髓瘤的药物进行联合化疗可能是有前途的方法。ALK 抑制剂克唑替尼在治疗进展期的化疗耐药的 ALK 阳性淋巴瘤的Ⅰ期临床研究显示 ORR90.9%，CR36.4%，2 年 OS72.7%，同时具有较好的耐受性，疗效值得期待。新药 TAE-684 为选择性 ALK 抑制剂，有望实现靶向治疗。预后方面，5 年生存率 34%，分期和年龄是影响预后因素，Ⅲ/Ⅳ期 5 年生存率仅为 8%，年龄大于 35 岁预后明显低于小于 35 岁患者。

十二、浆母细胞性淋巴瘤（PBL）

浆母细胞性淋巴瘤（PBL）是一种急剧进展的 B 细胞淋巴瘤，发生在慢性 HIV 感染、免疫功能受抑制的年轻男性的口腔和口腔外。患者的平均年龄 38 岁，男女比例 7∶1，HIV 感染相关的浆母细胞性淋巴瘤最常见发病部位的是口腔，也可出现在其他结外部位，尤其是黏膜，包括鼻窦腔、眼眶、皮肤、骨骼、软组织和胃肠道，淋巴结受累少见。HIV 感染无关的浆母细胞性淋巴瘤则多见于淋巴结受累。大部分病人发病时即为进展期（Ⅲ 或 Ⅳ 期），肿瘤细胞均呈浆细胞表型 CD138、CD38、Vs38c 及 IRF4/MUM1 阳性，CD45、CD20、CD30、CD56 阴性，50%～85% 的患者 CD79a 阳性，Ki-67 高表达（>90%）；74% 病例 EBV(EBER)＋，但 LMP1 极少表达。HIV 感染相关的口腔黏膜型浆母细胞性淋巴瘤 EBV 几乎 100% 阳性，MYC 基因重排是

PBL 常见的遗传学异常(49%),而且在 EBV 阳性患者中更常见。诊断时应注意与髓外浆细胞瘤、浆细胞骨髓瘤等鉴别。

治疗可采取化疗和放疗,对 CHOP 方案的反应率高(CR66%),但总体生存只有 15 个月。性别、体力状态、CD4＋细胞数、病毒负荷、临床分期、EBV 数和最初累及部位、是否用 CHOP 方案均与预后无关。

十三、原发性渗出性淋巴瘤(PEL)

原发性渗出性淋巴瘤(PEL)是人类疱疹病毒 8 型(HHV8)相关的、少见的特殊类型淋巴瘤,占 HIV 相关淋巴瘤的 2%～4%。临床表现为无肿块的浆膜腔积液,如恶性胸腔积液、心包积液或腹水,腔外实体瘤表现少见。常见于 HIV 感染后及移植后患者和 HHV8 流行区的老年患者。细胞形态为大细胞,介于免疫母细胞和间变大细胞之间,多为单个核,偶有双核或分叶核,核仁明显。肿瘤细胞大部分缺乏 B 细胞和 T 细胞的抗原表达,但表达单克隆免疫球蛋白基因重排,可表达 CD45、CD30、CD38 和 CD138,无 Bcl-2、Bcl-6 表达。常合并 EBV 感染,EBER(＋),LMP1 阴性,HHV8 相关潜伏蛋白 IANA(ORF73)阳性。浆膜腔积液可能的机制为血管内皮生长因子、血管通透因子(VDF)导致血管的通透性增加。属于罕见类型,需要血液病理学家协助诊断。

化疗应选用针对高度恶性淋巴瘤的方案,CHOP 方案总反应率为 43%～50%,中位生存期 3～6 个月。高剂量化疗联合自体造血干细胞移植的治疗效果尚不明确,新的药物如西罗莫司、硼替佐米、组蛋白去乙酰酶抑制剂等在 PEL 细胞系或动物模型中有抗肿瘤作用,还有待于临床进一步证实。有浆膜腔内应用西多福韦及全身应用西多福韦联合 TFN-α 及 CART 治疗成功的个案报道。

十四、HHV8＋DLBCL,非特指型

2016 年 WHO 淋巴瘤分类概述中将 HHV8 阳性 DLBCL 非特指型,取代了起源于 HHV8 阳性的多中心型 Castleman 病的大 B 细胞淋巴瘤。该病高发于具有 HIV 感染的男性患者,细胞形态和免疫表型上与浆母细胞淋巴瘤相似,具有 CD138、CD30 的表达,部分患者具有 CD20、PAX5、CD3 的表达,除 HHV8 阳性外,80% 患者可合并 EBV 阳性。临床上表现为发热、淋巴结肿大、肝脾大、贫血,实验室检查有多克隆丙种球蛋白增多和 C 反应蛋白升高。但没有 POEMS 病的表现(多发神经病变,器官肿大,内分泌病变,单克隆丙种球蛋白升高,皮肤病变)。

疾病的中位生存时间 5.5 个月,疾病死亡率 70%,缺乏标准治疗方案。目前研究认为 R-CHOP 方案或 R-EPOCH 方案联合强化的抗反转录病毒治疗(HAART)能够提高治疗的有效率和延长生存,为减少治疗过程中的机会性感染可予预防性的抗感染治疗。蛋白酶体抑制剂也可用于该病的治疗,具体疗效需进一步研究。

(余海青)

第七节 伯基特淋巴瘤

伯基特淋巴瘤(BL)是起源于生发中心或生发中心后 B 细胞,与 c-MYC 基因和 EB 病毒感染密切相关的高度侵袭性成熟 B 细胞淋巴瘤,常表现为结外侵犯和白血病形式,诊断需依靠综合检查结果。WHO 分类将该病分为三个亚型:地方性、散发性、免疫缺陷相关性。这三种亚型的组织学改变相同,但临床表现、基因型和病毒学方面有所差别。

一、流行病学

(一)地方性 BL

在非洲赤道圈高发,是该地区最常见的儿童恶性肿瘤,也可在巴布亚岛、新几内亚岛多发,这种地域发病特点可能与地理及气候因素有关。本病 4~7 岁高发,男女比例 2:1。

(二)散发性 BL

可以发生于世界各地,以儿童和年轻人为主。本类型发病率低,在西欧和美国仅占淋巴瘤的 1%~2%。BL 占所有儿童淋巴瘤的 30%~50%。成人的平均发病年龄为 30 岁,男女比例(2~3):1,在儿童中男性更常见。

(三)免疫缺陷相关性 BL

30%~40%的患者伴 HIV 感染,25%~40%的患者伴 EB 病毒感染。

二、病因和发病机制

目前研究认为本病的主要发病机制是 EBV 的感染、c-MYC 的活化、p53 失活。

1.EBV 感染 BL 患者多有 EBV 感染,尤其多见于地方性 BL,高达 98%。

2.遗传学异常应用荧光原位杂交技术(FISH)检测发现约 90%病例存在 c-MYC 基因断裂重排,此为 BL 较为特异的标志,也是 BL 发生的重要原因。

3.免疫缺陷相关性 BL 是 NHL 中第一个被发现与 HIV 感染相关的疾病,其病因和发病机制包括抗原刺激、抗原选择、基因改变等。

三、病理

(一)组织学

肿瘤呈弥漫性浸润生长,细胞体积中等大小,形态单一性,胞质少,核圆形,有几个位于核膜下的小核仁。核分裂象及凋亡明显。瘤细胞灶中散在着吞噬有核碎片的巨噬细胞,形成"星天现象",是诊断的一个特点。

（二）免疫表型

肿瘤细胞表达 B 细胞抗原,如 CD19、CD20、CD22CD79a;表达滤泡生发中心细胞标记 Bcl-6 和 CD10 等;表达表面免疫球蛋白 IgM 及单一 1g 轻链蛋白。不表达 CD5、CD23、CD34、TdT 和 Bcl-2 等。此外,地方性 BL 还表达 CD21(一种 C3d 的受体),而散发性通常不表达这种受体。BL 瘤细胞核增殖指数(Ki-67)常常大于 95%,这提示 BL 增殖速度很快。呈白血病表现的 BL 瘤细胞 CD45(+)、TdT(−),说明其细胞表型为成熟 B 细胞表型,这点可用来与前 B 淋巴母细胞白血病/淋巴瘤相鉴别。几乎所有地方性 BL 都存在 EB 病毒隐性感染,约 25%～40%HIV 相关 BL 和 30%散发性 BL 也伴有 EBV 病毒感染,EBV 病毒 EBER1/2 探针原位杂交检测阳性。

（三）遗传学

大部分的 BL 都存在 8 号染色体上 MYC 基因易位,常见 t(8;14)、t(2;8)及 t(8;22)。80%的 BL 患者有 t(8;14),MYC 的 mRNA 和蛋白高表达,其余 20%有 t(2;8)(p12;q24)和 t(8;22)(q24;q11)。染色体易位导致 MYC 过表达,免疫球蛋白基因重排。地方性 BL 染色体易位多累及免疫球蛋白的连接区,提示肿瘤细胞来源于早期 B 细胞,而散发性 BL 易位多累及免疫球蛋白的转换区,提示肿瘤细胞来源于晚期 B 细胞。核型分析显示 BL 仅有包括 MYC 基因易位的少数染色体异常。

转录因子 TCF3 或其负向调控因子 ID3 突变率在散发性及免疫缺陷性 BL 中高达 70%,在地方性 BL 中亦有 40%,突变的 TCF3 可能通过活化 BCR/P13K 信号通路促进淋巴细胞增殖和生存,同时也调控 CyclinD3 的表达,CyclinD3 在 BL 中的突变率也高达 30%。其他常见的突变基因有 p53 和 PTEN。

另外一个颇具争议的问题即是否存在 MYC 易位阴性的 BL。有的研究表明部分形态学类似 BL,甚至表型和 GEP 也与 BL 类似的淋巴瘤缺乏 MYC 重排,但却有 11q 的异常(11q 近端获得和端粒缺失)。与经典 BL 比较,这部分患者具有复杂核型,MYC 表达低,表现出一定的形态学多形性,偶尔具有滤泡结构,常常呈结性表现。由于其临床过程类似于 BL,虽然报道例数有限,WHO 新的分类仍将作为暂定的疾病整体命名为"伴 11q 异常的 Burkitt 样淋巴瘤"。

四、临床表现

临床呈高度侵袭性,70%为Ⅲ～Ⅳ期。

1.地方性 BL　50%可累及颌骨和其他面骨;空肠、回肠、盲肠、网膜、卵巢、肾脏、乳腺等器官也可受累。仅 8%的患者有骨髓侵犯,伴骨髓侵犯和表现为 BL 者极少见。

2.散发性 BL　颌骨受累少见,容易误诊为儿童龋齿或乳牙更换。主要表现为腹部肿块,回肠末端和盲肠是最常受累的部位,可伴有恶心、呕吐、腹部疼痛或肿胀、排便习惯改变等。淋巴结受累多见于成年人。肝、脾和腹膜后器官也可受累。

3.免疫缺陷相关性 BL　该类型主要与 HIV 感染相关,通常最初表现为 AIDS 的症状。患者多见 CNS 和骨髓侵犯。脑膜是最常见的受侵部位,也可出现脑膜和脑神经同时受累;脑神经中以支配眼的神经和面神经受累最常见。CNS 侵犯与骨髓侵犯有一定的相关性,伴骨髓累及的患者中 2/3 有 CNS 侵犯。约有 15％的患者有截瘫,1/3 有脑神经侵犯。非霍奇金淋巴瘤的其他表现如发热、体重减轻、盗汗等症状并不常见。

4.伯基特白血病变异型　该病在诊断时或疾病早期易累及 CNS。大肿块的患者可以表现为白血病,但是仅有少数患者(主要为男性)可以出现真正的骨髓和外周血受累的急性白血病表现,由于对化疗敏感,治疗中易出现急性肿瘤溶解综合征。

五、实验室检查

1.骨髓穿刺、活检　了解肿瘤细胞的浸润,协助诊断。

2.流式细胞术检测骨髓、外周血或其他结外受累部位组织　BL 通常以结外受累或急性白血病形式出现,外周血可检测到循环肿瘤细胞。流式细胞术检测免疫表型显示肿瘤细胞表达泛 B 细胞标记物(CD19,CD20,CD79a,CD22,FMC7),表达较弱的包膜免疫球蛋白限制性轻链,CD10 阳性表达表明肿瘤起源于滤泡生发中心,不表达 TdT 表明肿瘤细胞属于较晚的前 B 细胞或较早的成熟 B 细胞,CD38 通常强表达,可与 MYC 阳性的 DLBCL 区分开来。

3.生化检查　肿瘤细胞生长较快,肿瘤负荷较高,LDH 多升高。

4.CT　对胸腹部、头颈部以及咽喉、鼻腔等部位有特殊的诊断价值。

5.PET/CT　可以对全身的肿瘤病灶进行显像,现在为常规检查。

6.MRI　有助于明确头颈部、胸腹部、骨骼系统和 CNS 的病变范围,但不列为常规检查。

7.内镜检查　由于部分 BL 患者常见腹部发病,内镜检查可以了解病变范围,同时取得活检进行病理诊断是必需的。

8.腰椎穿刺　CSF 检查,明确有无中枢神经系统侵犯。

六、诊断

(一)诊断

本病的诊断必需指标是 t(8;14)(q24;q32)或 c-MYC 基因的重排,不能进行分子遗传学检测的可疑病例,除了参考典型的组织学改变外,也要参考 Ki-67 的表达量协助诊断。

(二)分期

BL 分期有多种方案,其中 AnnArbor 分期主要用于成年人,St.Jude/Murphy 分期主要用于儿童。

为了便于治疗,许多儿童协作组按疾病危险程度将患者分为 2～3 组,法国儿童肿瘤协会把儿童 BL 分为 3 组:A 组为局部或已切除腹部病变患者,C 组为 CNS 侵犯或骨髓肿瘤细胞＞70％者,其他患者归为 B 组。

七、鉴别诊断

1.DLBCL　DLBCL 中有部分患者肿瘤细胞体积中等,二者的鉴别主要靠免疫组化标记: BL 起源于生发中心的 B 细胞,表达 CD20、CD10、Bcl-6,不表达 Bcl-2 和 MUM-1、Ki-67 一般 大于 90%。虽然起源于生发中心的 DLBCL 也有可能出现类似的情况,但 CD10、Bcl-6、Ki-67、 MUM-1 四种抗体与 BL 同时吻合的概率很低,Bcl-2(+)具有鉴别意义。

2.灰区淋巴瘤　最常见的灰区淋巴瘤是介于 cHL 和纵隔大 B 细胞淋巴瘤(MLBCL)之间 的肿瘤,少见的纵隔外灰区淋巴瘤有介于 cHL 与 TRBCL、ALK 阴性的 ALCL 或间变性 DL- BCL。介于 DLBCL 和 BL 之间不能分类的 B 细胞淋巴瘤单独列出,也属于灰区淋巴瘤。

3.腹腔恶性肿瘤　如肾母细胞瘤、神经母细胞肿瘤等可通过细胞形态学和免疫组化检查 鉴别。

4.母细胞淋巴瘤　当 BL 伴有骨髓侵犯时通过形态学和免疫组化与之相鉴别,TDT 的表 达是特异性的。

八、治疗

(一)化疗

由于 BL 的高增殖指数(平均每 25 小时增长一倍)使剩余的肿瘤细胞进入细胞周期,所以 只有短周期、大剂量化疗才能提高治疗效果;BL 目前还没有标准的治疗方案,研究结果表明化 疗方案中包含阿霉素、烷化剂、长春新碱和依托泊苷这四种化疗药物疗效较好。目前常用的儿 童方案有 LMB81、84、89 方案,8 周和 6 周的 BFM81/83 和 BFM83/86 方案以及 CODOX-M/ IVAC 方案,均取得较好疗效。局限性病变患者治疗所需强度低于广泛性病变患者,预后较 好。目前成人患者应用儿童治疗方案已经取得了很大的成功,其他方案如 Hyper-CVAD 和 CALGB9251、B-NHL83 和 B-NHL86 方案、NCI89-C-41 方案、COPAD 方案、剂量调整的 EP- OCH 方案常用于临床。

低危组:LDH 正常,腹部病灶完全切除或者单个腹外病灶直径<10cm。可采用 CODOX- M 或 Hyper-CVAD 方案 3~4 个疗程且 CR 后至少巩固 1 疗程;身体状态不佳或老年患者,可 采用 EPOCH 方案 3~4 个疗程且 CR 后至少巩固 1 个疗程;经济条件许可建议联合利妥昔单 抗治疗。

高危组:不符合低危判断标准的患者即为高危。可采用 CODOX-M/IVAC 交替方案共 2~3 个循环(含 4~6 个疗程)或 Hyper-CVAD/MA 交替方案共 2~3 个循环(含 4~6 个疗 程);身体状态不佳或老年患者,可采用 EPOCH 方案 4~6 个疗程;经济条件许可建议联合利 妥昔单抗治疗。

(二)放疗

可用于早期 BL 以及颅内侵犯、睾丸侵犯者,但疗效并不优于化疗。

（三）手术切除

目前主要用于诊断，大多数学者不提倡手术切除腹部肿瘤。

（四）CNS 预防治疗

BL 除Ⅰ期和切除腹部肿瘤的患者外，均应同时进行 CNS 的预防性治疗。CNS 的预防主要包括鞘内注射 Ara-C、MTX 和 Dex 三联药物。由于放疗可能增加神经毒性，因此头颅放疗的价值目前还不确定。

（五）移植

1.欧洲骨髓移植组认为儿童 BL 骨髓移植的适应证为初治部分缓解和化疗敏感的复发患者。

2.对于难治或复发以及成人患者，仍推荐应用大剂量化疗联合造血干细胞移植。

（六）免疫治疗

BL 肿瘤细胞表面 CD20 强表达，与其他类型的 B 细胞 NHL 相比，利妥昔单抗在 BL 治疗中的作用还不清楚。一项纳入 257 例 BL 患者的大型研究，初步结果表明加入利妥昔单抗可显著延长患者的生存。

（七）并发症的处理

1.BL 可出现上消化道出血、肠梗阻或肠穿孔、高颅压、气道阻塞、心脏压塞等，重者可以危及生命，及时正确处理这些急性并发症可以为 BL 的治疗争取时间和条件。

2.急性肿瘤溶解综合征治疗措施包括水化、碱化尿液、别嘌醇，必要时使用利尿剂；若有尿道梗阻或肾脏大面积受到肿瘤侵犯时，必须通过血液透析使尿酸降到能使化疗进行的水平。此外，治疗时应避免补钾及使用碳酸氢盐。

九、预后

BL 侵袭性高，但部分可治愈。联合化疗可使 90% 的Ⅰ、Ⅱ期或 60%～80% 的Ⅲ、Ⅳ期患者治愈，儿童较成人预后好。对于具有白血病表现的患者，高强度化疗可以使 80%～90% 的患者存活。BL 患者的复发时间为 8 个月至 5 年不等，若 5 年内无复发，即可认为治愈。

LDH 升高、CNS 和骨髓受累、瘤块直径 >10cm、处于进展期、达到 CR 的时间较长是目前明确的预后不良因素。

儿童组 22q 和 13q 染色体异常者预后较差；而成人 17 号染色体异常者预后较差。

（余海青）

第八节　肝脾 T 细胞淋巴瘤

肝脾 T 细胞淋巴瘤（HSTL）是一种少见的、来源于细胞毒性 T 细胞（通常为 γδTCR 型）的结外、系统型侵袭性淋巴瘤。常表现为肝脾显著肿大，骨髓侵犯和全血细胞减少，淋巴结很少受累,大多伴有 B 症状。肿瘤主要浸润脾红髓、肝血窦和骨髓血窦。临床呈侵袭性病程,预后较差。

一、流行病学

肝脾 T 细胞淋巴瘤罕见,发病率在全部 NHL 中不足 1%,主要发生于青年男性,男女比例为 9:1,中位发病年龄为 35 岁(15~65 岁)。

二、病因和发病机制

对于肝脾 T 细胞淋巴瘤的发病机制,目前尚无定论,未发现与人类嗜 T 淋巴细胞病毒 1、人类疱疹病毒 8、EB 病毒等已知病毒感染有关。约 20%HSTL 有慢性免疫抑制或实体器官移植后长期接受免疫抑制治疗或者使用肿瘤坏死因子病史,也可见于用咪唑硫嘌呤治疗的儿童 Crohn 患者。

三、病理

(一)组织学

肿瘤细胞形态单一,体积中等大小,胞质淡染、稀少,核多形性,染色质疏松,核仁小而不明显,明显异型性的细胞或母细胞可以见到,尤其在进展期病例。

1.骨髓　骨髓内细胞丰富,见肿瘤细胞灶性浸润。

2.脾脏　脾脏增大,中等大小异型淋巴细胞弥漫浸润红髓,不形成瘤块。脾门淋巴结不大,仅见肿瘤细胞浸润淋巴窦。

3.肝脏　弥漫性肿大,肿瘤细胞常浸润肝血窦,肝门淋巴结也可受累,但常不明显。

(二)免疫表型

肿瘤细胞 CD38(+)、CD2(+)、CD56(+/−)、CD4(−)、CD8(−/+)、CD5(−),表达细胞毒性分子 TIA-1,但穿孔素和 CranzymeB 常阴性,通常 TCRγ/δ(+),少数病例呈 αβ 型。

(三)遗传学

肿瘤细胞有 TCRγ/δ 基因重排,也可见 TCRβ 基因重排。HSTL 中最常见的基因突变有,SETD2、IN080 和 ARID1B、EZH2、KRAS 及 p53 基因突变也偶有报道,SETD2 基因沉默是 HSTL 疾病发生中最常见的原因。此外研究还发现 STAT5B 基因突变和 PIK3CD 通路的活化对于 HSTL 肿瘤的发生起到很重要的作用。

HSTL 患者中常伴有 7 号等臂染色体、8 三体和(或)性染色体丢失。EBV 原位杂交阴性。

四、临床表现

20%HSTL 患者具有慢性免疫抑制的基础,常见于器官移植术后和长期使用抗原刺激药物的患者。临床表现为显著的肝脾大,骨髓易受累(80％以上),多伴有 B 症状(发热、盗汗、体重减轻),但淋巴结肿大罕见。患者可以出现血小板减少、贫血或白细胞减少,外周血异常多见于疾病晚期。

五、实验室检查

1.血常规　外周血一系或多系减少,血涂片可见少量的异型淋巴细胞。几乎所有患者均有血小板减少,血小板减少的程度与疾病的进展相关。

2.生化检查　LDH 升高很常见,部分伴有肝功能异常。

3.肝穿刺活检　常能发现肝脏侵犯,在无肝大和肝功能异常的患者中也可出现。

4.骨髓检查　常受累,可发现异常细胞。

5.影像学检查　B 超、增强 CT、MRI 检查可发现肝脾大。

六、诊断

(一)诊断

HSTL 的诊断要点如下:

1.临床上表现为高热、肝脾大、骨髓侵犯和血细胞减少。

2.病理上表现为脾红髓和肝、骨髓血窦的肿瘤细胞浸润。

3.肿瘤细胞有如下免疫表型:CD3(＋),CD4(－),CD5(－),CD8(－),CD56(＋),CD57(－),TIA-1(＋),颗粒酶 B(－),并通常表达 γδTCR。

4.带伴等臂染色体 7q。

(二)分期

采用 AnnArbor 分期。

七、鉴别诊断

1.T 细胞淋巴瘤肝脾累及　细胞形态无特殊,免疫表型有助于协助鉴别,需要结合病史和 TCRγδ 克隆性重排。

2.侵袭性 NK 细胞白血病　此病常累及淋巴结甚至胃肠道、皮肤等,无 TCR 基因重排,免疫分型为 NK 细胞特征:CD56$^+$、CD3$^-$、CD4$^-$、CD5$^-$、CD7$^-$、CD8$^-$、CD16$^+$。

3.T 细胞大颗粒淋巴细胞白血病　一般老年发病,进展缓慢,免疫分型 CD8$^+$、CD56$^-$,常伴发自身免疫病。

八、治疗

1.切脾　症状可一度好转,但不能阻止疾病的进程。

2.化疗　常选用 CHOP 方案或以 CHOP 样方案为诱导化疗方案,还可选用 Hyper-CVAD、ICE、IVAC、IEV(异环磷酰胺、表柔比星、依托泊苷)及以铂类-阿糖胞苷为基础的化疗方案。

3.嘌呤类似物

(1)喷司他丁(2'-DCF):4mg/m²,每周 1 次,共 3 周;或 2mg/m²,d1～5,28 天一周期。

(2)克拉屈滨对复发的患者也有一定的治疗作用。

4.靶向治疗　alemtuzumab(抗 CD52 单克隆抗体),与嘌呤类似物联合治疗可以使患者得到临床缓解,但对于生存期无明显改善。有个案报道 alemtuzumab 联合克拉屈滨治疗使得患者获得 27 个月以上的临床和分子生物学缓解。

5.大剂量化疗-干细胞移植(HDT-SCT)　有研究表明 HDT-SCT 及异基因造血干细胞移植较常规化疗可以更加有效地提高患者的生存率。

九、预后

本病在临床罕见,病程进展迅速,呈侵袭性,在治疗早期对于治疗方案可能有反应,但绝大多数会复发,治疗总反应率低、长期生存率较低,中位生存期小于 2 年,多数患者死于合并症。

(余海青)

第九节　血管免疫母细胞 T 细胞淋巴瘤

血管免疫母细胞 T 细胞淋巴瘤(AITL)属成熟 T 细胞来源的淋巴瘤,目前认为起源于滤泡样辅助 T 细胞(TFH-like),占 T 细胞淋巴瘤的 15%～20%,NHL 的 1%～2%。以发热、全身淋巴结肿大、肝脾大、皮肤损害、贫血和高 γ 球蛋白血症等为特征。本病曾称为血管免疫母细胞淋巴结病(IBL)或血管免疫母细胞淋巴结病伴异常球蛋白血症(AILD)。

一、流行病学

AITL 占 PTCL 的 16%～29%,我国约占 12.4%。临床上中老年患者多见,年轻人罕见,中位年龄 62～65 岁。男女发病率约为 1∶1 或男性略多。

二、病因和发病机制

病因不明,可能致病因素有:

1.药物　主要为抗生素,尤其是大环内酯类。

2.感染性疾病　包括细菌、真菌与病毒引起的感染(结核杆菌、隐球菌、EBV、HHV-6、

HHV-8、HIV、HCV 等)。EBV 感染与 AITL 高度相关,研究提示感染 EBV 的 B 淋巴细胞可提呈 EBV 蛋白进而刺激相应 T 细胞恶性转化,与肿瘤形成有关,但是肿瘤 T 细胞 EBV 阴性。

3.机体免疫异常　　患者的免疫功能激活和缺陷并存,提示本病与机体免疫异常有关。

三、病理

(一)组织学

肿瘤主要以滤泡间膨胀性生长为主,进展期患者可呈弥漫性生长,伴明显的分枝状血管增生。肿瘤细胞胞质丰富、淡染或透明,核圆或多形性。也可见散在、簇状乃至片状分布的免疫母细胞,部分呈 R—S 样。血管周围及滤泡间亦可见形态温和的滤泡树突状细胞(FDC)片状分布。增生小静脉血管呈"鹿角状",高内皮小静脉(HEV)可见管壁玻璃样变伴 PAS 阳性物沉积。背景反应性细胞复杂且呈程度不等增生,可见嗜酸性粒细胞、浆细胞、组织细胞及小淋巴细胞。

(二)免疫表型

肿瘤细胞表达 T 细胞标记物(CD2、CD38、CD5 和 CD7 等),常表达 CD4 及 2 个以上 T_{FH} 标志物(如 PD1,ICOS,CD10,Bcl-6,CXCL13,SAP 和 CCR5 等),其中 PD1 及 CXCL13 表达率超过 90%。CD21、CD23 及 CD35 染色提示 FDC 增生明显,伴血管周围生长趋势。

散在免疫母细胞部分形态可呈"R-S 样",并常表达 B 细胞标志物(CD20,PAX5 等),EBV 原位杂交检测几乎均阳性,而肿瘤性 T 细胞一般阴性。且可表达 CD30,需与经典型霍奇金淋巴瘤(CHL)仔细鉴别。

(三)遗传学

PCR 检测 75% 病例 TCR 重排,10% 病例 IgH 重排,极可能与 EBV(+)B 细胞克隆增生有关。表观遗传学检测发现 AITL 患者具有较高的 TET2、IDH2、DNMT3A 突变发生,其中 TET2 的突变与患者预后不良有关。

较常见细胞遗传学异常为 3 号、5 号、21 号染色体三体,X 染色体扩增以及 6q 缺失,染色体组合异常可能对预后产生不良影响。

EBV 病毒检测几乎均有阳性发现,但是受感染的细胞常为 B 细胞,并可呈 R-S 样。

四、临床表现

AITL 临床病程多呈侵袭性,起病多为进展期,表现为广泛淋巴结肿大,结外器官受累伴有 B 症状。患者免疫功能低下,易发生感染。发热、皮疹、全身淋巴结肿大和多克隆高 γ 球蛋白血症为本病临床四大特点。皮疹常伴瘙痒,其他常见症状有水肿、胸腔积液、关节炎和腹水。部分患者表现为自身免疫现象如自身免疫性溶血性贫血、血小板减少、血管炎、多发性关节炎、风湿性关节炎、自身免疫性甲状腺疾病等。

五、实验室检查

1.血象　可有贫血、血白细胞总数升高、嗜酸性粒细胞增多,偶可发生全血细胞减少。

2.生化检查　乳酸脱氢酶和红细胞沉降率常升高。

3.骨髓象　可有骨髓累及。

4.流式分析免疫表型　肿瘤细胞通常表达 CD2、CD3、CD4、CD5,不表达 CD7 和 CD8;特征性表达滤泡辅助性 T 细胞(T_{FH})的标志 CD10、PD-1 和趋化因子 CXCL13 以及 CD200。不表达 CD30 和 CD56,常见 CD52 表达,可以作为特异性单抗的免疫治疗依据。

5.免疫学指标　患者常伴有高 γ-球蛋白血症,典型的有多克隆性高丙种球蛋白血症,也可出现自身免疫性疾病相关检查如 RF、ANA、直接抗人球试验、冷凝集素和循环免疫复合物。

AITL 患者的免疫功能激活和缺陷并存。免疫激活表现为细胞因子包括可溶性 IL-2 受体、TNFα、IL-1β、IL-2、IL-4、IL-6、IL-13、γ-IFN 水平升高。T 细胞活化标志,包括 CD134、CX-CR3、CD69 的表达也升高,这说明 Th-1 分化是 AITL 的特征。免疫缺陷表现为缺乏 T 细胞免疫应答、循环 T 细胞绝对数减少、CD4/CD8 比例倒置、活化 T 细胞($CD8^+/HLA-DR^+$)比例高、辅助因子减少以及体外抑制因子功能增强。

六、诊断

1.特征性临床表现　有自限性或抗炎治疗好转的病史,伴发热、皮疹、全身淋巴结肿大和多克隆高 γ 球蛋白血症等。

2.典型的病理特征　组织学"鹿角状"高内皮小静脉增生、淋巴结外脂肪侵犯伴边缘窦扩张残存,免疫组化染色显示肿瘤具有 T_{FH} 免疫表型及滤泡外 FDC 显著增生等。

七、鉴别诊断

1.T 区/副皮质区淋巴结异常增生　一般与病毒感染性或自身免疫性疾病有关,淋巴结滤泡及生发中心等正常结构尚得以保留,不出现 AITL 所特征性生发中心外 FDC 增生,增生的 T 细胞缺乏异型性,表达多种 T 细胞抗原且不存在抗原丢失,CD4/CD8 均可有多量阳性细胞,必要时 TCR 重排结果为多克隆性支持诊断为 T 区异常增生。

2.PTCL-NOS　首先 AITL 独特的临床表现可助与 PTCL-NOS 鉴别。病理形态主要是与 PTCL-NOS 的 T 区变异型鉴别,两者病理形态可有诸多相似点,需仔细鉴别。更支持 AITL 特征为残存边缘窦扩张,有分支状 HEV 及 CD21 标记的滤泡外 FDC 增生等。另外,由于 GEP 分析显示近 1/5 的 PTCL 分子特征与 AITL 一致,故而两者分型会存在重叠,这部分病例目前尚难以准确鉴别。

3.经典型霍奇金淋巴瘤(CHL)　AITL 中 T 细胞异型性常不显著,且经常会出现"R-S

样"细胞,表达 CD30、CD15、CD20,EBV 检测(EBERILMPI)阳性,因治疗方案差异显著,需注意结合临床信息仔细与 CHL 鉴别,如 AITL 常为老年人,具有独特临床表现,病变累及更广泛,而 CHL 常见于年轻人,病变相对局限,纵隔受累更常见;疑难病例需行 TCR 克隆性检测,AITL 常有 TCRY 单克隆性重排。

4.富于 T 细胞/组织细胞的大 B 细胞淋巴瘤　此型中肿瘤性 B 细胞仅散在分布,体积较大但不表达 CD30,且 EBV 相关检测常阴性。其背景增生细胞 T 细胞/组织细胞较单一,不像 AITL 那样复杂,无 FDC 网架异常增生。难以鉴别时可行 TCR 基因及免疫球蛋白重链(IGH)基因克隆性重排检测,若有 IGH 单克隆性重排无 TCR 克隆性重排可助与 AITL 鉴别。

八、治疗

AITL 的治疗可以依照 PTCLs 治疗方案进行选择。目前缺乏标准一线治疗方案,推荐首选临床试验。

1.蒽环类为基础的联合化疗　CHOP,CHOPE 等含蒽环的联合化疗优于单用类固醇激素,缓解率为 50%～70%,但复发率较高。近期也有研究表明蒽环类药物并未延长 AITL 患者的生存。

2.环孢素 A　对于类固醇激素或化疗后复发的患者有效。3～5mg/(kg·d),分 2 次口服,6～8 周,以后逐渐减量,每 1～3 周减 50mg,有效患者 50～100mg 长期维持。部分患者生存期可延长。

3.组蛋白去乙酰化酶抑制剂(HDACis)　罗米地辛和贝利司他已被用于批准用于复发难治的 PTCLs,其中对于 AITL 疗效优于其他 PTCLs。西达苯胺为国产 HDACi,II 期临床试验显示单药对于 AITL 有效率 50%,剂量 30mg 口服,每周两次,连续长期用药。

4.美罗华　利妥昔单抗是针对 CD20 的单克隆抗体,其用于 AITL 治疗取决于肿瘤微环境中 B 细胞的数量,II 期临床试验显示 R-CHOP 治疗 AITL 患者,ORR80%,CR 44%,2 年 OS 为 62%。

5.阿伦单抗　阿伦单抗是针对 CD52 的单克隆抗体,针对初治的 PTCL(包含 AITL)II 期临床试验显示阿伦单抗联合 CHOP 治疗,ORR 75%,其中 AITL 患者 ORR 100%,主要不良反应是粒细胞缺乏和严重感染。

6.普拉曲沙　是一种新型的叶酸拮抗剂,研究表明复发难治的 111 例 PTCLs 患者接受普拉曲沙治疗,ORR 29%,治疗过程中同时补充叶酸及维生素 B_{12},主要不良反应是黏膜炎和血小板减少。

7.来那度胺　目前有来那度胺单药治疗复发难治的 PTCLs 的临床研究,剂量为 25mg/d,d1～21,每 28 天为 1 个疗程,总有效率 22%;其中 AITL 患者占 31%,CR/Cru 15%。

8.硼替佐米　硼替佐米联合 CHOP-21 方案治疗进展期的 PTCLs 的 II 期临床研究,其中 8 例患者为 AITL,硼替佐米剂量为 $1.6mg/m^2$,d1、d8;结果显示治疗 CR65%,ORR76%,3 年 PFS 和 OS 分别为 35% 和 47%,但该方案复发率较高,需进一步研究。

9.血管生成抑制剂　贝伐单抗是 VEGF 单抗,有贝伐单抗治疗复发难治的 AITL 的个案报道,其中 bevacizumab:10mg/kg,2 周 1 次,联合小剂量激素;患者获得 CR,PFS10 个月。国内有重组人血管内皮抑制素(恩度)联合化疗用于 AITL 的相关研究。

10.自体造血干移植　EBMT 研究显示 146 例 AITL 患者进行自体造血干细胞移植,2 年 OS67%,4 年 OS59%,化疗敏感性和移植时疾病的状态影响疗效。临床推荐对于年龄<60 岁,心、肝、肾等重要脏器功能良好,可考虑在大剂量化疗后行自体外周血造血干细胞移植。

11.维持治疗　肿瘤缓解后,可用口服沙利度胺、α-干扰素或间歇化疗作维持治疗。

九、预后

AITL 预后差,中位生存时间 36 个月,5 年存活率为 30%～35%。严重的感染并发症导致强烈化疗方案较难实施。大部分患者由于免疫缺陷而死于感染,也有因肾衰竭而死亡。预后模式上,国际预后指数(IPI)及外周 T 细胞淋巴瘤预后指数(PIT)不适合评估 AITL 的预后,目前公认的预后模式为 PIAI 评分,包括年龄大于 60 岁、PS≥2、结外病变大于 1 处、B 症状和血小板计数小于 $150\times10^9/L$。

(余海青)

第十节　间变性大细胞淋巴瘤

一、间变性大细胞淋巴瘤,ALK 阳性(ALCL,ALK$^+$)

间变性大细胞淋巴瘤(ALCL)ALK 阳性,是 2008 年 WHO 分类确立的独立类型,它是一种相对少见的、侵袭性较强的成熟 T 细胞淋巴瘤,瘤细胞表达 ALK 基因、形成 NPM-ALK 嵌合蛋白,表达 CD30。

【流行病学】

ALCL,ALK$^+$ 发病占成人非霍奇金淋巴瘤的 3%,占儿童非霍奇金淋巴瘤的 10%～20%。多见于儿童和年轻人,中位发病年龄 30 岁,男性患者多见(男:女约为 2:1)。

【病因和发病机制】

本病的发病机制可能与遗传学的异常有关。

1.ALK 介导的肿瘤基因　t(2;5)即 2p23 上 ALK 基因易位至 5q35 的 NPM(核磷酸蛋白),形成 NPM-ALK 融合基因,激活酪氨酸激酶配体而高表达 NPM-ALK 嵌合蛋白,进一步激活多个信号途径,如 JAK-STAT、mTOR、PI3K/AKT 等,这可能是 ALCL 成瘤的关键机制,其他易位形式,如 t(1;2)(q25;p23)、inv(2)(p23;q35)也可以导致 ALK 表达。

2.其他遗传学因素　包括 Bcl-2 增加、过甲基化作用、c-MYC 表达等。

3.EB 病毒感染　　由于该病有较高的 EBV 抗原和 EBV-DNA/RNA 的表达,有学者认为其发病与 EB 病毒感染有关,但尚有争议。

【病理】

(一)组织学

ALCL 病理学分为普通型和变异型。普通型占 70%,瘤细胞呈典型的窦内生长,也可在副皮质区生长。镜下可见具有标志性的多形性大细胞单一组成,由于细胞核膜的凹陷而形成的"面包圈"细胞,细胞具有更丰富的胞质,多核的细胞可呈现为花环状。ALCL 变异型:①淋巴组织细胞变异型(10%):特征是肿瘤细胞中夹杂大量组织细胞,肿瘤细胞经常围绕血管周围。偶尔可见组织细胞噬红细胞现象;②小细胞变异型(5%~10%):主要由不规则核的小至中等的肿瘤细胞组成,常聚集在血管周围。当血液受累及时,在血涂片上可见到似花朵样的异型细胞;③霍奇金淋巴瘤样(3%):细胞形态类似于结节硬化型经典型霍奇金淋巴瘤的细胞。

(二)免疫表型

典型的免疫表现为:CD30(+)、ALK(+)、CD45(+)、EMA(+)、TIA(+),T 细胞标记 CD3(−)、CD2(+)、CD4(+)、CD5(+)、CD8(−)、CD43(+)。

(三)遗传学

蛋白水平的 ALK 表达与 ALK 基因的断裂同步率几乎 100%。70%~90%的 ALCL 患者可检测到 TCR 基因重排,以 B 基因重排较常见。EBV 检测几乎 100%阴性。有 85%的患者伴有 t(2;5)(p23;q35)易位,形成 NPM-ALK 融合基因;ALK 重排的伙伴基因还包括:TPM3(1q25)、ATIC(2q35)、TFG(3q21)、TPM4(19p13.1)、MYH9(22q11.2)、RNF213(17q25)、TRAFl(9q33.2)、CLTC(17q23)、MSN(Xq11)。可见到染色体 7、17p、17q 获得以及染色体 4q、11q、13q 缺失,同时有 miR-17-92 高表达。

【临床表现】

ALCL,ALK[+] 患者就诊时多处于Ⅲ期或Ⅳ期。

1.常见外周或腹部淋巴结肿大;也可见结外累及,包括皮肤、骨、软组织、肺、肝脏、骨髓,但肠道及中枢受累少见;通常伴随 B 症状,特别是高热。

2.霍奇金淋巴瘤样的 ALCL(Hodgkin-IikeALCL)约占 ALK+ALCL 的 2.6%,但临床特征却与之不同。本病多发生于年轻人,女性为主,发生纵隔累及的概率比较高,发病时多处于Ⅱ期,皮肤和骨骼累及少见。PAX-5、CD15、EBV 阴性。

3.10%的儿童患者可伴发嗜血细胞淋巴组织细胞增生症(HLH)。

【实验室检查】

1.血常规　　病变晚期出现骨髓侵犯或脾功能亢进时,可以有全血细胞减少。

2.生化检查　　血清 LDH 水平常升高、β_2 微球蛋白检查。

3.肿大淋巴结活检

4.影像学检查　　B 超,胸部 X 线检查和胸部、腹部、盆腔 CT 扫描。

5.骨髓穿刺+活检　　HE 染色骨髓受侵约占 10%,但通过免疫组化染色其阳性率可以升至 30%。ALCL 小细胞变异型外周血可以出现白血病样表现。

6.ECT/PET 扫描

【诊断和分期】

目前诊断 ALCL 尚无统一标准,ALK-1 阳性、儿童和年轻人、Ⅲ 或 Ⅳ 期的晚期病变、以 ALK-1 蛋白过表达为特征、染色体 t(2;5)易位的患者可考虑诊断。

【鉴别诊断】

1.间变大细胞淋巴瘤(ALCL)　ALK 阴性 ALCL,ALK(-)为 CD30$^+$ T 细胞肿瘤,在形态学上与 ALCL,ALK(+)肿瘤类似,但缺乏间变大细胞淋巴瘤激酶(ALK)。

2.结节硬化型霍奇金淋巴瘤　二者在形态上容易混淆,但 HL 常有经典的 R-S 细胞,一般窦内无浸润,反应性的背景十分突出。此外 HL 是一种 B 细胞肿瘤,而 ALCL 是一种 T 细胞肿瘤,依靠 CD15、pan-B、pan-T 抗原 EMA 和 ALK 蛋白检查可以鉴别。抗原受体基因重排的分子遗传学分析也有助于鉴别。

3.弥漫性大 B 细胞淋巴瘤　有一种罕见伴免疫母/浆母特征的 ALK(+)的 DLBCL 与本病极为类似,形态上两种都有体积较大的瘤细胞,但 DLBCL 瘤细胞核更规则,圆形,核仁明显,2~3 个核仁。二者均表达 EMA、ALK,但是 DLBCL 中缺乏 CD30 表达。

4.纵隔大 B 细胞淋巴瘤　肿瘤细胞通常表达 CD30 蛋白,但很弱,也可以表达 LCA (CD45),但本病可检测到 Ig 基因重排,REL 基因、MAL 基因的扩增或过表达也有助于鉴别。

5.转移癌或恶性黑色素瘤　免疫组化有鉴别意义,ALCL 呈 CD45、CD30 阳性,CK 阴性;转移癌 CK 阳性,CD45、CD30 阴性;恶性黑色素瘤 S-100、HMB45 阳性。

【治疗】

以化疗为主,辅以放疗、手术、干细胞移植等联合治疗。疾病早期主张先化疗后行病灶部位局部放疗,中晚期则以化疗为主。

(一)化疗

1.儿童患者　采用侵袭性 B-NHL 的方案采用短期脉冲式方案(<6 月),如 CHOP 为基础或伯基特淋巴瘤的治疗方案,同时大剂量甲氨蝶呤和阿糖胞苷用于 CNS 预防;或急性白血病方案如 BFM90 方案、ALL 样化疗方案。

2.成人患者　NCCN 推荐 CHOP 为基础的方案,包含 VP-16 方案如 CHOPE,BEACOP 等可使年轻患者明显获益。本病多伴有免疫缺陷,由于高剂量化疗多伴有严重感染,造成患者死于早期并发症。目前文献报道大剂量化疗与常规剂量化疗无优越性。

(二)造血干细胞移植

1.IPI 为 0~1 的患者　不主张将自体干细胞移植作为一线治疗。

2.IPI≥2 的患者　建议在首次获得 CR 后进行自体造血干细胞移植。

(三)复发难治 ALCL 的治疗

局部复发患者可以考虑在化疗的基础上加局部放疗,化疗方案可选择与原来治疗方案无交叉耐药的二线方案,如 CVBA、CVB 等进行补救化疗,获得缓解后进行自体干细胞移植作为巩固治疗。

减低强度预处理的异基因造血干细胞移植(RIC-allo-SCT)由于具有 GVL 效应,同时降低了治疗相关死亡率,对有合适供者的复发难治患者也可以作为一种治疗选择。

儿童患者复发后可选择长春碱维持,或挽救化疗后进行自体或异体造血干细胞移植。其中自体移植 5 年 EFS 为 35%～59%,异体移植 5 年 EFS 为 46%～75%,儿童 AIIo-SCT 前常用预处理方案为 MAC+12GyTBI。

(四)新药

1.Brentuximab Vedotin(BV,SGN-35)　是一种新的 CD30 导向抗体药物结合物,2011 年被 FDA 批准用于治疗复发难治 ALCL,单药应作为复发难治 ALK$^+$ ALCL 首选方案,ORR 86%,CR 率为 57%,平均缓解期超过 1 年。BV 联合 CHOP、CHP 方案能明显提高反应率,能否用于 ALCL 的一线治疗正进行临床试验。

2.crizotinib　一种口服小分子 ALK 酪氨酸激酶抑制剂,已经在儿童和成人中显示出一定疗效,并且能很好耐受,可以作为复发难治 ALK$^+$ ALCLallo-SCT 后的维持治疗,对于复发难治 ALCL 正在进行 II 期临床试验。短脉冲式 crizotinib 与 BV 联合化疗用于初诊儿童 ALCL 的疗效正在评价中。

3.叶酸代谢拮抗剂　普拉曲沙是 FDA 首个批准治疗复发难治的 PTCLs 的药物,在 ALCL 的整体反应率为 35%。

4.组蛋白去乙酰化酶抑制剂　romidepsin 被 FDA 批准用于复发 PTCL 治疗,目前正用于 ALCL 的 II 期研究,反应率在 30%左右。

5.其他　P13K 抑制剂 duvelisib(IPI-145),PD1 抑制剂 nivolumab 正用于 PTCLs,包括 ALCL 的治疗评价。

【预后】

ALCL,ALK(+)完全缓解率很高,5 年存活率达 70%～80%,5 年 FFS 约 60%。NPM-ALK 易位组与其他易位组之间预后无差异;由于小细胞变异型 ALCL 在诊断时病变常播散,其预后较其他类型差;国际预后指数(IPI)、年龄、B 症状、β2 微球蛋白水平、LDH 水平、EBV 及结外病变都是影响 ALCL 预后的因素。Survivin(一种凋亡抑制蛋白)表达、CD56 表达是独立的预后不良指标,Bcl-2 的表达提示预后较差,血清可溶性 CD30 水平升高者常伴随低的 CR 率以及 EFS,儿童较成人预后好;ALCL ALK(+)患者预后较 ALCL ALK(−)患者预后好,遗传学异常的作用,如 ALK 基因三体或多拷贝等,需要继续深入研究。

二、间变性大细胞淋巴瘤,ALK 阴性(ALCL,ALK$^-$)

【流行病学】

ALCL,ALK(−)占 NHL 的 2%～3%,占 T-NHL 的 12%,占全部 ALCL 的 40%～50%,多见于老年人,平均发病年龄 55 岁,男性患者多见(男∶女约为 1.5∶1),18.2%的患者有隆胸史。

【病理】

ALCL,ALK(−)为 CD30+T 细胞肿瘤,在形态学上与 ALCL,ALK(+)肿瘤类似,但缺乏间变大细胞淋巴瘤激酶（ALK）。多数病例表达 T 细胞相关标记和细胞毒性颗粒相关蛋白。ALK（－）的 ALCL 特征不是很明显，具有 ALCL 形态学和免疫表型特征而 ALK（－）的肿瘤应当被视为 ALCL 的一个免疫表型变异型还是另一个不同的疾病实体，现在仍在争论。ALK（－）的 ALCL 一般是由更大、更加多形性、核仁更加明显的细胞组成。30% DUSP22 基因重排，8% TP63 基因重排，这些基因的重排在 ALK（＋）的 ALCL 中缺乏。免疫表型表现为 $CD3^+$，$CD2^+$，EMA^-。

乳房假体植入相关 ALCL 是一种发生于乳腺假体植入后 0.9% NaCl 溶液或硅胶周围形成纤维包膜内的淋巴瘤，形态上类似于 ALCL，ALK（－），为暂定类型。

【遗传学】

74%～90% 的患者有 TCR 受体克隆性重排；30% 的患者有位于染色体 6p25.3 位点 DUSP22/IRF4 基因重排，常见染色体易位形式为 t(6;7)(p25.3;q32.3)；8% 的患者有 TP63 基因重排，通常是由于 inv3（q26q28）染色体易位，形成 TBLIXRl/TP63 融合基因。ALK-ALCL 较 ALK＋ALCL 相比，通常表现为更复杂的拷贝数异常，重现性获得包括 lq41-qter，5q、6p、8q、12q、17q；缺失包括 4q、6q21、13q21-q22。miR-155 高表达，所有患者均表达 TNFRSF8，BATF3，TMOD1 基因。利用二代测序，18% 的患者可以检测到 PRDM1，p53，TET2，FAS，STIM2，JAK1 或 STAT3 基因突变。约 25% 的患者可以表达 ERBB4，通常表现出霍奇金样的特征。

【临床表现】

ALCL，ALK（－）患者多处于Ⅲ期或Ⅳ期，病变可发生于淋巴结内，表现为外周和（或）腹腔多个淋巴结肿大；结外受累可发生于肝、肺和皮肤，但较 ALK^+ ALCL 少见。患者多有 B 症状。

【诊断和鉴别诊断】

依据形态学和免疫组织化学可以诊断，需与下列疾病鉴别：

1.伴 CD30 表达的外周 T 细胞淋巴瘤，非特指型（PTCL-NOS）　可表达 CD30 和细胞毒性颗粒抗原，经常发生 CD5、CD7 的表达下调，$CD3^-$，大多数原发淋巴结病例为 $CD4^+$/$CD8^-$，原发结外者可表达 CD56，Ki-67 标记一般较高。最近，3 基因模型（TNFRSF8，BATF3，TMOD1）可以将 ALK^- ALCL 与 $CD30^+$ PTCL-NOS 区分，而且 ALK＋ALCL 标志性肿瘤细胞黏附呈片排列，且一致性表达 CD30。

2.经典型霍奇金淋巴瘤 cHL　可以找到 R-S 细胞，CD30、CD15 阳性表达、B 细胞标记（CD20，PAX-5）弱表达、EBV 相关检测阳性无 TCR 重排，而 ALK-ALCL 不表达 PAX5 可鉴别。

3.原发性皮肤 CD30 阳性 T 细胞淋巴增殖性疾病　包括原发皮肤 ALCL（PC-AICL）以及淋巴瘤样丘疹病（LyP）可参考发病年龄，皮肤广泛累及等临床特征鉴别。LyP 可以有染色体 6p25 重排，主要依靠皮肤组织病理学检查鉴别。

4.$CD30^+$ 的具有间变大细胞形态的其他淋巴瘤　如成人 T 细胞白血病/淋巴瘤（ATLL）间变大细胞型、鼻病相关的 T 细胞淋巴瘤（EATL）等。

【治疗】

缺乏标准治疗方案,CHOP、CHOP 样或者 MACOP-B 方案是成人的推荐治疗方案,其他二线方案 ACVBP,CHOPE,剂量调整的 EPOCH 等也显示出一定疗效;儿童患者通常按照淋巴母细胞白血病方案治疗。

推荐第一次完全缓解后接受大剂量化疗联合自体干细胞移植作为巩固治疗;对于复发难治患者,大剂量化疗联合自体干细胞移植是首选治疗,而异基因造血干细胞移植可作为年轻复发难治患者的一个选择方案,需进一步研究。

新药治疗,如 brentuximab vedotin(BV,SGN35)治疗复发难治 ALK-ALCL 的效果与 ALK$^+$ ALCL 的疗效无差别,BV 联合化疗作为一线治疗正进行 III 期临床试验;普拉曲沙、组蛋白去乙酰化酶抑制剂(西达本胺、罗米地辛)、硼替佐米等也都在临床试验中。

【预后】

ALK$^-$ 患者预后较 ALK$^+$ ALCL 差,5 年生存率约 30%～49%,5 年 FFS 约 36%。年龄<40 岁,β_2-MG<3mg/dl 者预后较好,DUSP22 重排的患者预后较好,与 ALK$^+$ ALCL 预后类似,5 年 OS 为 90%;具有 TP63 重排的患者侵袭性较强,5 年 OS 仅为 17%;6q21 或 17p13 缺失的患者,可以累及 PRDMl/BLIMP1 或 p53 基因,预后较差。

附:乳房假体植入相关的间变大细胞淋巴瘤

2016WHO 淋巴瘤新增的暂定分类中增加了乳房假体植入相关的 ALCL(BIA～ALCL),形态学表现为 ALK-的 ALCL,TCR 克隆性重排阳性。该病可发生在隆胸使用的硅树脂或盐溶液周围纤维性包膜,其发生率非常低(每年 1/100 万隆胸病例),仅占结外淋巴瘤的 1%～2%,占全部乳腺肿瘤的 0.04%～0.50%,发生于隆胸后 3～19 年(中位年龄 8 年)。

(一)病理

乳房假体植入相关 ALCL 为一种独特形式的 ALCL,ALK(一),表现为乳房种植物周围渗出相关的纤维囊。病理表现类似于 ALCL,ALK(一),具有 ALCL 形态学和免疫表型特征 ALK(一),背景为由小淋巴细胞、组织细胞及嗜酸性粒细胞组成的混合性炎症细胞浸润。根据临床表现可以分为血清肿型(原位型)和肿块型(浸润型)。肿瘤细胞仅局限于肿胀的血清液体中,不侵犯纤维囊,称为血清肿型,当伴随明显肿块形成时称之为肿块型。

(二)临床表现

乳房假体植入相关 ALCL 多数表现为隆乳术后数月至数年出现不明原因的一侧或双侧乳房肿大,红肿,疼痛或包囊挛缩。有些可以出现乳房皮肤红斑,可伴有锁骨上下淋巴结、腋窝淋巴结肿大,少数患者可以出现系统性播散。患者多无 B 症状。

(三)诊断和鉴别诊断

依据形态学和免疫组织化学可以诊断,需与下列疾病鉴别:

1.系统性 ALCL,ALK(一)　缺乏乳房假体植入史,临床分期高,常伴系统性累及。

2.原发性皮肤 ALCL　可参考发病年龄鉴别。皮肤广泛累及也有助于鉴别。但是结合临床的综合分析是有意义的。

3.外周 T 细胞淋巴瘤,非特指型　PTCL-NOS 经常发生 CD5、CD7 的表达下调,大多数原发淋巴结病例为 CD4$^+$/CD8$^-$,可表达 CD30 和细胞毒性颗粒抗原。原发结外者可表达 CD56,Ki-67 标记一般较高。

4.经典型霍奇金淋巴瘤　cHL 可有大量 T 细胞的反应性增生,可以找到 R-S 细胞,CD30、CD15 阳性表达、B 细胞标记(CD20,PAX-5)弱表达、EBV 相关检测阳性无 TCR 重排可助鉴别。

5.CD30$^+$ 的具有间变大细胞形态的其他 T 或 B 细胞淋巴瘤

6.低分化癌　起源于乳腺实质,而乳房植入相关 ALCL 起源于假体植入后的包囊,具有不同的免疫表型特征。

(四)治疗

大部分患者属于原位型(in situ BIA-ALCL),肿瘤细胞局限于腔内或周围纤维性包膜,通常不浸润,临床呈惰性,推荐保守治疗,切除移植物和包膜;少数患者属于浸润型(injiltrative BIA-ALCL),可以有乳腺实质以及淋巴结受累,表现为侵袭性的临床过程,需要接受系统性化疗。目前标准化的治疗方案还没有确立,主要是 CHOP 样方案联合或不联合放疗,有报道部分患者接受了干细胞移植,具体治疗需根据受累程度进行个体化对待。

(五)预后

乳房假体植入相关 ALCL 肿瘤临床进展缓慢,治疗有效,预后好,5 年生存率达 92.0%,接近于皮肤型 ALCL。血清肿型临床预后好;肿块型临床预后相对差。

(余海青)

第十一节　结外淋巴瘤

一、原发性中枢神经系统淋巴瘤

【概述】

原发性中枢神经系统淋巴瘤(PCNSL)是指原发于脑、脊髓、眼或软脑膜且无系统累及证据的侵袭性非霍奇金淋巴瘤(NHL),约占中枢神经系统肿瘤的 3%,较罕见,预后不良。在病理学方面,90% PCNSL 患者为弥漫大 B 细胞淋巴瘤。

【临床表现】

PCNSL 根据其受累的部位不同可有以下的临床表现:①病灶占位引起的局灶性神经症状:如偏瘫、行走不稳、视物模糊等,约占 70%;②神经精神症状,如情感障碍、记忆力下降和意识障碍,约 43%;③颅内压增高引起的头痛、恶心和呕吐,约占 33%;④癫痫发作,约占 14%;⑤眼症状,包括飞蚊症、视物模糊等,约占 4%。其中神经精神症状可表现为人格改变,其病情变化可能比较缓慢,而容易被忽略。本病具有 B 症状(发热、体重下降和盗汗)者较少,占 10%~30%。

【实验室检查】

(一)脑脊液(CSF)检查

1.常规　白细胞数$>7 \times 10^6$/L。

2.生化　蛋白增高;糖降低;LDH 和 β_2-MG 水平增高。

3.细胞学检查　检测出淋巴瘤细胞的阳性率不高,占 $26\% \sim 31\%$,细胞胞质少、核大、染色质粗。

4.免疫组化　可以发现 B 细胞的单克隆形式分布。

5.流式细胞学检查　可提高传统的细胞学检测的敏感性,大部分 PCNSL 表达 B 细胞相关抗原,包括 CD19、CD20、CD79a。

6.应用 PCR 检测免疫球蛋白重链 IgH 基因重排及 TCR 基因重排　支持进行该分析,但灵敏度和特异度有限,使用连续 CSF 样品送检可提高检出率。有些病例可以检测到 EBV 基因的表达。

(二)病理

细胞学上肿瘤细胞类似中心母细胞,可以混杂反应性的小淋巴细胞、巨噬细胞和活化的小神经胶质细胞、星形胶质细胞。大剂量糖皮质激素治疗后可出现大片的坏死和泡沫样组织细胞。90%PCNSL 为弥漫大 B 细胞淋巴瘤,其中绝大多数患者为活化 B 细胞来源的 DLBCL(ABCDLBCL)。免疫组化方面,CD20(+)、CD22(+)、CD79a(+),$60\% \sim 80\%$ 表达 Bcl-6,90% 表达强的 IRF4/MUM1,具有较高的增殖活性,Ki-67 阳性指数为 $50\% \sim 70\%$。绝大多数患者 EBV(−),常具有 MYD88 突变。90% 患者具有 BCR 信号通路、Toll 样受体、NF-κB 信号通路活化。

(三)影像学检查

影像学检查是 PCNSL 诊断及疗效评估的重要手段。常用的方法有 MRI、CT、PET 或 SPET 扫描。CT 或 MRI 不能显示显微镜下发现的微小肿瘤细胞浸润,目前的影像学检查对肿瘤范围的评估有一定的限度。

PCNSL 的影像学表现主要是局灶病变,其中脑室周围病变(例如丘脑、基底神经节和胼胝体)最常见(60%),其次为额叶,顶叶,颞叶和枕叶。病变往往为非出血性占位,可伴有水肿,但比起转移癌要轻微。钙化、坏死、囊性改变和环状增强相对少见。

1.MRI　当症状提示中枢神经系统淋巴瘤时,MRI 应为首选的影像学检查。淋巴瘤 MRI 典型表现为大脑深部多发性占位性病变,在 T_1 加权图像呈现边缘模糊的低信号,在 T_2 加权图像中呈境界十分清楚的高信号,有显著异常对比增强。增强十分迅速,持续半小时方可减退,有些淋巴瘤可在 T_1 和 T_2 加权图像中均呈等信号,可作 Gd-DTPA 动态增强扫描,可显示更多的病变。位于大脑皮质的肿瘤较难显示。肿瘤本身很少发生坏死与出血,有轻中度周围水肿。而转移灶不会发生增强环不完整的、有缺损的表现。

2.CT　可用于存在 MRI 禁忌证的患者,可能遗漏一部分病变(10%)。某些特征可以提示淋巴瘤,如沿脑室周围分布,环状增强,多灶性病变。

3.PET/CT　PET/CT 对于诊断的意义尚不明确,但对于发现潜在的全身病变具有意义。

（四）裂隙灯检查和眼内活检

考虑眼部受累时应用。在裂隙灯下可观察到视网膜下色素上皮或玻璃体的不透明性黄白色浸润，为原发性眼淋巴瘤的初始征象。

（五）活检

立体定向穿刺活检对于存在脑实质受累患者，是明确诊断的首选操作，因为手术难以使患者获益。

【诊断和鉴别诊断】

（一）诊断依据

国际 PCNSL 协作组（IPCG）对 PCNSL 的诊断制定了规范。

1.临床表现及体格检查　具有中枢神经系统受累的临床表现，浅表淋巴结不肿大。

2.骨髓穿刺　无骨髓侵犯。

3.影像学检查　发现 CNS 占位性病变。胸片、B 超、CT、MRI 等检查排除纵隔、腹部等部位的淋巴结肿大。

4.脑脊液检查　见实验室检查部分。

5.病理学检查　PCNSL 是一种由单克隆淋巴细胞密集增殖组成的血管中心性肿瘤，以弥漫性大 B 细胞淋巴瘤多见。形态学、免疫组化标记及基因学异常均与 DLBCL 或相关类型淋巴瘤一致。

6.建议作眼科检查　如裂隙灯检查排除恶性葡萄膜炎。结果可疑时应行眼活组织检查。

（二）鉴别诊断

1.转移瘤　一般有中枢神经系统以外的肿瘤病史，病灶多位于灰白质交界处，常为多发。结合相应标记物可以鉴别。

2.胶质瘤　多数胶质瘤的浸润性生长特征明显，肿瘤常较大，单发者较多。瘤周水肿多较重。常有占位效应。结合相应标记物可以鉴别。

3.脑膜瘤　多位于脑表面邻近脑膜部位，边界清楚，形态圆形，并推挤周围灰质，瘤内出血与囊性变少见。形态上与淋巴瘤差距较大。

【治疗】

PCNSL 目前诱导治疗推荐使用包含大剂量甲氨蝶呤（HD-MTX）的化疗方案，全颅脑放射治疗放在次要地位。

（一）手术治疗

PCNSL 倾向为弥漫性的疾病，单纯手术切除疗效不佳，术后很快复发，生存期 3～5 个月。为了迅速降低颅内压，对于颅内大肿块和出现脑疝急性症状的患者可手术治疗。

（二）全颅脑放疗

PCNSL 对放疗十分敏感，可以明显改善症状、缩小病灶。但目前研究发现，即使应用 40Gy 的全颅脑照射（WBRT）和 20Gy 的肿瘤加强照射，疗效仍未较之前的方案有所改善。而基于化疗的诱导方案已经表现出更好的疗效，所以并不建议单独应用放疗。但 WBRT 仍是巩固治疗的重要组成部分。对于复发难治的患者，WBRT 也是比较合理的选择。WBRT 的主要副作用是其严重的神经毒性。

（三）化疗

1.MTX　包含高剂量 MTX 的化疗是 PCNSL 诱导治疗的标准组成部分,尽管会增加毒性,但 MTX 和其他药物联合用药疗效优于单药治疗。建议的高剂量 MTX 剂量范围为 $1\sim8g/m^2$,目前认为 $\geqslant3g/m^2$ 的 MTX 才能到达脑实质及脑脊液。

联合用药的诱导方案包括:①MTX+替莫唑胺;②MTX+丙卡巴肼+长春新碱和阿糖胞苷;③MTX+阿糖胞苷;④MTX、阿糖胞苷和噻替派+利妥昔单抗(MATRix);⑤MTX+阿糖胞苷+美罗华;⑥MTX+丙卡巴肼+长春新碱+美罗华。

2.利妥昔单抗　尽管利妥昔单抗很难进入血脑屏障,但利妥昔单抗对于 PCNSL 有治疗活性。目前研究认为利妥昔单抗能够增加化疗疗效,提高患者生存,目前推荐使用包括美罗华和高剂量 MTX 的联合治疗方案。

单独用诱导化疗不能实现长期疾病控制或存活,所以巩固治疗是必要的,主要巩固方法包括:①高剂量化疗联合自体造血干细胞移植(HDIASCT);②化疗;③减少剂量全脑辐射(WBRT)。

（四）自体造血干细胞移植（Auto-SCT）

高剂量化疗联合自体造血干细胞移植(HD/ASCT)被用于推荐在年轻 PCNSL 患者的巩固治疗中,有研究表明 HD/ASCT 患者治疗的总有效率达 91%,2 年总生存率 87%,同时移植相关的毒性反应较低。预处理方案中推荐包含大剂量噻替派的方案优于 BEAM 方案。

（五）支持治疗

1.糖皮质激素　PCNSL 对皮质类固醇的初始反应率可高达 70%,但是临床和影像学的改善通常很短暂,疾病往往在停止用药后几个月内复发。而且考虑到糖皮质激素可能干扰病理诊断,一般不早期应用。必要的话,可以联合甘露醇对那些有颅内压增加及症状性水肿的患者应用。

2.抗惊厥药物　PCNSL 有癫痫发作的风险,必要时可应用抗惊厥药物,但需注意其和糖皮质激素及细胞毒药物的相互作用。

（六）新药治疗

新药治疗主要包括依鲁替尼、培美曲塞、西罗莫司、来那度胺、buparlisib 和苯达莫司汀等用于 PCNSL 的治疗。

1.培美曲塞　美国国家癌症研究显示培美曲塞治疗复发性 PCNSL 的有效率达到 55%,而其他研究中培美曲塞与替莫唑胺、利妥昔单抗等联用也有较好疗效,可考虑作为复发性 PC-NSL 的二线治疗。

2.西罗莫司　作为 mTOR 抑制剂,目前有研究单药治疗复发难治的 PCNSL,剂量 75mg/w,ORR 54%,CR 13.5%,nCR 8%,PR 32.4%。

3.来那度胺　在复发难治疗的 PCNSL 中有报道具有良好的疗效,目前正在进行美罗华联合来那度胺治疗复发难治的 PCNSL 的临床试验。

4.依鲁替尼　PCNSL 中绝大多数患者具有 BCR 信号通路的活化,BTK 抑制剂 ibrutinib

被用于 PCNSL 的治疗研究中。ibrutinib 联合美罗华、替莫唑胺、依托泊苷、阿霉素和地塞米松(TEDDI-R)治疗复发难治的 PCNSL 的研究显示治疗有效率 67%,CR 50%。

5.pomalidomide　在动物实验中显示出对肿瘤免疫微环境的干预能力,但目前尚无临床试验研究。

（七）复发难治 PCNSL

复发难治 PCNSL 的治疗选择有限。目前认为治疗的选择包括:

1.使用 MTX($3\sim8g/m^2$)或基于 MTX 的联合化疗治疗(如果之前应用 MTX 达到缓解,再次应用有效)。

2.高剂量化疗联合自体造血干细胞移植:针对复发难治的 PCNSL 的 2 期临床试验显示高剂量阿糖胞苷联合依托泊苷作为挽救性治疗后 27 例患者进行自体造血干细胞移植,预处理方案为噻替哌、左旋苯丙氨酸氮芥和环磷酰胺,结果显示 26 例患者获得完全缓解,中位 PFS 和 OS 分别为 41.1 个月和 58.6 个月;二次自体造血干细胞移植也可最为复发难治患者的挽救性治疗选择。

3.WBRT:WBRT 适合之前未接受过放疗患者,中位剂量 36Gy,注意放疗的神经系统的不良反应。

【预后】

原发性中枢神经系统淋巴瘤是预后最差的一种结外淋巴瘤,5 年生存率为 29.6%。治疗失败原因为局部复发,最常见的复发部位仍为病灶局部,颅内其他部位也可复发,甚至有全身复发。在预后因素方面,国际结外淋巴瘤研究组(IELSG)提出五项评分,包括五个独立的不良预后因子:①>年龄 60 岁;②ECOG 评分>1;③血清 LDH 升高;④CSF 蛋白质含量增多;⑤深部肿瘤(脑室旁、基底节、脑干等)。预后分层分为三个风险等级:①IELSG 评分 0~1,低危组,2 年 OS80%;②IELSG 评分 2~3,中危组,2 年 OS 48%;③IELSG 评分 4~5,高危组,2 年 OS 15%。

二、原发性皮肤淋巴瘤

原发性皮肤淋巴瘤(PCL)是原发于皮肤的结外淋巴瘤,在诊断时无皮肤外组织和器官受侵的证据。PCL 以非霍奇金淋巴瘤多见,霍奇金淋巴瘤甚为少见;包括皮肤 T 细胞淋巴瘤(CTCL)和皮肤 B 细胞淋巴瘤(CBCL)。目前 WHO-EORTC 分类(2005 年)是临床应用最广泛的分类。

【皮肤 T 和 NK 细胞淋巴瘤】

原发性皮肤 T 细胞淋巴瘤(PCTCL)是 T 淋巴细胞(特别是 T 辅助细胞)起源的一种皮肤原发性淋巴瘤,占皮肤淋巴瘤的 75%~80% 以上,呈慢性进行性经过,可累及淋巴结和内脏。

（一）病因

目前 PCTCL 病因尚不明,可能与遗传、感染和环境因素有关。

（二）临床表现

分为红斑期、斑块期和肿瘤期,但各期表现可重叠。

1.红斑期　皮损无特异性,类似于慢性单纯性苔藓样变、湿疹、慢性接触性皮炎、脂溢性皮炎、特应性皮炎、副银屑病等,多伴有剧烈顽固性瘙痒。

2.斑块期　可由红斑期发展而来或直接在正常皮肤上发生。皮损呈形态不规则、界限清楚、略高起的浸润性斑块,颜色暗红至紫色,可自行消退,亦可融合形成大的斑块,边缘呈环状、弓形或匍行性,颜面受累时褶皱加深形成"狮面"。

3.肿瘤期　皮损呈褐红色隆起性结节,大小、形状各异,易早期破溃,形成深在性卵圆形溃疡,基底被覆坏死性灰白色物质,溃疡边缘卷曲;继发感染可伴疼痛及恶臭、除皮肤外,淋巴结最常受累,其他依次为脾、肺、肝、骨髓、肾脏、舌或会厌、心脏、胰腺和甲状腺,内脏受累往往尸检时才能发现。各亚型有各自特点。

(三)诊断

诊断可主要依据病理检查,其表现与相关的系统性淋巴瘤相似。应进行全面的病史询问和体格检查,以及外周血细胞计数及分类、LDH 等实验检查,胸部 X 射线片,腹部和盆腔 CT 扫描,镓扫描和骨髓活检等以排除系统性淋巴瘤皮肤侵犯,而并非原发皮肤淋巴瘤,必要时还需进一步非皮肤病灶的病理检查。PET/CT 建议用于评估原发皮肤 T 和 NK 细胞淋巴瘤。

(四)鉴别诊断

皮肤炎症性病变或各种过敏性反应多为以 T 细胞增生为主,再者 T 淋巴细胞的形态本身就是多形性,都导致了良性和恶性增生鉴别的难度。脂膜炎样 T 细胞淋巴瘤需要与多种脂膜炎鉴别,仅依靠形态学几乎不能鉴别,在增加了多种抗体的免疫组化检测后仍有部分病例难以确定性质,所以皮肤以 T 细胞增生为主的病变时需要 PCR 或 FISH 检测协助确诊。临床必要的随访有时是既经济又有效的方法。

【皮肤 B 细胞淋巴瘤】

原发性皮肤 B 细胞淋巴瘤(PCBCL)为皮肤的 B 细胞起源的淋巴瘤,在诊断时和诊断后 6 个月均无皮肤外病变。

(一)病因和发病机制

病因不清,研究者发现原发于皮肤的滤泡中心性淋巴瘤很少有 t(14;18)易位或 Bcl-2 表达,提示它可能在区分原发与继发皮肤淋巴瘤上有一定帮助;然而也有研究显示原发与继发皮肤侵犯的均有 Bcl-2 表达,因此它在临床实际应用价值上仍存在争议。

有报道 PCBCL 的发生与螺旋体感染有关,当皮肤局部感染时,可应用抗生素治疗,预防 PCBCL 的发生。

(二)临床表现

皮肤淋巴瘤每年总发生率为(5~10)/10 万,其中 20%~25% 为 B 细胞起源。与 PCTCL 相似,PCBCL 在明确诊断前可能会需几年,PCBCL 诊断平均约为 2.1 年。根据组织病理学和临床表现可将其分为多种亚型。

PCBCL 常以孤立的、局限性红点发展为紫色丘疹或结节,偶尔在一局限皮肤出现多发性或成群的缺损;也可表现为周围性红斑较小的丘疹、浸润性斑块和(或)花样红斑,大范围或溃疡少见。特殊的亚型有其好发部位。

（三）诊断

与原发皮肤 T 和 NK 细胞淋巴瘤类似,诊断主要依据病理检查。应进行全面的病史询问和体格检查,以及外周血细胞计数及分类、LDH 等实验检查,胸部 X 射线片,腹部和盆腔 CT 扫描,镓扫描,和骨髓活检等以明确是否为原发皮肤淋巴瘤,必要时还需进一步非皮肤病灶的病理检查。PET/CT 建议用于评估原发皮肤 B 细胞淋巴瘤。

PCBCL 患者发病少于 6 个月,一般无全身侵犯证据。

（四）治疗

1.外科手术　外科切除可用于孤立的皮肤病变,但部分研究者认为外科切除后局部复发率较高。由于 PCBCL 的高复发率,推荐采用联合放疗或多药化疗。

2.放疗　PCBCL 对于放疗很敏感。剂量为 40Gy。

3.联合化疗　CHOP 方案是一线治疗选择,还可选用 CVP、CHOP、COP、CHVP/HV 等方案。

4.免疫治疗

(1)干扰素 300 万 U,隔天皮下注射,3 个月 1 个疗程。

(2)利妥昔单抗:NHL 患者治疗有效,对于复发、进展性 PCBCL 治疗也很有效。

（五）预后

PCBCL 总体预后较好,10 年生存率为 57%,皮肤复发较常见,为 25%～68%,但内脏播散少见。

（六）各亚型的特点

1.原发性皮肤边缘区 B 细胞淋巴瘤(PCMZL)

(1)病理学:肿瘤细胞浸润真皮和皮下组织,成片状或团块状,多形性明显,核分裂象多见。淋巴细胞浸润中可见浆细胞分化,可与其他边缘区 B 细胞淋巴瘤相鉴别。免疫表型为 CD20、CD79a 和 Bcl-2 阳性,但 CD5、CD10 和 Bcl-6 阴性。部分病例可见 t(14;18)(q32;q21)。

(2)临床表现:中位年龄 55 岁,性别比 2:1(男:女),惰性淋巴瘤,好发于肢端,少数侵及头皮、颈部和躯干。结节呈鲜红、紫红或棕红色,可融合成浸润性斑块,极少有鳞屑,很少溃破。偶可自行消退。约有 30% 的患者血清中可检测到单克隆蛋白。

(3)治疗

1)对于单个肿瘤病灶或数量较少的病损,可以采用局部放疗或外科手术切除。

2)对于多发性皮肤病变,局部使用苯丁酸氮芥和 α-干扰素。

3)复发的患者可以考虑在病灶表面或病灶内使用类固醇。

4)抗 CD20 抗体(利妥昔单抗)也有较好的疗效。

(4)预后:PCMZL 的预后极好,尽管约有 50% 的患者复发,但 5 年生存率接近 100%。

2.原发性皮肤滤泡细胞淋巴瘤(PCFCL)　是原发性皮肤 B 细胞淋巴瘤最常见的类型,占所有病例的 60%。

(1)流行病学、病因、发病机制:好发于成年人,中位年龄 51 岁,男女比为 1.5:1。病因及发病机制尚不明确。

（2）病理

1）组织学：PCFCL肿瘤细胞可以围绕在血管和附属器周围，也可弥漫性分布，一般不累及表皮。肿瘤细胞可以形成淋巴滤泡，也可以弥漫性生长，显示出肿瘤的进展过程。肿瘤主要由体积中等和偏大的中心细胞及数量不等的中心母细胞组成。在较小和（或）早期病变中可见清晰的生发中心或者残留的生发中心。与皮肤滤泡反应，性增生相比，PCFCL的滤泡界限不清，由形态单一的Bcl-6＋滤泡中心细胞增生构成，分布在CD21⁺或者CD35⁺的滤泡树突状细胞（FDC）网中；缺乏可染小体，套区变窄，甚至消失。另可见多量反应性T细胞增生，间质成分也常较明显。

进展期肿瘤由单一的体积大的中心细胞和多叶核细胞组成。罕见病例中为梭形细胞组成，伴有数量不等的中心母细胞。但反应性T细胞不如早期肿瘤明显，滤泡结构消失，部分显示散在的CD21＋和CD35＋的FDC细胞。

2）免疫表型：肿瘤细胞表达CD20、CD79a和Bcl-6，而Ig通常阴性，也不需按照结内滤泡性淋巴瘤一样分级。形成生发中心结构的肿瘤细胞，CD10阳性，而弥漫生长者为阴性。大部分病例不表达或部分弱表达Bcl-2，然而有些报道认为，部分存在滤泡结构的PCFCL的病例中，Bcl-2有表达。但是如果肿瘤细胞Bcl-2和CD10均有强表达，那么应怀疑为结内滤泡淋巴瘤累及皮肤。MUM-1、Fox-P1、CD5及CD43多为阴性。

3）遗传学：免疫球蛋白基因克隆性重排，体细胞超突变。一般无Bcl-2基因重排。

（3）临床表现：临床多表现为前额、头皮及躯干部位的孤立性或局灶性皮肤损害。大约5%的患者发生于腿部。15%的患者表现为多灶皮肤损害。

皮损常为质硬，红色或紫色斑块、结节，或者大小不等的肿块。特别是发生于躯干部位的肿物，常常周围绕有红色丘疹和轻度浸润性斑块，此种表现常常在数月或年之内出现进展。这种发生于背部的典型表现的PCFCL，以往称作为"背部网状组织细胞瘤""Crostis淋巴瘤"。通常皮损表面完整、溃疡罕见。少数患者出现皮肤多发损害，但是与临床预后无明显相关性。未经治疗的病例，皮损将增大，但是扩散至皮肤以外的部位少见（小于10%）。复发皮损常常位于初始皮损周围。

（4）鉴别诊断：皮肤滤泡反应性增生，增生滤泡结构完整，套区可见，生发中心细胞混杂。

（5）治疗及预后：PCFCL预后较好，5年生存率达95%。缺少t（14；18）和Bcl-2/IgH基因重排、无Bcl-2蛋白表达和皮损单发者，预后较好。有报道，发生于腿部的PCFCL预后较差。约有30%的复发病例，并未提示其预后不良。在多发皮肤损害的患者，特别是出现巨大斑块和皮外累及者，才需要系统性治疗。

三、原发性肝、脾、胰腺淋巴瘤

【原发性肝脾淋巴瘤】

原发于肝脾的淋巴瘤主要病理类型为γ/δ型T细胞淋巴瘤。

【原发性胰腺淋巴瘤（PPL）】

胰腺是消化器官，无淋巴组织结构，极少发生淋巴瘤。原发性胰腺淋巴瘤（PPL）指起源于胰腺或仅仅侵犯胰腺及区域淋巴结的恶性淋巴瘤,多为 B 细胞来源。

(一)流行病学

PPL 是一种罕见的恶性肿瘤,占结外非霍奇金淋巴瘤的 1% 以下,占胰腺肿瘤的 7% 以下。男性发病率高于女性,中位发病年龄在 60 岁左右高于胰腺癌。

(二)临床表现

肿瘤主要发生在胰头部,因此临床表现与胰头癌非常类似。腹痛为主要症状,极少放射至背部。上腹部肿块也常见,伴有黄疸、反酸、呃逆、乏力及短期内体重下降等全身非特异性症状,极少伴浅表淋巴结肿大和肝脾大患者也可以急性胰腺炎或糖尿病的症状而入院,约 50% 出现体重下降,37% 合并黄疸,仅 2%~7% 的患者病程中出现发热、盗汗。

(三)实验室检查

PPL 的实验室指标、CT、B 超和淋巴造影等影像学检查与其他 NHL 相似,均无特征性改变。

1.实验室检查　血清转氨酶、碱性磷酸酶、胆红素、淀粉酶和 LDH 升高。

2.胸部 X 线检查　可帮助排除纵隔淋巴瘤的可能。

3.逆行胰胆管造影检查　可见胰管受压导致胰管移位。Merkle 等认为 PPL 与胰腺导管癌的影像学区别在于前者通常无明显的胰管扩张和胰管受侵表现,后者则因近端胰管受侵犯导致远端胰管扩张。

4.CT、MRI　典型病变影像学表现为密度均一、包膜完整的肿块,增强后显示出均质性强化,而无明显胰管受侵表现;可伴有胰腺周围区域淋巴结受累,特别是出现肾静脉水平以下淋巴结肿大时强烈提示 PPL。根据 CT 表现,PPL 可以分为两种类型:①局限性增大,有明显界限;②肿瘤弥漫性增大,侵犯整个胰腺组织。

5.空心针活检和流式细胞分析(FCM)　超声或 CT 引导下的 FNA 是一种安全、快速且准确率高的诊断技术,可提供足够的病理组织,获得病理学诊断。FNA 联合 FCM 进一步提高了 PPL 诊断的准确性。FNA 的并发症包括疼痛、血管迷走神经反应、胰周出血。准确的 PPL 诊断对于及时开展非外科治疗是至关重要的,可以避免不必要的剖腹探查术。

6.病理　PPL 的病理类型以 B 细胞淋巴瘤为主,以弥漫大 B 细胞淋巴瘤最常见(60% 左右),也有少数 T 细胞性 PPL 的报道,但其预后极差。

(四)诊断和鉴别诊断

1.诊断　Behrn 等制订的诊断标准:①淋巴瘤起源于胰腺或胰周组织并侵犯胰腺组织;②影像学检查除胰腺周围淋巴结外,无其他部位淋巴结肿大;③无肝脏和脾脏侵犯;④外周血白细胞计数和分类均正常。

2.鉴别诊断　当患者出现发热、盗汗和体重减轻症状,明显的发热症状并排除胆道等感染因素,腹部可触及肿块并伴有腹痛却无明显黄疸等表现时,应注意 PPL 的鉴别诊断。对巨大均一的胰腺肿块,无主胰管和胰周血管受侵者,或无胰腺炎临床表现,但胰腺呈弥漫性浸润样改变者,应考虑 PPL。

(1)胰腺癌:由于 PPL 发病率低,临床表现无特异性,常常被误诊为胰腺癌,二者的区别主要依靠组织病理学检查来进行。所以提倡术前空心针穿刺活检或术中快速病理诊断非常重要。

(2)继发性胰腺淋巴瘤:PPL和继发性淋巴瘤的鉴别主要依靠影像学检查,PPL局限于胰腺,进一步侵犯胰腺周围淋巴结,受累部位局限。

(3)胰腺内分泌肿瘤(PET):可通过其特定的细胞形态联合免疫过氧化物酶和FCM与PPL相鉴别。PET常$CD56^+$,而$CD20^-$。FCM在检测抗原表达和识别小的细胞群体时非常敏感。

(4)慢性胰腺炎:通过流式细胞仪检测还可鉴别PPL和慢性胰腺炎,在淋巴瘤中Ig轻链表达为κ链或λ链,而在慢性胰腺炎中则为kk链和λ链的混合表达。

(五)治疗

PPL的治疗以放、化疗为基础,主要手段是化疗。

1.化疗　NHL常规化疗方案适应于胰腺淋巴瘤。一线方案为CHOP,多疗程使用。化疗的反应率随淋巴瘤分期不同而各异,大致为56%~80%,更积极的化疗方案能改善反应率,但毒性反应也会随之增加。

2.手术　由于PPL对放化疗敏感及胰腺手术的复杂性,术后并发症较多,是否该行根治性外科手术一直存在争议。国内有报道,对于胰腺肿块直径大于6cm考虑淋巴瘤可能时,可行细针穿刺活检明确肿块性质,避免不必要的剖腹探查。也有人认为对PPL患者若仅累及局部淋巴结者应考虑予以手术切除或肿瘤减体积手术,术后再辅以化疗和放疗;对于PPL继发胆道或消化道梗阻的患者,要实施胆道或消化道短路手术;对术前肿瘤体积较大并导致胰腺周围淋巴结广泛侵犯的病例,则可先考虑术前化疗,再选择适当的手术治疗方式。

3.放疗　PPL对放疗敏感,可辅以放疗,原则同NHL。

4.并发梗阻性黄疸的治疗　主要依赖于化疗,有效的活检作出诊断和病理分型,运用胃及胆道改流手术解除梗阻再及时辅以放疗、化疗。

(六)预后

胰腺淋巴瘤患者平均生存时间为2~6.5年,较胰腺腺癌的预后为好,这于该病出现症状较早及有效的化疗方案有关。

四、原发性泌尿系统淋巴瘤

【概述】

原发性泌尿系统淋巴瘤包括原发性肾淋巴瘤(PRL)、原发性输尿管淋巴瘤以及原发于膀胱、尿道(包括前列腺)的淋巴瘤。由于泌尿系统各器官缺少或无淋巴组织,故本病十分罕见。原发性肾恶性淋巴瘤约占结外淋巴瘤的0.7%,恶性淋巴瘤的0.1%。男女均可发生。其发生的机制尚不清楚,患慢性膀胱炎的女性发生膀胱淋巴瘤的机会增加。

【临床表现】

原发性泌尿系统淋巴瘤多数表现为大量肉眼血尿,甚至可能由于血凝块出现膀胱填塞。

PRL 无特异性症状,常见不确定的腹痛、发热、盗汗、体重下降、贫血、血尿、脓尿和蛋白尿、氮质血症等。体征包括高血压、腹部肿块。

原发性膀胱淋巴瘤的临床表现无特异性,常见症状为间歇性无痛肉眼或镜下血尿,其次为排尿困难、尿频、夜尿增多和腹痛。

原发性前列腺淋巴瘤多以尿路梗阻为主要表现,可有尿频、尿痛、肾盂积水和血尿等。直肠指检前列腺弥漫增大,无压痛,质地呈橡皮样,中央沟消失。

原发于输尿管的淋巴瘤,首发症状是局部泌尿系的症状,主要表现为尿路部分或完全梗阻:尿频、夜尿增多、排尿不尽、尿等待等,肾盂积液、血尿及肾区不适也多见。体征有肾区及输尿管区叩击痛。

原发性尿道淋巴瘤临床可表现为排尿不畅伴尿频、尿急,进行性排尿困难,血尿。体检可见尿道外口内凹、细小、阴道前壁触及无痛肿块;或尿道口肿物,所见报道均为女性。

【实验室检查】

1.血常规　可出现贫血。

2.尿常规　患者可以出现尿红细胞计数增加或持续肉眼血尿,红细胞形态可为多形型或均一型。

3.生化常规　血清肌酐水平升高,A/G 比值下降或倒置。

4.尿蛋白检查　定量可以升高,尿本-周蛋白检查为阴性。尿蛋白电泳检查提示多数患者为混合性蛋白尿,均含有大分子蛋白成分。

5.可出现低补体血症,患者血清抗核抗体及抗中性粒细胞胞质抗体(ANCA)可阳性。

【病理】

PRL 病理检查多为弥漫性大 B 细胞淋巴瘤。结外边缘区淋巴瘤只见于肾脏,原发于尿道(包括前列腺)、膀胱的淋巴瘤属黏膜相关淋巴瘤(MALT),可以向大细胞转化。原发性 T 细胞淋巴瘤、霍奇金淋巴瘤极其罕见。

淋巴瘤晚期侵犯泌尿系统时引起血尿,病理检查仍然以弥漫性大 B 细胞淋巴瘤较常见,与原发性病变在组织学上相似。

【诊断和鉴别诊断】

确诊依赖于病理诊断。

PRL 是一种罕见疾病,很容易误诊。1956 年 Kneopp 提出,原发于肾脏的淋巴瘤应符合以下三个标准:①肿瘤局限于肾包膜内;②周围淋巴结阴性;③全身其他部位未找到肿瘤证据。PRL 影像学征象与肾细胞癌相似,肾脏包膜或包膜下弥漫浸润被认为是 PRL 的特征性表现。推荐进行 B 超、胸腹部 CT、MRI 评价肾脏损害。肾脏、骨髓活检有助于明确诊断。

输尿管淋巴瘤 CT 平扫和动态增强扫描表现:软组织密度结节,其上方输尿管及肾盂梗阻性扩张积水;逆行造影膀胱充盈不明显。空心针活检有助于病理明确诊断。

膀胱淋巴瘤诊断主要依据膀胱镜肿瘤组织活检。膀胱镜表现黏膜完整,粉红色斑,黏膜下肿块,发脆、水肿的黏膜以及膀胱壁移位,肿块通常肿大并穿透膀胱壁。静脉肾盂造影和逆行造影显示膀胱小梁形成,输尿管和肾盂扩张等表现不常见。

前列腺淋巴瘤诊断依据经尿道前列腺电切或前列腺组织活检,病理组织学诊断。膀胱尿道镜检查与前列腺增生无异,晚期广泛侵犯者造成尿道、膀胱颈以及三角区广泛变形。

尿道淋巴瘤经尿道镜检常见正常尿道上皮。肿块常表现为尿道肉阜或息肉。活检病理组织学可诊断。

有明确的大剂量 CTX 化疗史,有助于鉴别诊断 CTX 引起的出血性膀胱炎。

【治疗】

原发性泌尿系统淋巴瘤首选手术治疗,补充化疗、放疗。对于肿瘤较小、局限、低度恶性肿瘤行电切＋盆腔外照射也可取得较好效果。也有学者主张非手术治疗,以单纯化疗或化疗＋放疗也能取得满意疗效。晚期淋巴瘤以全身化疗为主。

肾脏淋巴瘤主要治疗方法为肾切除加化疗和(或)放疗。膀胱淋巴瘤手术切除,包括电切、膀胱部分切除、全膀胱切除,术后辅以放疗或化疗。对于不能行膀胱部分切除或复发患者可行化疗或化疗＋放疗。对前列腺淋巴瘤主张尿道电切以解除梗阻,后联合化疗,对于输尿管下段受累时,应及时放置输尿管支架或行肾造瘘,以保护肾功能。

化疗多采用 CHOP 为主的方案。B 细胞淋巴瘤可用 B 细胞单克隆抗体治疗。出血性膀胱炎时,应立即停化疗,水化、碱化尿液,大部分患者可获得治愈。

【预后】

原发性肾淋巴瘤快速进展且预后很差,淋巴瘤晚期侵犯肾脏者预后较原发性者更差。膀胱及输尿管淋巴瘤预后较好,平均生存期为 9 年。

五、原发性生殖系统淋巴瘤

淋巴瘤侵犯泌尿生殖系统并非罕见,其发生率为 5％～10％,NHL 比 HL 更易侵犯泌尿生殖系统,90％以上为继发性,原发者少见。其中男性以睾丸 NHL 报道多见,女性主要以卵巢、子宫多见。

泌尿生殖系统 NHL 多无典型临床症状,不易与其他类型肿瘤鉴别,除局部症状外可伴有全身症状,如发热、体重下降、贫血等。

患者的病史、临床表现、B 超和 CT 的检查可协助诊断,特别是增强 CT 具有较高诊断价值。部分病例可在术前诊断,肿物活检有助于术前诊断,大部分病例最终诊断需依靠术后病理。一般认为,就诊时或以前没有发现身体其他部位有淋巴瘤者,可以诊断为泌尿生殖系统原发性淋巴瘤。

原发性生殖系统 NHL,可行根治性切除术后辅以化疗、放疗,以提高生存率。本病预后与病程、病理类型、分期和治疗方法等因素有关。文献报道的病例数少,故其预后统计尚不准确。总的来说,原发性生殖系统 NHL 预后差,尤其高龄、肿瘤分期高、肿块大、伴有临床 B 症状及未行化疗者预后差、复发率高。原发性泌尿生殖系统 NHL 少见,需提高对本病的认识,总结临床治疗经验,更有效的治疗方案有待进一步研究。

【原发性睾丸淋巴瘤】

(一)概述

睾丸原发性淋巴瘤较少见,占全部睾丸肿瘤的 5%~9%。多为单侧发病,双侧发病仅占睾丸 NHL 的 10%~20%,可同时或先后发病。尽管睾丸 NHL 发病率低,但在老年人中较普遍,是 60 岁以上男性最常见的睾丸肿瘤。在<30 岁的年轻人中极少见,仅占 NHL 的 2.9%。

(二)病理

睾丸淋巴瘤几乎均为 NHL,HL 极其罕见。大多数睾丸淋巴瘤为 B 细胞来源,而 T 细胞来源者较少。病理类型以弥漫性大 B 细胞淋巴瘤为主,约占 68%,小 B 细胞类淋巴瘤约占 30%。大体标本切面均质灰白、灰黄、粉红色或呈鱼肉状,质地硬。睾丸淋巴瘤有以下特征:①细胞小且胞质少,核/浆比例大;②细胞质内糖原含量少;③瘤细胞弥漫性小管间浸润;④瘤细胞侵入细精管形成特征性淋巴上皮病变;⑤网状纤维染色见小管周围被网织层包绕;⑥静脉壁受侵犯;⑦睾丸周围无管内播散;⑧缺乏间质肉芽肿反应;⑨免疫组化标记 CD45$^+$、CD20$^+$、PLAP$^-$。不管哪种病理类型,淋巴瘤细胞通常在正常组织中弥漫浸润,甚至正常组织完全消失,但是输精管可能完好,偶见萎缩甚至完全消失。

(三)临床表现

最常见以睾丸无痛性肿块为主要表现。少数患者有阴囊下坠感、刺痛表现。晚期患者可有发热、体重减轻、盗汗、虚弱、贫血、腹痛、腹胀。睾丸肿大,肿块紧附睾丸,质地坚韧,可伴腹膜后淋巴结肿大及腹水。如累及附睾,可触到附睾结节肿大变硬,合并阴囊水肿阴囊皮肤可变薄或透明。

睾丸淋巴瘤晚期容易结外播散,常见转移到皮肤、皮下组织、中枢神经系统(CNS)、肺和 Waldeyer 环。

(四)实验室检查

1.常规　全血细胞计数,肝肾功能及血清生化检查,乳酸脱氧酶(LDH)水平对判断预后很重要。

2.作为生殖细胞源肿瘤的肿瘤标志物甲胎蛋白(AFP)和人绒毛膜促性腺激素(HCG)也可作为本病的肿瘤标志物。

3.脑脊液细胞学检查　对判断 CNS 受侵非常重要。

4.影像学检查　B 超以局灶性或多发性低回声多见,其内可见血流信号。如有附睾受侵可有睾丸鞘膜积液。CT、PET/CT 检查腹膜后淋巴结,盆腔淋巴结受侵情况对临床分期、治疗有重要意义。

(五)诊断和鉴别诊断

1.诊断　睾丸淋巴瘤的确诊依靠病理诊断。行高位腹股沟睾丸切除术是获得病理的最佳选择。由于脑膜受侵的机会较多,腰椎穿刺脑脊液细胞学检查也很必要。

2.鉴别诊断　睾丸淋巴瘤常常被误诊为精原细胞瘤,有时也误诊为胚胎瘤,误诊率为 30%左右。由于治疗方法不同,正确区别睾丸淋巴瘤与生殖细胞瘤尤为重要。此外,还需与肉芽肿性睾丸炎、假性淋巴瘤、浆细胞瘤和横纹肌肉瘤相鉴别。

（六）治疗

1.手术切除　由于血睾屏障的存在,很多药物难以进入睾丸,使其成为恶性肿瘤细胞的"庇护所",睾丸切除既可以取得病理诊断,又可以消除这个"庇护所";此外,睾丸的肿瘤细胞高度表达 P-GP、MRP、BCRP 等耐药蛋白,容易引起化疗耐药。因此对于睾丸淋巴瘤尤其ⅠE 期和ⅡE 期的患者,首先应选择手术治疗,手术方式包括睾丸切除及高位精索结扎。

2.放疗　睾丸 NHL 对放疗敏感,放疗不良反应轻,多数患者对放疗可以耐受,早期患者行区域淋巴结放疗可降低局部复发。原发性睾丸 NHL 多发生在 60 岁以上老年人,保留意义不大,目前推荐病侧睾丸切除,对侧睾丸预防照射。未行对侧睾丸预防照射者,其复发率 3 年达 15％,5 年达 42％,且复发后的治疗效果差。

3.联合化疗　原发性睾丸的 NHL 具有广泛播散的特点,早期患者放疗后复发率达 50％以上,且主要为结外器官复发,因此联合化疗具有重要意义。目前化疗方案仍以 CHOP 为首选,或含有蒽环类药物的其他方案,如 M-CHOP、CHOP-B、CVP 等。RCHOP 方案化疗对弥漫大 B 细胞淋巴瘤可提高疗效,延长生存期,不良反应少,尤其适用于老年患者。

4.中枢神经系统预防性治疗　睾丸因血流丰富,部分患者可出现中枢转移,血脑屏障的存在使化疗药物无法进入中枢,全身化疗对降低 CNS 复发无效。因此对于首次缓解的患者进行 CNS 预防性治疗是必不可少的,主要方法为三联鞘内注射包括 MTX、Ara-C 和 DEX。

（七）预后及相关因素

睾丸淋巴瘤 5 年生存率各组报道不一致,为 12％～50％,中位生存期 12～24 个月,睾丸 NHL 即使达到完全缓解后,仍有较高的复发率,多数报道为 31％～75％,复发部位与首次治疗方式有关。早期患者仅行高位睾丸切除术者,无论局部还是远处复发率均高,给予腹膜后淋巴引流区放疗,局部复发少见,以全身复发为主,其中 50％～70％为结外复发。

CNS 和对侧睾丸复发率最高,其次为 Waldeyer 环、皮肤、骨、骨髓、肺、肝、脾、肾。CNS 受侵者达 30％,其中 70％的患者在治疗后两年内复发,复发患者预后极差。crellin 认为睾丸 NHL 具有全身广泛播散的特点,可能与肿瘤细胞表面缺乏黏附分子有关。

原发性睾丸 NHL 预后比其他结外 NHL 差,不良预后因素包括患者年龄、临床分期、临床 B 症状、原发肿瘤大小、肿瘤部位、是否累及附睾和精索、血管侵犯、病理类型、治疗方法均与预后有关。多数学者认为分期与预后关系最为密切,ⅠE 和ⅡE 期的睾丸 NHL 生存率无明显差别,5 年中位生存率为 50％,明显好于ⅢE30％和ⅣE0％。肿瘤的病理类型是独立预后因素,中度恶性 5 年生存率为 45％,高度恶性无两年生存率。

【原发性卵巢淋巴瘤（POL）】

（一）概述

原发性卵巢淋巴瘤（POL）是一种临床极为少见的结外淋巴瘤,其恶性程度高,较其他结外原发性淋巴瘤预后差。早期无特异性表现,临床极易误诊。本病好发年龄为 30～45 岁妇女,可能与此时期卵巢功能旺盛、病毒感染有关,其发病原因有待进一步研究。

（二）病理

原发性卵巢 HL 罕见,绝大多数为 NHL,以中高恶性的组织学类型为主。在儿童,以伯基特淋巴瘤为主成人多为弥漫大 B 细胞淋巴瘤,均为 B 细胞来源。肿瘤细胞呈弥漫性分布,少数被纤维组织分割为结节状、巢状或束状,部分瘤细胞围绕血管排列,偶尔可见卵巢的正常结构,如黄体、白体,瘤细胞可围绕生长,也可浸润其中。

（三）临床表现及分期

1.临床表现　　POL 发病可单侧或双侧,最常见的症状为腹痛、腹胀、腹部包块,发生率在 80％以上;少部分患者可表现为月经改变、阴道不规则出血、发热、消瘦、腹水等;还有极少数无症状,通过查体发现卵巢肿物。查体可扪及腹、盆腔包块,少数有腹部压痛及下肢水肿。

2.分期　　临床发现多为中晚期,Ⅲ、Ⅳ 期约占 80％。目前尚无明确的分期标准,多数采用 Ann Arbor 分期或卵巢肿瘤 FIGO 分期(表 5-4)。

表 5-4　卵巢肿瘤 FIGO 分期

分期	描述
Ⅰ 期	病变局限于卵巢
Ⅰa	病变受限于一侧卵巢,包膜完整,表面无肿瘤,无腹水
Ⅰb	病变局限于双侧卵巢,包膜完整,表面无肿瘤,无腹水或有腹水但未找到癌细胞
Ⅱ 期	病变累及一侧或双侧卵巢,伴盆腔或子宫、输卵管转移
Ⅱa	病变扩展或转移至子宫或输卵管
Ⅱb	病变扩展至盆腔其他组织
Ⅱc	Ⅱa 或 Ⅱb 期病变,肿瘤已穿出卵巢表面;或包膜破裂;或在腹水或腹腔冲洗液中找到恶性细胞
Ⅲ 期	病变累及一侧或双侧卵巢,伴盆腔以外种植或腹膜后淋巴结或腹股沟淋巴结转移,肝浅表面转移属于Ⅲ期;肿瘤局限在真骨盆,但组织学证实侵及小肠或大网膜
Ⅲa	病变大体所见局限于盆腔,淋巴结阴性,但腹腔腹膜面有镜下种植
Ⅲb	腹腔腹膜种植瘤直径<2cm,淋巴结阴性
Ⅲc	腹腔腹膜种植瘤直径>2cm,或伴有腹膜后或腹股沟淋巴结转移
Ⅳ 期	病变累及一侧或双侧卵巢并有远处转移,存在胸腔积液时需找到恶性细胞;有肝转移时同样列为Ⅳ期

（四）实验室检查

1.血常规　　外周血细胞和淋巴细胞计数降低,贫血的发生率可达 80％。

2.血生化及肿瘤标志物　　患者血清中 β_2-MG 可以反映肿瘤负荷;LDH 反映肿瘤增殖活性;而 CA125 则反映肿瘤的侵袭潜能,CA125 可能是由 NHL 细胞释放的淋巴因子刺激间皮细胞表达和分泌。

3.影像学检查　　B 超显示卵巢为回声异常,光点分布不均匀,可伴有腹膜后淋巴结肿大;CT 检查表现为边界清晰的低密度灶,增强扫描时可以有轻度强化。

（五）诊断和鉴别诊断

1.诊断　　POL 的诊断标准在大多数采用 FOX(1988 年)提出女性生殖系统原发性淋巴瘤的诊断标准:①以生殖系统器官病变为主要表现,且为首发症状;②生殖器官是唯一的结外受累部位;③外周血及骨髓应无任何异常细胞;④其他部位出现复发性淋巴瘤必须与原发淋巴瘤相隔数月;⑤以往无淋巴瘤病史。但临床一般术前很难准确诊断,术中快速病理对其的诊断价值有限,需要在石蜡水平进行免疫标记确诊。

2.鉴别诊断　形态上肿瘤性小淋巴细胞和中心细胞极易与卵巢颗粒细胞癌和原始神经外胚叶肿瘤混淆,弥漫大 B 细胞淋巴瘤应注意与卵巢小细胞恶性肿瘤鉴别,对不能明确诊断者,可联合免疫组织化学染色法,采用淋巴瘤标记、上皮性标记及其他特异性的中间丝抗体作为标志物,如 CD45、CD20、CD45RO、S-100、EMA、a-AT 等可协助诊断。

(1)无性细胞瘤:该病发生年龄低,45%患者发生在 20 岁以下,双侧卵巢受侵占 15%,镜下可见瘤细胞弥漫分布,呈圆形,形态一致,胞质丰富,核呈空泡状,胞质内含糖原,PAS 染色阳性,免疫组化显示 PLAP(+),Wim(+),部分细胞 Desmin(+)。

(2)颗粒细胞瘤:3/4 的患者可有雌激素水平增高的表现,如乳房增大,阴道出血。镜下瘤细胞边界不清,胞核呈圆形或椭圆形,形态较单一,有明显的核沟,核膜厚。免疫组化显示 Vim(+),SMA(+),CD99(+),一半的瘤细胞可表现 S-100(+)。

(3)小细胞癌:常发生于青年,平均年龄 22 岁,多为双侧受累,2/3 伴高钙血症,主要由弥漫分布的小圆细胞组成,尚可见体积稍大的圆形细胞,细胞核大,核仁明显。免疫组化显示 Keratin(+),Vim(+),NSE(+)。

(六)治疗

卵巢淋巴瘤的治疗要兼顾卵巢恶性肿瘤与淋巴瘤的双重特点,目前趋向以手术、化疗、放疗的综合治疗,满意的肿瘤减灭术是治疗成功的重要因素,特别是肿瘤体积较大,或邻近组织受累者,切除肿瘤后,减少了残留的病灶,保证了化疗或放疗的效果,此外术后多疗程化疗,防止远处转移,是提高远期疗效的关键。

1.手术治疗　POL 手术治疗的目的:①进行全面的盆腔探查,明确诊断;②切除肿瘤,明确分期;③尽量切除肿瘤,有利于化疗。

目前卵巢淋巴瘤不主张行大范围根治术,若患者为双侧卵巢受侵,选择行双侧附件切除,加或不加子宫切除。如为单侧受侵,肿瘤体积不大,包膜完整,活动度好、周围无浸润者,单侧附件切除也可以考虑。晚期患者可行卵巢肿瘤细胞减灭术,同时应探查腹主动脉及盆腔各组淋巴结,并做淋巴结活检,以进一步明确肿瘤累及的范围。

2.化疗　POL 以弥漫型、中高度恶性者多见,对化疗敏感性高于卵巢癌。因为手术无法处理亚临床病灶,治疗不彻底,不能达到根治目的,故术后必须辅以化疗。POL 化疗首选 CHOP 方案,二线方案有 CHOP-BLM,CHOEP,PROMACE-CYTABOM,一般在 4 个疗程后临床症状常可完全消失,但是许多亚临床病灶仍存在,需巩固 2~3 个周期,对肿瘤较大者,可辅以放疗。

3.放疗　适应证:①淋巴结受累或邻近器官受累;②化疗后仍有肿瘤残留或复发者;③因某种原因不能化疗者。放疗范围一般为全盆腔照射。

(七)复发和转移

POL 可以直接侵犯周围器官、组织,更易通过淋巴结、淋巴管或血液循环系统转移。部分患者确诊后短期内即出现生殖器官外受累,如脑、肝、乳腺、骨髓、腹壁转移。

(八)预后

卵巢原发性淋巴瘤预后差,较其他结外淋巴瘤更具侵袭性,早期广泛转移,蔓延至阔韧带、子宫、输卵管等,亦可侵及腹主动脉旁淋巴结、肝脾、骨髓等。国外报道 5 年生存率 7%~38%,国内资料显示患者 5 年生存率 34.7%,临床分期,病理类型,治疗方案是影响预后的主要因素。

六、原发性骨淋巴瘤

【概述】

原发性骨淋巴瘤(PLB)是起源于骨髓腔、不伴区域淋巴结或脏器受累的原发性结外淋巴瘤。

【流行病学、病因和发病机制】

PLB 是少见的结外 NHL。本病在欧美较多见,我国少见,仅占结外淋巴瘤的 4.8%,全身骨骼均可受累,任何年龄均可发病,发病高峰在 50 岁左右,儿童 PLB 少见。男女比例为(1.0~1.8):1,最高报道为 4:1。

PLB 的病因不清,可能与既往的创伤和 EB 病毒感染有关,也可继发于慢性骨髓炎。

【临床表现】

PLB 的临床表现缺乏特异性。临床症状依肿瘤发生部位及病变程度而异,主要症状为病变部位的局限性、持续性疼痛,多呈进行性加重,可触及局部肿块及压痛,部分病例可有局部发热、肿胀或触及软组织肿块,疾病后期可出现病理性骨折。病变多为单发性病灶,多无 B 症状,少数可出现多发性病灶伴 B 症状。

PLB 可发生于全身骨骼的任何部位,以脊柱、骨盆和长骨多见,也可见于下颌骨、肋骨和颅骨等部位。当肿瘤位于长骨时,骨干最常受累。

【影像学】

影像学表现主要为病灶溶骨性破坏区,也可呈现虫蚀状,或呈现细小的渗透状累及骨髓腔。能显示骨质破坏及其周围软组织的侵犯,也能发现死骨片。

X 线检查是发现本病的首选方法,能显示病变的部位、范围、边缘和骨皮质情况。X 线表现溶骨多为"虫蚀样"改变,在正常骨骼组织和病变组织之间有明显的分界线,部分患者有骨皮质的破坏和缺损,但较少有骨膜反应。还有部分患者表现为骨分离,即骨组织的正常部分与病变部分分离,亦可表现为病理性骨折。

MRI 和核素优于 X 线平片和 CT。MRI 骨骼系统的病变为破骨性、溶骨性、部分溶骨和部分硬化性及骨皮质的改变等多种表现。MRI 显示 PLB 信号较均匀,软组织肿块明显而骨皮质破坏较轻,较具有特征性。MRI 对于原发性骨淋巴瘤的诊断敏感性较高,能发现其他检查阴性的患者。

【病理特点】

PLB 绝大多数是 NHL,原发于骨的 HL 非常罕见。

PLB绝大多数为滤泡中心细胞来源的B细胞淋巴瘤,并多为弥漫大B细胞淋巴瘤。还可见小淋巴细胞性淋巴瘤、伯基特淋巴瘤、淋巴浆细胞淋巴瘤;T细胞来源相对较少,可见间变性大细胞淋巴瘤、外周T细胞淋巴瘤-非特指型。儿童PLB可见淋巴母细胞淋巴瘤。

【诊断】

需结合临床、影像、病理综合考虑。诊断的"金"指标为病理组织学诊断。目前多采用手术活检,空心针穿刺容易失败。

Shoji提出的PLB的诊断标准为:①肿瘤首发部位在骨骼,病理组织学诊断符合淋巴瘤;②原发灶为单发;③发生转移,限于一个部位的淋巴结;④原发灶症状发作和发生远处转移间隔6个月以上。

Jones和Heying的PLB诊断标准:①肿瘤首发部位必须在骨骼;②临床和其他辅助检查如影像学未发现骨骼外其他部位有淋巴瘤存在;③在骨内病灶被病理确诊为淋巴瘤后6个月内,经临床和影像学严格检查,骨外仍未发现其他淋巴瘤病灶;④病理组织学和免疫组织化学证实。

鉴别诊断:主要包括下列疾病:①其他骨骼系统原发性肿瘤,如骨肉瘤、Ewing/PNET瘤、骨样骨瘤。②转移性骨肿瘤。原发灶多为乳腺癌、前列腺癌、肺癌、神经母细胞瘤和小细胞未分化癌等易混淆的肿瘤。病变多为多发性病灶。

【并发症】

最常见的并发症为骨折。骨折可以因为疾病本身,也可是放疗的不良反应或化疗后骨骼血管坏死等原因引起。

【治疗】

原则上采用化、放疗结合的综合治疗,手术只限于诊断性活检、病理骨折需重建稳定性和脊髓受压瘫痪需切除减压者。

局部放疗多用于早期而局限的病变以及手术后的辅助治疗,前者用大剂量(40～55Gy),后者用中剂量(30～35Gy)。Dubey认为总剂量在46Gy对局部病灶的控制好且并发症少,并且在化疗期间进行放疗效果更佳。放疗量超过50Gy会导致高发的承重骨病理性骨折。

化疗方案根据免疫表型和临床分期不同。T细胞来源的PLB,宜采用以MTX为主的方案,因易于复发,治疗时间宜长,疗程15～32个月。B细胞性宜采用以高剂量CTX为主的方案,治疗时间宜强烈而短暂,疗程6～12个月。

对于Ⅰ、Ⅱ期病例,治疗方法意见尚不一致。Zucca等报道PLB单独局部放疗的转移率高达40%～50%。Glick等指出CHOP+放疗的联合治疗,其预后明显好于单纯CHOP治疗。局限期中高度恶性PLB随机接受CHOP+放疗或CHOP,前者5年DFS和OS分别为77%和82%,明显优于后者的64%和72%。所以对局限的PLB应给予综合治疗。

Ⅲ、Ⅳ期病例以化疗为主,辅以局部放疗;复发病例多以化疗为主,辅以放疗或手术治疗。在化疗方案的选择上,目前多采用4～6个疗程的CHOP方案。Enza和Valerae等研究认为4～6个疗程的化疗已足够控制疾病。近年来靶向治疗在临床治疗中取得了令人瞩目的地位,其中利妥昔单抗治疗CD20阳性B细胞淋巴瘤取得明显疗效。

【预后】

PLB 的预后相对较好,据 Ostrowski 等报告,5 年与 10 年生存率分别为 58％和 53％。

有潜在治愈的可能,但复发后,尤其是骨外的结外复发预后极差。

预后主要与淋巴瘤的组织类型、病变范围、年龄等因素有关,单发性病灶的预后较多发性,或伴有软组织病变的 PLB 好。播散性或多发性的预后最差。此外,年龄、乳酸脱氢酶,ECOG 指数等均可对预后进行一定的评价和估计。

七、原发性心脏淋巴瘤

【概述】

原发性心脏淋巴瘤(PCL)是指病变仅累及心脏和(或)心包的结外淋巴瘤。

PCL 是一种非常罕见的结外淋巴瘤,Utary 等尸检报道心脏原发性恶性肿瘤与原发性淋巴瘤之比为(20～30)：1,原发于心脏的 NHL 非常少见,约占心脏肿瘤的 1.3％,占结外淋巴瘤的 0.5％。临床资料多是个案报道。患者年龄 18～77 岁。男女发病率接近相等。

【病因和发病机制】

PCL 的发病原因仍然不明确。有学者认为可能与免疫缺陷及 EB 病毒感染有关。EB 病毒可作为外来抗原,刺激心肌间的 B 淋巴细胞异常增生。但目前未见与慢性炎症或 EB 病毒感染有关的 PCL 报道。

【临床表现】

起病比较缓慢,但自然病程短,临床症状虽大多与心脏功能相关,却缺乏特异性。早期可没有症状,直至肿瘤增大影响心脏血流输出或栓塞时才出现,可表现为乏力、心悸、气短、胸闷、水肿、呼吸困难、突然意识丧失、心律失常,上、下腔静脉综合征及充血性心力衰竭,偶见猝死、偏瘫等。其中心律不齐是常见表现之一。常无发热、盗汗、贫血、肝脾淋巴结肿大等症状和体征。

【实验室以及其他检查】

(一)超声心动图

超声心动图尤其是经食管超声心动图对原发性心脏肿瘤的诊断具有重要意义,可初步区分良恶性肿瘤。PCL 心脏的变化图像有:巨大的瘤块,多数小的瘤结节和弥漫性浸润。

(二)心电图

可见各种心律失常(房室传导阻滞、室性心动过速、心房颤动、房性期前收缩、室性期前收缩和结性心律)以及心肌损害(ST 和 T 波异常)。

(三)生化检查

无特异改变。可见 LDH、β_2-MG 以及 CA125 增高,与瘤组织负荷大及病情进展有关。

(四)病理诊断

PCL 可侵犯心脏的任何部位,包括心腔、心肌和心包。三十多年世界各地共报道的 60 例心脏淋巴瘤临床资料报道,好发部位依次为右心房、右心室、左心房、左心室、心包,其中右心房33%、左心房5%、房间隔10%、右心室28%、右心室壁内5%、房室交界区5%、心包8%、全心脏3.4%。分别引起不同的病理情况,如房室传导阻滞35%、心包积液18.3%、室性心动过速6.7%、心房颤动1.7%、心功能不全10%、心包缩窄1.7%、心脏限制性充盈1.7%。肿瘤可向心腔内生长压塞心腔,亦可在心肌内浸润生长,并侵犯心包引起心包积液。部分病例肿瘤可侵弛心脏邻近大血管,如上、下腔静脉。

由于缺乏外围淋巴结累及,病理诊断非常困难。镜下瘤细胞须同黑色素瘤未分化癌,粒细胞肉瘤和未分化小圆细胞相鉴别。绝大多数为B细胞系淋巴瘤,少见T细胞来源。

【并发症】

患者于治疗后可发生严重的心律失常而致命。顽固的心脏衰竭及大量的肺栓塞都是致命的主要原因。

【诊断和鉴别诊断】

(一)诊断

非损伤性的检查不能作出明确的诊断,心包积液的细胞学检查及免疫表型的检测有助于诊断的成立。在无心包积液或积液检查阴性的情况下,需要心肌活检才能明确诊断,必要时行心脏手术,切除部分肿瘤以明确诊断。诊断往往成立于疾病晚期,甚至在尸体解剖时才发现。

(二)鉴别诊断

应与心脏良性肿瘤(黏液瘤、乳头状弹力纤维组织瘤、脂肪瘤、横纹肌瘤、纤维瘤、血管瘤和畸胎瘤)、原发恶性肿瘤(黏液肉瘤、血管肉瘤、横纹肌肉瘤、纤维肉瘤、间皮瘤、平滑肌肉瘤)以及心脏转移性肿瘤相鉴别。

1.黏液瘤和黏液肉瘤　心脏原发性肿瘤以黏液瘤为最多见。肿瘤为富含蓝染黏液和星状细胞组成,如果恶性,瘤细胞体积增大,异型明显,可见核分裂象,产生黏液能力降低。

2.乳头状弹力纤维组织瘤　大多单发,起源于主动脉瓣或二尖瓣,75%发生于左心房,老年人多见;大体为乳头状增生,组织学为弹力纤维和组织细胞增生,细胞分化成熟。

3.横纹肌瘤和横纹肌肉瘤　是儿童最常见的肿瘤。可发生于心腔内和心肌内,有时在心腔内形成有蒂肿块。肿瘤细胞为不同分化阶段的横纹肌细胞,良性时瘤细胞核小,胞质丰富,横纹明显。恶性时瘤细胞核大,多形性,有蝌蚪样、巨核,胞质少,

4.脂肪瘤、纤维瘤、血管瘤和畸胎瘤　是少见的良性肿瘤。

5.心脏转移性肿瘤　相对少见,可为邻近脏器的肿瘤直接浸润,或通过血行转移至心脏,如肺癌、乳腺癌、淋巴瘤、胃肠道肿瘤、黑色素瘤、肾细胞癌、类癌等。

【治疗】

手术治疗可以切除部分肿瘤,明确诊断,缓解心脏阻塞症状。

全身化疗是目前最有效的治疗方法。化疗方案根据病理亚型、分期采取规范化、个体化的治疗,包括CHOP或其类似方案等,但疗效尚未肯定。Rolla从过去的文献中统计了66例病例,其中31例接受了以CHOP为主的化疗,其中位存活为7个月。少数较早期病例亦可应用

局部放疗,但并不能影响存活率。广泛手术切除甚至心脏移植,不可行。

心律失常是心脏淋巴瘤常见表现之一,大部分患者于化疗后可恢复正常心律,但也有患者于治疗后发生严重的心律失常而致命,在心包膜检查时同时植入心脏起搏器较安全。

【预后】

预后较差。中位生存期为 1 个月多。大多出现症状后 1 年内死亡。

(牛占恩)

第十二节　蕈样真菌病

蕈样真菌病(MF)亦称蕈样肉芽肿,是一种低恶性度、嗜表皮性的外周 T 细胞淋巴瘤是最常见的累及皮肤的原发性淋巴瘤。表现出渐进性临床进程,具有独特的组织学、免疫学和遗传学特性。病理学上以小至中等大小具有脑回状细胞核的 T 细胞为特征。在所有 NHL 中占0.5%,占原发于皮肤的 NHL 的 50%。年发病率为 0.29/10 万。平均发病年龄 50 岁,男:女为 2.2：1。其病因尚不清楚。可能与人类 T 淋巴细胞病毒(HTLV)Ⅰ/Ⅱ型感染有关其他病毒如巨细胞病毒的作用尚不清楚。也有研究表明组织相容性抗原尤其是 Aw31,Aw32,B8 以及 DR5 可能与 MF 的形成有关。

【临床表现】

1.发病以老年人居多,中位年龄在 55～60 岁。

2.男性多于女性。

3.多发皮损、结节或红皮病等。皮损可发生于任何部位,但多局限于阳光晒不到的部位。根据临床表现、病程和病理特点可分为三期。

(1)斑片期或称前期、湿疹样期:通常表现为非特异性皮肤病变,一般历时较长,可持续数月、数年甚至几十年。部分病人可有前驱症状如:发热、乏力、关节痛等。病变可单发于某部位,也可多部位受累。形态多样,可为毛囊或非毛囊性丘疹,也可为风疹样斑丘疹等。颜色多样,可为淡白、淡红、淡黄等多种表现。可有顽固性皮肤瘙痒,可持续数月或数年。亦可无斑片期。

(2)浸润性斑块期:表现为在原有皮损的基础上或原正常皮肤处出现浸润性斑块,颜色可为黄褐色、棕色或暗红色。周围可有淡紫色或淡白色的晕。大小不一,形态不规则。质地坚实有弹性,表面可有角质增厚。可自行消退或破溃,预后留有皮肤萎缩或色素沉着。病理有特征性的 Pautrier 微脓肿。此期持续数月或数年转入肿瘤期。

(3)肿瘤期:原有斑块上或正常皮肤上出现大小不等、形状不一的褐红色结节,形态多样,可呈半球形、结节分叶状、马蹄形或多环状。基底为蒂状或蕈样。质地可坚实,也可柔软。颜色可为灰白色、淡棕红色、紫红色或褐色。倾向早期破溃,形成深在基底被覆坏死性淡灰白色物质,边缘卷曲的溃疡,可发生于任何部位,但以头面部、背部、四肢近端及皮肤皱褶处最多见。一般无疼痛,继发感染后可出现疼痛。常累及淋巴结和内脏,表现为淋巴结肿大,常见于腹股沟,其次为腋下或颈部。内脏如肺、脾、肝、肾以及骨髓、中枢神经系统等均可受累。一旦发展至肿瘤期,患者通常在数年内死亡。偶见皮损一开始即表现为肿瘤而无红斑期或斑块期皮损者,称暴发型蕈样肉芽,预后差。

【实验室检查】

1.贫血　白细胞增多以中性粒细胞增加为主,20％患者有嗜酸和单核细胞增多。骨髓多不受累,偶有浆细胞增多。

2.病理学表现　MF的肿瘤细胞以脑回样核的小细胞为主,混杂少量核型相似的大细胞,这些细胞可侵及表皮,进入血循环,也可出现在淋巴结的副皮质区。但在早期皮损中,这些不典型细胞可以完全缺失。浸润形式可变性较大,多伴有树突状细胞和朗格汉斯巨细胞同时出现。

3.肿瘤细胞免疫表型　$CD2^+$、$CD3^+$、$CD5^+$、$TCR\beta^+$、$CD45RO^+$,大部分表达 $CD4^+$,少部分病例可出现 $CD8^+$,$CD56^+$病例罕见。当病情进展时可以出现 CD7、CD2 和 CD5 丢失。可标记出 $S\text{-}100^+CD1a^+$ 的树突状细胞和朗格汉斯巨细胞。外周血可出现 $CD4^+CD7^-$ 的不典型细胞。

4.分子生物学及遗传学检查　多数有 TCR 重排,无特异性染色体畸变。G 带研究显示常见染色体 6、13、15 和 17 数量异常,染色体 3、9、和 13 结构异常。在疾病晚期,染色体异常随着疾病的进展而增加。

5.对有嗜酸粒细胞增多者应查 PDGFRA、PDGFRB、FGFR1 重排

【WHO 分级】

依淋巴结受累程度不同可以分为三级。

Ⅰ(LN0～2)无 MF 浸润:皮肤病性淋巴结病变。

Ⅱ(LN3)MF 早期浸润:有不典型脑回状淋巴细胞聚集,淋巴结结构局灶性破坏。

Ⅲ(LN4)MF 大量浸润:弥漫性不典型脑回状淋巴细胞聚集,淋巴结结构完全消失被瘤细胞取代。

【临床表现与分期】

Ⅰ期:病变局限于皮肤,少数斑块(Ⅰa)、播散性斑块(Ⅰb)或皮肤肿瘤(Ⅰc)。

Ⅱ期:淋巴结肿大但组织学 E 无累及。

Ⅲ期:组织学上有淋巴结累及。

Ⅳ期:有内脏播散。

【诊断与鉴别诊断】

依临床表现及实验室检查诊断不难,要注意 MF 有多种变异型:①亲滤泡性 MF 为不典型 $CD4^+T$ 细胞滤泡性浸润,不累及表皮,表现在头颈部尤以前额有成群红斑状毛囊丘疹或硬性结节状斑疹,无毛发,组织学有毛囊黏蛋白沉积,皮脂腺和毛囊上皮细胞黏液变性,脑回状细胞浸润,为 MF 相关性毛囊黏蛋白沉积,亦称秃发性黏蛋白病;②肉芽肿性皮肤松弛症,好发于皮肤皱褶部位(腋、腰、鼠蹊部)表皮乳头有 MF 改变,网状真皮有许多结核样肉芽肿,有克隆性 $CD4^+T$ 细胞;③Paget 瘤样网状细胞增生症或称 Woringer-Kolopp 病,主要累及皮肤角化过度疣状斑点,无皮外播散;④Sezary 综合征);⑤其他如大斑疹类 $CD4^+T$,异色皮肤血管萎缩

症,淋巴瘤样丘疹病,组织学上有不典型 CD4$^+$ T 淋巴细胞浸润。

【治疗】

MF 目前尚无法根治,治疗的主要目标在于维持长期缓解,降低治疗相关毒性。

1.光化疗法 患者口服 8-甲氧沙林后 1～2h 采用 200～400nm 紫外线照射,初始剂量为 0.5～3J/cm^2,之后逐渐增加剂量,根据皮损类型、颜色和光敏感性决定剂量。每周 2～4 次,直至病变消失。不良反应为局部皮肤烧灼感、红皮病、瘙痒及皮肤干燥等。

2.局部化疗 将氮芥 10～40mg 溶于 50～100ml 生理盐水中,以棉垫浸透后覆于病变处皮肤,但应避开眼睑、嘴唇、肛门、生殖器及溃破处皮肤。直至病变消失,之后维持半年到 2 年左右。不良反应包括接触性皮炎、皮肤干燥、色素化过度、毛细血管扩张以及鳞状细胞或基底细胞发生癌变。重度浸润斑块或肿瘤可于病灶内注射皮质激素。

3.放射治疗 皮肤电子束照射剂量为 8～10 周 2400～3600Gy。不良反应为皮肤干燥脱屑、红斑、毛细血管扩张、肢端湿疹、色素改变、皮肤溃疡等。

4.全身化疗 MF 全身化疗毒性大,有效期一般较短。故只用于复发者或局部化疗无效或淋巴结及内脏受累者。单药治疗最为常用为甲氨蝶呤,5～125mg 每周 1 次,给药途径可选择口服、皮下注射或肌内注射。另外吉西他滨、喷司他丁、脂质体多柔比星、硼替佐米及替莫唑胺等药也有被用于治疗 MF 的报道。

5.干扰素和细胞因子 INF-α 最早于 1984 年被用于治疗 MF,ORR 为 70%～80%,用法为:3～9MU/d 最大耐受剂量为 18MU/d。部分病人可应用后出现流感样症状或白细胞血小板减少。停药后多可恢复。对于出现耐药或副作用不能耐受者可考虑试用 INF-γ 40μg 渐增至 100～200μg,1 周 3 次。IL-12 每周 2 次,前 2 周为 100ng/kg,其后增至 300ng/kg。但疗效有限,仅 43% 者达到 PR。

6.视黄醛类衍生物 贝沙罗汀是第三代维生素 A 衍生物,其凝胶制剂对于ⅠA-ⅡA 期的难治性 CTCL 的总缓解率可达 54%。其口服制剂 300mg/(m^2·d)对于ⅡB 的患者总缓解率可达 57%。

7.组蛋白去乙酰化酶抑制药 可改变基因表达。促使细胞周期停止,同时可通过内源途径诱导细胞凋亡、抑制血管生成等。但其疗效有限,报道治疗总反应率为 29.7%。

8.单克隆抗体 阿伦单抗为人抗 CD52 抗体,有临床试验 30mg/d,每周 3 次,疗程 12 周,总缓解率为 55%。特点对造血干细胞影响小,血细胞计数可有轻度下降。抗 CD4 单抗 zanolimumab,早期病变用 280mg,静脉注射 15min,每周 1 次,晚期病变用 560mg,静脉注射 40min,每周 1 次,均至少 15 次。

9.造血干细胞移植 自体移植缓解率尚可但中位生存期仍小于 100d。但异基因造血干细胞移植有统计其 5 年无进展生存率可达 60%。2/3 的病人可获长期缓解。是可考虑的治疗选择。

10.PDGFRA 或 PDGFRB 或 FGFR1 重排者加用伊马替尼 100～200mg/d。

（张敏卓）

第六章 浆细胞病

第一节 多发性骨髓瘤

多发性骨髓瘤（MM）是一种恶性浆细胞病,特征是骨髓浆细胞克隆性增殖,血、尿中出现单克隆免疫球蛋白及相关的靶器官损害。临床表现为贫血、骨痛和溶骨性破坏、肾功能损害、反复感染等。MM 约占所有肿瘤 1%,在血液系统肿瘤中占 13%。在西方国家,经年龄调整的 MM 年发病率为 6.5/10 万,诊断时中位年龄大约 70 岁。其中 37% 患者小于 65 岁,26% 在 65～74 岁,37% 在 75 岁以上。亚洲地区 MM 发病率明显低于西方国家,我国随着人口老龄化,MM 发病率逐年递增,但目前还没有确切的流行病学资料。据估计我国 MM 年发病率约为 1/10 万,诊断时中位年龄 60 岁左右。

【临床表现和实验室检查】

多发性骨髓瘤诊断时可以无症状,即所谓冒烟型骨髓瘤。多数患者出现典型的症状,常常表现为贫血、肾功能不全、骨痛、溶骨性损害及高钙血症,由恶性浆细胞增殖相关的靶器官损害所致。诊断时贫血约见于 70%MM 患者,与骨髓瘤细胞浸润骨髓及肾功能不全引起促红细胞生成素不足有关。80% 初诊 MM 伴有溶骨性损害、骨质疏松和（或）压缩性骨折,这些患者常伴有骨痛,其中 25% 患者合并高钙血症。初诊 MM 时肾功能不全发生率在 20%～40%,主要原因是单克隆轻链沉积致管型肾病、脱水、高钙血症及使用肾毒性药物导致肾小管直接受损。其他骨髓瘤相关靶器官损害包括高黏滞血症、淀粉样变及由于正常免疫球蛋白受抑导致的反复细菌感染（1 年发作 2 次以上）。MM 其他的临床表现尚有:高尿酸血症（见于 50% 以上患者）、低白蛋白血症（不到 15%）。出现一种或一种以上与浆细胞疾病相关的靶器官损害表现,是诊断有症状 MM 的必要条件。

早期 MM 症状不典型,容易被忽视或误诊。对于不明原因贫血或者血沉加快的老年患者,不明原因长期腰背痛的患者,以及不明原因蛋白尿或者肌酐升高的患者,应该警惕 MM 潜在可能。对临床怀疑 MM 诊断的患者,应尽快完善实验室检查以确定诊断（见表 6-1）。常规实验室检查包括血常规、外周血涂片、血生化分析、β_2 微球蛋白（β_2M）、乳酸脱氢酶（LDH）、尿常规、血清/尿蛋白电泳和固定电泳、免疫球蛋白定量。骨髓检查包括骨髓穿刺和活检,骨髓细胞染色体核型分析和 FISH（原位荧光杂交法）检查。影像学检查包括全身扁骨 X 线摄片、

MRI、CT 等。以下重点介绍部分实验室检查。

表 6-1　多发性骨髓瘤的实验室检查

单克隆免疫球蛋白的鉴定	预后评估
血清蛋白电泳和免疫球蛋白定量	白蛋白
血清和尿免疫固定电泳	β_2 微球蛋白(β_2m)
24 小时尿轻链定量	乳酸脱氢酶(LDH)
血清游离轻链定量及比例	C-反应蛋白
骨髓穿刺和活检	骨髓细胞遗传学和 FISH 检测
组织活检	特殊检查
免疫表型分析证实克隆性浆细胞	腹壁脂肪或直肠黏膜活检确定有无淀粉样变性
骨髓瘤相关靶器官损害评估	孤立性溶骨病灶活检
血常规	血黏度测定:IgM 型 MM、高 IgA 水平或 M 蛋白＞70g/L
生化检查:血清肌酐和血钙	免疫固定电泳(针对 IgD 或 IgE)
骨骼检查	

　　1.单克隆免疫球蛋白(M 蛋白)　　血清蛋白电泳(SPEP)可在 82％MM 患者中检出 M 蛋白,血清免疫固定电泳(IFE)更敏感,M 蛋白检出率达 93％。约有 20％MM 患者出现重链表达缺失,即口为轻链型骨髓瘤,对这些患者需同时进行尿蛋白电泳(UPEP)及尿 IFE。联合血、尿 IFE 可将 M 蛋白的检出率提高至 97％。国外 MM 患者的 M 蛋白类别中,IgG 型占 52％、IgA 型占 21％、轻链型占 16％,IgD 型、IgM 型、IgE 型及双克隆型不到 10％。在血、尿 IFE 未检出 M 蛋白的患者中,采用血清游离轻链(sFLC)方法,仍有高达 60％的 M 蛋白检出率。经上述检查仍不能检出 M 蛋白者为真正意义上的不分泌性骨髓瘤,仅占 MM 的 1％～2％。双克隆或三克隆型 MM 极其少见。

　　2.骨髓检查　　骨髓中克隆性浆细胞增多是诊断 MM 的另一个重要指标。目前的诊断标准要求骨髓克隆性浆细胞的比例≥10％,由于 MM 骨髓浆细胞分布并不均匀,多呈灶性分布,有时可能需多部位穿刺以确定浆细胞比例。除浆细胞比例外,尤其需注意有无浆细胞的形态学异常如核畸变、母子核、巨大浆细胞等,这可能比单纯的浆细胞数量更有诊断意义。为区分反应性浆细胞增多,通过流式细胞分析或免疫组化方法确定表达 K 或 λ 轻链浆细胞的比例,如存在轻链的限制性表达,可以明确浆细胞的克隆性增殖。尽管诊断 MM 时所有患者均需要骨髓活检,但对于临床考虑 MGUS(M 蛋白低于 15g/L,无明显靶器官损害)的患者,骨髓活检可推迟。

　　3.免疫表型检测　　骨髓浆细胞免疫表型检测有助于 MM 的诊断。正常浆细胞的免疫表型为:CD38$^+$,CD56,CD45$^+$,CD19$^-$,CD28$^-$,CD33$^-$,CD117$^-$。CD38 是浆细胞的一个敏感膜抗原,但并不是诊断浆细胞瘤的特异抗原,其他 B 系、T 系淋巴瘤/白血病均可表达 CD38,CD138 也是浆细胞的理想标记,在成熟 B 细胞无表达,特异性优于 CD38。以 CD138 和 CD45设门,结合胞质 K、λ 轻链检查,可对骨髓浆细胞进行克隆性分析。通常 MM 细胞免疫表型为

CD138$^+$,CD56$^+$,CD19$^-$。MM 细胞的免疫表型还可用于检测微小残留病灶。有研究表明联合应用 CD38、CD56、CD19、CD45 进行检测,在 90% 以上 MM 患者中能鉴别出残留的骨髓瘤细胞和正常浆细胞,如结合患者诊断时骨髓瘤细胞的免疫表型(cD28、CD117、CD33、CD20),就能检测几乎所有患者的微小残留病灶。

4.血清游离轻链　　血清游离轻链(sFLC)是指血清中不与重链结合的游离轻链。sFLC 检测包括血清 K 和 λ 链定量及 K/λ 的比率。K 游离轻链正常范围为 3.3~19.4mg/L,λ 游离轻链正常范围为 5.7~26.3mg/L,K/λ 轻链正常比值参考值为 0.26~1.65。FLC 比值小于 0.26 定义为单克隆 λ 游离轻链型,而比值大于 1.65 则定义为单克隆 K 游离轻链型。目前 sFLC 检测有 3 种用途,一是 sFLC 对 MM、SMM、MGUS 及孤立性骨浆细胞瘤具有预后价值。二是 sFLC 可取代 24 小时尿蛋白分析,联合血清蛋白电泳和固定电泳用于诊断克隆性浆细胞病如 MM。三是 sFLC 检测有助于无可测量疾病的克隆性浆细胞病病情进展和疗效的监测。

5.影像学检查　　对 MM 初诊患者均需要 X 线骨骼筛查,包括头颅、胸部、脊柱、骨盆、肱骨和股骨。相关的骨损害包括溶骨性破坏、严重骨质疏松、病理性骨折等。CT 和 MRI 对骨质破坏的诊断比常规 X 线检查敏感,骨痛部位如 X 线检查正常,可以考虑 CT 或者 MRI 进一步检查。CT 和 MRI 在 MM 骨病常规检查中的地位尚不清楚,目前不推荐作为 MM 常规检查。但如果考虑脊髓压迫,应作为首选检查。仅由 CT、MRI 或者 PET-CT 发现的无症状骨质损害也不作为 MM 的治疗指征,但是需要临床密切随访。

6.细胞遗传学检查　　MM 细胞遗传学异常不但在发病机制中占重要地位,而且在预后评估和治疗危险度分层中的作用也越来越受到重视。目前推荐对所有新诊断的 MM 患者均进行骨髓细胞的遗传学检查。常用的方法包括常规染色体核型分析和荧光原位杂交(FISH)检测。由于 MM 细胞有丝分裂指数低,常规染色体核型分析仅能检测到约 113MM 患者存在异常核型。FISH 能够检测分裂间期细胞的基因改变,克服了 MM 常规细胞遗传学检查中分裂间期细胞较少的问题,遗传学异常的检出率高达 90% 以上。FISH 的缺点是只能针对特定的基因片段检查。而常规核型分析可全面反映 MM 的细胞遗传学异常,且分析需要一定的分裂间期细胞,因此间接反映了 MM 细胞的增殖活性。

MM 基因组特征是染色体数目和结构的异常,点突变及部分染色体片段的扩增或缺失。根据染色体数目的获得和缺失,可以将 MM 分为 2 组。约 55%~60%MM 为超二倍体核型,特征是染色体数目达 48~74 及奇数染色体三体。其余为非超二倍体,包括亚二倍体、假二倍体、近四倍体等,染色体数目小于 48 或者超过 74。超二倍体组患者预后优于非超二倍体。常见的染色体易位多涉及免疫球蛋白重链基因位点 14q32,包括 t(11;14),t(4;14),t(6;14),t(14;16)和 t(14;20)。常见染色体片段的扩增或缺失包括 del13,17 p13.1 缺失,1p13.3-1p12 缺失和 1q21-1q22 扩增。目前国内对 MM 骨髓细胞 FISH 检测分两步,首先检测 del13,17p13.1 缺失、1q21 扩增及 14q32 位点是否发生染色体易位,如后者被证实,再检测 t(11;14),t(4;14),t(14;16),以明确易位的伙伴染色体。

【诊断标准、分期和预后评估】

多发性骨髓瘤的诊断依据骨髓克隆性浆细胞数量,血、尿 M 蛋白水平及相关靶器官的损害。2003 年国际骨髓瘤工作组(IMWG)再次修订有症状 MM 的诊断标准,与以前的诊断标准相比,不再强行设定诊断 MM 所需的 M 蛋白水平及骨髓中克隆性浆细胞的数量,因为约 40% 患者确诊 MM 时 M 蛋白水平可低于 30g/L,5% 患者骨髓浆细胞可低于 10%。更加强调出现 MM 相关靶器官损害,包括高钙血症、肾功能不全、贫血和骨质损害,简称 CRAB。还有高黏滞血症、淀粉样变、反复细菌感染等表现。表 6-2 列出了目前 IMWG 制订的 MM 诊断标准,及需要与 MM 鉴别的其他克隆性浆细胞疾病。

2005 年 IMWG 提出了更为客观的 MM 国际分期系统(ISS)。对全球 17 个中心的 10 750 例新诊断的有症状 MM 患者临床和实验室数据分析表明,仅用血清 β_2M 和白蛋白两项指标可将 MM 区分为预后显著不同的 3 期(表 6-3)。ISS 分期简便易行、重复性好,但也存在局限性。首先,ISS 分期只能用于有症状 MM 的预后评估,对于 MGUS 及 SMM 的预后评估并无价值。其次对于 ISSⅢ期患者,β_2M 水平增高可能是肿瘤负荷高,也可能与肾功能不全有关。因此,ISS 分期不能很好评估肿瘤负荷,也无法用于治疗的危险分层。目前推荐同时应用 D-S 分期和 ISS 分期两个 MM 分期系统,有助于不同临床试验的比较和更好评估 MM 患者的预后。在 ISS 分期基础上,加入细胞遗传学标记或者血清游离轻链比例,以期更准确地判断 MM 预后,有待进一步研究。

MM 患者生存期与疾病分期关系密切。1975 年提出的 Durie-Salmon 分期(D-S 分期)是常规化疗时代广泛应用的 MM 分期体系,通过血红蛋白水平、血清钙和肌酐、血/尿 M 蛋白量和溶骨性破坏病灶数进行临床分期,以判断肿瘤负荷。D-S 分期虽然临床方便可行,但存在明显的缺陷,主要是溶骨性破坏的判定依赖检查者的经验,并且 MM 细胞分泌 M 蛋白的能力也不尽相同,从而导致 M 蛋白量与肿瘤负荷并不完全成正比。更为重要的是临床实践证明 D-S 分期不能很好反映 MM 患者的预后,尤其是Ⅱ期和Ⅲ期患者生存期几乎没有差别。

表 6-2　多发性骨髓瘤的诊断标准及鉴别诊断

意义未明的单克隆丙种球蛋白血症(MGUS)	①血清 M 蛋白＜30g/L
	②骨髓克隆性浆细胞＜10%
	③无浆细胞增殖性疾病所致的靶器官损害
	④排除其他 B 细胞增殖性疾病
冒烟型骨髓瘤(SMM)	①血清 M 蛋白(IgG 或 IgA)≥30g/L
	②和(或)骨髓克隆性浆细胞≥10%
	③无浆细胞增殖性疾病所致的靶器官损害
有症状多发性骨髓瘤(MM)	①骨髓中单克隆性浆细胞增多(通常≥10%)
	②血清或尿中检出 M 蛋白(不分泌型 MM 除外)
	③存在浆细胞增殖性疾病所致的靶器官损害
孤立性浆细胞瘤	①活检证实的单个部位骨或软组织克隆性浆细胞病变
	②骨髓无克隆性浆细胞浸润
	③骨骼 X 线筛查及脊柱和骨盆 MRI 扫描正常
	④无浆细胞增殖性疾病所致的靶器官损害

续表

不分泌型骨髓瘤	①血、尿免疫固定电泳 M 蛋白阴性 ②骨髓克隆性浆细胞≥10％或出现浆细胞瘤 ③存在浆细胞增殖性疾病所致的靶器官损害
华氏巨球蛋白血症（WM）	①单克隆 IgM 增高（无论 M 蛋白水平） ②骨髓浆样淋巴细胞浸润≥10％（常见于骨小梁间），小淋巴细胞呈浆样或者浆细胞分化 ③典型免疫表型：SIgM＋，CD5＋/－，CD10－，CD19＋，CD20＋，CD23－，可排除其他淋巴增殖性疾病（如慢性淋巴细胞白血病、套细胞淋巴瘤） IgM 型 MGUS： ①血清单克隆 IgM＜30g/L ②骨髓浆样淋巴细胞＜10％ ③无全身症状、贫血、高黏滞血症、淋巴结或肝脾肿大 冒烟型 WM（又称惰性或无症状 WM）： ①血清单克隆 IgM≥30g/L ②和（或）骨髓浆样淋巴细胞≥10％ ③无全身症状、贫血、高黏滞血症、淋巴结或肝脾肿大
系统性 AL 淀粉样变	①存在淀粉样变相关的系统症状（如肝肾脏、心脏、胃肠道及周围神经受累） ②任何组织刚果红染色阳性（如腹壁脂肪、骨髓或器官活检） ③证实淀粉样变与轻链相关（如免疫组化染色、直接测序等） ④有单克隆浆细胞增殖疾病的证据（如血清或尿 M 蛋白、异常血清游离轻链比例及骨髓出现克隆性浆细胞） 注：约 2％～3％ AL 淀粉样变患者达不到上述单克隆浆细胞疾病的标准，这些患者诊断 AL 淀粉样变需慎重
POEMS 综合征	①存在单克隆浆细胞疾病、周围神经病变 ②以及下列 7 项特征表现中至少一项： 硬化性骨损害、Castleman's 病、脏器肿大、内分泌病变（除外糖尿病和甲状腺功能减低）、水肿、典型的皮肤改变及视乳头水肿。注：并非达到上述诊断标准的患者都有 POEMS 综合征；这些特征表现彼此有暂时联系，但无其他病因。无硬化性骨损害和 Castleman's 病的患者诊断时需要谨慎。血浆或血清血管内皮生长因子水平增高和血小板增高也是本病的常见特征，有助于疑难患者的诊断

骨髓瘤相关靶器官损害

(1)血钙增加：血钙＞正常上限的 0.25mmol/L 或 2.75mmol/L；

(2)肾功能不全：肌酐＞173mmol/L；

(3)贫血：血红蛋白低于正常下限 20g/L 或＜100g/L；

(4)骨质损害：溶骨性破坏、重度骨质疏松、病理性骨折；

(5)其他：高黏滞血症、淀粉样变，反复的细菌感染（12 月中发作＞2 次）

POEMS：多发性神经病变、脏器肿大、内分泌病变、M 蛋白，皮肤改变

表 6-3　多发性骨髓瘤的 ISS 分期

分期	标准	中位生存期(月)
Ⅰ期	血清 β_2M<3.5mg/L，白蛋白≥3.5g/dl	62
Ⅱ期	介于 Ⅰ 期和Ⅲ期之间，有两种情况：血清 β_2M<3.5mg/L 且白蛋白<3.5g/dl 或 3.5mg/L≤血清 β_2M<5.5mg/L	44
Ⅲ期	血清 β_2M≥5.5mg/L	29

诊断 MM 后，D-S 分期和 ISS 分期虽然具有重要的预后价值，但对治疗的危险分层却无指导作用。患者年龄、体能状况及反映 MM 生物学特征的独立预后因素如细胞遗传学异常、浆细胞标记指数(PCLI)、sFLC、循环浆细胞数量、血清 β_2M、LDH、C-反应蛋白(CRP)都为 MM 预后评估提供重要的参考价值。

高龄、体能状态差的 MM 患者对化疗耐受性差，容易出现严重感染等并发症，不适宜进行大剂量化疗和干细胞移植。Mayoclinic 对 1 027 例初诊 MM 患者的预后分析表明，ECOG 体能状态 1～2 分者的中位生存期为 36 个月，而 3～4 分者仅为 11 个月。

13 号染色体缺失是最早提出并且研究广泛的 MM 细胞遗传学不良预后因素。13 号染色体单体占 85%，其余 15% 主要涉及 13q14。一项针对 1000 名接受自体干细胞移植 MM 患者回顾性研究表明，伴 13 号染色体缺失者 5 年生存率为 16%，而不伴该染色体异常者 5 年生存率为 44%(P<0.001)。常规染色体核型分析和 FISH 检测的 13 号染色体缺失临床意义可能不尽相同。虽然 FISH 对 13 号染色体缺失的检出率明显提高，但其预后价值尚有争论。有研究显示同时存在免疫球蛋白重链基因易位如 t(4;14)时 13 号染色体缺失才具有预后价值，而不伴有 t(4;14)患者，13 号染色体缺失对预后无明显影响。染色体分析为亚二倍体核型也是重要的不良预后因素。越来越多的研究表明伴 17p 缺失，t(4;14)或 t(14;16)患者的总生存期短，而 t(11：14)患者的生存期较长。lq 扩增或 lp 缺失也被认为与预后不良有关。在 2009 年美国血液年会 IMWG 报道了目前为止最大宗的 MM 细胞遗传学异常与预后的关系。9897 例患者中，常规细胞遗传学检测共有 2295 例异常，亚二倍体 1713 例，超二倍体 1673 例，2309 例伴有 de113。FISH 检测到 3226 例伴有 de113，伴有 t(4;14)、del 17p、t(11;14)、t(14;16)的患者分别有 1573 例、1486 例、1683 例、366 例。单变量分析中，不良预后指标包括 t(4;14)、del 17p、亚二倍体及常规细胞遗传学检测出 de113；多变量分析中，ISS 分期对预后影响明显，其他不良预后因素与单变量分析结果相同。伴有上述已知不良预后因素患者的 PFS、OS 均明显缩短。伴有上述任何不良预后因素的 ISSⅢ期患者 4 年 OS 在 22%～40%，而无任何不良预后因素的 ISS Ⅰ期患者 4 年 OS 为 80%～81%，伴有 t(ll;14)的 issL 患者预后最好。

浆细胞标记指数(PCLI)是指处于有丝分裂期的浆细胞比例，用于衡量 MM 细胞的增殖活性。大部分研究将 PCLI≥1% 或 2% 作为不良预后因素，而 Mayoclinic 则认为 PCLI≥3% 具有更高预后价值。在美国也仅有少部分实验室能够检测 PCLI，其临床应用受到限制。sFLC 检测是近年发展迅速的监测 MM 疗效和疾病进展的方法，有研究发现 sFLC 高比例异常者 OS 明显缩短。多因素分析表明，循环浆细胞数量是不依赖丨3:M、白蛋白和 CRP 的独立预后因素。循环中浆细胞增多除提示高肿瘤负荷外,可能反映 MM 细胞对骨髓微环境的依赖较小,因而具有更强侵袭性。$\beta_2 M$ 作为有核细胞膜表面 HLA I 类分子的一部分,也可由增殖浆细胞表面脱落到血清,其血清水平可以间接反映 MM 肿瘤负荷,高 $\beta_2 M$ 是独立的不良预后因素。CRP 是一种急性期蛋白,是 MM 关键生长因子 IL-6 的替代标志物。LDH 升高提示浆母细胞型 MM 和 MM 合并髓外病变,也是 MM 的不良预后标志。

【治疗】

尽管近 10 年来对 MM 发病机制的研究获得极大进展,MM 仍被认为是不可治愈的疾病。MM 治疗的主要目的是改善症状及延长生存期,同时尽可能减少治疗的不良反应。对于年轻患者(65 岁以下),治疗要以最大限度地延长生命甚至治愈为目的;而对于老年患者(超过 65 岁)则在改善生活质量的基础上尽可能延长生存期。

目前尚无可靠的证据支持在 SMM 进展至有症状 MM 之前进行治疗的必要性,对 MGUS 和 SMM 的处理以临床观察为主,MGUS 患者 6 个月内随访 1 次,随后每年随访 1 次。SMM 需要更密切的随访,至少每 3～6 个月 1 次,每年 1 次骨骼 X 线筛查。对于有症状的 MM 患者,应该立即开始治疗。如不进行治疗,进展期 MM 患者中位存期仅为 6 个月。

MM 治疗仍是以化疗为主。常规化疗有效率为 40%～60%,完全缓解率(CR)低于 5%,中位生存期(OS)不超过 3 年,存活 10 年的 MM 患者不到 5%。近年来在 MM 治疗上认识到两项重要进展:确立了自体造血干细胞移植(ASCT)和新药在 MM 治疗中的地位。Mayoclinic 总结并分析了单中心自 1971 年 1 月到 2006 年 12 月 2981 例初治 MM 的生存期(OS),结果表明 1996 年后诊断患者的中位 OS 显著长于 1996 年以前诊断的患者(44.8M vs 29.9M,P<0.001);OS 延长的主要原因是 1996 年后 MM 患者接受了新药如沙利度胺、硼替佐米或雷那度胺的治疗及 ASCT 的广泛应用。以 IFM90 为代表的 III 期随机临床研究显示对于 65 岁以下 MM 患者,ASCT 与常规化疗比较,无论 CR 率、无进展生存期(PFS)还是中位 OS 都有显著优势。

因此,初治 MM 治疗策略主要与年龄有关,应首先区分为适合 ASCT 患者及不适合 ASCT 患者。65 岁以下不伴重要脏器功能不全的 MM 患者应考虑含新药沙利度胺、硼替佐米或雷那度胺的诱导方案联合 ASCT。超过 65 岁患者选择传统化疗联合新药治疗。75 岁以上或有合并症的 MM 患者应该减低化疗强度,以减轻化疗毒性或者防止治疗中断。除年龄因素外,初治 MM 治疗策略应选择能够获得高 CR 率的诱导方案,并给予维持治疗。这样,在最大限度降低肿瘤负荷后可以持续控制残留的肿瘤细胞,有助于延缓 MM 复发。获得疗效的水平特别是能否达到 CR 与长期生存的改善密切相关。多项 III 期随机试验显示 ASCT 后达到 CR 的年轻 MM 患者 PFS 和 OS 明显延长。对接受美法仑、强的松联合硼替佐米或者沙利度胺治疗的 MM 患者大宗回顾性分析显示,中位随访 29 个月,获得 CR 患者比未获得 CR 者死亡风险下降 75%。诱导治疗达到最佳疗效后再给予巩固治疗并维持治疗已被广泛接受,可进一步改善疗效。

1.适合 ASCT 患者的诱导方案　适合 ASCT 的 MM 患者应尽量避免含烷化剂的诱导治疗,长期接受含烷化剂方案的患者,往往无法获得造血重建所需的造血干细胞阈值。目前的临床研究表明,包括沙利度胺、硼替佐米或者雷那度胺的诱导方案较传统治疗方案明显提高 CR 率,通常给予 3～6 疗程诱导治疗。地塞米松联合沙利度胺、硼替佐米或者雷那度胺是广泛应用的 ASCT 前诱导方案,地塞米松与这些新药联合具有协同作用,获得 CR 率分别为 8%、15%、16%。在硼替佐米、地塞米松方案中加入另一种药物如多柔比星、环磷酰胺或者沙利度胺组成三药联合方案,诱导 CR 率可提高至 30% 以上。这些方案中地塞米松的剂量并不相同,虽然传统的大剂量地塞米松(每月 480mg)可以增加疗效,并缩短达到疗效的时间,但因为明显增加的毒副作用,OS 并无相应改善。目前推荐大剂量地塞米松限制应用在以下情况:威胁生命的高钙血症、脊髓压迫、incipient 肾功能衰竭或者广泛性骨痛。除此以外,可以考虑降低地塞米松剂量为每月 160mg。

2.不适合 ASCT 患者的诱导方案

一项基于 6 个随机临床试验共 1685 例 MM 患者接受美法仑、泼尼松(MP 方案)及是否联合沙利度胺的荟萃分析显示,联合沙利度胺治疗中位 PFS 增加 5.4 个月,中位 OS 增加 6.6 个月。另一项大规模国际多中心随机研究结果表明美法仑、泼尼松联合硼替佐米治疗老年初治 MM 的 CR 率至进展时间(TTP)和 OS 较对照 MP 方案组明显增加。因此目前美法仑、泼尼松联合沙利度胺(MPT 方案)或者硼替佐米(MPV 方案)是不适合 ASCT 患者的标准诱导方案。对于具有高危细胞遗传学异常、肾功能不全或具有血栓形成高危因素的患者,MPV 方案更有优势。美法仑、强的松联合雷那度胺(MPR 方案)诱导并给予雷那度胺维持治疗的 MM 随机临床试验显示,三药联合获得的 CR 率高于 MP 方案组,雷那度胺维持治疗延长 PFS,但两组 OS 有无差异并未得出结论。一组 65～75 岁 MM 患者给予 MPR 方案诱导,但不进行雷那度胺维持,PFS 较 MP 方案组改善。而 75 岁以上 MM 应用该联合方案,PFS 未见改善。MPR 方案在不适合 ASCT 患者诱导治疗中的地位有待进一步研究。

另一种联合方案雷那度胺、地塞米松与单用大剂量地塞米松比较,CR 率和 PFS 均有提高。一项随机临床试验比较雷那度胺联合高剂量地塞米松(RD 方案)或低剂量地塞米松(Rd 方案)的疗效,Rd 组生存改善,严重副作用发生少。因此雷那度胺联合低剂量地塞米松(Rd 方案)也是不适合 ASCT 患者可供选择的诱导方案。更强烈的诱导治疗如四药联合方案 VMPT (硼替佐米、美法仑、泼尼松和沙利度胺),并予硼替佐米及沙利度胺维持治疗,在老年 MM 患者获得相当不错的疗效,3 年 PFS 达到 56%。为进一步优化方案,硼替佐米的给药安排从每周 2 次减少为每周 1 次,这样并未明显影响 PFS,但显著降低了周围神经病的风险。

3.造血干细胞移植　ASCT 是 65 岁以下 MM 患者的标准治疗,MM 已成为 ASCT 的最常见适应证。在美国 MM 患者行 ASCT 需符合的最低标准包括:年龄小于 78 岁;直接胆红素低于 2mg/dl;血肌酐低于 2.5mg/dl(除非接受血透者);ECOG 评分 1～2 分,应除外因骨痛所致的 ECOG 评分过高;纽约心脏病协会心功能评估 1～2 级。初治时暂不满足 ASCT 最低标准的患者,应在治疗后重新评估。目前 MM 的标准预处理方案是美法仑 200mg/m² (Me1200)。

在诱导治疗后即行 ASCT 可以明显延长 PFS,减少治疗相关毒副反应的持续时间,改善生活质量。但与延迟至 MM 复发时行 ASCT 比较,OS 并无优势。有前瞻性临床试验正在评价含新药诱导方案治疗后延迟 ASCT 的作用,有望进一步阐明 ASCT 的合适时机。两次移植(ASCT)与单次移植比较,CR 率提高约 10%,EFS 延长 5～12 个月。两次移植获益的患者主要是单次移植未达到 VGPR(非常好的部分缓解)者。随着含新药诱导方案的广泛应用,移植前更多患者达到 VGPR 以上疗效,可能单次移植是多数患者的适宜选择,而且移植后巩固维持治疗可进一步提高疗效,两次移植的必要性有待重新评价。异基因造血干细胞移植治疗 MM 因较高的移植相关死亡率和并发症,应纳入临床试验中进行。对高危 MM 患者,目前研究数据并未显示异基因造血干细胞移植相对 ASCT 的优势。对 162 例新诊断 MM 比较 ASCT 序贯异基因干细胞移植(有 HLA 相合同胞供者)和两次移植(无 HLA 相合同胞供者)的疗效,序贯移植可延长 PFS 和 OS。上述研究提示异基因造血干细胞移植可能对选择性 MM 患者实现疾病的长期控制。

4.巩固和维持治疗　巩固治疗指诱导治疗达最佳疗效后再给予 2～4 疗程联合化疗。维持治疗一般给予单药持续治疗直至病情进展。有研究表明 ASCT 后给予 4 疗程 VTD 方案巩固治疗,能够显著提高 CR 率。沙利度胺维持治疗无论在 ASCT 后还是常规化疗后均可改善 PFS,但 OS 是否受益并不一致。长期口服沙利度胺易出现周围神经病导致治疗中断,限制其临床应用。相对沙利度胺,雷那度胺具有相似的维持治疗作用,且毒副作用尤其是周围神经病发生少。两项独立的随机临床研究报道 ASCT 后给予雷那度胺维持治疗,与无维持治疗比较,MM 进展风险分别下降 54% 和 58%。老年 MM 患者接受 MPR 治疗,雷那度胺维持可使疾病进展风险下降 75%。这种效应可见于各年龄组患者,并且不依赖于诱导治疗的缓解质量。硼替佐米用于维持治疗尚处在研究中,目前雷那度胺可能是最理想的维持治疗药物。

5.传统化疗方案　联合化疗自 20 世纪 70 年代开始用于 MM 的治疗。MP 方案(美法仑、泼尼松)曾被认为是 MM 治疗的标准方案,但 CR 率仅为 3%。更强的多药联合化疗与 MP 方案比较虽然有效率更高(60.0% vs 53.2%,$P < 0.00001$),但两组的生存率无显著差异。以 VAD 方案(长春新碱、多柔比星、地塞米松)为代表的多药联合化疗对烷化剂耐受患者的有效率达 40% 左右,对初治 MM 的有效率超过 80%。该方案强调长春新碱、多柔比星持续静脉滴注 96 小时,持续静脉给药有助杀灭更多 MM 细胞。VAD 方案主要优点是所有药物均不经肾脏排泄,故肾功能不全患者不需调整剂量。对造血干细胞无损伤,既往作为适合 ASCT 患者的首选诱导方案。但 VAD 方案需中心静脉插管,糖皮质激素相关毒副反应发生率较高。MM 常用的传统化疗方案见表 6-4。

表 6-4　多发性骨髓瘤常用传统化疗方案

方案	剂量及途径时	间及程序
MP	美法仑 8mg/(m² · d) po	d1～4
	泼尼松 60mg/(m² · d) po	d1～4
		每 4～6 周重复,共 1 年
VBMCP(M-2)	长春新碱 1.2mg/(m² · d)iv	d1
	卡莫司汀 20mg/(m² · d)iv	d1

方案	剂量及途径时	间及程序
	美法仑 8mg/(m² · d) po	d1～4
	环磷酰胺 400mg/(m² · d)iv	d1
	泼尼松 60mg/(m² · d) po	d1～14
		每 35 天重复,共 1 年
VAD	长春新碱 0.4mg/(m² · d)iv(持续静脉滴注)	d1～4
	多柔比星 9mg/(m² · d)iv(持续静脉滴注)	d1～4
	地塞米松 40mg/d po	d1～4,9～12,17～20
		每 28～35 天重复
VAMP	长春新碱 0.4mg/(m² · d)iv(持续静脉滴注)	d1～4
	多柔比星 9mg/(m² · d)iv(持续静脉滴注)	d1～4
	甲泼尼松龙 1g/(m² · d)iv	d1～4
VMCP	长春新碱 1.2mg/(mz · d)iv	d1
	美法仑 8mg/(m² · d) po	d1～4
	环磷酰胺 400mg/(m² · d)iv	d1
	泼尼松 60mg/(m² · d) po	d1～14
	每 35 天重复,共 1 年	
VBAP	长春新碱 1mg/(m² · d)iv	d1
	卡莫司汀 30mg/(m² · d)iv	d1
	多柔比星 30mg/(m² · d)iv	d1
	泼尼松 60mg/(m² · d) po	d1～4
		每 3 周重

6.难治复发性 MM 的治疗　难治复发性 MM 的最新定义是指 MM 在挽救治疗中仍疾病复发或最近治疗 60 天内病情进展者。对于难治复发性 MM 的治疗,既往治疗的缓解质量和缓解持续时间是最重要的预后因素。如既往治疗达到 CR,复发时通常重复原诱导方案。初治 MM 2 年后复发或者难治复发性 MM 1 年后复发,一般也考虑原诱导方案再治疗。反之,如果较短时间内复发,通常需要更换再诱导方案。硼替佐米或者雷那度胺联合地塞米松常常作为难治复发性 MM 的首选治疗,回顾性分析提示这些药物在初次复发时治疗的疗效优于复发后期给药。对于诊断后未行 ASCT 或者 ASCT 后缓解持续时间较长的患者,ASCT 在 MM 复发时可以考虑。

在硼替佐米或者雷那度胺联合地塞米松方案中加入第 3 种药物如环磷酰胺、美法仑或者多柔比星可以提高难治复发性 MM 反应率,提示这些多药联合方案可以在已有的挽救治疗方案无效或者难治时在临床更多采用。有研究显示甚至在沙利度胺、雷那度胺或者硼替佐米存在耐药时,雷那度胺、硼替佐米及地塞米松联合方案依然有效。沙利度胺、地塞米松联合治疗也是一种不错的候选方案,因不会导致血细胞减少,可用于需避免血液学毒性的 MM 进展期或者治疗耐受性差的患者。

目前 MM 治疗的发展趋势是依据风险的分层治疗。诊断时全面准确地评估预后危险因素,包括患者年龄、体能状况及反映 MM 生物学特征的独立预后因素特别是细胞遗传学异常,才能制订个体化的治疗方案,改善 MM 患者预后。Mayoclinic 根据 MM 患者的细胞遗传学特征,已制定出有症状 MM 的 mSMART 治疗策略,将 MM 分为高危组和标危组。高危组建议硼替佐米为基础方案治疗,标危组可采用含沙利度胺或者雷那度胺方案治疗。如伴高危因素 t(4;14)的 MM 患者,含硼替佐米方案诱导可改善生存期,而给予雷那度胺、地塞米松联合治疗则较不伴 t(4;14)者预后差。

多种针对 MM 细胞信号通路分子的靶向药物正在进行临床前期的研究。细胞间信号阻断药物 HSP-90(热休克蛋白)抑制剂能抑制 MM 细胞增殖;组蛋白去乙酰化酶抑制剂具有诱导 MM 细胞的凋亡、抑制骨髓基质细胞分泌 IL-6 的作用;TRAIL-apO$_2$1(肿瘤坏死因子相关凋亡诱导配体)和 2-甲氧基雌二醇均可诱导 MM 细胞的凋亡;大环内酯类抗生素克拉霉素可抑制 IL-6 分泌,联合运用克拉霉素与沙利度胺和地塞米松治疗 MM 的临床研究正在进行中;新一代的蛋白酶体抑制剂 Carfilzomib 也已进入临床试验,并显示出较好的疗效及较低的毒副反应,同时能克服对硼替佐米的耐药;单克隆抗体联合化疗也具有较好的临床应用前景。所有这些都将进一步提高 MM 的疗效并最终治愈 MM。

【支持治疗】

贫血在 MM 中常见,发生率仅次于骨痛,如果 MM 治疗有效而贫血无明显改善,建议给予红细胞生成素治疗,通常起始剂量为 1 万 U 皮下注射,每周 3 次。如治疗 3 周仍无效,可以考虑剂量加倍。

骨痛是 MM 最常见的临床表现,除有效化疗外,可以给予全身麻醉止痛药物和局部处理。止痛药物应先选择非阿片类麻醉药,避免使用非甾体抗炎药,以防止可能导致的肾损害。如果非阿片类药物无效,应该考虑阿片类麻醉药。起始治疗使用弱阿片类药物如可卡因,而吗啡等较强的阿片类药物在上述治疗不能满意控制疼痛时才应用。局部骨痛明显的患者,分次放疗可以有效缓解疼痛。如果发生病理性骨折,常常需要外科手术稳定骨折部位或者解除局部的压迫。对于椎体压缩明显的患者,经皮椎体成形术是改善疼痛的治疗选择。

双膦酸盐药物是 MM 骨病的重要治疗,常用药物包括氯屈膦酸二钠,帕米膦酸二钠,唑来膦酸等,能够减少新的骨损害和病理性骨折的发生。一般治疗 2 年,延长治疗可能增加颌骨坏死的机会。在双膦酸盐药物治疗前全面的口腔检查,保持良好的口腔卫生以及避免侵入性口腔治疗都可以减少颌骨坏死的风险。同时可以考虑补充钙和维生素 D3,以防止血钙失衡。最近研究报告新诊断 MM 接受唑来膦酸治疗可以延长生存期。

合并肾功能不全的 MM,为防止肾功能恶化和出现肿瘤溶解综合征,需要充分水化、碱化尿液,给予快速起效的化疗如含硼替佐米方案,有效控制高钙血症、高尿酸血症和感染。高钙血症需要立即治疗,充分水化、利尿、糖皮质激素和双膦酸盐治疗。

在化疗开始 3 个月或者移植后应该给予抗感染预防,以降低感染风险。接受硼替佐米治疗的患者建议给予阿昔洛韦预防带状疱疹发生。有条件的患者可以考虑接受疫苗注射预防感染。对反复发生致命性感染或者 IgG 水平显著低下的患者,也可以给予静脉丙种球蛋白。

【疗效评价和生存分析】

Blade 或 EBMT 疗效标准是被广泛应用的 MM 疗效评价标准,是由欧洲外周血和骨髓移植协作组、国际骨髓移植登记处和美国骨髓移植登记处(EBMT/IBMTR/ABMTR)于 1998 年制订的造血干细胞移植治疗 MM 的疗效和进展标准。2006 年 IMWG 颁布了 MM 国际统一疗效标准,在 EBMT 标准基础上作了如下修订:①对无可测量疾病的 MM 患者增加了 FLC 的疗效和进展标准;②修改了完全缓解(CR)患者疾病复发的定义;③增加非常好的部分缓解(VGPR)和严格的完全缓解(sCR)疗效分类;④取消轻微缓解分类;⑤取消强制的 6 周间隔确定疗效。推荐应用 MM 国际统一疗效标准,但目前部分临床试验仍采用 EBMT 标准,可能轻微缓解分类更适用于难治复发性 MM 的疗效评估。

临床试验中评估肿瘤患者的治疗效果通常还采用生存分析,包括总生存期,无进展生存期,至进展时间,无事件生存期,无病生存期和疗效持续时间。现将其定义和在 MM 临床试验中的作用做简要评价。①至进展时间(TTP)指从开始治疗至疾病进展的时间,除进展以外原因导致死亡作为截尾数据。TTP 有助于评价药物活性和治疗获益的持续时间,但未考虑治疗相关性死亡风险增加,应联合 PFS 共同评估。②无进展生存期(PFS)指从开始治疗至疾病进展或死亡(无论何种死因)的时间。PFS 在临床试验中很常用,应和 TTP 同时分析。③无事件生存期(EFS)定义依据如何界定"事件"。通常在多数 MM 临床研究中 EFS 定义与 PFS 相同。EFS 可以包括除死亡和进展以外其他重要的事件如严重的药物副作用。④无病生存期(DFS)指从获得 CR 开始到复发的时间。与 TTP 和 PFS 不同,DFS 只适用于 CR 患者。因此目前在 MM 临床试验中的价值有效。⑤疗效持续时间(DOR)指从初次达到 PR 到疾病进展的时间,除进展以外原因导致死亡作为截尾数据。DOR 仅适用于至少达到 PR 的患者,CR 和 PR 的持续时间应分别报告。

(茹义松)

第二节　原发性系统性淀粉样变性

【概述】

淀粉样变性是指一组均匀无结构、呈特殊染色反应的淀粉样蛋白质沉积于组织或器官,导致相应组织器官发生不同程度的形态改变和功能障碍的疾患。研究证实,淀粉样变性的沉积物并非淀粉,而是一组在组成和生化性质上完全不同的蛋白质,其共同的特点是刚果红染色阳性(普通光学显微镜下呈无定形的均匀的嗜伊红染色,偏振显微镜下呈特异性的苹果绿色荧光双折射),电镜下可见到特征性的直径为 8～12nm、杂乱无序排列的淀粉样纤维。按淀粉样纤维蛋白质的不同,可将淀粉样变性分为不同的类型。其中以轻链淀粉样变(AL 淀粉样变)最为常见。又可以根据受累部位不同分为系统性淀粉样变性和局限性淀粉样变性,前者是指 2 个或 2 个以上远隔器官受累,后者则指淀粉样蛋白沉积在单一器官。又根据有无基础疾病而分为原发性和继发性。淀粉样变性尚无特异性有效地治疗方法,预后因素有脑钠肽水平、受累器官的数目及心脏受累的严重程度等。

轻链淀粉样变性属于浆细胞病,是最常见的原发性系统性淀粉样变性。引起轻链淀粉样变的蛋白质是单克隆免疫球蛋白的轻链或轻链片段,可为原发性,也可继发于多发性骨髓瘤或巨球蛋白血症。单克隆免疫球蛋白的轻链或其片段以不溶性纤维的形式沉积于各组织器官的细胞外间质,导致心脏、肾脏、肝脏、脾、神经系统以及胃肠道等器官功能障碍。原发性系统性淀粉样变性的自然病程通常为进展性,80% 患者在 2 年内死亡。但通过治疗以减少单克隆免疫球蛋白轻链的形成,通常可减少或停止淀粉样物质的沉积,从而使器官功能改善。本章重点讲述原发性系统性淀粉样变性(PSA)。

【病因和发病机制】

原发性系统性淀粉样变性的沉积物是由骨髓中的单克隆浆细胞产生的免疫球蛋白轻链,因此实际上所有患者都存在克隆性浆细胞增生(骨髓中浆细胞多在 5%～10% 之间)。正常情况下,骨髓中浆细胞分泌的 λ 轻链少于 κ 轻链,但在轻链淀粉样变性中,克隆性浆细胞分泌的 λ 轻链明显多于 κ 轻链,两者的比例大约为 3∶1。这些免疫球蛋白轻链可变区(VL)的基因在正常情况下多为低表达,提示遗传特征可能促使特定轻链亚型淀粉样纤维物质的形成。

本病患者血清中增多的淀粉样蛋白很少是完整的轻链,多是由单克隆轻链降解成的小分子片段。其分子量在 8～30kDa 之间,来源于轻链的 N 末端区域,包含部分或全部的可变区。这些轻链片段对热不稳定,有自聚倾向,极易形成广泛的 β-褶片和不可溶性纤维,对刚果红染料呈高亲和性。在各种淀粉样变中,蛋白聚糖的氨基葡聚糖部分和血清淀粉样 P 成分(SAP)与淀粉样纤维或淀粉样沉积物相互作用,促进组织中纤维样物质的形成和稳定。淀粉样物质的沉积可破坏器官的结构进而影响器官的功能。不仅如此,越来越多的证据表明淀粉样物质的前体蛋白或者前体聚合物对细胞有直接毒性,同样可使患者发病。

在原发性系统性淀粉样变性的患者中可观察到常见于多发性骨髓瘤(MM)和意义未明的单克隆丙种球蛋白病(MGUS)的细胞遗传学异常,如 14q 易位和 13q 缺失。因此认为原发性系统性淀粉样变性可能与 MM 或其他 B 淋巴细胞肿瘤有关,大约 10%～15% 的 MM 患者在疾病进程中并发轻链型淀粉样物质沉积,而在原发性巨球蛋白血症和淋巴细胞恶性肿瘤中则较少出现轻链型淀粉样物质沉积。但是,原发性系统性淀粉样变性进展为 MM 者罕见。

【流行病学】

一般认为 PSA 的发病率很低,虽然统计学资料显示美国的年发病率约为 5.1～12.8/百万人口,但尸检发现 PSA 的发病率高于此统计结果,因此认为可能与霍奇金淋巴瘤及慢性粒细胞白血病相似。英国的发病率与美国相似,每年新发病例数约为 600 例。本病中老年患者多见,在 Mayo 中心报道的 474 例 PSA 患者中,60% 的患者诊断时年龄为 50～70 岁,只有 10% 的患者小于 50 岁。同样,在英国国立淀粉样变诊疗中心(NAC)报告的 800 例 PSA 患者中,66% 的患者年龄在 50～70 岁间,约 17% 的患者小于 50 岁,仅 4% 的患者小于 40 岁。男、女发病率相似。国内尚无有关原发性系统性淀粉样变性的发病率的统计资料。

【临床表现】

除脑以外几乎所有的组织均可受累。诊断时最常见的临床表现有肾病综合征伴或不伴肾功能不全、充血性心肌病、周围神经病变和肝肿大。疾病的早期通常有乏力、体重下降等非特异性表现,故诊断困难,多在患者出现某个器官功能异常时才会做出诊断。虽然多数患者存在多组织器官累及,但通常以某一器官功能衰竭为突出表现。

1.肾淀粉样变　约1/3的病人在确诊时有肾淀粉样变。肾淀粉样变多累及肾小球而出现大量蛋白尿,出现肾病综合征的临床表现,可有轻度肾功能损害,但很少出现严重的肾功能衰竭。在约10%的PSA患者,淀粉样物质可沉积在肾微管系统、肾小管间质,导致进行性肾功能损伤,但并不出现大量蛋白尿。临床上主要出现精神疲惫、踝关节乃至全身浮肿。严重的可出现多浆膜腔积液。

2.心脏淀粉样变　约20%的患者在确诊时有心脏淀粉样变。淀粉样物质沉积在心脏而引发限制性心肌病,心室壁呈同心圆样增厚,心腔体积正常或减少。心脏的射血分数可正常或轻度减低,但总搏出量因心脏填塞而下降,两者不平行。临床上以右心输出量减少或右心心力衰竭较为常见,表现为颈静脉搏动增强、第三心音增强、周围性水肿、肝肿大、体位性低血压等。严重的可出现心房颤动、心肌梗死,晚期常因心力衰竭而死亡。大部分患者心电图表现为低电压(尤其是肢体导联低电压),可有假性心肌梗死图形。心电图的异常改变可出现在充血性心力衰竭之前。由于多为限制性心肌病,所以在X线片上心影多不增大。有研究发现N-末端脑钠肽前体(N-PRO-BNP)的血浆浓度单独或联合肌钙蛋白水平,是确定淀粉样变所致心力衰竭的敏感指标,治疗后随着病情好转,血浆N-PRO-BNP水平下降。

3.周围神经病变和自主神经病变　约20%的病人可有周围神经病变。周围神经受累早期主要以对称性双下肢疼痛为主,可伴有麻木感和肌无力等,逐渐累及运动神经。腕管综合征常见,且可早于其他症状发生。自主神经受损时可出现体位性低血压、阳痿、胃肠道功能紊乱等。由于各种病因累及自主神经时的表现都一样,在病人出现勃起障碍、膀胱排空能力减弱、大便习惯改变、饱胀感、无汗和体位性低血压等表现时,应仔细寻找病因,避免漏诊或误诊。

4.胃肠道症状和肝脾肿大　胃肠道症状主要表现包括饱胀感、腹泻、恶心、呕吐、吸收不良和体重减轻,也可以出现消化道穿孔和直肠出血等。肝肿大常见,可以是右心衰所致,也可能是肝淀粉样纤维化。肝淀粉样纤维化时,肝脏常明显肿大,典型者腹部触诊肝硬如石、无触痛。因肝脏淀粉样纤维化发生在肝血窦,因此碱性磷酸酶常明显升高、转氨酶仅轻度升高。

5.凝血障碍　淀粉样物质既可以沉积在血管壁上、导致血管脆性增加,又能与多种凝血因子结合、影响其活性并促进其降解,还可以抑制纤维蛋白多聚体的形成,因此约1/3的病人有出血倾向。最常表现为皮肤紫癜,眶周紫癜是特征性表现,也可发生致命性大出血,特别是肝肾穿刺活检后。

6.其他　10%的患者有巨舌,为淀粉样变的特征性改变。典型者舌体巨大、影响进食和吞咽,甚至阻塞气道、出现睡眠呼吸暂停综合征。皮肤受累时表现为皮肤增厚、苔藓样变;累及声带可出现声嘶;累及肾上腺和甲状腺可出现腺体功能减退;累及关节可出现血清阴性关节病,可有指甲营养不良、颌下腺肿大等。

【实验室检查】

1.血和尿常规 血红蛋白多正常,继发于多发性骨髓瘤或伴出血和(或)慢性肾功能不全者可出现贫血;约90%的病人可出现蛋白尿,多为肾小球性蛋白尿,24小时尿蛋白定量多超过0.5g。

2.生化检查 血清尿素氮、肌酐水平升高;肝功能多正常,病情严重时转氨酶升高,多超过正常值的1.5倍,可伴有碱性磷酸酶升高;凝血常规检查可发现凝血酶原时间延长、凝血因子X水平减低。

3.血尿蛋白电泳和免疫固定电泳 约50%的病人常规血清蛋白电泳有M蛋白。多数PSA患者由于血清M蛋白浓度很低,依靠敏感性较低的血清蛋白电泳不能检测出M蛋白峰,所以对可疑患者需行免疫固定电泳检测,以免漏诊。约80%病人免疫固定电泳阳性。

4.血浆游离轻链(FLC)分析 运用免疫比浊法能更为敏感地检测到血循环中的游离轻链,其敏感性是免疫固定电泳的10倍。因FLC分析是定量检测,故不仅可用于诊断,也可用于疗效监测及对预后的判断。正常血浆中的游离轻链κ的浓度为3.3～19.4mg/L、λ为5.7～26.3mg/L,两者之比为0.26～1.65。因游离轻链经肾小球滤过,在肾功能不全患者,κ链或λ链的绝对值会相应受到影响,而两者的比值则是相对准确的评价指标,若κ链与λ链的比值<0.26时强烈提示存在产λ链游离轻链的单克隆浆细胞,若>1.65则提示体内存在产生κ链游离轻链的单克隆浆细胞。虽然测定FLC的确切的临床意义还有待于证实,但一项对110例轻链淀粉样变性的临床研究发现,血清免疫固定电泳的阳性率为69%,尿免疫固定电泳的阳性率为83%,FLC测定κ链与λ链比值异常率高达91%。而κ链与λ链比值异常联合血清免疫固定电泳阳性则见于99%的PSA患者。

5.组织活检 受累组织病理学检查结果是目前确诊PSA的唯一的金指标。腹部皮下脂肪组织细针活检、唾液腺、牙龈、直肠、皮肤活检的阳性率在PSA病人中高达80%。淀粉样物质用苏木素染色后在光学显微镜下呈无定形的均匀的嗜伊红性物质,用刚果红染色后在偏振显微镜下呈特异的苹果绿色荧光双折射。若检查确诊为淀粉样物质沉积,应采用免疫荧光或免疫组化等检查进一步确定淀粉样物质是否为免疫球蛋白轻链。

6.骨髓穿刺 PSA患者骨髓中的单克隆性浆细胞的比例多为10%～15%。

7.血清淀粉样 P成分闪烁显像所有淀粉样物质中均含有一种正常血浆蛋白即血清淀粉样P成分(SAP),可用放射性核素锝-99焦磷酸盐或¹²³I标记SAP复合物来检测淀粉样变,称为SAP闪烁显像术。应用此方法可以检测体内淀粉样物质的分布情况,有助于评估病情和预后。某些部位难以行组织活检时,SAP闪烁显像术还可作为组织活检的互补手段。但心肌淀粉样变难以被发现。

【诊断】

由于原发性系统性淀粉样变性的临床表现缺乏特异性,而导致PSA的早期诊断困难,大多数患者在确诊时已有多系统受累。存在肾性蛋白尿(伴或不伴肾功能不全)、非扩大性心肌病、周围神经病变和肝肿大等症状的患者,不管血或尿中是否有单克隆免疫球蛋白,均应考虑

PSA 的可能。诊断原发性系统性淀粉样变性需要以下步骤：

1.首先明确患者是否存在淀粉样变　主要依赖组织病理学检查。淀粉样物质刚果红染色阳性,普通光学显微镜下呈无定形的均匀的嗜伊红染色,偏振显微镜下呈特异的苹果绿色荧光双折射。电镜检查时可见到特征性的淀粉样纤维,直径约 8～12nm,杂乱无序排列。

2.确定淀粉样物质为免疫球蛋白轻链　在淀粉样变确定后还必须进行准确的分类、明确淀粉样物质的性质,以选择正确的治疗方案。用淀粉样蛋白的相应抗体进行病变组织免疫组化染色或免疫荧光染色是临床常用的方法。应用抗 κ 或抗 λ 轻链抗体检测到轻链的沉积,可确诊为免疫球蛋白轻链淀粉样变性。值得注意的是,由于组织中存在着正常的免疫球蛋白,而抗体针对的轻链表位可能在纤维形成和组织固定的过程中丢失,故某些患者可能出现假阳性或假阴性结果。

血或尿中发现单克隆轻链对诊断有所帮助,但并不能作为诊断的唯一依据。当血清检测到完整的免疫球蛋白分子,而血或尿中未发现游离轻链时诊断也应该谨慎,必须查骨髓象,了解骨髓中克隆性浆细胞的比值,因为巨球蛋白血症、意义未明的单克隆丙种球蛋白病、家族性(AF)、继发性(AA)和老年性淀粉样变(SSA)都有可能存在伴发的单克隆球蛋白或免疫球蛋白轻链。

3.确定器官受累的范围　确定受累器官的数目和病变程度,有助于确定合理的治疗方案、预测治疗反应、判断预后。因此,如果确定某一脏器发生淀粉样变,应寻找其他器官受累的证据。原发性局限性淀粉样变是由病变局部产生的轻链物质过多所致,通常膀胱、输尿管、尿道的淀粉样变是局限性的,眼结膜、支气管、喉、心房、胸膜、关节软骨的淀粉样变也可能是局限性的。原发性系统性淀粉样变的淀粉样物质是由骨髓中单克隆浆细胞产生的,有 2 个或 2 个以上脏器受累的证据。但多器官的活检由于具有创伤性,不被推荐。应用锝-99 焦磷酸酯标记淀粉样物质或用 [123]I 标记血清淀粉样 P 成分后行闪烁显像,既可以确定有淀粉样物质沉积,又可以明确受累器官的数目,特别对不易行组织活检的心脏受累有诊断意义,但对早期病变检出率较低。另有研究表明 MRI 可以证实淀粉样变性心肌病时存在异常的延时对比增强及钆分布动力学异常,而高血压引起的心室壁增厚无这种表现。这为确定淀粉样物质累及心脏提供了新的手段。

若患者有其他部位淀粉样变的病理学证据,又符合以下临床、实验室或影像学检查结果,可认为相应器官受到累及。

【鉴别诊断】

(一)与可以引起系统性轻链淀粉样变性的其他恶性浆细胞疾病相鉴别

1.多发性骨髓瘤(MM)　10%～15% 的 MM 患者在疾病进程中出现轻链淀粉样物质沉积,因此诊断 PSA 首先需要排除 MM。PSA 与 MM 最大的区别在于 PSA 骨髓中没有大量骨髓瘤细胞浸润,没有骨质破坏和高钙血症及高黏滞综合征的表现。可以通过骨髓穿刺、骨骼 X 线检查等鉴别。

2.原发性巨球蛋白血症　又名 Waldenstrom 巨球蛋白血症,属浆细胞病范畴。部分患者可发生淀粉样变性,舌、心肌、胃肠道、肝脾、神经系统及皮肤均可累及。血清中单克隆免疫球蛋白 IgM＞10g/L、骨髓中有淋巴细胞样浆细胞浸润、无骨质破坏是诊断原发性巨球蛋白血症的主要依据。

（二）与其他原因引起的系统性非轻链淀粉样变相鉴别

1.遗传性淀粉样变　　遗传性淀粉样变是一种常染色体不完全显性遗传。由于体内突变的转甲状腺素、纤维蛋白原 A 重链、溶菌酶或载脂蛋白 AI 的基因发生突变而产生症状。临床表现与原发性系统性淀粉样变性接近，鉴别主要依靠 DNA 序列分析检测相关基因的突变点和家族史。

2.血清淀粉样 A 蛋白淀粉样变　　常继发于慢性炎症、结缔组织病、肾细胞癌和家族性地中海热等疾病，累及肝、脾、肾和肾上腺，巨舌和心脏病变少见。用免疫荧光检查可进一步证实淀粉样物质为淀粉样 A 蛋白。

3.血透相关性淀粉样变性　　有反复血透病史，骨损害和病理性骨折较常见，组织活检可发现 β_2-微球蛋白淀粉样物质沉积。

【治疗】

目前尚无针对淀粉样沉积物的特异性治疗，治疗原则是抑制浆细胞增殖、减少淀粉样物质的产生与沉积，同时提供适当的支持治疗以保护器官功能。单克隆性轻链的产生被抑制后，淀粉样变可以逐渐被逆转，逆转的速度因患者而异，主要取决于淀粉样物质沉积的速率。

尽管对 PSA 浆细胞与 MM 浆细胞的差异所知甚少，目前用于 PSA 的化疗方案主要基于对 MM 有效的方案。温和的化疗方案一般要在治疗数月后、骨髓中异常浆细胞被抑制且体内淀粉样物质被分解后才能显效，而强力、起效迅速的化疗方案又会产生严重的治疗相关毒副作用。因此，制定治疗方案时应仔细权衡预期疗效和患者的可耐受程度，选择个体化治疗方案。

（一）支持治疗

1.肾病综合征和肾功能衰竭的治疗　　对发生肾病综合征和肾功能衰竭的原发性系统性淀粉样变性患者，应控制入量、低盐低脂饮食，有水肿者应利尿治疗，但严重肾病综合征患者常有利尿剂抵抗，美托拉宗或螺内酯联合袢利尿剂可能有效。血压升高者要积极降压治疗，以避免肾功能进一步恶化。血管紧张素转化酶抑制剂（ACEI）既有降压又有减少尿蛋白的作用，还可以降低后负荷，血容量不足的患者可能从中受益，但在用药过程中要监测肾功能和血压，并从小剂量开始。虽然理论上肾病综合征病人有肾静脉血栓形成的危险，但事实上这种情况发生率很低，考虑到部分原发性系统性淀粉样变性病人有出血倾向，不推荐预防性使用抗凝药。对终末期肾功能衰竭的病人可选择透析治疗。

2.充血性心力衰竭的治疗　　心肌淀粉样变是一种限制性心肌病，心肌受累是影响 PSA 预后的重要因素，可突发心律失常甚至猝死。主要的治疗手段为限制钠盐和谨慎应用利尿药。因血管紧张素转化酶抑制剂会降低心输出量和导致体位性低血压，需慎重应用，保持纠正心衰与血液灌注间的平衡非常重要；钙离子通道拮抗剂和 β 受体阻滞剂因会抑制心肌收缩、加重充血性心力衰竭而禁用。通常情况下应用地高辛不但无效反而会出现严重毒性，应严格掌握，出现房颤伴快速心室率时可谨慎使用，有室性心律失常时可应用胺碘酮，反复晕厥的患者可以植入起搏器治疗。

3.体位性低血压的治疗 体位性低血压是自主神经病变的常见表现,心肌淀粉样变和低蛋白血症可以进一步加重之。氢化可的松 100～200mg/d 有助于改善症状,但有可能加重体液潴留。甲氨福米林可能有效,其活性代谢产物是一种 α_1 受体激动剂,通过激活微动脉和静脉的 α_1 受体使血管收缩、血压升高,主要副作用是卧位性高血压。对常用疗法无效的难治性体位性低血压,持续静脉点滴去甲肾上腺素可能有效。高达腰部的弹力袜可使患者受益。

4.止血治疗 PSA 患者出血时若检查发现凝血功能异常,可相应补充凝血因子;若合并血小板减少且考虑出血可能与血小板减少有关,可予血小板输注;另外也可以适当使用抗纤溶药物和局部止血药。如有内科治疗无法控制的严重出血,因尽早手术治疗。

5.消化道症状的处理 自主神经受累或消化道受累的 PSA 患者可能出现顽固性腹泻,应用奥曲肽可能有效,但因胃肠蠕动减慢、排泄延迟所致的慢性假性肠梗阻治疗效果差。出现营养不良的患者要注意经口或静脉补充足够的营养。

(二)化疗

1.MP 方案 标准 MP 方案曾经是治疗淀粉样变的重要方案,也是目前唯一一个在治疗原发性系统性淀粉样变性中有随机对照临床研究的化疗方案。Kyle 等人随机比较了 MP 方案与秋水仙碱在原发性系统性淀粉样变性病人的疗效,结果发现 MP 组的反应率和存活期均优于秋水仙碱组(分别为 28% vs 3% 和 18 个月 vs 8.5 个月)。这个研究还证实 MP 方案的疗效优于秋水仙碱联合 MP 方案。本方案的中位反应时间为 12 个月。一般建议持续使用本方案直至检查发现浆细胞克隆性增殖受控(相关检查的指标下降至少 50%)或疾病进入平台期。

本方案的优点在于病人耐受性好,可以慎重用于心肌淀粉样变病人,但疗效不令人满意,且起效较慢,长期使用马法兰还有诱发第二肿瘤的危险。

2.含有美法仑的联合化疗 已有临床研究比较了 VBMCP(长春新碱、卡莫司汀、美法仑、环磷酰胺和泼尼松)方案和 MP 方案的疗效,发现与 MP 方案相比,VBMCP 方案在血液学疗效、器官功能改善、反应率和存活期等方面均没有优势,且增加了药物的毒性反应。因此目前已不推荐在原发性系统性淀粉样变性的治疗上选用联合化疗方案。

3.VAD 方案 VAD 方案在治疗多发性骨髓瘤时可以快速降低肿瘤负荷,反应率可以达到 60%～80%,且不损伤干细胞、使病人有机会在以后选择 ASCT,因此本方案适用于需要快速抑制浆细胞增殖的原发性系统性淀粉样变。但本方案含有多柔比星,对心脏有累积毒性,虽然目前没有报道多柔比星会加重心肌淀粉样病变,但在心肌淀粉样变的患者中使用仍需慎重;长春新碱有周围神经毒性,可能进一步加重患者的神经系统症状;大剂量地塞米松可能会促使骨淀粉样变的病人发生病理学骨折或脊柱压缩性骨折。

在英国国家淀粉样变性中心,98 位 PSA 患者(中位年龄为 55 岁,36% 的病人有心脏累及,10% 的病人需要透析治疗)接受了半量 VAD 方案或 CVAMP(环磷酰胺＋长春新碱＋多柔比星＋甲强龙)治疗 4 疗程,54% 的患者有血液学疗效,42% 患者有器官疗效,浆细胞增殖抑制的反应率(定义为血清 FLC 浓度下降超过 50%)为 63%,治疗相关的死亡率为 7%。但疗效不持久,21% 的患者复发,中位复发时间为 20 个月(7～54 个月)。

2006 BCSH 指南推荐 VAD 方案作为 70 岁以下无心力衰竭、无自主神经病变或外周神经病变的原发性系统性淀粉样变性病人的一线治疗方案。

4.大剂量地塞米松(HDD)　大剂量地塞米松在未经治疗的原发性系统性淀粉样变性患者中的总反应率约为 34%。1997 年 Dhodapkar 等人报道了用大剂量地塞米松诱导化疗后用干扰素(IFN)维持治疗,其总反应率可达到 67%。Palladini 等人在 23 个病人中使用了减剂量地塞米松(地塞米松 40mg/d,d1~4,每 21 天一个疗程),35% 的患者出现器官疗效,中位起效时间 4 个月,没有严重的副作用产生。虽然没有临床随机对照研究,目前认为 HDD 的疗效并不优于 VAD,但可以用于对长春新碱、多柔比星有禁忌证的病人。

5.中等剂量美法仑(IDM)　已有临床试验验证了 IDM 对 PSA 的疗效。33 位因高龄、一般情况较差、严重心肌淀粉样变或神经病变而不能耐受 VAD 方案的病人接受了 IDM ($25mg/m^2$)＋地塞米松口服作为一线治疗。结果治疗相关死亡率为 18%,浆细胞增殖抑制的反应率为 46%,超过 70% 的病人经 SAP 闪烁显像检查确定淀粉样物质沉积范围缩小。提示对 VAD 有禁忌证的病人可以选用 IDM 方案。但由于美法仑会损伤干细胞,若病人考虑行 PBSCT,则应在使用 IDM 之前收集足够的干细胞。

(三)造血干细胞移植

大剂量美法仑联合自体外周血造血干细胞移植(HDM＋SCT)

(1)HDM/SCT 的适应证:不同机构掌握的 HDM/SCT 适应证很大不同。但目的均是旨在让尽可能多的患者从此项治疗中受益,同时尽量排除那些有高风险发生治疗相关并发症或死亡的患者。波士顿大学淀粉样变性项目组的标准包括确切的淀粉样变性诊断;克隆性浆细胞功能紊乱的确切证据;年龄＞18 岁;根据西南肿瘤组体力状态分组标准为 0~2 级;左室射血分数＞40%;不吸氧情况下血氧饱和度＞95%;平卧位收缩压＞90mmHg。肾功能不全或需依赖透析并非除外标准。BCSH 关于 PBSCT 的适应证为:低危病人(没有累及心脏,1~2 个脏器受累,肾小球滤过率＞50ml/分);用 VAD 或其他方案诱导化疗无效;用 VAD 或其他方案诱导化疗后早期复发。若病人合并以下情况,不宜接受 HDT＋ASCT 治疗:有症状的心肌病变;有症状的自主神经病变;有因淀粉样变导致胃肠道出血的病史;依赖透析的严重肾功能不全;年龄超过 70 岁;超过两个器官受累。

(2)干细胞动员和采集:因系统性淀粉样变患者常有多脏器受累,对干细胞动员和采集的耐受能力差。已有系统性淀粉样变性患者在干细胞动员和采集阶段因心脏或多器官受累而死亡的报道,在干细胞动员和采集阶段各种严重并发症的发生率约为 15%。为了减少副作用的产生,推荐单用 G-CSF 作为动员剂。因为 G-CSF 与环磷酰胺联用时,可使心脏病死亡率增高以及为获得足够的干细胞而使采集次数增加、整体副作用增多以及住院时间延长等。此外,在实施 HDM/SCT 前要考虑是否用过美法仑治疗以及所用美法仑的量,如果美法仑累积剂量＞200mg 时会减少动员出的干细胞数量。

(3)预处理方案:与多发性骨髓瘤不同,PSA 患者的克隆性浆细胞负荷轻,故在行 HDM/SCT 前,没有必要采用旨在杀伤浆细胞的方案化疗。也有研究认为 SCT 前应用长春新碱＋多柔比星＋地塞米松(VAD)方案化疗可能使患者受益。一些小规模的研究发现,在 SCT

前行全身照射 550cGY,可因心脏毒性和其他并发症而增加死亡率,目前这一做法暂不采用。有学者提议在采集足够的干细胞后进行两个序贯疗程的 HDM 化疗。

(4)HDM/SCT 的疗效:自 1996 年第一个用 HDM＋ASCT 治疗 PSA 的报道以来,目前在这方案的临床研究已初步取得令人鼓舞的结果。约 60％的病人接受 HDT＋ASCT 后临床症状改善。Dispenzieri 等人分析了梅奥临床研究中心 1983 年至 1997 年 229 名接受 PBSCT 患者的预后。这些病人年龄均小于 70 岁,心脏、肾脏和肝脏功能均良好。中位随访时间为 52 个月,中位存活期为 42 个月,5 年和 10 年存活率分别为 36％和 15％。但由于本病多发于老年人,常有多个重要脏器受累,故治疗相关死亡率也较高,欧洲两个多中心临床研究报道 TRM 分别是 14％和 39％,因此在选择 HDT＋ASCT 方案时,要严格掌握适应证。

(5)原发性系统性淀粉样变性患者行 HDM/SCT 的特殊问题:PSA 患者行 HDM/SCT 遇到的很多挑战是独有的。因淀粉样物质可以沉积在血管壁、增加血管壁的通通性,又能吸附凝血因子 X、抑制纤维蛋白多聚体的形成,所以消化道淀粉样变性使使者在血细胞减少阶段更容易发生消化道出血。肾病综合征时常见全身水肿,特别是在应用 G-CSF 时更易出现。这些患者易出现的问题还有:心脏或自主神经系统受累导致的低血压、淀粉样变性心肌病导致心律失常、巨舌导致紧急气管插管困难以及自发性脾和食管破裂等。对此,在移植前,医务人员应慎重与患者、患者家属进行沟通,权衡利弊,制定详尽的移植方案。

(四)异基因骨髓移植

异基因骨髓移植治疗 PSA 的经验有限。Gillmore 等于 1998 年首次报道了异基因骨髓移植治疗 PSA 的疗效,移植后 3 年患者达到完全缓解,说明与 MM 一样,少数患者可从异基因骨髓移植获得益。欧洲外周血或骨髓移植协作组最近报道了 19 例 PSA 患者接受骨髓移植的经验。这组患者异质性强,其中包括 4 名同基因骨髓移植患者,异基因移植的 15 例患者中,8 例采用了减低强度预处理方案、7 例采用标准强度的预处理方案,10 例患者采用去除 T 细胞的移植物。19 例患者中 10 例 CR,但持续时间很短,治疗相关死亡率为 40％,36 个月时,仅有 4 例患者存活。这篇文章的数据来自 11 个中心,各中心选择患者的标准不详,但初步显示了异基因移植治疗 PSA 的可行性及可能存在的移植物抗肿瘤效应(因 5/7 例的 CR 患者出现 cGVHD)。

(五)试验性治疗

1.沙利度胺　鉴于沙利度胺对多发性骨髓瘤有良好疗效,已有临床研究关注沙利度胺对 PSA 的疗效:12 例 PSA 患者接受沙利度胺治疗,起始剂量为 200mg。主要副作用有疲劳、水肿、便秘、周围神经病变、心动过缓等,个别患者出现了呼吸困难、充血性心力衰竭加重等。受副作用限制,最大剂量仅增加到 300mg/d,25％～50％的患者需减量,约一半的病人有一定疗效。另一项临床研究采用沙利度胺联合中剂量地塞米松作为二线方案治疗 31 例 PSA 患者。血液学和器官疗效与沙利度胺的剂量相关,15 例(48％)获得了血液疗效,6 例(19％)达 CR,8 例(26％)获得了器官疗效。中位起效期 3.6 个月(2.5～8.0 个月)。获血液学疗效者生存期显著延长(P＝0.01)。治疗相关的副作用常见(65％),有症状的心动过缓是常见的不良反应(26％)。

2.来那度胺　沙利度胺类似物来那度胺能快速减少循环中的单克隆免疫球蛋白、对多发性骨髓瘤有明显疗效,因此可能对轻链淀粉样变性有效。SanchorawalaV 等进行的临床研究中,46 例患者从 2004 年 4 月开始接受了来那度胺＋地塞米松方案。所有患者均对 HDM/SCT 治疗无效或不适合接受 HDM/SCT 治疗,到 2006 年 5 月 60％的患者获血液学疗效伴明显的器官疗效,到 2009 年患者仍有持久疗效。Dispenzieri A 等对 23 例 PSA 患者的临床观察结果也显示,单用来那度胺效果不明显,但来那度胺联合地塞米松对 PSA 有明显疗效。来那度胺的副作用主要有血栓形成、骨髓抑制和免疫抑制,神经毒性不常发生。

3.硼替佐米　硼替佐米作为可逆性蛋白酶体抑制剂,在 MM 取得了令人鼓舞的疗效。2007 年 Kastritis 等总结报道了应用硼替佐米＋地塞米松治疗 18 例原发性系统性淀粉样变性的疗效,尽管 18 例中 10 例为难治患者,血液学缓解率却高达 94％,缓解速度快,中位时间 0.9 个月;28％的患者至少一个受累器官功能改善,中位器官反应时间 4 个月。常见毒副作用可耐受,包括周围神经病、乏力、水肿、血小板减少等。

4.多柔比星的碘衍生物　多柔比星的碘衍生物 4-碘-4-去氧阿霉素(IDOX)在体外与淀粉样纤维有很高的亲和力,并促进其降解。一项小样本、非对照的研究显示 IDOX 治疗轻链淀粉样变性有效,但未在大样本、多中心的临床研究中被证实。此外联合应用 IDOX 和化疗药物的临床实验正在进行中,该方案即可以抑制淀粉样物质的产生又能促进其降解,比较合理。

5.新化合物 CPHPC　(CPHPC)对清淀粉样 P 成分(SAP)有高度亲和性,通过与 SAP 表面相结合的方式使两分子 SAP 聚合。血循环中的 SAP 与组织间的 SAP 存在动态平衡,血循环中的 SAP 呈游离状态,在组织中则与淀粉样变性纤维结合。SAP 可高度抵抗蛋白酶水解,体外实验证实将 SAP 与淀粉样变性纤维连接形成复合物后,复合物能免受蛋白酶水解。在鼠淀粉样变性模型及人身上应用 CPHPC 均可快速去除循环中的 SAP,但其对淀粉样变性沉积物中 SAP 的清除作用正在进行Ⅱ期研究。理论上讲,血循环中的 SAP 减少后,组织中的 SAP 可以释放到循环中,从而使组织中的淀粉样纤维失去对蛋白酶的抵抗作用。因为 SAP 存在于所有类型的淀粉样沉积物中,因此阻止 SAP 与淀粉样物质间相互作用的方案有应用前景。

(六)治疗方案的选择

2006 年 BCSH 推荐对原发性系统性淀粉样变性的治疗方案选择如下:若没有禁忌证,建议以 VAD 方案作为初治治疗;若有 VAD 方案的禁忌证或 VAD 治疗效果不佳,则建议使用中等剂量美法仑,在使用中等剂量美法仑之前应收集足够的干细胞以备自体造血干细胞移植;若对 VAD 或中等剂量美法仑有禁忌证,可考虑选择下列治疗方案:①MP:病人耐受性好但起效缓慢;②大剂量地塞米松(HDD:40mg/d,d1～4,21 天一疗程)起效快,但目前尚无药物持久性的结果;③沙利度胺:尚无足够的临床资料支持;④姑息治疗;⑤大剂量化疗＋PBSCT:移植相关死亡率高,应慎重选择合适的病人。

【疗效判断】

由于原发性系统性淀粉样变性易出现多器官功能损害,治疗目的是稳定脏器功能或逆转器官功能损害,因此评价原发性系统性淀粉样变性的疗效包括血液系统反应和器官反应。按Comenzo 等人提出的疗效判断指标,淀粉样变累及器官的治疗反应可分为改善、稳定和进展;

血液学反应包括完全缓解、部分缓解、疾病稳定和进展。

（一）受累器官功能疗效标准

1.改善

（1）心脏：左室壁厚度减少≥2mm（后壁和室间隔平均值）或 NYHA 评分降低≥2 级。

（2）肾脏：24 小时尿蛋白减少＞50％且肾功能不全无进一步恶化。

（3）肝脏：ALP 下降＞50％且肝脏体积缩小＞2cm（通过超声或 CT 检查证实）。

（4）神经系统：临床表现包括神经系统检查、体位性低血压、严重便秘等改善，每日腹泻次数减少＞50％。

2.进展

（1）心脏：超声心动图发现室壁增厚＞2mm 或射血分数降低＞20％。

（2）肾脏：若 24 小时蛋白尿基线＜3g/24h，尿蛋白升高超过一倍；若＞3g/24h，尿蛋白升高＞50％；或肌酐清除率降低＞50％；或血清肌酐升高超过 $178\mu mol/L$。

（3）肝脏：ALP 升高＞50％；或由于肝淀粉样变导致的血清胆红素或肝酶升高超过一倍；或肝脏体积增大＞3cm（通过超声或 CT 检查发现）。

（4）神经系统：各种临床表现加重，包括临床症状、体位性低血压和肌电图检查等。

3.稳定　未达到改善或进展的标准。

（二）血液学疗效评价标准

1.完全缓解　满足以下所有条件：血和尿免疫固定电泳无单克隆蛋白、血浆游离轻链比例正常；骨髓活检浆细胞＜5％且免疫组化没有优势克隆增生的表现。但克隆性浆细胞减少不是血液学完全缓解必需的前提条件。血液学缓解的患者脏器功能有改善、生存期长、生活质量高。通常在治疗 3～6 个月后脏器功能改善，但也有延迟者。

2.部分缓解　若血清 M 成分＞0.5g/dL，则至少下降 50％；若尿中有可见的轻链单克隆峰，且＞100mg/d，则至少下降 50％；若血游离轻链清 M 成分＞100mg/L，则至少下降 50％。

3.疾病进展　对于达 CR 者，出现了任何可检测到的单克隆球蛋白或游离轻链比例异常；对于 PR 或稳定患者，血清 M 蛋白增加＞50％，且绝对值增加＞0.5g/dl；或尿 M 蛋白增加＞50％，且绝对值增加＞200mg/d（有可见的单克隆峰）；或血游离轻链增加＞50％，且绝对值增加＞100mg/L。

4.稳定　未达到 CR、PR 或 PD 的诊断标准。

血液学疗效与器官功能改善、生活质量提高及长期生存优势密切相关。器官功能改善常在治疗 3～6 个月后出现。蛋白尿随着疗效显现而逐渐减少，这一过程常需要 2 年或更长时间。CR 患者的临床症状改善的比例要高于 PR 患者。

（茹义松）

第三节　重链病

重链病（HCD）是淋巴浆细胞的恶性肿瘤，以恶性增殖的单克隆淋巴浆细胞合成和分泌大量结构均一、分子结构不完整的单克隆免疫球蛋白为特征,该蛋白仅由重链组成而不含轻链。

【流行病学】

(1)γ 重链病的报道见于世界各地。发病年龄 9～81 岁,其中 75% 患者大于 60 岁。男性略多于女性。

(2)α 重链病在全世界不同人种和区域均有报道,但多数病例在地中海区和中东。男性略多于女性。好发于年轻人,多数为 20～30 岁。

(3)μ 重链病发病年龄多数在 40 岁以上,男性略多于女性。

【病因】

具体病因尚不清楚。现已知道,本组疾病是由于 B 淋巴细胞的突变,使其合成免疫球蛋白的功能发生紊乱,以致仅产生 HC(重链)或产生有缺陷的 HC,使轻链(LC)和 HC 不能形成完整的免疫球蛋白,血浆中出现大量无免疫功能的 HC。

1.γ 重链病　本病约 1/4 的 γ 重链病患者并发自身免疫性疾病,以类风湿关节炎为最常见,其次为自身免疫性溶血性贫血、干燥综合征、系统性红斑狼疮、脉管炎、特发性血小板减少性紫癜及重症肌无力等。自身免疫性疾病又可促使本病进展,提示慢性抗原刺激可能与本病的发病机制有关,少数患者可有结核及慢性胆囊炎史,或在诊断本病前已有多年高 γ-球蛋白血症。

2.α 重链病　本病是重链病中最常见类型,寄生虫、细菌、病毒等肠道感染流行区是本病的好发地区,说明其病因与感染有关。此外,本病可能与遗传因素有关。肿瘤、病毒也可能起一定的致病作用。前者影响基因,致使 IgA 重链和轻链间不协调。细胞遗传学发现,α 重链病存在 14q32 及 9p11 的复合易位。

3.μ 重链病　绝大多数患者先有长期慢性淋巴细胞白血病或非霍奇金淋巴瘤病史。

【发病机制】

本病肾损害的发病机制可能与原发性淀粉样变或轻链沉积病肾损害发病机制类似。由于浆细胞发生突变并异常增殖,合成功能障碍,只产生免疫球蛋白的重链或有缺陷的重链,不能与轻链组成完整的免疫球蛋白分子,致使血清中和尿中出现大量游离的无免疫功能的重链,称为重链病。

【分类】

1.γ 重链病。

2.α 重链病:最常见。

3.μ 重链病。

4.δ 重链病。

【临床表现】

1.α 重链病(Selingman 病):最常见的临床表现是严重吸收不良综合征的肠型,起病呈渐进性,早期呈间歇性腹泻,以后表现为持续性腹泻,伴有腹痛、脂肪泻,晚期可出现消瘦、脱水、肠梗阻、肠穿孔、腹水、腹部包块等,发热少见,肝脾淋巴结大多无肿大。少见的是表现为反复呼吸道感染的肺型,可有胸腔积液和纵隔淋巴结肿大。

2.γ重链病(Frankin病):γ重链病是最早发现的重链病,其临床特征是患者血、尿中均可检测到单克隆的γ重链。由于本病的临床和病理表现变异较大,有人将本病分为三大类:①播散性淋巴增殖病变;②局部性淋巴增殖病变;③无明显淋巴增殖病变。

本病临床表现如下。

①淋巴结肿大:多见于颈部、腋窝,也可见于锁骨上,颌下及腹股沟部位,疾病进展期可有全身浅表淋巴结肿大,肿大的淋巴结质坚,无粘连,无压痛,少数患者可仅有深部淋巴结肿大,咽淋巴环淋巴结肿大可引起上腭、腭垂水肿,造成呼吸困难。

②肝脾大:50%～60%的病例可见肝或脾大。

③其他症状:表现为发热、皮下结节的皮肤损害,1/3病例可伴有自身免疫性疾病,如SLE、类风湿关节炎、溶血性贫血等,也有表现甲状腺、腮腺等部位的髓外浆细胞瘤。

3.μ重链病临床表现可有发热、贫血、肝脾大,少数可有骨髓破坏和病理性骨折。

4.δ重链病其表现具有多发性骨髓瘤、肾衰竭的特点,颅骨有溶骨性损害,骨髓中有异常的浆细胞。

【并发症】

感染、肾衰竭、病理性骨折是本病的主要合并症,早期应积极治疗加以预防。

1.γ重链病　本病约1/4的γ重链病患者并发自身免疫性疾病,以类风湿关节炎为最常见,其次为自身免疫性溶血性贫血、干燥综合征、系统性红斑狼疮、脉管炎、特发性血小板减少性紫癜及重症肌无力等。

2.α重链病　后期可演变为网状细胞肉瘤或免疫母细胞肉瘤。

3.μ重链病　少数患者可有淀粉样变、病理性骨折及淋巴瘤样病变。

【辅助检查】

1.外周血　α重链病、μ重链病常有轻至中度贫血,γ重链病几乎所有病例均有轻或中度贫血,部分有重度贫血。部分病例可见白细胞减少和粒细胞减少,分类可见异型淋巴细胞、浆细胞和嗜酸性粒细胞增多,15%～25%病例可同时有血小板减少。

2.Coombs试验　少数病例可有Coombs试验阳性的自身免疫性溶血性贫血。

3.血清蛋白检查　α重链病的血清蛋白电泳在α_2～β区之间可见一异常增大较宽的区带,免疫电泳显示异常蛋白与抗α重链抗血清反应,而不与抗轻链血清反应,α重链病多数属α_1亚型,由于本病不能合成轻链,故尿本-周蛋白阴性。γ重链病的血清蛋白电泳最常见在β_1或β_2区出现异常带,免疫电泳显示异常蛋白可与特异的抗γ重链抗血清起反应,而与κ或λ轻链不起反应,γ重链蛋白可分为4个亚型:最常见的是γ_1,其次γ_3,较少见是γ_4和γ_2。μ重链病血清蛋白电泳在α_2区或α～β之间显示有单株峰,免疫电泳显示快速移动的双弧曲线,且和抗μ链血清起反应而与抗轻链血清不发生反应,多数病例尿中可检测到本周蛋白,多为κ型。δ重链病的血清蛋白电泳在β和γ之间可见一小段窄带,被认为是δ重链的四聚体。α、γ、μ重链病均可有低蛋白血病和正常免疫球蛋白下降。

4.骨髓　γ重链病的骨髓象,60%病例可有浆细胞、淋巴细胞或浆细胞样淋巴细胞增多。μ重链病骨髓检查以淋巴细胞增多为主,同时伴浆细胞增多,且多数浆细胞内有空泡。

5.其他检查　血沉加快,α重链病常有低钾、低钠和低镁血症。

6.X线和内镜检查　α重链病时X线钡剂检查可见十二指肠、空肠黏膜皱襞肥大和假息肉形成,可有管腔狭窄或充盈需缺损、液平面,腹部CT可显示腹膜后淋巴结肿大,纤维内镜伴活检对α重链病的诊断意义颇大,内镜下可见5种基本形态:浸润型、结节型、溃疡、马赛克型、单纯黏膜皱襞增厚型,以上5型可单独或联合出现,以浸润型最具特征性,病理活检可有3种表现:成熟的浆细胞和淋巴浆细胞浸润黏膜固有层、绒毛萎缩多变且不固定;不典型浆细胞或淋巴浆细胞和(或)不典型免疫母细胞样细胞至少深入到黏膜下;符合免疫母细胞淋巴瘤或者形成不连续的溃疡性肿瘤或者广泛的大片浸润,侵犯肠壁的全层。

7.染色体检查　α重链病常见染色体异常在14q32有基因重排,γ重链病染色体异常可表现为核型异常,非整倍体及复合染色体异常。

8.病理检查　γ重链病的淋巴结病理提示,38%表现为非霍奇金淋巴瘤的不同组织类型,36%有淋巴浆细胞增生,11%为浆细胞瘤。

α重链病最常累及小肠,按其病理改变分为3期。

(1)A期:表现为肠道黏膜固有层成熟浆细胞浸润,部分绒毛萎缩,肠系膜和腹膜后淋巴结可累及。

(2)B期:表现为非典型的浆细胞或非典型的免疫母细胞浸润至黏膜下层,绒毛结构消失。

(3)C期:表现为小肠和肠系膜淋巴结有明显的免疫细胞淋巴瘤,形成散在的溃疡型肿瘤,可穿破肠壁。

9.其他　根据病情需要做心电图、B超、肝肾功能、电解质、胃肠镜等检查。

【诊断】

1.临床表现

(1)γ重链病:乏力、发热、贫血、软腭红斑及红肿,肝、脾、淋巴结肿大;骨质破坏罕见。

(2)α重链病:慢性腹泻、吸收不良、进行性消耗。

(3)μ重链病:伴发于慢性淋巴细胞白血病或恶性淋巴细胞疾患;肝、脾大而浅表淋巴结肿大不显著。

(4)δ重链病:溶骨性骨质破坏、肾功能不全。

2.实验室检查

(1)γ重链病:轻度贫血、白细胞和血小板减少,外周血及骨髓中嗜酸性粒细胞增多,并可见不典型淋巴细胞样浆细胞;血及尿蛋白电泳仅见γ重链,而轻链缺如,尿中出现重链碎片。

(2)α重链病:外周血及骨髓中有异常淋巴细胞或浆细胞,血、浓缩尿、空肠液蛋白免疫电泳仅有α重链,轻链缺如。

(3)μ重链病:血清蛋白免疫电泳仅见μ重链,轻链缺如。

(4)δ重链病:血清蛋白免疫电泳仅见δ轻链,轻链缺如。

本病各型的确诊均依赖免疫电泳证实仅有单克隆重链而轻链缺如。

【鉴别诊断】

1.恶性淋巴瘤　恶性淋巴瘤多数是多株峰免疫球蛋白升高,淋巴结病理学检查可确诊。

2.多发性骨髓瘤　多发性骨髓瘤临床上有骨痛、溶骨性损害,肾损害改变,骨髓中主要是恶性浆细胞增殖,血清中 M 蛋白主要是 IgG、IgA、IgD 或轻链多见。

3.原发性巨球蛋白血症　原发性巨球蛋白血症血清中单株 IgM 明显升高,骨髓与淋巴结中有异常的淋巴细胞、浆细胞、淋巴浆细胞样细胞增多与浸润,可以与重链病相鉴别。

4.免疫增生性小肠病(IPSID)　肠型 α-HCD 与 IPSID 的流行病学、累及脏器、临床表现、病理学检查和治疗手段均相似。文献报道的 IPSID 的诊断仅依赖小肠病理活检学检查,不管血清中是否找到 a-HCD 蛋白。据报道约 65％IPSID 患者血清中存在 α-HCD 蛋白,这部分病人实属 α-HCD。近年来认为 IPSID 是一种黏膜相关淋巴瘤(MALT)的特殊形式。

5.慢性淋巴细胞白血病　主要需与 γ-HCD 和 μ-HCD 鉴别,因为贫血、淋巴结和肝脾大均是它们较常见的临床表现,并且 μ-HCD 还可伴发于慢淋。以下几点有助两者鉴别。

(1)慢性淋巴细胞白血病病人以外周血和骨髓成熟淋巴细胞明显升高为特征,而 HCD 病人仅见淋巴细胞或浆细胞轻度增高。

(2)在淋巴结病理上慢性淋巴细胞白血病淋巴结结构破坏代之为大量成熟淋巴细胞浸润,后者淋巴结结构存在多表现为慢性炎症改变。

(3)尽管部分慢性淋巴细胞白血病病人血清中存在 M 蛋白,但大多数为完整的单克隆免疫球蛋白,而 HCD 病人的 M 蛋白为单克隆游离不完整重链。

(4)对于血、尿中未发现 M 蛋白的病人,有时淋巴结或骨髓病理免疫组化检查是鉴别它们的根本手段。

6.肠结核　主要与肠型 α-HCD 鉴别。在临床上慢性腹泻、吸收不良、进行性消耗、发热、贫血和血沉增高在两者均多见,并且肠结核病人骨髓浆细胞也可表现反应性增多。血清、尿和小肠液 M 蛋白鉴定是鉴别两者的关键,纤维内镜检查及小肠活检也是两者鉴别诊断的根本手段。必要时,骨髓浆细胞克隆性鉴定也有助鉴别。此外,肠结核病人一般无蛋白尿,血清多克隆免疫球蛋白浓度常增高,而肠型 α-HCD 病人蛋白尿常见,血清多克隆免疫球蛋白浓度常减低。

【治疗】

1.α-重链病　对于尚无淋巴瘤证据的患者,应首先试用抗生素治疗,如四环素 2g/d,也可用氨苄西林(氨苄青霉素)或甲硝唑。若 3 个月内不见效或患者已有免疫增殖性小肠病或伴有淋巴瘤时,应采用化疗。化疗方案与淋巴瘤相同,即 CHOP(环磷酰胺、多柔比星、长春新碱、泼尼松)或 MOPP(氮芥、长春新碱、丙卡巴肼、泼尼松)。化疗常可取得疗效。但处于病程晚期(病理Ⅲ期)已有淋巴瘤的患者在化疗取得缓解后易复发,对此类病人可考虑强烈化疗及放射治疗后,辅以自体骨髓移植治疗。

2.γ-重链病　对无症状的患者可随诊观察。对出现症状的患者可用环磷酰胺、长春新碱、泼尼松联合化疗,或给予氧芬胂(马法兰)和泼尼松治疗,常可获得疗效。当咽部 Waldey 环受侵犯时,可加用局部放射治疗。

3.μ-重链病　目前无特别而有效的方法,可采用 COP 或 COP 加柔红霉素或加卡莫司汀。

【注意事项】

1.α-重链病　处于病程早期(病理Ⅰ期)并可用抗生素治疗取得缓解的病例,预后良好,有此类患者已存活 15 年以上的报道。处于病程中、晚期的病例常发展为淋巴瘤,预后较差。

2.γ-重链病　不同病人的预后差别很大,短则数月,长则 20 余年。疾病进展、并发感染可引起死亡。少数患者发展为浆细胞白血病而死亡。

3.μ-重链病　预后差,中位生存期 24 个月。

（王　黎）

第四节　原发性巨球蛋白血症

原发性巨球蛋白血症(PM),是指血中 IgM 含量显著升高(>10.0g/L)。巨球蛋白即免疫球蛋白 M(IgM),人体 IgM 正常含量是 0.6~2.0g/L。因其分子量巨大(950000),故又称巨球蛋白。巨球蛋白是人体免疫抗体之一,具有溶菌、血型抗体、细胞膜抗原识别受体、激活补体等生物功能。

【流行病学】

1.诊断时中位年龄 60 岁。

2.男性发病占 60%。

【病因】

细胞遗传学研究,89%患者有克隆性改变。但异常表现多端或较复杂。涉及染色体 2、4 及 5 的变化或单体 16、18、19、20、21 及 22。另外有三体 12 被认为是原发性的巨球蛋白血症的核型变化。

用免疫荧光分析骨髓与外周血标本的活细胞与固定细胞,证实存在大量的表面有单株 IgM 的淋巴样细胞并呈现显著的多形性。在骨髓标本中荧光点的数量、大小及亮度在各个细胞之间变化多端,与慢性淋巴细胞白血病不同。外周血淋巴细胞不增多,但很多淋巴细胞有 sIgM,也有 sIgD。单克隆抗体研究表明这种单克隆的恶性细胞的组成包含有各个不同发育阶段的 B 细胞。细胞标志从淋系祖细胞、pro-B 细胞(CD19),pre-B 细胞(slg-)与 B 细胞(slg+,如 CD24)、成熟 B 细胞(CD20),甚至浆细胞(PCA-1)抗原,都能在单克隆 B 细胞上表达。存在各种不同的 CD45 亚型,从较少分化的 CD45RA 到 CD45RO(后期 B 细胞),此外还有 CD5、CD10 抗原以及黏附细胞及黏附细胞相关的分子如 CD116 及 CD9,与骨髓瘤不同,血液中存在大量异质性的肿瘤细胞群流式细胞分析的研究表明,一些形态上似乎是正常的 B 细胞可表达单克隆蛋白。随着疾病进展,形态上可见的异常细胞逐渐增多。单克隆 B 细胞群的多少往往与病程相关另外 CD4 减少,CD4/CD8 比率降低或倒置。

【临床表现】

1.起病隐匿、缓慢,早期常无不适或乏力,体重减轻。

2.贫血、出血(常见皮肤紫癜、鼻出血)。

3.淋巴结、肝、脾大。

4.部分巨球蛋白具有冷球蛋白性质可引起血管栓塞和雷诺现象。

5.高黏滞度综合征可有视力障碍、一过性瘫痪,反射异常,耳聋、意识障碍甚至昏迷,亦可发生心力衰竭。

【并发症】

最常见的并发症为感染发热,多为肺部感染、贫血严重时引起贫血性心脏病、肾功能不全、肾病综合征、神经系统病变、肝脾大等。

【辅助检查】

1.外周血呈贫血,也可有白细胞及血小板减少。外周血涂片中可出现少量浆细胞样淋巴细胞。红细胞常呈缗钱状排列。

2.血沉明显增快。

3.骨髓象显示浆细胞样淋巴细胞弥漫性增生,常伴有淋巴细胞、浆细胞、组织嗜碱性细胞增多。

4.血清蛋白电泳显示 γ 区出现 M 成分。应用免疫电泳可进一步鉴定此 M 成分为单克隆 IgM。免疫球蛋白定量法可测定单克隆 IgM 含量。

5.病理检查:骨髓病理可见淋巴样细胞浸润,呈弥散型或结节型。淋巴结病理显示多型性细胞浸润,淋巴结与周围脂肪中可见不典型淋巴细胞、单核细胞、浆细胞及淋巴浆细胞等。这些细胞质内有 PAS 阳性物质存在。

6.根据病情、临床表现、症状、体征选择做 CT、MRI、胸部 X 线片、B 超、心电图等检查。

7.血黏度:2/3 患者血黏度增高,有时需要不同温度时测定血清黏度才能证实其增高。有的巨球蛋白有热球蛋白性质。在 50～60℃ 时沉淀,但冷却或进一步加热都不再溶解。

【诊断】

1.老年患者有贫血、出血倾向、肝脾淋巴结肿大、高黏滞血综合征表现。

2.血清中单克隆 IgM＞10g/L。

3.骨髓、肝脾淋巴结中有淋巴样浆细胞浸润。

血清中单克隆 IgM＞10g/L 和骨髓中淋巴样浆细胞浸润是诊断本病的必要依据。

【鉴别诊断】

1.继发性巨球蛋白血症　继发性巨球蛋白血症多为多克隆 IgM 增多且增高水平有限,若通过蛋白电泳、免疫电泳证实增多的 IgM 属多克隆性,则可诊断为继发性巨球蛋白血症。但是少数继发性巨球蛋白血症是单克隆性,鉴别此类继发性巨球蛋白血症与 Waldenstrom 巨球蛋白血症的要点是:①继发性巨球蛋白血症有其原发病(慢性淋巴细胞白血病淋巴瘤、类风湿关节炎等)的明显临床表现。②继发性巨球蛋白血症无骨髓中淋巴样浆细胞浸润的特点。③继发性巨球蛋白血症的单克隆 IgM 增高水平有限往往不具有持续不断增高的特征。④正常多克隆性免疫球蛋白水平在继发性巨球蛋白血症一般保持正常。

2.多发性骨髓瘤 IgM 型　①多发性骨髓瘤的骨髓中是骨髓瘤细胞(原始或幼稚浆细胞)浸润,而本病的骨髓中是淋巴样浆细胞浸润。②溶骨性病变在多发性骨髓瘤常见,而在本病少见(仅 2%左右)。③肾损害在多发性骨髓瘤常见而在本病少见。在上述 3 点中第①点最为关键。

3.意义未明单克隆 IgM 血症 ①意义未明单克隆 IgM 血症无任何临床症状,而本病有贫血,出血,肝、脾、淋巴结肿大,高黏滞血综合征等临床表现。②MGUS 的单克隆 IgM 增高水平有限(一般＜15g/L)且常保持多年无显著变化,而本病的单克隆 IgM 呈持续增多特点。③MGUS 的骨髓中是正常形态的浆细胞增多且增多数量有限,而本病的骨髓中是淋巴样浆细胞浸润且呈进展状态。需要指出的是,部分 IgM 型的 MGUS 多年发展后可转化为 Waldenstrom 巨球蛋白血症。

【治疗】

当患者没有临床表现时,即无贫血、出血倾向、高黏滞综合征、肾功能不全或神经系统症状时,不宜进行化疗。进行治疗的指征是患者有上述临床表现。

1.烷化剂 是治疗本病的主要化疗药物,其中苯丁酸氮芥是应用最多的一种,通常用 6～12mg/d,口服,2～4 周,病情缓解后,改为维持剂量 2～4mg/d,维持剂量及维持治疗期长短酌情而定。其他烷化剂如美法仑、环磷酰胺、卡莫司汀也对本病有效。联合化疗如长春新碱、环磷酰胺或美法仑和泼尼松可用于疾病进展期。对烷化剂耐药的患者,可采用多柔比星或依托泊苷治疗。

2.干扰素 α 在部分患者可获得部分缓解效果。

3.氟达拉滨 20～30mg/m^2,静脉注射,第 1～5 天或克拉屈滨 0.1mg/kg 静脉注射第 1～7 天治疗本病获得的疗效优于苯丁酸氮芥。对苯丁酸氮芥耐药病例应用氟达拉滨或克拉屈滨仍可能奏效。

4.放血疗法 当发生严重高黏滞综合征而引起视力障碍、严重出血倾向或昏迷时,应采取放血法。一般至少放血浆 500ml,必要时可重复放血。有条件者应采用血细胞分离机进行血浆置换可迅速去除部分患者含有异常增多的 IgM 血浆,而代之以正常血浆或血浆代用品,缓解病情。

5.对症治疗 重度贫血可输注红细胞,纠正贫血。血小板过低,适当输血小板。积极控制与预防感染,选择有效抗生素。注意改善心功能并及时控制心力衰竭。

【注意事项】

1.常见死亡原因是淋巴样细胞高度增殖、快速恶化、心力衰竭、感染。少数死于脑血管意外及肾衰竭。也有晚期发展成免疫母细胞淋巴瘤、AML、Richter 综合征。有的患进晚期时,恶性肿瘤细胞极快生长,血清中 IgM 浓度反而下降,提示肿瘤细胞去分化,失去产生 IgM 的能力。

2.据统计,年龄大于 60 岁、男性、血红蛋白低于 100g/L 者,生存期短,疗效差。而高肿瘤细胞负载、IgM 血清浓度及骨髓中淋巴细胞多少,与预后无关。

（王　黎）

第五节　意义不明的单克隆丙种球蛋白病

意义未明的单克隆丙种球蛋白病(MGUS)是指患者血清中出现单克隆免疫球蛋白(M-蛋白),而未检出有多发性骨髓瘤、巨球蛋白血症、淀粉样变及其他相关疾病。特征为血清 M 蛋白浓度低于 35g/L,骨髓浆细胞低于 10%,尿液中无或仅有少量 M 蛋白,无溶骨性损害、无贫血、高钙血症及肾衰竭。

【流行病学】

本病常发生于老年,男性多于女性。

【病因】

本病病因不明,推测可能由于慢性炎症性刺激或改变了的内源性抗原对浆细胞的过度刺激而致 M 蛋白的升高,其次遗传因素、与年龄有关的 T 细胞功能的缺陷与本病的发生也有一定的关系。

【临床表现】

患者多数无明显临床症状,常因无关疾病就诊而发现 M 蛋白。

如伴有其他病变如自身免疫系统疾病、移植物抗宿主病、慢性感染期表现相关疾病的临床表现。

【辅助检查】

1.血清 M-蛋白浓度增高,IgG<35g/L,如为 IgA 或 IgM 则<10g/L。

2.骨髓内浆细胞比例<10%。

3.尿内没有或仅有微量的 M-蛋白。

【诊断】

1.骨髓中浆细胞<10%。

2.M 蛋白 IgG<35g/L,IgA<20g/L。

3.无骨质破坏。

4.无感染或其他症状。

符合上述四项条件,方可诊断为 MGUS。

【鉴别诊断】

1.冒烟型骨髓瘤　两者区别仅在于骨髓中浆细胞数量和 M 蛋白水平的有限差别。定期检查有关指标如血清自由轻链 κ 与 λ 比例、M 蛋白、血红蛋白、骨髓象、血钙、肾功能等。MGUS 的状况基本稳定,而冒烟型骨髓瘤多呈缓慢进展状态。

2.某些浆细胞疾病　如自身免疫性疾病、淋巴组织增殖性疾病、慢性感染、恶性肿瘤、免疫缺损综合征、皮肤疾病、器官移植后等偶可伴发单克隆免疫球蛋白血症。患者有原发疾病的临床表现。

【治疗】

一般主张长期定期随访，一旦进展为恶性病变则进行化疗。

MGUS 伴有多原神经病变时须在早期即行血浆置换治疗。

【注意事项】

本病未明确为良性抑或恶性，未完全排除恶性淋巴浆细胞病变，临床长期随访中见到一些病例淋巴浆细胞系统单克隆恶性病变明朗化了，因此定期随访复查，实属必需。

（王　黎）

第六节　POEMS 综合征

POEMS 综合征是一种以多发性周围神经病变（P）、多脏器肿大（O）、内分泌病变（E）、M 蛋白（M）和皮肤改变（S）为主要临床表现的罕见浆细胞病。过去常常将其认为是一种副肿瘤综合征，但越来越多的证据表明它是一种有着独特发病机制、病理生理机制及临床表现的独立疾病。

【发病机制】

POEMS 综合征的发病机制尚不清楚。目前已知血清促炎症细胞因子和促血管生成细胞因子的异常升高是 POEMS 综合征的重要特点，这些细胞因子包括 VEGF、IL-1β、TNF-α 和 IL-6 等，其中以 VEGF 最为显著。高水平的血清 VEGF 能够解释 POEMS 综合征患者的肝脾肿大、水肿、皮肤血管瘤、肾脏病理膜增生性改变以及硬化性骨病等症状。血清 VEGF 水平还与 POEMS 综合征的病情活动密切相关。但是，POEMS 综合征中 VEGF 的来源还不清楚，推测可能是由患者体内的巨噬细胞、浆细胞、巨核细胞/血小板以及成骨细胞分泌的。另外，IL-1β 和 IL-6 也能够刺激其合成的增加。然而，高水平的 VEGF 并不能解释 POEMS 综合征病变的全貌，例如患者的 VEGF 水平与其 M 蛋白的量无关；也有报道显示 POEMS 综合征患者在应用贝伐单抗治疗后，虽然患者的 VEGF 水平急剧下降，但其临床症状并无改善。

周围神经病变是 POEMS 综合征的突出表现，尽管其神经病变的发病机制还不清楚，但是有证据显示其与原发性淀粉样变性中淀粉样物质沉积或是 IgM 异常蛋白血症中抗髓鞘相关糖蛋白（MAG）的机制有所不同。目前推测神经病变发病机制有以下几种：①VEGF 可以增加微血管通透性，引起神经内水肿。同时随着血管通透性的增加，血清内的毒性物质如补体或血栓等还可以透过血管对神经造成进一步的损害。②POEMS 综合征患者的外周神经内微血管有着基底层增厚、管腔狭窄、内皮细胞增生以及紧密连接开放等病理改变，同时 VEGF 在 POEMS 综合征患者周围神经的血管和一些没有形成髓鞘的施旺细胞中高表达，因此推测高水平的 VEGF 异常激活内皮细胞，由此产生继发性微血管病，最终形成一个能够使 VEGF 持续高水平存在的恶性循环。

最近有研究显示，POEMS 综合征中的 λ 轻链可变区基因具有种系基因的限制性表达，所有患者的 λ 轻链可变区基因都属于 Vλ1 家族，分别为其中的 Vλ1-44 和 Vλ1-40 亚型。Bryce

等通过荧光原位杂交(FISH)发现 31 例患者中有 14 例存在 del13q,3 例为 t(11;14),但没有发现 del17p。与文献报道对比,POEMS 综合征中 del13q 的发生率与多发性骨髓瘤或是原发性淀粉样变性相似,但 t(11;14)和 del17p 的发生率均低于这两种疾病。

【临床表现】

POEMS 综合征为一种可以累及全身各大器官的全身性疾病。临床发病年龄多见于 40～60 岁,男性多于女性,呈慢性病程,最常见的首发症状为对称性四肢远端乏力、麻木,以后逐渐发生多系统损害。

1.多发性周围神经病变　　见于几乎所有患者,是 POEMS 综合征最显著的临床特征。其特点是进行性、对称性感觉、运动损害,从四肢远端开始逐渐向近端发展。表现为麻木、发凉、无力,疼痛以及肌肉萎缩、瘫痪。运动障碍常在感觉症状之后出现,个别患者可仅有运动障碍。肌电图多提示神经传导速度降低或阻滞,远端潜伏期显著延长。神经活检可发现轴索变性和(或)脱髓鞘改变,无瘤细胞或炎性细胞浸润,无免疫球蛋白或淀粉样物质沉积。脑脊液检查可发现大部分患者都有脑脊液压力升高以及蛋白-细胞分离现象。此外,部分患者可出现多汗、低血压、勃起功能障碍、腹泻、便秘、肠麻痹等植物神经功能障碍。

2.脏器肿大　　超过半数患者可以出现肝脾和淋巴结肿大。我国某医院 99 例 POEMS 综合征患者中,85 例患者具有脏器肿大,其中肝肿大 47 例,脾肿大 70 例,淋巴结肿大 74 例。43例接受过淋巴结活检的患者中,25 例为 Castleman 病。目前还不清楚 Castleman 病与 POEMS 综合征之间的内在相关性,但与未合并 Castleman 病的患者相比较,合并有 Castleman 病的患者更易出现乏力、低热、多汗等症状;有着更高的贫血或血小板增多的发生率;以及更易出现肾脏受累。

3.内分泌病变　　最常累及性腺,性功能障碍是男性患者常见的表现,可有性欲减退、勃起功能障碍、男性乳房发育。女性患者可表现为停经、经期延长和血清催乳素水平升高。也可累及甲状腺、肾上腺和胰岛,表现为甲状腺功能减退、肾上腺皮质功能低下和糖耐量减低或糖尿病。患者可能同时存在一种或多种内分泌功能异常。在 Mayo 医学中心 54 例患有内分泌病变的 POEMS 综合征患者中,性腺功能减退最为常见,33 例男性的睾酮水平低于正常,10 例男性出现腺发育。10 例患者有高泌乳素血症。28 例病人有甲状腺功能减退。16 例有空腹血糖受损,8 例被诊断为糖尿病。9 名测定了肾上腺功能的患者中,6 例有肾上腺皮质功能不全。另外,29 例有同时累及两条或以上内分泌轴(性腺、甲状腺、肾上腺皮质、糖代谢)的病变。

4.M 蛋白　　M 蛋白常＜20g/L,99％患者的 M 蛋白都是 λ 轻链型,以 IgAλ 型和 IgGλ 型常见,少数为单纯 λ 轻链型。骨髓中浆细胞数多在 0～5％之间。骨髓活检可见 λ 轻链型浆细胞数增多。

5.皮肤改变　　50％～90％患者有皮肤改变,其中以色素沉着最为多见,可为局灶性或全身性,其次为皮肤增厚、多毛症、肾小球样血管瘤、白甲等。有 24％～44％的患者可见肾小球样血管瘤,表现为躯干或四肢伸侧的多发紫红色疣样皮疹,是 POEMS 综合征特异的临床表现。

6.肺部表现　　常表现为呼吸困难、胸痛、咳嗽以及端坐呼吸,实验室检查多提示为肺动脉高压、限制性通气功能障碍、弥散功能障碍以及神经肌肉导致的呼吸功能损害(呼吸肌无力)。

与原发性肺动脉高压不同,POEMS综合征中的肺动脉高压表现多较轻微,并且对激素治疗反应敏感。肺组织活检可见中膜平滑肌增厚,内膜纤维增生,血管管腔狭窄。在32例在诊断后的2年内进行了至少一项有关肺功能检测的POEMS综合征患者中,75%患者出现了不同程度和类型的肺功能异常,最常见的为限制性通气功能障碍伴弥散功能障碍,其次为弥散功能障碍。另外,59%患者患有呼吸肌无力(定义为最大呼气压与最大吸气压均低于预测值的70%)。50%患者存在不同程度的肺动脉高压。

7.肾脏表现 肾脏方面最常见的表现为轻微蛋白尿,但也可严重到出现肾功能衰竭。文献报道有9%患者的24小时尿蛋白大于0.5g,另外6%患者的血清肌酐≥1.5mg/dl。合并Castelman病的患者更易出现肾病。肾脏组织病理方面常表现为膜增生性肾炎改变,光镜和电镜下可见系膜增生,毛细血管管腔狭窄,基底膜增厚,内皮下沉积,内皮下空间增宽,内皮细胞肿胀以及空泡形成,以及肾小球膜溶解。常规免疫荧光染色全阴性,这也是它与原发性膜增生性肾小球肾炎的鉴别点。

8.骨骼病变 为孤立或多灶性骨病变,可以是骨质硬化,溶骨性病变伴发骨质硬化或单纯溶骨性损害,以脊柱、四肢远端和骨盆受累多见。文献报道硬化性骨病变是POEMS综合征的重要特征之一,但国内研究中硬化性骨病变患者的比例明显低于国外研究,提示可能存在种族差异。

9.其他表现 肢端水肿和多浆膜腔积液(腹水、胸水和心包积液)也是POEMS综合征的和常见症状。其他还有消瘦、乏力、多汗、杵状指、血小板增多、红细胞增多、血栓事件(包括动脉血栓形成、腔隙性脑梗死、心肌梗死、布加综合征、肢端坏疽)、腹泻、发热等。

【诊断标准及鉴别诊断】

Nakanishi在总结了POEMS综合征临床特点的基础上于1984年提出了诊断标准,只要存在多发性周围神经病和异常球蛋白血症,以及水肿、皮肤改变、内分泌病变、和脏器肿大的任何一项即可诊断为POEMS综合征。

Dispenzier等2003年依据对99例POEMS综合征患者的回顾性分析结果提出了新的诊断标准,诊断需要满足两条主要标准及至少一条次要标准(表6-5)。

表 6-5 2003 **年诊断标准**

主要标准	多发性周围神经病变
	异常单克隆浆细胞增生
次要标准	硬化性骨病变
	Castleman病
	脏器肿大(脾大、肝大或淋巴结肿大)
	水肿(周围水肿、胸腔积液或腹水)
	内分泌病变
	皮肤改变
	视乳头水肿

随着对POEMS综合征发病机制及临床表现的进一步认识,尤其是在明确了VEGF在该病中的重要作用之后,Dispenzieri等2007年提出了新修订的诊断标准(表6-6),需要满足除第1、2两条主要标准外的另一条主要标准及一条次要标准方可诊断。

表6-6　2007年诊断标准

主要标准	多发性神经病变
	单克隆浆细胞增殖性异常(几乎总是λ轻链)
	硬化性骨病变
	Castleman病
	血清VEGF水平升高
次要标准	脏器肿大(脾大、肝大或淋巴结肿大)
	水肿(周围水肿、胸腔积液或腹水)
	内分泌病变
	皮肤改变
	视乳头水肿
	血小板增多或红细胞增多

鉴别诊断方面,POEMS综合征主要应与慢性炎性脱髓鞘性多发性神经病、格林巴利综合征、冷球蛋白血症、意义未明的单克隆免疫球蛋白血症(MGUS)、原发性轻链型淀粉样变性、多发性骨髓瘤等相鉴别。

【治疗】

POEMS综合征尚未有标准的治疗方案。目前常用的治疗方法主要包括对症支持、局部放疗、以烷化剂为基础的全身化疗和自体造血干细胞移植。

1.对症治疗　由于内分泌病变而出现激素缺乏者可行激素替代治疗。糖尿病患者要注意饮食,水肿患者可以给予低盐饮食。若神经病变导致四肢无力应进行适当的功能锻炼和物理治疗。对于那些呼吸肌无力或肺动脉高压的患者,氧疗或持续正压通气(CPAP)可缓解患者的症状。

2.局部放疗　局部放疗对只有单个硬化性骨病变的POEMS综合征患者有效,而对广泛硬化性骨病变或无骨病变的患者无效。Dispenzieri等报道在64例采用局部放疗的患者中,54%得到改善,接受局部放疗的患者2年生存率约为90%。

3.糖皮质激素　单用糖皮质激素治疗POEMS综合征可以使部分患者获得临床改善,但缓解率较低,生存时间较短。Kuwabara等报道,6例接受糖皮质激素单药治疗的患者,有5例在治疗开始后的9～61个月内死亡(平均28个月),2年生存率为33%,1年缓解率为50%。而在另一项102例病人的回顾性分析中,绝大多数病人都接受了糖皮质激素单药治疗,在58例有随访资料的病人中,38例死亡,平均生存时间为33个月。

4.以烷化剂为基础的全身化疗　全身化疗方案主要包括美法仑联合泼尼松(MP)或环磷酰胺联合泼尼松(CP)和美法仑联合地塞米松(MDex)。Kuwabara等报道了6例使用MP方案化疗的患者,5例在随访期间内(29~64个月)存活,1/例于治疗后50个月死亡,2年生存率为100%,1年缓解率约为67%。Dispenzieri等报道在48例接受MP方案治疗的患者中,44%获得临床改善,2年生存率为78%。虽然美法仑治疗POEMS综合征有肯定的效果,但Kuwabara指出它的复发率较高,并且对神经症状的改善比较缓慢(通常需1~2年)且也不完全。

我国某医院开展了国际上第一项关于美法仑联合地塞米松(MDex)治疗POEMS综合征的前瞻性研究,获得了非常可喜的结果。31例患者在12程MDex化疗后,100%获得了神经病变改善,且77.4%患者在治疗后3个月即可获得神经病变疗效,中位至最大疗效时间为12个月。另外,MDex还获得了80.6%血液学缓解,包括CR 38.7%和PR 41.9%。MDex还有效地缓解了肝脾肿大、皮肤病变、水肿及肺动脉高压。同时,只有不到20%患者有3级血液学毒性。因此,MDex是一种治疗POEMS综合征患者的安全有效的治疗方法。

5.自体造血干细胞移植　截至2007年,文献中共有38例患者接受了大剂量美法仑预处理联合自体造血干细胞移植,所有患者的神经病变症状都得到显著缓解(包括神经病变症状评分以及肌电图检查神经传导速度和振幅),其他临床症状也随时间增加得到不同程度的改善,血VEGF的水平也获得了迅速下降。1年缓解率为87%~100%,2年生存率高于95%,复发率<5%。但是,自体造血干细胞移植有着昂贵的费用以及较高的并发症发生率。Dispenzieri等报道约50%POEMS综合征患者会发生植入综合征,表现为发热>38.3℃、红皮病、腹泻、非心源性肺水肿以及体重增加等,其中37%的患者需入住重症监护病房并接受机械通气治疗。统计文献的结果也发现POEMS综合征患者的移植相关病死率为2/27(7.4%),高于多发性骨髓瘤(2%),但低于原发性系统性淀粉样变性(14%)。

6.新药治疗　沙利度胺是一种具有抗骨髓瘤活性的免疫调节剂,其被广泛地应用于各种浆细胞病的治疗。Kuwabara等报道了9例POEMS综合征患者接受了150~200mg/d剂量沙利度胺的治疗,6例获得临床改善,3例保持稳定,所有病人的VEGF水平都得到下降,并有5例下降至正常。除3例病人出现皮损外,所有患者都没有观察到沙利度胺导致的神经病变。其2年生存率为100%,1年缓解率为56%。

作为第二代的免疫调节剂,来那度胺具有更强的抗肿瘤活性和抗血管生成的能力。Dispenzieri等报道了1例难治性POEMS综合征患者在接受来那度胺治疗10个月后,其临床症状得到显著改善,VEGF水平也从948pg/ml降至303pg/ml。最近,Jaccard等报道了9例POEMS综合征患者接受来那度胺联合地塞米松治疗的结果,在8例可评价疗效的患者中,3例获得了血液学完全缓解,3例获得了部分缓解,同时6例患者的神经症状都获得了明显改善。

硼替佐米是一种蛋白酶体抑制剂,其具有较强的抗骨髓瘤疗效。虽然其具有较为严重的周围神经毒性,但是其在一些难治性POEMS综合征患者中获得了一定的疗效。有文献报道1例经常规化疗无效的患者在硼替佐米、多柔比星联合地塞米松治疗后临床症状得到了改善,VEGF水平下降,并能维持较长时间的缓解。

由于VEGF在POEMS综合征发病中的重要作用,人们也尝试应用抗VEGF的单克隆抗体(贝伐单抗)治疗POEMS综合征,但是结果并不理想。Badros等报道了1例治疗成功的病例,但也有 Starume、Kanai、Samaras 等分别报道了应用贝伐单抗治疗失败的病例。

【预后】

POEMS 综合征患者呈慢性病程,随着时间进展可能有新的症状出现。临床症状的多少对生存期没有影响,但有杵状指或水肿和浆膜腔积液或是呼吸系统症状的患者预后较差。是否治疗或是否得到恰当治疗也严重影响患者的预后:在一项 1984 年进行的回顾性分析中,58例没有接受化疗的病人,其平均生存期为 33 个月;而另一项 2003 年进行的回顾性分析中,99例病人,绝大多数都接受了局部放疗或是美法仑联合泼尼松化疗,其中位生存期为 165 个月。POEMS 综合征的常见死亡原因是呼吸循环功能衰竭、进行性营养不良、感染、毛细血管渗漏样综合征和肾功能衰竭。中风与心肌梗死也可作为死因。在我国某医院 75 例患者中,中位随诊 25 个月后,未达到中位生存时间,其中 13 例患者死亡,死亡常见原因是感染和呼吸循环衰竭。

（王　黎）

第七章　组织细胞病

第一节　恶性组织细胞病

恶性组织细胞病是异常组织细胞的恶性增殖性疾病,简称恶组。临床表现以发热、肝脾淋巴结肿大、全血细胞减少和进行性衰竭为特征。

【流行病学】

1.世界各地均有病例报道。

2.可发生于任何年龄,青壮年患者居多。

3.男性患者显著多于女性,男女比为(2～3)∶1。

【病因】

本病病因至今不明。通常认为是组织细胞性淋巴瘤或急性单核细胞性白血病的一种变型,可能与 EB 病毒感染有关,亦有人认为是自身免疫增殖性疾病或者由于免疫功能缺陷所致。近年来报道恶组常作为继发于其他肿瘤的第 2 个恶性肿瘤,常伴发于恶性淋巴瘤(B 细胞性)、T 细胞性和裸细胞性急性淋巴细胞性白血病、急性粒-单核细胞白血病、Lennerts 淋巴瘤。推测可能与化疗或原发肿瘤抑制免疫系统,导致染色体异常,克隆恶性突变有关。本病的发生可能与患者的免疫功能低下有关。

恶性组织细胞浸润是本病病理学的基本特点,脾及淋巴结等造血组织为常见,但全身大多数器官组织也可累及,如皮肤、浆膜、肺、心、肾、胰腺、胃肠、内分泌、乳房、睾丸及神经系统等。这些器官及组织不一定每个都被累及,而受累的器官或组织,病变分布亦极不均一。恶性细胞可以是分散的或成集结,但极少形成瘤样的肿块。被累及的组织中有许多畸形的、形态多样的异常组织细胞,间有多核巨细胞和吞噬性组织细胞,吞噬大量多种血细胞。其异常组织细胞是诊断本病的主要依据。

【分类】

1.急性型　起病急,进展快,病程不超过 6 个月,疗效极差。

2.慢性型　极少,主要表现为慢性脾大。

【临床表现】

1.一般症状与造血器官受累表现

(1)发热是最为突出的表现:90%以上病人以发热为首发症状。体温可高达 40℃ 以上。

热型以不规则热为多,也有间歇热、弛张热和稽留热。少数病例用抗生素能暂时使体温下降,但更多病例发热与疾病本身有关,对抗生素治疗无反应。皮质激素虽有降温作用,但不持久,只有化疗有效时体温才能恢复正常。

(2)贫血也是较常见症状之一。急性型早期即出现贫血,呈进行性加重。晚期病例,面色苍白和全身衰竭非常显著。少数起病缓慢的病例,其最早出现的突出症状可为贫血和乏力。

(3)出血以皮肤瘀点或瘀斑为多见。其次为鼻出血、牙龈出血、黏膜血疱、尿血、呕血或便血也可发生。

(4)此外,乏力、食欲缺乏、消瘦、衰弱也随病情进展而显著。

(5)肝、脾、淋巴结因组织细胞浸润而逐渐肿大,为本病常见特征。

2.非造血器官受累表现

(1)皮肤及皮下组织浸润:常见皮肤症状如出血性丘疹、红斑、大疱、斑块、结节、溃疡、皮下肿块、剥脱性红斑等。多见于四肢,呈向心性分布。

(2)眼及鼻咽部浸润:鼻部浸润,鼻咽部可见肉芽肿、鼻塞、流黄水、鼻臭及鼻出血、鼻黏膜糜烂等。

(3)肺部浸润:表现为咳嗽、咯血、气促、哮喘、胸痛、胸腔积液。

(4)浆膜浸润:胸膜、心包、腹膜等浆膜炎症,渗出液可为纤维蛋白性或血性。表现为胸腔积液、腹腔积液或胸腔腹腔同时积液及心包积液。

(5)神经系统浸润:可出现脑膜炎、失明、截瘫、尿崩症及眼球突出等,病变常累及第Ⅸ、Ⅹ、Ⅻ对颅神经,引起吞咽困难、眼球麻痹、失明。病变累及脊髓,表现为肢体麻木、瘫痪、排便障碍、根性神经痛,周围神经伴肢体感觉异常或截瘫。

(6)肠道浸润:可能浸润于空肠、回肠、回盲部、结肠、乙状结肠、直肠及肠系膜淋巴结,表现为持续性或间歇性腹痛、腹泻、黏液或脓血便,有的出现腹泻与便秘交替。

(7)泌尿道浸润:可出现蛋白尿,尿中有红细胞、白细胞、管型等,血尿素氮及肌酐可升高,严重者为尿毒症。

【并发症】

本病的并发症有高热衰竭、出血和感染,严重者可导致死亡。恶组病变常累及多个脏器,尤其是急性型,起病急,病程短暂且凶险,可出现发热,贫血,出血,肝、脾、淋巴结肿大,咳嗽,胸痛,呼吸困难,腹痛,消化道出血等。这些既是它的临床表现,同时亦是它的并发症,在临床上很难加以区别。

【辅助检查】

1.血象　全血细胞减少为本病的主要表现。早期即有贫血,呈进行性。严重者血红蛋白可降至 $20\sim30g/L$。白细胞早期可正常或增高。晚期常显著减少,有时可出现少数中、晚幼粒细胞。血小板计数大多减少,晚期更甚。部分病人血涂片可找到恶组细胞。用浓缩血液涂片法可提高阳性率,对诊断有一定帮助。

2.骨髓象　骨髓增生高低不一,晚期多数增生减低,三系细胞均减少。骨髓中出现异常组织细胞是诊断本病的重要依据,异常组织细胞形态特点可归纳为下列5种。①异常组织细胞

(恶性组织细胞):胞体较大,为规则的圆形,胞质较丰富,呈深蓝或浅蓝色,可有细小颗粒和多少不等的空泡。核形状不一,有时呈分枝状,偶有双核。核染色质细致或呈网状,核仁显隐不一,有时较大。这种细胞在涂片的末端或边缘处最为多见。②多核巨组织细胞:胞体大直径可达50μm以上,外形不规则。胞质浅蓝,无颗粒或有少数细小颗粒,通常有3～6个胞核,核仁或隐或显。③淋巴样组织细胞:胞体大小及外形似淋巴细胞,可呈圆形,椭圆形,不规则或狭长弯曲尾状。胞质浅蓝或灰蓝色,可含细小颗粒,核常偏于一侧或一端,核染色质较细致,偶可见核仁。④单核样组织细胞。形态颇似单核细胞,但核染色质较深而粗,颗粒较明显。⑤吞噬性组织细胞:胞体常很大,单核或双核,偏位,核染色质疏松,可有核仁。胞质中含有被吞噬的红细胞、血小板、中性粒细胞或血细胞碎片等。以上5种细胞,目前认为以异常组织细胞和多核巨组织细胞诊断意义较大。但后者在标本中出现概率较低。单核样和淋巴样组织细胞在其他疾病中也可出现,在诊断上缺乏特异性意义。

3.组织化学染色　恶性组织细胞过氧化酶及碱性磷酸酶均属阴性;酸性磷酸酶阳性,可被酒石酸所抑制;苏丹黑及糖原反应阴性或弱阳性;α萘醋酸酯酶阳性;ASD氯醋酸酯酶阴性;萘酚AS-醋酸酯酶阳性而不被氟化钠抑制。中性粒细胞碱性磷酸酶阴性或积分低,对恶组的鉴别诊断有一定价值。

4.免疫组化　恶性组织免疫表型检查为 $CD45^+$、$CD68^+$、$CD30^-$、Leu-$M5^+$、KP-10^+。

5.组织活检　肝、脾、淋巴结及其他受累组织病理切片中可见各种异常组织细胞浸润。

【诊断】

对不明原因的长期发热而不能以感染性疾病解释者,尤其是伴有全血细胞减少和肝、脾、淋巴结肿大,进行性全身衰竭者,应考虑本病的可能性;结合血象、骨髓象或淋巴结活检中找到大量异形或多核巨组织细胞,可以确立诊断。

【鉴别诊断】

1.反应性组织细胞增多症　反应性组织细胞增生呈良性过程,骨髓中所见的组织细胞多为正常形态,大小较为一致;在原发病(如伤寒、粟粒型结核、病毒性肝炎等)治愈后,组织细胞增生将会消退,且中性粒细胞碱性磷酸酶活性大多正常或升高。抗生素、激素治疗有效。噬血细胞性组织细胞增多症的骨髓中可见到吞噬红细胞、粒细胞或血小板的组织细胞,但噬血活性不是恶性组织细胞的特点。

2.恶性淋巴瘤　淋巴瘤特别是 $CD30^+$ 的间变性大细胞淋巴瘤(Ki-1 性的细胞淋巴瘤)与恶性组织细胞病在临床上、组织病理上易发生混淆,此时免疫组化染色 $CD68^+$、$CD30^-$,且无T细胞、B细胞表型,有助于确定异常细胞的组织细胞来源。

3.全血细胞减少性疾病　如与再生障碍性贫血、巨幼细胞性贫血、急性白血病等鉴别,通过骨髓涂片或骨髓活检可鉴别。

【治疗】

1.支持治疗　包括降温治疗,采用物理措施降温,必要时适当应用糖皮质激素;注意预防和治疗继发感染;患者往往有高热、大汗,注意水电解质平衡;纠正贫血,可输浓缩红细胞;预防出血,血小板过低可输注血小板悬液。

2.化疗 不管应用单药化疗或联合化疗,效果均不满意,难以得到持久的完全缓解。一般可采用治疗恶性淋巴瘤或治疗急性白血病的化疗方案治疗,如 COP 或 CHOP 方案化疗,少数缓解期可达 6～12 个月。

【注意事项】

本病如不予治疗,进展迅速,100％死亡。轻型起病缓,进展慢,未经治疗可存活 1 年以上。对治疗有反应者,获得缓解的病人,生存期可延长。重症病例病程进展快,大部分患者在 1 年内死亡。本病死亡原因主要由于高热衰竭、出血和感染。

（王　黎）

第二节　朗格汉斯细胞组织细胞增生症

朗格汉斯细胞组织细胞增生症(LCH)是一种朗格汉斯细胞(LC)克隆性增生形成的疾病,是儿童组织细胞增生症中最常见的一种。生物学行为多样,以表达 CD1α 和 S-100 蛋白为特征,电镜下可见到胞质内 Birbeck 颗粒。此病诊断有赖于临床、放射及病理检查,累及器官活体组织检查发现组织细胞浸润是确诊的依据。本病治疗以化疗为主。

【病因与发病机制】

病因不明。LCH 发病可能与感染、代谢紊乱、过敏、肿瘤、遗传及免疫等因素有关。报道与新生儿感染、接触石棉、未进行小儿疫苗接种及恶性淋巴瘤相关。成人肺脏的 LCH 常与吸烟有关(烟草或大麻)。1953 年 Lichtenstein 首先建议将本症命名为组织细胞增生症 X。1973 年 Zelof 等报道,组织细胞增生症 X 的损害是由朗格汉斯细胞异常增生和播散所致,故将其称为 LCH。

尽管病因尚未阐明,通过本症临床表现的多样性,同某些疾病的密切关系以及原发感染和遗传基础的研究均反映出本症可能为某些不同原发性紊乱的最终的共同途径。这些紊乱可能引起免疫调节失常,从而启动了导致 LCH 的病理性连锁过程。发病机制可能与克隆增生异常有关。

【流行病学】

据统计儿童发病率每年约为 1/25 万。LCH 可以发生于任何年龄,但主要见于儿童,诊断时高峰年龄为 1～3 岁。男性的发病率约为女性的 2 倍。

【临床表现】

2 岁以下发病的患儿,病变往往累及多器官,5 岁以上发病者约半数的病例为单一器官受累。本症起病情况不一,症状表现多样,轻者为孤立的无痛性骨病变,重者为广泛的脏器浸润伴发热和体重减轻。

1.皮疹 皮肤病变常为首诊的首要症状,皮疹呈各种类型:婴儿急性患者,皮疹主要分布于躯干和头皮发际、耳后,开始为斑丘疹,很快发生渗出(类似于湿疹可脂溢性皮炎),可伴有出血,而后结痂、脱屑,最后留有色素白斑,白斑长时不易消散。各期皮疹可同时存在或一批消退一批又起,手触摸时有粗糙感。在出疹时常有发热。慢性者皮疹可散见于身体各处,初为淡红色斑丘疹或疣状结节,消退时中央下陷变平,有的呈暗棕色,极似结痂水痘,最后局部皮肤变薄稍凹下,略具光泽或少许脱屑。皮疹既可与其他器官损害同时出现,也可作为唯一的受累表现存在,常见于1岁以内的男婴。

2.骨病变　骨病变几乎见于所有的LCH患者,单个的骨病变较多发性骨病变为多见,主要表现为溶骨性损害。以头颅骨病变最多见,下肢骨、肋骨、骨盆和脊柱次之,颌骨病变亦相当多见。在X线平片上多表现为边缘不规则的骨溶解,颅骨破坏从虫蚀样改变直至巨大缺损或呈穿凿样改变,形状不规则、呈圆形或椭圆形缺损,边缘锯齿状。初发或进展病灶边界模糊,且常见颅压增高,骨缝裂开或交通性脑积水,可伴有头痛。但于恢复期,骨质在于边缘逐渐清晰,出现硬化带,骨质密度不均,骨缺损逐渐变小,最后完全修复不留痕迹。其他扁骨的X线改变:可见肋骨肿胀、变粗、骨质稀疏或囊状改变,而后骨质吸收、萎缩、变细。椎体破坏可变成扁平椎,但椎间隙不变窄,很少发生角度畸形。椎弓破坏者易发生脊神经压迫,少数有椎旁软组织肿胀。颌骨病变可表现为牙槽突型和颌骨体形两种。

3.淋巴结　淋巴结病变可表现为三种形式。①单纯的淋巴结病变,即称为淋巴结原发性嗜酸细胞肉芽肿;②为局限性或局灶性LCH的伴随病变,常牵涉到溶骨性损害或皮肤病变;③作为全身弥散性LCH的一部分。常累及颈部或腹股沟部位的孤立淋巴结,多数患者无发热,少数仅有肿大淋巴结部位疼痛。单纯淋巴结受累,预后多良好。

4.耳和乳突　LCH的外耳炎症常为耳道软组织或骨组织朗格汉斯细胞增殖和浸润的结果。有时很难与弥漫性细菌性耳部感染相区别。主要症状有外耳道溢脓,耳后肿胀和传导性耳聋,CT检查可显示骨与软组织二者病变。乳突病变可包括乳突炎,慢性耳炎,胆脂瘤形成和听力丧失。

5.骨髓　正常情况下骨髓内一般没有LC,甚至侵犯多部位的LCH也难看到骨髓内有LC,而LC一旦侵犯骨髓,病人可出现贫血、白细胞减低和血小板减低,但骨髓功能异常的程度与骨髓内LC浸润的数量不成正比。仅凭骨髓内出现LC,不足以作为LCH的诊断依据。

6.胸腺　胸腺是LCH常常累及的器官之一。

7.肺　LCH的肺部病变可作为全身病变的一部分,也可能单独存在,即所谓原发性肺LCH。任何年龄都可出现肺部病变,但儿童期多见于婴儿,表现为轻重不等的呼吸困难,缺氧和肺的顺应性变化。重者可出现气胸、皮下气肿,极易发生呼吸衰竭而死亡。肺功能检查常表现限制性损害。

8.肝脏　全身弥散性LCH常常侵犯肝脏,肝脏受累部位多在肝脏三角区,受累的程度可从轻度的胆汁淤积到肝门严重的组织浸润,出现肝细胞损伤和胆管受累,表现肝功能异常、黄疸、低蛋白血症、腹水和凝血酶原时间延长等,进而可发展为硬化性胆管炎、肝纤维化和肝功能衰竭。

9.脾脏　弥散性LCH常有脾脏肿大,伴有外周血一系或多系血细胞减少,其原因可能为脾脏的容积扩大,造成血小板和粒细胞的阻滞而并非破坏增多,受阻滞的血细胞与外周血细胞仍可达到动态平衡,故出血症状并非常见。

10.胃肠道病变　常见于全身弥散性 LCH,症状多与受侵的部位有关,以小肠和回肠最常受累,表现呕吐、腹泻和吸收不良,长时间可造成小儿生长停滞。

11.中枢神经系统　LCH 有中枢神经系统受累并非少见,最常见的受累部位是丘脑-垂体后叶区。弥散性 LCH 可有脑实质性病变。大多数患者的神经症状出现在其他部位 LCH 的若干年后,常见有共济失调,构音障碍,眼球震颤,反射亢进,轮替运动障碍,吞咽困难,视物模糊等。由丘脑和(或)垂体肉芽肿引起的尿崩症可先于脑症状或与脑症状同时或其后发生,也可为 CNS 唯一的表现。

【临床分型】

根据发病年龄,病变范围和临床表现传统将此类疾病分为三种临床亚型:包括勒-雪综合征(LSD 简称 L-S 病),韩-薛-柯综合征(HSCD,简称 H-S-C 病)和骨嗜酸细胞性肉芽肿(EGB)。三者间可互相演变、重叠,不能完全区分,但各有其特殊性。

1.勒-雪综合征　亦称为急性婴儿型,多于 1 岁以内发病,起病急而重,以内脏和皮肤受侵害为主。以发热、皮疹、肝脾肿大、外耳溢脓为主要表现。呈多发性、多灶、多器官的病变,累及多系统,皮肤、肝、脾及淋巴结等部位。有的伴头颈部肿物;血液系统受累多表现为外周血白细胞升高、贫血、血小板降低,肝功、骨骼及肺间质受损明显,多累及全身各系统。

发热以周期性或持续性高热多见,热型不规则。皮疹较特殊,出疹前常先发热,出疹同时伴肝、脾增大,疹退热降,肝、脾亦缩小。常有轻咳,伴有呼吸道感染时,症状急剧加重,极易发生肺炎,出现喘憋和发绀,但肺部体征多不明显因系肺间质性病变,可并发气胸和皮下气肿。呼吸衰竭是致死的主要原因。此外常见营养不良、腹泻和贫血。也可同时有溶骨性骨骼病变,但与其他 2 型相比,相对较少。若不治疗常于 6 个月内死亡。

2.韩-薛-柯综合征　颅骨缺损、突眼、尿崩症是此型的三大特征。骨损害伴中度其他器官侵犯,又称慢性黄色瘤病,多发生于 3～4 岁小儿。颅骨缺损、眼、尿崩症这三大特征可先后出现或在病程中只见其中之一或二。初起颅骨损害呈肿块状凸起,硬,有轻度压痛。当病变蚀穿颅骨外板后、肿物变软,触之有波动感,常可触及颅骨边缘,压痛不明显,以后肿块逐渐吸收、局部下凹,缺损大者可触及脑,并随脉搏跳动,眼球突出多为单侧,为眶骨破坏所致。

3.骨嗜酸细胞性肉芽肿　为单纯骨损害型。多以局部肉芽肿就诊,有骨骼受损。是本症中预后最好的一型,多发于 4～7 岁小儿,但也可见于婴儿或成人,任何骨骼均可受累,但以颅骨,四肢骨,脊椎、骨盆最常见。病灶多为单发,亦可多发。患者除骨骼病变外多无其他症状或仅有低热。不少患儿是在偶然情况下或出现病理性骨折时发现。唯有脊椎病变的患儿,特别是发生椎弓破坏者,常伴神经压迫症状,如肢体麻木、疼痛、无力、瘫痪,甚至大小便失禁成为疾病的主诉而就医。少数情况下累及淋巴结、皮肤及肺。

【并发症】

湿疹样、皮脂溢出样皮疹,可留有白斑或色素沉着;肺部广泛浸润,常并发呼吸道感染极易发生肺炎,并发气胸和皮下气肿,呼吸衰竭是致死的主要原因;骨骼病变可出现病理性骨折,也可同时有溶骨性骨骼病变;发生椎弓破坏者,常伴神经压迫症状,如肢体麻木、疼痛、无力、瘫痪,甚至大小便失禁;可并发消化道溃疡;肝、脾、淋巴结增大;耳流脓、营养不良、生长发育迟滞、腹泻和贫血;并发尿崩症、胆道闭锁及上腔静脉综合征等。

【实验室检查】

1.血象　无特异性改变,以不同程度贫血较多见,多为正细胞正色素性。重症患者可见血小板降低。

2.血沉　部分病例可见血沉增快。

3.肝肾功能　部分病例有肝功能异常并提示预后不良。内容包括 SGOT、SGPT、碱性磷酸酶和胆红素增高、血浆蛋白减低、凝血酶原时间延长、纤维蛋白原含量和部分凝血活酶生成试验减低等。肾功能包括尿渗透压,有尿崩症者应测尿比重和做限水试验。

4.骨髓检查　LCH 患者大多数骨髓增生正常,少数可呈增生活跃或减低。少数 LCH 有骨髓的侵犯,表现贫血和血小板减低。

5.血气分析　如出现明显的低氧血症提示有肺功能受损。

6.肺功能检查　肺部病变严重者可出现不同程度的肺功能不全,多提示预后不良。

7.免疫学检查　常规免疫学检查大致正常,T 抑制细胞及 T 辅助细胞都可减少,可有淋巴细胞转化功能降低,T 淋巴细胞缺乏组胺 H_2 受体。部分病人可溶性白介素-2 受体(sIL-2R)增高。

8.影像学检查

(1)骨骼 X 线检查:全身骨骼摄片可发现,病变特征为溶骨性破坏。扁平骨和长骨发生溶骨性骨质破坏,扁平病灶为虫蚀样至巨大缺损,形状不规则,边缘可呈锯齿状。颅骨巨大缺损可呈地图样。脊椎骨受压则呈扁平椎,但椎间隙不狭窄。长骨多为囊状缺损,单发或互相融合成分房状,骨皮质变薄,无死骨形成,破坏明显处可有层状骨膜增生。上下颌骨破坏可致牙齿脱落。以上典型的骨 X 线变化提示朗格汉斯细胞组织细胞增生症。

(2)肺部 X 线检查:双肺可有弥漫的网状或点网状阴影,可见局限或颗粒状阴影,需与粟粒样结核相鉴别,严重病例可见肺气肿或蜂窝状肺囊肿、纵隔气肿、气胸或皮下气肿。

9.病理活检或皮肤印片　有新出现的皮疹者应做皮疹压片,如能做皮疹部位的皮肤活检测更为可靠;有淋巴结肿大者,可做淋巴结活检,有骨质破坏者,可做肿物刮除,同时将刮除物送病理,或在骨质破坏处用粗针作穿刺抽液,涂片送检。

(1)组织学:病理学特点是有分化较好的组织细胞增生,此外可见到泡沫样细胞、嗜酸粒细胞、淋巴细胞、浆细胞和多核巨细胞。不同类型可有不同细胞组成,严重者可致原有组织破坏,但见不到分化较差的恶性组织细胞。慢性病中可见大量含有多脂质性的组织细胞和嗜酸细胞,形成嗜酸细胞肉芽肿,增生中心可有出血和坏死。背景成分包括嗜酸粒细胞、组织细胞、中性粒细胞和小淋巴细胞,偶尔可见中心坏死的嗜酸性小脓肿。病变晚期可出现大量纤维化及泡沫细胞。

淋巴结浸润时先侵犯窦组织后侵犯边缘区,脾侵犯时主要侵犯红髓。与淋巴瘤伴发时,往往表现为淋巴瘤内或边缘的灶状病灶。骨髓浸润通常为小灶状病灶,纤维化常见,因此活检较涂片更易检出。

(2)超微结构:电镜检查可见朗格汉斯细胞。朗格汉斯细胞 $10\sim15\mu m$,胞体不规则,胞质可见分散的细胞器,称为 Langerhans 颗粒或 Birbeck 颗粒,颗粒长 190~360nm,宽 33nm,末端可见泡沫样扩张,形态如网球拍。细胞核不规则,长呈扭曲状,核仁明显,多为 1~3 个。

(3)免疫组织化学:朗格汉斯细胞表达 CD1a 和 S-100 蛋白,有 Vimetin、HLA-DR、花生凝集素、胎盘碱性磷酸酶的表达,CD45、CD68 和 Lysozyme 有弱表达。

【诊断与鉴别诊断】

凡符合 LCH 临床、实验室和 X 线特点,并经普通病理检查结果证实,可做出初步诊断。确诊尚需进行免疫组织化学检查:S-100 蛋白,特别是电镜检查可见朗格汉斯细胞方可确诊。

按 1987 年国际组织细胞协会的诊断标准,LCH 诊断的可信度分为三度:Ⅰ°(初步诊断):根据临床实验室、X 线片(如骨骼、肺等改变)及普通病例结果不定;Ⅱ°(诊断):在初步诊断的基础上,须有以上四种免疫组织化学染色中两种或两种以上阳性。Ⅲ°(确诊):依据临床、实验室、X 线结果,并经超微结构检查,发现 Birbeck 颗粒或组织细胞经免疫组织化学染色发现 CD1a 阳性者。

(一)分型与分级

1.临床分型

Ⅰ型:骨骼或软组织的单部位损害,不表现器官功能异常者。

Ⅱ型:骨骼或软组织多部位(两个或两个部位以上)损害,不表现器官功能异常者。此型可合并眼、耳或脊柱病变,或仅为皮肤的多部位损害或有全身发热、体重减轻、生长缓慢等。

Ⅲ型:有器官功能异常者,包括肝、肺功能异常或血细胞减低者(须除外因脾功能亢进引起的血细胞减低)。

2.分级

(1)根据以下三方面指标进行计分:年龄<2 岁为 1 分,>2 岁为 0 分;受累器官:≥4 个为 1 分,<4 个为 0 分;功能损害:有者为 1 分,无者为 0 分。上述受累器官主要指皮肤、骨骼、淋巴结、肝脾、神经、内分泌、口腔和骨髓。功能受损指肝、肺和骨髓功能。

(2)分级:根据累及分数 Lavin-Osband 方法进行分级:0 分-Ⅰ级;1 分-Ⅱ级;2 分-Ⅲ级,3 分-Ⅳ级。

(二)鉴别诊断

1.发生在骨的 LCH 应与以下疾病鉴别

(1)尤文氏肉瘤:绝大多数患者为年轻人,5 岁以下少见。肿瘤细胞核小、圆形、单一,胞质透明但界限不清,呈合体样生长,细胞核常有凹痕,有小核仁,没有明确的梭型细胞核。有些肿瘤细胞可以围绕一个小空隙排列,形成假菊形团。特殊染色通常可显示肿瘤细胞内含较多糖原。免疫组化染色几乎所有肿瘤均显示 CD99 强阳性。电镜观察可见丰富的胞质内糖原及糖原湖,有时可以见到原始的细胞连接。

(2)转移癌:转移癌是骨内最为常见的恶性肿瘤,好发于年长的成人,位于中轴骨、骨盆或肩胛带,绝大多数情况下能找到原发部位。细胞表达呈上皮源性的免疫标记。电镜下可以看到细胞间连接、微绒毛、张力丝或者桥粒等上皮分化的特征。

(3)骨髓炎:急性期和慢性期均有较多炎性细胞浸润,成分较复杂,有时难与 LCH 相鉴别,需仔细辨认各种炎症细胞的成分,必要是可做免疫组化染色,如 S-100 及 CD1a 可帮助鉴别。

2.发生在淋巴结的 LCH 与以下疾病鉴别

(1)窦组织细胞增生伴巨大淋巴结病:大的巨噬细胞内有淋巴细胞伸入,嗜酸粒细胞罕见,CD68 和 S-100 蛋白阳性,但不具备朗格汉斯细胞细胞核特征,CD1a 阴性,无 Birbeck 颗粒存在。

(2)间变性大细胞淋巴瘤(CD30+):常见与较大的儿童和成人。细胞多形明显,常伴有空泡状核和明显的核仁,核分裂象多见。免疫组化染色 CD30+,T 细胞抗原通常也呈阳性反应,而 S-100 蛋白和 CD1a 阴性。

(3)转移性黑色素瘤可能出现与 LCH 难鉴别的组织学形态,HMB45 和 S-100 阳性,CD1a 阴性,但是黑色素瘤肿瘤细胞异型性明显,电镜下可以看到特征性的黑色素小体和前黑色素小体。

(4)非特异性窦组织细胞增生:该病常常与局部创伤或贮积性疾病有关。细胞核圆形,而不是咖啡豆形或者扭曲形。嗜酸粒细胞和浆细胞一般不多,巨噬细胞 S-100 蛋白和 CD1a 阴性。

3.发生在皮肤的 LCH 尤应与以下疾病鉴别

(1)皮肤 T 细胞淋巴瘤:由非典型淋巴细胞组成,白细胞共同抗原及 T 细胞标记物阳性。电镜观察细胞质少且细胞器贫乏,无特殊超微结构,细胞核呈脑回状或核桃仁样。

(2)黄色肉芽肿:病变中含有组织细胞和多核细胞,胞质内脂滴丰富,可见 Touton 巨细胞,S-100 阴性。

(3)真性组织细胞淋巴瘤:很少见。细胞具异型性,CD68+,电镜下溶酶体丰富。

4.发生于肺的 LCH 应与反应性嗜酸性胸膜炎相鉴别　后者是一种损伤胸膜的非特异性反应,增生的间皮细胞形态上可以与朗格汉斯细胞相似,并与嗜酸粒细胞混合,易与 LCH 相混淆。根据免疫组化染色 S-100 阴性及电镜观察缺乏 Birbeck 颗粒可以鉴别。

【治疗】

国内外尚无统一的标准治疗方案。治疗手段包括:手术治疗、放疗、化疗、免疫治疗以及造血干细胞移植。依据病变的范围以及受累部位的特征选择治疗方案。

(一)国内专家建议

1.手术治疗　适用于单发的嗜酸细胞肉芽肿,年长儿(5 岁以上)被累及的单发颅骨病灶仅用于手术治疗刮除即可痊愈。

2.放射治疗　对于眼眶骨、下颌骨、乳突或脊椎骨等手术后易复发或承重部位的骨损害有发生骨折危险的,应采用放疗,剂量为 10Gy 以下。

3.化疗

(1)全身性化疗:Ⅰ～Ⅳ级 LCH 患者均可采用改良的 LCH-Ⅰ方案:甲泼尼龙 30mg/(kg·d)连用三天(第1～3 天);鬼臼噻吩苷(VM26)100mg/(m²·d)连用三天(4～6 天)以后每三周用同样剂量的 VM26,3 周为一疗程,共 8 个疗程。总疗程半年左右。

(2)2-氯脱氧腺苷(2-CdA):治疗剂量和程序目前存在很大差异。主要用于中枢神经系统和肺损害的 LCH 患者。

(3)激素冲击治疗:激素是有化疗指征的所有 LCH 患者一线治疗药物。

4.免疫治疗　胸腺肽、干扰素和环孢素 A 治疗有一定效果。

5.造血干细胞移植　适用于多系统受累,对常规化疗无效且侵犯血液系统的难治性 LCH 患者。

(二)国际组织细胞学会建议

依据受累器官,受累部位或系统性受累的程度,分别予不同方案治疗:

(1)单纯皮肤受累。观察或选择类固醇激素,口服 MTX[20mg/(m² · 周)×6 个月],口服沙利度胺50～200mg/每晚,或氮芥、长波紫外线照射。

(2)单个颅骨受累(单个额骨、顶骨或枕骨),或任何其他骨的单个部位受累:刮除术或刮除术加甲泼尼龙。

(3)乳突、颞骨或眶骨受累:治疗目的是降低发生尿崩症的机会,用药 VLB＋Pred 治疗 6 个月。方法:长春花碱(VLB)和醋酸泼尼松:VLB(6mg/m²)/W×7 周,然后每 3 周 1 次,至取得好的疗效。Pred40/(m² · d)×4 周,然后减量 2 周。

(4)多部位骨受累或皮肤、淋巴结或腺垂体受累有/无骨受累:方法:BLV＋Pred,用法同(3),但是多药方案疗效优于单药方案。

(5)脾、肝、骨髓或肺(可包括/不包括皮肤、骨、淋巴结或腺垂体)受累:标准治疗依据 LCH-Ⅰ,LCH-Ⅱ和 DAL-HX83 研究。

(6)椎骨或股骨受累有瘫痪的危险:对椎骨或股骨颈受累的患者可以考虑放疗。颅骨受累但中枢神经系统无受累时也可考虑放疗。

(7)中枢神经系统受累:中枢神经系统受累可采用 2-氯脱氧腺苷(2-CdA)治疗。

(8)多系统疾病:可采用日本朗格汉斯细胞组织细胞增生症研究小组(JLSG)方案,五年有效率和总的存活率分别达 78％和 95％。JLSG-96 方案包括 Ara-C、VLB 和 Pred。

【预后】

血沉、血小板增多及可溶性白介素 2 受体(SIL-2R)对 LCH 病情有监测价值。血沉平均值:活动期为 12mm/h;中间阶段 11mm/h;缓解期 7mm/h。血小板计数:活动期 $433×10^9$/L;中间阶段 $365×10^9$/L;缓解期 $304×10^9$/L。sIL-2R 增高与疗效及预后呈负相关,SIL-2R＞17500pg/ml 是独立于其他预后因素的指标。

对儿童而言,低危部位包括:皮肤、骨、淋巴结、垂体;高危部位包括:肺、肝、骨髓和脾。国内外资料表明,LCH 的Ⅰ、Ⅱ级患者的病死率低,预后较好,治疗比较容易;Ⅲ、Ⅳ级患者则预后多凶险。

(王　黎)

第三节 噬血细胞综合征

噬血细胞综合征(HPS),又称噬血细胞性淋巴组织细胞增多症(HLH),是一组因遗传性或获得性免疫功能异常导致的以过度炎症反应为基本特征的临床综合征。主要由淋巴细胞、单核细胞和吞噬细胞系统异常激活、增殖,分泌大量炎性细胞因子,引起的一系列炎症反应。噬血细胞综合征分为原发性噬血细胞综合征和获得性噬血细胞综合征两大类。

【病因和分类】

(一)原发性噬血细胞综合征

原发性噬血细胞综合征是一种常染色体或性染色体隐性遗传病,分为家族性噬血细胞综合征(FHL)和免疫缺陷综合征。2岁以内发病者占90%以上,约有70%~80%患者在1岁以内发病,最晚迟至8岁,大多有阳性家族史。亦有青年和成人期发病的报道。

1.家族性噬血细胞综合征 家族性噬血细胞综合征是常染色体隐性遗传疾病,共有5个亚型,包括FHL-1、FHL-2、FHL-3、FHL-4和FHL-5,分别存在不同的基因缺陷。

(1)FHL-1:定位于染色体9q21.3-22,相关缺陷基因未明,所编码的蛋白未知。

(2)FHL-2:定位于染色体10q21-22,相关缺陷基因为PRF1,编码穿孔素蛋白,约占家族性噬血细胞综合征的20%~40%。NK细胞和细胞毒性T细胞(CTL)主要是通过穿孔素/颗粒酶作用途径杀伤靶细胞。当PRF1基因突变的时候,穿孔素的表达、活性及稳定性下降,受损的穿孔素无法顺利在靶细胞膜上形成管道,造成攻击细胞对靶细胞的杀灭作用受损。

(3)FHL-3:定位于染色体17q25,相关缺陷基因为UNC13D,编码Munc13-4蛋白,约占家族性噬血细胞综合征的20%。Unc13D的改变并不影响分泌性颗粒的极化以及囊泡与靶细胞膜的锚定,但是Munc13-4的缺陷使得细胞毒颗粒的分泌无法正常启动,穿孔素和颗粒酶不能释放,靶细胞无法被正常杀灭。

(4)FHL-4:定位于染色体6q24,相关缺陷基因为STX11,编码突触融合蛋白。其作用与囊泡转运相关,主要在NK细胞及活化的CTL上表达,在颗粒胞吐及细胞介导的杀伤中发挥作用。

(5)FHL-5:定位于染色体19p13.3-p13.2,相关缺陷基因为STXBP2,编码Munc18-2蛋白。其在囊泡转运至细胞膜表面的过程中起调节作用,影响NK细胞毒颗粒的胞吐。

2.免疫缺陷综合征

(1)Griscelli综合征2(GS-2):是一种常染色体隐性遗传疾病,表现为色素减退可并发致命性HPS。GS-2与定位于染色体15q21的RAB27A基因改变有关。RAB27A编码一小段GTP酶,影响细胞毒颗粒及黑素颗粒的胞吐。

(2)Chediak-Higashi综合征1(CHS-1):是常染色体隐性遗传疾病,表现为色素沉着不足伴HPS,其基因缺陷为位于染色体1q42.1-q42.2的CHS1/LYST。CHS1/LYST蛋白并不参与囊泡融合或分裂,而与囊泡转运的调节有关。

（3）X 性联淋巴组织增生综合征（XLP）：为 X 性联遗传性免疫缺陷病。分为两型 XLP1 及 XLP2，分别对应 SH2D1A 及 XIAP 两种基因突变。SH2DIA 编码 SAP（信号淋巴细胞激活分子相关蛋白），SAP 在 B 细胞、CD4$^+$ T 细胞、CD8$^+$ T 细胞、NK 细胞、NKT 细胞等的生长、分化及功能上起直接或间接的重要作用。XIAP 编码 XIAP（X 性联凋亡抑制蛋白），也与 NKT 细胞的生长和自身稳定有关。

（二）获得性噬血细胞综合征

获得性噬血细胞综合征是由感染、肿瘤等多种病因启动免疫系统的活化机制所引起的一种反应性疾病，可见于各年龄段，小儿多由病毒及细菌感染所致，成人常继发于感染、恶性淋巴瘤及自身免疫性疾病等。

1.感染相关性噬血细胞综合征　包括病毒感染、细菌感染、真菌感染以及原虫感染等。病毒相关性噬血细胞综合征更为常见，其中又以 EB 病毒感染占半数以上，其次为疱疹类病毒、巨细胞病毒、腺病毒、人类微小病毒（HPV-B19）等。细菌感染包括革兰阳性菌、革兰阴性菌、结核杆菌、伤寒杆菌、布氏杆菌等。真菌感染和原虫感染也可引起噬血细胞综合征，儿童多见利什曼原虫感染。

2.肿瘤相关性噬血细胞综合征　肿瘤相关性噬血细胞综合征可见于淋巴瘤、急性白血病、多发性骨髓瘤、骨髓增生异常综合征、胚胎细胞肿瘤、胸腺瘤、胃癌等。其中淋巴瘤相关噬血细胞综合征（LASH）是最常见的类型，成人多于儿童，又以 T 细胞淋巴瘤和 NK/T 细胞淋巴瘤占多数，弥漫大 B 细胞淋巴瘤也有较多报道。

3.自身免疫性疾病相关性噬血细胞综合征　多种自身免疫性疾病都可继发噬血细胞综合征，其中以系统性红斑狼疮、成人 still 病、系统性青年型类风湿关节炎、多发性肌炎、原发性胆汁行肝硬化等较为多见。

4.合并噬血细胞综合征的其他疾病　先天性代谢异常症合并噬血细胞综合征已见报道，如（细胞）溶素-尿蛋白不耐受、硫酸酯酶缺陷等。实体器官移植后合并噬血细胞综合也有报道。

【发病机制】

正常的免疫功能可维持机体的相对稳定。当机体受到某种抗原刺激后，多种免疫细胞，如巨噬细胞、自然杀伤细胞、细胞毒性 T 淋巴细胞等，除发挥自身的吞噬或杀伤作用外，还分泌多种细胞因子相互作用。在机体免疫正常的人群中，这种协同作用可以杀伤被感染的细胞，去除抗原和终止免疫反应。而在原发性和获得性噬血细胞综合征患者，由于各种原因引起自然杀伤细胞、细胞毒性 T 淋巴细胞等细胞杀伤功能的下降，靶细胞或抗原呈递细胞无法被正常杀灭，导致各种免疫细胞持续活化，不断分泌细胞因子和趋化因子，产生严重"炎性因子风暴"。目前认为由过度活化的组织细胞和 T 细胞引起的"高细胞因子血症"和可能的"高趋化因子血症"可造成持续性的器官损害并最终导致死亡。噬血细胞综合征的所有临床表现和症状都可以通过高浓度的炎症因子和淋巴细胞以及组织细胞激活后浸润脏器来解释。

【临床表现】

噬血细胞综合征缺乏特异性的临床表现，最常见的是发热、脾大和因全血细胞减少引起的一系列相应临床症状体征。在获得性噬血细胞综合征患者还合并与原发病相关的临床表现。

1.发热　几乎所有的噬血细胞综合征患者均会出现发热,通常体温≥38.5℃,持续发热超过一周,且抗感染治疗无效,发热无法用感染或其他疾病原因来解释,而是由于高炎症因子血症所致。

2.脾肿大　可见于80%左右的患者,通常肋下超过3cm,不包含其他可能引起脾脏增大的疾病所导致的脾大,这可能与淋巴细胞及组织细胞浸润有关。

3.感染　噬血细胞综合征患者因机体免疫异常和粒细胞缺乏,也常常伴发细菌、真菌或病毒感染,以呼吸道感染最为常见,其次为血流感染,表现咳嗽、畏寒、寒战等相应的临床症状。

4.贫血和出血　大多数噬血细胞综合征患者存在不同程度的贫血,血小板减少,引起头晕、乏力、皮肤黏膜苍白、瘀点、瘀斑,重者出现脏器功能障碍和内脏出血。

5.中枢神经系统症状　部分患者可出现嗜睡、易激惹、惊厥、脑神经麻痹、共济失调、精神运动性阻滞以及昏迷等。

6.其他　肝脏体积增大,黄疸、多浆膜腔积液、淋巴结肿大、皮疹。在获得性噬血细胞综合征患者还合并与原发病相关的临床表现。

【实验室检查】

(一)血象

表现为一系或多系血细胞减少,通常为两系以上血细胞减少。血红蛋白<90g/L(<4周婴儿<120g/L),血小板<100×10^9/L,中性粒细胞<1.0×10^9/L。以血小板和中性粒细胞减少更为常见。

(二)骨髓象

早期可表现为正常增生骨髓象,后期可出现单核、巨噬细胞增多,尤其是出现典型的巨噬细胞吞噬现象,吞噬红细胞、血小板等。

(三)生化检查

1.高甘油三酯血症　与TNF-α高表达降低脂蛋白酶活性有关。

2.低纤维蛋白原血症　与巨噬细胞诱导纤溶酶原活化因子分泌增高引起纤溶酶浓度上升,降解纤维蛋白原有关。

3.血清铁蛋白升高　由活化的巨噬细胞分泌。铁蛋白水平的即刻变化与病情变化有密切关系,病情恶化时铁蛋白明显升高,病情好转后铁蛋白下降。血清铁蛋白水平的变化可以作为判断病情变化的监测指标。

4.肝功能损伤　以转氨酶、乳酸脱氢酶升高最多见,也可出现胆红素升高、低蛋白血症。这可能是因为活化的巨噬细胞导致组织浸润,并产生大量炎性细胞因子造成组织损伤,引起肝细胞功能的损害。

5.NK细胞活性降低或缺如

6.sCD25水平升高

7.脑脊液改变　一半以上患者在脑脊液检查时发现有淋巴细胞数增高和中度的蛋白增高。即使在没有神经系统症状和体征的患者也可能出现脑脊液的改变。

（四）组织病理学检查

可见大量的淋巴细胞、成熟的巨噬细胞和组织细胞浸润脾脏、淋巴结、骨髓、肝脏和脑脊液。肝脏组织学图像与慢性肝炎类似。

【诊断与鉴别诊断】

（一）诊断

国际组织细胞学会于 1991 年首次提出了噬血细胞综合征的诊断指南，随着对疾病认识的不断深入，于 2004 年对该诊断标准进行了重新修订，称为 HLH-2004 诊断标准。满足以下两条中任意一条，诊断即可成立：

1.患者经分子生物学检查明确存在家族性/已知遗传缺陷（已知的 HPS 遗传缺陷包括 PFR1、UNC13D、SH2DIA、RAB27A、LYST 以及 STX11 等基因突变）即可确立诊断。

2.以下 8 条指标中符合 5 条也可诊断为噬血细胞综合征：①发热：持续＞7 天，体温＞38.5℃；②脾大（肋下≥3cm）；③血细胞减少（累及外周血两系或三系）血红蛋白＜90g/L（＜4 周婴儿＜120g/L），血小板＜$100×10^9$/L，中性粒细胞＜$1.0×10^9$/L 且非骨髓造血功能减低所致；④高甘油三酯血症和（或）低纤维蛋白原血症：甘油三酯＞3mmol/L 或高于同年龄的 3 个标准差，纤维蛋白原＜1.5g/L 或低于同年龄的 3 个标准差；⑤在骨髓、脾脏或淋巴结里找到噬血细胞；⑥NK（自然杀伤）细胞活性降低或缺如；⑦铁蛋白≥500μg/L；⑧sCD25（可溶性白介素-2 受体）升高≥2400U/mL。

其他支持诊断的临床和实验室异常包括：脑膜症状、淋巴结肿大、黄疸、水肿、皮疹、肝酶异常、低蛋白血症、低钠血症、极低密度脂蛋白增高和高密度脂蛋白减低。

（二）鉴别诊断

噬血细胞综合征需要鉴别的疾病主要有以下几种：

1.急性白血病　肝脾肿大、发热和全血细胞减少与急性白血病的临床特点有相似之处，可以通过骨髓检查、白血病免疫表型等相关检查明确。

2.朗格汉斯组织细胞增生症　朗格汉斯组织细胞增生症也会出现肝脾肿大、发热和全血细胞减少，需要进行鉴别。根据活检标本的组织病理学特征可做出朗格汉斯细胞组织细胞增生症的诊断。ATP 酶、Sr100 蛋白、α-D 甘露糖酶、花生植物促凝集素受体和弹性蛋白进行的免疫化学染色检查，可呈阳性反应。

3.原发性噬血细胞综合征与获得性噬血细胞综合征相互鉴别　原发性噬血细胞综合征与获得性噬血细胞综合征在诊断时容易混淆。如：原发性噬血细胞综合征常可合并细菌、病毒等感染，这与感染相关性噬血细胞综合征在诊断上容易混淆。鉴别的关键在于明确是否存在相关基因的缺陷。

【治疗】

原发性噬血细胞综合征的治疗主要以免疫调节为主，获得性噬血细胞综合征除了需进行免疫调节治疗控制"炎症因子风暴"，还应积极针对原发病给予有效的治疗措施。目前较为公认的用于噬血细胞综合征治疗的药物和手段有以下几种。

（一）糖皮质激素

可以抑制 T 细胞产生细胞因子,还可抑制 IL-1、IL-2、TNF-α、INF-γ、G-CSF、IL-2R 等细胞因子的基因转录。地塞米松因能透过血-脑屏障,效果优于泼尼松。

（二）环孢素

环孢素阻碍亲环素类与钙调磷酸酶结合,对 T 淋巴细胞活化起抑制作用。可抑制巨噬细胞产生 IL-6、IL-1 和 TNF-α,同时还能使 NO 和前列腺素 E2 等炎性介质和细胞因子的产生减低。另外,环孢素 A 可防止 TNF-α 介导的线粒体损害。环孢素 A 的应用明显提高了噬血细胞综合征的治疗效果,但在疑似肿瘤相关噬血细胞综合征的患者应慎用。

（三）足叶乙甙（VP-16）

主要作用于单核细胞和组织细胞,是治疗原发性和 EBV 相关噬血细胞综合征的关键药物之一。有研究认为 EBV 相关噬血细胞综合征诊断后 4 周内使用 VP-16 是治疗的最佳窗口期。

（四）丙种球蛋白

作用于巨噬细胞的 Fc 受体,减少其吞噬白细胞的作用,同时下调辅助性 T 细胞活性,并可增强机体免疫力。

（五）其他免疫抑制治疗

近年来,新的免疫抑制治疗药物,如氟达拉滨等被尝试用来治疗获得性噬血细胞综合征,并取得了较好的疗效报道。也有抗胸腺细胞球蛋白（ATG）联合糖皮质激素和环孢素 A 成功诱导噬血细胞综合征缓解的报道。

（六）抗细胞因子的单克隆抗体

多种细胞因子参与噬血细胞综合征发病过程,其中一些细胞因子的单克隆抗体被应用到噬血细胞综合征的治疗中。一种为抗 CD25 单抗,即抗 IL-2 受体的人源化单抗——达珠单抗,另一种为 TNF-α 单抗——英夫利昔单抗。

（七）血浆置换

全血或血浆置换疗法可以清除血液中的免疫抑制物,改善"炎症因子风暴"。

（八）异基因造血干细胞移植

对于原发性噬血细胞综合征患者,药物治疗不可能达到永久缓解的目标,复发是迟早的问题。近年来的临床研究表明,对有条件的患者进行异基因造血干细胞移植是唯一有望治愈噬血细胞综合征的手段。大宗临床研究建议一旦确证存在原发性噬血细胞综合征,应尽可能早期进行异基因造血干细胞移植,移植的疗效与移植前的疾病状态有密切关系,确证有噬血细胞综合征家族史的患者在出现系统症状之前,无家族史患者在药物治疗达到临床缓解后进行移植可以取得较高的总体生存率。对于血液系统恶性肿瘤继发的噬血细胞综合征,如淋巴瘤相关噬血细胞综合征等,也应考虑异基因造血干细胞移植。

（九）HLH-2004 治疗方案

目前常用的治疗方案是 HLH-94 方案和 HLH-2004 方案,两种方案均以皮质激素、环孢霉素 A 以及足叶乙甙为基础,主要区别在于 HLH-2004 方案在治疗早期就开始使用环孢霉素

A,提高了治疗强度且并未增加骨髓毒性。

1.早期治疗

(1)VP-16:第 1～2 周 150mg/m²,2 次/周,第 3～8 周 150mg/m²,1 次/周。

(2)地塞米松:第 1～2 周 10mg/(m²·d),第 3～4 周 5mg/(m²·d),第 S～6 周 2.5mg/(m²·d),第 7 周 1.25mg/(m²·d),第 8 周减量至停药。

(3)环孢素 A:第 1～8 周 6mg/(kg2·d),分两次口服。

2.维持治疗　第 9 周继续环孢素 A 6mg/(kg2·d),分两次口服;VP-16 150mg/m²,1 次/2 周;地塞米松 10mg/(m²·d),每 2 周连用 3 天。

总治疗时间为 40 周,治疗期间加强对症支持治疗。

(十)伴中枢神经系统症状的噬血细胞综合征治疗

全身系统治疗并予鞘内注射甲氨蝶呤和地塞米松,至少维持 4 周,1 次/周。鞘内注射的指征:全身治疗 2 周内神经系统症状进行性加重或 2 周内神经系统症状无改善。对于无 CNS 症状的患者是否有必要进行鞘内注射目前尚无定论。

噬血细胞综合征病情凶险,若不及时进行合理、有效的干预治疗,死亡率极高。原发性噬血细胞综合征和获得性噬血细胞综合征的初始治疗都以控制高细胞因子血症这一威胁生命的病理状态、抑制异常活化的 T 淋巴细胞及巨噬细胞为主,但由于其发病基础的不同,远期治疗策略上存在差异。在获得性噬血细胞综合征患者,往往由于原发病诊断尚未明确或原发病治疗尚未见效时即可死亡,因此一旦确诊噬血细胞综合征,首先要控制"炎症因子风暴",从而为改善患者机体状况,进一步治疗原发病赢得时间。治疗原则近期以控制噬血为主,远期仍以控制原发病为根本。而原发性噬血细胞综合征患者虽然也可能伴发感染,或以感染等为诱因,但其发病基础是由于基因缺陷导致的免疫功能紊乱,因此单纯治疗伴发疾病不能改善病情,远期治疗以改善免疫系统的异常状态为根本。

【预后】

噬血细胞综合征临床表现错综复杂,缺乏特异性,常易误诊、漏诊,且病情进展凶险,若不及时进行合理、有效的治疗死亡率极高。20 世纪 80 年代,噬血细胞综合征的中位生存期仅 1～2 个月,1 年的总体生存率仅 5%。近年来,随着诊断水平的提高和有效的化学药物治疗及免疫抑制药物的出现,使噬血细胞综合征的 3 年总体生存率提高到了 50% 左右。临床研究表明,对有条件的患者进行异基因造血干细胞移植是唯一有望治愈 HPS 的手段。

（王　黎）

第八章　骨髓增生性疾病

第一节　骨髓增生异常综合征

骨髓增生异常综合征(MDS)是一组异质性克隆性造血干细胞疾病,其生物学特征是髓系细胞(粒系、红系、巨核系)一系或多系发育异常(或称病态造血)和无效造血,可以伴有原始细胞增多。临床和血液学特征是外周血细胞一系或多系减少,骨髓有核细胞常增多且形态异常,可伴有原始细胞增多,转化为急性髓系白血病的危险性明显增高。

【流行病学】

1.MDS 发病率为 10～12/10 万,多累及中老年人,50 岁以上的病例占 50%～70%,男女之比为 2∶1。

2.MDS 30%～60%转化为白血病。

【病因】

原发性 MDS 的病因尚不明确,继发性 MDS 见于烷化剂、放射线、有机毒物等密切接触者。

通过 G6PD 同工酶、限制性片段长度多态性分析等克隆分析技术研究发现,MDS 是起源于造血干细胞的克隆性疾病。异常克隆细胞在骨髓中分化、成熟障碍,出现病态造血和无效造血。部分 MDS 患者可发现有原癌基因突变(如 N-ras 基因突变)或染色体异常(如+8、-7),这些基因的异常可能也参与了 MDS 的发生和发展。MDS 终末细胞的功能,如中性粒细胞超氧阴离子水平磷酸酶也较正常低下。

【分类】

1.法、美、英等国协作组分类(FAB 分型)

(1)难治性贫血(RA):外周血无原始细胞或总量小于 1%;骨髓原始细胞小于 5%。

(2)环状铁粒幼细胞增多性难治性贫血(RAS):铁染色显示骨髓中环形铁粒幼细胞占所有有核细胞数的 15%以上,其他同 RA。

(3)难治性贫血伴原始细胞增多(RAEB):外周血二系或全血细胞减少,多见粒系病态造血现象,原始细胞小于 5%。骨髓原始细胞Ⅰ、Ⅱ型为 5%～20%(原始细胞包括Ⅰ型和Ⅱ型原始粒细胞。Ⅰ型:大小不等,胞质无颗粒,核染色质疏松,核仁明显,核/质比例大。Ⅱ型:细胞质中有少许嗜天青颗粒,核/质比例较小,核中位,其他同Ⅰ型)。

(4)慢性粒单核细胞白血病(CMMoL):骨髓和外周血中的原始粒细胞及病态造血现象与RAEB相同,原始单核细胞小于5%,血中以成熟单核细胞为主且数量大于$1×10^9$/L。

(5)难治性贫血伴原始细胞增多转变型(RAEB-T):骨髓中原始细胞为20%～30%;或幼粒细胞出现Auer小体,余同RAEB。

2.WHO(世界卫生组织)分型

(1)难治性贫血(RA):外周血贫血,无原始细胞或罕见,骨髓中仅有红系发育异常,原始细胞小于5%,环状铁粒幼细胞小于15%。

(2)难治性贫血伴有环状铁粒幼细胞(RARS):外周血贫血,无原始细胞或罕见,仅有红系发育异常,环状铁粒幼细胞≥15%。

(3)难治性血细胞减少伴有多系发育异常(RCMD):血细胞减少(两系或三系),无原始细胞或罕见,无Auer小体,单核细胞<$1×10^9$/L。骨髓中不少于2个系别中发育异常的细胞≥10%,原始细胞<5%,无Auer小体,环状铁粒幼细胞<15%。

(4)难治性血细胞减少伴有多系发育异常和环状铁粒幼细胞(RCMD-RS):外周血同RCMD,骨髓中除环状铁粒幼细胞>15%外,余同RCMD。

(5)难治性贫血伴有原始细胞过多-Ⅰ(RAEB-Ⅰ):外周血细胞:减少,原始细胞<5%,无Auer小体,单核细胞<$1×10^9$/L。骨髓一系或多系发育异常,原始细胞5%～9%,无Auer小体。

(6)难治性贫血伴有原始细胞过多-Ⅱ(RAEB-Ⅱ):外周血细胞减少,原始细胞5%～19%,有或无Auer小体,单核细胞<$1×10^9$/L。骨髓原始细胞10%～19%,余同RAEB-Ⅰ。

(7)MDS,不能分类(MDS-U):外周血细胞减少,无原始细胞或罕见,无Auer小体。骨髓粒系或巨核系一系发育异常,原始细胞<5%,无Auer小体。

(8)MDS伴有单纯del(5q)(5q-S):外周血贫血,原始细胞<5%,血小板数正常或增高。骨髓巨核细胞数正常或增加伴有核分叶减少,原始细胞<5%,无Auer小体,单纯del(5q)。

【临床表现】

本病起病多隐袭,以男性中老年多见,约70%病例50岁以上。儿童少见,但近年青少年发病亦有增加。临床表现多样化,缺乏特殊表现,常以贫血、出血和感染就诊,部分患者可无症状,在体检过程中被发现。

1.贫血 除个别患者外,绝大多数患者以不同程度贫血症状为主要临床表现,如面色苍白、头晕乏力、活动后心悸气短等。

2.出血 半数以上的患者有出血,但早期的出血症状较轻,多为皮肤黏膜出血,牙龈出血或鼻出血,因不严重,很少需特别处理,女性患者也很少出现月经过多;但随疾病发展到晚期,出血趋势加重,脑出血成为患者死亡的主要原因之一。

3.感染 因粒细胞减少和功能异常导致感染发生,病情初期(难治性贫血,RA)较稳定,多无严重的感染与发热,后期(RAEB或RAEB-T)较易合并感染。由于免疫力低下,易引起潜在性脓肿以及化脓性关节炎、结核、铜绿假单胞菌性结膜炎、坏疽等不常见的感染。真菌感染在后期较普遍,败血症常为疾病终末期的并发症和主要的死亡原因。

4.体征　部分患者肝、脾、淋巴结可有轻度肿大,可同时出现,也可单独出现,因程度不显著而被易忽略。少数患者可有胸骨压痛、肋骨或四肢关节痛。

【并发症】

合并骨髓纤维化、骨髓增生低下、免疫性疾病等。最常见的并发症为感染、发热,主要是肺部感染,贫血、严重者可并发贫血性心脏病。出血主要见于皮肤、黏膜及内脏出血、关节疼痛等。

【辅助检查】

1.外周血　全血细胞减少是 MDS 患者最普遍也是最基本的表现。少数患者在病程早期可表现为贫血和白细胞或血小板减少。极少数患者可无贫血而只有白细胞和(或)血小板减少。但随着病程进展,绝大多数都发展为全血细胞减少。MDS 患者各类细胞可有发育异常的形态改变。外周血可出现少数原始细胞、不成熟粒细胞或有核红细胞。

2.骨髓象　有核细胞增生程度增高或正常,原始细胞百分比正常或增高,红系细胞百分比明显增高,巨核细胞数目正常或增多,淋巴细胞百分比减低。红、粒、巨核系细胞至少一系有明确的发育异常的形态改变,常至少累及二系。

(1)红细胞生成异常:外周血中大红细胞增多,红细胞大小不匀,可见到巨大红细胞(直径大于 2 个红细胞)、异形红细胞、点彩红细胞,可出现有核红细胞。骨髓中幼红细胞巨幼样变、幼红细胞多核、核形不规则、核分叶、核出芽、核碎裂、核间桥、胞质小凸起、Howell-Jolly 小体,可出现环状铁粒幼细胞。成熟红细胞形态改变同外周血。

(2)粒细胞生成异常:外周血中中性粒细胞颗粒减少或缺如,胞质持续嗜碱,假性 Pelger-Huet 样核异常。骨髓中出现异型原粒细胞(Ⅰ型、Ⅱ型),幼粒细胞核质发育不平行,嗜天青颗粒粗大,消退延迟,中性颗粒减少或缺如,幼粒细胞巨型变,可见环形核幼粒细胞。成熟粒细胞形态改变同外周血。异型原粒细胞形态特征如下:Ⅰ型的形态特征与正常原粒细胞基本相同,但大小可有较大差异,核型可稍不规则,核仁明显,细胞质中无颗粒。Ⅱ型的形态特征同Ⅰ型,但细胞质中有少数(<20 个)嗜天青颗粒。

(3)巨核细胞生成异常:外周血中可见到巨大血小板。骨髓中出现小巨核细胞(细胞面积 <800μm²),包括淋巴细胞样小巨核细胞,小圆核(1~3 个核)小巨核细胞,或有多个小核的大巨核细胞。一般的巨核细胞也常有核分叶明显和细胞质颗粒减少的改变。淋巴细胞样小巨核细胞形态特征如下:大小及外观与成熟小淋巴细胞相似,核质比大,胞质极少。核圆形或稍有凹陷,核染色质浓密,结构不清,无核仁。胞质强嗜碱,周边有不规则的毛状撕扯缘或泡状凸起。

3.染色体核型分析　①核型异常:已报道的 MDS 患者骨髓细胞核型异常,其中以 -5、-7、8、5q-、7q-、11q-、12q-、20q- 较为多见。②姐妹染色单体分化(SCD)延迟:用 SCD-uSCD 检测法,骨髓细胞在体外培养 56h 不出现 SCD 现象为 SCD。这是细胞周期延长的反应。经过很多学者反复证实,MDS 患者有无染色体异常以及异常的类型对于诊断分型、评估预后和治疗决策都具有极为重要的意义。因此,细胞遗传学检查必须列为 MDS 常规检测项目之一。另外,根据经验,MDS 患者 SCD-对于预示转化为白血病有肯定价值。

4.骨髓细胞体外培养 大多数 MDS 患者骨髓细胞 BFU-E、CFU-E、CFU-MK、CFU-GEMM 集落均明显减少或全无生长。CFU-GM 的生长有以下几种情况:①集落产率正常;②集落减少或全无生长;③集落减少而集簇明显增多;④集落产率正常甚或增多,伴有集落内细胞分化成熟障碍,成为原始细胞集落。有学者认为前两种生长模式提示非白血病性生长;后两种模式提示白血病性生长,常预示转化为白血病。以红系受累为主的 RARS 其 CFU-GM 生长可正常。

5.生化检查 MDS 患者可有血清铁、转铁蛋白和铁蛋白水平增高,血清乳酸脱氢酶活力增高,血清尿酸水平增高,血清免疫球蛋白异常,红细胞血红蛋白 F 含量增高等。这些都属非特异性改变,对于诊断无重要价值。但对于评估患者病情有参考价值。

6.骨髓活检 骨髓病理切片中各系病态造血更加明显,特别是粒系。若发现3～5个以上原粒与早粒聚集成簇,位于小梁间区或小梁旁区,即所谓"幼稚前体细胞异常定位"(ALIP),是 MDS 骨髓组织的病理学特征。凡 ALIP 阳性者,其向急性白血病转化可能性大,早期死亡率高。反之,则预后较好。

7.骨髓组织化学染色 有核红细胞糖原染色呈弥漫阳性;病态巨核细胞糖原染色呈块状阳性。

【诊断】

根据患者血细胞减少、相应的症状,骨髓中二系以上的病态造血、细胞遗传学异常、病理学改变以及体外造血祖细胞集落培养的结果,可以诊断 MDS。

【鉴别诊断】

1.慢性再生障碍性贫血(CAA) 常需与 RA 鉴别。RA 的网织红细胞可正常或升高,外周血可见到有核红细胞,骨髓病态造血明显,早期细胞比例不低或增加,有特征性克隆性染色体核型改变,而 CAA 无上述异常。

2.阵发性睡眠性血红蛋白尿(PNH) 也可出现全血细胞减少和病态造血,但 PNH 检测可发现 $CD55^+$、$CD59^+$ 细胞减少、Ham 试验阳性及血管内溶血的改变。

3.巨幼细胞性贫血 MDS 患者的细胞病态造血可见巨幼变,易与巨幼细胞贫血混淆,但后者是由于叶酸、维生素 B_{12} 缺乏所致,补充后可纠正贫血;而 MDS 的叶酸、维生素 B_{12} 不低,予叶酸、维生素 B_{12} 治疗无效。

4.慢性粒细胞白血病(CML) CML 的 Ph，染色体、BCR-ABL 融合基因检测为阳性,而 CMML 则无。

【治疗】

1.支持治疗 当患者有明显贫血或伴心、肺疾病时,可输红细胞。RA 和 RA-S 常因反复输血造成铁负荷增加。在有出血和感染时,可输入血小板和应用抗生素。粒细胞减少和缺乏的患者应注意防治感染。

2.促造血治疗 可使用雄激素,如司坦唑醇(康力龙)2mg,口服,每天 3 次,和使用造血生长因子,如粒系集落刺激因子、红细胞生成素等治疗,能使部分患者改善造血功能。

3.分化诱导剂

(1)目前常用的有 1,25 二羟维生素 D_3,0.25～0.5μg/d 口服,用药至少 12 周。该类药物可引起威胁生命的严重高血钙,故应严密监测血钙变化。

(2)全反式维 A 酸 20mg,每天 3 次,口服。

(3)小剂量阿糖胞苷对髓性白血病有分化诱导作用,目前已用于 MDS,特别是 RAEB 和 RAEB-T,缓解率约 30%,10～20mg/(m^2·d),皮下注射,7～21 天。但小剂量阿糖胞苷对骨髓的抑制作用仍不能忽视,约 15% 患者死亡原因与药物相关。

4.生物反应调节剂　包括干扰素、血管新生抑制药等,疗效尚不确切。

5.联合化疗　就多数 MDS 而言,常规的抗白血病治疗无益。MDS 对化疗耐受性低,治疗疗效差,即使获得缓解,缓解期也短。若患者年龄小于 60 岁,处于 RAEB-T 临床状态好,可酌情用常规化疗。

6.骨髓移植　当年龄小于 50 岁,并处于 RAEB 或 RAEB-T,有 HLA 同型供者,医疗条件允许,可考虑进行同种异体骨髓移植。

【注意事项】

MDS 是一种异质性疾病,各型间生存期差异较大。RA 和 RA-S 患者生存期常＞5 年,CMML、RAEB 和 RAEB-T 患者中生存期常＜1 年。感染、出血及向 AML 转化为主要死亡原因。

（徐　伟）

第二节　真性红细胞增多症

真性红细胞增多症(PV),简称真红,是一种造血干细胞疾病,是以 Jak2V617F 突变或 Jak212 号外显子突变导致的红系增生为主伴有粒系和巨核系均增生为主要特征的慢性骨髓增殖性疾病。在 2008 年 WHO 的慢性骨髓增殖性肿瘤的分类中与原性性血小板增多症(ET)和原发性骨髓纤维化(PMF)一起被归纳为 Bcr/abl 阴性的慢性骨髓增殖性疾病。临床以红细胞数及血容量显著增多,伴中性粒细胞及血小板升高为特征,出现多血质及高黏滞血症所致的一系列症状和体征,常伴有脾大和皮肤瘙痒,其起病隐匿,病程长,晚期可发生各种转化。

早在 1892 年 Vaquz 就报道了一例以持续性血细胞增多并伴有发绀的病例。1904 年 Turk 首先提出了 PV 早期即同时伴有粒及巨核细胞系增生。1951 年 Dameshek 将 PV、ET、PMF 和慢性粒细胞白血症(CML)等疾病归类为一类相关性疾病并称之为慢性骨髓增殖性疾病。

【发病的概况】

PV 是一种少见的疾病,但并非罕见疾病,大多发生在中老年人,平均发病年龄在 50～60 岁,男性多于女性,各国均有发病,发病率较的国家和地区有以色列犹太人、日本长崎和瑞典哥德堡。以色列犹太人的发病率:男 1.3/10 万人,女 0.5/10 万人;日本长崎:男 1.6/10 万人,女

0.4/10 万人;瑞典哥德堡:1.4/10 万人。我国于 1957 年首次有报告,文献报道的平均发病年龄为 53 岁,但由于缺乏该病的普查资料,我国暂无发病率的报道。

【病因和发病机制】

虽然 PV 的病因至今不明,但众多的实验资料表明,PV 患者具有以特点:①发病的始动环节是发生在多能造血祖细胞水平,且转化型的造血祖细胞超过了非转化型的造血祖细胞而占主导地位;②在无特定的刺激条件下,能过度产生一种或多种血细胞;③在体外有自发性集落形成的能力;④骨髓增生极度活跃,巨核细胞增生活跃或增生不良;⑤主要的细胞遗传学改变累及到 1、8、9、13 和 20 号染色体;⑥病人主要的死亡原因为出血及血栓形成;⑦髓外造血旺盛;⑧有自发性向急性白血病和骨髓纤维化转变的倾向。

在 2005 年,国际上 4 个不同的研究组几乎在同一时期在不同的国际著名医学期刊报道了在 PV 患者中超过 90% 患者存在着 Jak2V617F 突变,这一"里程碑"式的发现对于阐明骨髓增殖性疾病发病的分子机制,开拓了新的视野。Jak2 是一种非受体胞质酪氨酸激酶,通过转导来自各种细胞因子和生长因子受体的信号,在髓系发育中起重要作用。Jak2 的结构模型提示 V617 至 E621 残基形成一个环,连接假激酶区域 N 端突起的两条 β 链,C618 接触活化环。V617、C618 和其他一些局部残基可抑制激酶活化环从非活化构象向活化构象移动(即,V617 区域在负性调节 Jak2 信号传导时发挥直接作用)。大型的芳香氨基酸苯丙氨酸替代缬氨酸,很可能破坏这种负性调节,这也可以从分子基础上解释为什么 PV 患者的红系祖细胞在体外培养能自发性形成集落,以及骨髓增殖性疾病患者的红系祖细胞和髓系祖细胞对几种不同的生长因子特别敏感,但是对于 Jak2V617F 突变阴性患者的发病分子基础则有待于进一步研究。

【病理】

PV 病变主要累及骨髓、脾、肝。骨髓内红髓明显增多,而脂肪组织相对较少。骨髓结构仍基本正常,红系增生极为明显,粒及巨核系常同时增生,也可其中之一系增生,部分患者仅红系单独增生。幼红细胞在静脉窦旁呈岛状增生,各阶段粒细胞在小梁旁及血管周围弥漫性增生,巨核细胞在小梁间区增生。骨髓增生的细胞呈高度异型性,血窦扩张显著。骨髓储铁细胞及铁颗粒明显减少,约 80% 的患者铁染色阴性。病程后期,成纤维细胞及血管明显增生,同时出现大红细胞岛,伴不成熟粒细胞和异型巨核细胞。网状纤维染色示网状纤维高度增生,预示将转化或伴有骨髓纤维化。

根据骨髓病理检查,将 PV 分为三期:红细胞增生期(此期骨髓造血功能活跃,红系细胞过度增生并伴有白细胞和血小板增多);稳定期(此期全血细胞维持在正常范围,这种变化并非由于病变的骨髓造血功能转变正常,而是骨髓被异常增生的纤维组织所替代,而骨髓造血功能较前减低的结果);骨髓衰竭期(此期骨髓纤维组织增生加剧,使髓内造血组织减少并产生髓外造血)。

早期肿大的脾其脾窦显著扩张、充血,红系细胞增多,伴少量幼稚红细胞。晚期可出现三系造血细胞,类似髓样化生。肿大的肝脏其肝窦也扩张,同时伴有髓样化生。上述肝、脾在病理改变也是导致门静脉高压及频发上消化道出血的病理基础。如较大血管内有血栓形成时,相应脏器可见梗塞灶。其他器官通常无明显病理变化。

【临床表现】

起病隐匿,通常在血常规检查时偶然发现,有的患者出现并发症如血栓形成或出血后才被确诊。

1.神经症状　包括头痛、头晕、四肢胀痛和麻木、感觉障碍、视力下降和耳鸣。严重时有意识障碍,甚至痴呆。上述症状和血黏度升高、血小板增多及腔隙性脑梗死有关。

2.多血症状　表现为结膜充血、面红、唇紫、舌暗红及血管怒张等。是由于红细胞过多、血黏滞度高、血流缓慢和组织缺氧,导致微循环及全身血管充血与扩张。

3.出血　常见有牙龈出血、鼻出血,也可出现皮肤瘀斑及胃肠道出血,少数患者并发脑出血。出血的原因大致有:血管过度扩张及血液淤滞导致血管内皮损伤、血小板功能异常、不适当使用非甾体镇痛药物导致血小板功能受损。

4.脾大　通常为轻至中度肿大,晚期伴有骨髓纤维化时脾大可达盆腔。

5.血栓形成　为最常见的并发症,约在1/3的患者中发生,以脑血栓形成最常见,其次为心脏冠状动脉、下肢深静脉及脾受累少数可出现四肢动脉血栓形成。文献报道PV是肝静脉血栓形成(Budd-Chiar综合征)的重要原因之一,约占10%。血小板明显增多时,还可并发红斑性肢痛症,严重时发生肢端发绀,甚至坏疽。

6.皮肤瘙痒　国外报道皮肤瘙痒是PV的重要临床症状,皮肤瘙痒发生率高达65.3%,作者观察了38例PV患者有14例出现皮肤瘙痒症状,且Jak2V617F突变阳性的PV与Jak2V617F突变阴性的PV之间无明显差异。皮肤瘙痒症状可以在PV诊断之前发生,也可以在PV确诊以后发生。PV相关的皮肤瘙痒常被描述为在皮肤与水接触后出现的全身皮肤瘙痒、麻木、烧灼样或针刺样感觉,常被归为水性瘙痒(AP)。除了皮肤与水接触后可以诱发瘙痒外,气温突然变化、烤火、锻炼后出汗、饮酒或使用热被褥均能诱发。其原因是肥大细胞在真皮层广泛浸润有关,也有作者认为PV相关的AP与缺铁和生物胺有关。有报道Jak2V617F突变阳性纯合子的PV患者皮肤瘙痒症发生率高达69%。

7.其他　部分患者可并发Sweet综合征。PV患者由于骨髓细胞呈高代谢状态,核蛋白分解加速而致高尿酸血症,故临床痛风发作常见。

【实验室检查】

1.血常规　外周血三系细胞增加,血色深而稠,血相对密度为1.075～1.080。红细胞≥$(6\sim10)\times10^9/L$,血红蛋白≥180～240g/L,血细胞比容0.55～0.80,网织红细胞计数正常或稍高,可见红细胞大小不等,多染性及有核红细胞,晚期可见到异形红细胞及大量的泪滴形红细胞,提示并发骨髓纤维化。红细胞寿命早期正常,以后缩短,少数患者HbF可增高。2/3患者白细胞数增高,大多数为$(12\sim15)\times10^9/L$,少数超过$50\times10^9/L$,并有核左移及少数中、晚幼粒细胞出现。中性粒细胞NAP积分增高者占70%,粒细胞化学发光对某些拮抗剂如白细胞三烯的反应显示为选择性抑制异常。半数患者血小板计数在$(450\sim800)\times10^9/L$,可见大型、巨型血小板,血小板对肾上腺素诱导的聚集反应异常,甚至缺如,血栓烷A_2的产生和代谢分泌均增加,但对血小板活化因子刺激后的结合力减弱,血小板受体的表达减弱。

2.骨髓象　骨髓呈增生活跃或明显活跃,以红系增生为主,常同时伴有粒及巨核细胞系增生。各系的各期细胞比例正常。铁染色示细胞内、外铁均减少,甚至消失。骨髓活检显示前述病理改变,有助于诊断。

3.红细胞容量　用核素^{51}Cr标记法测定红细胞容量,PV患者均明显升高。该项检查是确诊红细胞增多的重要指标,重复性高。并发门静脉高压时,因血浆容量增加,可造成RBC、Hb及HCT正常的假象,缺铁时也可发生类似现象。此时检查红细胞容量则可确诊。

4.染色体　骨髓染色体核型分析约25%～35%患者有各种获得性异常,其中以8号、9号染色体三体最常见,其他有20q⁻、11q⁻及13q⁻。经化疗、放疗,或病情进展后可出现5q⁻、7q⁻等异常。诊断时即有细胞遗传学异常者,预后差。

5.分子生物学　几乎所有PV患者骨髓幼红细胞内抗凋亡因子如Bcl-XL表达增高,STAT3或STAT5过度活化。近几年研究表明,95%以PV患者存在着Jak2V617F突变。

6.其他　血流变学检查,显示血黏度明显升高,血沉减慢。各项凝血及纤溶指标大多正常,但有报告抗凝血酶、蛋白C、蛋白S降低,及存在蛋白C抵抗,提示抗凝活性下降。约40%患者由于从粒细胞中释放增多,血清维生素B_{12}显著升高。叶酸及铁蛋白常减少。血尿酸、LDH升高。血气分析示血氧饱和度正常。血清EPO水平降低。体外骨髓干细胞培养,BFU-E生长常无需EPO存在。超声心动图检查显示77%的PV患者有主动脉瓣或二尖瓣病变如瓣膜变厚、赘生物,此为血栓栓塞性并发症的病理基础之一。

【诊断】

(一)2002年WHO诊断标准

1.A标准

(1)红细胞数目较正常平均值增高25%,或男性血红蛋白>18.5g/L,或女性>16.5g/L。

(2)无继发性红细胞增多的原因,包括:①缺氧(动脉血氧分压≤92%);②高氧结合力的血红蛋白;③截短的促红细胞生成素受体;④由于肿瘤所产生的过量的红细胞生成素。

(3)脾脏肿大。

(4)在骨髓细胞中除外Ph染色体或BCR-ABL融合基因以外的克隆性遗传学异常。

(5)内源性红系集落形成。

2.B标准

(1)血小板>400×10⁹/L。

(2)白细胞>12×10⁹/L。

(3)骨髓活检示全骨髓增生活跃,以红系和巨核系增生更为显著。

(4)血清促红细胞生成素浓度低。

符合上述A标准的第1、2条,或者A标准的其他任何一条加上2个B标准即可以诊断。

(二)国内诊断标准

(1)临床:①多血质表现;②脾肿大;③高血压,或病程中有过血栓形成。

(2)实验室:①血红蛋白≥180g/L(男)或≥170g/L(女),红细胞数≥6.5×10¹2/L(男)或≥6×10¹2/L(女);②红细胞容量>39ml/kg(男)或>27ml/kg(女);③血细胞比容≥0.54(男)

或≥0.5(女);④无感染及其他原因白细胞多次＞11×10⁹/L;⑤血小板多次＞300×10⁹/L;⑥外周血中性粒细胞碱性磷酸酶染色积分＞100;⑦骨髓增生明显活跃或增生活跃,粒、红、巨核细胞三系均增生,尤以红系为。

(3)能除外继发性或相对性红细胞增多症。

具有上述(1)类任何 2 项,加(2)类中 A、B 二项,再加(3)类可诊断为 PV。如无检查红细胞容量条件时,(2)类中 A 及有 C 至 G 中任何 4 项,再加(3)类也可诊断。

(三)分子诊断标准

近年来由于 Jak2V617F 突变的发现,目前国外出现了分子诊断标准,首先作 bcr/abl 检测确认为 Ph 阴性的慢性骨髓增殖性疾病,然后作 Jak2V617F 检测将 PV 分为 Jak2V617F 突变阳性和 Jak2V617F 突变阴性二大类,其诊断标准如下:

1.Jak2 阳性的真性红细胞增多症 (需要以下二条)

A1:红细胞压积增高(男性＞52%,女性＞48%),或者红细胞计数增加(＞正常 25%)。

A2:有 Jak2 突变。

2.Jak2 阴性真性红细胞增多症 (符合 A1、A2、A3 或者任何一个 A 标准加上二个 B 标准可以诊断)

A1:红细胞增加(大于正常 25%)或者红细胞压积在男性≥60%,女性＞56%。

A2:无 Jak2 突变依据。

A3:无继发性红细胞增多的因素(动脉氧饱和度正常,血清 EPO 在正常水平)。

A4:可触及的脾脏肿大;

A5:在造血细胞上有获得性细胞遗传学的异常(除外 BCR-ABL)。

B1:血小板增多(＞450×10⁹/L)。

B2:中性粒细胞增多(中性粒细胞＞10×10⁹/L,在吸烟者＞12.5×10⁹/L)。

B3:在放学线上有脾脏肿大。

B4:有内源性红系集落形成或者血清 Epo 浓度较低。

【鉴别诊断】

PV 必须和继发性及相对性红细胞增多症鉴别。继发性红细胞增多症是由于长期慢性缺氧致 EPO 升高,刺激骨髓红系过度反应所致。常见于右至左分流的先天性心脏病、慢性阻塞性肺病、氧亲和力过高或携氧能力减低的异常血红蛋白病。此外,肾积水、肾囊肿、肾肿瘤因压迫肾组织,使局部血流减少而刺激 EPO 产生过多,致红细胞生成增多。

相对性红细胞增多症又称良性或假性红细胞增多症,是由于血浆容量减少所引起,并非真正的红细胞增多。部分患者红细胞增多为暂时性,如持续呕吐、严重腹泻、大量出汗、大面积烧伤等造成脱水或组织液减少。此时外周红细胞呈一过性增多,后随原发病控制而很快恢复正常,另有少数患者和吸烟、焦虑、肥胖等诱因有关,去除诱因又恢复正常。但其中少数患者也可并发血栓性并发症,少数可发展为 PV。

【治疗】

除了异基因造血干细胞移植的零星报道,目前尚无治疗可根除异常克隆。因此 PV 的治疗目的包括:抑制骨髓红系细胞异常丧生、降低血容量、减少血黏滞度、消除红细胞增多所致的各种症状和体征、减少血栓栓塞及出血性并发症、提高生活质量并延长生存期。低危血栓形成患者(小于 60 岁、无血栓病史)可能不需要额外治疗。对高危血栓(超过 60 岁或有血栓史)或对静脉放血要求很高的患者,根据年龄给予骨髓抑制性治疗,70 岁以上的年老患者可给予^{32}P或白消安;年轻患者可以选择羟基脲。

(一)静脉放血

使血细胞比容保持在安全水平(小于 0.45)为基本的、安全有效的治疗方法,可以减少血栓形成和出血的危险性。一般每次放血 300～500ml,间隔 1～3 日,至红细胞比容达到正常范围。老年人及有心血管疾患者,每次放血 200～300ml。此法简便、安全,能缓解与血容量及高黏滞度有关的症状,但不能改善肝脾肿大、皮肤瘙痒及痛风的症状,不能控制白细胞和血小板数量,仍可形成血栓,反复放血可引起缺铁,但禁用铁剂。为防止放血后血栓形成,放血后可静脉输注低分子右旋糖酐 500ml。

由于 PV 患者血液黏稠,应用传统的采血袋放血常难以达到放血治疗的要求。近年来,随着全自动血细胞分离机在临床上广泛应用,应用血细胞分离机对 PV 患者进行治疗性红细胞分离单采术,可快速、有选择性和有效地减少患者血循环中病理细胞含量,迅速缓解高黏滞血症。单采 1～2 次可获明显效果,不良反应为大量抗凝剂进人体可造成低血钙症。

(二)放射性核素^{32}P

^{32}P 为放射性核素,能释放 β 射线进行选择性内照射,抑制核分裂,达到抑制骨髓造血的目的。由于异常克隆细胞的代谢旺盛,对射线敏感,摄取^{32}P 较正常细胞多。适用于症状明显和羟基脲治疗无效者,不愿意定期服药者,发病年龄在 70 以或有出血和血栓形成者,放血后可用^{32}P 巩固。如白细胞和血小板数正常,而症状明显时,应慎用。白细胞及血小板数低于正常、严重肝肾疾病、脑出血急性期、活动性肺结核、妊娠及哺乳期均为禁忌。

常用的是磷酸氢二钠,可溶于水,口服,静脉注射效果更好。其半衰期 14.3min,用药 30～60min 后红细胞开始下降,可缓解几个月至 3 年。具体用法为 74～148MGq/m^2 体表面积,静脉注射,总剂量不超过 185MBq,如在 3 个月内不见效,可再给第二次剂量 37～148MBq,一般病例不需要第二次用药。用药后先有自觉症状好转,1 个月左右出现白细胞和血小板减少,红细胞和血红蛋白常于 2～3 个月才下降,脾脏于用药后 1～3 个月开始缩小。32P 治疗的中位生存期为 10～14.5 年,PVSG 报道静脉放血、32P 与苯丁酸氮芥治疗 PV 后白血病发生率分别为 7%、16% 和 20%。大部分病例在用 32P 后 2～8 年内发生。

(三)化学治疗

适用于①血小板计数高于(800～1000)$\times 10^9$/L;②脾脏显著肿大,并有脾梗死;③严重皮肤瘙痒;④老年人及有心肺疾病不宜放血治疗;⑤需大量放血才能控制病者。国外曾用苯丁酸氮芥、环磷酰胺与美法尼(马法兰)等治疗,近年来用溴丙哌嗪及羟基脲治疗;国内用二溴甘露醇和高三尖杉酯碱等治疗也有一定效果。

1.羟基脲　是一种骨髓抑制剂,它是通过抑制胸腺嘧啶脱氧核苷酸掺入 DNA 从而抑制 DNA 合成。其骨髓抑制时间短,停药后数天后白细胞就能回升,与放血联合治疗时,血栓并发症降低。用法:15～20mg/(kg·d),或 1.0～2.0g,每日 2 次,但需要每周查血常规,根据红细胞、血红蛋白及白细胞数增减,用药后血常规示红细胞、白细胞下降,脾脏缩小,但需用小剂量 0.5～1.0g/d 维持。目前已文献报道应用羟基脲可明显减少 Jak2V617F 突变等位基因的负荷量,其促白血病作用较其他烷化剂低。

2.白消安　能抑制 DNA 合成,阻碍细胞分裂,抑制骨髓造血。2～6mg/d,分次口服,自开始治疗 1～2 个月,大多数病例临床症状消失,肝脾缩小,血常规恢复正常,全血容量和红细胞容量下降,可缓解 1 年左右。此药对白细胞与血小板增多者,特别是血小板明显增多者更好。但用药量过大可引起严重骨髓抑制,长期白细胞与血小板减少,此外可有皮肤色素沉着等不良反应。

3.苯丁酸氮芥　4～6mg/d,分次口服,大部分病例有效,不良反应少,仅个别病例有荨麻疹与脱发。由于其致白血病的发生率高,故目前已不用。

4.环磷酰胺和美法仑　属烷化剂,用药后中位缓解可达 5～6 个月,因与苯丁酸氮芥一样有致白血病作用,现已少用。

5.溴丙哌嗪　为哌嗪类药物,国外已用于治疗本病,75mg/d,分 3 次口服,用药 2～3 个月有 90%～95%病例可获完全缓解,以后要维持治疗,25mg/d。主要不良反应为胃肠道反应,但也有使白细胞和血小板减少等。其诱发白血病风险相对较高,治疗 5 年、7 年和 14 年的风险分别为 6%、9%和 27%。

6.高三尖杉酯碱　属细胞非特异性抗肿瘤药物,抑制肿瘤细胞的 DNA 与蛋白质合成。一般 2～4mg 加入 500ml 液体中每日静脉滴注,10～14 天为 1 疗程。高三尖杉酯碱治疗虽有效但易复发,重复使用仍有效,不良反应有心肌损害、胃肠道反应、白细胞和血小板减少等。

(四)靶向治疗

1.干扰素　1988 年 R.Silver 首先应用干扰素来治疗 PV,能抑制过度增生的红细胞和血小板,改善皮肤瘙痒和脾脏肿大症状。2008 年 M.D.Anderson 研究小组报道了聚乙二醇干扰素 α2a 可使 14% Jak2V617F 突变阳性的等位基因转阴。用法 300 万 U～600 万 U 皮下注射,每周 3 次。

2.Jak2V617F 抑制剂　目前国外正在进行 Jak2V617F 抑制的临床试验,其中二个在 Ⅰ、Ⅱ期临床试验中明显有效的药物有 INCB018424 和 CEP701,INCB018424 可使 94%的 PV 患者达到缓解和部分缓解,对于羟基脲治疗无效的 PV 患者的疗效目前正在临床试验中。

(五)其他治疗

低剂量的阿司匹林(50mg/d)可使血栓素 A_2 的产生 80%以上,故推荐长期使用,尤其是适用于单独静脉放血治疗,以减少血栓栓塞并发症。

文献报道各种抗组胺药物对 PV 相关的皮肤瘙痒治疗有效率为 66.6%,西咪替丁治疗有效率为 44%,干扰素治疗有效率为 80%。

PV 晚期合并骨髓纤维化(有人称之为 PV 的衰竭期),患者常有巨脾、贫血、白细胞和血小板减少,处理十分困难。脾区放疗已证实无效。脾切除至少可取得暂时的缓解。由于手术并发症多,死亡率高达 25%,应谨慎进行,并充分作好术前准备。重度贫血者常需定期输血,也可使用雄激素。缺铁时补充铁剂因可在短期内迅速增加红细胞而加重病情,故应慎重补铁。

PV 患者因并发外科疾病的手术包括拔牙,术后并发症高达 47%,其中大多数为出血或血栓并发症,故主张术前先行放血及血细胞置换,待血象好转后再手术。

【病程及预后】

本病发展缓慢,未经治疗者的中位生存期为 1.5 年,但经各种治疗后,中位生存期可达 10~15 年。病程长短与许多因素有关,如治疗方法、发病时的年龄及有无并发症有关。不同的治疗方法其病程不同,苯丁酸氮芥治疗的中位生存期为 8.9 年,^{32}P 治疗者为 11.8 年,静脉放血治疗者为 13.9 年。发病年龄中,中年组较老年组病程长。白细胞与血小板数高者预后差。死亡原因以血栓为最多 30%~40%,其中心肌梗死占 50%,脑卒中占 31.5%,静脉血栓占 18.5%。其他依次为急性白血病(19%)、肿瘤(5%)和出血(5%)。其他的患者死于晚期骨髓衰竭(包括骨髓纤维化),其中大多数因中性粒细胞缺乏,死于感染,另为血小板减少,死于内脏出血。

(茹义松)

第三节　原发性血小板增多症

原发性血小板增多症(ET)亦称特发性血小板增多症,是以巨核细胞过度增生为主要特征的骨髓增殖性疾病(MPD)。其突出的特征是血小板计数持续升高,临床可表现为出血或血栓形成,脾大,ET 临床表现常常具有异质性,有超过 2/3 的患者诊断时没有临床症状。

1934 年,Epstein 和 Goedel 首次描述了一名患者呈持续的血小板升高,伴有巨核细胞增生,静脉血栓形成及出血倾向。这一疾病曾被冠以不同的名称,包括原发性血小板增多症、特发性血小板增多症、原发性血栓症及原发性血小板增多等。最初许多临床研究者认为 ET 是一个独立的疾病,随后对大量患者的深入研究,临床学家对这一理论提出质疑。Dameshek 于 1951 年提出 ET 可能是 MPD 中的一种,实验室研究也证实了这一理论,并证明 ET 是典型的克隆性造血干细胞恶性疾病。还有许多患者符合 ET 的诊断标准,伴有多克隆的血细胞生成。

2005 年,随着 Jak2V617F 突变在许多慢性 MPD 包括 ET 患者中的发现使对 ET 的发病机制及治疗的研究产生了突破性的进展,这一发现主要影响了此类疾病的诊断和分类,并对以此分子学发病机制为基础的新药的研发产生了深远的影响。

【流行病学】

ET 的发病率较低,年发病率与 PV 接近,约为每年 1.5~2.0/100000,比 PMF 高 10 倍。发病年龄多在 50~70 岁,尽管 ET 可发生于任何年龄,但儿童少见。女性发病率略高于男性,约为 1.3:1。这一差异可能因为虽然在老年人中男女发病率相同,但在 30 岁左右的女性有第二个发病高峰所致。

关于儿童发生 ET 的报道较少,儿童 ET 的发生率大约比成人低 60 倍,大约有 30% 的儿童 ET 患者合并血栓或出血合并症,50% 合并脾大。研究显示仅有 20% 的儿童 ET 有克隆性血细胞生成,而在成人中有45%的ET有克隆性血细胞生成;Jak2 V617F阳性的比例在儿童ET中占20%,而在成人ET中却占60%。

ET发病的危险因素尚不清楚,偶有MPD患者的一级亲属中家族性聚集发病的报道,其发生率高于散发病例的预计值。这些家族聚集发病者与遗传性血小板增多症患者不同,家族聚集发病的患者大约一半是Jak2 V617F突变阳性,与散发的非家族发病患者的突变率相近。电离辐射是MPD包括ET发病的危险因素之一,广岛及长崎原子弹袭击后的幸存者和进行核武器试验的军事人员发病率较高。

血小板生成素产生异常或血小板生成素受体异常被认为是遗传性血小板增多症的病因。研究认为血小板生成素基因的点突变可以导致全身性的血小板产生过多,导致遗传性血小板增多症。家系研究结果显示遗传性血小板增多症是常染色体显性遗传,呈现良性的病程,通常不伴有出血或血栓形成,通常也不转化为骨髓纤维化或急性白血病;并且,这类患者通常血小板计数低于ET的儿童患者,肝脾肿大的发生率低。遗传性血小板增多症患者均具有多克隆的血细胞生成,血小板生成素及其受体突变并不能解释所有家族性聚集发病的遗传性血小板增多症,提示还存在某种程度的遗传异质性。

【病因及发病机制】

(一)病因

ET患者血小板寿命正常或接近正常,他们发生血小板增多的原因是巨核细胞产生血小板增加,巨核细胞数量、体积、核分叶数及染色体倍数的增加导致有效的血小板生成增加10倍以上。

应用G-6-PD同工酶法及X染色体基因的限制性酶切片段多态性的方法均发现ET患者外周血中的血小板、红细胞及中性粒细胞均来源于同一个克隆,提示ET是典型的克隆性造血干细胞疾病,起源于多能造血干细胞。克隆性研究显示在ET患者的白细胞中除了克隆来源之外还存在相当比例的非克隆性来源的白细胞,表明发生ET的克隆性转化可以发生在造血的各个时期,转化前的正常的造血干细胞持续造血导致混合的多克隆异常发生,研究发现存在多克隆血细胞生成ET患者血栓形成并发症的发生率较低。

对ET患者骨髓或外周血中巨核细胞的生物学行为进行研究,发现应用含有血清的培养系统可使前体细胞数量增加,证明其主要异常是前体细胞数的扩增;在缺乏外源性的细胞因子的情况下ET患者的巨核细胞也可发生克隆性增生,某些研究者认为可应用此特点来鉴别ET与反应性血小板增多症;对ET患者的巨核细胞集落形成单位的测定显示其对添加的细胞因子仍然反应迅速,提示同时存在无需额外的细胞因子的MPD克隆及生理性克隆。某些健康人的骨髓在无血清的系统中也有一定程度的自发巨核细胞集落形成,其原因目前为止还很难解释。但到目前还没有证据表明存在累及这些细胞因子的自分泌调节缺陷。

IL-3、IL-6、GM-CSF或血小板生成素可促进巨核细胞前体细胞的增殖,从ET患者分离来的巨核细胞前体细胞对某些细胞因子高度敏感,包括IL-3、IL-6及血小板生成素,但对GM-CSF不敏感。血小板生成素是调节巨核细胞生成和血小板产生的主要生理调节因子,可以与细胞表面受体Mpl结合,血小板受体表达于CD34$^+$造血祖细胞、巨核细胞及血小板的表面。

ET 患者血小板生成素水平正常或仅轻度升高,其血小板表面表达血小板生成素受体明显下降。

ET 患者血浆中仅有少量细胞因子存在时也可促进 ET 的红系祖细胞增生,缺乏外源性的促红素时仍有红细胞克隆形成是增生异常的标志,符合 PV 的特征。ET 患者骨髓及外周血中可检测到红系爆式集落形成单位,并且在缺乏外源性促红素时仍有红细胞克隆形成。在非真红的患者存在此异常提示不同的 MPD 前体细胞可能存在共同的缺陷。

还有研究认为 ET 发生可能是由于巨核细胞生成的抑制因子抵抗的原因,Zauli 等研究发现 ET 患者 CFG-MK 对抑制因子 TGF-β 及自体血小板裂解物的敏感性降低,TGF-β 在血小板裂解物的抑制效应中起主要作用。某些可以增加对血小板生长因子敏感性的化合物在巨核细胞前体细胞水平可促进血小板产生并干扰对负性调节因子的敏感性,从而发生 ET 所特有的血小板增多。

(二)分子学发病机制

2005 年,多个研究组报道了费城染色体阴性的 MPD 患者多数有单独的获得性 Jak2 基因点突变。Jak2 是细胞质中的酪氨酸激酶,是红细胞生成素、血小板生成素、白介素-3、粒细胞集落刺激因子(G-CSF)和粒单细胞集落刺激因子(GM-CSF)受体胞质内重要的启动信号。Jak2 缺乏的小鼠完全缺乏成熟红细胞生成,在胚胎第 12.5 天即死亡。有研究发现红细胞生成素与其受体结合激活 Jak2,对信号的转导起重要作用,Jak2 在内质网上与红细胞生成素受体结合,同时在细胞表面表达,红细胞生成素受体与红细胞生成素结合引起构象改变,引起 Jak2 磷酸化及活化;活化的 Jak2 使受体的胞质部分磷酸化,激活与其对接的下游的效应蛋白,引发细胞内的信号级联放大。

Jak2 突变是大量 Jak2 蛋白 617 位点上的缬氨酸被苯丙氨酸替代(V617F),这一残基位于 JH2 或伪激酶区,可下调激酶区的功能。生物化学的研究显示 Jak2 V617F 突变可导致细胞因子不相关的 JAK-STAT、PI3K-AKT 和 MAPK-ERK 通路激活,这些通路的激活均参与了促红细胞生成素受体信号链。

MPD 中 Jak2 突变是获得性的,而非遗传性改变。用敏感的方法检测发现超过 95% 的 PV 及 50%～60% 的 ET 或 PMF 患者存在 Jak2 V617F 突变,同一突变导致不同的临床表现可能与 Jak2 V617F 负荷有关。Scott 等采用等位基因特异性 PCR 方法发现 PV 或 PMF 患者多能干细胞 Jak2 V617F 突变多为纯合子,这是细胞有丝分裂重组影响 9 号染色体长臂的结果;但在 ET 患者多能干细胞 Jak2 V617F 仅与野生型 Jak2 杂合存在,无纯合子检出。Jak2 V617F 阴性的 ET 则可能存在其他发病机制,近年来,已经有研究证明大约有 10% 的 V617F 阴性的 ET 患者有血小板生成素受体的获得性活化基因突变(Mpl W515)。这一突变发生在维持受体于静止状态的位点,突变使其丧失抑制作用,导致受体激活。

Jak2 V617F 阳性的 ET 患者与 Jak2 V617F 阴性的 ET 患者的临床特征也有所不同,Jak2 V617F 阳性的患者诊断时年龄较大,血红蛋白水平较高,中性粒细胞数较高,但血小板数低于 Jak2 V617F 阴性的 ET 患者;Jak2 V617F 阳性的 ET 患者骨髓呈高细胞性,红细胞增生及粒细胞增生均较阴性者明显;Jak2 V617F 阳性的 ET 患者血清红细胞生成素及铁蛋白水平均较低,且存在不依赖红细胞生成素生长的红系集落;Jak2 V617F 阳性的 ET 患者血栓发生率较高;大部分 Jak2 V617F 突变阳性的 ET 患者最终发展为 PV;降低 Jak2 V617F 阳性的患者的血小板数所需羟基脲剂量低于阴性者。Campbell 等提出 Jak2 V617F 阳性的 ET 与 PV 在临床特征上有许多共同之处,这两者应当认为是一个疾病的不同阶段,而非两个独立的疾病。

(三)病理生理学

目前 ET 的病理生理学情况不十分清楚,ET 的异质性是了解其病理生理的主要的障碍。

ET 的并发症多数与出血和血栓形成有关,血栓并发症多发生于老年人或既往有血栓病史的患者,而出血常发生于血小板数极端升高的个体($>1000\times10^9/L$)。血栓事件与年龄相关可能是因为老年人常常合并血管疾病,ET 患者还可以发生微血管血栓形成导致指端或中枢神经系统缺血出现一系列临床症状。

ET 患者血小板数与血栓形成和出血时间的相关性目前尚无定论,有研究认为 ET 患者血小板升高的程度是血栓和出血发生的重要决定因素。Cortelazzo 等发现血栓事件的发生与血小板增多持续时间密切相关,对血栓形成高危的 ET 患者进行降低血小板的治疗可以预防血栓事件的发生。多项研究证实 ET 患者出血的程度及持续时间与血小板数相关,血小板数明显升高者出血的发生率高,当血小板降至正常出血比例降低。

ET 患者出血的临床特征类似于 von Willebrand 病,研究发现血小板明显升高($>1000\times10^9/L$)与获得性 von Willebrand 病相关,降低血小板数可纠正 von Willebrand 样异常并终止出血发作。ET 合并获得性 von Willebrand 病的平均血小板数为 $2050\times10^9/L$。循环中血小板增加可使大的 von Willebrand 多聚体吸收在血小板膜上,导致其被清除降解。

很多研究认为 ET 患者的血小板存在功能异常,出血时间延长见于 7%～19%的新诊断的 ET 患者,阿司匹林对 ET 患者出血时间的影响较正常人要明显的多。ET 患者出血并发症与出血时间延长并非总是相关的,对于血小板数极度升高的 ET 患者,降低血小板至正常以防治获得性 von Willebrand 病比纠正出血时间更为重要。有 35%～100%的 ET 患者血小板聚集功能异常,但聚集实验异常并不一定与出血时间延长或出现出血或血栓并发症相关。ET 患者血小板聚集对肾上腺素、ADP 及胶原反应存在缺陷,但对花生四烯酸和利托菌素反应正常,如果将 ET 患者的血小板预先与血小板生成素孵育,可部分校正对肾上腺素、ADP 及胶原的聚集异常反应。Usuki 等提出 ET 患者循环中的血小板生成素水平可能调节着血小板功能并在体内对激动剂起反应。ET 患者常发生获得性的血小板储存池异常,血小板 α 颗粒异常释放导致血浆血小板因子 4 和 β 血小板球蛋白水平升高。研究发现获得性血小板储存池的缺陷并不一定与血小板数或临床症状的出现相关。α 颗粒的组分是 ET 巨核细胞的正常组分,其合成并无异常,但 α 颗粒的释放被认为是血小板激活的结果。脂氧合酶代谢花生四烯酸缺陷可导致血小板上前列腺素 D_2 和肾上腺素受体数量下降,血栓患者来源的血小板可以增加血栓烷 B_2 的生成及纤维蛋白原的亲和力。ET 患者 β 血小板球蛋白的升高及血清血栓烷 B_2 的升高提示体内血小板的活化及凝血酶生成。而在继发性血小板增多症的患者中未见上述异常,这在一定程度上解释了 ET 患者血栓风险高的原因。

有两个疾病不能用血小板功能异常导致血栓出血并发症来解释。一个是红斑性肢痛病,应用环加氧酶抑制剂可迅速缓解其症状,直接证明前列腺素在其血管闭塞中起作用;另一个是获得性 von Willebrand 综合征,是 ET 患者出血的主要原因。

ET 伴红斑性肢痛病及血栓形成的患者血小板寿命降至 4.2 ± 0.2 天,无症状的血小板数正常的 ET 患者为 6.6 ± 0.3 天,反应性血小板增多症患者为 8.0 ± 0.4 天。此疾病的血栓形成与血小板更新加快相关,应用阿司匹林治疗可将血小板平均寿命延长至 6.9 ± 0.4 天,使得血小板数明显升高。红斑性肢痛病是由血小板介导的动脉微血管血栓形成所导致,应用血小板环加氧酶抑制剂如阿司匹林、吲哚美辛可缓解局部缺血性循环障碍。不能抑制血小板环氧化酶的药物如华法林、水杨酸钠、双嘧达莫、磺吡酮及噻氯吡啶治疗无效。达唑氧苯可抑制血小板丙二醛及血栓烷 B_2 的合成,但不能改善红斑性肢痛病的症状。这些研究结果提示前列腺素内过氧化物在 ET 患者血小板相关的血栓形成中起重要作用。

ET 患者还存在血小板膜异常,常见糖蛋白(GP)Ⅰb、GPⅡb 及 GPⅢa 下降,这一获得性的膜缺陷机制及临床意义目前尚不清楚。

Lee 等提出 ET 患者血小板表面产生的凝血酶较正常对照或反应性血小板增多症的患者要明显增多,从而增加了血栓形成的风险。这一异常的分子基础尚不清楚,可能是由于 ET 血小板膜结构异常导致凝血酶生成增多所致。Villmow 等证实 ET 患者除血小板-中性粒细胞和血小板-单核细胞复合物增多外,血小板微粒也是升高的。血小板微粒参与凝血酶产生及白细胞活化,其增加与血栓形成相关。

ET 患者存在体内白细胞活化,并与凝血系统及内皮细胞的激活相关。Falanga 等推测 ET 患者血小板及白细胞的活化对血栓前状态的形成起重要作用。ET 患者 Jak2 突变的出现与血小板及白细胞的活化也密切相关,激活的中性粒细胞可以与血小板结合,触发组织因子的表达、内皮细胞活化和损伤。临床研究也发现白细胞数升高是 ET 患者血栓形成的独立的危险因素,并与预后不好相关。因而白细胞在 ET 血栓的发病机制中起重要作用。

【临床特征】

ET 患者起病一般较缓慢,许多患者没有症状因偶然行血常规检查发现血小板升高明显而就诊。临床表现多样,可出现微血管缺血、大血管血栓形成或出血等并发症。多数临床症状与血栓形成或出血相关,一般而言动脉事件多于静脉事件,大出血少见。

(一)血栓形成并发症

与 PV 一样,血栓形成是 ET 患者致死及致残的主要原因,大约 15%～20%患者表现为血栓症,血栓可发生于动脉、静脉或微血管,临床受累部位范围与 PV 相似,但 ET 内脏血栓的发生率较低。

1.微血管缺血　微血管缺血主要影响指(趾)端和脑部的循环。累及手指及足趾,可导致指(趾)痛、烧灼性红斑、四肢发绀、雷诺现象、指端梗塞及典型红斑性肢痛病,严重可导致局部溃疡或坏疽。MPD 发生微循环障碍的发病机制认为与血管痉挛和小动脉炎症有关,活化的血小板和白细胞可释放作用于血管的和(或)炎症介质从而引起微血管缺血的症状。这些症状通常对阿司匹林治疗敏感。

红斑性肢痛病指四肢的发红及灼痛,并不一定伴有静脉血栓形成,常常是先出现感觉异常,随后出现典型的四肢充血肿胀及灼痛,寒冷可减轻症状,高温可加重症状,患者不愿穿袜子穿鞋,并且乐意抬高双足。症状加重可导致皮肤剥脱或导致足趾手指局部缺血变冷呈黑紫色。红斑性肢痛病多数症状是不对称的,可伴有冠脉疾病或短暂性脑缺血发作的相关症状,偶有出血表现者。除非伴有出血,红斑性肢痛病患者血小板一般不超过 $1000 \times 10^9/L$。阿司匹林单次给药可使症状缓解数日有助诊断红斑性肢痛病。血小板介导的小动脉炎及血栓阻塞引起手足发绀甚至坏疽可以解释红斑性肢痛病特殊的微血管症状,受累部位的皮肤活检可见小动脉损伤,而小动脉内皮细胞肿胀,血管壁增厚,细胞内物质沉积。与动脉粥样硬化患者的血管阻塞不同,红斑性肢痛病患者的脉搏是正常的。

对脑部微循环的影响包括短暂的非局灶性的视觉异常或神经系统症状。神经系统合并症也较常见,多表现为头痛、四肢感觉异常及短暂性脑缺血发作,症状常突然发作,持续数分钟,头痛多为搏动性,症状常相继出现,很少同时出现,症状出现前后可伴有红斑性肢痛病。其他短暂的神经系统症状还包括摇摆不稳、构音困难、烦躁不安、偏瘫、偏头痛样症状、晕厥及抽搐等。这些症状是由血小板介导的局部缺血及末梢微血栓形成引起,其中部分最终发展为脑梗死。

2.大血管血栓形成　除了常有微血管血栓形成外,ET 患者大血管并发症也较常见,包括动脉和静脉血栓形成。动脉血栓的受累部位与一般人群一致,常见的部位包括下肢动脉(30%),冠状动脉(18%)及肾动脉(10%);颈动脉、肠系膜动脉及锁骨下动脉则较少受累。静脉血栓形成的部位常见于脾静脉、肝静脉、下肢或骨盆静脉。

肝静脉血栓形成可导致 Budd-Chiari 综合征;肾静脉血栓形成可导致肾病综合征;腹部静脉血栓形成多发生于年轻女性 ET 患者,腹部静脉血栓形成的 ET 患者预后较差,发生肝功能衰竭、转化为骨髓纤维化或急性白血病的几率高。腹部静脉血栓可发生于全血计数正常或接近正常的隐匿性 MPD 患者,对此类患者进行诊断性的病情检查包括骨髓活检及 Jak2 V617F 突变的检测是非常必要的。阴茎异常勃起是 ET 的少见合并症,推测可能是血小板沉积于海绵体引起。冠脉造影正常的心绞痛或心梗也较多发生于 ET 患者,MPD 包括 ET 患者发生主动脉瓣及二尖瓣损伤的比例也较高。其瓣膜损伤类似于无菌性血栓性心内膜炎,可作为此类患者外周动脉栓子的来源。此外 ET 患者还可发生肾动脉和静脉血栓形成导致急性肾功能衰竭;血小板和巨核细胞堵塞肺泡毛细血管继发肺动脉高压也可见于 ET 患者。

3.ET 患者血栓形成危险因素　ET 患者发生血栓事件的危险因素有许多,最明确的是年龄大于 60 岁和有血栓病史,其他危险因素还包括血小板计数大于 $1000 \times 10^9/L$、高脂血症、高血压及吸烟。近年来有数据提示男性、单克隆造血、抗磷脂抗体阳性、自发的巨核细胞或红细胞克隆、遗传性 V-Leiden 多态性及凝血酶原 G20210A 基因突变也可增加血栓形成的风险。血小板功能异常与血栓形成风险不相关。Jak2 V617F 突变是否是血栓形成的危险因素目前尚不确定。

降低高危 ET 患者的血小板数有助于降低血栓发生率,治疗后的 ET 患者血栓发生率与对照人群比较并无明显升高,因此治疗后发生的血栓事件多数与 ET 无关,与一般的危险因素如吸烟、高胆固醇血症及既往血栓形成相关。

40 岁以下无症状的 ET 患者发生血栓或出血并发症的风险仍存在争议,Carobbio 等认为对于未治疗的低危 ET 患者,白细胞增多与血栓发生相关。Cortelazzo 等进行的回顾性研究显示年龄小于 60 岁无症状的 ET 患者,血小板数低于 $1500 \times 10^9/L$ 者血栓发生风险与正常人群无差别。

(二)出血性并发症

ET 患者出血并发症的发生率低于血栓并发症,并且研究较少,但一旦发生较为引人注意,多数出血不严重,偶尔需要输注红细胞支持治疗。出血主要累及皮肤及黏膜,表现为瘀斑、鼻出血及胃肠道出血,关节腔、肌肉内及腹膜后出血少见,出血偶可见于应用华法林抗凝治疗后。出现深部出血常提示其发病机制与 vW 因子功能不全相关,血小板明显升高的患者可能通过血小板表面的 vW 因子受体的吸附作用,使得的血浆中 vW 因子被大量消耗。手术创伤后出血发生率高,需尤其注意,其原因可能是由于术后血小板增多发生获得性的 von Willebrand 综合征。

ET 患者出血主要的危险因素是血小板明显升高,多数出血发生时血小板数超过 $1500 \times 10^9/L$,分析其原因可能是由于发生了获得性 von Willebrand 综合征,高分子量的 vW 多聚体减少所致。未经治疗的 ET 患者血小板功能常常受损,但研究未发现血小板功能异常对出血性并发症有提示作用。

(三)脾大

大约有 20%～25% 的 ET 患者诊断时有脾大,多为轻到中度脾大,如果 ET 患者病程中出现脾脏进行性肿大,应警惕是否向骨髓纤维化进展。有观点认为,随着时间的推移,部分 ET 患者可因脾脏微循环内的微梗塞继发脾脏萎缩,但脾功能减退及其并发症少见。

(四)转为骨髓纤维化或真性红细胞增多症

ET 的并发症还包括转化为骨髓纤维化,或更少见的转化为 PV。ET 发病 10 年转为骨髓纤维化的发生率为 5%～15%,转为 PV 则低于 1%～2%。部分表现为红细胞增多的患者可能是前期铁缺乏的代偿反应,类似于补铁治疗及绝经期后的表现。

转化为骨髓纤维化一般起病隐袭且患者不愿接受定期骨髓活检,因而对其了解较少。ET 转为骨髓纤维化的诊断依赖于骨髓活检网硬蛋白染色网状纤维明显增高伴或不伴有新骨形成;同时出现两个或两个以上临床症状,包括进行性脾肿大、贫血、泪滴样红细胞、幼稚红细胞增多及全身症状。(如表 8-1 所示)。骨髓纤维化转化是随访超过 10 年的患者尤其年龄较轻患者(<60 岁)的主要死亡原因。发生骨髓纤维化转化与进展为急性白血病的危险性增加相关,30% 的急性白血病转化发生于骨髓纤维化后。

表 8-1   原发性血小板增多症骨髓纤维化转化诊断标准(应用于 PT-1 研究,由意大利共同标准修订)

主要标准
骨髓活检网状纤维≥3 级(较诊断时至少增加 1 级)
次要标准
脾脏增大≥3cm

血红蛋白较正常值下降≥2g/dl,并且不能用其他原解释

外周血涂片可见幼稚髓系细胞或有核红细胞

外周血涂片可见泪滴样红细胞

全身症状

盗汗(需要有床单或睡衣的改变)

全身的不能解释的骨痛

体重减轻(6个月内较转化前下降＞10%)

诊断骨髓纤维化转化需要主要标准＋任意两条次要标准

(五)转为白血病

ET可以进展为骨髓增生异常综合征(MDS)或急性髓性白血病(AML),与正常人相比,ET转化为急性白血病的危险成倍增加。文献报道转为白血病的比例为3%～10%,原始细胞表型可以为粒细胞性、单核细胞性、巨核细胞性、混合表型、甚至可以是淋巴细胞表型,少数患者未经化疗药物治疗可转为急性白血病。对于高危患者多数需接受降血小板治疗,这意味着无法真正确定ET患者自然发生急性白血病转化的比率;除此之外,不同的治疗方法也与转为白血病的比率相关,作为起始治疗,单用羟基脲发生白血病转化仅轻度升高(3%～4%),羟基脲及哌泊溴烷的致白血病作用较^{32}P或烷化剂如白消安和苯丁酸氮芥要弱,先后应用羟基脲与^{32}P或其他细胞毒药物如白消安或哌泊溴烷转为白血病比例明显增加。

急性白血病的发生与17号染色体的短臂缺失相关,最常发生于羟基脲治疗的患者;而用哌泊溴烷治疗的患者可见$1p^+$或$7q^-$。细胞遗传学的异常被认为与化疗药物相关。ET发生白血病转化预后极差,中位生存期为4个月,常规化疗方案多耐药,可考虑造血干细胞移植治疗。

【实验室检查】

(一)血象

持续的无法解释的血小板升高($\geqslant 450 \times 10^9$/L)是ET的标志,常伴有白细胞增多及血红蛋白浓度升高,大约三分之一的患者可有轻度的嗜酸粒细胞增多(＞400/mm³)或嗜碱粒细胞增多(＞100/mm³)。血涂片可见血小板常聚集成堆,有畸形和巨大血小板,有时可见巨核细胞碎片,泪滴样红细胞也可见,但并非ET独有。

(二)骨髓象

骨髓巨核细胞增多,体积增大,核分叶增多,常成堆出现是ET的特征。巨核细胞数量多、胞质发育成熟、核分叶过多及核轮廓清晰也是ET特征性改变。粒系和红系也可增生,25%的患者可见网硬蛋白增加,但胶原纤维化并不明显或轻度,如存在明显的网状纤维化及胶原纤维化则不支持ET诊断。

(三)染色体及基因分析

ET患者染色体核型一般正常,少数呈现非整倍体改变,可见$1q^+$、$20q^+$或$21q^+$,但未发

现固定的染色体异常。50％的 ET 患者 Jak2 V617F 阳性,4％有等位基因高负荷,大约 10％的患者有活化的 Mp1 突变。Ph 染色体及 BCR/ABL 重排阴性可除外慢性髓性白血病(CML)。CML 患者也可出现血小板升高,但 ET 和 CML 的预后及治疗完全不同,因而对于血小板升高的患者需要行 Ph 染色体及 BCR/ABL 融合基因的检测以除外 CML。

(四)出凝血功能及血小板功能

10％~20％的患者出血时间延长。凝血象结果不一致,多数正常,部分患者可因消耗性凝血因子减少,使凝血酶原时间、活化的部分凝血酶原时间延长,但纤维蛋白降解产物一般正常。血小板黏附功能可降低,血小板对肾上腺素、ADP 及胶原等聚集反应减低,但对花生四烯酸和利托菌素反应正常。常有 ET 患者自发血小板聚集的报道,但并非普遍发生。

(五)其他检查

70％~80％的患者骨髓可见储存铁,几乎所有患者血清铁蛋白正常。Cervantes 等认为30％的 ET 患者铁储存缺乏是慢性 MPD 的表现,并非真的反映体内铁缺乏状态。大约有25％的 ET 患者诊断时伴有血尿酸升高;尽管有 23％的患者可出现假性高钾血症,但 ET 患者诊断时血钾的均值通常在正常范围。

发生与血小板数过多相关的获得性 von Willebrand 综合征时,血小板通常超过 1500×10^9/L,出血时间延长,Ⅷ因子活性及 vW 抗原水平正常,但 vW 因子-利托菌素复合因子活性及胶原结合活性下降,vW 因子多聚体减少或缺失。

【分类】

按照有无 Jak2 V617F 突变可将 ET 患者分为两类,Jak2 V617F 阳性患者临床特征与 PV 相似,常伴血红蛋白及白细胞升高,骨髓红细胞生成及粒细胞生成明显增强,更易发生静脉血栓形成,转化为红细胞增多症的发生率较高,并且突变阳性的 ET 患者血清促红细胞生成素及铁蛋白水平低于突变阴性者。这些结果提示 V617F 突变阳性的血小板增多和红细胞增多的患者可能是一种疾病的不同阶段,而并非两个独立的疾病。V617F 阴性的 ET 患者虽然临床特征符合 MPD,包括细胞遗传学异常、骨髓细胞增多、巨核细胞形态学异常,PRV1 高表达、不依赖促红细胞生成素的红细胞克隆生成及骨髓纤维化转化或白血病转化,证明这二者均为真正的 MPD,但 V617F 阴性的 ET 的生物学特性具有异质性。

【诊断】

在 Jak2 V617F 发现前,ET 的诊断是一个排除性诊断。由于缺乏特殊临床表现,存在许多其他可导致血小板计数明显升高的原因,导致 ET 诊断困难。1997 年修订的 PVSG 标准提出将 ET 列入 WHO 肿瘤中。诊断 ET 除了需要血小板计数持续大于 600×10^9/L 外,还需要除外其他克隆性血细胞异常及反应性血小板增多。需要行骨髓活检了解巨核细胞形态及其他各系细胞特征,以区分 ET 及其他疾病,骨髓组织学特征如巨大血小板、多核巨核细胞及巨核细胞成簇分布均对诊断 ET 有提示意义。但这些组织学标准并不足以作为常规诊断的标准。

Jak2 V617F 突变的发现为 ET 诊断提供了有力的工具,有大约一半的患者可发现此突变,Jak2 V617F 突变的检测目前已广泛应用并使诊断更加简化。等位基因特异性的聚合酶链反应(PCR)、焦磷酸测定、限制性酶切测定及实时 PCR 检测此杂合突变均具有较高的敏感性,即使只有 5％～10％的细胞表现出此突变也可检测到,并且假阳性率低,使得以上方法均可作为帮助诊断的有效工具。2007 年 WHO 结合 Jak2 V617F 突变的临床证据修订了 ET 的诊断标准。

　　Jak2 V617F 突变阳性患者如伴有血小板升高对诊断 ET 具有较高的提示意义,从而减少为除外继发性血小板增多症进行的繁杂的检查。对于 Jak2 阳性的血小板增多的患者,诊断的重点是将 ET 与其他骨髓异常相鉴别。骨髓涂片及活检可以鉴别骨髓纤维化(纤维化前期)和表现为血小板增多的骨髓增生异常综合征(尤其是 5q⁻ 综合征及难治性贫血伴环状铁粒幼细胞和血小板增多,通常后者 Jak2 也是阳性的);红细胞容量及血浆容量的测定可鉴别 PV 和 ET,对于血细胞比容低于 60％的男性或低于 55％的女性建议行红细胞容量及血浆容量的测定,血细胞比容高于上述标准者常常与红细胞容量增加相关,可不必行放射性核素检查。对于无 Jak2 V617F 突变的血小板升高的患者,需注意重点除外继发原因导致的血小板增多,如铁缺乏、感染、炎症状态(尤其是类风湿关节炎、炎症性肠病及其他自身免疫病)及脾功能低下状态。诊断困难的病例骨髓检查如显示克隆性细胞遗传学异常或巨核细胞形态异常均提示 ET。

　　2008 年 WHO 再次修订了 ET 的诊断标准(表 8-2)。这一标准适用于诊断成人 ET,但用于儿童 ET 仍存在争议。

表 8-2　ET 的 WHO 诊断标准(2008 年)

1.持续[a] 血小板计数≥450×10⁹/L
2.骨髓活检标本显示巨核细胞系增生为主,巨大的成熟的巨核细胞数增多,中性粒细胞或红细胞系无明显的增多或核左移
3.除外 PV[b]、PMF[c]、BCR/ABL 阳性的 CML[d]、MDS[e] 或其他髓系肿瘤
4.证实存在 Jak2 V617F 或其他克隆标志,或缺乏克隆标志,没有反应性血小板增多的证据[f]

　　诊断 ET 需以上四条标准均符合。

　　a.在诊断过程中持续性增高。

　　b.当存在血清铁蛋白降低时,要求补铁治疗后血红蛋白上升水平低于真红的诊断范围,排除真红主要基于血红蛋白和红细胞压积水平,不需要红细胞容量的检测。

　　c.无网状纤维化、胶原纤维化、外周血幼稚细胞或骨髓显著增殖伴典型原发骨髓纤维化巨核细胞形态特征——巨核细胞由小到大,核/浆比例异常,核深染、球形或不规则折叠形状,密集成簇。

　　d.无 BCR-ABL₁。

　　e.要求无红系和粒系病态造血。

　　f.导致反应性血小板增多症的原因包括铁缺乏、脾切除、外科手术、感染、炎症、结缔组织病、转移癌以及淋巴增殖病。但其他标准均满足,即使存在以上反应性血小板增多症的原因也不能排除 ET 的可能

　　对每个患者行骨髓染色体核型分析及 BCR-ABL 融合基因检测以除外 CML 或发现其他克隆性的骨髓恶性肿瘤是非常必要的,因为上述疾病自然病程及治疗手段不同,对于 CML 有特殊的药物治疗可早期干预,如伊马替尼、达沙替尼、尼罗替尼或对合适的患者行造血干细胞移植有治愈的可能。

　　骨髓活检被认为是诊断 ET 的必要的检查,有报道认为 ET 可按照组织学上的不同分为不同亚群,不同亚群预后不同。然而众所周知巨核细胞形态评估较困难,可重复性差,缺乏不同观察者间差异的详细的研究,因而这种组织学分类是否能广泛应用尚无定论,WHO 分类标

准将骨髓活检包括在内仍存在争议。

至少一个系列的血细胞克隆性生成有助快速诊断ET,但这一技术尚未广泛应用,目前多用于血小板增多的年轻女性患者的研究,限制性片段长度多态性可用于此类患者的血细胞克隆性分析,对诊断造血系统恶性肿瘤及Jak2 V617F阴性的ET有提示意义。

反应性血小板增多患者均为多克隆的血细胞生成,但多克隆血细胞生成不能否定ET,在重症的患者,大约有三分之一符合ET诊断的患者具有多克隆血细胞生成,有研究显示多克隆血细胞生成的女性患者血栓并发症较单克隆者少见,这一结论仍需要进一步研究证实。

【鉴别诊断】

(一)反应性血小板增多

发现血常规中血小板明显升高时,首先应进行外周血涂片检查除外假性血小板增多,当外周血中存在接近血小板大小的红细胞或白细胞碎片时(CLL、TTP、HbH病及球形红细胞增多症),血细胞自动计数仪可能将这些碎片当作血小板而错误计数,应用外周血涂片检查确定血小板数是否确实增加可避免误诊及不必要的临床评估。

对于血小板增多但Jak2阴性的患者,首先需要除外反应性的血小板增多,可引起继发性或反应性血小板增多的原因很多。炎症、血管炎及变态反应性疾病、急性和慢性感染、恶性肿瘤、溶血、铁缺乏和失血均可引起血小板计数增加。

反应性血小板增多在除80岁以上外的各个年龄段均较常见,反应性血小板增多时血小板常低于ET,但仍有相当多的反应性血小板增多的患者血小板数超过$1000 \times 10^9/L$,单靠血小板增多的程度无法区分反应性血小板增多与ET。反应性血小板增多患者较少出现血栓及出血并发症,而ET患者这两种并发症的发生风险较高。研究认为反应性血小板增多可能是已知的细胞因子对潜在的炎症或肿瘤的反应,反应性血小板增多患者的IL-1、IL-6、GM-CSF、G-CSF及血小板生成素水平升高,而在ET患者细胞因子的升高也不罕见。红细胞生成素水平的测定可用于鉴别原发及继发性的红细胞增多,而血小板生成素的测定对鉴别原发及反应性血小板增多没有帮助。有研究发现81%的反应性血小板升高的患者伴有IL-6及C反应蛋白升高,而MPD的血小板升高但IL-6不增高,低IL-6及C反应蛋白强烈提示MPD的血小板增多。表8-3列出了一些鉴别反应性血小板增多和ET的要点。

表8-3　有助于鉴别ET与反应性血小板增多的临床及实验室特征

特征	原发性血小板增多症	反应性血小板增多
慢性的血小板增多	+	−
存在反应性血小板增多的原因	−	+
血栓形成或出血	+	−
脾肿大	+	−
骨髓网状纤维化	+	−
骨髓巨核细胞聚集成簇	+	−
细胞遗传学异常	+	−

特征	原发性血小板增多症	反应性血小板增多
急性期反应物(包括 CRP 及纤维蛋白原)增加	−	+
自发集落形成	+	−
Jak2 V617F 突变	+	−

鉴别 ET 与反应性血小板增多还可进行许多检查,如 B 超测量脾脏体积、骨髓红系或巨核细胞系祖细胞检测等,但其临床意义仍有待进一步大规模长期随访验证。由于许多实验室缺乏质控,对造血祖细胞的克隆分析存在局限性;出现内生性的红细胞克隆或巨核细胞克隆,并且对造血生长因子敏感性增强有助于鉴别反应性血小板增多与 MPD 血小板增多,但对鉴别 ET 与其他 MPD 无帮助。

(二)其他克隆性的血小板增多

许多其他的血液系统肿瘤也可伴有血小板增多。bcr-abl 融合基因阴性可以除外 CML;如果血红蛋白或红细胞压积接近正常上限,测定红细胞比积有助于除外 PV,应警惕合并铁缺乏有可能掩盖红细胞比积的升高;骨髓活检缺乏骨髓纤维性变的表现有助予除外特发性骨髓纤维化;少数 MDS 也可伴有血小板增多,但常合并血细胞减少、病态造血或特定的细胞遗传学异常(如 5q⁻)。白细胞 PRV-1 基因过表达或血小板 Mpl 基因表达下降有助于帮助鉴别 ET 与其他 MPD。

ET 有时还需要与获得性铁粒幼细胞贫血伴血小板增多相鉴别。此类患者通常有血小板增多伴中到重度贫血及脾肿大,骨髓形态学特征同 ET,环状铁粒幼细胞超过 15%,具有 MPD 及骨髓增生异常的临床特征,亦可有 Jak2V617F 突变。另外,ET 还需要与 PMF 纤维化前期鉴别,形态学检查有助于二者的鉴别。PMF 时外周血中可见有核红细胞、泪滴样红细胞、不成熟的粒细胞及巨核细胞;骨髓活检可见巨核细胞明显异常,巨核细胞常聚集成簇沿血窦分布,核浆比失调,染色质异常浓集,核分叶呈气球状或云雾状,可无或仅有轻微的纤维化。

有时无法明确患者血小板升高的原因,对于无症状的患者,解决这一问题的办法很简单,随访观察其血小板升高的程度是否增高,如果随后发现血小板增多的线索,诊断即可明确。如果患者有出血或血栓并发症,需要就血小板增多原因做出一个假设诊断,然后评估各种治疗方案的获益及风险,然后决定是采取降低血小板治疗还是观察。

【治疗】

(一)常用药物

有多种可有效治疗 ET 的化疗药物,包括白消安、美法仑、苯丁酸氮芥、哌泊溴烷、噻替哌、放射性³²P、羟基脲、氮芥、尿嘧啶氮芥及洛莫司汀(CCNU)等。这些药物可用于治疗各种 MPD 及实体瘤,其应用也增加了发展为白血病的风险。下面介绍几种常用的治疗 ET 的药物。

1.羟基脲　放射性³²P 及烷化剂如美法仑、白消安均有致急性白血病作用,羟基脲因其有效性高、花费少及很少出现急性毒性反应,并且致白血病作用弱,从 20 世纪 70 年代即普遍应用,随后羟基脲逐渐成为治疗 ET 的首选药物。

羟基脲起始剂量为 $15\sim20\text{mg}/(\text{kg}\cdot\text{d})$,根据血象调整剂量,使白细胞下降不太快,同时尽可能降低血小板数,维持血小板低于 $600\times10^9/\text{L}$,中性粒细胞无明显减少。一旦开始药物治疗,需要频繁监测血象,防止发生中性粒细胞减少,直至确定维持剂量。对高危患者应用羟基脲将血小板降至 $600\times10^9/\text{L}$ 以下可降低血栓并发症的发生风险,但并不能完全消除血栓的发生风险,有研究提出将血栓发生风险降至最低需要血小板降至 $400\times10^9/\text{L}$ 以下,这一结论尚待大规模随机临床实验证实。

羟基脲的毒副作用包括剂量相关的中性粒细胞减少、恶心、口炎、脱发、指甲变色、下肢溃疡及咽部溃疡,停药或减低剂量上述症状可缓解。羟基脲并不是总能成功的控制血小板增多,有 $11\%\sim17\%$ 的病例对羟基脲耐药,对羟基脲耐药或不耐受的标准包括:羟基脲至少 2g/d(体重>80kg 者至少 2.5g/d)治疗 3 个月血小板仍>$600\times10^9/\text{L}$;无论羟基脲剂量多少,血小板大于 $400\times10^9/\text{L}$ 伴白细胞低于 $2.5\times10^9/\text{L}$ 或血红蛋白低于 100g/L;羟基脲所致的小腿溃疡或其他不能接受的皮肤黏膜损伤;羟基脲相关的发热。出现以上情况可换用或联合应用其他降血小板药物,如阿那格雷或 α-干扰素。

大家共同关心的是羟基脲的致白血病作用,未治疗的 ET 患者进展为急性白血病的比例很低,羟基脲单药治疗的 ET 患者发生急性髓性白血病及 MDS 比例为 $3\%\sim4\%$,目前没有数据显示羟基脲治疗患者白血病的发生率与不治疗的患者是否有差异。研究显示单用羟基脲治疗发生白血病转化的风险低于单用烷化剂或放射性^{32}P,但如果先后应用过羟基脲及烷化剂或放射性^{32}P 的患者白血病转化的风险明显增高。单用羟基脲发生转为急性白血病及骨髓增生异常综合征的患者中相当高比例的患者在形态学、细胞遗传学及分子学特征上类似于 17p^- 综合征,这类患者有典型的粒细胞生成障碍的特征,表现为核分叶减少、多形核白细胞、空泡及 p53 突变。

对于羟基脲不耐受或控制不理想的患者,可考虑选用阿那格雷或 α-干扰素治疗。考虑风险效益比,羟基脲是血栓并发症高危 ET 患者(年龄超过 60 岁、既往有血栓病史、有其他心血管危险因素)治疗的首选药物。无致白血病作用的药物如阿那格雷或聚乙二醇干扰素适用于年龄小于 40 岁且有症状的患者。

2.阿那格雷　阿那格雷是咪唑喹唑啉的衍生物。最初阿那格雷是作为一种血小板聚集抑制剂,随后发现它能够降低血小板数,其降低血小板数的剂量低于抑制血小板聚集的剂量。阿那格雷是通过抑制巨核细胞增殖、干扰巨核细胞生长来降低血小板数,其对巨核细胞生长的影响呈现剂量依赖性。

阿那格雷推荐初始剂量为 0.5mg 口服,每日 2~4 次,每周增加 0.5mg 直至血小板增多控制,一般不超过 4mg/d,最多不能超过 10mg/日或 2mg/次,药物过量可致血小板减少,不良反应发生率增加。阿那格雷对 90% 以上的患者治疗有效,对其他治疗耐药者应用阿那格雷仍有效,起效时间约 2~4 周,维持剂量为 2~2.5mg/d。阿那格雷可使 30% 左右的患者红细胞比容下降,但对白细胞数没有影响。

阿那格雷常见的毒副作用与其血管扩张作用及正性肌力作用相关,常见的有头痛、头晕、液体潴留、心悸及高输出性心力衰竭；还包括消化道不适，如恶心、腹痛、腹泻。多数不良反应为轻或中度，减低剂量可减轻液体潴留及心动过速的程度，对乙酰氨基酚可用于治疗头痛。这些不良反应通常发生于开始用药的 2 周内，继续用药不良反应通常逐渐减轻并于 2 周内缓解。因为可以增加液体潴留及发生快速性心律失常，阿那格雷禁用于心脏病患者，对老年人应用需慎重，如果用药过程中出现充血性心力衰竭或心律失常需终止用药。此外大系列临床观察显示阿那格雷可以增加 Jak2 V617F 阳性 ET 患者动脉血栓相关死亡，并增加 ET 向骨髓纤维化转化率。阿那格雷通过乳糖作为载体吸收，伴有恶心、腹泻及腹痛的患者通常为乳糖缺乏，应用力康特可缓解症状。

阿那格雷无引起遗传突变的活性，但因为它是小分子物质，认为可以通过胎盘导致胎儿血小板减少，因而目前不推荐用于妊娠妇女。阿那格雷目前无致白血病作用的报道，可用于治疗有症状的年轻的 ET 患者或羟基脲治疗失败的患者。

3.干扰素　自 20 世纪 90 年代 α-干扰素越来越多的用于治疗 ET。α-干扰素可以减少 Jak2 V617F 负荷，直接抑制巨核细胞克隆形成；通过刺激负性调节巨核细胞生成的细胞因子如 IL-1 受体激动剂及 MIP-1a 的产生抑制促血小板生成的细胞因子如 GM-CSF，G-CSF，IL-3 及 IL-11 的表达；α-干扰素通过抑制血小板生成素介导的 Jak2 底物、Mpl 及 STAT5 的磷酸化来抑制血小板的生成；此外 α-干扰素还可以介导抑制性细胞因子信号-1（SOCS-1）的产生，抑制血小板生成素介导的细胞增殖。

应用 α-干扰素治疗 ET 有效率接近 90%，部分病人可达到 Jak2 V617F 阴转。初始剂量 300 万 U/日，通常 2 个月内血小板可迅速下降，300 万 U/日完全反应的平均时间大约是 3 个月。α-干扰素可用于接受过其他化疗药物或对传统的细胞毒药物耐药的患者，多数患者维持血小板至正常值所需的干扰素的剂量要低于诱导剂量。α-干扰素无诱导突变作用，可替代羟基脲用于年龄低于 40 岁并且有血栓并发症的患者。干扰素无致畸或致白血病作用，不通过胎盘，常常作为妊娠 ET 的治疗药物。应用干扰素治疗降低血小板可明显改善临床症状，但因为需胃肠外用药，且花费较高，限制了其广泛应用。

干扰素的毒副作用包括流感样症状如发热、骨骼肌肉疼痛、乏力、嗜睡及抑郁，通常应用对乙酰氨基酚可缓解；长期应用干扰素可导致轻度体重下降、脱发及迟发的自身免疫病包括甲状腺炎，可导致甲状腺功能减退及自身免疫性溶血性贫血；长期应用可产生干扰素的中和抗体导致血小板升高。

聚乙二醇干扰素（PEG-IFNα₂b）是一种半合成的蛋白多聚体干扰素 α₂b，其有效性及毒副作用均优于传统的 α-干扰素，预期可用于治疗 ET。改进后的剂型活性时间延长，可每周注射一次；使血象正常的中位时间为 2~3 个月。其主要不良反应为 WHO 分级 1 级或 2 级，少数为 3 级，主要为乏力和流感样症状。

4.阿司匹林　ET 相关的短暂性脑缺血发作和红斑性肢痛病单用阿司匹林或吲哚美辛或联合应用阿司匹林及双嘧达莫可迅速起效，红斑性肢痛病患者服用单剂量的阿司匹林 2~4 天症状消失。尽管这些药物在治疗特定的并发症时有效，但由于增加了出血的风险，故使用时应慎重。低剂量阿司匹林 81~100mg/日对预防 ET 患者发生血栓事件有益，对有血栓病史的

ET 患者恰当的应用阿司匹林可降低非致命的主要血栓事件的风险及心血管病因所致的死亡,并不明显增加大出血的发生率。低剂量阿司匹林仅限用于血小板低于 1000×10^9/L 的患者。获得性 von Willebrand 是应用阿司匹林的禁忌证,使用阿司匹林前需注意除外。

5.Jak2 抑制剂 有几个 Jak2 抑制剂目前进入临床试验,初步结果显示病人耐受性良好,在缓解临床症状尤其是巨脾具有肯定的疗效。由于 Jak2 突变是发生在假激酶区,所以 Jak2 抑制剂无法像酪氨酸激酶抑制剂那样竞争抑制靶点,剂量过大会导致正常造血受抑,其远期疗效尚待进一步观察。

(二)血小板分离术

血细胞分离单采是用流动的离心装置持续或间断的快速分离血小板,可以有效降低血小板计数,以降低 ET 患者危及生命的血栓或出血事件的发生率。伴有严重出血或血栓发生风险的 ET 患者是肯定需要治疗的,血小板分离结合骨髓抑制药物治疗是治疗此类患者的主要手段,化学药物通常需要 18～20 天才能将血小板降至正常水平,在可能发生严重并发症的情况下,如脑血管意外、心肌梗死、短暂性脑缺血发作或危及生命的消化道出血,首选立即应用物理方法去除大量血小板。长期行血小板分离对控制血栓形成无效,因而多数临床医生在进行血小板分离的同时给予化学药物如羟基脲治疗。

(茹义松)

第四节　骨髓纤维化

骨髓纤维化(MF),简称骨纤,为骨髓弥漫性纤维组织增生症,常伴有髓外造血(或称髓外化生),主要在脾,其次在肝、淋巴结等。脾显著增大,幼粒-幼红细胞性贫血,出现泪滴形红细胞,以及不同程度的骨质硬化,骨髓常干抽,骨髓活检证实纤维组织增生是其特点。骨髓纤维化可分为原发性和继发性,本节介绍原发性骨髓纤维化。

【流行病学】

1.本病属少见疾病,发病率为 0.2/10 万至 2/10 万。

2.发病年龄多为 50～70 岁,也可见于婴幼儿,男性略多于女性。

3.发病与季节无明显关系。

【病因】

正常血细胞有的含 G-6-PD 同工酶 A,有的含同工酶 B。但骨纤时血细胞只含有一种 G-6-PD 同工酶,提示骨纤时血细胞来源于一个干细胞克隆。增生的血细胞引起骨髓功能紊乱时,胶原纤维与巨核细胞及血小板相接触,导致血小板衍化生长因子(PDGF)及转化生长因子 β(TGF-β)释放,后两者均可刺激原纤维细胞的分裂和增殖。现认为肝、脾、淋巴结内的髓外化生不是骨髓纤维化的代偿作用,而是骨髓增生性疾病特有的表现。

【分类】

1.原发性骨髓纤维化 病因未明。

2.继发性骨髓纤维化　继发者可见于慢性粒细胞白血病、真性红细胞增多症、原发性血小板增多症、骨髓增生异常综合征、多发性骨髓瘤、骨结核、构按病、骨髓炎以及苯、氟等化学物质中毒。

【临床表现】

起病大多隐匿,进展缓慢。许多病人常于症状出现数月或数年后才确诊。最多见的为疲乏、体重减轻及巨脾压迫引起的各种症状。起初,全身情况尚好,逐渐出现脾增大、代谢亢进、贫血加重的症状,晚期可有出血症状。其临床表现主要有:

1.脾、肝大　脾大是最重要的临床表现,发生率几乎 100%。偶尔病人自己发现左上腹有一肿块或体检时被发现。有人认为脾大程度与病程有关,脾肋下每 1cm 代表一年病程。由于脾大,常感觉腹部饱满或沉重压迫。脾触之坚实,一般无压痛;但如脾增大太快,可因脾局部梗死而发生局部疼痛,甚至可以听到摩擦音。

2.全身性症状　中晚期病人大多有乏力、体重减轻、怕热、多汗等症状。食欲一般或减退。晚期消瘦尤为明显。

3.贫血　早期即有轻度贫血,逐渐加重,晚期面色苍白、疲乏、无力、体力活动后气促、心悸等症状较明显。

4.出血症状　早期血小板计数增高或正常,无出血症状。晚期血小板减少,皮肤常出现紫癜或瘀斑,可有鼻出血。

5.其他　少数病人可有不明确的骨痛。很少数病人因血尿酸增高而发生继发性痛风性关节炎。

【并发症】

常见的并发症有巨脾压迫引起的各种症状、贫血、出血等。

【辅助检查】

1.血象　大多数病人就诊时均有轻重不等的贫血,晚期贫血严重。通常属正细胞、正色素型。贫血的原因可由于脾大、脾功能亢进,继发叶酸缺乏,血浆容量相对增多以及红细胞无效生成等综合因素所致。红细胞明显大小不一及畸形,有泪滴样及多染性红细胞。网织红细胞轻度增多在 2%～5%。约70%的病例血涂片出现幼红细胞,幼粒细胞是本病特征之一。

白细胞计数增多,一般为 $10～20×10^9/L$,很少超过 $50×10^9/L$,分类以成熟中性粒细胞为主,也可见到中幼粒细胞、晚幼粒细胞,甚至原粒粒细胞和早幼粒细胞,多数在 5% 以下。嗜酸性粒细胞和嗜碱性粒细胞也可轻度增多。

血小板计数高低不一,约 1/3 病例血小板可增多,个别达 $1000×10^9/L$。外围血涂片可见大而畸形血小板,偶见巨核细胞碎片;晚期血小板减少。血小板功能有缺陷。

2.骨髓涂片及活检　骨髓穿刺约有 1/3 的病例呈现干抽现象。骨髓涂片有核细胞增生低下,也可表现为增生性骨髓象。骨髓活检找到大量网状纤维组织,为诊断本病依据。根据骨髓中保留的造血组织和纤维组织增生的程度不同,骨髓病理改变可分为三期:①早期全血细胞增生伴轻度纤维组织增生;②中期骨髓萎缩和纤维化;③晚期骨髓纤维化和骨质硬化。

3.组织化学检查　约 2/3 的慢性病例表现为粒细胞碱性磷酸酶活性增高,但随病程进展逐渐降低。

4.脾穿刺液涂片　涂片显示淋巴细胞和粒、红、巨核三系细胞均增加,提示髓外造血。晚期病例脾穿刺涂片如骨髓象,脾穿刺涂片诊断价值较大但有出血危险性,必须慎重考虑,周密准备。

5.肝穿刺活检　与脾相似,有髓外造血表现,肝窦中有巨核细胞和幼稚造血细胞为其特征。

6.X线检查　约有50%的病例X线检查有典型骨质硬化表现,骨质密度不均匀性增加,伴有斑点透亮区,形成所谓毛玻璃样改变;也可见到骨质疏松,新骨形成及骨膜花边样增厚。骨质变化好发于长骨的干骺端,脊椎、盆骨、下肢长骨、肱骨、肋骨等尤为明显,部分病例也有颅骨变化。

7.放射性核素骨髓扫描　放射性胶体(^{99m}锝-硫胶体植物钠)、^{52}铁、^{111}铟等能为骨内红髓、脾、肝等摄取而出现放射浓缩区。骨纤病人肝、脾等髓外造血区积累大量放射核素,长骨近端等有骨纤改变的红髓则不能显示放射浓缩区。

8.其他　41%患者有染色体异常,常见的是C组呈三体性异常,但未见有Ph'染色体。血清尿酸、碱性磷酸酶、乳酸脱氢酶、维生素 B_{12} 及血液组胺均见增高。

【诊断】

1.脾明显肿大。

2.外周血象出现幼稚粒细胞和(或)有核红细胞,有数量不一的泪滴状红细胞,病程中可有红细胞、白细胞及血小板的增多或减少。

3.骨髓穿刺多次"干抽"或呈"增生低下"。

4.脾、肝、淋巴结病理检查示有造血灶。

5.骨髓活检病理切片显示纤维组织明显增生。

上述第5项为必备条件,加其他任何两项,能排除继发性骨纤者,可诊断原发性骨纤。

【鉴别诊断】

1.慢性粒细胞白血病　两者均可有巨脾,白细胞数增高,周围血出现中幼粒细胞、晚幼粒细胞等粒细胞增生象,但慢粒发病年龄较轻,白细胞计数常超过 $100 \times 10^9/L$,血涂片中较少有幼粒细胞,红细胞的畸形也不似骨纤典型。白细胞碱性磷酸酶活性降低或消失以及Ph'染色体可与骨纤区别。

2.继发骨纤　可从临床表现或特殊检查中获得确诊。有时需要多部位、多次的骨髓涂片及活检,才能排除继发性骨纤。

3.肝硬化　该病虽可有脾大,但根据以往肝病史,周围血中不出现幼粒细胞、幼红细胞,骨髓涂片呈现有核细胞明显增生的脾功能亢进表现,不难明确诊断。

【治疗】

1.纠正贫血

(1)雄激素可以加速骨髓中红细胞的成熟及释放,使贫血减轻,一般需3个月以上常用药物。常用药物:①司坦唑醇每次 2～4mg,每日 3 次,口服;②达那唑每次 0.2mg,每日 3 次;

③丙酸睾丸酮每次 $50\sim100\text{mg}$,每日或隔日 1 次,肌内注射。

(2)对合并溶血或出血的患者可以应用肾上腺皮质激素,一般选用泼尼松 $40\sim60\text{mg/d}$, $2\sim3$ 周后逐渐减量,可使出血症状减轻或输血次数减少。

2.化疗　化疗药物对骨髓造血组织有抑制作用,适用于巨脾,白细胞和血小板计数过高的病例。可选用白消安 $2\sim4\text{mg/d}$。

3.脾切除　指征包括:①有脾大或脾梗死引起的压迫和疼痛症状,患者难以忍受;②无法控制的溶血;③并发食管静脉曲张破裂出血。脾切除后有使肝迅速增大或因小板增多、加重血栓形成的可能,因而对切脾应权衡利弊,慎重考虑。对血小板偏高者,术后易发生静脉内血栓,一般视为手术禁忌证。晚期骨髓纤维化合并活动性肝病者,因手术后病死率较高,脾切除不应考虑。

4.活性维生素 D_3 骨化三醇　有抑制巨核细胞增殖并诱导髓细胞向单核及巨噬细胞转化的作用。曾试用该药治疗本病,每日 $0.5\sim1.0\mu\text{g}$ 口服,个别病例有效。

【注意事项】

1.病程长短不一　跨度可达 20 年,平均生存时间 5 年。有 $8\%\sim20\%$ 患者最后演变成急性白血病,死因多为严重感染、出血、心力衰竭、全身衰竭。

2.影响预后因素

(1)临床特征:年轻患者无瘀斑或紫癜,无发热、盗汗、消瘦者预后较好,中位生存 $6.5\sim10$ 年。

(2)血细胞计数:血红蛋白 $>100\text{g/L}$,血小板计数正常或高者预后好,中位生存期 $5\sim10$ 年。血红蛋白和血小板减少者中位生存期仅 $1\sim4$ 年。

(3)骨髓组织学检查:骨髓增生极为活跃及少量纤维组织增生,中位生存 10 年。若有明显骨髓纤维组织增生伴有骨质硬化,不论造血细胞增生正常或增生低下仅存在巨核细胞岛,生存均低于 2 年。

(4)细胞遗传学:单克隆 1 号染色体易位,单克隆 5q-、单克隆 8 三倍体型、13q-及单克隆 20q-者预后后,中位生存 7.5 年左右。而有 Ph'染色体,-7 和 7q-者预后差。

（徐　伟）

第九章　类脂质沉积症

第一节　葡萄糖脑苷脂病

葡糖脑苷脂病即戈谢病(GD)为家族性糖脂代谢病,溶酶体贮积病谱中较常见的一种,AR遗传,染色体 1q21-23 上编码酸性 β 葡糖脑苷脂酶的 GBA 基因缺陷致该酶缺乏或无活性,不能分解葡糖脑苷脂,使其在器官组织中沉积而发病,并有特征性戈谢细胞。

【临床分型与表现】

Ⅰ型(慢性非神经型,成人型):自出生至 80 岁均可发病,起病隐匿,进展缓慢。早期症状为贫血和脾大,随病程进展,可有肝大,门脉高压,皮肤有黄棕色斑,鱼鳞病。眼球运动失调、斜视、平视困难。角膜两侧球结膜有对称性棕黄色楔形斑块,先见于鼻侧后见于颞侧。骨关节受累,溶骨性病变,病理性骨折,股骨下端杵状增宽似三角烧瓶样。无神经症状,预后好。

Ⅱ型(急性神经型,婴儿型):多在 1 岁以前起病,进展快。贫血,肝脾大。神经系统症状明显,意识丧失,角弓反张,言语障碍,肌张力增强,牙关紧闭,吞咽困难,剪刀腿行走困难,喉痉挛,惊厥,亦可全身肌肉萎缩。可有咳嗽、呼吸困难,发绀。

Ⅲ型(亚急性神经型,幼年型):多在 10 岁左右发病,进行性肝、脾、淋巴结肿大,轻、中度贫血,癫痫样发作,病情进一步发展可言语障碍,四肢僵硬。

此三型均有贫血、淋巴结、肝、脾肿大和脾功能亢进。发生恶性血液病危险较常人高约 15 倍,多为骨髓瘤、淋巴瘤、骨髓增生异常综合征、慢性淋巴细胞白血病、单核细胞白血病。

可发生淀粉样变,戈谢细胞瘤。亦可发生铁负荷过多。铁沉积限于戈谢细胞内而不沉积于其他器官组织。

【实验室检查】

1.不等程度的正细胞正色素性贫血,白细胞和(或)血小板减少。

2.2.2%～25%有免疫球蛋白增高(单克隆、双克隆或 3 克隆),随年龄增长而增加。

3.铁蛋白、转铁蛋白饱和度增高。后者如>50%伴高铁蛋白,血清铁正常应查 HFE 基因突变,以除外遗传性血色病。

4.BM 或淋巴结、肝、脾穿刺有特征性戈谢细胞为诊断依据。该细胞体大多呈卵圆形,≥1个偏心核,染色质粗,胞质量多、无空泡、淡蓝色,充满交织成网或洋葱皮样条纹、绉绸状结构。

糖原和酸性磷酸酶染色强阳性。电镜超微结构示胞质中特异性管状脑苷脂包涵体。

5.B 葡糖脑苷脂酶活性减低，Ⅰ型为正常人的 12%～45%；Ⅱ型酶活性极低，几近检不出；Ⅲ型为正常的 13%～20%。

6.酸性磷酸酶增高。

7.白细胞或皮肤成纤维细胞培养：β 葡糖脑苷脂酶活性减低。

8.血浆壳丙糖酶活性增高，对诊断本病更敏感更特异。

9.X 线骨骼检查示长骨髓腔宽，骨质疏松，股骨下端膨出呈三角烧瓶状，股骨颈可骨折。

【诊断与鉴别诊断】

1.国内诊断标准　临床有贫血、肝脾大，BM、肝、脾、淋巴结涂片、印片或活检有戈谢细胞即可诊断 GD。如有条件应测定 β 葡糖脑苷脂酶活性，最好与患儿双亲同时测定。

2.国外诊断标准　与国内标准相同，特别强调白细胞或皮肤成纤维细胞培养测定 β 葡糖脑苷脂酶活性。

鉴别诊断主要与能引起假性戈谢细胞的疾病鉴别，如白血病、溶血性贫血、骨髓增殖肿瘤等。由于细胞增殖转换快，β 葡糖脑苷脂产生过多，超过巨噬细胞 β 葡糖脑苷脂酶能分解的能力而沉积形成假性戈谢或戈谢样细胞。这些病均有各病自身特征性临床和血液学变化，而且 β 葡糖脑苷脂酶活性正常与 GD 不难鉴别。

GD 骨髓中可出现海蓝组织细胞，应与海蓝组织细胞增生综合征区别。原发性海蓝组织细胞增生综合征为 AR 遗传，临床表现贫血、血小板减少、肝脾肿大与 GD 相似，但 BM 无戈谢细胞，有海蓝细胞，该细胞体大，核偏位，染色质凝集，可有核仁，胞质中有不等数量海蓝色或蓝绿色颗粒为脑苷脂、糖类物质，苏丹黑、糖原染色阳性。电镜下类脂分子呈圆周状板层结构，与 GD 可鉴别。GD 所见海蓝细胞为继发性。

【治疗】

目的在于减少 β 葡糖脑苷脂的贮积。主要用酶替代治疗以降解葡糖脑苷脂。常用阿糖脑苷酶或伊米苷酶，尚无标准用法。用法有 30～60U/kg，静脉注射，每月 1 次，维持量 10～20U/kg，静脉注射，每月 1 次。亦有用 2.3U/kg，静脉注射，每周 3 次，可使神经症状以外的症状明显好转，血红蛋白很快恢复正常，酶活性改善。治疗 4～8 个月无明显好转，应注意骨髓增生异常综合征、铁负荷状态和与 GD 无关的其他疾病。

异基因 HSCT 可明显改善脑部症状，但骨骼病变改善慢。

其他对症治疗如 Epo、脾切除。葡糖脑苷脂合成抑制药和基因治疗等在研发中。

GD 为溶酶体贮积病之一。溶酶体贮积病为一组遗传性代谢病。溶酶体内有多种酶，以酸性水解酶为主，还有多种激活蛋白、转运蛋白的酶，其缺乏引起溶酶体功能缺陷，使代谢产物在器官组织贮积而致病，包括戈谢病、尼曼-匹克病、黏多糖病、神经节苷脂贮积病、异染性脑白质营养不良、唾液酸贮积病、中性脂质贮积病等不少于 30 种。虽然其中不少基因缺陷已在染色体上定位，有的已能用酶替代治疗，大多仍治疗困难，仅能对症治疗。随着医学科学的进展，HSCT 广泛开展、基因治疗研发等，可以解决溶酶体贮积病的治疗难题。

（徐　伟）

第二节　鞘磷脂病

鞘磷脂病又称尼曼-皮克病(NPD),是因鞘磷脂及胆固醇沉积于身体各器官的遗传性代谢病,以年幼儿童多发,具有肝、脾大,眼底黄斑部樱桃红色斑及骨髓涂片中大的泡沫样细胞等主要特征。本病于 1914 年首先由 Niemann 报道第 1 例,1922 年 Pick 详细描述了病理检查所见,故而得名。我国首次于 1963 年报道 2 例,以后陆续有个例报道。

【流行病学】

1.犹太人多见。

2.多见于幼儿发病。

【病因】

本病系常染色体隐性遗传,犹太人患病较多。目前已肯定本病之 A 型及 B 型是缺乏鞘磷脂酶所致。该酶广泛存在于多种组织细胞的溶酶体中,线粒体及微粒体中也有发现,尤以肝细胞中为多。鞘磷脂存在于所有细胞之细胞膜和亚细胞的浆膜,包括红细胞的基质。该酶缺乏时,此类脂不能被水解,致使在细胞内大量积聚,也常同时伴有胆固醇及双磷酸盐的沉积。胆固醇增加的原理不清,胆固醇与鞘磷脂的代谢似乎存在密切关系,也可有少量其他神经鞘类脂的增加。

C 型与 D 型患者细胞中,主要沉积物为胆固醇,鞘磷脂较少,细胞中鞘磷脂酶也降低,其水平在 A、B 型与正常人之间。在患者皮肤成纤维细胞中发现外源性胆固醇的酯化存在明显的障碍,且基于此可能的发病机制,已建立了纯合子、携带者及产前诊断方法,因此认为此为本型的发病原因。

鞘磷脂酶的基因位于 17 号染色体上,其结构已清楚。C 型的基因突变在 18 号染色体上。

【分类】

1.A 型　急性神经型。

2.B 型　慢性非神经型。

3.C 型　慢性神经型。

4.D 型　NovaScotia 型。

5.E 型　成人非神经型。

【临床表现】

1.A 型　急性神经型。多在出生后 6 个月以内发病,除肝脾大外,智力进行性减退,呈白痴样。肌张力低下,运动功能逐渐消失。皮肤有棕色素沉着,眼底检查 50% 患儿在眼底黄斑部可见樱桃红斑点,失明,耳聋,重者有贫血和恶病质。此型神经鞘磷脂累积量为正常的 20～60 倍,神经鞘磷脂酶活性为正常的 5%～10%。

2.B 型　慢性非神经型。幼儿或儿童期发病,进展缓慢,肝脾大明显,智力正常。无神经症状。神经鞘磷脂累积量为正常的 3～20 倍,酶活性为正常的 5%～20%。

3.C 型　慢性神经型。症状同 A 型,但多见幼儿或少年发病,神经系统症状出现较迟,多在 3～7 岁以后。神经鞘磷脂累积量为正常的 8 倍,酶的活力最高为正常的 50％,亦可接近正常或正常。

4.D 型　NovaScotia 型。2～4 岁发病,有明显黄疸、肝脾大和神经症状,多于学龄期死亡,酶活性正常。

5.E 型　成人非神经型。成年人发病,智力正常。可见不同程度肝脾大,但无神经症状,可长期生存。眼底有樱桃红斑。神经鞘磷脂累积量为正常的 4～6 倍,酶的活性正常。

【并发症】

感染为常见的并发症,也是引起死亡的主要原因,应给予积极的治疗。

【辅助检查】

1.血常规　可有中度贫血、血小板减少,其程度取决于骨髓累及程度。白细胞一般正常,可减少甚至稍增多,淋巴细胞及单核细胞可有空泡。

2.骨髓象　骨髓增生程度及各种细胞比例正常,可找到典型的尼曼一皮克细胞,此种细胞直径为 20～90μm,圆形、椭圆形或三角形,含一个偏心较小的核,胞质充满泡沫状神经鞘髓磷脂颗粒似桑葚状脂肪滴,此种结构使胞质呈泡沫状,故又称泡沫细胞。瑞特染色呈淡蓝色,脂类染色阳性,糖原染色空泡壁为阳性,空泡中心为阴性,碱性磷酸酶及过氧化物酶染色阴性。

3.X 线检查　A 型者肺部可有粟粒样浸润,骨骼可有轻度髓腔扩大及骨皮质变薄现象,脑 CT 及 MRI 检查可有灰质变性,脱髓鞘病变及小脑萎缩。

4.酶测定　白细胞、皮肤活体组织检查成纤维细胞培养测定鞘磷脂酶均降低。

5.肾活检　光镜下肾小管上皮细胞,肾小球的壁层、脏层上皮细胞均呈泡沫变性。电镜下肾小管上皮细胞有的呈斑马小体,有的则呈不典型的同心圆排列。

6.其他　皮肤成纤维细胞培养检测胆固醇酯化,在 C 型中有障碍,同时做菲律宾菌素染色,可显示溶酶体中未酯化胆固醇的积聚。直肠活体组织检查在神经系统症状出现前(有时数年)即可清楚地显示 C 型神经细胞内的沉积。

【诊断】

凡临床有肝脾大,伴有贫血,骨髓、肝、脾和淋巴结组织中有成堆的泡沫细胞,可诊断本病。有条件的单位可检测神经鞘磷脂酶的活性对诊断有决定性意义。

【鉴别诊断】

1.糖原贮积症　糖原贮积症共有八种类型,以 Ⅰ、Ⅱ、Ⅲ 及 Ⅳ 型最常见,均有肝大而脾一般不大。Ⅰ 型多见于 1 岁以内,有反复低血糖发作,且可因此而致智力发育落后。患儿体型亦矮小,颊部等处脂肪堆积呈娃娃脸,与尼曼-皮克病有神经系统症状及体格发育落后有所不同。Ⅲ 及 Ⅳ 型类似 Ⅰ 型,但较轻。

2.戈谢病　骨髓穿刺或脾穿刺涂片中找到戈谢细胞。β-葡萄糖脑苷脂酶活力降低。血清碱性酸磷酶增高。

3.神经节苷脂贮积症、岩藻糖苷贮积症　两病皆有肝、脾大,智力落后,前者骨髓中尚有泡沫细胞,黄斑部有樱桃红色斑,但两者皆有丑陋面容,骨骼 X 线片中有骨发育不良表现。

【治疗】

目前尚无特效根治性治疗方法。主要是支持及对症治疗,注意营养,可采用低脂肪饮食。临床症状可对症处理,加强护理。

【注意事项】

如已有一孩子为本病,则以后所怀胎儿有 50% 可能患本病,故应对胎儿进行产前酶活力检测,必要时进行人工流产。

（徐　伟）

第十章 特殊治疗

第一节 造血干细胞采集与处理

HSC 可以从骨髓、外周血、脐带血中进行采集分离,采集后可在液体状态下保存数小时到数天,但长时间保存必须冷冻。不同来源的 HSC 冷冻处理大致相同。

一、外周血造血干细胞的采集与处理

正常人外周血中存在少量造血干细胞,称为外周血造血干细胞(PBSC)。采集 PBSC 有几大优势:采集不需要麻醉,无需住院,术后无明显疼痛,痛苦小,供者耐受性好;经过充分动员,细胞成分分离法所采集的干细胞多于骨髓;PBSC 移植术(PBSCT)后,白细胞和血小板的恢复较骨髓移植快;根据干细胞需要量,可多次采集 PBSC,而骨髓一般不能多次采集;自体造血干细胞移植时,PBSC 比较容易采集,且肿瘤细胞污染较少。自动化干细胞采集设备的广泛应用,使得自体及异体 PBSC 移植迅速发展起来,并成为目前主要的造血干细胞移植技术。

(一)PBSC 动员

PBSC 动员是指将造血干/祖细胞从骨髓中动员到外周血的过程。动员方法包括应用造血生长因子、骨髓抑制性化疗,或骨髓抑制性化疗+造血生长因子。

骨髓抑制性化疗最早用于 PBSC 的动员,许多抗肿瘤药物具有动员 PBSC 的作用,目前最常用的是大剂量环磷酰胺或大剂量阿糖胞苷。化疗后 PBSC 的增多与骨髓抑制后造血功能恢复一致,PBSC 产生高峰是在血象恢复最快的时候,随后迅速下降。化疗后使用造血生长因子如粒细胞集落刺激因子(G-CSF)、粒细胞巨噬细胞集落刺激因子(GM-CSF)能增加动员效果并减轻化疗对骨髓细胞的毒性。PBSC 动员效果受患者既往放化疗历史、骨髓受累程度、患者年龄等因素影响。化疗动员 PBSC 只限于肿瘤患者自体造血干细胞移植。异体供者只能单独使用造血生长因子进行动员,剂量为 G-CSF10g/(kg·d),皮下注射,连续注射 4~8 天,一般于用药第 4 或第 5 天采集 PBSC,应做 CD34$^+$ 计数,以掌握采集时机。肿瘤患者自体 PBSC 移植一般采用化疗+造血生长因子进行动员,化疗结束后第 1 天开始用 G-CSF 或 GM-CSF,连续应用直至 PBSC 采集结束。

　　PBSC 动员的不良反应包括造血生长因子引起的骨痛、发热等不良反应;使用造血生长因子后如白细胞过高,可能发生白细胞淤滞;有些人可能会发生过敏反应,出现荨麻疹,甚至严重过敏反应;有些患者还可能出现乳酸脱氢酶增高、肝酶增高等。自体 PBSC 动员中患者因化疗引起全血细胞减少而可能发生感染、出血、贫血。

(二)PBSC 的采集和处理

1.PBSC 采集　　PBSC 的采集方法与血细胞单采技术相同,采用全自动血细胞分离机连续分离外周血中单个核细胞。供者一般不需要住院。一般情况下较大静脉穿刺即可保证分离时血流速度。如果周围静脉血管较细,则需要中心静脉插管。成人 PBSC 单采时血液流速一般为 $50\sim70\mathrm{ml/min}$,循环总量为 10N15L(2～3 倍自身血液容量)。

　　PBSC 采集时机与动员方案有关。单纯用造血生长因子进行动员时,采集时机一般为用药开始后的第 5、6、7 天。单纯化疗或化疗联合集落刺激因子进行动员时,应检查外周血 $CD34^+$ 细胞计数,$CD34^+$ 细胞达到 $(20\sim40)\times10^6/\mathrm{L}$ 时开始采集。为保证植活,所采集的 $CD34^+$ 细胞数量应达到 $2\times10^6/\mathrm{kg}$ 受者体重。异体供者一般采集一次即可,而经过多次化疗的患者可能需要多次动员、采集。

　　PBSC 采集相关不良反应主要有造血生长因子引起的骨痛、头痛、乏力、肌肉疼痛、失眠、厌食、恶心、呕吐、脾大等;静脉插管者静脉导管可能引起出血、血肿、感染、血栓形成;采集过程中可能出现柠檬酸中毒,低钙引起麻木、抽搐、震颤、口腔异味等不良反应,重者可能发生心律失常。用对乙酰氨基酚、非甾体类抗炎药等可缓解疼痛。采集过程中的柠檬酸中毒可通过减慢流速、口服含钙食品而缓解,少数人需要静脉补钙。PBSC 采集后可能发生血小板减少,采集自体 PBSC 时要特别注意,必要时,考虑输血小板。

2.PBSC 处理　　每次采集 PBSC 的总体积为 $150\sim400\mathrm{ml}$,循环血量 15L 时采集有核细胞数约为 $(10\sim80)\times10^9$,其中 90% 以上为单个核细胞,$CD34^+$ 细胞占 0.1%～5%,还有少量分叶核细胞、红细胞。肿瘤患者的自体 PBSC 中,还可能混有少量肿瘤细胞。异体 PBSC 采集工作和患者的预处理基本可以同步进行,所采集的 PBSC 一般不需要冷冻,可以在液体状态下保存数小时到数天。

　　随着存放时间延长,HSC 会进行性减少,长时间保存必须冷冻。冷冻前一般采用离心浓缩法去除血浆及成熟细胞,可采用转移袋离心、细胞洗涤机洗涤,或血细胞分离机进行处理。冷冻 HSC 时,先要准备好冷冻保护液,其组成为 70% 组织培养液、20% DMSO、10% 同型血清或 AB 型血清,也可以用白蛋白代替血清,冷冻保护液配好后 4℃ 保存备用。HSC 在冷冻前需将细胞浓度调整至 $4\times10^7/\mathrm{ml}$ 左右,按照 1∶1 容积,将冷冻保护液在 2～5 分钟内缓慢加入 HSC 中,使 DMSO 终浓度为 10%。HSC 加入冷冻保护液后应立即进行程控降温,降温速度为 1～3℃/分钟,降至 −80℃ 时取出置 −80℃ 冰箱或液氮罐保存,−80℃ 可保存 1 年,−196℃ 可长期保存。冷冻保护剂 DMSO、羟乙基淀粉、甘油等通过不同的机制防止细胞在冷冻过程中损伤,如进入细胞以增加细胞内渗透压防止细胞脱水、在细胞外形成保护膜防止细胞内水分流失,在低温下形成玻璃体降低细胞外液体的流动性等。

　　PBSC 回输时一般不需要特殊处理。输注解冻的 PBSC,应考虑冷冻保护剂二甲亚砜

(DMSO)的毒性问题,每次输入 DMSO 的剂量不能超过 1g/kg,如果 DMSO 剂量较大,应分 2 天输注。

二、骨髓造血干细胞

骨髓是传统的 HSC 来源,CD34$^+$ 细胞在骨髓细胞中约占 1%～3%。骨髓采集一般在手术室进行,由于骨髓中血管较多,采集过程中会伴随外周血液丢失,每次骨髓采集总量不能超过 15ml/kg 供者体重。

(一)骨髓 HSC 采集

骨髓采集的麻醉方法可选择全麻、脊髓麻醉或硬膜外麻醉。在国外,骨髓供者一般不需要住院,在采集骨髓当天即可带止痛药物回家休息,供髓者离开医院前要指导其注意观察局部敷料情况,避免污染,女性供者还需要口服补铁。

一般从髂后上棘进行骨髓采集。如髂后上棘采集量不足,或因供者过度肥胖而无法从髂后上棘采集,可以从髂前上棘采集骨髓。胸骨靠近心脏及大血管,一般不作为采集部位。骨髓采集体位一般采取俯卧位,也可以采取侧卧位,如妊娠者。左右侧各有 2 人同时采集骨髓,以缩短手术及麻醉时间。局部用含碘消毒液进行消毒,使用较大直径的骨髓采集针,抽取骨髓的注射器内盛有抗凝剂及无菌电解质或组织培养液,每次抽取骨髓 3～5ml。采集过程中要不断更换穿刺针在骨髓腔内位置,或将穿刺针从骨髓腔内拔出,在皮下换另一部位进行穿刺,以获得更多的骨髓细胞并减少外周血液的混入,一般通过数个皮肤穿刺点共抽取骨髓 200～300 次。骨髓采集一般使用肝素作为抗凝剂,骨髓液中肝素终浓度为 10U/ml。每次抽取骨髓后将注射器中的抗凝骨髓装入一个较大的容器中,必须过滤,以去除骨小粒、血、凝块、脂肪。

骨髓采集量取决于受者体重,每 kg 受者体重需要(2～4)×10^8 个有核细胞;异基因骨髓移植(allo-BMT)至少需要 3×10^8/kg。自体骨髓移植(ABMT)采集量视骨髓是否需要进行体外处理而异,不需要任何处理者采集 1×10^8/kg,需要分离单个核细胞冻存或进行体外净化则需要(2～3)×10^8/kg 以上。亲缘供者异基因骨髓移植时,采集 1L 骨髓足以达到植活目的。供者骨髓中的有核细胞含量随年龄增加而减少,60 岁以上正常人骨髓中有核细胞数约为 2.2×10^7/ml,10 岁以下儿童为 3.2×10^7/ml,应根据供者和受者的不同情况确定骨髓采集量。

多数供髓者能够耐受骨髓采集,不良反应发生率为 6%～20%,且一般较轻。骨髓采集不良反应包括乏力、咽喉疼痛、恶心、呕吐、头昏、晕厥、脊髓麻醉后头痛、穿刺部位疼痛、出血、感染等,多数供者 2 周内完全恢复。严重并发症非常少见,约为 0.1%～0.3%,包括麻醉药物过敏、麻醉所致心血管并发症、骨穿或静脉穿刺部位严重感染、吸入性肺炎、深静脉血栓、脂肪栓塞、骨、骶髂关节、坐骨神经机械性损伤等。

(二)骨髓 HSC 处理

采集的骨髓 HSC 含大量血浆、成熟血细胞、抗凝剂、脂肪、同种抗体等,体积较大,必须进行浓缩处理。通过离心即可去除大部分血浆、红细胞、血小板,可以采用血液转移袋、细胞洗涤机、血液成分分离机等方法对骨髓进行离心浓缩,加入羟乙基淀粉能帮助去除红细胞。经过离心处理后,骨髓中有核细胞、单个核细胞、髓系祖细胞回收率约为80%。

保存时间不超过60小时,可将骨髓保存在4℃冰箱中。冷冻保存,应对骨髓进一步处理以去除血浆及成熟血细胞。干细胞中混合的大量成熟血细胞可能凝集成块,增加骨髓处理的难度;成熟细胞在冷冻过程会被破坏,产生毒性,对受者造成不良影响,如引起急性肾衰竭;大量的成熟细胞也会增加冷冻保护剂的使用量,而冷冻保护剂对受者会有一定毒性。

采集的骨髓中由于混有大量外周血及骨髓保养液,体积较大,移植前至少应离心分离出血浆及保养液,以免对受者心脏、肾脏造成过度负担。如果骨髓体积超过10ml/kg供者体重,可上、下午各输1/2或分2天输注。如果供者、受者ABO血型不同,还必须去除骨髓中的红细胞及血浆。

三、脐带血干细胞

脐带血是胎儿娩出后残留在胎盘及脐带中的血液,其体积约为50～200ml,脐带血中含有大量HSC,采集方便并且对母亲和胎儿无危险,可供儿童或体重40kg以下的成年人移植。冷冻的脐带血干细胞可以作为异基因HSC供其他患者使用,也可以长期保存,待将来需要时用于自体造血干细胞移植(auto-HSCT)。近年来,脐带血干细胞移植(CBT)已广泛应用于治疗恶性疾病及遗传性疾病。

(一)脐带血干细胞采集

一般采用密闭式采集方法进行脐带血采集。为采集到足够量的脐带血,应在胎盘娩出过程中或娩出后15分钟内进行采集,脐带血量取决于胎儿血液循环和胎盘血流的分布。在婴儿出生后3分钟内,胎盘、脐带血容量占全部胎儿/胎盘血容量的比例从33%下降到13%。在胎盘娩出过程中早期夹闭脐带进行采集,可充分利用子宫收缩的挤压作用,采集到更多的脐带血,一般能采集90ml以上,而较晚夹闭脐带只能采集60ml左右。脐带血采集是在胎儿娩出、夹闭脐静脉后进行的,其采集过程对新生儿并无明显影响。过早夹闭脐静脉会影响胎儿红细胞容量,但对于足月新生儿来说,并不会造成严重问题。

(二)脐带血干细胞处理

可用肝素、CPD或ACD抗凝,一般的采血袋20mlCPD可保存170ml脐血,25ml CPD可保存200ml脐血。脐带血的组成和外周血相似,含有大量红细胞、白细胞及血小板。因脐血库需要冷冻大量脐血干细胞,占用大量空间,应去除红细胞以减少体积,节约空间,经处理后脐血干细胞回收率可达90%。脐带血中干细胞含量以CD34$^+$细胞或CFU-GM表示,采集量越大,所含CFU-GM及CD34$^+$细胞越多。

(金　梅)

第二节　治疗性血液成分单采

血液成分单采指应用细胞分离机从供者或患者的血液中采出所需要的其中一种成分,同时回输供体其余成分的过程,可分成两类。①输血性血液成分单采:用血细胞分离机单采供者的血小板、颗粒细胞或红细胞给患者输注;②治疗性血液成分单采:用血细胞分离机单采患者的某一血液成分,然后废弃或做某种处理后回输自身作为治疗手段。治疗性血液成分单采与临床治疗密切相关,它在临床上的应用有:血浆置换、红细胞单采、粒细胞单采、血小板单采、淋巴细胞单采及外周血造血干细胞单采。

【红细胞单采】

血细胞分离机实施红细胞置换术(减除术),可治疗阵发性睡眠性血红蛋白尿(PNH)、珠蛋白生成障碍性贫血、镰形细胞贫血、真性红细胞增多症(简称真红)、真性红细胞增多症伴高黏滞血症、Hb≥180g/L、镰状细胞贫血伴急性危象。

真性红细胞增多症(PV)是一种原因不明、慢性进行性骨髓增殖性疾病,多发于中老年人,男性略多于女性,患者红细胞量及全血总容量增多,血液黏度增高。临床表现以皮肤红紫和血管及神经系统症状为特征。本病主要治疗原则是尽快使血容量及红细胞容量接近正常。以往治疗方法主要是行静脉放血及应用骨髓抑制剂或放疗,可在较短时间内使血容量降至正常,症状减轻,减少出血及血栓形成机会,对年轻患者,如无血栓并发症,可单独放血治疗,放血1次可维持疗效1个月以上,方法简便。但放血后有引起红细胞及血小板反跳性增高的可能,反复放血又有加重缺铁倾向,宜加注意。对老年人及有心血管疾患者,放血要谨慎,一次不宜超过200~300ml,间隔期可稍延长。对真红患者采用单独放血疗法,虽对降低红细胞数量较有效,但因同时大量丢失抗凝血酶,故易引起高凝状态。目前,对真性红细胞增多症的治疗较有效的方法是采用血细胞分离机,对患者行红细胞单采术,此法可迅速降低患者的红细胞总数,将自身血浆回输,并补充706代血浆,可立即稀释血液,从而降低血黏度,改善微循环,使循环血流加速,增加供氧量,缓解临床症状。这是其他治疗方法难以达到的,而且实行红细胞单采术,只丢弃红细胞,既可减少抗凝血酶丢失,又可稀释血液,从而防止血栓形成,并且可减少白蛋白、球蛋白、补体和抗体等的丢失。单采红细胞的疗程与单采量应根据患者的身体状况及Hb、HCT决定。一般每单采200ml浓缩红细胞可使患者血红蛋白下降10g/L(8~12g/L)。身体状况较好,Hb、HCT含量高,血液黏度大时,单采次数和量可相应增加,直到Hb降至130~160g/L,HCT低于55%,可停止单采。

红细胞单采应配合药物治疗。红细胞单采虽然对降低红细胞总数及血液黏滞度效果快、疗效高,且降低并发症的发生,但只是近期效果,并且只是对症处理,故应采取红细胞单采与化疗等方法联合治疗为好。目前,常用的化疗药有羟基脲、烷化剂、三尖杉碱等。这些药物主要作用于造血器官,可抑制各系血液及有形成分,使血液黏滞性和血栓发生率降低。

红细胞单采术的选择条件:①患者需要迅速降低体内血红蛋白水平,而放血疗法达不到相应的治疗目的时;②患者不仅有红细胞增多症,同时还伴有血小板增多症;③某些患者需要定期放血,以保持血细胞比容(HCT)在正常水平,采用红细胞单采术可延长这类患者的治疗间歇期。

【白细胞单采】

白血病患者,特别是高白细胞性白血病患者,由于外周血细胞异常增高致使血液黏滞度增加,易在小血管内形成微血栓或凝块,导致脑、肺等重要器官损伤,发生脑出血、脑血栓、呼吸窘迫综合征和弥散性血管内凝血等危及患者生命的并发症。化疗药物的应用,使大量白血病细胞在短期内被破坏,可导致高尿酸血症、高钾血症、氮质血症等并发症加速患者死亡。应用血细胞分离机可大大改善高白细胞性白血病患者的预后,避免和减少并发症的发生,对已发生并发症的患者能够给予积极治疗,使其度过危险期,延长生命。化疗药物只对增殖期细胞有杀伤作用,对静止期细胞无效。白细胞单采能选择性地去除血液异常成分,促使病变的细胞克隆进入增殖期,更能充分发挥化疗药物的作用。

1.适应证　为各种白血病伴脑或肺部白细胞浸润,白细胞≥$100×10^9$/L;白细胞增多>10万以上的急性白血病患者,化疗前进行白细胞单采术除了可以避免化疗产生的溶解综合征外,还可以使静止期细胞进入增殖期,储存池细胞进入循环池,充分发挥化疗药物的作用,既能改善化疗预后,又能够提高临床缓解率。同时,可避免化疗杀伤大量细胞后引起的肿瘤溶解综合征,不会因高尿酸血症、高磷酸盐血症、高钾血症、氮质血症和低钙等症影响治疗进程。

2.处理血量　治疗性血细胞单采最适宜处理血量约为患者血容量的1.5倍,单采前血细胞计数越高,去除的细胞比例也越大。一般要单采每周3~4次才能达到治疗目的。白细胞单采术后,外周血小板有下降,术前若血小板计数<$50×10^9$/L,应补充一定量血小板,以防术中发生出血。若患者贫血严重,Hb<40g/L应输去白细胞的红细胞悬液纠正贫血,术中应密切观察血小板变化,适量补充血小板。

3.注意事项

(1)在单采过程中须对血液按比例加入抗凝剂进行抗凝处理,全血、抗凝剂比例为(10~11):1,抗凝剂不断与患者血液中的游离钙结合,在循环血量>1800ml时,患者易出现低血钙症状,如口唇、面部及四肢麻木、胸闷等。一旦发生即给予葡萄糖酸钙液静脉注射(注意不可混入进血及返血管路中的血液),同时减慢全血流速,一般10分钟内可缓解症状。钙剂使用不影响单采效果,患者均能耐受。

(2)有出血倾向、合并DIC的患者,由于抗凝剂进入体内,塑料管道对血小板有一定的吸附能力,同时单采白细胞时有极少量血小板也被去除,有可能进一步加重出血。对有出血倾向及血小板<$30×10^9$/L的患者,在分离前后可输注血小板及新鲜冰冻血浆,以增加白细胞单采术的安全性。

(3)有严重贫血的患者,如血红蛋白<60g/L,分离前应进行红细胞输注,减少低血容量并发症的发生,同时可以提高单采效果。

(4)根据外周血白细胞计数来调整IDO值,及时腾空收集袋,可提高去除效率,减少红细胞和血小板的丢失。

【血小板单采】

适应证为原发性血小板增多症伴血栓形成或出血,血小板计数≥$1000×10^9$/L;如血小板计数<$1000×10^9$/L,但有严重并发症或需要阻止并发症的加重时也可应用血小板单采术。处理全血量为患者血容量的1~2倍,全血处理速度50~70ml/min,一般可减少血小板40%左右。

【治疗性血液成分单采注意事项】

成功建立静脉通路并保持其通畅是血液成分单采顺利进行的关键。单采血液流速依个体而定,一般为 50~70ml/min。为保证其循环血量,选择分离机消耗品管路的 16G 穿刺针,选择较粗直的外周静脉,首选双侧贵要静脉。但对曾行多次化疗、外周静脉穿刺困难的患者及不能很好配合穿刺的儿童等,应采取深静脉穿刺置管。单采时间可持续 3~5 小时。因穿刺针锋利、穿刺后不适当的躯体移动,极易使针尖刺破血管壁,而中断采集过程,既增加了患者痛苦,又增加了再次穿刺的难度。因此,穿刺前应指导患者保持体位,协助患者采取平卧位或半坐卧位,同时牢固固定管路。

【不良反应的观察与处理】

1.血管损伤　因单采穿刺针管径大、针刃锋利,似一个双面刮刀,静脉穿刺后,若用力按压穿刺点快速拔针,锋利的针头会对较薄的血管壁造成切割性损伤。因此,要求穿刺技术要过硬,尽可能一次成功;在单采结束或穿刺失败拔针时应先用无菌棉球盖在穿刺点上,不加压力,迅速拔出针头后,立即按压穿刺点,以减轻血管损伤。

2.周围静脉痉挛　个别患者穿刺后,输出管路血流不畅,血液流速达不到采集要求,机器报警,无法工作。此时,护士切不可急于更换穿刺部位,应尽快查明原因。一方面检查输入管路是否通畅,穿刺局部有无异常;另一方面观察患者表现,有无紧张和末梢冰冷。如管路正常,应考虑为周围静脉痉挛所致。这时,护士应一面安慰和鼓励患者,告诉患者穿刺已经顺利完成,液体注入顺畅,只需放松身体即可顺利地完成采集工作;一面轻轻抚摩患者的双手,使其尽快放松,必要时可予以热水袋保暖。

3.枸橼酸盐中毒症状　血液成分单采常规使用酸性枸橼酸盐-葡萄糖溶液(ACD)A 方血液抗凝剂,主要成分为枸橼酸盐,其抗凝作用是通过枸橼酸根与血中钙离子形成难解离的可溶性络合物,使血中钙离子减少,而阻止血液凝固。因此,在大量应用时可出现枸橼酸盐中毒的低血钙症状。尤其是儿童和女性患者,往往由于钙补充不足,血钙偏低,易发生 ACD 中毒,表现为口周发麻、恶心、腹部不适、面色苍白、心率下降等。因此,在常规单采时应补充钙剂,以有效预防 ACD 中毒的发生。在单采过程中,护士应注意观察和询问,早期发现,及时处理。对出现 ACD 中毒症状的患者,应告知该症状为抗凝剂的不良反应,补充钙剂即可缓解,以消除患者的紧张心理。

4.血容量失衡　在单采过程中如去除量和还输量未能达到动态平衡,可引发一系列心血管系统症状。若去除速度过快,去除量过多,可出现低血容量症状,如胸闷、头晕、心悸、面色苍白、出冷汗、恶心、呕吐、心动过速、血压下降、晕厥或休克;若还输速度过快、还输量过多,可出现循环血量超负荷症状,如胸闷、头晕、头痛、呼吸困难、血压升高、心律失常,甚至出现充血性心力衰竭、肺水肿。对于儿童进行治疗前可用红细胞代替盐水进行初始化,以避免在治疗初血容量骤降致低血压。血容量失衡是治疗性血液成分单采术可能致死的不良反应。因此,在单采过程中应特别注意,加强监护。

总之,治疗性血液成分单采非普通采血与输液。因此,应向患者及家属讲明治疗性血液成分单采的基本过程和有可能发生的不良反应,并签署同意书。护士应认真做好术前评估,掌握患者的病情和一般资料,配合医师及技师做好术前准备;认真建立和维护静脉通路;帮助患者尽快适应采集环境,并在采集过程中密切观察有无不良反应发生,为单采的顺利实施提供有力保障。

（王　莹）

第三节　血浆置换

　　治疗性血浆置换(TPE)是血液净化技术的部分,是将患者的血液引出体外,经过特殊的装置分离血浆与血液细胞,然后将血液细胞与新补充的置换液一起回输到患者体内,以便清除患者体内的致病物质,达到治疗疾病的目的。

【血浆置换的原理】

　　1.清除致病物质　人体很多疾病是由血液循环中的致病因子造成的,这些致病因子包括自身抗体、循环免疫复合物、大量低密度脂蛋白、各种副蛋白及循环毒素等。

　　2.非特异性的治疗作用　TPE可以降低血清中炎性递质,如补体、纤维蛋白原等。

　　3.调节免疫系统的功能　TPE除有恢复血浆因子、补体、凝血因子和调理因子的功能外,还具有恢复损伤细胞、网状内皮细胞的吞噬功能及减少肿瘤细胞的封闭因子、增加肿瘤细胞对化疗药物的敏感性等功能。

【血浆置换的方法】

　　1.非选择性TPE疗法　将患者的血浆和血液细胞分离出来,弃掉含有致病物质的血浆,同时补充同等置换量的置换液,以达到治疗的目的。

　　(1)临床应用ⅡE的方法有以下两种:①离心式血浆分离法,将血细胞和置换液混合后从另一条静脉通路连续回输到人体。②膜式血浆分离法,利用膜孔筛分的原理分离血浆与血液细胞,分离器为高分子材料制成的空心纤维型膜式分离器。经筛分后,相对分子量在200万~300万或以下的血浆成分都能和血液细胞分离。

　　(2)非选择性TPE疗法的优点:①使用新鲜冷冻血浆时可补充凝血因子;②含有致病物质的血浆全部被清除。

　　为了保持血浆渗透压的稳定,防止体液平衡紊乱,在分离血浆的同时,应补充等容、等渗液体。通常使用:①4%~5%人血白蛋白溶液(HAS),其价格昂贵,不含电解质,极少引起肝炎的危险;②新鲜冰冻血浆,含有凝血因子、补体和白蛋白,但有引起过敏反应及血源性传染病的危险。

　　2.选择性TPE疗法　非选择性rIPE治疗需要回输大量白蛋白和各种血浆制品,其来源有限,价格较贵,而且并发症较多。近几年,选择性TPE技术发展迅速,能够选择性清除血浆中的特异性致病物质。

　　(1)双重TPE疗法(DFPP):是一种选择性的血浆分离方法,是将全血分离成血浆和血细胞成分,血浆再通过二级滤器分离出较大分子量的致病物质,允许大多数较小分子量的物质如白蛋白(6.9万 Da)返回到患者体内。这种方法的优点有:①使用的置换液少;②由于使用白蛋白置换液,因此,感染的可能性小;③可利用不同孔径的血浆成分分离器来控制血浆蛋白的去除范围。缺点有:①白蛋白有少许损失;②由于根据分子量的划分来分离血浆蛋白,有可能除去部分有用的蛋白。

(2)冷滤过法:实验发现,一些疾病的致病因子包括免疫复合物、免疫球蛋白、纤维蛋白原、自身抗体和补体等在血浆温度冷却时,会凝聚形成冷球蛋白凝胶而沉淀下来,而白蛋白却不产生沉淀。冷滤过就是利用这个原理,将一级膜分离出来的血浆迅速冷却到4℃,致病物质和免疫球蛋白等成分一起形成凝胶沉淀,然后进行二次分离,分离出的含白蛋白的血浆经复温后回输到体内。

(3)免疫吸附疗法:将分离出来的血浆通过免疫吸附剂清除致病因子后,同血液细胞一起回输到体内。整个治疗过程由于不损失有用的血浆成分,是最理想的 TPE 方法,其优点是:①由于不需置换液,故无感染的机会;②可特异性、选择性地除去致病物质;③可根据疾病的不同,选择不同的吸附器;④不影响同时进行的药物治疗。

目前,有多种免疫吸附器可供临床选择。①内毒素吸附:败血症患者单核一吞噬细胞系统处于超负荷状态,并且这些毒素成分聚集在血液循环中,通过细胞因子、类花生酸样物质以及氮氧化物刺激宿主产生炎症反应。尽管标准 TPE 可以成功清除循环内毒素,但是选择性吸附是特异的,因为吸附不需要补充 FFP,可以避免免疫球蛋白和凝血因子的消耗。选择性吸附可通过充满多黏菌素 B 的滤器来完成,多黏菌素 B 是能够与内毒素成分特异结合的一种抗生素。国外资料证明,应用这种治疗,不仅能够降低内毒素水平,而且还能够改善血流动力学。②蛋白 A 免疫吸附:目前,临床上有瑞典 Gambro 公司生产的蛋白 A 免疫吸附柱,同时推出了一种由电脑程序控制的免疫吸附治疗连续冲洗监视系统,该系统配有两个并列的吸附柱,交替进行吸附和再生,以吸附更多的致病物质。一般吸附的血浆量为 9L 左右,明显优于 TPE,但价钱昂贵,国内只有少数医院拥有这种设备。

(4)选择性脂质清除:尽管标准 TPE 可有效降低血清胆固醇水平,但是,最近的焦点集中在选择性脂质清除技术的发展,该技术可限制非脂质血浆蛋白和高密度脂蛋白胆固醇的丢失。常用的有肝素介导体外低密度脂蛋白沉淀系统(HELP)。它根据等电点产生沉淀的原理,将分离出来的血浆与肝素或醋酸钠缓冲液混合,使其 pH 降至 5.12,即 LDL 等电点。在酸性环境下,LDL 与纤维蛋白原发生沉淀并被特殊滤器清除,过量的肝素可通过吸附器被吸附,再通过碳酸氢盐透析,清除醋酸钠及过多的水分,恢复血浆正常的电解质浓度以及 pH 等。最后,将血浆与细胞成分汇合回输到患者体内,整个过程是持续进行的。有证据表明,选择性脂质清除对家族性高胆固醇血症的纯合子以及杂合子患者,不仅能明显降低血清胆固醇,而且计算机评估冠脉造影提示可以逆转动脉粥样硬化,使粥样斑块缩小。

【血浆置换的技术要求】

1.血管通路　　对于离心式血浆分离法,血流量在 30～50ml/min 即可满足要求,血管通路可穿刺双侧肘前静脉。对于膜式血浆分离法,血流量要求稳定到 80～150ml/min 即可。当能够预期判定治疗次数时,最好使用经皮深静脉留置导管。

2.抗凝　离心技术常用枸橼酸注射液抗凝。对于膜式血浆分离法,宜采用肝素抗凝,用量一般为首次给予 5000U 或 40～60U/kg,维持量为 1000U/h,对有出血倾向的患者,应适当减少肝素的用量,或者选用低分子肝素。

3.TPE 的处方

(1)容量交换及蛋白动力学:TPE 后血浆蛋白下降的动力学规律是:首先重新分配,使血管外蛋白迅速返回到血管内,血浆蛋白呈指数上升,一般 24～48 小时后重新达到血管内外的平衡,之后,主要是自身合成蛋白;合成和分解平衡变化慢,主要是返还逸出平衡。因此,每隔 12 日做一次 TPE,优于一次分离同样血浆量。

(2)人体血浆容量的计算:要制订交换的血浆量,必须确定患者的估计血浆容量(EPV)。可应用下述公式评估:EPV＝[0.065×WT(kg)](1HCT)(HCT 为血细胞比容;WT 为体重)。

(3)血浆处理量的一般标准:在单次治疗过程中,致病物质的浓度随着置换量的增加而下降,但并非呈线性关系,而是在置换第一个血浆容量时下降幅度最大。过多交换血浆容量,会增加患者治疗时间和费用,合适的血浆交换量为 EPV 的 1～1.4 倍,或者 2～4L 为最佳。

4.置换液选择　在血浆置换术中,为维持患者血容量的动态平衡,需补充一定量溶液替代已被去除的血浆,该溶液称为置换液。常用的有以下几种。

(1)晶体溶液:生理盐水、复方氯化钠注射液(林格液)、平衡盐液。该类溶液的优点是价格低、过敏反应少、无传播疾病的危险;缺点是扩张血容量效果差、输入过多可引起组织水肿、不含凝血因子和免疫球蛋白。

(2)血浆代用品:包括右旋糖酐、羟乙基淀粉、明胶等。其优点是扩容效果好、价格低,无传播疾病的危险;缺点是不含凝血因子,用量大会有出血倾向及偶有皮肤瘙痒等过敏反应。右旋糖酐可对交叉配血产生干扰(出现假凝集)。

(3)蛋白质溶液:包括白蛋白、血浆蛋白溶液、新鲜冰冻血浆、冷沉淀和静脉注射用的免疫球蛋白。白蛋白的优点是扩容效果好,但价格贵、不含凝血因子和免疫球蛋白;血浆蛋白溶液价格低,缺点是制剂中存在血管活性物质,输注速度过快,可引起低血压反应;新鲜冰冻血浆和血浆蛋白溶液,皆含有免疫球蛋白、各种凝血因子,缺点是有传播疾病的危险;冷沉淀含有丰富的纤维蛋白原和第Ⅷ因子,但亦可传播血源性疾病。

上述置换液如何选择无统一标准,需根据疾病种类、置换血浆量和去除的病理细胞数以及患者经济承受力、临床医师经验、实验室检查结果而决定。

【TPE 的临床应用】

美国医疗协会(AMA)委员会回顾性研究 TPE 的各种资料参数,按以下四类评估 TPE 的适应证。

1.常规治疗　可以接受但并非强制性:①格林-巴利综合征;②重症肌无力;③慢性感染性脱髓鞘多神经病变;④副蛋白相关的多神经病变;⑤高黏滞综合征;⑥冷球蛋白血症;⑦血栓性血小板减少性紫癜/溶血;⑧溶血性尿毒症综合征,即 TTP/HUS;⑨输血后紫癜;⑩高胆固醇血症;⑪Goodpasture 综合征。

2.有证据支持有效,但应首选传统治疗　①多发性硬化;②Eaton-Lambert 综合征;③普通天疱疮;④大疱型类天疱疮;⑤系统性红斑狼疮;⑥急进性肾小球肾炎;⑦类风湿关节炎和类风湿血管炎;⑧Raynaud 疾病;⑨多发性骨髓瘤引起的肾衰竭;⑩IgA 肾病和 Henoch-Schonlein 紫癜;⑪肾移植排异反应;⑫毒物中毒。

3.目前不适合治疗　①血友病、Ⅷ因子抑制剂的清除;②慢性肝功能衰竭;③Graves 疾病和甲状腺危象;④特发性血小板减少性紫癜;⑤硬皮病、烧伤性休克。

4.无效　①牛皮癣;②多发性肌炎和皮肌炎;③肌萎缩侧索硬化。多数学者认为,对于 TPE 适应证中一类疾病诊断一旦明确,应立即进行治疗,不仅能够快速清除体内的致病物质,而且能够调节人体的免疫系统,恢复补体、凝血因子和调理因子的功能,修复被损伤细胞和网状内皮细胞的吞噬功能,抑制病情恶化,或逆转病程,使患者得到康复。对于 TPE 适应证中两类疾病,在常规治疗无效时则应尽快考虑 TPE 治疗。对于其他适应证,临床上有散在的病例报告,疗效各不一致,则需要进一步验证。

【TPE 的并发症】

1.枸橼酸盐中毒　应用 FFP 为置换液,所含的枸橼酸能够结合钙而引起低钙血症,这是 TPE 最常见的并发症之一,患者常有口周和四肢感觉异常、恶心,继之出现呕吐等症状,严重者有可能导致心律失常。

2.血液系统异常　TPE 治疗后,一过性血小板、纤维蛋白原减少,凝血酶、凝血酶原时间延长,但大多数 4 小时后恢复正常。如果反复多次用白蛋白作为置换液,可引起凝血机制异常,往往需要 24～48 小时才能恢复正常。

3.过敏反应　因新鲜血浆中含有异体蛋白而引起过敏反应。有过敏史者,在治疗前可给予少量激素以及抗组胺制剂。

4.心血管并发症　常因置换血浆量与置换液量不相匹配,使血容量减少而引起低血压,或者置换液白蛋白浓度<4%,引起胶体渗透压降低而导致低血压。

5.低钾血症　白蛋白几乎不含钾,置换血浆速度较快时,可使血清钾下降25%。应用含钾离子 4mmol/L 的白蛋白置换液,可以防止低钾血症。

6.感染　①应用白蛋白置换液,引起免疫球蛋白减低而导致感染;②应用新鲜血浆作为置换液而导致病毒感染,前者可给予免疫球蛋白治疗。

（王　莹）

第四节　骨髓移植

骨髓移植(BMT)是指对患者进行全身照射、化疗和免疫抑制预处理后,将正常供体或自体的骨髓经血管输注给患者,使之重建正常的造血和免疫功能。

骨髓中含有多能造血干细胞,此种细胞具有自我更新及分化、成熟为各种血细胞及免疫活性细胞的能力,因而 BMT 不仅重建了造血功能,亦重建了免疫系统。骨髓中除含有不同阶段的造血干、祖细胞外,尚有支持造血所需的基质细胞。因此,BMT 并不完全等同于造血干细胞移植。

根据所移植的骨髓来源可将 BMT 分为同种 BMT 及异种 BMT.后者目前无临床意义。同种 BMT 分为：①同基因 BMT(syn-BMT)；②异基因 BMT(allo-BMT)；③自体 BMT(auto-BMT)。

syn-BMT 在人类仅有同卵孪生同胞之间的移植。allo-BMT 的骨髓供者为非同卵孪生的其他人，以前多为同胞供者，近年非血缘关系供者逐渐增多。auto-BMT 是将能重建正常造血的自体骨髓冷冻保存，待该患者接受超大剂量化疗及(或)放射治疗后再回输此骨髓，以重建自身造血。

auto-BMT 可产生移植物抗白血病作用，长期无病存活或根治机会较多，但宿主排斥移植物及移植物抗宿主病又增加了移植风险。allo-BMT 花费大、并发症多、风险高，但复发率相对低。相对而言，auto-BMT 安全性大些，但较易复发。因此，应根据适应证和各类移植的特点选择移植类型。

骨髓移植经过 40 余年的不断发展，已成为临床重要的有效治疗方法，其对恶性血液病、先天性免疫缺陷病、急性放射病及某些恶性肿瘤有根治的作用。骨髓移植的研究在世界范围内进展很快并得到广泛开展，BMT 在医学领域所占的重要地位得到普遍的肯定。

【同基因骨髓移植】

同基因 BMT(syn-BMT)又称同系 BMT，在人类，仅限于同卵孪生子间的移植。因此，供者有限，进行这类移植的数量极少。

由于同基因 BMT 供受者之间不存在免疫学方面的障碍，因而无需免疫抑制的处理。

由于无排斥和 CVHD 等并发症，因而移植的风险相对小，对重型再生障碍性贫血(SAA)患者宜首选；对于急、慢性白血病亦主张首选；但遗传性疾病，如免疫缺陷病等不适合此类移植。

SAA 的 syn-BMT 无需预处理或仅加用少量药物进行免疫抑制即可。国外文献报道，syn-BMT 治疗 SAA26 例，16 例完全治愈，7 例加用免疫抑制剂后再移植，造血功能恢复。国外资料对 CR1 的急性白血病或慢性期的 CML，syn-BMT 后的无病生存率可达 50% 左右，移植相关病死率仅 5%，但复发率稍高于 allo-BMT。一般认为同基因 BMT 所需骨髓有核细胞数应达 $(0.5 \sim 1.0) \times 10^8$/kg。

【异基因骨髓移植】

(一)适应证与疗效

异基因骨髓移植(allo-BMT)的适应证分为两类：一类为肿瘤性疾病，另一类为非肿瘤性疾病，分述如下。

1.肿瘤性疾病

(1)急性白血病：allo-BMT 可使急性白血病患者的无病生存率显著提高。据 Fred Hutchinson 癌症研究中心与 IBMTR 的大宗病例分析，AML 在第一次缓解期接受 allo-BMT 后，3 年无病生存率可达 50% 左右；而同期化疗患者的 3 年无病生存率仅 18%～27%。BMT 疗效受多种因素影响，主要有以下三方面。①骨髓移植时机的选择：第一次缓解期 BMT 疗效优于第二次缓解期。Brotein 等发现,CR_1 的 BMT 治疗 ALL 患者 5 年复发率为 $21\%\pm11\%$,5 年无病存活率 $46\%+9\%$;CR_2 BMT 后 ALL 患者 5 年复发率及存活率分别为 56% 及 22%。因此,急性白血病患者宜在 CR_1 期进行 BMT,儿童 ALL 的 BMT 时机应推迟到第二次缓解或早期复发的时候。②疾病本身的性质:BMT 疗效与分型的关系不甚明确,似乎是 AML 疗效优于 ALL。一般认为,化疗效果差的患者其 BMT 效果亦比较差。③患者的年龄及一般情况:年龄越大、主要脏器功能差,BMT 病发生多种合并症尤其是 GVHD 的可能性亦越大。因此,对于 45 岁以上的急性白血病患者进行 allo-BMT 要谨慎。

(2)慢性粒细胞白血病(CML):allo-BMT 是目前可根治 CML 的唯一手段。处于慢性期的 CML 患者接受 allo-BMT 后,5 年无病存活率可达 60%～90%。患者年龄越小,疗效越佳,移植前服用羟基脲者疗效优于服用白消安者。进入加速期或急变期的 CML 患者,BMT 疗效不如慢性期患者。

(3)恶性淋巴瘤:首先考虑 allo-BMT,但对某些高危型,如 Burkitt 淋巴瘤、原始淋巴细胞性淋巴瘤和复发的淋巴瘤,仍宜考虑行 allo-BMT。

(4)多发性骨髓瘤(MM):据 IBMTR、EBMTR 和 FerdHutchsin 癌症研究中心资料,全世界共有的 150 例 MM 接受 BMT,CR_1 期接受 BMT 的患者 3 年无病存活率达 69%;复发期接受 BMT,其 3 年无病存活率可达 34%。

(5)骨髓增生异常综合征(MDS):BMT 主要用于幼稚细胞比例较高或有复杂染色体异位的患者。BMT 治疗 MDS 使患者 3 年无病生存率可接近 50%,相当一部分患者可获根治,尤其是年轻患者早期接受 BMT 效果更佳,继发性 MDS 疗效欠佳。

(6)对放疗化疗敏感的实体瘤:如乳腺癌、小细胞肺癌及生殖系统肿瘤等。

2.非肿瘤性疾病

(1)重型再生障碍性贫血(SAA):如果患者在尚未输血时行 BMT,则长期存活率可达 80%。由于大多数患者在 BMT 前已接受输血,致 BMT 排斥率上升,长期存活率有所下降。SAA 患者 BMT 的预处理方案可单用大剂量 CTX,或加用小剂量的全身放射(TBI)。由于抗胸腺细胞球蛋白(ATG)治疗 SAA 有良好疗效,近年来,SAA 接受 allo-BMT 治疗病例呈下降趋势。一般主张年轻患者行 allo-BMT 佳,年龄 35 岁以上者宜首选 ATG。

(2)遗传免疫缺陷病:重度联合免疫缺陷病(SCID)为最严重的一种免疫缺陷病。BMT 已被证实是一种有效的治疗手段。配型相同的 BMT 成功率可达 75%～90%。SCID 患者 BMT 前无须进行免疫抑制处理,但其他免疫缺陷病均应进行预处理。因患者年龄多偏小,采用不含全身放疗的预处理方案。

(3)其他:急性放射病、阵发性睡眠性血红蛋白尿、珠蛋白生成障碍性贫血等,目前仅占很小比例。

(二)移植前准备

1.受者的准备

(1)适应证:①年龄<50 岁;②全身一般状况好;③无心、肺、肝、肾等重要脏器损害;④无严重或未控制的感染;⑤无严重药物过敏;⑥无严重精神障碍史。

(2)确定受者有移植的适应证:患者及家属应充分了解移植的疗效、风险及准备足够经费，签署知情同意书，完成相关的体检、化验、会诊及评估重要脏器功能。患者经过全身无菌和胃肠道除菌及中心静脉插管后进入无菌层流病房。移植相关的无菌技术是移植后处于免疫缺陷状态的患者度过危险期的重要保证。

2.HLA 配型　与 allo-BMT 疗效密切相关的是主要组织相容性复合体(MHC)，选择 BMT 供者应使供、受者 MHC 差异尽可能小。已知 MHC 定位于人第 6 号染色体短臂，与 BMT 密切相关的基因组有两组:Ⅰ类分子(A、B、C 分子)基因决定簇和Ⅱ类分子(DR、DP、DQ 分子)基因决定簇。用血清学与细胞学技术可测定Ⅰ类分子(A、B、C 分子)及部分Ⅱ类分子表型(DR、DQ)，混合淋巴细胞培养(MLC)不仅可用来核实血清学配型，更重要的是 MLC 尚可检出血清学甚至分子生物学方法不能检出的组织相容性抗原组织差异，对非血缘关系供者的选择意义尤大。两类分子基因可直接采用分子生物学技术进行检测。分子遗传学技术的 HLA 分型技术与传统的血清学方法相比，具有直接检测 HLA 基因分子的优点。

3.供者选择　供者选择的条件:①供者年龄一般在 8～65 岁;②身体健康，无严重的心、肝、肾及骨髓疾病，非精神病患者;③供者不宜为乙型与丙型病毒性肝炎患者，活动性巨细胞病毒(CMV)感染者宜先给予适当治疗后再供髓。

供者的选择一般先在同胞兄弟姐妹中寻找。同胞间 MHC 相合的机会为 25％。现阶段进行的 BMT 绝大多数要求 HLA 完全相合;若无 HLA 完全相合的同胞，则可寻找部分相同的亲属供者;最后可从无血缘关系的无关志愿者中寻找。

目前，推荐供者的选择步骤与要求:①HLA 完全相合的同胞供者;②HLA 相合的非血缘关系供者;③HLA 配型有一个位点不合以及两三个位点不合的同胞供者，其中优先选择 NIMA 者，再次为子女与母亲之间的移植，最后选择子女与父亲的移植。

总之，供者要求健康，无遗传性、先天性疾病，无严重或未控制的感染，年龄一般＜55 岁，一般认为年轻供者骨髓易于植活并较少发生 GVHD。

(三)骨髓的采集、处理与回输

1.骨髓采集术

(1)部位及采集方法:采集部位为两侧髂前、髂后上棘。采集骨髓的针可为 Thomas 针或普通骨穿针，采用多点多部位穿刺，于硬膜外麻醉下进行，每次穿刺用 20ml 注射器(内有抗凝剂抗凝，即 1640 液或生理盐水 1000ml 加入肝素 5 支)，抽吸 3～5ml 骨髓血。

(2)采集量:采集的骨髓量不应低 1.0×10^8/kg 有核细胞，一般采集 3×10^8/kg 有核细胞数。若供、受者间血型不合需行红细胞沉降或去除 T 细胞，采集量应继续增加。采集的骨髓中有一些骨髓小颗粒应采用过滤措施去除，国外多采用 Thomas 技术，用不锈钢网两次过滤，网孔分别为 62 目和 88 目;国内多采用针头各过滤的简单方法，即用 16 号和 9 号针头各过滤 1 次，然后收集骨髓细胞液于输血袋中。

2.ABO 血型不合的骨髓处理　若 ABO 血型不合，需对供者和受者进行处理，以免发生溶血，确保 BMT 的安全。ABO 血型不合的处理依 ABO 血型不合的类型而处理不同。可以对受者体内进行处理，亦可对供者骨髓体外处理，目前主要采用后一种处理方案。当供、受者之间存在血型不合时,处理原则是体外将骨髓红细胞去除。具体方法有多种,如羟乙基淀粉去除法、血细胞分离机分离法,这些方法均能去除 95% 以上红细胞,干细胞的回收率达 60%～70%,能保证造血重建。

3.骨髓的去 T 细胞处理 骨髓在体外去 T 细胞的主要目的是为了预防 CVHD,此技术在异体 BMT 泛应用,尤其对配型不同的 BMT 及非血缘关系供者 BMT。一般认为当回输骨髓中含 T 细胞数低于 $2 \times 10^5 / kg$ 时,可避免严重 GVHD 发生。骨髓体外去 T 细胞方法有免疫学方法及物理学方法。免疫学方法中应用最为广泛的仍为单克隆抗体与补体孵育、免疫毒素去 T 细胞和免疫磁珠法。迄今,应用最广泛的单克隆抗体仍是 Campath 抗体。

4.骨髓血的回输 骨髓血采集完成后,应在 6 小时内输完,每袋最后约 10ml 应丢弃,以防脂肪及颗粒输入体内。回输前,可给受者应用小量糖皮质激素以避免输血反应。此外,还应静脉输入鱼精蛋白以中和肝素(50mg 鱼精蛋白可中和肝素 5000U)。

(四)骨髓移植的预处理方案与原则

除了重度联合免疫缺陷病不需预处理及未曾输血的重型再生障碍性贫血患者可采用单药进行预处理外,其他疾病的预处理均要用联合化疗和(或)放疗。骨髓移植前,患者需要接受一个疗程的超大剂量化疗,有时再加大剂量全身放疗,这种方法称为预处理。

预处理的目的有以下三点:①最大程度杀灭受者体内恶性细胞或骨髓中的异常细胞群;②抑制机体免疫功能降低的受者对移植物的排斥反应,使供体骨髓容易植活;③摧毁受者体内原有的造血细胞,给植入的造血干细胞准备生长的空间。

由于国内 CMV 感染的普遍性,亦由于微小的感染病灶很不容易清除,故在预处理的同时就应该使用对 CMV 有效的药物,并应在已经清除明显的口腔、肛周等感染病灶之后,系统应用广谱抗生素。另外,从预处理之时起,患者要接受肠道除菌药,其目的为减少肠道内的细菌量,减少其他深部感染的发病率。常用口服抗生素药有:复方磺胺甲异噁唑、多黏菌素 E、两性霉素 B 口服液或氟康唑,加用喹诺酮类药物能进一步减少全身感染。预处理开始加强无菌护理,包括排便后肛周的无菌护理。

预处理之前就要做中心静脉插管,以保证顺利输入骨髓,保证水、电解质平衡及营养支持和抗生素输入所必需的途径畅通。插入部位可以是颈外或颈内静脉、锁骨下静脉等。所用导管有单腔或双腔之分。注意导管的固定、无菌护理及夜间闭管时肝素封管的处理。

根据预处理方案是否含放疗,可将预处理方案分为两类:含放疗的预处理方案及不含 TBI 的处理方案。早期观点认为,异基因移植治愈恶性疾病的机制系由于预处理方案中的放疗和(或)化疗的作用而完成的,移植本身只是单纯支持措施,以使患者不死于超致死量的放疗和(或)化疗所导致的骨髓造血抑制为度。去除 T 细胞的 allo-BMT,随着 CVHD 的减少、减弱,但白血病复发明显增加,使人们逐渐认识到移植物抗白血病作用在患者治愈上所具有的重要地位。

最早的预处理方案只采用单纯全身照射(TBI),以后所以加用环磷酰胺(CTX),不仅是由于其系一种有效的抗肿瘤药物,也是因为它能预防单纯 TBI 时易出现的肿瘤溶解综合征。其后又以剂量阶梯性递增的方法明确了其他一些药物的使用,如依托泊苷(60mg/kg)、左旋苯丙氨酸氮芥(180mg/m²)均可与 TBI 联合应用。预处理方案中还包括很多不含有 TBI 的方案，其形成的原因部分是由于缺少进行 TBI 的放疗装置，部分是由于已行放疗的患者不能再行 TBI，还有一部分是为了减低与 TBI 相关的毒副反应。其中最有名的为约翰·霍普金斯大学的 Santos 提出的 BUCY 方案，目前已知，此方案对 AML 和 CML 患者的抗白血病作用很明显，但对淋巴系统恶性增殖性疾病的疗效仍不肯定。而 TBI 对淋巴系统恶性增生性疾病是相当有效的。

预处理方案中的强度以既可达到最大限度地防止移植排斥和复发，又可使患者能耐受其不良反应为目标，故方案仍在不断改进中。此外，因无关供者、HLA 不完全相合的同胞兄弟姐妹供者，尤其是半相合的亲缘供者出现移植排斥的机会更大，故对此类移植除在移植后加强免疫抑制预防外，在预处理方案的强度上较一般 HLA 相合的同胞姐妹供者及同基因供者时更强，多在原有强度基础上，于未包括 ATG 的方案中适当加入 ATG，以增强免疫抑制，从而减轻移植物排斥及 GVHD 发生。

预处理开始后患者须有每日用药时间上的周密安排。预处理的用药包括两种常用的免疫抑制剂，即环孢素(CSA)与霉酚酸酯(MMF)。建议在移植前 9～10 日开始应用这些药物，目的为使患者的 T 淋巴细胞功能受到更大的抑制。阿糖胞苷、白消安(马利兰)与环磷酰胺都兼有消除白血病细胞、抑制骨髓与免疫抑制作用，其中环磷酰胺有更强的免疫抑制作用。如果应用含 CTX 的方案，应大量输液及利尿剂与美司钠的应用，都是为了减少 CTX 从尿液中排除所引起的化学性刺激性出血性膀胱炎。环磷酰胺亦可用氟达拉滨(福达华)来完全代替。预处理中应用硝基脲的目的不仅由于该药能透过血-脑屏障，而且由于其抑制免疫的时间较长，患者的白细胞在停药后两周才降到最低点，因此，对预防排斥是有效的。

(五)移植物植活证据

当 allo-BMT 后，如患者外周血中性粒细胞 $>0.2×10^9$/L，并在其后稳步上升，即表示供者的造血干细胞已入了患者骨髓，这种植入称为临床植入。临床植入后一定时间内，在患者的骨髓或外周血中仍存在其原有的造血细胞，此时称为混合嵌合状态，也称为部分植入。如果患者的骨髓或外周血中最终不能检出其自身的干细胞，则称为完全嵌合状态，也称为完全植入。此外，极少数患者可在临床植入且有混合嵌合状态形成后，出现骨髓空虚及骨髓衰竭情况，此被称为排斥。有时接受预处理强度较轻的患者，也可在混合嵌合状态形成后，又出现对供者细胞的排斥，最终自身造血恢复，也是另一种"完全嵌合"状态。因此，混合嵌合状态只是一时性的，不能永久存在，最终只在达到完全嵌合状态，才可稳定。故了解患者的植入状态极为重要。

移植物植入直接证据：①出现供者的性染色体或 DNA 片段多态性分析与供者一致；②出现供者 HLA 抗原、红细胞抗原或同工酶；③受者血型转成供者血型。

移植物植入间接证据：①出现 GVHD；②原发病缓解。

(六)骨髓移植并发症的防治

移植并发症的有效防治是提高移植成功率的重要组成部分，主要并发症包括：感染、出血性膀胱炎(HC)、GVHD、间质性肺炎(IP)、肝静脉闭塞综合征(VOD)等。

1.预处理相关的急性不良反应

(1)口腔溃疡:多发生于预处理后的2周内,严重者主要与甲氨蝶呤的应用及多种病毒(如疱疹病毒)的感染有关。四氢叶酸钙含漱对其预防并无明显作用。预防性给予阿昔洛韦(无环鸟苷)等也似乎并无明显作用,以GM-CSF漱口液(300μg加入盐水500ml)有助于溃疡愈合。若于WBC数已上升达$(1\sim3)\times10^9$/L以上时溃疡又加重,应警惕急性GVHD的出现,如能确诊为急性GVHD,需在GVHD控制后,溃疡才有可能好转与愈合。

(2)急性胃肠道反应:出现于预处理过程中,以恶心、呕吐症状最为明显,有时伴腹泻症状。使用5-羟色胺拮抗剂对急性胃肠道反应有较好的预防及治疗作用。症状严重时可采用每月3次静脉给药。同时,加用肾上腺糖皮质激素静脉给药,对防治恶心、呕吐有很好的作用。为预防化、放疗所致的胃肠道黏膜溃疡导致的消化道出血,应常规使用H2受体拮抗剂,效果欠佳时,可使用质子泵抑制剂。

2.骨髓抑制　预处理后骨髓抑制一般于1周时进入极期,WBC$(0.1\sim0.2)\times10^9$/L,PLT$<20\times10^9$/L。患者将面临出血、感染与严重贫血的威胁。为此,首先要维持血小板$>20\times10^9$/L,以防止内脏及颅内出血的发生。输单采的新鲜浓集血小板,一次可使外周PLT计数提高$(10\sim20)\times10^9$/L。临床应以保证皮肤黏膜无明显新鲜出血倾向为原则。患者血红蛋白应维持在$70\sim80$g/L以上,一般采用浓集红细胞并用白细胞过滤器处理。如供、受者ABO血型不合,在输注红细胞时,应注意血型转变的时间,一旦血型转变即应按转变后的血型进行输血。

为避免输血后免疫抑制的患者因植入HLA不合的供者造血干细胞而发生严重的危及生命的CVHD,所有血制品应进行$20\sim25$Gy的照射,以灭活其中的T淋巴细胞。针对白细胞低下,目前已不主张输注浓集白细胞,因研究表明,输注浓集白细胞有使患者招致或加重CMV感染的可能,故多采用注射细胞因子,尤其是C-CSF或白细胞介素-2,以加速骨髓中粒细胞的恢复,降低患者出现感染表现的机会。

3.感染　是BMT受者常见并发症。allo-BMT患者在移植期间经历了三个阶段,第一阶段由于患者移植时接受超大剂量化疗及放疗预处理,免疫功能受到严重破坏、粒细胞缺乏,以及口腔、肠道黏膜屏障损害,同时吞噬细胞、T细胞和NK细胞的功能抑制,极易发生严重感染,病死率很高,应积极防治感染;第二阶段主要为急性GVHD发生时期,T细胞功能受损、继发性粒细胞缺乏以及中心静脉导管插管损伤皮肤等,此阶段的长短与allo-BMT的类型有关,HLA配型相合的亲缘性BMT一般较少发生CVHD,而非亲缘性BMT易发生急性GVHD,可延长至数月;第三阶段则为慢性GVHD发生时期,常有T细胞、B细胞功能异常。以上每一阶段的感染的特征不同,应区别情况进行处理。

(1)全环境保护:住空气层流洁净室,减少患者体内外带菌负荷。

(2)移植前彻底清除患者体内隐藏的感染灶(龋齿、鼻窦炎、肛瘘、痔等)。

(3)预防用药:①清除肠道细菌;②预防肺孢子虫病(复方磺胺异噁唑);③预防真菌感染;④预防病毒感染等。

(4)抗感染治疗:移植后造血功能还未重建以前,对于体温>37.5℃,除外输血、输液和过敏等因素外,应积极查找感染灶与病原体,争取在抗生素应用前进行血、尿、粪等培养,同时早期积极应用强效、广谱抗生素抗感染治疗,以后根据病原菌检查结果调整抗生素,以及抗菌、抗病毒等药物的调整和应用,还包括应用大剂量静脉注射丙种球蛋白抗感染治疗。

(5)加速造血恢复:BMT 后粒细胞缺乏期是感染的高峰时期,加速机体造血恢复,缩短白细胞减少、粒细胞缺乏的持续时间,可明显降低感染的发生率。应用粒、粒-单核细胞集落刺激因子 $5\sim10mg/(kg \cdot d)$,皮下注射,第 5 日开始应用直至粒细胞 $>0.5\times10^9/L$。

(6)未确定感染病因的治疗原则:①细菌性感染引起的发热是最常见的,在确定并无 GVHD 的皮疹或腹泻、腹痛时,一般首选广谱的抗生素治疗。②当原因不明的高热应用抗菌治疗 5 日仍无明显效果时,可试用抗真菌治疗。③病毒性感染是常见的合并症,除了对肝炎病毒要特别注意预防外,去 T 淋巴细胞移植和淋巴细胞抑制剂的应用则有助于病毒感染的复燃,且极不利于其治疗。因此,在有病毒性疾病时,需注意减少淋巴细胞抑制剂(CSA、FK506)的用量。抗病毒药物往往需要联合和长期应用。如伴有 CMV 感染的间质性肺炎(IP)患者,联合应用更昔洛韦、可耐、大蒜素疗效理想。开始治疗时,可加用静脉注射丙种球蛋白更有助于治疗。对 CMV 的治疗应该持续 2 个月以上。④在治疗过程中必须对患者的肝、肾功能经常加以检测,以作为用药剂量和纠正水、电解质平衡的参考。

4.出血性膀胱炎(HC)　为 BMT 主要并发症之一。随着美司钠的使用及对水化、利尿及碱化尿液的重视,目前临床中已不多见。HC 的临床表现以无菌性血尿为主,同时伴有尿频、尿急、尿痛、排尿不畅等膀胱刺激症状。临床上一般将 HC 分为四级:Ⅰ级表现为镜下血尿;Ⅱ级表现为肉眼血尿;Ⅲ级表现为肉眼血尿伴血块;Ⅳ级表现为肉眼血尿伴泌尿系统梗阻。HC 分为急性型与迟发型。

引起 HC 的原因较复杂,与环磷酰胺、白消安、病毒、放射损伤和 GVHD 等因素有关。预防方法有:①补液:在用 CTX 前 4 小时与最后一次用 CTX 后 6 小时增加输液速度,每日补 $5000\sim6000ml$ 为宜;②利尿;③碱化尿液;④美司钠:总量为 CTX 的 $120\%\sim160\%$。一旦出现出血性膀胱炎则必须增加输液量及利尿,防止血块形成及阻塞尿道。针对发生 HC 并无有效的预防方案,只能在出现后常规水化、利尿、碱化尿液;并针对性给予抗病毒药物,如利巴韦林(病毒唑)、阿昔洛韦等或积极治疗 GVHD。迟发型 HC 较急性型 HC 更难于治疗。

5.间质性肺炎(IP)　是 BMT 后严重并发症之一。本病一般发生在 BMT 后的前 3 个月内,主要因 CMV 感染引起,病死率很高。IP 的主要临床表现有进行性呼吸困难、低氧血症。目前,缺乏特效的治疗方法,主要在于预防。发生 IP 的高危因素包括 CMV 感染异基因 BMT、严重 GVHD、去 T 细胞 BMT,非血缘关系 BMT、含全身放疗的预处理方案、受者年龄大等。临床表现为突发性干咳、呼吸加快,患者常有呼吸困难,偶伴胸痛、低氧血症为最主要的病理异常,胸部 X 线片提示间质性改变。初始的影像学改变多种多样,可以呈段、叶或弥漫性间质性改变或结节样浸润,最常为弥漫性改变。病理组织学变化包括肺泡间隔组织增厚伴细胞浸润和水肿。CMV-IP 的确诊有赖于肺组织或分泌物中找到 CMV 或其特异抗原或 DNA 片段。纤维支气管镜检加肺泡灌洗为确诊首选办法。组织或灌洗液中的 CMV 含量与疾病严重程度并非一致。

CMV 感染的预防:①严格筛选 CMV 血清学阴性血或血制品;②CMV 高效免疫球蛋白的

应用；③大蒜素；④阿昔洛韦；⑤更昔洛韦；⑥膦甲酸钠。近来，国际上多数学者主张更昔洛韦或膦甲酸钠用于早期预防性治疗或 CMV-IP 的治疗，而不用于预防 CMV 感染的使用。对于已进展为 CMV-IP 的患者，更昔洛韦、膦甲酸钠、高效免疫球蛋白均可用于治疗。更昔洛韦结合高效免疫球蛋白为迄今唯一获得公认的有效治疗方案。Fred Hutchinson 癌症研究中心治疗 GMV-IP 分诱导及维持两阶段，诱导期用更昔洛韦 $5mg/(kg \cdot d)$，连用 30 日，于第 14、21 日加用免疫球蛋白 $200mg/kg$，获较显著疗效，其他方案未见明显效果。

6.肝静脉闭塞症（HVOD 或 VOD）　为一种以肝内小静脉纤维性闭塞为主要病理改变和特异性临床表现及一系列体征的临床病理综合征。VOD 多发生于移植后 1 个月内，主要临床表现为肝区疼痛、肝大、黄疸、腹水、体重增加，严重者发生多脏器功能衰竭。VOD 的危险因素有：BMT 前 ALT 已升高，且 ALT 升高程度与 VOD 严重程度成正比；环孢素、甲氨蝶呤的应用；HLA 不合或非血缘关系 BMT；两次 BMT；含白消安的预处理方案；年龄大；长期应用对肝有毒性的药物，如两性霉素 B。肝炎病毒感染是否增加 VOD 的发生率尚有争议。

VOD 的诊断主要依靠临床表现，超声波检查亦有助于诊断。VOD 的发生率在 3%～50%，病死率则在 0～90%（中位数为 30%）。西雅图 Fred Hutchinson 癌症研究中心制订 VOD 诊断标准为：①黄疸，血胆红素 $\geqslant 25.7\mu mol/L$；②上腹疼痛伴肝大；③腹水或不明原因的体重增加（＞基础体重的 5%），上述症状出现在 BMT 后 20～30 日，符合上述中任何两条且除外其他原因所致的肝功能异常，则临床诊断为 VOD。VOD 目前尚无特效治疗方法，应以预防为主，华法林及小剂量肝素钠 $[100～150U/(kg \cdot d)]$ 等抗凝剂对 VOD 有一定预防作用。前列腺素 E_1（PGE_1）$0.3\mu g/(kg \cdot d)$ 持续静脉滴注，不但能有效预防 VOD，对已发生的 VOD 亦有一定治疗作用。近来报道，重组组织型纤溶酶原激活物（rh-tPA）$10～50mg/d$，持续 2～4 日，随之用小剂量肝素钠维持治疗，可获良好效果。VOD 的治疗主要是对症与支持治疗，包括：①维持血管内、外体液的正常，注意体重，必要时应用利尿剂；②低白蛋白时，可输注白蛋白，避免对肝有毒性的药物；③有报道应用促纤维蛋白的溶解药物，联合小剂量肝素有一定疗效；④严重的肝合并症可应用血浆置换，必要时应用人工肝脏支持系统治疗。

7.移植物抗宿主病（GVHD）　是 allo-BMT 主要并发症和致死原因之一。GVHD 是 allo-BMT 供者的淋巴细胞，主要是 T 细胞攻击受者各器官引起的。GVHD 可分为急性与慢性两种，临床表现有所不同。一般以 100 日以内发生的为急性 GVHD；100 日以后发生的为慢性 GVHD。GVHD 主要累及的靶器官为皮肤、肠道和肝。根据急性 GVHD 的严重程度分为四度，慢性 GVHD 分为局限性和广泛性两类。

GVHD 发生的风险因素：①供、受者 HLA 不完全相合的程度；②供、受者之间性别不同（女性供者，男性患者）；③移植前供者被异基因免疫活化（如输血等）；④受者年龄较大；⑤血清检测 CMV 阳性；⑥供者淋巴细胞输注。

急性 GVHD 的程度，现在通用美国西雅图 Fred Hutchinson 肿瘤所的分级法，见表 10-1 和表 10-2。急性 GVHD 的预防重于治疗。一般常规是在 allo-BMT 后 100 日内连续应用环孢素或间断每星期应用甲氨蝶呤。环孢素抑制 T 细胞功能而不抑制血象，而甲氨蝶呤对血象有抑制作用，容易引起口腔溃疡。由于环孢素能影响肾功能，亦能影响心、肝功能。因此，需经常监测其血药浓度(维持在 200～400ng/ml)。

表 10-1 急性 GVHD 的器官受损严重度

分度	皮肤(体表%)	肝(血总胆红素 μmol/L)	肠道
1	皮疹<25%	34.2～51.2	腹泻>10ml/(kg·d)
2	5%～50%	51.3～102.5	腹泻>20ml/(kg·d)
3	50%	102.6～256.5	腹泻>30ml/(kg·d)
4	全身皮疹-大疱及大片脱屑	>256.5	严重腹泻、腹痛可伴肠梗阻

表 10-2 急性 GVHD 的严重度级别

分级	器官受损严重度		
	皮肤	肠	肝
I	1～2	0	0
II	0	1	0～1
	0	0～1	1
	1～3	1	0～1
	1～3	0～1	1
	3	0	0
III	0～3	0～2	2～3
	0～3	2～3	0～3
	0～3	0～3	4 *
IV	0～3	4	0～4
	4	0～4	0～4

*:全身情况按 Kamovsky 分级,<30%则归入 IV 级

由于急性 GVHD 是供者 T 细胞所引起的,因此,对组织配型差异较大或非血缘关系的 BMT,可去除供者骨髓中的 T 细胞。在上述预防措施下患者依旧出现急性 GVHD 时,可加用大剂量糖皮质激素,必要时再加用抗淋巴细胞单克隆抗体。如 CD3 抗体,既可用于 GVHD 的预防,亦可用于重症 GVHD 的治疗,对部分激素无效的 GVHD 有疗效。近年来,多种细胞因子拮抗剂如 IL-2 受体抗体、TNF-α 抗体等用于防治 GVHD 的作用受到重视,对某些激素无效的重症 GVHD 有一定疗效,尤其早期联合应用,疗效更佳。

对无亲缘关系的 BMT 或 HLA 配型不完全相合及单倍体 BMT 而不清除供者 T 细胞的患者,还可加用抗胸腺细胞球蛋白、抗 CD25 单克隆抗体及霉酚酸酯预防急性 GVHD。慢性 GVHD 是指移植 100 日后发生的 CVHD,其多为急性 CVHD 发展而来,故预防慢性 GVHD 的主要方法是减少急性 GVHD 的发生和减低其发病程度。慢性 GVHD 可局限于皮肤,亦可广泛损害内脏,特别是肝,其次是胃肠道和肺。慢性 GVHD 的分期与临床表现见表 10-3。

表 10-3　**慢性 GVHD 的分期及临床表现**

分期	临床表现
局限性	局限性皮肤损害
	慢性 GVHD 的肝功能损害
广泛性	广泛皮肤损害
	局限性皮肤损害,或含并有慢性 GVH 的肝功能损害含上述一种,并有下列之一:①肝活检示明显的慢性活动性肝炎、坏死或硬化;②眼泪分泌减少;③唾液腺受损或口腔黏膜活检有受损;④任何内脏受损

慢性 CVHD 的治疗:如为局限性慢性 GVHD 通常不需治疗,可密切观察;广泛性慢性 GVHD 的患者,联合应用泼尼松和 CSA 是目前认为最有效的方法,泼尼松 1mg/(kg·d)。CSA6mg/(kg·d),12 小时 1 次;两药交替间隔应用;必要时还可加用环磷酰胺或硫唑嘌呤。胎盘球蛋白对慢性 GVHD 有一定治疗作用,其机制并不十分明确。沙利度胺、青霉胺对慢性 GVHD,尤其是皮肤型慢性 GVHD 有一定疗效。

疗效判断标准:疗效分为完全缓解、部分缓解和无效。完全缓解指皮疹完全消退、胆红素正常,无因 GVHD 而出现的腹泻;部分缓解定为至少有一个脏器减少至少一个级别,其他脏器无恶化;无效为各个脏器症状进展或无效。

(七)移植物排斥

allo-BMT 成功与否的前提条件是移植物是否能成功植入,如不能则称为移植失败,也就是移植物接受者完全排斥。此时,因大剂量放疗或化疗已使受者造血系统处于完全抑制状态,因而患者在未能得到供者移植物中造血干细胞植活的情况下,将会因造血功能衰竭所致的合并症而死亡。故移植物植入失败是 allo-BMT 中具最严重危险的转归,应及时判断,并做二次移植。移植物的排斥发生较少,发生原因与供者的干细胞在受者体内生长及宿主的免疫系统排斥有关,主要发生于重症再生障碍性贫血或单倍型相同的 allo-BMT。一旦发生排斥,早期可用粒细一吞噬细胞集落刺激因子治疗、隔离及防治感染,输注白细胞等措施可降低重症再障 BMT 的排斥发生率。

(八)移植后复发的防治

血液系统恶性肿瘤的复发是 BMT 后的一个重要并发症,包括各类白血病、淋巴瘤、多发性骨髓瘤等。复发的细胞绝大多数为患者体内残留的自身恶性细胞。对个别患者,供者的细胞可以恶变,这或许与移植后各种药物的继发影响有关,但不能除外体内因素的作用。复发的因素:①移植前的病情,包括耐药而从未缓解的白血病、缓解后又曾复发的患者,慢性髓系白血病的加速期和急变期患者、耐药或复发的淋巴瘤等,缓解不彻底的程度亦与复发有关;②预处理方案中化疗药和(或)放疗剂量不充分;③采用体外或体内清除 T 淋巴细胞的方案,包括体外清除供者移植物中的 T 细胞、预处理方案应用 ATG 或 Campath I 等,这些既影响供者细胞的植活,又可在供者体内起到清除淋巴细胞的作用;④急性淋巴细胞白血病患者在移植后采用甲氨蝶呤预防 GVHD 者,明显较 CSA 的白血病复发率低,但应用 CSA 者有较低的间质性肺炎发病率;⑤不合并 GVHD 者有较高的复发率;⑥同基因 BMT 后血液系统恶性肿瘤的复发率高于 allo-BMT 者,这与无 CVHD 亦无与 GVHD 相关联的移植物抗肿瘤作用有关;⑦供者的淋巴细胞在体内完全代替受者的淋巴细胞者称完全嵌合体,其复发率较低。若为混合嵌合体、完全排斥或根本未植活,则患者亦较植活者有更高的复发率。

复发的类型:①分子生物学检测复发;②细胞遗传学的复发;③有明确形态学特征细胞复发证据;④髓外白血病(CNSL 或睾丸白血病)证据。

复发的防治:①输注供者淋巴细胞或供者白细胞(DLI)能预防和治疗白血病复发;②第二次 allo-BMT;③中剂量化疗再加 DLI;④CIK/CIK-DC 细胞治疗曾用于 HSCT 后的复发有效,但需在有条件和经验的单位进行。

(牛占恩)

第五节　外周血干细胞移植

在细胞的分化过程中,细胞往往由于高度分化而完全失去了再分裂的能力,最终衰老死亡。机体在发展、适应过程中为了弥补这一不足,保留了一部分未分化的原始细胞,称为干细胞(SC)。CS 是人体内最原始的细胞,它是人体及其组织细胞的最初来源,具有高度自我复制能力、高度增殖和多向分化潜能。即这些细胞既可以通过细胞分裂维持自身细胞群的数量,同时又可以进一步分化为各种祖细胞,进而发育为特定细胞系的成熟细胞,从而构成机体各种复杂的组织器官。

【干细胞的分类】

1.按分化潜能的大小　干细胞可分为全能性干细胞、多能性干细胞和单能干细胞三种类型。

(1)全能性干细胞:它具有形成完整个体的分化潜能。如胚胎干细胞,具有与早期胚胎细胞相似的形态特征和很强的分化能力,可以无限增殖并分化成为全身各种细胞类型,进一步形成机体的所有组织、器官。

(2)多能性干细胞:这种干细胞具有分化出多种细胞组织的潜能,但却失去了发育成完整个体的能力。如造血干细胞,由多能造血干细胞分化为定向造血干细胞、祖细胞,再到非成熟增殖血细胞和成熟非增殖血细胞。

(3)单能干细胞:这类干细胞只能向一种类型或密切相关的两种类型的细胞分化,如上皮组织基底层的干细胞、肌肉中的成肌细胞等。

2.根据个体发育过程中出现的先后次序不同　干细胞可分为胚胎干细胞和成体干细胞。

(1)胚胎干细胞(ESC):是指胚泡期的内细胞团中分离出的尚未分化的、能在体外培养、具有发育全能性的早期胚胎细胞。ESC 具有胚胎细胞和体细胞的某些特性,既可进行体外培养、扩增、转化和制作基因突变模型等,又保留了分化成包括生殖细胞在内的各种组织细胞的能力。因此,ESC 具有无限增殖、自我更新和多向分化的潜能。随着干细胞生物学研究热潮的掀起,ESC 的研究也取得了巨大进展,研究和利用 ESC 是当前生物工程领域的核心问题之一。

（2）成体干细胞（ASC）：是存在于成年动物已分化的组织与器官中的、具有自我更新和高度增殖及多向分化潜能的尚未分化的不成熟细胞群体。在特定的诱导条件下，ASC可按一定的程序分化，产生新的干细胞和形成新的功能细胞，从而使组织和器官保持生长和衰退的动态平衡。ASC可跨系甚至跨胚层分化的特性称为成体干细胞的可塑性。ASC在生理状态下多处于静止期，故在体外培养条件下出现恶性转化的可能性小，是理想的组织工程种子细胞，也是理想的基因工程载体细胞。以往认为，成体干细胞主要存在于表皮和造血系统，如表皮干细胞和造血干细胞。最近研究表明，成体干细胞普遍存在于机体的大多数组织器官中，如通常认为不能再生的神经组织中仍然包含神经干细胞。目前发现的成体干细胞包括造血干细胞、间充质干细胞、神经干细胞、表皮干细胞、骨骼肌干细胞、脂肪干细胞、胰干细胞、眼角膜干细胞、肝脏干细胞及肠上皮干细胞等。其中以造血干细胞和间充质干细胞的研究最为深入。

①造血干细胞（HSC）：HSC又称多能造血干细胞，是具有高度自我更新能力和多向分化潜能的造血前体细胞，也是干细胞中研究最早、最多、最深入和应用最广的一种干细胞。

②间充质干细胞（MSC）：是中胚层分化而成的一种非造血成体干细胞，是目前备受关注的一类具有多向分化潜能的成体干细胞。MSC具有干细胞的共性，即自我更新及多向分化的能力。MSC在体外培养时呈成纤维样集落形成单位，并贴壁生长，可以大量扩增，在适当的条件下，MSC可分化为多种中胚层细胞和神经外胚层来源的组织细胞，如成骨细胞、软骨细胞、成纤维细胞、脂肪细胞、肌腱、心肌组织、神经细胞等，可作为组织工程的种子细胞，用于创伤性疾病和组织缺损的修复与重建。另外，MSC还能够支持造血，对造血干细胞有扩增作用，MSC与HSC共同移植可以促进HSC的植入。

【造血干细胞移植】

造血干细胞移植（HSCT）是指对患者进行全身照射、化疗和免疫抑制预处理后，再将从正常供体的骨髓、外周血或脐血中分离出来的造血干细胞，经静脉输注给患者，重建机体正常的造血和免疫功能的一种细胞治疗方法。

（一）造血干细胞移植的分类

按造血干细胞来自健康供体或是患者本身，将HSCT分为异体HSCT和自体HSCT。异体HSCT又分为异基因移植和同基因移植。根据造血干细胞取自骨髓、外周血或脐血，又分为骨髓移植、外周血干细胞移植（PBSCT）和脐血移植（CBT）。另外，按供、受者有无血缘关系分为同胞供者移植和非血缘供者移植。按人类白细胞抗原（HLA）配型的相合程度又分为HLA相合、部分相合和单倍体相合的移植。

（二）造血干细胞移植的适应证

分为血液系统疾病和非血液系统疾病。

1.血液系统疾病　主要用以治疗各种累及造血干细胞的疾病，包括急性白血病、慢性粒细胞白血病、淋巴瘤（ML）、多发性骨髓瘤（MM）、骨髓增生异常综合征（MDS）、重型再生障碍性贫血（SAA）、阵发性睡眠性血红蛋白尿症（PNH）、珠蛋白生成障碍性贫血、重型联合免疫缺陷病、镰状细胞贫血、Fanconi贫血等。

2.非血液系统疾病 某些实体瘤如神经母细胞瘤、乳腺癌、睾丸癌、小细胞肺癌等,某些遗传性疾病、免疫缺陷性疾病、自身免疫性疾病和急性放射病等。

(三)PBSCT 流程

1.造血干细胞移植供、受者的选择

(1)受者的条件:①年龄一般不大于 50 岁;②全身一般状况良好;③无心、肺、肝、肾等重要脏器损害;④无严重或未控制的感染;⑤无严重药物过敏;⑥无器质性疾病和精神障碍史。

(2)供者的选择:身体健康年龄可从 8～65 岁。异基因造血干细胞移植应选择 HLA 主要位点相配的供者。HLA 不相合可引起植活延迟或排斥,并使早期急性 GVHD 发生率上升。供者以男性和未曾受孕的女性为好,曾怀孕的女性较易引起 GVHD。脐血移植之前除了配型外,应确定胎儿无遗传性疾病。自体移植的供者不需做 HLA 配型,但身体情况应能承受大剂量的放化疗。

2.外周血干细胞的动员 外周血干细胞的动员主要包括以下三种方法。

(1)骨髓抑制性化疗

①剂量单一药物:如环磷酰胺(CTX)4～7g/m^2,大剂量依托泊苷(VP-16)2g/m^2 及美法仑 140mg/m^2 等单药动员方案。

②联合用药:CTX、阿糖胞苷(Ara-C)、VP-16、柔红霉素(DNR)、米托蒽醌等药物联合使用,组成不同的动员方案。

(2)造血生长因子动员:主要应用于健康供者的动员,包括 G-CSF、GM-CSF、IL-3 等,其中以 C-CSF 及 GM-CSF 应用最为广泛。使用 G-CSF 10μg/(kg·d)、GM-CSF 10μg/(kg·d)及联合应用各 5μg/(kg·d)的三组供者动员效果的比较,结果显示,G-CSF 及联合使用组之间动员效果无显著差异,但均显著较 CM-CSF 组强。以 G-CSF 动员出的单核细胞(MNC)数更多且更为原始,常用方案为 10μg/(kg·d),分两次皮下注射,共 5 日。联合方案为 G-CSF 及 GM-CSF 各 5μg/(kg·d),皮下注射,共 5 日。

(3)化疗及造血生长因子联合动员:是目前主要用于患者自体移植时的动员。可降低单独化疗动员的危险性,并提高干细胞动员效率。常在联合化疗动员后,外周血白细胞计数＜0.1×10^9/L 时加用 G-CSF 或 CM-CSF 5～10μg/(kg·d),皮下注射,至采集完后停用。

3.外周血干细胞采集及处理

(1)采集时机选择:由于动员后外周血干细胞持续增高的时间很短,放应抓住采集的最佳时机。

①自体外周血干细胞移植时,患者通常采用化疗药物联合细胞生长因子动员,一般在白细胞数从最低点回升至 1×10^9/L 时开始采集。

②异基因移植时,健康供者常采用细胞因子动员方案,由于外周血干细胞数一般在动员第 4、5 日达到最高,故据此规律可在此时进行外周血干细胞采集。

③亦可采取检测循环血中 CD34$^+$ 细胞浓度的方法来选择采集时机。当白细胞数开始上升后,一旦 CD34$^+$ 细胞超过 15/μl 时即可开始采集。

(2)采集细胞数:通常,评价移植物是否足够常用的参数有:有核细胞数、$CD34^+$细胞数和细胞集落形成检测。后者由于需时较长（12～14 日）,故不能用于确定何时停止采集,只能用于回顾性分析。对于这三种参数的具体标准,各家报道差异较大。以受者体重为标准,移植物中有核细胞数至少应达（2～6）$\times 10^8$/kg 以上,$CD34^+$细胞数应达到（1～3）$\times 10^6$/kg 以上,才能保证供者干细胞的顺利植入,只有当同时达到以上两项标准时才能停止采集,必要时应重新动员或采集骨髓。如需在体外加工及处理（如去除红细胞等）,则采集细胞数应为移植量的2～3 倍,以补充处理过程中的细胞丢失量。

(3)外周干细胞的冷冻及保存:基因移植时,干细胞可在采集后迅速回输。自体移植时需在采集后进行冷冻保存。此时,需加入细胞保护剂来保持细胞的完整性,并控制储存温度。常采用 20% DMSO 单独或与 6% HES 联合作为细胞保护剂,保存于－80℃或－196℃下。其中,－80℃下保存可用于 1～2 年的短期冻存,－196℃可用于长期保存,保存期限最长可达 10 年。

(4)采集中不良反应及处理:由于采集中常采用 ACD-A 抗凝,采集中供者常可出现低钙血症,可通过口服牛奶、碳酸钙或静脉推注 10%葡萄糖酸钙来预防。另外,由于血小板易黏附于设备表面,而引起血小板降低,可给予血小板悬液支持治疗。使用化疗药物者应注意预防感染的发生。

4.受者预处理 移植前对受者进行超大剂量的预处理,其目的在于:最大程度清除恶性克隆;充分的免疫抑制及腾空骨髓为供者干细胞植入创造条件。根据患者所接受移植类型及疾病诊断、分期的不同,可采用 TBI＋化疗或全化疗的预处理方案。

5.干细胞的解冻、回输和造血重建 异基因移植者在采集后可立即回输（6 小时以内）。自体移植时可将干细胞在 30～40℃水浴中迅速解冻后回输。回输解冻干细胞时,患者须经过水化并使用抗组胺药,以减少 DMSO 致组胺释放后的血管塌陷及低血压等。回输过程中应严密监测生命体征。干细胞通过静脉回输后中性粒细胞多在 4 周内回升＞0.5×10^9/L,而血小板回升＞50×10^9/L 多长于 4 周。在造血重建前,应用 G-CSF $5\mu g$/(kg·d)可提前 5～8 日使中性粒细胞＞0.5×10^9/L。如患者血细胞比容＜0.30 或 Hb＜70g/L,血小板＜20×10^9/L 或有活动性出血,还需要给予成分输血进行治疗,如输注红细胞悬液或血小板悬液。为预防输血相关的 CVHD,所有血制品均需经 25～30Gy 照射以灭活淋巴细胞,使用白细胞滤器可以预防和减少 CMV、EBV、HTLV-1 的血源传播和 GVHD。一般情况下,PBSCT 造血重建较 BMT 快,而 CBT 造血恢复较慢,约 10%的 CBT 植入失败。HLA 相合的 HSCT 植活率高达 97%～99%。临床根据供者与受者性别、红细胞血型、性染色体改变、HLA 的不同或用短小重复序列（STR）和 PCR 技术来判断是否植活,GVHD 的出现也认为是临床植活的证据。

6.成分输血及造血因子的应用 移植后给予输注红细胞悬液维持血红蛋白≥80g/L,给予输注血小板悬液,若血小板计数≥20×10^9/L 时,有活动性出血时,无论血小板计数如何亦应给予血小板悬液输注。所输注的血制品均需经过 25Gyγ 射线照射及白细胞滤除,以防止输血相关 GVHD 及 CMV 感染的发生。

7.并发症的防治

(1)预处理相关毒性的防治

①膀胱毒性:出血性膀胱炎在 CTX 预处理后常见,发生率最高报道可达 70%,以预防为主,包括以下措施。a.水化:保持每日液体入量于 5000～6000ml;b.碱化:使用 5%碳酸氢钠溶液碱化尿液,使尿 pH 维持于 8.0 左右;c.强化利尿:呋塞米 40mg/d,分 2 次静脉滴注;d.静脉给予美司钠:e.与 CTX 等剂量的美司钠(巯乙磺酸钠),与 CTX 使用同时、使用后 3 小时、6 小时、9 小时分次静脉滴注。

②心脏毒性:接受含 CTX 的预处理方案后,发生率可在 5%左右,表现为心电图低电压,进行性心力衰竭或心包炎,少数可发生心内膜下缺血或梗死等。预防及处理:移植前评估心功能,对于心功能不全者应在纠正之后进行移植治疗:控制 CTX 用量<200mg/kg,美司钠的使用亦可减低 CTX 心肌毒性的发生,在 CTX 使用前后可给予机化液等心肌保护剂。

③口腔黏膜炎、胃炎:常发生于大剂量 TBI 或预防 GVHD 时使用 MTX 后。移植前后应静脉给予维生素 B_{12} 使用 MTX 后可给予四氢叶酸钙解救,发生口腔黏膜炎后应加强护理,预防局部继发感染。

④间质性肺炎:见于含 Bu、CTX、BCNU、TBI 等的预处理方案后,表现为呼吸困难、干咳、低氧血症、弥漫性肺间质炎症等。处理:吸氧、改善肺部通气,必要时给予机械通气治疗,大剂量肾上腺糖皮质激素的使用等。

⑤肝静脉阻塞综合征(VOD)的预防:VOD 的诊断标准参考美国西雅图移植中心的临床诊断标准,以下 3 个条件中符合两项方可诊断:a.黄疸,血清总胆红素>$34.2\mu mol/L$;b.肝大、肝区疼痛;c.体重短时间内迅速增加,与基础体重比较>2%,排除其他原因。一般发生在预处理后 1 个月之内,多数在移植后 12 周内,临床表现为肝大、黄疸、体重增加、腹水,实验室检查可发现肝功能异常,氨基转移酶及胆红素增高。发生率各家报道差异较大,为 3%～20%。主要以预防为主,目前预防 VOD 主要采用肝素钠、前列腺素 E 或两者合用。肝素:100U/kg,皮下注射,移植前 7 日开始使用,至移植后 30 日。前列腺素 E1 移植前 7 日开始使用,$0.3\mu g/(kg \cdot d)$,至移植后 30 日。

(2)感染的防治

①全环境保护:包括预处理开始前(即移植前 8 日)进入层流病房,进入移植仓前 1 周开始进行低菌或无菌饮食等。

②移植前排查隐匿感染灶:如龋齿、鼻窦炎、肛周感染、慢性阑尾炎等。

③口服肠道抗生素:包括氟康唑 50mg,1 次/日,预防真菌感染;环丙沙星等预防肠道细菌感染;阿昔洛韦 0.2g,3 次/日,预防病毒感染;复方磺胺甲噁唑 0.5g,2 次/日,预防肺孢子虫感染。

(3)移植物抗宿主病的预防:GVHD 是供者的 T 细胞识别,供、受者之间主要组织相容性复合物及其相关蛋白之间的差异,并对受者的靶器官产生免疫反应,从而引起受者靶器官损伤的临床过程。主要累及器官为皮肤、消化道及肝。CVHD 是异基因干细胞移植后的主要并发症及致死原因之一。发生于移植后 100 日以内者称为急性 GVHD,30 日以内称超急性

GVHD,100 日以后者称慢性 GVHD。

（4）植入失败（CF）

①诊断标准

a.原发性植入失败：原发性植入失败早期识别标准：移植后＋14～＋16 日外周血 WBC 计数仍持续≤0.2×10^9/L。原发性植入失败的诊断标准：移植后 21 日，ANC 计数持续＜0.1×10^9/L 或移植后 28 日 ANC 计数持续（0.1～0.5）×10^9/L，全血细胞低下：骨髓空虚，增生减低。

b.继发性植入失败：获得造血重建后再次出现全血细胞持续降低及骨髓增生低下。

②处理

a.预防：避免引起植入失败的各种因素：如采集足够的干细胞数、避免移植前多次输血等导致受者致敏，避免过量去除移植物中 T 细胞等；

b.造血生长因子 G-CSF、GM-CSF 促进干细胞分化，提高外周血中性粒细胞计数，避免感染等诱因。

c.供者淋巴细胞输注（DU）：进行 DLI 的时机通常在移植后 1～9 个月，推荐使用低起始剂量、多次及递增的输注方法来达到完全缓解。

d.自身备份回输。

e.二次移植。

（5）复发：分为早期复发和晚期复发，前者为 100 日以内发生的，后者指形成稳定嵌合体之后由于 GVL 效应不足等原因所致的复发。

①预防：移植前慎重进行便选择，争取在完全缓解状态下进行移植治疗；移植后检测微小残留病，可给予 DLI 或细胞因子（IL-2、TNF-α、rhG-CSF、IFN 等）的过继免疫治疗以预防 GF 的发生。

②治疗：再次进行诱导及维持化疗，可配合 DLI，或选择再次移植。

（茹义松）

第六节　脐血干细胞移植

脐血作为除外周血及骨髓外造血干细胞的另一种来源，正日益受到人们的重视。与 BMT 及 PBSCT 相比，脐血干细胞移植（CBSCT）具有以下特点。

一、CBSCT 优点

1.首先是脐带血来源丰富，我国每年约有 1200 万新生儿，按目前国际上收集脐带血 80％的入库率（弃掉 2％细菌污染、3％～5％病毒感染、8％有核细胞数量少、5％其他），1 年可利用的脐血达 960 万份；再以国内上海脐血库 39％的入库率计算，1 年可收集到的脐血也有 470 万份。因此,短期内可收集到大量不同人类白细胞抗原(HLA)型的脐带血供临床选择。

2.脐带血中的 T 淋巴细胞表型及功能均为不成熟表现,人类白细胞抗原(HLA-Ⅱ)类抗原表达率低,几乎无抗体,采用脐带血干细胞移植的排异反应弱或不出现,移植物抗宿主病(GVHD)出现少且轻。

3.脐带血 HSCs 的增殖能力较骨髓 HSCs 强。临床统计显示,脐带血的移植成功率高达80%,比骨髓干细胞移植高出 30%。

4.脐带血采集于胎儿娩出时,由于有胎盘前过滤保护,较之骨髓及外周血干细胞受感染的机会更少、更纯净。

5.脐带血于出生时收集、冷藏,需要的时候可随时取用,十分方便。

6.UCBT 组织配型时间只需 2～3 周,而骨髓(BM)组织配型约需 6 个月,外周血干细胞(PBSCs)组织配型也要 2～3 个月。

7.UCBT 归巢的 HSC 较之 BM 来源的 HSC 更原始,脐带血细胞表面标志 34 抗原细胞(CD34$^+$细胞)中 CD34$^+$CD38$^-$ 细胞的比例达 9%,而 BM 和 PBSC 的 CD34$^+$ 细胞中不表达CD38$^-$ 的细胞仅为 4%,UCB 的 CD34$^+$CD38$^+$ 细胞的含量则低于 BM 来源,提示 UCBT 长期重建造血能力强于 BM、PBSC,短期重建造血能力弱于后两者。

8.小剂量全反式维 A 酸能够促进 UCB 的 HSPC 的扩增,减少扩增细胞的凋亡,能上调部分黏附分子的表达,促进扩增细胞的归巢。

二、CBSCT 的缺点

1.脐血中有限的干细胞数量可能导致植入失败,重建造血慢,限制了其在成人患者中的应用,且移植失败后无机会进行再次干细胞移植补救和供者淋巴细胞输注等挽救手段。

2.脐血免疫重建慢、感染发生率高,早期移植相关病死率高。

3.脐血移植时不能预测植入的脐血干细胞的潜在缺陷。

【脐带血移植适应证】
CBSCT 适于各种恶性血液病、实体肿瘤、重度放射病、重型联合免疫缺陷及多种遗传病。

1.血红蛋白与血液异常　巨细胞缺乏性血小板减少症(AMT)、再生障碍性贫血、先天性血球细胞缺乏症、镰状细胞贫血、珠蛋白生成障碍性贫血、Blackfan-Diamond 贫血、Evan 综合征、Fanconi 贫血、Kostmann 综合征。

2.恶性疾病　急性淋巴细胞性白血病(ALL)、急性骨髓细胞性白血病(AML)、急性非淋巴细胞性白血病(ANL)、慢性淋巴细胞性白血病(CLL)、慢性骨髓细胞性白血病(CML)、年轻型骨髓单核细胞性白血病(JML)、骨髓发育不良综合征(MDS)、多发性骨髓瘤。

3.实体性肿瘤　脑瘤、霍奇金病、非霍奇金淋巴瘤、Ewing 肉瘤、生殖细胞肿瘤、神经母细胞瘤、卵巢癌、小细胞性肺癌、睾丸癌。

4.先天性代谢性缺陷　脑白质肾上腺营养不良症、淀粉样变性、巴尔-淋巴球综合征、先天性角化不良、家族性噬红细胞性淋巴组织细胞增生症、Gaucher 病、Cunter 病、Hunter 综合征、

Hurler综合征、遗传性神经元蜡样脂褐质沉着症、Krabbe病（婴儿遗传性脑白质萎缩）、Langerhans细胞组织细胞增生症、Lesch Nyhan病、骨硬化病（骨质石化病）、白细胞黏着缺乏症。

5.免疫缺陷病变　腺嘌呤去氨酶素缺乏（ADA）、慢性肉芽肿疾病（CCD）、严重性联合免疫缺陷疾病（SCIDs）、X-性连锁性淋巴组织增生疾病、Wiskott-Aldrich症候。

6.自体免疫疾病　多发性硬化症、风湿性关节炎、系统性红斑狼疮。

7.其他　UCBT未来可治疗的疾病可有糖尿病、帕金森病、阿尔茨海默病、脑卒中、肝病、皮肤移植、肌肉营养不良症、骨病、整形等。

【脐血移植的时机及脐血选择】

移植的时机选择方面,急性白血病一般选择在初次或第二次缓解期;慢性白血病一般选择在达初次慢性期12个月内;恶性实体肿瘤及遗传免疫缺陷病应选择在一般状态良好时进行。由于脐血中含有造血干细胞数目有限,故为保证供者干细胞顺利植入,临床病例选择时应选较低体重的成年人（<40kg）及儿童患者。

CBSCT首选HLA位点全相合者,但由于脐血免疫系统的原始性,可允许1～3个位点不相合者,其中选择HLA-DR不合者对于植入失败及GVHD发生率影响较HLA-A和HLA-B不合者小。脐血细胞数要求:单个核细胞$3\times10^7/kg$,CD34$^+$细胞数:$1.7\times10^5/kg$。

【移植流程】

据报道,预处理方案及CVHD的预防方案等基本与外周血干细胞移植相同CBSCT具有以下特点。

移植后造血重建较慢,中性粒细胞持续$>0.5\times10^9/L$的中位时间为28日,血小板数持续大于$50\times10^9/L$的中位时间为90日。免疫重建亦较BMT及PBST者慢,易于发生植入失败。脐血移植植入失败标准:移植后>60日外周血中性粒细胞计数$<0.5\times10^9/L$,血小板计数$20\times10^9/L$,骨髓增生低下,植入检测未见供者型。由于移植后造血重建及免疫重建较慢,中性粒细胞及血小板减低的时间较长,应注意预防细菌、真菌及病毒感染,加强抗感染药物的应用,延长全环境保护的时间,注意及时给予血制品及造血因子支持治疗。

同胞间及非血缘的CBST后GVHD的发生频率均较低,程度较轻。急性GVHD中,Ⅰ度发生率为22%～31%,Ⅱ度为22%左右,Ⅲ～Ⅳ度约为11%。HLA不全相合在CBSCT中仍是引起GVHD的重要危险因素。

脐血移植亦存在很多的缺点:①干细胞数最有限,单份脐血移植无法满足较高体重患者的需求;②具有潜在的传递先天遗传疾病的危险;③植活慢,植入失败发生率较高,增加了感染、出血等并发症的发生概率;④移植后GVL效应可能较低。目前,已有双份脐血移植,混合其他形式干细胞的共移植,干细胞的体内、体外扩增,采用非清髓的预处理方式等均已取得了一定的临床研究成效,这将有助于扩展脐血移植在临床干细胞移植中的应用。

【非清髓脐血移植】

非清髓干细胞移植（NST）的基本思想是:①减低化疗药物的剂量,以减少预处理毒性;②加强免疫抑制力度,以促进干细胞植入;③通过GVH效应达到植入,通过GVL效应防止复发。由于 NST 预处理方案强度减低,为年老、体弱患者提供了移植机会,NST 年龄上可放宽至 65～70 岁。但预处理方案强度减低的同时导致 NST 时移植物易被排斥和肿瘤复发风险增加。由于脐血细胞数较骨髓/或外周血低,非清髓脐血移植的排斥风险会更大。

【脐血造血重建】

影响造血重建的因素:异基因造血干细胞植入取决于输入的造血干细胞数量、质量、HLA 匹配度、受体造血和胸腺微环境等。最能直接反应 HSC 的指标包括长期培养起始细胞(LTCIC)、鹅卵石区形成细胞(CAFC)等,但临床通常用有核细胞数、$CD34^+$ 细胞数、CFU 数来间接评价移植物中 HSC 数量,预测造血重建能力。与骨髓相比,脐血有核细胞和 $CD34^+$ 细胞数约低 10 倍,因而植入率降低,造血重建延迟。但这三个指标不能完全预测脐血的造血重建能力,原因是:①脐血冻存前后细胞数量会发生改变;②与成人骨髓或外周血相比,脐血造血前体细胞表面 CD34 表达水平低,$CD34^+$ 前体细胞阶段偏早,增殖活性强,其中所含 CAFC 比例高,实际 HSC 数量不一定低;③脐血 HSC 归巢能力、分化能力及脐血免疫特性都将影响脐血植入,单纯细胞数不能完全评价其植入能力。

虽然脐血允许 HLA 1～2 个位点不合,但 HLA 高匹配程度可能改善脐血干细胞的植入。无关供者移植的经验表明,除 HLA-A、B 外,次要组织相容性抗原、HLA-C、NK 抗原均可影响植入及 aGVHD 的发生。

(胡　杰)

第十一章　造血干细胞移植治疗护理常规

一、造血干细胞移植概述

造血干细胞移植（HSCT）是经大剂量放化疗及其他免疫抑制药预处理，清除受者体内的肿瘤细胞、异常克隆细胞，阻断发病机制，然后把自体或异体造血干细胞输注给受体，通过在受者内定居、增殖分化，取代原有缺陷干细胞，使受者重建正常造血和免疫功能，从而达到治疗目的。

造血干细胞移植可根据造血干细胞的来源、免疫基因型、供受者的血缘关系进行分类。根据来源分为骨髓移植、外周血造血干细胞移植、脐带血移植；根据基因型分为自体造血干细胞移植、同基因造血干细胞移植、异基因造血干细胞移植；根据供受者的血缘关系分血缘性造血干细胞移植，非血缘性造血干细胞移植。

造血干细胞移植适应证主要为各种造血干细胞质和量异常所致的疾病，一般分为两大类，即肿瘤性疾病和非肿瘤性疾病。肿瘤性疾病包括：急性白血病、慢性髓性白血病、恶性淋巴瘤、多发性骨髓瘤、乳腺癌、神经母细胞瘤、肺小细胞癌、精囊肿瘤、卵巢癌、恶性黑色素瘤、横纹肌肉瘤、骨肉瘤、消化道肿瘤等对化疗、放射治疗敏感的肿瘤。非肿瘤性疾病包括：再生障碍性贫血、重症免疫缺陷病、遗传代谢障碍性疾病和系统性红斑狼疮等疾病。

随着造血干细胞移植技术的不断发展，移植的种类逐步增加，造血干细胞移植的另一个发展的新方向是基因治疗，先天性单基因缺损的疾病、糖尿病、高血压病、艾滋病、自身免疫病和恶性肿瘤等都可以用干细胞做宿主细胞进行基因治疗。总之，造血干细胞移植的适应证将大大地扩展，应用前景会更加广泛，为肿瘤治疗开辟了新的纪元。

二、全环境保护护理常规

全环境保护（TPE）包括空间环境保护及人体环境保护，全环境保护的装置是无菌层流洁净室，造血干细胞移植术的治疗需在无菌洁净室内完成。病房为百级层流病房，它能有效地控制外源性的感染。主要是通过高效过滤器清除＞99.9％以上的直径＞0.3μm 的尘埃和细菌，从而使空气中浮游的微生物控制在一定的范围内，使之达到基本无菌的程度，为患者创造基本无菌的生活空间，全环境保护是确保病房的无菌环境的关键。应做好以下护理工作。

1.层流洁净室使用前需由有关部门进行检测,建筑符合国家标准,检测验收合格后,方可使用。

2.空调净化系统运行维护由专业部门管理,建立检查登记本,定期巡视检查,保证空调的正常运行。

3.按要求更换过滤器,粗效过滤器1~2周清洗更换1次,中效过滤器每2个月内更换1次,高效过滤器4~5年更换1次,每年对高效过滤器进行检测。

4.医院感染控制部门每月进行检测,不定期地进行空气及表面细菌抽测,病区设有感染监测员,负责病区的环境质控,保证病区环境质量。

5.层流净化室环境需做好日常消毒管理工作,每天进行卫生清洁和消毒,以维持层流病房的洁净度。卫生洁具各室固定,擦布为消毒无菌巾,每天定时消毒或根据需要进行临时消毒处理。

6.病区洁污、出入室路线分明,避免交叉感染。

7.工作人员入室前需进行自身清洁整顿,按入室程序进入,无关人员不得入内,工作人员工作需着无菌工作服,每天更换1套,不得穿工作服离开病房,护理隔离病人采取保护性隔离措施。

8.控制人员出入,按病人数量及病情需要合理安排工作,集中治疗,避免过多人员频繁出入层流室,专人管理,严格限制无关人员入室。

9.室内物品相对固定,未经灭菌处理的室外物品不得送入,凡病人接触的物品及医疗护理器具、药品等,根据物品的性状与耐受性采取不同的灭菌方法;送入室内物品定位放置,不得随意取出或移位。

10.监测空调过滤净化系统的运行状态,患者住院期间不得间断。室内应相对密闭,保证室内空气始终处于正压状态,避免任何通道同时开启两扇门,以免造成气流紊乱或室外污染空气流入。

11.每天专人检查室内物品及环境清洁消毒情况,护理操作严格执行保护性隔离措施及护理规程。

三、造血干细胞移植术前护理常规

1.无菌层流病房的准备。患者人住前房间常规进行清洁消毒及空气检测,合格后方可收治病人。

2.层流病房室内物品准备。室内设施齐全,无菌床单位、消毒后的医疗器材,消毒后的病人的日常生活用具等备齐待用。

3.患者移植前准备。医护人员与患者及家属进行术前沟通,介绍移植的有关知识、无菌层流室的基本环境要求和规章制度,使患者做好心理准备,同时了解患者的经济状况等,取得患者及家属的配合。

4.评估病人的基本状况,意识、言语、表情、体位、四肢活动情况,有无消瘦、水肿,全身皮肤黏膜有无出血、破损及感染灶。

5.对病人进行各系统检查。原发病的状态、确定 HLA 配型相合程度、心肺功能、肝肾功能、糖代谢功能、生殖系统的检查、血液常规检查及其他科室会诊检查(如口腔科、耳鼻喉科、眼科、部分患者需要进行外科、妇科检查)。

6.皮肤准备。进入层流室前 1 日备皮、剪指(趾)甲、洗清洁浴。入室当日用 1∶2000 氯己定药浴 20 分钟。药浴后以无菌毛巾擦拭,更换无菌病号服、拖鞋。

7.入室前 1 周需进无菌饮食,口服肠道不吸收抗生素,进行肠道消毒准备。

8.自体外周血造血干细胞移植患者,需进行自体外周血造血干细胞的采集并冻存。

四、干细胞采集及回输护理

(一)骨髓采集护理

骨髓采集为一次性采集,一般手术时间为 2～4 小时,采集为髂前、髂后上棘多位点穿刺,采髓量为有核细胞达到 $2×10^8/kg$ 以上。采髓过程在硬膜外麻醉或全身麻醉下进行,采集的骨髓血用含有肝素的保养液保养,采集过程在手术室或层流病房进行。

【物品准备】

1.采髓包准备(带侧孔的采髓针 5 个,单孔采髓针 1 个,过滤针 5 个,换药碗 3 个,碗盘 1 个,胶皮接头 5 个,12 号针头 10 个,7 号针头 8 个,大方纱 20 块,治疗巾 4 块)。

2.盛髓瓶无菌包[500ml 空瓶及瓶塞数个(根据采髓量准备)]。

3.消毒无菌包(卵圆钳 2 把,巾钳 8 个,大纱球 10 个)。

4.其他:肝素 10 支,500ml 生理盐水 2 瓶,100ml 盐水 2 瓶,20ml 注射器 5 个,5ml 注射器 2 个。纱布包及纱球包 3 包,手术衣一包。

【护理】

1.采髓前根据情况预先备好自体血,以备输注。

2.采髓前 1 天晚患者进流食,保证充足睡眠,采髓当日晨禁食。

3.准备手术间,备齐用物,房间紫外线消毒 1 小时。

4.术前 30 分钟用药。建立一条静脉通路,根据情况留置导尿管。

5.协助摆体位,取俯卧位,显露术野,负责打开手术包。

6.负责采髓处、过滤处、检验细胞记录处的联系,及时传递骨髓及标本。

7.严格无菌操作,配制术中不同浓度的肝素药液置各小碗内。

8.术中严密监测体温、脉搏、呼吸、血压等生命体征变化,异常情况汇报。

(二)骨髓造血干细胞回输护理

1.回输前,准备好抗过敏药、鱼精蛋白、生理盐水,输液器去掉过滤网。开通两路静脉通道:一路用于输入生理盐水,以每小时 50ml 速度维持输液,为输注鱼精蛋白或其他药物做准备;另一路用于输入骨髓血。

2.回输过程中严格执行无菌操作规程,输液滴速应≥80 滴/分;回输前遵医嘱给予抗过敏药。

3.骨髓液多采用锁骨下静脉插管或颈外静脉插管进行输注,以确保输注的顺利进行。输注速度先慢后快,以免时间过长干细胞损失过多。一般要求在30分钟内输完300ml骨髓液。

4.遵医嘱注射适量的鱼精蛋白以中和混在骨髓液中的肝素。输注过程中应有专人守护,进行心电监护,严密观察反应,同时注意按骨髓血采集的先后顺序进行输入。

5.输注骨髓液时,需轻轻摇匀将骨髓液倒置悬挂10~15分钟后输注,使其中的脂肪颗粒上浮,以避免将其输入患者体内造成脂肪栓塞。

6.严密观察患者的反应,如有无皮疹、尿色、腰痛、胸闷、憋气等,一经出现及时通知医师,并遵医嘱给予对症处理。

7.输注前需备好急救器材及药物。

(三)外周血干细胞采集护理

外周血造血干细胞是通过血细胞分离机由静脉分多次采集而获得的。采集量为有核细胞达到$(5\sim6)\times10^8/kg$(病人体重),$CD_{34}^+>2\times10^6/kg$。自体外周血造血干细胞需在采集完毕后进行冷冻保存,而异基因外周血造血干细胞则可在采集完后立即回输。外周血造血干细胞需要分1~3天采集。

【检查(治疗)配合】

1.采集室准备,检查好血分离机,准备好床单位,房间消毒1小时。

2.协助平卧于床上,建立两条静脉通路(选侧肘部贵要静脉、正中静脉),接通血分离机管路,设定好机器参数。

3.密切观察各通路是否通畅及患者的反应,患者出现口唇、四肢麻木等低血钙时,立即给予静脉补充钙剂等对症处理。

4.采集完毕拔除后,穿刺处做好包扎固定,按压10分钟以上,防止出血。

5.协助陪同患者回病房,口服钙剂1~2g,连服2天。

(四)外周血干细胞回输护理

1.回输前,准备好抗过敏药、生理盐水,输液器去掉过滤网。开通静脉通道输注。

2.输住时速度尽量快,以患者不出现心慌为标准,以免因在室温中放置过久,造成造血干细胞损失。

3.自体外周造血于细胞回输需将深低温冻存的造血干细胞从液氮取出后,置于37.8~41℃水浴中迅速解冻,再快速输注给患者,异基因外周血造血干细胞回输为当天采集后立即回输,因采集时不用肝素抗凝血,所以回输时不用鱼精蛋白中和。

4.自体造血干细胞解冻后,因悬液中含有二甲基亚砜(DMSO),可引起病人恶心、呕吐、暂时性高血压,个别病人出现房室传导阻滞,可采用增加输液量的方法以保证尿量,同时碱化尿液以利于二甲基亚砜(DMSO)的迅速排出。

5.严密观察病情变化,给予心电监护。

6.输注前需备好急救器材及药物。

五、造血干细胞预处理期的护理

预处理是指在输注造血干细胞前,患者接受的 1 个疗程超大剂量放化疗或其他免疫抑制治疗。其目的:消除体内恶性细胞或骨髓中异常细胞群,抑制或摧毁体内的免疫活性细胞,从而使植入体内的造血干细胞不受排斥,为植入的干细胞准备必要的"空间"。预处理期间的一般护理常规为以下几个方面。

1.向患者讲解有关预处理的相关内容和知识,使患者做好心理准备。

2.按分级护理医嘱指导患者卧床休息或适当运动。

3.及时更换床单及休养服,其余时间根据污染情况随时更换,预处理出现病情变化的应准备好急救用品(氧气、吸痰器、急救车等)、根据病情实施特级护理。

4.测生命体征,每日测 3 次。如体温≥38℃,每日测 4 次,若体温≥39.0℃,每日测 6 次,并及时告知医师,以便对症处理。

5.复方鱼肝油滴鼻液滴鼻,预防鼻腔干燥出血。

6.讲解漱口液的作用及用法,督促患者多漱口,预防口腔溃疡感染。

7.协助患者每晚坐浴,预防肛周感染。若患者有痔,用药期间应严密观察排便情况,排便干燥及时应用润滑药或给予相应处理,若有腹泻,应加强肛周护理,预防感染。

8.向病人介绍药物根治肿瘤细胞的相关知识,并告知患者必须坚持服药,呕吐后及时补药的重要意义,督促患者按时服药。

9.患者预处理期的饮食应清淡、少渣、易消化和少刺激性,避免油腻、粗糙和带刺及凉拌食物,以免损伤口腔和消化道黏膜。如患者感觉恶心,可少量进食,注意少食多餐。如果有口服化疗药,进餐时间应与服药时间最少间隔 2 小时。细嚼慢咽,餐前餐后做好口腔护理。两餐之间可以吃些不易引起恶心的辅助食物,要细嚼慢咽,以免刺伤口腔黏膜。但禁止食用腌制或酱制食品等食物,以免引起肠道感染导致腹泻。所有饮食需进行消毒处理后方可使用。

10.记录每日体重、24 小时出入量及尿 pH。大剂量输液使病人的心脏负荷加重,可表现为心悸、气短,某些病人可出现急性左侧心力衰竭,应调整液体输入速度,并及时通知医师,遵医嘱常规使用保护心脏的药物,以及利尿药,必要时测量中心静脉压或给予心电监护。

11.嘱患者多饮、多排,同时给予强制性利尿,按时按量给予美司钠及碳酸氢钠注射液碱化尿液,观察尿量、尿液性质及色泽;留置导尿者,保证尿道口清洁,定期更换尿袋,防止逆行感染,必要时留取尿标本送检。

12.注意观察有无发热、腮腺肿大、烧灼感。大剂量的白消安(BU)可以透过血-脑屏障作用于中枢神经系统,诱发癫痫,应密切观察患者的生命体征和意识状态,注意有无眩晕、心悸、肢体麻木、抽动等先兆,仔细听取患者主诉,及早发现异常并及时通知医师给予相应处理,可控制癫痫发作,在癫痫发作时,应立即采取相应措施。

13.根据移植的种类及预处理方案用药时,做好中心静脉及输液管路的管理,制订输液方案,异体造血干细胞移植的患者需每天开通两条输液通路,患者输注 ATG 免疫抑制药时,需再次建立输液通路,同时做好管路的护理。

六、造血干细胞移植病人极期的护理

患者进入层流洁净室,经过预处理后,在1周左右白细胞及血小板显著下降,甚至降至"0"或接近"0",回输供者的骨髓血或外周血干细胞,尚未重建造血,这就是所谓的极期。在这一阶段,骨髓抑制,患者免疫力极度低下,容易发生严重的感染、出血等并发症。为了使患者平稳渡过这一时期,保证造血干细胞的顺利植入,应做好以下护理。

1.评估病人出现的症状和体征,做好症状护理。

2.常规进行五官护理,每日4次。

3.监测血常规、生化等的化验检查,了解病人的各项化验指标,根据病人的具体病情,有针对地制订护理计划。

4.每天记录24小时的出入量,测体重1次,测体温3次,发热病人按要求加测体温。

5.严格进行保护性隔离措施,严格执行无菌技术操作原则,注意先做无菌操作技术要求高的护理,如中心静脉导管的护理、伤口换药等,再做其他护理。

6.每日观察中心静脉导管及PICC导管穿刺部位皮肤变化、管路的输注情况,以防伤口感染及管路堵塞,每天重点交班,做好记录。

7.每天观察皮肤、黏膜的变化情况,加强卫生清洁护理,预防及减少皮肤、黏膜感染的发生。

8.进无菌饮食。饮食宜进高能量、高蛋白质、低脂肪、易消化食物,可少量多餐,对食欲差的患者,必要时给予静脉高营养支持治疗。

9.严密观察输液、输血反应,异常情况及时汇报医师给予对症处理。

10.正确留取及采集标本。

11.严密观察生命体征及病情变化,做好并发症的护理。

七、造血干细胞移植并发症护理

(一)出血性膀胱炎的护理

出血性膀胱炎(HC)是造血干细胞移植常见的并发症之一,临床表现可从无症状的镜下血尿伴程度不等的尿频、尿急、尿痛症状到威胁生命的尿路大出血。近年来,随着防治经验的不断积累,移植相关HC的发生率呈下降趋势,但HC发生后如进行性加重可导致肾衰竭,甚至危及患者的生命,造成移植失败,严重影响病人的生存率,因此HC的防治是造血干细胞移植的重点。

【常见病因】

造血干细胞移植HC的病因及发病机制比较复杂,明确的因素如下。

1.预处理方案的相关毒性反应　　主要与环磷酰胺(CTX)、白消安(BU)药物的毒不良反应有关。CTX广泛地应用于各种不同类型造血干细胞移植术的预处理方案中,其代谢产物丙烯酸与膀胱黏膜上皮组织结合,导致黏膜损伤;白消安无论口服还是静脉给药,都可直接对膀胱黏膜造成损伤,同时含有CTX和白消安的预处理方案使HC的发生率增高。

2.病毒感染　临床发现BK病毒、腺病毒、巨细胞病毒、JC病毒等均可增加发生HC的危险,尤其是在移植后数周到数月间发生的迟发性HC多认为与这些病毒感染有关。

3.移植物抗宿主病(GVHD)　在异基因造血干细胞移植中,膀胱上皮细胞也可能是GVHD的靶细胞之一。GVHD的发生加重上皮损伤,更易于HC的发生。

4.其他因素　HC与患者的年龄、造血干细胞移植的类型等因素可能有关,临床中9岁以下儿童发生HC的机会较低,无关供者的HLA全合的脐血造血干细胞移植的HC的发生率明显增高。

【临床表现】

尿频、尿急、排尿困难和血尿,严重时伴有血块导致尿道阻塞,甚至引起急性肾衰竭。临床分型依据起病时间将HC分早发型和迟发型,早发型在预处理化疗开始后即可发生,迟发型在移植后3~4周及以后发生。

根据血尿程度分为5级。0级:无血尿;Ⅰ级:镜下血尿,每高倍镜视野>50个红细胞;Ⅱ级:肉眼血尿;Ⅲ级:肉眼血尿伴小血块;Ⅳ级:大量肉眼血尿伴血块,需采取措施清除血块,防止阻塞尿道。

【辅助检查】

1.尿液常规检查　镜下可见多少不等的红细胞,出现肉眼血尿,甚至血块。中段尿培养无细菌、真菌生长。

2.膀胱镜检查　毛细血管扩张,膀胱黏膜严重水肿,溃疡、出血和局灶性坏死,非典型的纤维增长也是HC的特征之一。

3.膀胱黏膜活检　黏膜间质水肿、出血、分叶核细胞浸润、上皮脱落、平滑肌坏死。

【预防及治疗原则】

预防为主,防治结合。

1.HC的预防

(1)尿液检测:询问患者有无尿路刺激症状,仔细观察尿的颜色及尿的质量,定期检测尿常规,监测尿pH,准确记录24小时出入量。

(2)大量补液:在应用CTX前4小时及应用后48小时之内更为重要,一般化疗预处理前2日开始,按5000ml给予输液量,24小时均衡输入。

(3)强迫利尿:间断给予呋塞米,督促患者1~2小时排尿1次,保持尿量每小时>150ml,以免药物代谢产物在膀胱内潴留。

(4)碱化尿液:按时给予5%碳酸氢钠250ml静脉滴注,每日2次,使尿pH稳定在8以上。

(5)药物解救:环磷酰胺预处理期间,常规静脉滴斗内给予美司钠进行药物解救,每日用量为环磷酰胺当日量的1.2~1.6倍,分别给药(与环磷酰胺同时应用1次及后3小时、6小时、9小时、14小时各1次)。

2.HC 的治疗

(1)急性 HC 多表现为轻度的镜下或肉眼血尿,具有自限性,经补液、利尿、碱化尿液和应用美司钠等措施,大部分在几天内即可治愈。

(2)迟发型 HC 症状较重,治疗时间长,需采取综合的治疗措施:①补液、利尿和碱化尿液防止血尿在膀胱内停留时间长形成血块堵塞尿道;②必要时留置导尿,进行膀胱冲洗,严格无菌操作,保持局部清洁卫生,防止感染;③及时补充浓缩红细胞及血小板;④根据检验结果,给予抗病毒治疗;⑤其他治疗:膀胱灌注、栓塞、高压氧、手术治疗等。

【护理】

1.评估

(1)评估患者一般状况,包括既往健康状况,营养状况等。

(2)评估患者的输液量、饮水量及排尿情况,包括排尿的量、次数和性状,排尿的时间间隔。

(3)评估患者出入量是否平衡。

(4)评估患者的血常规数值,检测血红蛋白及血小板值。

(5)评估患者的焦虑程度及社会心理因素。

2.护理要点及措施

(1)密切观察并记录尿液的颜色、性质,尿 pH 及尿量,详细询问患者有无尿路刺激症状,注意有无 HC 发生。

(2)观察患者心率、心律、呼吸情况根据患者的心肺功能合理安排输液速度,24 小时均衡输入,严格记录出入量,避免循环负荷过重引起心力衰竭、肺水肿。

(3)使用美司钠药物解毒时按 0 小时、3 小时、6 小时、9 小时、14 小时准确给药。

(4)按照一定的时间间隔准确输注碳酸氢钠,充分碱化尿液,保护膀胱黏膜。

(5)鼓励病人多饮水,每天 2000～3000ml,促进膀胱内毒素排出。

(6)向患者讲解大量饮水和定时排尿的重要性,鼓励患者每小时排尿,尤其是夜间应督促患者及时排尿,避免药物在膀胱内停滞,每次排尿后记录尿量及晨起测量尿 pH。

(7)对腺病毒感染所致 HC,应加强消毒隔离措施,按传染病护理措施,尽量做到专人护理,如需护理其他病人,应先护理非出血性膀胱炎患者,再护理出血性膀胱炎患者。

(8)留置尿管的患者,应做好尿管护理,保持外阴清洁,避免逆行感染,保持尿管通畅;膀胱冲洗要掌握冲洗量及冲洗速度,密切观察,严格执行无菌技术操作。

(9)护士应多巡视,做好病人的沟通,及时了解病人的病情及心理状态,做好饮食指导及心理健康指导。

(二)肝窦阻塞综合征的护理

肝窦阻塞综合征(SOS)是造血干细胞移植后一种严重的肝并发症,由于大剂量放疗、化疗,使肝内小静脉阻塞,肝小叶中心及窦状隙肝细胞损伤,或发生不同程度的坏死,引起黄疸、腹水等。由于诊断标准和治疗方案的不统一,SOS 的发生率及严重程度因移植中心的不同而有显著的差异,发病率 10%～60%,病死率最高 67%。SOS 根据病情发展可分为急性、亚急性和慢性三种类型。

【常见病因】

重症 SOS 的患者的肝组织学改变为肝终末小静脉及小叶下静脉同心圆形增生,纤维化阻塞狭窄,小叶中心窦状隙纤维化伴有Ⅲ区肝细胞坏死。发生机制尚未完全清楚,可能与预处理所致的血管内皮细胞损伤、细胞因子激活、凝血机制的改变及细胞的其他变化有关。

1.肝血管内皮细胞损伤 肝小静脉及窦状隙内皮的损伤认为是 SOS 发病机制中最早的变化之一。

2.凝血机制的变化 部分 SOS 患者预处理前存在出、凝血异常,比如蛋白 C 及因子Ⅶ水平低于未发生 SOS 者,蛋白 C 及因子Ⅶ在预处理后持续下降,不同的预处理方案、移植类型之间有差异。

3.细胞因子的变化 研究发现 SOS 过程中很多细胞因子有变化,其中 TNF-α 最显著。预处理、感染、照射、缺氧引起巨噬细胞及其他网状内皮细胞产生 TNF-α、IL-1 及其他细胞因子,TNF-α 引起毛细血管通透性增加,这是严重 SOS 患者多器官衰竭的一个突出特征,TNF-α 也引起出血坏死,对内皮细胞有直接毒性作用。

【临床表现】

1.不明原因的体重增加。

2.黄疸,高胆红素血症。

3.肝大、触痛。

4.腹水,非心源性体重增加>5%。

【辅助检查】

1.超声及 CT 影像检查。可有腹水、肝大,晚期患者可出现肝静脉狭窄、门静脉血流改变。

2.肝活检。

3.出、凝血检查。部分患者预处理前蛋白 C 及因子Ⅶ水平降低,在预处理后 ATⅢ、蛋白 C 及因子Ⅶ持续下降,蛋白 C 水平降低,纤维蛋白原水平升高。

4.黄疸、血清总胆红素在 $34.2\mu mol/L(2mg/dl)$ 以上;血小板不升,肝功能异常,GPT 升高,碱性磷酸酶升高,凝血酶原时间、凝血时间间明显延长。

【预防及治疗原则】

1.预防

(1)应选择合适的预处理方案,选择适当的肝区照射剂量,采用分次全身照射。

(2)避免使用对肝有损伤的药物,保肝治疗。

(3)前列腺素 El(PGEl)是一种血管舒张药,能抑制血小板聚集及激活血栓溶解,可以扩张血管,改善肝小静脉及血窦的血流。

(4)熊去氧胆酸:预防性治疗可降低 SOS 的发生率,患者对熊去氧胆酸耐受性较好。

(5)右旋糖酐-40 联合应用复方丹参药物应用。

(6)己酮可可碱:是合成的甲基黄嘌呤,它能抑制 TNF-α 转导。能明显降低骨髓移植后黏膜炎、肾功能不全、SOS 的发生率。

2.治疗原则

(1)限制钠盐食入,控制液体和钠的输入,改善微循环,如输注右旋糖酐-40。

(2)使用抗凝药。肝素是预防药物中最常用药物,如用小剂量肝素等。

(3)使用利尿药,如螺内酯、呋塞米(速尿)等。改变肾血液,输注红细胞、胶体液和人血白蛋白。

(4)重组的人组织纤溶酶原激活物治疗。

(5)外科治疗:肝内门静脉分流术能够明显地降低门静脉压力梯度,改善一些患者的腹水、肾的排泄和凝血参数,对于严重型 SOS 进行肝移植治疗。

【护理】

1.护理评估

(1)评估患者的一般状况,是否有肝炎史。

(2)评估患者的体重和饮食情况。

(3)评估患者的症状及体征。

(4)评估患者的生化指标。

(5)评估患者皮肤状况,用手按压胫骨、踝骨、足背和骶骨,观察有无水肿及程度,每天测量腹围及体重,并进行比较和记录。

(6)监测血清电解质、尿渗透压和尿比重。

(7)评估患者的心理、社会因素。

2.护理要点及措施

(1)观察病人的生命体征、神志及黄疸的变化。

(2)定期监测肝功能、肾功能和电解质的变化。

(3)饮食:鼓励进食,以防水、电解质失衡及营养缺乏,对血氨偏高或有脑病的患者应限制蛋白质入量或禁食蛋白质。

(4)每日清晨在早餐前定时测量体重和腹围,准确记录 24 小时出入量。

(5)卧床休息,减轻肝代谢方面的负担。

(6)腹水患者协助患者采取舒适卧位,平卧位时有呼吸困难者可半坐卧位,以使膈肌下降,增加肺活量,较少肺淤血,有利于呼吸。限制钠盐的摄入,控制输液量和输液速度。

(7)皮肤护理:保持皮肤清洁卫生,防止皮肤擦伤、破裂,加强预防感染。对压疮好发部位进行按摩,防止受压而使皮肤受损。

(8)腹水的护理:腹腔穿刺,一次抽腹水不宜超过 3000ml,术中、术后要密切观察病情变化。

(9)使用抗凝药物的护理:使用抗凝血药每日检查凝血功能,严密监测出血倾向,观察皮肤有无出血点、大小便及各种排便物的颜色。

(10)查体和技术操作动作要轻柔,应尽量避免肌内、皮下注射;静脉穿刺尽量缩短结扎止血带时间,各种治疗穿刺后局部要压迫包扎。

(11)对 SOS 伴脑病的病人,应监测血氨值,加用床档,防止坠床。

（12）遵医嘱给予利尿药，减少腹水，维持适宜的肾灌注。

（13）与病人多沟通，加强心理护理，减轻病人焦虑情绪。

（三）急性移植物抗宿主病的护理

移植物抗宿主病（GVHD）是由于造血干细胞移植后，供受体之间，存在着免疫遗传学差异，植入的免疫活性细胞被受体抗原致敏而增殖分化，直接或间接地攻击受体细胞的一种全身性疾病，是异基因 HSCT 的主要并发症和造成死亡的一个重要原因，是异基因 HSCT 后一种免疫反应异常影响到多器官的全身性并发症。一般认为，在移植后 100 天以内发生的 GVHD 称为急性移植物抗宿主病（aGVHD），100 天以后发生的 GVHD 称为慢性移植物抗宿主病（cGVHD），但 cGVHD 亦可发生在 100 天以内。近些年来报道，在减低预处理剂量骨髓移植后数月或数年可出现迟发性急性 GVHD，故急、慢性移植物抗宿主病不能绝对用时间来区分。在移植后 10 天内发生的 aGVHD 又称超急性 GVHD 或暴发性 GVHD，病死率极高。以 HLA 完全相合的同胞兄弟姐妹为供者的 Allo-HSCT 中Ⅱ～Ⅳ度 aGVHD 的发生率为30%～45%，供受者 HLA 不完全相合或非血缘无关供者的 Allo-HSCT 的 GVHD 发生率更高。

【病因及发病机制】

1.骨髓移植的预处理包括放射治疗，及化学药物治疗造成受者组织的上皮细胞严重损伤、感染等因素也造成患者组织的损伤，这些因素使输入的供者 T 细胞，特别是供受者 HLA 不完全相合者，促使受者的细胞产生许多细胞因子。

2.急性移植物抗宿主病发病的第二阶段是使供者的 T 淋巴细胞激活，也在受者的抗原呈递细胞参与下产生许多种细胞因子，加强了 T 细胞的增殖作用，造成了细胞毒性淋巴细胞（CTL）和自然杀伤细胞的反应，进而促使单核巨噬细胞产生 TNF-α 及 IL-1，这些炎症细胞因子进而又刺激产生许多炎性化学因子，使此类效应细胞攻击靶器官。

3.在 NK 细胞及细胞毒性淋巴细胞（CTL）等的作用下而形成了细胞因子风暴，此类细胞因子的突然大量出现，产生了细胞因子风暴而表现为急性移植物抗宿主病。也可以认为是 HLA 的不合、化疗及骨髓移植的预处理造成细胞因子的大量出现，引发急性移植物抗宿主病。

【临床表现】

1.皮肤　为最先出现，可表现为手掌、脚心发红、充血。皮疹多由耳后开始，为斑丘疹，可以侵及前后胸及腹部皮肤，皮疹亦可扩散或融合成片，严重者皮肤显著充血，类似日光灼伤性皮炎样改变，亦可有皮肤剥脱、坏死及水疱形成。最严重者可发生皮肤广泛性大疱表皮松解坏死，也有少部分患者皮疹很少，皮疹面积很小，无需治疗自行消退。

2.胃肠道　肠道 aGVHD 多发生在皮肤 aGVHD 之后，也可发生皮肤 aGVHD 之前，其主要表现是腹痛、腹泻，一般为褐绿色水样便，严重时为腹部绞痛及血水样便，可造成大量的体液丢失，肠道 aGVHD 的严重程度常以每日排便液量及有无血粪来衡量。轻度的上胃肠道 aGVHD，只表现为食欲缺乏及恶心等。

3.肝　aGVHD 的肝表现常为淤胆改变，可以表现为黄疸，生化指标，转氨酶、碱性磷酸酶、胆红素、乳酸脱氢酶含量有不同程度增高。

4.aGVHD的其他表现　aGVHD是免疫反应的全身表现,可以有全身系统的表现,发热可发生在严重 aGVHD 的早期,应与感染相鉴别肺部。心脏、心包、血管的受侵,体重下降等均可为 aGVHD 的表现,但尚有争议。重度 aGVHD 亦可影响造血系统,发生贫血、血小板减少及白细胞降低等。

【辅助检查】

1.皮肤　根据 aGVHD 症状分级中的皮肤分级,评估皮肤损坏程度。

2.肠道　根据 aGVHD 症状分级中的肠道腹泻量分级,评估肠道损害程度。

3.肝损害　转氨酶、碱性磷酸酶、胆红素、乳酸脱氢酶含量有不同程度增高。

【预防和治疗原则】

1.预防原则

(1)选择合适的供髓者:HLA 相配的亲缘供者、男性供者、年轻的供者、CMV 抗体阴性的供者。

(2)应用免疫抑制药:常用的有环孢霉素(CsA)、甲氨蝶呤(MTX)、环磷酰胺(CTX),应用肾上腺皮质类激素,静脉应用大剂量免疫球蛋白,抗胸腺细胞球蛋白(ATG)。应用白介素(IL-2)受体拮抗药、CD25 单克隆抗体、T 细胞清除术及近些年来应用的较新的免疫抑制药如(FK506)、骁悉(MMF)、甲泼尼龙、西罗莫司等。

2.治疗原则

(1)一线治疗:甲泼尼龙(MP)常是 aGVHD 的首选治疗,常用的剂量是每日 2mg/kg。如治疗失败(指治疗 3 天后病情仍进展、治疗 7 天后病情无改变、治疗 14 天后病情未完全消退)则应进行二线治疗。

(2)二线治疗

①调整免疫治疗药:改或加用西罗莫司、霉酚酸酯,其中他克莫司对肠道急性移植物抗宿主病的治疗有时效果较好。

②加大甲泼尼龙的剂量:每日达到 5～20mg/kg。

③各种单克隆抗体对肾上腺皮质激素耐药性 aGVHD 可能有效,常用的有抗 OKT3 单抗、infliximab 单抗[系一种人(鼠)杂合单抗,抗肿瘤坏死因子 α]、Daclizumab(抗人白介素 2 受体的单抗)、CD25。

④抗胸腺细胞球蛋白(ATG):ATG 对肾上腺皮质激素耐药的急性移植物抗宿主病有一定的疗效,特别是对肠道急性移植物抗宿主病的治疗有较好的疗效。

【护理】

1.护理评估

(1)评估健康史:既往输血史,各种病毒检测的情况;供者输血史,女性供者生产史;病人有无感染灶;预处理方案及所有药物剂量;病人年龄及一般情况;心理因素及环境因素。

(2)每班评估皮肤的一般情况,注意颜色、湿度、温度、特征的改变。

(3)每班观察皮肤易受损部位,如骨突处、皮肤皱褶处(腋下、乳房皱褶处及臀部、会阴、腹股沟)。

(4)评估病人是否存在导致移植物抗宿主病的危险因素,如年龄、全身照射、接受异性和人类白细胞抗原不同的供者骨髓或外周血干细胞。

(5)评估病人是否有急性皮肤移植物抗宿主病的症状

(6)评估有无腹痛、痉挛、里急后重感及水样粪便和肠鸣音亢进。

(7)评估记录粪便次数、颜色、性状和量。

(8)评估是否有肝功能障碍的症状,如肝大、右侧季肋部胀痛、腹水、黄疸、茶色尿、呼吸缓慢或表浅、呼吸困难、意识模糊、嗜睡和疲乏。

(9)监测生化指标及肝功能损害的阳性结果。

(10)监测病人体重变化。

(11)评估是否有静脉阻塞性疾病的危险因素,如年龄<15岁、移植前肝功能异常、化疗药物的毒性作用、二次移植等。

(12)评估病人进入移植室前对移植的认知程度及移植后对出现并发症所表现的心理因素。

(13)评估家属对病人的关心程度及治疗态度。

(14)评估病人心理状态,如焦虑、恐惧、战胜疾病的信心。

(15)评估家庭经济状况。

2.护理要点及措施

(1)根据患者情况,实施保护性隔离措施,严格无菌操作。

(2)严密观察生命体征,注意皮肤、肝、胃肠道及口腔受损及变化情况。

(3)观察皮疹颜色和皮疹出现的部位、时间、面积。

(4)皮肤瘙痒不适时,叮嘱病人不要抓破皮肤以免造成感染,并保护好原有及新生的皮肤。皮肤剥脱时,不要用手撕拉皮肤,应用无菌剪刀剪去脱落、坏死的皮肤。皮肤水疱处,用无菌注射器抽吸疱内液体,并用碘伏棉签涂抹。皮肤破溃有渗液时用溃疡粉涂敷保持干燥,皮肤破溃处给予纳米银敷料覆盖,使用前,将银离子敷料浸湿于灭菌注射用水再覆盖于患处,用纱布绷带固定。

(5)使用透气脱敏胶布,以预防皮肤过敏。换药时不要撕扯敷于患处的原敷料,如敷料有卷边、翘起,需用无菌剪刀修剪;未有卷边、翘起的原敷料不动,直接在上方继续敷银离子敷料。

(6)提供清洁、舒适的环境,及时清理床铺上剥脱的皮屑,更换床单,尽量使病人舒适。

(7)使用床架支起盖被,减少被服与皮肤的摩擦,病人应穿柔软棉制衣物。用防止压疮的气垫床,使病人保持舒适体位。

(8)每班观察皮肤情况,详细记录皮肤创面的面积及愈合情况。必要时为病人用消毒温盐水或温开水擦浴。

(9)在专家指导下选用适合的油膏、软膏保护破损的皮肤。观察全身皮肤、巩膜黄染的程度,监测血转氨酶、胆红素指标。

(10)输注对肝有损害的药物时,速度不宜过快,不能低于2小时。

(11)观察并准确记录腹痛性质、腹泻次数及粪便的性状、量和颜色,遵医嘱留取粪便标本,水样粪便做隐血检查。每次腹泻后用温开水冲洗肛周,保持肛周皮肤清洁,并注意保暖。

(12)加强饮食管理,对所进食物进行高温消毒,并根据病情轻重给予流食或禁食,遵医嘱给予肠外营养,并遵医嘱调整输注速度,保护病人心功能。

(13)加强口腔护理,指导患者使用碳酸氢钠、呋喃西林、亚叶酸钙等漱口液交替多次漱口。

(14)密切监测应用免疫抑制药的毒性及不良及血药浓度,根据医嘱调节液体滴速,保证液体均匀及时输入。

(15)加强心理疏导,帮助患者减轻心理负担。

(四)间质性肺炎的护理

间质性肺炎(IP)为非细菌性、非真菌性肺部炎症,病理上主要包括单个核细胞的肺间质浸润和液体潴留,肺泡空间相对减少。间质性肺炎常发生于造血干细胞移植后1周~2年内,常见于8~10周,可分为感染性与原发性两种。感染性IP主要由CMV引起,原发性IP主要致病因素为移植预处理的放疗和化疗、移植后免疫抑制药对肺组织的毒性损伤。

【常见病因】

1.感染因素　巨细胞病毒(CMV)感染占40%~50%,尚有单纯疱疹病毒、腺病毒等。其他病原体感染,如卡氏肺囊虫等。

2.放射线照射　全身照射总剂量和剂量率偏大,肺吸收剂量在8Gy以上时,IP的发生率明显增高。

3.GVHD　一般认为在HSCT的患者发生GVHD后,可使感染增多,提高了间质性肺炎的发病率。

4.其他因素　如原患疾病、移植类型、免疫抑制剂治疗、年龄偏大、女性供体、未用复方新诺明预防。

【临床表现】

异基因造血干细胞移植后IP在移植后7~10周发生,约90%的病例发生在移植后6个月,部分患者先有发热,早期无咳嗽或仅轻度咳嗽,部分患者突发咳嗽多为干咳、无痰,逐步发展为胸闷、憋气、呼吸急促,进而出现进行性呼吸困难、发绀,偶有胸痛。

【辅助检查】

1.胸部X线检查　为典型的两肺弥漫性病变,肺部透明度下降,呈云雾状改变,有时呈小结节样改变。

2.肺功能检查　提示为限制性呼吸功能障碍;血气分析显示血氧分压、氧饱和度明显下降。

3.纤维支气管镜及肺泡灌洗液检查　可明确病因,肺活检显示病变累及肺间质,间质内尤其是血管周围单核细胞,巨噬细胞大量浸润,肺泡腔往往无渗血或实变。

【预防及治疗原则】

IP的预防首先是注意全身照射的剂量率不宜过高,控制肺部受照射剂量(<8Gy),其次GVHD的预防不宜长期用甲氨蝶呤,用复方新诺明能有效预防肺卡氏囊虫引起IP,无环鸟苷能预防单纯疱疹引起的IP。

CMV-IP 的预防策略有两种：一种是预防 CMV 感染，以降低 CMV-IP 发生率；另一种是通过检测手段，及早发现 CMV-IP 高危人群，早期给予预防性治疗。

1.CMV 感染的预防　避免患者接触或暴露于 CMV 病毒，这是预防 CMV-IP 最好方法。对于移植前血清 CMV 抗体阴性的患者，应输注 CMV 血清抗体阴性的血或血制品，或应用白细胞过滤器输注去除白细胞。

静脉注射免疫球蛋白（IV-Ig）或 CMV 高效免疫球蛋白（CMV-Ig），可以预防 CMV 的再激活。

抗 CMV 药物目前发现对 CMV 有抑制作用的药物主要有 3 种，即大剂量无环鸟苷、丙氧鸟苷、膦甲酸钠。

2.早期预防性治疗　对于 CMV 抗原血症者、体液中检测出（尤其是血及肺中）CMV-DNA 者、CMV 特异性细胞毒性 T 淋巴细胞活性低下者给予丙氧鸟苷或膦钾酸钠与免疫球蛋白联合早期预防性治疗，能够明显降低 CMV-IP 的发生率。

3.治疗　CMV-IP 一旦发病，病死率高达 90%。联用丙氧鸟苷或膦钾酸钠与免疫球蛋白，尤其是 CMV 高效免疫球蛋白对部分患者有效。除病因治疗外，采取吸气末正压给氧辅助通气，以纠正缺氧等对症治疗也十分重要。对于卡氏肺囊虫引起的 IP，则采用复方新诺明治疗，每日 2 次。CMV 以外其他病毒引起者可用无环鸟苷或用丙氧鸟苷及膦钾酸钠治疗，通常都应连用免疫球蛋白。对特发性者主要采用大剂量皮质激素及吸氧等对症治疗。

【护理】

1.护理评估

（1）评估患者健康状况，既往肺部体征，有无感染灶，呼吸功能是否正常。

（2）评估患者预处理阶段是否进行放射治疗。

（3）评估患者的症状及体征，如发热、干咳、胸闷、憋气、呼吸急促、进行性呼吸困难、发绀等呼吸道症状。

（4）评估 GVHD 和巨细胞病毒感染的危险因素，如异基因骨髓移植（尤其是配型不同异基因骨髓移植），血清、尿中 CMV 呈阳性。

（5）评估病人的呼吸情况：记录性质、频率、形态、深度，有无鼻翼扇动、呼吸困难、三凹征、端坐呼吸等。

（6）评估患者检验指标。

（7）评估痰液性状、颜色、黏稠度。

（8）评估体位改变对患者缺氧的影响情况。

（9）评估病人心理、精神因素。

2.护理要点及措施

（1）室温温度适宜，不可太低，以防感冒。

（2）病情观察：观察患者生命体征、神志及发绀、呼吸困难、咳嗽的变化，给予其舒适体位。

（3）观察患者的咳嗽的时间、频率、憋气情况，必要时做动脉血气。根据患者的血气分析，调节氧浓度及氧流量，根据情况给予鼻导管或面罩吸氧。

（4）病情允许时,指导病人活动,鼓励病人下床活动,以增加肺活量,并制定休息时间表,避免过度劳累。

（5）指导病人进行正确的深呼吸,实施有效咳嗽,协助病人定时翻身,为病人拍背排痰,痰液较多且黏稠不易咳出时,遵医嘱给予高流量药氧吸入治疗。

（6）给予充足的水分保证呼吸道黏膜的湿润与黏膜变化的修复。

（7）心理疏导:减轻病人烦躁,减少耗氧量;集中进行治疗与护理,保证充足的时间休息。

八、造血干细胞移植患者健康教育

患者经移植成功以后,其造血系统刚刚建立,免疫功能比较低下,有可能出现各种并发症,为了改善患者的生活质量,出院后特别需要加强自我观察和自我护理。

1.居住环境　出院后应准备单人房间,通风、光线充足,并在病人人住前进行清洁打扫,保持室内空气新鲜,每日早晚开窗通风各 30 分钟,所有被褥每周阳光照射 1 次,每面晒 60 分钟,勤换衣服。有条件的可购买紫外线机消毒房间,每日消毒 30～60 分钟。减少家庭聚会,不养宠物,避免细菌繁殖。

2.营养支持　患者在接受造血干细胞移植过程中,能量消耗较大,大部分患者都存在一定程度的营养不良、体质下降,故要补充营养,严禁暴饮、暴食和饮酒,不吃变质食品、剩菜剩饭,少吃腌制及烧烤食品。可进高热量、高蛋白质、高维生素饮食,以清淡半流质或面食为主,如排骨汤、鸡汤、鱼汤等(此类饮食易消化),再加以蔬菜、水果等。

3.适当锻炼　移植后患者不但免疫力低下,而且大部分患者双下肢肌肉略有萎缩,因此应先室内后室外、循序渐进地增加活动量,以恢复体力,增强抵抗力。调整好心态,保持轻松、愉快的心情,保证充足的睡眠,养成规律的生活方式。

4.预防感染　注意卫生,尽量不吃生冷食物;移植后 1 年内、外周血白细胞计数低于正常或天气变化时,减少外出活动、少去公共场所,接触外界人群时要戴口罩,注意保暖,以免感冒或感染其他传染病。

5.按时复查　为了随时掌握自己的病情,做到心中有数,应遵医嘱定期到医院复查。复查项目为:血常规、生化全套、环孢素浓度及巨细胞病毒抗原检测、骨髓常规、融合基因、染色体常规、胸部 X 线片、心电图、内分泌等有关项目。如有不适(如皮疹、感冒、发热、腹泻),及时来门诊检查,必须在医师指导下进行治疗。移植后 6 个月、1 年、2 年回移植医院进行全面复查,听取医师意见。

（王作艳）

第十二章 血液成分的制备及临床运用

第一节 全血

【概述】

1.全血:是将献血者的血液采集入含有抗凝保存液的血袋内所形成的混合物。

2.规格:国际上以450ml全血为1单位(U),我国则以200ml为1U,300ml为1.5U,400ml为2U。

3.储存条件:(4±2)℃。保存期:CPD-A保养液可保存全血35天。

4.输注前需做交叉配血试验。

【全血的缺点】

1.全血中的保养液是针对红细胞设计的,因此库存全血的有效成分主要是红细胞,其他成分如粒细胞、血小板、V因子、Ⅷ因子基本上丧失了活性。

2.全血输注存在很多弊端,主要表现在:全血内所含的血细胞和血浆蛋白浓度不高、不足一个治疗量,难以达到预期疗效。

3.大量输注易发生循环超负荷,同时也增加了输血传播疾病的风险。

4.输全血比输成分血发生同种免疫的可能性更大,易引起非溶血性发热反应的发生。

5.全血中除红细胞外,其他各种成分基本丧失活性,但库存全血中钠、钾、氨、乳酸等代谢产物含量高,增加患者代谢负担。

【全血的临床应用】

由于全血存在上述弊端,临床上输注全血越来越少,全血不适于正血容量性贫血以及仅用于扩充血容量的情况。适应证主要有:①急性大量失血可能发生低血容量性休克的患者。②换血治疗。

(吕晓燕)

第二节　血液成分

一、红细胞制品

【概述】

红细胞制品是临床输血中用量最多的血液成分。主要包括以下几种:悬浮红细胞、去白细胞悬浮红细胞、辐照红细胞、洗涤红细胞以及冰冻解冻去甘油红细胞等。规格:200ml 全血制备的红细胞为 1U,300ml 全血制备的红细胞为 1.5U,400ml 全血制备的红细胞为 2U。储存条件:(4±2)℃。输注前需做交叉配血试验。

【种类】

(一)悬浮红细胞

将全血中的大部分血浆分离出后,加入红细胞添加液而制成。容量:160ml/1U,320ml/2U;血细胞比容:0.50～0.65;保存期:35d。

适用于:①各种急性失血患者的输血。②各种慢性贫血患者的输血。③高钾血症及肝、肾、心功能障碍者的输血。④小儿、老年人的输血。

(二)去白细胞悬浮红细胞

使用白细胞过滤器清除悬浮红细胞中几乎所有的白细胞,或使用带有白细胞过滤器的多联塑料血袋采集全血,并通过白细胞过滤器清除全血中几乎所有的白细胞,将该全血中的大部分血浆分离出后,向剩余物内加入红细胞添加液而制成,其中残留的白细胞数量≤$2.5×10^6$/200ml。容量:同悬浮红细胞。保存期:封闭式方法制备 21～35 天;开放式方法制备 24h。

适用于:①反复输血或多次妊娠已产生白细胞或血小板抗体而引起非溶血性发热反应的患者。②准备做器官移植的患者。③需要反复输血的患者。

(三)洗涤红细胞

将保存期内的全血、悬浮红细胞用大量等渗溶液洗涤,去除几乎所有血浆成分和部分非红细胞成分,并将红细胞悬浮在氯化钠注射液或红细胞添加液中而制成。容量:125ml/1U;250ml/2U。保存期 24h,封闭式方法制备的洗涤红细胞可保存 35 天。

适用于:①对血浆蛋白有过敏反应的贫血患者。②自身免疫性溶血性贫血患者。③阵发性睡眠性血红蛋白尿患者。④高钾血症及肝、肾功能障碍需要输血者。

(四)辐照红细胞

使用照射强度为 25～30Gy 的 γ 射线进行照射红细胞,使其中的 T 淋巴细胞失去活性,从而预防输血相关移植物抗宿主病(TA-CVHD)的发生。

适用于:①免疫功能低下或免疫抑制患者。②移植后需输血患者。③与献血者有血缘关系的受血者输血。

(五)冰冻解冻去甘油红细胞

将冰冻红细胞溶解后,清除几乎所有的甘油,并将红细胞悬浮在一定量的氯化钠注射液中。保存期:24h。

适用于:①同洗涤红细胞。②稀有血型患者输血。③新生儿溶血病换血。④自身输血。

【临床运用】

(一)手术及创伤患者,血容量基本正常或低血容量已被纠正

1.Hb>100g/L,可以不输血。

2.Hb<70g/L,应考虑输血。

3.Hb 在 70~100g/L,根据患者的贫血程度、心肺代偿功能、代谢情况及年龄等因素决定。

(二)慢性贫血的患者

用于红细胞破坏过多、丢失或生成障碍引起的慢性贫血并伴缺氧症状。Hb<60g/L 或红细胞比容<0.2 时可考虑输注。

【注意事项】

1.输注前需做交叉配合实验。

2.输注前应将血袋反复颠倒数次,使红细胞与添加液充分混匀。

3.输注时应先慢后快,并注意观察患者有无输血反应。

【输注剂量】

成人按下列公式计算输注红细胞量,如为洗涤红细胞时输注量为计算量的 1.5 倍。

输入红细胞单位数(U)=[目标 Hb(g/L)－实际 Hb(g/L)]×体重(kg)×0.08

【疗效判断】

临床上主要观察输血后贫血症状的改善及输血前后实验室检测数据如 Hb 和红细胞比容的对比观察来判断。

1.粗略估算法　理论上 60kg 成人输注 2U 红细胞可升高 Hb10g/L 或红细胞比容 0.03。

2.Hb 升高值的判定公式

$$\text{Hb 预期升高值(g/L)}=\frac{b(g/L)\times\text{输血量(L)}^{*}}{\text{患者体重(kg)}\times 0.085(L/Ukg)^{**}}\times 90\%$$

*输血量:以全血为标准,各种红细胞制剂折算为对应全血量,如 1U 悬浮红细胞折算为 200ml 全血;**儿童按 0.09L/kg 计算;90% 为检验误差。

二、血小板制品

【概述】

血小板是临床常用的血液成分之一,可通过手工分离制备和血细胞分离机单采制备。储存条件:20~24℃水平振荡保存。

【种类】

(一)浓缩血小板

采集后置于室温保存和运输的全血于采集后 6h 内,或采集后置于 20~24℃保存和运输

的全血于 24h 内,在室温条件下将血小板分离出,并悬浮于一定量血浆而制成,保存期为 24h。

规格和容量:200ml 全血制备的浓缩血小板为 1U,容量 25~38ml,血小板含量$\geqslant 2.0 \times 10^{10}$;300ml 全血制备的浓缩血小板为 1.5U,容量 38~57ml,血小板含量$\geqslant 3.0 \times 10^{10}$;400ml 全血制备的浓缩血小板为 2U,容量 50~76ml,血小板含量$\geqslant 4.0 \times 10^{10}$。

(二)混合浓缩血小板

采用特定的方法将 2 袋或 2 袋以上的浓缩血小板合并在同一血袋内的成分血,保存期为 24h。

规格和容量:浓缩血小板的容量(或数量)×混合单位数。

(三)单采血小板

使用血细胞分离机在全封闭的条件下采集单个献血者的血小板并悬浮于一定量的血浆中。血小板含量$\geqslant 2.5 \times 10^{11}$个/袋。

规格和容量:①储存期为 24h 单采血小板容量,125~200ml。②储存期为 5 天单采血小板容量,250~300ml。

(四)去白细胞单采血小板

使用血细胞分离机在全封闭的条件下采集单个献血者的血小板并分离去除白细胞后悬浮于一定量的血浆中。白细胞的残留量$\leqslant 5.0 \times 10^{6}$个/袋。

主要应用于:①预防或减少非溶血性发热反应的发生。②预防 HLA 同种免疫反应。③预防 CMV 感染。

(五)辐照血小板

使用照射强度为 25~30Gy 的 γ 射线进行照射血小板,使其中的 T 淋巴细胞失去活性,但又保持血小板的功能,从而预防输血相关移植物抗宿主病(TA-GVHD)的发生。

适用于:①免疫功能低下及免疫抑制的患者。②移植后需输血小板的患者。③与献血者有血缘关系受血者。

【临床运用】

主要用于预防或治疗血小板数量减少或功能异常伴有出血倾向或表现。

(一)手术患者

1.血小板计数$> 100 \times 10^{9}$/L,可以不输。

2.血小板计数$< 50 \times 10^{9}$/L,应考虑输注。

3.血小板计数在 $50 \times 10^{9} \sim 100 \times 10^{9}$/L,应根据是否有自发性出血或伤口渗血决定。

4.如术中出现不可控制的渗血,确定血小板功能低下,输血小板不受上述限制。

(二)非手术患者

应结合血小板计数和临床出血症状决定是否输注血小板。

1.血小板计数$> 50 \times 10^{9}$/L,一般不需输注。

2.血小板计数 $10 \times 10^{9} \sim 50 \times 10^{9}$/L,根据临床出血情况决定,可考虑输注。

3.血小板计数$< 5 \times 10^{9}$/L,应立即输血小板防止出血。

【输注剂量】

输注剂量可根据情况按以下方法。

1.机采血小板成人每次 1 个治疗量,约含血小板 2.5×10^{11} 个。

2.按每平方体表面积输入血小板 1.0×10^{11} 个,血小板计数可升高 $5 \times 10^9 \sim 10 \times 10^9$/L。

【注意事项】

1.与受血者 ABO 血型相同或相容性输注。

2.单采血小板不需要交叉配血,手工分离浓缩血小板需要交叉配血。

3.有多种血液成分需要输注时,血小板应优先输注。

4.输注前应轻摇血袋数次,让血小板悬浮在血浆中。

5.输注时以患者可耐受的速度尽快输注,一般应在 30min 内输完。

6.预防性输注不可滥用,防止产生同种免疫导致输注无效。有出血表现时应一次足量输注。

【疗效判断】

血小板输注无效指患者连续两次接受足够剂量同型的血小板输注后,仍处于无反应状态即临床出血表现未见改善;血小板计数未见明显增高,有时反而会下降;输入的血小板在体内存活期很短;血小板校正增加值(CCI)和实际血小板回收率(PPR)未能达标等。

1.血小板校正增加值测定可根据下列公式测定

(1)CCI=(输后－输前血小板计数)×体表面积(m^2)/输入血小板总数(10^{11})。

(2)体表面积(m^2)=0.0061×身高(cm)+0.0128×体重(kg)－0.1529。

(3)判定:CCI 是个相对值,没有单位。因输注后不同时间血小板计数有明显变化,故至少应检测输注后 1h 和 24h 的血小板计数情况。

1)输后 1h CCI 可了解输入血小板量是否足够,判断是否输注无效。

2)输后 24h CCI 可了解血小板寿命,决定血小板输注频率。

3)若输注后 1h CCI>10 和 24h CCI>7.5 为有效,1h CCI<7.5/L 或 24h CCI<4.5 为无效。

2.实际血小板回收率可根据下列公式测定

(1)PPR(%)=(输后－输前血小板计数)/L×血容量(L)/输入血小板总量×2/3(输入血小板约有 1/3 进入脾血小板储存池)。

(2)如果输注后 1h PPR<30%,24h PPR<20%,则考虑输注无效。

CCI 和 PPR 都是评价血小板输注效果的定量标准,数值大,表明输注效果好;数值小,则表明输注效果差,甚至输注无效。但一个以体表面积为指标(CCI),一个以血容量为指标(PPR),一般情况下以体表面积为参数的 CCI 较为准确,但两者差别无显著性。

【输注无效的原因及对策】

1.首先排除输注血小板的质量问题。

2.查找输注无效的原因。有多种原因可导致血小板输注无效,分为免疫和非免疫因素。

(1)非免疫性因素:感染、药物、DIC 和脾大。

(2)免疫性因素:HLA 抗体、血小板特异性抗体、红细胞同种抗体。

3.根据不同的原因采取不同的策略。

(1)非免疫性因素:根据病因采取相应的对策如药物引起的则停用药物。

(2)免疫因素:选择与患者 HLA 相合的血小板;或选择与患者血清交叉配合的血小板。

三、血浆制品

【概述】

1.血浆是临床常用的血液成分之一,分为新鲜冰冻血浆和冰冻血浆。

2.规格:100ml、150ml、200ml 血浆分别从 200ml、300ml 和 400ml 全血制备。

3.储存条件:－20℃以下冷冻保存。使用时放 37℃水温箱融化。

【种类】

(一)新鲜冰冻血浆(FFP)

采血后 6～8h 内将全血离心后血浆分离出来并速冻成块。含有全部凝血因子。血浆蛋白含量≥50g/L,Ⅷ因子≥0.7IU/ml。容量:50～200ml 多种规格。保存期 1 年。

适用于:①血浆凝血酶原时间(PT)或活化的部分凝血活酶时间(APTT)＞正常 1.5 倍,创面弥漫性渗血。②患者急性大出血输入大量库存全血或浓缩红细胞后(出血量或输血量相当于患者自身血容量)。③病史或临床过程表现有先天性或获得性凝血功能障碍。④紧急对抗华法林的抗凝血作用(FFP5～8ml/kg)。

(二)冰冻血浆

在全血有效期内,将血浆分离出并冰冻呈固态,或从新鲜冰冻血浆中分离出冷沉淀凝血因子后将剩余部分冰冻呈固态而制成。血浆蛋白含量≥50g/L。保存期 5 年。作用:补充稳定的凝血因子和血浆蛋白。

适用于:①主要用于补充稳定的凝血因子缺乏,如Ⅱ、Ⅶ、Ⅸ、Ⅹ因子缺乏。②手术、外伤、烧伤、肠梗阻等大出血或血浆大量丢失。

(三)病毒灭活新鲜冰冻血浆

按制备新鲜冰冻血浆方法分离出的血浆在速冻前采用亚甲蓝病毒灭活技术进行病毒灭活并速冻呈固态而制成。血浆蛋白含量≥50g/L,Ⅷ因子≥0.5IU/ml,亚甲蓝残留量≤0.30μmol/L。保存期 1 年。适应证同新鲜冰冻血浆。

(四)病毒灭活冰冻血浆

采用亚甲蓝病毒灭活技术对在全血的有效期内分离出的血浆或从新鲜冰冻血浆中分离出冷沉淀凝血因子后剩余的血浆进行病毒灭活并冰冻呈固态而制成。血浆蛋白含量≥50g/L,亚甲蓝残留量≤0.30μnol/L。保存期 5 年。适应证同冰冻血浆。

【输注剂量】

首次剂量 10～15ml/kg,维持剂量 5～10ml/kg。

【注意事项】

1.与受血者 ABO 血型相同或相容,不需要交叉配血。

2.输注前应在 37℃水浴中融化,融化过程中必须不断轻轻摇动,避免局部温度过高。

3.融化后的血浆应尽快输注,不可再重新冻存。因故未能及时输注,可暂放 4℃储血冰箱保存,但不超过 24h。

四、冷沉淀凝血因子

【概述】

1.将保存期内的新鲜冰冻血浆在 1~6℃融化后,分离出大部分的血浆,并将剩余的冷不溶解物质在 1h 内速冻(−18℃)呈固态而制成。冷沉淀中主要含有Ⅷ因子、纤维蛋白原和 vW 因子、纤维黏连蛋白和因子ⅩⅢ。

2.规格:从 200ml、300ml、400ml 全血制成的冷沉淀凝血因子,Ⅷ因子含量分别≥40IU、60IU、80IU,纤维蛋白原分别≥75mg、113mg 和 150mg。容量分别为 25ml、30ml 和 35ml。

3.储存条件:−20℃以下冰冻保存,有效期 1 年。

【临床运用】

主要作用是补充凝血因子Ⅷ、vWF、纤维蛋白原、因子ⅩⅢ等。

适用于:①轻型甲型血友病。②血管性血友病(vWD)。③纤维蛋白原缺乏症(纤维蛋白原<0.8g/L 时)。④因子ⅩⅢ缺乏症。⑤弥散性血管内凝血。

【输注剂量】

1~1.5U/10kg。

【注意事项】

1.应按 ABO 血型同型或相容原则输注,不需做交叉配血。

2.输注前应在 37℃水浴中融化,融化过程中必须不断轻轻摇动,避免局部温度过高。

3.若冷沉淀经 37℃加温后仍融化不完全,表明纤维蛋白原已转变为纤维蛋白,这样的冷沉淀不能使用。

4.融化后的冷沉淀应在 6h 内尽快输注,不可再重新冻存保存。

五、粒细胞制品

【概述】

1.单采粒细胞:使用血液单采机在全封闭的条件下自动将单个供血者的粒细胞分离出并悬浮于一定量的血浆中而制成。

2.中性粒细胞含量≥1×10^{10} 个/袋。

3.容量和规格:150~500ml。1 袋为 1 个治疗量。

4.保存:(22±2)℃保存 24h。

【临床运用】

1.对中性粒细胞过低的患者采用预防性粒细胞输注的方法已废弃,治疗性粒细胞输注也

呈日益减少的趋势,原因如下:

(1)粒细胞离体后功能很快丧失。

(2)粒细胞抗原性强,输注后容易产生同种免疫反应。

(3)容易传播病毒。

(4)浓缩粒细胞中常混有大量有免疫活性的淋巴细胞,免疫功能低下患者输注后可导致输血相关性移植物抗宿主病 TA-CVHD。

(5)注射粒细胞集落刺激因子 C-CSF 和粒-巨噬细胞集落刺激因子 GM-CSF 疗效好,而不良反应比输注粒细胞少。

2.浓缩粒细胞输注的适应证要从严掌握。一般认为,应用时要同时具备以下 3 个条件,且充分权衡利弊后才考虑输注。

(1)中性粒细胞绝对值低于 $0.5 \times 10^9/L$。

(2)有明确的细菌感染。

(3)强有力的抗生素治疗 48h 无效。

【剂量及用法】

每次输注的剂量要大于 1.0×10^{10} 个粒细胞,而且要每天输注,连续 4~5 天,直到体温下降或证明无效为止。

【注意事项】

1.本制品输注前必须做交叉配合试验。

2.制备后应尽快输注,以免减低其功能。

3.粒细胞输入后很快离开血管,到达感染部位,或者先到肺部,再进入肝脾。因此,输注效果不是看白细胞数是否升高,而是看体温是否下降,感染是否好转。

(吕晓燕)

第三节 血浆衍生物

血浆衍生物是从正常人血浆中分离制备的有明确临床应用意义的血浆蛋白制品的总称,包括清蛋白、凝血酶原复合物(PCC)、凝血因子Ⅶ、凝血因子Ⅷ(FⅧ)浓缩剂、抗凝血酶Ⅲ(ATⅢ)和免疫球蛋白等。

一、清蛋白

【概述】

由健康人血浆,经低温乙醇蛋白分离法(压缩过滤分离工艺)提纯,并经过 60℃ 10h 加温灭活病毒后制成。

【种类】

1.5%清蛋白:含清蛋白 50mg/ml。

2.20％清蛋白:含清蛋白 200mg/ml。

3.25％清蛋白:含清蛋白 250mg/ml。

【适应证】

1.大面积烧伤 24h 后。

2.急性创伤性休克。

3.严重感染、创伤所致低血容量。

4.肝硬化、肾病综合征等所致低蛋白血症。

5.脑水肿及大脑损伤所致颅内高压。

6.肾病综合征所致水肿或腹水。

7.其他适应证,包括新生儿高胆红素血症、心肺分流术、血液透析辅助治疗、成人呼吸窘迫综合征(ARDS)及血浆置换等。

【禁忌证】

不能用于静脉补充营养,不能用于补充主要氨基酸。

二、凝血酶原复合物

【概述】

由血浆制备,主要含有凝血因子Ⅱ、Ⅶ、Ⅸ、Ⅹ。临床上用于防治因上述因子缺乏而导致的出血。本品中的 4 种凝血因子都在肝脏合成,为维生素 K 依赖性凝血因子。

【临床应用】

1.主要用于预防和治疗因凝血因子Ⅱ、Ⅶ、Ⅸ及Ⅹ缺乏导致的出血,如乙型血友病、严重肝病及弥散性血管内凝血(DIC)等。

2.维生素 K 依赖性凝血因子缺乏。

3.用于逆转抗凝剂(如香豆素类等)诱导的出血。

4.对已产生凝血因子Ⅷ抑制性抗体的甲型血友病患者,使用本品也有预防和治疗出血的作用。

5.治疗敌鼠钠盐中毒。

三、凝血因子Ⅶ

【概述】

临床上使用的凝血因子Ⅶ主要是用基因重组的方法制备重组活化人凝血因子Ⅶ(rFⅦa)。

【临床运用】

用于治疗存在有因子Ⅷ(FⅧ)和因子Ⅸ(FⅨ)抗体(抑制物)的先天性血友病和继发性血友病患者的自发性或手术性出血。

四、凝血因子Ⅷ

【概述】

凝血因子Ⅷ是正常血浆的组成成分,在血液凝固过程中起着必不可少的作用。临床上使用的凝血因子Ⅷ有2种。人凝血因子Ⅷ,由健康人血浆制备;重组人凝血因子Ⅷ,由基因重组的方法制备。

【适应证】

适用于纠正和预防因子Ⅷ缺乏而致的严重出血。

1.甲型血友病:基因重组或高纯度的FⅧ制品是甲型血友病治疗的首选制品,部分患者会产生FⅧ抗体,处理方法参见第四章内科输血第四节血友病。

2.血管性血友病(vWD)的预防和治疗。

(1)预防性治疗:对要进行手术或要执行侵入性治疗措施的遗传性vWD患者,应在术前开始使用vWF/FⅧ浓缩剂。

(2)3型vWD首选凝血因子Ⅷ浓缩剂。

(3)2B型vWD凝血因子Ⅷ维持长期治疗效果时必须使用。

(4)1型vWD和对去氨基精氨酸加压素(DDAVP)治疗有禁忌证或无反应的2型vWD,必须使用FⅧ浓缩剂进行治疗。

【剂量和用法】

1.甲型血友病　FⅧ的使用剂量应根据出血的性质和最初FⅧ缺乏的严重程度而定。

(1)所需的FⅧ(IU)=血浆容量(ml)×[目标FⅧ浓度(IU/ml)-最初FⅧ浓度(IU/ml)]。

(2)血浆容量(ml)=血容量(ml)×(1.0-血细胞比容)。

(3)血容量(ml)=体重(kg)×70ml/kg。

(4)FⅧ半衰期为8～12h,应每隔8～12h重复输注。

(5)可用活化部分凝血活酶时间(APTT)监测FⅧ水平。若FⅧ水平超过30%,APTT处于正常范围;若FⅧ水平低于30%,APTT会延长。

2.推荐剂量

(1)轻度至中度出血:单一剂量10～15IU/kg,将因子Ⅷ水平提高到正常人水平的20%～30%。

(2)较严重出血或小手术:需将因子Ⅷ水平提高到正常人水平的30%～50%,通常首次剂量15～25IU/kg,如需要,每隔8～12h给予维持剂量10～15IU/kg。

(3)大出血:危及生命的出血如口腔、泌尿道及中枢神经系统出血或重要器官如颈、喉、腹膜后、髂腰肌附近的出血;首次剂量40IU/kg,然后每隔8～12h给予维持剂量20～25IU/kg。

(4)手术:只有当凝血因子Ⅷ抑制物水平无异常增高时,方可考虑择期手术。手术开始时血液中因子Ⅷ浓度需达到正常水平的60%～120%。通常在术前按30～40IU/kg给药。术后4天内因子Ⅷ最低应保持在正常人水平的60%。接下去的4天减至40%。

(5)获得性因子Ⅷ抑制物增多症:应给予大剂量的凝血因子Ⅷ,一般超过治疗血友病患者所需剂量1倍以上。

【注意事项】

1.使用FⅧ浓缩剂后,FⅧ水平升高有发生深静脉血栓的风险,注意12～24h检测血浆FⅧ水平。对于高风险患者(高龄、肥胖、缺乏运动、激素替代治疗等),应使用预防血栓形成的药物(如低分子肝素)。

2.FⅧ浓缩剂治疗过程中,部分患者会产生抗FⅧ抗体,可用同一种FⅧ浓缩剂对患者进行免疫耐受诱导。100～300IU/kg,每天1次。

五、人纤维蛋白原

【概述】

健康人血浆经分离提纯,并经病毒灭活处理制成。

【临床运用】

1.先天性纤维蛋白原减少或缺乏症。

2.获得性纤维蛋白原减少症:①严重肝损伤。②肝硬化。③弥散性血管内凝血。④产后大出血和因大手术、外伤或内出血等引起的纤维蛋白原缺乏而造成的凝血障碍。

【剂量及用法】

应根据病情及临床检验结果包括凝血试验指标和纤维蛋白原水平等来决定给药量,一般首次给药1～2g。

六、正常人免疫球蛋白

【概述】

由健康人血浆,经低温乙醇蛋白分离法(压滤分离法)分离纯化,去除抗补体活性并经病毒灭活处理制成。

【分类及适应证】

正常人免疫球蛋白包括3种形式。

(一)肌内注射免疫球蛋白(IMIG)

可用于:

1.获得性免疫缺陷。

2.感染、毒素损伤或需暂时性被动免疫。

3.免疫调节紊乱。

(二)静脉注射免疫球蛋白(IVIG)

可用于:

1.治疗原发性抗体免疫缺陷。

2.联合免疫缺陷。

3.获得性抗体缺乏。

(1)缺乏天然抗体或天然抗体水平低下。

(2)严重的低丙球蛋白血症(血清 IgG<2.0g/L 或总免疫球蛋白水平<4.0g/L)。

(3)对抗原的刺激无反应或仅有轻微反应(如破伤风杆菌、肺炎球菌)。

(4)对感染性病原微生物缺乏抗原抗体反应。

4.新生儿溶血性疾病。

(三)皮下注射免疫球蛋白(SCIG)

可用于:

1.原发抗体缺陷。

2.混合免疫缺陷。

（王　焱）

第十三章　临床输血程序

第一节　输血申请

【输血前准备】

1.决定输血治疗前,经治医师应向患者或其家属说明输同种异体血的目的、选择的血液品种、不良反应和经血传播疾病的可能性,征得患者或家属的同意,并在《输血治疗同意书》上签字,《输血治疗同意书》入病历。

2.因抢救生命垂危的患者需要紧急输血,且不能取得患者或者其家属意见的,报业务主管部门批准后,可以立即实施输血治疗,并记入病历。

【申请输血】

申请输血应由经治医师逐项填写《临床输血申请单》,由主治医师核准签字,连同受血者血样于预定输血日期前送交输血科备血。2012版《医疗机构临床用血管理办法》具体要求如下:

1.同一患者一天申请备血量少于800ml的,由具有中级以上专业技术职务任职资格的医师提出申请,上级医师核准签发后,方可备血。

2.同一患者一天申请备血量在800~1600ml的,由具有中级以上专业技术职务任职资格的医师提出申请,经上级医师审核,科室主任核准签发后,方可备血。

3.同一患者一天申请备血量达到或超过1600ml的,由具有中级以上专业技术职务任职资格的医师提出申请,科室主任核准签发后,报医务部门批准,方可备血。

以上规定不适用于急救用血。急救用血可于抢救结束后补办相关手续。

【特殊情况输血治疗的申请】

(一)自体输血

对符合自体输血适应证的患者,临床医师向麻醉科、输血科提交自身输血申请。

(二)治疗性血液成分去除、血浆置换

由经治医师申请,输血科或有关科室参加制定治疗方案并负责实施,经治医师负责患者治疗过程的监护。

(三)特殊血型患者

对于Rh(D)阴性和其他稀有血型患者,应采用自体输血、同型输血或配合型输血。通常需要临床医师提前与输血科联系,以准备好相应血液成分。

(四)换血治疗

新生儿溶血病如需要换血治疗的,由经治医师申请,主治医师核准,并经患儿家属或监护人签字同意,由血站和医院输血科提供适合的血液。

(五)亲友互助献血

由经治医师对患者家属进行动员,并填写登记表,到血站或卫生行政部门批准的采血点(室)无偿献血,由血站进行血液的初、复检,并负责调配合格血液供临床使用。

(王　莹)

第二节　输血样本的采集和保存

一、输血样本的采集及接收

1.采集前准备　确定输血后,医护人员持《临床输血申请单》和试管,当面核对患者信息,患者信息包括:姓名、性别、年龄、病案号、病室/门急诊、床号、血型和诊断,信息一致时方可采集血样。

2.采集部位　输血样本需直接从静脉或动脉采集,原则上不得从输液的静脉中抽取。

3.样本运输和接收　由医护人员或专门人员将输血样本与输血申请单送交输血科,双方进行逐项核对。

二、输血样本的要求

1.受血者配血试验的血标本必须是输血前 3 天之内的。

2.输血标本不能严重溶血或呈乳糜。

3.输血样本在输血后应保存于(4±2)℃冰箱至少 7 天,以备查对。保存期满后按医疗废物进行处理。

(吕晓燕)

第三节　输血前监测

一、输血相容性检测

输血相容性检测即选择与患者血型相合的各种血液成分,使之能在患者体内有效地存活,

无不良反应,达到安全、有效输血。输血相容性检测包括以下 3 项:

1.血型检测　包括受血者、供血者 ABO 血型和 Rh(D)血型。

2.不规则抗体筛选　对有输血史、妊娠史或短期内需要接收多次输血者应进行抗体筛查,排查有临床意义的不规则抗体,如遇阳性结果,则继续进行抗体鉴定。

3.交叉配血试验　也称配合性试验,包括"主侧"和"次侧"试验,一般情况下主次侧均相合的血液才予以发放。

凡输注全血、红细胞制品(悬浮红细胞、去白细胞红细胞、洗涤红细胞、解冻红细胞、辐照红细胞)、单采粒细胞、手工分离浓缩血小板等,应进行交叉配血试验。

二、输血前病原检测

输血治疗是临床治疗的重要措施之一,是临床挽救急危重患者生命行之有效的手段。但输血存在一定风险,可能发生输血反应及感染经血传播疾病。细菌、病毒、寄生虫、螺旋体均可经输血传播,其中病毒对受血者威胁最大,尤其是输血后肝炎和艾滋病,输血前一般需常规进行肝功能及以下病原学检测:

1.乙肝病毒检测　乙肝表面抗原(HBsAg)、乙肝表面抗体(抗-HBs)、E 抗原(HBeAg)、E 抗体(抗-HBe)、核心抗体(抗-HBc)。

2.丙型肝炎病毒(HCV)检测　通常进行抗-HCV 检测。

3.梅毒血清学检测　一般检测梅毒螺旋体抗体。

4.人类免疫缺陷病毒(HIV)检测　检测 HIV 抗体。

（吕晓燕）

第四节　血液的发放

一、血液的发放

1.发放程序

(1)配血合格后,由医护人员凭医师开具的领血证到输血科取血。

(2)核对:取血与发血的双方必须共同查对患者姓名、性别、病案号、门急诊/病室、床号、血型、血液有效期及配血试验结果,以及保存血的外观等,准确无误时,双方共同签字后方可发出。

2.凡血袋有下列情形之一的,一律不得发出

(1)标签破损、字迹不清。

(2)血袋有破损、漏血。

(3)血液中有明显凝块。

(4)血浆呈乳糜状或暗灰色。

(5)血浆中有明显气泡、絮状物或粗大颗粒。

(6)未摇动时血浆层与红细胞的界面不清或交界面上出现溶血。

(7)红细胞层呈紫红色。

(8)过期或其他须查证的情况。

二、血液的退回

血液发出后不得退回，取回的血液应尽快输注，不得自行保存。如遇特殊情况患者不能输血，输血科可代为储存。

（吕晓燕）

第五节　血液制品输注和护理

一、输血前

由两名医护人员核对交叉配血报告单及血袋标签各项内容，检查血袋有无破损渗漏，血液颜色是否正常。准确无误方可输血。

二、输血时

1.由2名医护人员带病历共同到病员床旁核对病员姓名、性别、年龄、病案号、门急诊/病室、床号、血型等，确认与配血报告（或发血单）相符，再次核对血液后，用输血器进行输血。

2.输血前后用静脉注射生理盐水冲洗输血管道。

3.输用前将血袋内的成分轻轻混匀，避免剧烈震荡。血液内不得加入其他药物。

4.输血时速度的控制：输血时应先慢后快，再根据病情和年龄调整输注速度。

(1)一般情况下，成人输注红细胞速度为5～10ml/min，或5～10ml/(kg·h)。

(2)年老体弱、婴幼儿及心肺功能障碍者，输血速度宜慢至1ml/(kg·h)。

(3)急性大出血患者需快速输血时，成人输血速度可达50～100ml/min，或>50ml(kg·h)，儿童>15ml(kg·h)。

(4)血浆输注速度一般为：在心功能正常的情况下，一般速度为5～10mL/min为宜，按1ml＝15滴，约75～150滴/分。

(5)1U冷沉淀应在10min内输完。

（6）1个治疗量血小板应在 30min 内输完。

5.取回的血应尽快输用，一袋血须在 4h 内输完，不得自行储血。

6.输血时，如遇悬浮红细胞输注不畅时，可能因红细胞沉积于血袋下端所致，护士可将血袋从挂钩上取下，平放于手掌上，以上下 30°夹角、每分钟 60 次频率摇摆血袋，使红细胞与添加液充分混匀后继续输注。

7.输注过程中发生堵塞时，要及时更换输血器，不可强行挤压过滤网和输血管道，以免凝块进入患者血管，造成血管栓塞。

8.同一输血器连续使用 5h 以上应更换，时间过长，部分血液成分在过滤器的黏附沉淀，影响滴速；也有发生细菌污染的可能，易引发输血不良反应。

9.同时输注多种血液成分时，应先输注血小板、冷沉淀，再输注红细胞、血浆等。

10.连续输用不同供血者的血液时，前一袋血输尽后，用静脉注射生理盐水冲洗输血器，再接下一袋血继续输注。

三、血液加温

有下列情况需要对血液进行加温：①大量输血时。②婴儿换血治疗。③冷型自身免疫性溶血性贫血患者的输血。

四、输血的观察

输血中严密观察受血者有无输血不良反应，如出现异常情况应及时处理。

1.减慢或停止输血，用静脉注射生理盐水维持静脉通路。

2.立即通知值班医师和输血科值班人员，及时检查、治疗和抢救，并查找原因，做好记录。

3.疑为溶血性或细菌污染性输血反应，应立即停止输血，用静脉注射生理盐水维护静脉通路，及时报告上级医师，积极治疗抢救。

（牛嘉坪）

第六节　输血记录

1.记录内容：①输血目的、血液种类和数量。②开始输注时间、结束时间、有无输血反应。③输血疗效等。

2.输血完毕后，医护人员将输血记录单（交叉配血报告单）贴在病历中，并将血袋送回输血科至少保存 1 天。

3.输血完毕，医护人员对有输血反应的应逐项填写患者输血反应回报单，并返还输血科保存。输血科每月统计上报医务处（科）。

（牛嘉坪）

第七节　血液制品的报废

1.血液报废标准:符合下述任何一项的血液及其成分必须报废。

(1)标签破损、字迹不清。

(2)血袋有破损、漏血。

(3)血液中有明显凝块。

(4)血浆呈乳糜状或暗灰色。

(5)血浆中有明显气泡、絮状物或粗大颗粒。

(6)未摇动时血浆层与红细胞的界面不清或交界面上出现溶血。

(7)红细胞层呈紫红色。

(8)超过保存期。

2.新鲜冰冻血浆融化后应及时输注,在 2～6℃冰箱存放超过 24h 或者融化后未输完的新鲜冰冻血浆必须报废。

3.《临床输血技术规范》第二十八条规定,血液发出后不得退回。如不能及时输注,应将血液制品储存在正确的温度下。血液离开冰箱超过 30min 或有任何迹象表明血袋已被打开或有任何溶血现象,必须被废弃。

4.血液报废必须由科室负责人填写报废申请单,说明报废原因、品种、数量,签署意见后报医务处批准,方可报废。

5.批准报废的血液及其成分必须有专人负责管理,要有明显标志,单独存放。详细记录报废血液品种、献血条码、血型、血袋编号、销毁日期及销毁人员。报废血销毁记录要妥善保管以备查。

（牛嘉坪）

第十四章　输血不良反应与输血传播疾病

第一节　输血反应

一、输血不良反应概述

【定义】

在输血过程中或输血后,受血者发生的原来疾病不能解释的、新的临床症状和体征,为输血不良反应。

【分类】

(一)按发生的时间分类

1.即发型输血反应　输血过程中和输血后 24h 内发生的反应。

2.迟发型输血反应　是输血后几天或几十天后发生的反应。

(二)按发生机制分类

1.免疫性输血反应　由于血型抗原-抗体不配合性输注所致。

2.非免疫性输血反应　由于血液的质量和输注容量不当所致。

(三)按发生的主要症状与体征分类

输血不良反应可分为发热反应、过敏反应、溶血反应、细菌污染反应等多种。

二、溶血性输血反应

溶血性输血反应是输血后红细胞受到破坏引起的一系列反应。是由于输注血液与受血者的血液免疫学不相容,导致输入的红细胞在受血者体内加速清除或溶解。

溶血性输血反应可以分为急性溶血性输血反应和迟发性溶血性输血反应 2 类。

(一)急性溶血性输血反应

急性溶血性输血反应是输血后立刻发生或 24h 内出现的溶血反应,多为输血后立即发生,是最严重的输血反应,主要为 IgM 型抗体引起的血管内溶血。

【病因】

主要由于患者体内存在的抗体迅速破坏输入的不相合的红细胞,多见于 ABO 血型不合的红细胞输注;少见于输入的抗体破坏受者的红细胞,如 ABO 血型不合的血浆和血小板的输注(如 O 型的机采血小板或血浆输注给 A 型的受血者)。

【诊断】

1.临床表现　输入 5～20ml ABO 不相容血液即可出现明显症状,包括寒战、发热、恶心、呕吐、腰背痛、腹痛、呼吸困难、低血压、出血、血红蛋白尿、尿少、无尿,进而发展为急性肾衰竭、休克、DIC。若患者处于麻醉和无意识特殊状态下,出血可能为早期的表现。

急性溶血性输血反应一旦发生,要立即查找原因,避免他人输错血。

2.实验室检查

(1)核查患者输血前、后血标本和剩余血袋血标本的 ABO 和 Rh 血型,重复交叉配血实验。

(2)立即抽取静脉血 5ml,离心后观察血浆颜色,并检测血浆游离血红蛋白。

(3)用输血后标本做 Coombs 试验。

(4)抗体筛选和鉴定。

(5)其他化验检查如血常规、凝血功能、尿素氮、肌酐、血清结合珠蛋白、乳酸脱氢酶、血清胆红素、外周血涂片、尿常规等。

【治疗】

1.停止输血,更换输血器,以生理盐水保持静脉通路通畅,并严密观察血压、尿色、尿量和出血倾向等。

2.保持呼吸道畅通,给予高浓度氧气。

3.给予静脉补液,维持血容量和血压,支持循环。

4.尽早给予利尿剂。

5.预防 DIC,定期监测患者的凝血状态。

6.应用碱性药物。保持尿为微碱性,以防止游离血红蛋白和红细胞基质在肾小管沉积。

7.应用肾上腺皮质激素:有助于减轻输血反应症状、防止过敏性休克。

8.严重溶血反应,应尽早施行换血疗法。

【预防】

确保受血者、输血标本以及所输血液的准确性和一致性是唯一有效的预防方法。

(二)迟发性溶血性输血反应

迟发性溶血性输血反应是指输血 24h 后出现的溶血反应。大多数在 2 周内发生。

【病因】

迟发性溶血性输血反应多发生在有过输血史或妊娠史的患者,受血者已被同种红细胞抗原致敏,产生免疫性 IgG 类抗体,再次输注有该抗体所对应抗原的红细胞时,该抗体数天内迅速增加,造成溶血。多见于 Rh 血型不合输血,少数 ABO 血型不合输血和其他稀有血型也会发生。

【诊断】

1.临床表现　主要属于血管外溶血,表现为发热、贫血、黄疸和血红蛋白尿。

2.实验室检查　①不规则抗体筛选,若为阳性进行鉴定。②直接抗球蛋白试验,多为阳性,但阴性也不能排除诊断,因为阳性红细胞可能全部破坏。

【治疗】

1.一般情况下症状不严重,很少需要治疗,且进程很慢。

2.要监测患者的尿量、肾功能、凝血功能。

3.有少数病例发生严重溶血,导致 DIC 和肾衰竭。溶血严重的可静脉注射皮质激素和免疫球蛋白。

4.若以后仍需要输血,应选择缺乏相应抗体对应抗原的红细胞输注。

【预防】

1.有输血史、妊娠史的患者输血前应做不规则抗体筛选。

2.不规则抗体鉴定为阳性的患者,输血时应避免相应抗原的输入。

三、非溶血性输血反应

(一)发热反应

非溶血性发热性输血反应(FNHTR)指患者在输血期间或输血后数小时体温升高 1℃或以上,并排除其他可导致体温升高的原因时可诊断为 FNHTR。

【病因】

FNHTR 主要原因是机体产生了白细胞抗体,再次输血时与输注血液中的抗原反应,释放内源性致热原作用于下丘脑,引起发热反应。另外血液制品在储存中产生细胞因子也可以引起发热,外源性致热原可以污染采血、输血器或制剂也可引起发热。

【临床表现】

除发热外,可伴有寒战、恶心、呕吐、出汗、皮肤潮红等症状,呈自限性。但是,某些患者如新生儿,临床表现不典型,如体温未见明显升高,可考虑为发热性输血反应的变异型。

【诊断】

诊断 FNHTR 时必须排除其他原因引起的输血反应,如急性溶血性输血反应、细菌性输血反应、输血相关性急性肺损伤等,以及原发病或治疗所导致的发热。FNHTR 症状一般不严重。

【治疗】

1.暂停输血,保持静脉通道通畅。

2.排除其他原因引起的发热后,可用退热药治疗。因为发热为自限性,2～3h 后体温可降至正常,也可不用退热药治疗。

3.高热可给予物理降温,畏寒者给予保暖。

4.停止还是恢复继续输血应根据反应的严重程度和病情决定。若患者症状快速缓解,病情需要继续输血,应输注去除白细胞的血液制品,减慢输注速度,并密切观察生命体征。

【预防】

1.使用去白细胞的血液成分。

2.若使用去白细胞的悬浮红细胞产品不能有效预防发热反应,可选择洗涤红细胞制品。

3.若使用去白细胞的血小板产品不能有效预防发热反应,可选择血浆量减少的血小板产品或洗涤的血小板产品。

4.对某些患者输血前使用解热药能有效预防再次发生 FNHTR,但有可能掩盖其他输血反应引起的发热。

(二)过敏反应

过敏反应也是常见的输血不良反应。输任何血液成分甚至自体血均可发生。过敏反应一般发生在输血过程中,症状轻重不等,可分为轻、中、重度 3 类。

【病因】

1.患者自身因素

(1)受血者对血液中的蛋白成分过敏。

(2)患者 IgA 缺乏,多次输血可产生抗 IgA 抗体,导致过敏反应发生。

(3)患者结合珠蛋白缺乏,体内产生抗结合珠蛋白抗体(IgG 或 IgE 性质)。

(4)冷球蛋白血症和冷凝集素综合征患者体内的冷球蛋白或冷抗体和血制品反应。

2.输注的血液因素　输注的血液中含有 IgE 抗体或血管活性物质,也可引起严重的过敏反应。

【临床表现】

1.轻度过敏反应　以皮肤表现为主,表现为皮肤潮红、皮疹、瘙痒或伴有发热。

2.中、重度过敏反应　低血压、血管神经性水肿、呼吸困难,恶心、呕吐,最严重者上呼吸道阻塞、会厌水肿、休克和神志不清。

严重的反应多见于输血几十毫升后就发生,常发生在 IgA 缺乏的患者,体内存在 IgA 抗体。

【治疗】

1.轻度

(1)一般严密观察,暂停输血。

(2)口服或肌内注射抗组胺药物,也可使用糖皮质激素治疗。

(3)经处理症状往往可在 15～30min 后缓解。若症状缓解,可继续输血;若临床症状未改善或恶化,则需停止输血或换一袋血输注。

2.中重度

(1)停止输血,更换输血器,保持静脉通道通畅。

(2)加强心电和生命体征监测,吸氧。

(3)有支气管痉挛者,皮下注射肾上腺素,严重或持续者,静脉滴注氢化可的松或地塞米松等。

(4)有喉头水肿时,立即气管插管或气管切开,以免窒息。

(5)有过敏性休克者,积极维持血压、尿量,立即进行抗休克治疗。

【预防】

1.有过敏史者,在输血前半小时,口服抗组胺药物,如苯海拉明等,也可用类固醇药物;若无效或症状加重,可选用洗涤的血液成分制品。

2.对有抗 IgA 抗体的患者输血时,应选用洗涤红细胞、冰冻红细胞或缺乏 IgA 的献血者血液。

(三)输血相关性急性肺损伤

输血相关急性肺损伤(TRALI)是一种输注血制品相关的非心源性肺水肿。发生在输注含血浆的血液制品后 6h 内,与输血暂时相关的急性肺损伤。患者的症状包括了急性呼吸困难、非心源性肺水肿、血压降低及体温升高 1℃ 以上,且须排除患者本身临床上所表现的心脏或呼吸系统症状。

【发病机制】

输入含有与受血者白细胞抗原相应的抗 HLA 抗体、抗粒细胞特异性抗体的全血或含有血浆的血液成分,发生抗原抗体反应,导致肺水肿引起急性呼吸功能不全。

【诊断】

1.临床表现

(1)常在输血后 6h 内,大多数发生在输血后 2h,出现呼吸急促、发绀、血压下降、发热。

(2)肺部听诊两肺可闻及细湿性啰音。

2.影像学检查　X 线检查可见双侧肺浸润和肺水肿,症状缓解后胸部 X 线表现可持续超过 7d。

3.实验室检查

(1)血氧饱和度<90%。

(2)患者动脉氧分压降低,肺楔压正常或降低。

(3)中心静脉压正常。

(4)献血者血清抗 HLA 或抗粒细胞特异性抗体阳性。

【治疗】

1.立即停止输血,维持静脉通道。

2.吸氧,必要时机械通气。

3.应用肾上腺皮质激素:静脉滴注氢化可的松 200~400mg/d,或地塞米松 10~20rW/d。

4.若无循环超负荷,不建议使用利尿剂。

5.应用抗组胺药物。

6.使用肺泡表面活性剂等。

【预防】

1.输注少浆红细胞。

2.使用男性献血者来源的血浆制品。

（四）循环超负荷

短时间内输入大量血液，或输血速度过快，超过患者血液循环或心脏的负荷能力，导致心力衰竭或急性肺水肿，重者可死亡。

【临床表现】

输血中或输血后 1h 内，患者突然呼吸困难，被迫起坐、频咳、咳大量泡沫样或血性泡沫样痰、头痛、头胀、血压升高、表情恐惧、烦躁不安、口唇发绀、大汗淋漓、四肢湿冷、两肺布满湿性啰音、颈静脉怒张。少数出现心律不齐，休克乃至短期内死亡。多见于老人、儿童及心功能不全的患者。多发生在输血快结束时。

【治疗】

1.立即停止输血，输液或慢速输液，保留静脉通道。

2.吸氧，保持患者在正常的体位。

3.利尿。

4.强心药物：可用快速洋地黄制剂缓慢静脉注射。

5.镇静：肌内注射吗啡 5～10mg 或哌替啶 50～100mg，有发绀者慎用。

6.血管扩张剂：硝普钠 50mg 加入 10% 葡萄糖液 20ml 缓慢静脉注入。

7.肾上腺皮质激素：氢化可的松 100～200mg 或地塞米松 10mg 加入葡萄糖液中静脉滴注。

8.双下肢下垂，结扎止血带，减少静脉回流。一般 5～10min 轮流松放止血带。

【预防】

老人特别是有心功能不全的老年患者、儿童需减慢输血速度。

（五）细菌污染性输血反应

细菌污染性输血反应一旦发生，后果严重。红细胞和血小板都有被细菌污染的可能。由于各种细菌在室温下快速增殖，所以血液在室温下放置的时间越长，风险越大。

【病因】

献血或输血的各个环节都可能导致细菌污染。

1.献血者皮肤消毒不良或献血时菌血症。

2.采血器具消毒不彻底、血袋破损。

3.血液加工过程未严格执行无菌原则。

4.冰冻血浆或冷沉淀在水浴解冻时也可能受到污染。

5.输血时受血者皮肤消毒不良。

【诊断】

1.临床表现　临床表现轻、重不等，与污染细菌种类、繁殖速度、患者状态及抗菌药物治疗有关。

(1)轻者以发热反应为主，易被误认为发热反应，重者可致死亡。

(2)重者于输入少量血(10～20ml)后立即发生剧烈发冷、寒战、高热、烦躁不安、面部潮红、皮肤黏膜充血、头痛、腹痛、恶心、呕吐、腹泻、呼吸困难、干咳、发绀、大汗、血压下降等。

（3）严重者可发生休克、急性肾衰竭和DIC。亦可发生血红蛋白尿和肺部并发症。在全麻状态下患者可表现为血压下降，手术视野渗血不止等体征。

2.其他检查

（1）观察血袋剩余全血的物理性状。血浆如混浊，有膜状物、絮状物、气泡、溶血、红细胞变成暗紫色，有血凝块等，提示有细菌污染存在。

（2）取血袋剩余血直接作涂片或离心后涂片镜检，寻找污染细菌。但未发现细菌也不能排除细菌污染。

（3）取血袋剩余血和患者血液，分别做需氧菌和厌氧菌细菌培养。

（4）外周血白细胞总数和中性粒细胞明显增多，与输血前血常规比较更有意义。

（5）轻度反应者，应与发热性输血反应相鉴别；重者应与急性溶血性输血反应相鉴别。

【治疗】

治疗应以抗感染、抗休克及预防急性肾衰竭和DIC为主。

1.立即停止输血，保持静脉输液通畅。

2.应尽早联合使用大剂量、强效、广谱抗生素。病原菌一旦明确，根据药物敏感试验结果，立即改用最敏感的抗生素。

3.加强支持疗法。体质差，免疫功能低的患者，输注新鲜血液，静脉注射大剂量免疫球蛋白等。

4.及时采取抗休克、防治DIC与急性肾衰竭的措施。

【预防】

1.严格采血过程中的无菌操作，包括采血器具和皮肤的消毒。

2.准确了解献血者的感染病史，排除菌血症可能。

3.正确储存和运输血液制品，加强冷链控制。

4.加强受血者穿刺部位皮肤的消毒。

（六）输血后紫癜

由于输入不相容的血小板或多次妊娠、产生抗原抗体反应，破坏同种或自身血小板，引起急性、免疫性、暂时性血小板减少综合征，多见于女性，为少见但严重的输血并发症。

【病因】

患者由于妊娠或输注了不相合的血小板，产生了同种抗体，当再次输血时机体内的血小板抗体与输入的血制品中的血小板抗原发生反应，进而破坏输入的血小板和自体血小板，引起血小板计数急剧减少。大多见于HPA-1a阴性的患者。

【诊断】

1.一般发生在输血后5～10天，突然出现寒战、发热及血小板严重减少的症状如全身皮肤黏膜出血点、瘀斑，甚至可有出血性荨麻疹，鼻腔黏膜和口腔黏膜出血。严重者可出现头痛、呼吸困难、休克，少数患者呕血、便血、尿血、阴道出血等。女性患者有时以月经过多为主要表现。本病为自限性疾病，多数患者5～12天后恢复，也有持续1个月以上者。

2.血小板计数明显减少，严重者$\leq 1.0 \times 10^9$/L。骨髓巨核细胞数正常或增多，血小板生成良好。

3.血清中抗 HPA-1a 抗体阳性。

【治疗】

1.静脉注射大剂量免疫球蛋白。

2.血浆置换是疗效较快的治疗方法。

3.给予大剂量短疗程的肾上腺皮质激素。因静脉注射大剂量免疫球蛋白和血浆置换是有效的治疗方案,该方法已较少使用。

4.必要时可输注相应抗原阴性的血小板。

(七)输血相关性移植物抗宿主病

输血相关移植物抗宿主病(TA-GVHD)是由于输入的异体血中具有免疫活性的淋巴细胞,在受血者体内植活增殖,将受血者的组织器官识别异体组织器官实施攻击而产生的免疫反应。

多发生在免疫缺陷或免疫受抑的患者。该病起病急,无有效的治疗手段,一旦发生,死亡率高。

【诊断】

1.临床表现　输注全血或血液成分后的 4～30d 内,平均 21 天,多数在输注后 1～2 周,在面部、手心、脚心出现皮肤红斑和细小斑丘疹,色泽暗红略高于皮肤,然后遍及全身,常伴有高热。严重者可发生全身红皮病,形成水疱和皮肤剥脱。在出现皮疹后,出现恶心、呕吐和腹泻,腹泻为稀便、水样便或血水便,伴有腹痛。严重者可出现肝区不适或疼痛,肝大、黄疸,ALT、AST、LDH 等不同程度地增高。因骨髓细胞损害,所以全血细胞明显减少。本病多无特效治疗,多数患者因全血细胞减少而死于严重感染。

2.实验室检查

(1)皮肤、黏膜活检。

(2)染色体检查:主要用于供、受者性别不同者。

(3)检出患者血液或组织中有供者淋巴细胞。

(4)用 DNA 探针做限制性片段长多态性解析或聚合酶链反应 PCR 做 HLA-DR 分型,检出供着细胞群。

【治疗】

可采用肾上腺皮质激素和免疫抑制剂,如甲氨蝶呤、抗淋巴细胞球蛋白、环孢素等,但疗效不佳,甚至几乎无效。患者多因感染死亡。

【预防】

本病至今仍无有效的治疗手段,故应注重预防。

1.避免输注亲属血。

2.使用 γ 射线辐照血液成分,杀灭其中有免疫活性的淋巴细胞,是唯一有效的预防方法。

（牛嘉坪）

第二节　输血传播疾病

尽管近几十年来,全世界在保证血液制品的安全性、病原体检测及灭活等方面做了大量的工作,但输血传播疾病仍然无法避免,新的疾病还在出现,如 2002 年发现西尼罗病毒(WNV)可通过输血、器官移植而使受者发生致命性感染。到目前为止,通过输血传播的疾病与感染已知有二十几种,其中最严重的是艾滋病、乙型肝炎和丙型肝炎。

一、艾滋病

艾滋病是获得性免疫缺陷综合征(AIDS)的简称,是由人类免疫缺陷病毒(HIV)所致的侵犯 T 淋巴细胞为主的严重全身性传染病。临床表现为严重的免疫缺陷,常以淋巴结肿大、慢性腹泻、厌食、体重减轻、发热、疲乏等全身症状起病,逐渐发生各种机会性感染、继发性恶性肿瘤、精神与神经障碍而死亡。HIV 感染传播速度快、波及范围广、病死率高,其预防和控制受到全世界的高度关注。世界 $5\%\sim10\%$ HIV 感染者是经输血传播。

1.病原学　HIV 是一种单链 RNA 病毒,属于逆转录病毒科、灵长类慢病毒亚科,分为 HIV-1 和 HIV-2 型,目前世界各地 AIDS 多由 HIV-1 型所致,HIV-2 型则主要在西非流行。HIV 主要感染人体内 $CD4^+$ T 细胞、单核-巨噬细胞、B 淋巴细胞、小神经胶质细胞和骨髓干细胞等。HIV 对酸、热均敏感,pH6 时 HIV 数量大幅度下降,56℃ 30 分钟可破坏病毒中的酶,60℃ 3 小时或80℃ 30 分钟可使其感染性消失。HIV 对一般消毒剂比较敏感,1%戊二醛处理 5 分钟,5%次氯酸钠、70%乙醇处理 1 分钟均可灭活病毒。但是,HIV 对碱及紫外线均不敏感。

2.流行病学　HIV 传播途径包括性接触传播、母婴传播和血液传播。血液传播途径包括输注各种血液制剂、静脉吸毒、器官移植、创伤、采血、拔牙和各种手术等,使 HIV 进入人体血液。输入 HIV 污染血时感染 HIV 的概率高达 95%以上。通过输血传播而发生的艾滋病称输血相关艾滋病。

HIV 感染的全过程包括急性 HIV 感染、无症状 HIV 感染和艾滋病三期。感染全过程短则半年,长则达 20 年以上。艾滋病属于 HIV 感染的最后阶段。输血传播性 HIV 感染,50%左右患者 7 年内转变成艾滋病,比其他途径感染 HIV 的人发展成艾滋病的周期要短。输血所致艾滋病,其临床表现复杂,症状严重,死亡率极高。

3.实验室检查　主要包括 HIV 病原学检查和血清学检查即 HIV 抗体检测。①病原学检查:包括病毒分离、原位杂交、P24 抗原检测及 HIV 核酸检测四种方法。病毒分离用于 HIV 感染的诊断一般用于科研,原位杂交用于诊断 HIV 感染的特点是可以显示病毒感染的原始部位,P24 抗原和 HIV 核酸检测能早期发现 HIV 感染。②HIV 抗体检测:包括初筛试验和确认实验。初筛试验包括 ELISA 法、胶体金快速试验及颗粒凝集法等;确认试验如免疫印迹法等。

HIVRNA、P24 抗原和抗体分别在 HIV 感染后第 11 天、第 16 天和第 22 天可检测到。

4.其他 当发生 HIV 职业暴露时,应进行紧急处理。如皮肤有伤口,应对局部反复轻轻挤压,尽可能挤出伤口处血液,用大量清水或盐水冲洗伤口,然后用消毒液(如 75%乙醇、0.5%碘伏、2000mg/L 次氯酸钠)消毒伤口并包扎。对暴露物的传染性和受伤者暴露程度应进行评估,并及时报告上级部门以及寻求医疗机构或艾滋病防治机构及时救治,根据情况确定是否服抗病毒药。医疗机构和实验室应备有洗眼装置或急救药箱。

二、病毒性肝炎

病毒性肝炎是由肝炎病毒所致的病毒性传染病,包括甲、乙、丙、丁、戊、庚型肝炎病毒(hepatitis A,B,C,D,E,Gviruses,HAV、HBV、HCV、HDV、HEV、HGV)等。各型病毒虽然在流行病学和临床表现上各有特点,但都有类似的临床表现,如发热、乏力、食欲减退、恶心、黄疸、肝大、肝区压痛及肝功能异常等,鉴别主要靠血清标志物检查。凡是由于输血及血液制品引起受血者发生肝炎,或者虽无肝炎的临床表现,但有阳性的血清学标志者,统称为输血后肝炎(PTH)。病毒性肝炎是目前最常见的输血传播疾病,主要是乙型肝炎和丙型肝炎,近年来研究发现甲型肝炎和戊型肝炎也可通过输血传播。

(一)乙型肝炎

乙型肝炎是世界范围的病毒性传染病,全球携带 HBsAg 的人数超过 3 亿人。我国是乙型肝炎的高发区,人群中 40%～60%感染过 HBV,8%～10%为 HBsAg 携带者。

1.病原学 乙型肝炎病毒(HBV)为双链 DNA 病毒。HBV 的抵抗力很强,对温度、干燥、紫外线及一般浓度的消毒剂均能耐受。121℃高压灭菌 20 分钟、100℃干烤 1 小时、100℃直接煮沸 2 分钟、0.5%过氧乙酸溶液、3%漂白粉溶液及 5%次氯酸钠溶液直接处理均能灭活 HBV。

2.流行病学 HBV 传播途径包括母婴传播、血液传播和性接触传播。血液传播途径包括输血、使用污染的注射器、刺伤、共用牙刷和剃刀、污染的外科器械等方式,经微量血液也可传播。输血是感染 HBV 的途径之一,根据文献报道,血制品感染 HBV 的概率在发达国家约为1∶31000～1∶205000,而在一些非洲国家如肯尼亚等则高达 1∶74～1∶1000。

3.实验室检查 包括:①肝功能检查:出现血清胆红素、ALT 和 AST 等的改变;②HBV抗原、抗体检测:HBsAg、抗-HBs、HBeAg、抗-HBe 及抗-HBc;③HBV DNA 检测:是 HBV 早期感染的最直接证据;④其他检查:包括凝血酶原时间、尿常规及血氨检测等对其诊断均有一定指导意义。

(二)丙型肝炎

1.病原学 丙型肝炎病毒(HCV)属于黄病毒科丙型肝炎病毒属。HCV 分 6 个基因型及不同亚型,其基因组为一线状单正股 RNA。HCV 对有机溶剂敏感,终浓度为 10%氯仿溶液可杀灭 HCV;1∶1000 甲醛溶液 37℃熏蒸处理 6 小时、100℃ 5 分钟或 60℃ 10 小时均可使其传染性丧失;血制品中的 HCV 可用 80℃ 72 小时或加变性剂使之灭活。

2.流行病学　HCV 的感染率在世界各地差异显著。欧洲和美国一般人群与供血者中抗-HCV 阳性率为 0.4%~1.8%,但在受血者、血友病患者及静脉吸毒者中 HCV 感染率都非常高。我国 1994 年第二次全国病毒性肝炎流行病学调查,HCV 抗体流行率为 3.2%。

丙型肝炎的传播途径类似于乙型肝炎。HCV 存在于血液、精液、阴道分泌物、唾液及泪液等,人类对 HCV 普遍易感,急、慢性患者和无症状 HCV 携带者均具有传染性。输血后非甲非乙型肝炎患者血清抗-HCV 阳性率高达 80% 以上,已成为大多数输血后肝炎的原因。目前认为,反复输入多个献血员血液或血液制品者更易发生丙型肝炎,输血 3 次以上者感染 HCV 的危险性增高 2~6 倍。大多数 HCV 感染无症状,但易慢性化,发生肝硬化和肝癌的风险较高。

3.实验室检查　包括:①HCV 抗原检测:感染 HCV 后 40 天左右即可检测出 HCV 抗原;②抗-HCV 检测:利用 ELISA 法检测抗-HCV 的窗口期平均为 70 天;③HCV-RNA 检测:HCV 感染后血清 HCV-RNA 要比抗-HCV 早出现数周,检测血清 HCV-RNA 已成为早期 HCV 病毒血症的“金指标”;④其他实验室检查包括肝功能、尿常规及血氨检测等。

三、巨细胞病毒感染

巨细胞病毒(CMV)是人类疱疹病毒属的一种 DNA 病毒。CMV 感染在人类非常普遍,在正常人群中抗-CMV 阳性率高达 40%~90%。CMV 感染很少或不引起临床症状,但将含 CMV 的血液及血液制品输给早产儿、造血干细胞移植、器官移植、恶性肿瘤、AIDS 等免疫功能缺陷或抑制的患者,即可引起输血后 CMV 感染的临床症状,甚至可导致死亡。

CMV 在体内分布广泛,唾液、尿液、精液、子宫颈分泌物、乳汁、血液及内脏器官均可存在。CMV 的传播途径包括母婴传播、器官移植传播、性接触传播和输血传播等。

1.对免疫功能正常受血者的影响　不论输血前 CMV 抗体阳性或阴性的受血者,输入潜伏性或活动性 CMV 感染的血液或血液制品,都可引起输血后 CMV 感染,但一般不出现临床症状,CMV 在组织及白细胞中可潜伏多年。有部分患者可发生类似传染性单核细胞增多症表现,包括发热、咽痛、淋巴结肿大、淋巴细胞增多、肝炎等。

2.对免疫功能低下受血者的影响　对免疫功能低下的早产儿、骨髓移植、组织器官移植、恶性肿瘤、AIDS 等患者,输注 CMV 抗体阳性的血液制品,可能引起 CMV 感染,出现发热、间质性肺炎、肠炎、心肌炎、脑膜炎、肝炎、脉络膜炎等,并可增加细菌和真菌感染的机会,严重者可导致死亡。

3.实验室检查　包括:①脱落细胞及组织病理学检查:尿液、唾液、气管分泌物、胃洗液、乳汁及脑脊液等均含 CMV,均可检出特征性巨细胞;肝、脾和胃等组织可通过病理活检方法检出此种细胞。②病毒分离和抗原检测:CMV 分离可借助人胚成纤维细胞进行,但需时较长,不宜用于临床。CMV 抗原检测有利于 CMV 感染的早期诊断。③CMV-DNA 检测:可利用 PCR 对尿液、血液等标本检测 CMV-DNA。④血清学检查:CMV 抗体是检测 CMV 感染比较常用的检测方法。

4.输血传播 CMV 的预防　包括:①输用 CMV 抗体阴性献血者的血液;②输用去除白细

胞的血液;③输用贮存血液;④静脉注射 CMV 免疫球蛋白;⑤其他预防措施如应用 CMV 疫苗等。

四、人类 T 淋巴细胞病毒感染

人类 T 淋巴细胞病毒(HTLV)是最早发现的人类逆转录病毒。HTLV 为 RNA 病毒,分为 HTLV-Ⅰ、Ⅱ型。HTLV-Ⅰ型流行广泛,对人类危害较大,在人体内主要感染 $CD4^+$ T 细胞,血液、乳汁及精液均含有 HTLV-Ⅰ。

1.流行病学　HTLV-Ⅰ/Ⅱ的传播途径包括母婴传播、性接触传播及输血传播等。输注 HTLV-Ⅰ阳性的血液及血液制品、使用未彻底消毒的注射器、针头等均是 HTLV-Ⅰ传播的重要途径。

HTLV-Ⅰ感染主要分布在日本南部、加勒比海地区、非洲中部、美洲中部和南部、巴布亚新几内亚和澳大利亚等。根据文献报道,HTLV-Ⅰ在人群中的感染率:日本南部为 8.1%、加勒比海地区为 2%～12%。我国 HTLV-Ⅰ感染率比较低,人群中 HTLV-Ⅰ/Ⅱ抗体阳性率约为 0.3%。据调查,美国献血人群中的 HTLV 感染者约 50% 为 HTLV-Ⅱ型。

HTLV 感染后大部分没有任何临床症状,大约 2%～5% HTLV-Ⅰ感染者在 20～30 年后发展为成人 T 淋巴细胞白血病/淋巴瘤,更小比例的感染者发展为 HTLV 相关脊髓病或热带痉挛性下肢轻瘫。HTLV-Ⅱ相关疾病目前还不清楚。

2.输血传播 HTLV 的预防　包括:①严格掌握输血指征,尽量减少或避免输注血制品;②输用去白细胞或贮存时间≥14 天的血液制剂;③在 HTLV-Ⅰ/Ⅱ流行区,可根据情况考虑对献血员和血制品进行 HTLV-Ⅰ/Ⅱ抗体筛查。

五、梅毒

梅毒是由梅毒螺旋体(TP)引起的以性接触传播为主的传染病,也可通过母婴传播和输血传播。

1.病原学　梅毒螺旋体在体外生存能力较差,煮沸、干燥和一般消毒剂很容易将其灭活。加热 39℃ 5 小时,40℃ 3 小时,60℃ 3～5 分钟死亡,100℃立即死亡。但对寒冷有较强的抵抗力,在 0℃可存活 48 小时,在 -78℃其致病力可保存数年。一般认为其在 4℃冷藏血液中 3～6 天失去活力,不再有传染性。

2.实验室检查　主要有梅毒螺旋体检查和血清学检查,前者包括暗视野显微镜检查、免疫荧光染色检查等;后者包括:①不加热血清反应素(USR)试验;②梅毒螺旋体血凝试验(TPHA);③荧光螺旋体抗体吸收试验(FTA-ABS);④明胶凝集试验(TPPA);⑤蛋白印迹试验(WB);⑥ELISA 法;⑦PCR 技术;⑧金标法。

六、疟疾

疟疾的病原体为疟原虫，可感染人类的疟原虫包括间日疟原虫、卵形疟原虫、三日疟原虫和恶性疟原虫。疟原虫进入人体后在肝细胞内寄生、繁殖（红细胞外期），成熟后侵入红细胞繁殖（红细胞内期），因此所有含有红细胞的血液成分均可传播疟疾，而无症状携带者是输血传播的主要传染源。由于疟原虫在室温或 4℃贮存的血液成分中可存活 1 周，因此输注贮存 2 周以上的血液制剂，经输血传播的风险就很低了。

1.流行病学　在全球致死的寄生虫病中，疟疾居第一位。其传播媒介为雌性按蚊，经叮咬人体传播；少数病例可因输入带有疟原虫的血液或经母婴传播后发病。献血人群中疟原虫隐性携带率在不同国家、不同地区存在很大差异。根据文献报道，1990 年印度献血人群中疟原虫携带率为 0.02%，而部分非洲国家献血人群中疟原虫携带率高达 10%。我国也曾有输血相关性疟疾的报道，个别地区曾出现疟疾在献血人群中流行。

2.输血相关性疟疾　通过输注含有疟原虫滋养体、裂殖体或裂殖子的各种血液成分引起，临床过程与自然感染的疟疾有所区别，由于输入的疟原虫不能在肝脏定居，没有红细胞外期，所以输血相关性疟疾只有红细胞内期，不会因为潜伏在肝脏中的疟原虫再次进入血液循环而引起复发。

3.实验室检查　包括：①血液涂片检查：血液薄、厚涂片经吉姆萨染色后镜检是诊断疟疾的简单方法。在寒战早期采取血标本常可发现环状体，发作数日后可发现配子体。②间接免疫荧光试验（IFA）：敏感性较高，但耗时长，不适用于疟疾流行地区大规模献血员的筛检。③其他检查方法：包括检测疟原虫 DNA 的 PCR 技术，检测疟原虫特异性抗原、抗体的 ELISA法和放射免疫测定法等。

4.预防　输血相关性疟疾的预防主要是严格审查献血员的疟疾病史，疟疾患者 3 年内不要献血。此外，尽可能不输用新鲜血，因为 4℃贮存 2 周的血液传播疟疾的可能性很小。

七、弓形虫病

弓形虫病是一种人畜共患的寄生虫病。其病原体的滋养体形似弓形，故名弓形虫，弓形虫是细胞内寄生的原虫，可侵犯除红细胞以外的各种组织细胞。人、哺乳类、鸟类、爬行类动物均为中间宿主，猫科动物为终末宿主。弓形虫病的传播途径包括母胎传播、经口传播、接触传播、输血和器官移植传播。弓形虫病可经消化道、胎盘以及密切接触传播，输入含弓形虫的血液也可引起感染。

八、其他输血传播疾病

尚有其他一些可能通过输血传播的疾病和病原体，如锥虫病、绦虫病、埃博拉出血热、西尼罗病毒病、变异克-雅病(vCJD)、科罗拉多蜱热、莱姆病、人疱疹病毒 6 型和 8 型、微小病毒B19、戊型肝炎病毒(HEV)、中东呼吸综合征冠状病毒(MERS-CoV)、登革病毒、基孔肯雅病毒等。

近年来在美国流行的西尼罗病毒病,或称西尼罗热,是由西尼罗病毒(WNV)引起的一种急性传染病。在 2003 年美国大约有 500 万份血液做了 WNV 核酸检测,约 1000 名献血者被确证为 WNV 病毒血症,为保证输血安全,美国于 2003 年已将 WNV 核酸列为献血者筛查项目。

此外,尚有许多微生物感染的疾病迄今没有被认识。因此应当高度重视输血可能传播疾病的危险性,采取有效对策积极预防和控制输血传播疾病的发生,以保障临床输血安全。

九、输血传播疾病的预防和控制

(一)严格筛选献血者

根据国内外经验,输用无偿献血者的血液,受血者发生输血传播疾病的危险性大大低于输用有偿献血者的血液,因此必须大力推行无偿献血和严格按标准挑选献血者。献血者筛查包括询问病史、体格检查以及相关血液指标的检测。

(二)严格进行血液病毒标志物的筛选检测

病毒标志物的筛选检测是排除病毒阳性血液、避免带病毒血液用于临床而使受血者感染、提高输血安全性的有效手段。

(三)加强采血和血液制品制备的无菌技术操作

采血、血液成分制备和血浆蛋白分离过程复杂,发生细菌和病毒污染的机会很多,一定要严格按照技术操作规程进行。

(四)对血液制品进行病毒灭活

对血液制品的病毒灭活是保证输血安全的另一道防线。在病毒感染的初期,机体尚未产生相应抗体,或抗体水平很低未达到检出水平,还受实验方法、试剂的敏感性和准确性限制以及人为差错的影响;另外,还有些可引起输血传播的病毒与微生物,尚无检测的方法,或根本还没有被发现。因此,对血液制品进行病毒灭活,可以最大程度上保证输血安全。

(五)合理用血,大力提倡成分输血和自体输血

对于确实需要输异体血的患者,应充分权衡输血利弊,严格掌握输血适应证,在恰当的时机选择正确的血液制品和合适的剂量输注给患者,科学合理用血,尽量减少不必要输血,珍惜宝贵的血液资源,保障临床安全、有效输血。另外,应积极开展围术期血液保护、术前储备自体血、术中急性等容血液稀释、术中/术后血液回收等措施,大力推广各种自体输血技术,不断加强患者血液管理。

(王 焱)

参考文献

1.陈家学.血站管理与临床输血.武汉:湖北人民出版社,2012

2.陈娜.新编血液内科诊疗学.北京:科学技术文献出版社,2017

3.黄晓军.血液内科.北京:中国医药科技出版社,2014

4.黄晓军.血液内科诊疗常规.北京:中国医药科技出版社,2012

5.蒋文明.血液科中西医诊疗套餐.北京:人民军医出版社,2013

6.刘久波,罗杰.实用临床输血手册.武汉:华中科技大学出版社,2015

7.上海市医师协会组编,李军民.医师考核培训规范教程.血液内科分册.上海:上海科学技术出版社,2016

8.田玉峰.临床医学检验科.广州:世界图书出版社,2012

9.魏庆芳,王力.血液科速查.北京:人民军医出版社,2012

10.徐卫,李建勇.血液科临床处方手册.南京:江苏凤凰科学技术出版社,2016

11.袁成录.现代血液内科疾病基础与临床.北京:科学技术文献出版社,2013

12.张学勇.临床血液内科疾病诊疗学.天津:天津科学技术出版社,2011

13.张耀辉,张彬,冀庆华.血液科疾病临床诊疗技术.北京:中国医药科技出版社,2017

14.张正,崔巍.医学检验科.北京:中国医药科技出版社,2014

15.周道斌.血液肿瘤.北京:科学出版社,2010

16.蔡静怡,杨志刚,谭健烽,万崇华.急性白血病患者生命质量及其影响因素分析.中华疾病控制杂志,2014,18(10):935-939

17.付蓉,江汇涓.常见贫血临床诊断流程.中国实用内科杂志,2015,35(08):691-695

18.黄静沁,许闪闪,李智,郑特,翁文浩,王佳谊.白血病诊断综合分析的重要意义.检验医学,2014,29(11):1158-1163

19.蒋卉男,胡荣,刘卓刚.自噬与白血病治疗研究最新进展.中国实验血液学杂志,2015,23(01):290-294

20.蒋永平.血栓性血小板减少性紫癜18例临床诊疗分析.河北医学,2012,18(07):988-990

21.李明,王椿.骨髓纤维化贫血的研究进展.疑难病杂志,2017,16(03):321-324

22.刘英,梁秋娜,林英.粒细胞缺乏症研究进展.河北医药,2012,34(01):108-110

23.骆英华,曾小菁.血友病的诊断及治疗的研究进展.中外医疗,2015,34(10):195-196

24.彭群英.化疗后粒细胞缺乏与患者特异性危险因素的相关探讨.中国医学创新,2015,12(33):76-78

25.王燕燕,李晓辉,徐西华.地中海贫血诊治进展与我国现状.中国实用儿科杂志,2013,28(06):473-476

26.武贤达,孙丽霞,吕鸿雁,张金巧.多发性骨髓瘤治疗新进展.临床荟萃,2017,32(07):627-632

27.杨丽妙,张亚平,杨洪乐,邢江涛,胡蕊,朱芸.55例非霍奇金淋巴瘤免疫分型与骨髓血液学分析.检验医学,2015,30(02):132-136

28.尹文杰,杨平地,刘小朋.血栓性血小板减少性紫癜误诊为特发性血小板减少性紫癜1例分析.中国误诊学杂志,2012,12(05):1085

29.张壮儒,林楚怀,杨永怀.原发性骨髓纤维化的骨髓形态及临床效果观察.中国医药科学,2016,6(09):131-133

30.周瑶,鄢小燕.真性红细胞增多症1例诊治20年回顾.当代医学,2014,20(08):79-80